现代外科疾病临床治疗与护理

主编 于明坤 崔衍明 刘蓓蓓 张冬冬
邢 娟 班 倩 朱 珠 孔德胤

中国海洋大学出版社
·青岛·

图书在版编目（CIP）数据

现代外科疾病临床治疗与护理／于明坤等主编. —
青岛：中国海洋大学出版社，2023.7
ISBN 978-7-5670-3548-5

Ⅰ．①现… Ⅱ．①于… Ⅲ．①外科－疾病－治疗②外
科－疾病－护理 Ⅳ.①R605②R473.6

中国国家版本馆CIP数据核字（2023）第119714号

出版发行	中国海洋大学出版社			
社　　址	青岛市香港东路23号	邮政编码	266071	
出 版 人	刘文菁			
网　　址	http://pub.ouc.edu.cn			
电子信箱	369839221@qq.com			
订购电话	0532-82032573（传真）			
责任编辑	韩玉堂	电　　话	0532-85902349	
印　　制	日照报业印刷有限公司			
版　　次	2023年7月第1版			
印　　次	2023年7月第1次印刷			
成品尺寸	185 mm×260 mm			
印　　张	31.5			
字　　数	800千			
印　　数	1～1000			
定　　价	198.00元			

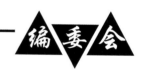

前 言
FOREWORD

随着医学领域的迅猛发展,手术治疗疾病的范围不断扩大,手术操作技巧不断改进与创新,出现了许多新的手术方式及护理技巧。为了使广大临床医务人员更好地学习和掌握外科疾病的治疗技术与护理方法,更有效地解除广大患者的痛苦,我们特邀多位拥有丰富临床经验的医务工作者共同编撰了《现代外科疾病临床治疗与护理》一书。

本书共 11 章,分为临床治疗篇和临床护理篇。前 6 章为临床治疗篇,内容涵盖外科疾病的临床表现、体格检查、辅助检查、诊断依据、鉴别诊断、治疗原则等。后 5 章为临床护理篇,内容包括外科疾病的护理评估、护理诊断、护理计划、护理实施、护理评价等。本书所讲解的疾病种类丰富,可以满足读者的查阅需求;本书所述的理念及观点反映了近年来国内外学者的共识,具有很强的时代性;本书在疾病诊断、治疗和护理方面,汇集了当前国内各主要教学医院所普遍采用的方法与手段,充分体现了内容的实用性。本书讲究循证依据,力求简明实用、结构合理、重点突出,是一本科学性及实用性都很强的、外科疾病临床治疗与护理操作的参考书,适合各级医院的外科住院医师、主治医师、进修医师及护理人员使用。

由于近年来外科学进展迅速,知识更新较快,编者水平有限,虽经反复校对、再三审核,但书中难免会有疏漏或不足之处,望广大读者不吝赐教。

《现代外科疾病临床治疗与护理》编委会
2023 年 4 月

目 录
CONTENTS

临床治疗篇

临床护理篇

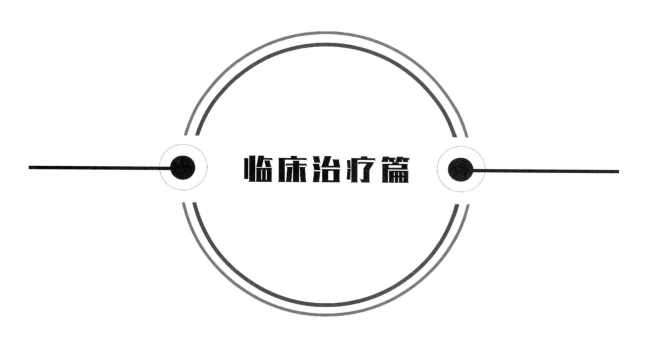

临床治疗篇

第一章　神经外科诊疗

第一节　原发性颅脑损伤

一、脑震荡

脑震荡是指头颅遭受暴力作用后,大脑功能发生一过性功能障碍,出现的以短暂性意识障碍、近事遗忘为特征的临床综合征。脑震荡是脑损伤中最常见、最轻型的原发性脑损伤。

(一)损伤机制与病理

脑震荡致伤机制目前尚不明确,现有的各种学说都不能全面解释所有与脑震荡有关的问题。对脑震荡所表现的伤后短暂性意识障碍有多种不同的解释,可能与暴力所致的脑血循环障碍、脑室系统内脑脊液冲击、脑中间神经元受损及脑细胞生理代谢紊乱所致的异常放电等因素有关。近年来,认为脑干网状结构上行激活系统受损才是引起意识丧失的关键因素,其依据:①以上诸因素皆可引起脑干的直接与间接受损;②脑震荡动物实验中发现延髓有线粒体、尼氏体、染色体改变,有的伴溶酶体膜破裂;③生物化学研究中,脑震荡患者的脑脊液化验中,乙酰胆碱、钾离子浓度升高,此两种物质浓度升高使神经元突触发生传导阻滞,从而使脑干网状结构不能维持人的觉醒状态,出现意识障碍;④临床发现,轻型脑震荡患者行脑干听觉诱发电位检查,有一半病例有器质性损害;⑤近年来认为脑震荡、原发性脑干损伤、弥漫性轴索损伤的致伤机制相似,只是损伤程度不同,是病理程度不同的连续体,有人将脑震荡归于弥漫性轴索损伤的最轻类型,只不过病变局限、损害更趋于功能性而易于自行修复,因此意识障碍呈一过性。

过去曾认为脑震荡仅是脑的生理功能一时性紊乱,在组织学上并无器质性改变。但近年来的临床及实验研究表明,暴力作用于头部,可以造成冲击点、对冲部位、延髓及高颈髓的组织学改变。实验观察到,伤后瞬间脑血流量增加,但数分钟后脑血流量反而显著减少(约为正常的1/2),半小时后脑血流始恢复正常,颅内压在着力后的瞬间立即升高,数分钟后颅内压即趋下降。脑的大体标本上看不到明显变化。光镜下仅能见到轻度变化,如毛细血管充血、神经元胞体肿大和脑水肿等变化。电镜下观察,在着力部位,脑皮质、延髓和上部颈髓见到神经元的线粒体明显肿胀,轴突肿胀,白质部位有细胞外水肿的改变,提示血-脑屏障通透性增加。这些改变在伤后半小时可出现,1 h后最明显,并多在24 h内自然消失。这种病理变化可解释伤后的短暂性脑干症状。

(二)临床表现

1.短暂性脑干症状

外伤作用于头部后立即发生意识障碍,表现为神志不清或完全昏迷,持续数秒、数分钟或十几分钟,但一般不超过半小时。患者可同时伴有面色苍白、出汗、血压下降、心动徐缓、呼吸浅慢、肌张力降低、各种生理反射迟钝或消失等表现。但随意识恢复可很快趋于正常。

2.逆行性遗忘(近事遗忘)

患者清醒后不能回忆受伤当时乃至伤前一段时间内的情况,但对往事(远记忆)能够忆起。这可能与海马回受损有关。

3.其他症状

有头痛、头昏、乏力、恶心、呕吐、畏光、耳鸣、失眠、心悸、烦躁、思维和记忆力减退等。一般持续数月、数周症状多可消失,有的症状持续数月或数年,即称为脑震荡后综合征或脑外伤后综合征。

4.神经系统查体

无阳性体征发现。

(三)辅助检查

1.颅骨 X 线检查

无骨折发现。

2.颅脑 CT 扫描

颅骨及颅内无明显异常改变。

3.脑电图检查

伤后数月脑电图多属正常。

4.脑血流检查

伤后早期可有脑血流量减少。

5.腰椎穿刺

颅内压正常,部分患者可出现颅内压降低。脑脊液无色透明,不含血,白细胞数正常。生化检查亦多在正常范围,有的可查出乙酰胆碱含量大增,胆碱酯酶活性降低,钾离子浓度升高。

(四)救治原则与措施

1.病情观察

伤后可在急症室观察 24 h,注意意识、瞳孔、肢体活动和生命体征的变化。对回家患者,应嘱家属在 24 h 密切注意头痛、恶心、呕吐和意识情况,如症状加重即应来院检查。

2.对症治疗

头痛较重时,嘱其卧床休息,减少外界刺激,可给予颅痛定或其他止痛剂。对于烦躁、忧虑、失眠者给予地西泮、利眠宁等;另可给予改善自主神经功能药物、神经营养药物及钙离子拮抗剂尼莫地平等。

3.精神指导

伤后即应向患者做好病情解释,说明本病不会影响日常工作和生活,解除患者的顾虑。

二、脑挫裂伤

脑挫裂伤是指头颅受到暴力打击而致脑组织发生的器质性损伤,脑组织挫伤或结构断裂,是一种常见的原发性脑损伤。

（一）损伤机制与病理

暴力作用于头部,在冲击点和对冲部位均可引起脑挫裂伤。脑挫裂伤多发生在脑表面的皮质,呈点片状出血,如脑皮质和软脑膜仍保持完整,即为脑挫伤,如脑实质破损、断裂,软脑膜亦撕裂,即为脑挫裂伤。严重时合并脑深部结构的损伤。

脑挫裂伤灶周围常伴局限性脑水肿,包括细胞毒性水肿和血管源性水肿,前者神经元胞体增大,主要发生在灰质,伤后多立即出现,后者为血-脑屏障的破坏,血管通透性增加,细胞外液增加,主要发生在白质,伤后 2～3 d 最明显。

在重型脑损伤,尤其合并硬膜下血肿时,常发生弥漫性脑肿胀,以小儿和青年外伤多见。一般多在伤后 24 h 内发生,短者伤后 20～30 min 即出现。其病理形态变化可分三期。①早期:伤后数日,显微镜下以脑实质内点状出血,水肿和坏死为主要变化,脑皮质分层结构不清或消失,灰质和白质分界不清,神经细胞大片消失或缺血变性,神经轴索肿胀、断裂、崩解。星形细胞变性,少突胶质细胞肿胀,血管充血水肿,血管周围间隙扩大。②中期:大致在损伤数日至数周,损伤部位出现修复性病理改变。皮层内出现大小不等的出血,损伤区皮层结构消失,病灶逐渐出现小胶质细胞增生,形成格子细胞,吞噬崩解的髓鞘及细胞碎片,星形细胞及少突胶质细胞增生肥大,白细胞浸润,从而进入修复过程。③晚期:挫伤后数月或数年,病变为胶质瘢痕所代替,陈旧病灶区脑膜与脑实质瘢痕粘连,神经细胞消失或减少。

（二）临床表现

1.意识障碍

脑挫裂伤患者多伤后立即昏迷,一般意识障碍的时间较长,短者半小时、数小时或数日,长者数周、数月,有的为持续性昏迷或植物生存,甚至昏迷数年至死亡。有些患者原发昏迷清醒后,因脑水肿或弥漫性脑肿胀,可再次昏迷,出现中间清醒期,容易误诊为合并颅内血肿。

2.生命体征改变

患者伤后除立即出现意识障碍外,可先出现迷走神经兴奋症状,表现为面色苍白、冷汗、血压下降、脉搏缓慢、呼吸深慢。以后转为交感神经兴奋症状。在入院后一般生命体征无多大改变,体温波动在 38 ℃上下,脉搏和呼吸可稍增快,血压正常或偏高。如出现血压下降或休克,应注意是否合并胸腹脏器或肢体骨盆骨折等。如脉搏徐缓有力(尤其是慢于 60 次/分钟),血压升高,且伴意识障碍加深,常表示继发性脑受压存在。

3..癫痫

早期性癫痫多见于儿童,表现形式为癫痫大发作和局限性发作,发生率为 5％～6％。

4.神经系统体征

体征有偏瘫、失语、偏侧感觉障碍、同向偏盲和局灶性癫痫。若伤后早期没有局灶性神经系统体征,而在观察治疗过程中出现新的定位体征时,应行进一步检查,以除外或证实脑继发性损害。昏迷患者可出现不同程度的脑干反应障碍。脑干反应障碍的平面越低,提示病情愈严重。

5.脑膜刺激征象

外伤性脑蛛网膜下腔出血可引起脑膜刺激征象,可表现为头痛呕吐、闭目畏光、皮肤痛觉过敏、颈项强直、Kernig 征阳性或 Brudzinski 征阳性。

（三）辅助检查

1.颅骨 X 线片

多数患者可发现颅骨骨折。颅内生理性钙化斑(如松果体)可出现移位。

2.CT 扫描

脑挫裂伤区可见点片状高密度区,或高密度与低密度互相混杂。同时脑室可因脑水肿受压变形。弥漫性脑肿胀可见于一侧或两侧大脑半球,侧脑室受压缩小或消失,中线结构向对侧移位。并发蛛网膜下腔出血时,纵裂池呈纵行宽带状高密度影。脑挫裂伤区脑组织坏死液化后,表现为 CT 值近脑脊液的低密度区,可长期存在。

3.MRI

一般极少用于急性脑挫裂伤患者诊断,因为其成像较慢且急救设备不能带入机房,但 MRI 对小的出血灶、早期脑水肿、脑神经及颅后窝结构显示较清楚,有其独具优势。

4.脑血管造影

在缺乏 CT 的条件下,病情需要可行脑血管造影排除颅内血肿。

(四)诊断与鉴别诊断

根据病史和临床表现及 CT 扫描,一般病例诊断无困难。脑挫裂伤可以和脑干损伤、视丘下部损伤、脑神经损伤、颅内血肿合并存在,也可以和躯体合并损伤同时发生,因此要进行细致、全面检查,以明确诊断,及时处理。

1.脑挫裂伤与颅内血肿鉴别

颅内血肿患者多有中间清醒期,颅内压增高症状明显,神经局灶体征逐渐出现,如需进一步明确则可行 CT 扫描。

2.轻度挫裂伤与脑震荡

轻度脑挫裂伤早期最灵敏的诊断方法是 CT 扫描,它可显示皮层的挫裂伤及蛛网膜下腔出血。如超过 48 h 则主要依靠脑脊液光度测量判定有无外伤后蛛网膜下腔出血。

(五)救治原则与措施

1.非手术治疗

同颅脑损伤的一般处理。

(1)严密观察病情变化:伤后 72 h 以内每 1～2 h 观察一次生命体征、意识、瞳孔改变。重症患者应送到 ICU 观察,监测包括颅内压在内的各项指标。对颅内压增高、生命体征改变者及时复查 CT,排除颅内继发性改变。轻症患者通过急性期观察后,治疗与脑震荡相同。

(2)保持呼吸道通畅:及时清理呼吸道内的分泌物。昏迷时间长,合并颌面骨折,胸部外伤、呼吸不畅者,应尽早行气管切开,必要时行辅助呼吸,防治缺氧。

(3)对症处理高热、躁动、癫痫发作,尿潴留等,防治肺部泌尿系统感染治疗上消化道溃疡等。

(4)防治脑水肿及降低颅内压:方法详见脑水肿、颅内压增高部分。

(5)改善微循环:严重脑挫裂伤后,患者微循环有明显变化,表现血液黏度增加,红细胞血小板易聚积,因此引起微循环淤滞、微血栓形成,导致脑缺血缺氧,加重脑损害程度。可采取血液稀释疗法,低分子右旋糖酐静脉滴注。

(6)外伤性 SAH 患者,伤后数日内脑膜刺激症状明显者,可反复腰椎穿刺,将有助于改善脑脊液循环,促进脑脊液吸收,减轻症状,另可应用尼莫地平,防治脑血管痉挛,改善微循环,减轻脑组织缺血、缺氧程度,从而减轻继发性脑损害。

2.手术治疗

原发性脑挫裂伤多无须手术,但继发性脑损害引起颅内压增高乃至脑疝时需手术治疗。重度脑挫裂伤合并脑水肿患者当出现:①在脱水等降颅内压措施治疗过程中,患者意识障碍仍逐渐加深,保守疗法无效;②一侧瞳孔散大,有脑疝征象者;③CT 示成片的脑挫裂伤混合密度影,周围广泛脑水肿,脑室受压明显中线结构明显移位;④合并颅内血肿,骨折片插入脑内,开放性颅脑损伤患者常需手术治疗。手术采取骨瓣开颅,清除失活脑组织,若脑压仍高,可行颞极和/或额极切除的内减压手术,若局部无肿胀,可考虑缝合硬膜,但常常需敞开硬脑膜行去骨瓣减压术。广泛脑挫裂伤、脑水肿严重时可考虑两侧去骨瓣减压。脑挫裂伤后期并发脑积水者可行脑室引流、分流术。术后颅骨缺损者3个月后行颅骨修补。

3.康复治疗

可行理疗、针灸、高压氧疗法。另可给予促神经功能恢复药物如胞二磷胆碱、脑生素等。

三、脑干损伤

脑干损伤是一种特殊类型的脑损伤,是指中脑、脑桥和延髓损伤而言。原发性脑干损伤占颅脑损伤的2%～5%,因造成原发性脑干损伤的暴力常较重,脑干损伤常与脑挫裂伤同时存在,其伤情也较一般脑挫裂伤严重。

(一)损伤机制

1.直接外力作用所致脑干损伤

(1)加速或减速伤时,脑干与小脑幕游离缘、斜坡和枕骨大孔缘相撞击而致伤,其中以脑干被盖部损伤多见。

(2)暴力作用时,颅内压增高,压力向椎管内传递时,形成对脑干的冲击伤。

(3)颅骨骨折的直接损伤。

2.间接外力作用所致脑干损伤

主要见于坠落伤和挥鞭样损伤。

3.继发性脑干损伤

颞叶沟回疝、脑干受挤压导致脑干缺血。

(二)病理

1.脑干震荡

临床有脑干损伤的症状和体征,光镜和电镜特点同脑震荡。

2.脑干挫裂伤

表现为脑干表面的挫裂及内部的点片状出血。继发性脑干损伤时,脑干常扭曲变形,内部有出血和软化。

(三)临床表现

1.意识障碍

原发性脑干损伤患者,伤后常立即发生昏迷,昏迷为持续性,时间多较长,很少出现中间清醒或中间好转期,如有,应想到合并颅内血肿或其他原因导致的继发性脑干损伤。

2.瞳孔和眼运动改变

瞳孔和眼运动改变与脑干损伤的平面有关。中脑损伤时,初期两侧瞳孔不等大,伤侧瞳孔散大,对光反应消失,眼球向下外倾斜;两侧损伤时,两侧瞳孔散大,眼球固定。脑桥损伤时,可出现两瞳孔极度缩小,两侧眼球内斜,同向偏斜或两侧眼球分离等征象。

3.去脑强直

去脑强直是中脑损伤的表现,头部后仰,两上肢过伸和内旋,两下肢过伸,躯体呈角弓反张状态。开始可为间断性发作,轻微刺激即可诱发,以后逐渐转为持续状态。

4.锥体束征

锥体束征是脑干损伤的重要体征之一,包括肢体瘫痪、肌张力增高,腱反射亢进和病理反射出现等。在脑干损伤早期,由于多种因素的影响,锥体束征的出现常不恒定。但基底部损伤时,体征常较恒定。若脑干一侧性损伤,则表现为交叉性瘫痪。

5.生命体征变化

(1)呼吸功能紊乱:脑干损伤常在伤后立即出现呼吸功能紊乱。当中脑下端和脑桥上端的呼吸调节中枢受损时,出现呼吸节律的紊乱,如陈-施氏呼吸;当脑桥中下部的长吸中枢受损时,可出现抽泣样呼吸;当延髓的吸气和呼气中枢受损时,则发生呼吸停止。在脑干继发性损害的初期,如小脑幕切迹疝的形成时,先出现呼吸节律紊乱,陈-施氏呼吸,在脑疝的晚期颅内压继续升高,小脑扁桃体疝出现,压迫延髓,呼吸即先停止。

(2)心血管功能紊乱:当延髓损伤严重时,表现为呼吸心跳迅速停止,患者死亡。较高位的脑干损伤时出现的呼吸循环紊乱常先有一兴奋期,此时脉搏缓慢有力,血压升高,呼吸深快或呈喘息样呼吸,以后转入衰竭,脉搏频速,血压下降,呼吸呈潮式,终于心跳呼吸停止。一般呼吸停止在先,在人工呼吸和药物维持血压的条件下,心跳仍可维持数日或数月,最后往往因心力衰竭而死亡。

(3)体温变化:脑干损伤后有时可出现高热,这多由于交感神经功能受损,出汗的功能障碍,影响体热的发散所致。当脑干功能衰竭时,体温则可降至正常以下。

6.内脏症状

(1)上消化道出血:为脑干损伤应激引起的急性胃黏膜病变所致。

(2)顽固性呃逆。

(3)神经源性肺水肿:是由于交感神经兴奋,引起体循环及肺循环阻力增加所致。

(四)辅助检查

1.腰椎穿刺

脑脊液压力正常或轻度增高,多呈血性。

2.颅骨 X 线片

颅骨骨折发生率高,亦可根据骨折的部位,结合受伤机制推测脑干损伤的情况。

3.颅脑 CT、MRI 扫描

原发性脑干损伤表现为脑干肿大,有点片状密度增高区,脚间池、桥池,四叠体池及第四脑室受压或闭塞。继发性脑疝的脑干损伤除显示继发性病变的征象外,还可见脑干受压扭曲向对侧移位。MRI 可显示脑干内小出血灶与挫裂伤,由于不受骨性伪影影响,显示较 CT 清楚。

4.颅内压监测

有助于鉴别原发性或继发性脑干损伤,继发者可有颅内压明显升高,原发者升高不明显。脑干听觉诱发电位(BAEP),可以反映脑干损伤的平面与程度。

(五)诊断与鉴别诊断

原发性脑干损伤后即出现持续性昏迷状态并伴脑干损伤的其他症状、体征,而不伴有颅内压增高,可借 CT,甚至 MRI 检查以明确脑干损伤并排除脑挫裂伤、颅内血肿,以此也可与继发性脑干损伤相鉴别。脑干损伤平面的判断除依据脑干听觉诱发电位外,还可以借助各项脑干反射加以判断。随脑干损伤部位的不同,可出现相应平面生理反射的消失与病理反射的引出。

1.生理反射

(1)睫脊反射:刺激锁骨上区引起同侧瞳孔扩大。

(2)额眼轮匝肌反射:用手指牵拉患者眉梢外侧皮肤并固定之,然后用叩诊锤叩击手指,引起同侧眼轮匝肌收缩闭目。

(3)垂直性眼前庭反射或头眼垂直反射:患者头俯仰时双眼球与头的动作呈反方向上下垂直移动。

(4)瞳孔对光反射:光刺激引起瞳孔缩小。

(5)角膜反射:轻触角膜引起双眼轮匝肌收缩闭目。

(6)嚼肌反射:叩击颏部引起咬合动作。

(7)头眼水平反射或水平眼前庭反射:头左右转动时双眼球呈反方向水平移动。

(8)眼心反射:压迫眼球引起心率减慢。

2.病理反射

(1)掌颏反射:轻划手掌大鱼际肌处皮肤引起同侧颏肌收缩。

(2)角膜下颌反射:轻触角膜引起闭目,并反射性引起翼外肌收缩使下颌向对侧移动。

(六)救治原则与措施

原发性脑干损伤病情危重,死亡率高,损伤较轻的小儿及青年可以恢复良好,一般治疗措施同重型颅脑损伤。尽早气管切开,亚低温疗法,防治并发症。原发性脑干损伤一般不采用手术,继发性脑干损伤,着重于及时解除颅内血肿、脑水肿等引起急性脑受压的因素,包括手术及减轻脑水肿的综合治疗。

四、下丘脑损伤

下丘脑损伤系指颅脑损伤过程中,由于颅底骨折或头颅受暴力打击,直接伤及下丘脑,而出现的特殊的临床综合征。

(一)损伤机制与病理

下丘脑深藏于颅底蝶鞍上方,因此暴力作用方向直接或间接经过下丘脑者,皆可能导致局部损伤。此外,小脑幕切迹下疝时亦可累及此区域。

下丘脑损伤时,常出现点、灶状出血,局部水肿软化以及神经细胞的坏死,亦有表现为缺血性变化,常可累及垂体柄及垂体,构成严重神经内分泌紊乱的病理基础。

(二)临床表现

1.意识及睡眠障碍

下丘脑后外侧区与中脑被盖部均属上行网状激动系统,维持人生理觉醒状态,因而急性下丘脑损伤时,患者多呈嗜睡、浅昏迷或深昏迷状态。

2.体温调节障碍

下丘脑具有体温调节功能,当下丘脑前部损害时,机体散热功能障碍,可出现中枢性高热;其后部损伤出现产热和保温作用失灵而引起体温过低;若合并结节部损伤,可出现机体代谢障碍,体温将更进一步降低,若下丘脑广泛损伤,则体温随环境温度而相应升降。

3.内分泌代谢功能紊乱

(1)下丘脑视上核、室旁核受损或垂体柄视上核垂体束受累:致抗利尿激素合成释放障碍,引起中枢性尿崩。

（2）下丘脑-垂体-靶腺轴的功能失调：可出现糖、脂肪代谢的失调，尤其是糖代谢的紊乱，表现为高血糖，常与水代谢紊乱并存，可出现高渗高糖非酮性昏迷，患者极易死亡。

4.自主神经功能紊乱

下丘脑的自主神经中枢受损，可出现血压波动，或高或低，以低血压多见。血压不升伴低体温常是预后不良征兆。呼吸功能紊乱表现为呼吸浅快或减慢。视前区损害可发生急性神经源性肺水肿。消化系统主要表现为急性胃黏膜病变，引起上消化道出血，重者可出现胃十二指肠穿孔。

5.局部神经体征

主要是鞍区附近的脑神经受累体征，包括视神经、视束、滑车神经等。

（三）辅助检查

1.颅骨 X 线平片

多伴颅底骨折，骨折线常经过蝶骨翼、筛窦、蝶鞍等部位。

2.颅脑 CT 扫描

可显示下丘脑不规则的低密度、低信号的病变区，鞍上池消失或有蛛网膜下腔出血，三脑室前部受压消失。另外还可见颅底骨折及额颞底面脑挫裂伤征象。

（四）诊断与鉴别诊断

孤立而局限的下丘脑原发损伤极为少见，在头颅遭受外伤的过程中，常出现多个部位的损伤，因此下丘脑损伤的诊断常受到其他部位脑损伤引起的症状的干扰，在临床上只要具有一种或两种下丘脑损伤的表现，就应想到有下丘脑损伤的可能性。特别是鞍区及其附近有颅底骨折时，更应提高警惕。

（五）救治原则与措施

急性下丘脑原发性损伤是严重的脑损伤之一，治疗上按重型颅脑损伤的治疗原则进行。早期应注意采用强有力的措施控制高热和脑水肿。控制自主神经症状的发生、发展也是十分重要的。中枢性尿崩可采用替代疗法。

（孔德胤）

第二节　开放性颅脑损伤

开放性颅脑损伤是颅脑各层组织开放伤的总称，它包括头皮裂伤、开放性颅骨骨折及开放性脑损伤，而不是开放性脑损伤的同义词。硬脑膜是保护脑组织的一层坚韧纤维膜屏障，该层破裂与否，是区分脑损伤为闭合性或开放性的分界线。

开放性颅脑损伤的原因很多，大致划为两大类，即非火器伤与火器伤。

一、非火器性颅脑损伤

各种造成闭合性颅脑损伤的原因都可造成头皮、颅骨及硬脑膜的破裂，造成开放性颅脑损伤，在和平时期的颅脑损伤中，以闭合伤居多，开放性伤约占 16.8％，而后者中又以非火器颅脑损伤较多。

（一）临床表现

1.创伤的局部表现

开放性颅脑伤的伤因、暴力大小不一，产生损伤的程度与范围差别极大。创伤多位于前额、额眶部，亦可发生于其他部位，可为单发或多发，伤口整齐或参差不齐，有时沾有头发、泥沙及其他污物，有时骨折片外露，也有时致伤物如钉、锥、铁杆嵌顿于骨折处或颅内。头皮血运丰富，出血较多，当大量出血时，需考虑是否存在静脉窦破裂。

2.脑损伤症状

患者常有不同程度的意识障碍与脑损害表现，脑部症状取决于损伤的部位、范围与程度。其临床表现同闭合性颅脑损伤部分。

3.颅内压改变

开放性脑损伤时，因颅骨缺损、血液、脑脊液及破碎液化坏死的脑组织可经伤口流出或为脑膨出，颅内压力在一定程度上可得到缓冲。如伴脑脊液大量流失，可出现低颅压状态。创口小时可与闭合性脑损伤一样，出现脑受压征象。

4.全身症状

开放性颅脑损伤时出现休克的机会较多，不仅因外出血造成失血性休克，还可由于颅腔呈开放性，脑脊液与积血外溢，使颅内压增高得到缓解，颅内压引起的代偿性血压升高效应减弱。同时伴有的脊柱、四肢及胸腹伤可有相应的症状及体征。

（二）辅助检查

1.X线片

颅骨的X线片检查有助于骨折的范围、骨碎片与异物在颅内的存留情况的了解。

2.颅脑CT扫描

可显示颅骨、脑组织的损伤情况，能够对碎骨片及异物定位，发现颅内或脑内血肿等继发性改变。CT较X线片更能清楚地显示X线吸收系数低的非金属异物。

（三）诊断

开放性颅脑损伤一般易于诊断，根据病史、检查伤口内有无脑脊液或脑组织，即可确定开放性损伤的情况。X线片及CT扫描更有利于伤情的诊断。少数情况下，硬脑膜裂口很小，可无脑脊液漏，初诊时难以确定是否为开放性脑损伤，而往往手术探查时才能明确。

（四）救治原则与措施

1.治疗措施

首先做创口止血、包扎、纠正休克，患者入院后有外出血时，应采取临时性止血措施，同时检查患者的周身情况，有无其他部位严重合并伤，是否存在休克或处于潜在休克。当患者出现休克或处于休克前期时，最重要的是先采取恢复血压的有力措施，加快输液、输血，不必顾虑因此加重脑水肿的问题，当生命体征趋于平稳时，才适于进行脑部清创。

2.手术原则

（1）早期清创：按一般创伤处理的要求，尽早在伤后6 h内进行手术。在目前有力的抗生素防治感染的条件下，可延长时限至伤后48 h。

（2）彻底清创手术的要求：早期彻底清除术，应一期缝合脑膜，将开放性脑损伤转为闭合性，经清创手术，脑水肿仍严重者，则不宜缝合硬脑膜，而需进行减压术，避免发生脑疝。

（3）并存脏器伤时，应在输血保证下，迅速处理内脏伤，第二步行脑清创术。这时如有颅内血肿,脑受压危险,伤情特别急,需有良好的麻醉处理,输血、输液稳定血压,迅速应用简捷的方法,制止内出血,解除脑受压。

(4)颅骨缺损一般在伤口愈合后3~4个月进行修补为宜,感染伤口修补颅骨至少在愈合半年后进行。

3.手术方法

应注意的是,术中若发现硬脑膜颜色发蓝、颅内压增高,疑有硬膜下血肿,应切开硬脑膜探查处理。脑搏动正常时,表明脑内无严重伤情,无必要切开探查,以免将感染带入脑部。开放性脑损伤的清创应在直视下进行,逐层由外及里冲净伤口,去除污物、血块,摘除碎骨片与异物,仔细止血,吸去糜烂失活的脑组织,同时要珍惜脑组织,不做过多的切除。保留一切可以保留的脑血管,避免因不必要的电凝或夹闭脑的主要供血动脉及回流静脉引起或加重脑水肿、脑坏死及颅内压增高。脑挫裂伤较严重,颅内压增高,虽经脱水仍无缓解,可容许做内减压术。清创完毕,所见脑组织已趋回缩、颅内压已降低的情况下,缝合硬脑膜及头皮。

钢钎、钉、锥等较粗大锐器刺入颅内,有时伤器为颅骨骨折处所嵌顿。如伤者一般情况好,无明显颅内出血症状者,不宜立即拔出,特别是位于动脉干与静脉窦所在处和鞍区的创伤。应摄头颅X线片了解颅内伤器的大小、形态和方位,如异物靠近大血管时,应进一步行脑血管造影,查明异物与血管等邻近结构的关系,据此制定出手术方案,术前做好充分的输血准备。行开颅手术时,先切除金属异物四周的颅骨进行探查,若未伤及静脉,扩大硬脑膜破口,在直视下,徐徐将异物退出,随时观察伤道深处有无大出血,然后冲洗伤道、止血,放置引流管,缝合修补硬脑膜,闭合伤口,术后24~36 h拔除引流管。

颅面伤所致开放性脑损伤,常涉及颌面、鼻窦,眼部及脑组织。

清创术的要求:①做好脑部清创与脑脊液漏的修补处理;②清除可能引起的创伤感染因素;③兼顾功能与整容的目的。手术时要先扩大额部伤口或采用冠状切口,翻开额部皮瓣,完成脑部清创与硬膜修补术,然后对鼻窦作根治性处理。最后处理眼部及颌面伤。

脑挫裂伤、脑水肿及感染的综合治疗同闭合性颅脑外伤。

二、火器性颅脑损伤

火器性颅脑损伤是神经外科的一个重要课题。战争时期,火器性颅脑损伤是一种严重战伤,尤其是火器性颅脑穿通伤,处理复杂,死亡率高。在和平时期也仍然是棘手的问题。创伤医学及急救医学的发展,虽使火器性颅脑损伤的病理生理过程得到进一步阐明,火器性颅脑损伤的抢救速度、诊疗条件也有了很大的提高,但是其死亡率仍高。

(一)分类

目前按硬脑膜是否破裂将火器性颅脑损伤简化分为非穿通伤和穿通伤两类。

1.非穿通伤

常有局部软组织或伴颅骨损伤,但硬脑膜尚完整,创伤局部与对冲部位可能有脑挫裂伤,或形成血肿。此类多为轻、中型伤,少数可为重型。

2.穿通伤

穿通伤即开放性脑损伤。颅内多有碎骨片、弹片或枪弹存留,伤区脑组织有不同程度的破坏,并发弹道血肿的机会多,属重型伤,通常将穿通伤又分为以下几种。

(1)非贯通伤:只有入口而无出口,在颅内入口附近常有碎骨片与异物,金属异物存留在颅内,多位于伤道的最远端,局部脑挫裂伤较严重。

（2）贯通伤:有入口和出口,入口小,出口大。颅内入口及颅外皮下出口附近有碎骨片,脑挫裂伤严重,若伤及生命中枢,伤者多在短时间内死亡。

（3）切线伤:头皮、颅骨和脑呈沟槽状损伤或缺损,碎骨片多在颅内或颅外。

（4）反跳伤:弹片穿入颅内,受到入口对侧颅骨的抵抗,变换方向反弹停留在脑组织内,构成复杂伤道。

此外按投射物的种类又可分为弹片伤、枪弹伤,也可按照损伤部位来分类,以补充上述的分类法。

（二）损伤机制与病理

火器性颅脑损伤的病理改变与非火器伤有所不同,伤道脑的病理改变分为 3 个区域。

1.原发伤道区

原发伤道区是反映伤道的中心部位,内含毁损液化的脑组织,与出血和血块交融,杂有颅骨碎片、头发、布片、泥沙以及弹片或枪弹等。伤道的近侧可由于碎骨片造成支道,间接增加脑组织损伤范围,远侧则形成贯通伤、盲管或反跳伤。脑膜与脑的出血容易在伤道内聚积形成硬膜外、硬膜下、脑内或脑室内血肿。伤道内的血肿可位于近端、中段与远端。

2.挫裂伤区

在原发伤道的周围,脑组织呈点状出血和脑水肿,神经细胞、少枝胶质细胞及星形细胞肿胀或崩解。致伤机制是由于高速投射物穿入密闭颅腔后的瞬间,在脑内形成暂时性空腔,产生超压现象,冲击波向周围脑组织传递,使脑组织顿时承受高压及相继的负压作用而引起脑挫裂伤。

3.震荡区

位于脑挫裂区周围,是空腔作用之间接损害,伤后数小时逐渐出现血循环障碍、充血、淤血、外渗及水肿等,但尚为可逆性。

另外,脑部可能伴有冲击伤,乃因爆炸引起的高压冲击波所致,脑部可发生点状出血、脑挫裂伤和脑水肿。

脑部的病理变化可随创伤类型、伤后时间、初期外科处理以及后期治疗情况而有所不同。脑组织的血液循环与脑脊液循环障碍,颅内继发性出血与血肿形成,急性脑水肿,并发感染等,皆可使病理改变复杂化。

（三）临床表现

1.意识障碍

伤后意识水平是判断火器性颅脑损伤轻重的最重要指标,是手术指征和预后估计的主要依据。但颅脑穿通伤有时局部有较重的脑损伤,可不出现昏迷。应强调连续观察神志变化过程,如伤者在伤后出现中间清醒期或好转期,或受伤当时无昏迷随后转入昏迷,或意识障碍呈进行性加重,都反映伤者存在急性脑受压征象。在急性期,应警惕创道或创道邻近的血肿,慢性期的变化可能为脓肿。

2.生命体征的变化

重型颅脑伤者,伤后多数立即出现呼吸、脉搏、血压的变化。伤及脑干部位重要生命中枢者,可早期发生呼吸紧迫,缓慢或间歇性呼吸,脉搏转为徐缓或细远,脉律不整与血压下降等中枢性衰竭征象。呼吸深而慢,脉搏慢而有力,血压升高的进行变化是颅内压增高、脑受压和脑疝的危象,常指示颅内血肿。开放伤引起外出血,大量脑脊液流失,可引起休克和衰竭。出现休克时应

13

注意查明有无胸、腹伤、大的骨折等严重合并伤。

3.脑损伤症状

伤者可因脑挫裂伤、血肿、脑膨出而出现相应的症状和体征。蛛网膜下腔出血可引起脑膜刺激征。下丘脑损伤可引起中枢性高热。

4.颅内压增高

火器伤急性期并发颅内血肿的机会较多,但弥漫性脑水肿更使人担忧,主要表现为头痛、恶心、呕吐及脑膨出。慢性期常是由于颅内感染、脑水肿,表现为脑突出,意识转坏和视盘水肿,到一定阶段,反映到生命体征变化,并最终出现脑疝体征。

5.颅内感染

穿通伤的初期处理不彻底或过迟,易引起颅内感染。主要表现为高热、颈强直、脑膜刺激征。

6.颅脑创口的检查

这在颅脑火器伤是一项特别重要的检查。出入口的部位、数目、形态、出血、污染情况均很重要,出入口的连线有助于判断穿通伤是否横过重要结构。

(四)辅助检查

1.颅骨 X 线平片

对颅脑火器伤应争取在清除表面砂质等污染后常规拍摄颅片。拍片不仅可以明确是非贯通伤还是贯通伤,颅内是否留有异物,并了解确切位置,对指导清创手术有重要作用。

2.脑超声波检查

观察中线波有无移位作为参考。二维及三维超声有助于颅内血肿、脓肿,脑水肿等继发性改变的判断。

3.脑血管造影

在无 CT 设备的情况下,脑血管造影有很大价值,可以提供血肿的部位和大小的信息。脑血管造影还有助于外伤性颅内动脉瘤的诊断。

4.CT 扫描

颅脑 CT 扫描对颅骨碎片、弹片、创道、颅内积气、颅内血肿、弥漫性脑水肿和脑室扩大等情况的诊断,既正确又迅速,对内科疗效的监护也有特殊价值。

(五)诊断

作战时,因伤者多,检查要求简捷扼要,迅速明确颅脑损伤性质和有无其他部位合并伤。早期强调头颅 X 线平片检查,对明确诊断及指导手术有重要意义。晚期存在的并发症、后遗症可根据具体情况选择诊断检查方法:包括脑超声波、脑血管造影及 CT 扫描等。在和平时期,火器性颅脑损伤伤者如能及时被送往有条件的医院,早期进行包括 CT 扫描在内的各种检查,可使诊断确切,以利早期治疗。

(六)救治原则与措施

1.急救

(1)保持呼吸道通畅:简单的方法是把下颌向前推拉,侧卧,吸除呼吸道分泌物和呕吐物,也可插管过度换气。

(2)抢救休克:早期足量的输血、输液和保持呼吸道通畅是战争与和平时期枪伤治疗的两大原则。

(3)严重脑受压的急救:伤者在较短时间内出现单侧瞳孔散大或很快双瞳变化,呼吸转慢,估计不能转送至手术医院时,则应迅速扩大穿通伤入口,创道浅层血肿常可涌出而使部分伤者获救,然后再考虑转送。

(4)创伤包扎:现场抢救只做伤口简单包扎,以减少出血,有脑膨出时,用敷料绕其周围,保护脑组织以免污染和增加损伤。强调直接送专科处理,但已出现休克或已有中枢衰竭征象者,应就地急救,不宜转送。尽早开始大剂量抗生素治疗,应用 TAT。

2.优先手术次序

大量伤者到达时,伤者手术的顺序大致如下。

(1)有颅内血肿等脑受压征象者,或伤道有活动性出血者,优先手术。

(2)颅脑穿通伤优先于非穿通伤手术,其中脑室伤有大量脑脊液漏及颅后窝伤也应尽早处理。

(3)同类型伤,先到达者,先作处理。

(4)危及生命的胸、腹伤优先处理,然后再处理颅脑伤;如同时已有脑疝征象,伤情极重,在良好的麻醉与输血保证下,两方面手术可同时进行。

3.创伤的分期处理

(1)早期处理(伤后 72 h 以内):早期彻底清创应于 24 h 以内完成,但由于近代有效抗生素的发展,对于转送较迟,垂危或其他合并伤需要紧急处理时,脑部的清创可以推迟至 72 h。一般认为伤后 3～8 h 最易形成创道血肿,故最好在此期或更早期清创。

(2)延期处理(伤后 3～6 d):伤口如尚未感染,也可以清创,术后缝合伤口,置橡皮引流,或两端部分缝合或不缝依具体情况而定。伤口若已感染,则可扩大伤口和骨孔,使脓液引流通畅,此时不宜脑内清创,以免感染扩散,待感染局限后晚期清创。

(3)晚期处理(伤后 7 d 以上):未经处理的晚期伤口感染较重,应先药物控制感染,若创道浅部有碎骨片,妨碍脓液引流,也可以扩大伤口,去除异物,待后择期进一步手术。

(4)二期处理(再次清创术):颅脑火器伤可由于碎骨片、金属异物的遗留、脑脊液漏及术后血肿等情况进行二次手术。

(七)清创术原则与方法

麻醉、术前准备、一般清创原则基本上与平时开放性颅脑损伤的处理相同,在战时,为了减轻术后观察和护理任务,宜多采用局麻或只有短暂的全身麻醉。开颅可用骨窗法和骨瓣法,彻底的颅脑清创术要求修整严重污染或已失活的头皮、肌肉及硬脑膜,摘尽碎骨片,确实止血。对过深难以达到的金属异物不强求在一期清创中摘除。清创术后,颅内压下降,脑组织下塌,脑搏动良好,冲净伤口,缝合修补硬脑膜,缝合头皮,硬脑膜外可置引流 1～2 d。

对于脑室伤,要求将脑室中的血块及异物彻底清创,充分止血,术毕用含抗生素的生理盐水冲净伤口,对预防感染有一定作用,同时可做脑室引流。摘出的碎骨片数目要与 X 线平片之数目核对,避免残留骨片形成颅内感染的隐患。新鲜伤道中深藏的磁性金属异物和弹片,可应用磁性导针伸入伤道吸出。颅脑贯通伤出口常较大,出口的皮肤血管也易于损伤,故清创常先从出口区进行。若入口处有脑膨出或血块涌出,则入口清创优先进行。

下列情况需行减压术,硬脑膜可不予缝合修补:①清创不彻底;②脑挫裂伤严重,清创后脑组织仍肿胀或膨出;③已化脓之创伤,清创后仍需伤道引流;④止血不彻底。

(八)术后处理

脑穿通伤清创术后,需定时观察生命体征、意识、瞳孔的变化,观察有无颅内继发出血、脑脊液漏等。加强抗脑水肿、抗感染、抗休克治疗。保持呼吸道通畅,吸氧。躁动、癫痫高热时,酌情使用镇静药,冬眠药和采用物理方法降温,昏迷瘫痪伤者,定时翻身,预防肺炎,压疮和泌尿系感染。

(九)颅内异物存留

开放性颅脑损伤,特别是火器伤常有金属弹片及碎骨片、草木、泥沙、头发等异物进入颅内。当早期清创不彻底或因异物所处部位较深,难以取出时,异物则存留于颅内。异物存留有可能导致颅内感染,其中碎骨片易伴发脑脓肿,而且可促使局部脑组织退行性改变,极少数金属异物尚可有位置的变动,从而加重脑损伤,从而需手术取出异物。摘除金属异物的手术指征为:①直径大于 1 cm 的金属异物因易诱发颅内感染而需手术;②位于非功能区、易于取出且手术创伤及危险性小;③出现颅内感染征象或顽固性癫痫及其他较严重的临床症状者;④合并有外伤性动脉瘤者;⑤脑室穿通伤,异物进入脑室时,由于极易引起脑室内出血及感染,且异物在脑室内移动可以损伤脑室壁,常需手术清除异物。手术方法可分为骨窗或骨瓣开颅直接手术取除异物及采用立体定向技术用磁性导针或异物钳取除异物。前者有造成附加脑损伤而加重症状的危险,手术宜沿原伤道口进入,避开重要功能区,可应用于表浅部位及脑室内异物取除。近年来,由于立体定向技术的发展,在 X 线颅骨正侧位片及头部 CT 扫描准确定位及监控下,颅骨钻孔后,精确地将磁导针插入脑内而吸出弹片;或利用异物钳夹出颅内存留的异物。此种方法具有手术简便,易于接受,附加损伤少等优点,但当吸出或钳夹异物有困难时,需谨慎操作,以免损伤异物附近的血管而并发出血。手术前后需应用抗生素预防感染,并需重复注射 TAT。

(孔德胤)

第三节　弥散性轴索损伤

弥散性轴索损伤(DAI)是外力作用于颅脑产生扭转加速与减速,在轴索内产生张力和剪力,导致神经轴索肿胀、断裂;同时脑实质内小血管撕裂,脑干、胼胝体等部位出现点状出血。临床上患者不伴明显的脑挫裂伤和脑实质血肿,但出现严重的意识障碍。DAI 是常见的弥散性脑损伤,是引起创伤性脑损伤(TBI)患者死亡、严重致残及植物生存状态的主要原因,占脑外伤死亡患者的 29%~42.5%;严重 DAI 病死率高达 40%~53%,严重致残率为 14%,植物生存率 15%,痊愈率仅为 5%。由于目前诊断标准及检查手段的不同,发病率的报道不一。

一、病因及致伤机制

德国病理学家 Strich 等对 TBI 死亡患者进行尸检发现,大脑半球及脑干白质出现弥散性退行性变,推断是由外力导致颅脑旋转加速运动产生的剪应力致伤。后来 Adams 等进行深入研究,于 1982 年首次提出了弥散性轴索损伤的概念。DAI 的致伤机制复杂,通常认为瞬间旋转及弥漫张力产生的脑内剪应力是导致 DAI 的关键因素。文献报道冠状和侧方头部旋转的成角加速伤,常导致深部胼胝体、脑干 DAI,伤情较严重;矢状面上的加速伤虽可引起脑膜出血及血肿、局部脑挫伤、脑室出血,也可导致内囊、中脑及脑桥 DAI,但伤情较轻。DAI 通常的致伤原因是交通事故、坠落伤及打击伤。

（一）胼胝体轴索损伤

通常认为是大脑镰边缘切割脑组织所致,常见于交通事故。颅脑突然遭受迎面伤,双大脑半球随惯性继续前移,侧方牵拉使胼胝体撕裂;若一侧半球移动快于对侧,胼胝体常出现偏心性出血,胼胝体变薄。常累及邻近中线结构如穹隆、扣带回、透明隔、尾状核头部和丘脑背侧。

（二）脑桥头端背侧损伤

颅脑旋转侧向力拉长大脑小脑连接部,脑干头端尤其小脑上脚背侧最常受累;导水管下端周围,大脑脚、被盖部及中部,内侧纵束,内侧丘系和皮质脊髓束均可受损,重者伴小脑和半卵圆中心轴索损伤。

（三）灰白质交界区广泛损伤

颅脑遭受旋转性暴力时,由于灰白质(包括基底核灰质团)密度及韧性不同,剪应力导致灰白质交界区损伤。肉眼或影像学检查可见灰白质交界及基底核区轴索损伤伴毛细血管撕裂和出血。常见于脑组织密度不同的结构接合部,重者发生于小脑皮质下,轻者位于矢状窦旁。

二、病理

颅脑在加速运动过程中,脑白质在外力的作用下,承受剪应力的牵拉。通常情况下脑白质相对质韧,可承受部分牵拉力;但在较强的扭转性机械作用力下,轴索很容易受到损伤。脑组织遭受损伤后即刻出现部分轴索断裂等原发性脑损伤,在之后数小时至数周内出现继发性弥散性脑损伤。起初,轴索细胞膜钠离子泵功能异常,导致细胞内水钠潴留、轴索水肿;之后钙离子通过受损,大量钙离子流入细胞内,造成钙超载,启动分子病理级联反应,激活蛋白水解酶,降解轴索细胞骨架结构。细胞骨架破坏导致转运蛋白聚集,形成轴索球。蛋白水解酶还可损伤线粒体、释放促凋亡因子,加重轴索损伤。目前,很难将继发性脑损伤导致的轴索生化及代谢改变与 DAI 原发性轴索机械损伤鉴别,DAI 通常被认为是继发性或迟发性损害。依据神经组织病理学变化,DAI 可分为三期如下。

（一）早期（＜1 周）

以轴索撕裂,轴索断端轴浆聚集,退缩于近端,形成轴索球为早期特征。轴索球在伤后 6～24 h 形成,重伤者 2 h 即可出现。球状物过大可引起髓鞘断裂,远端神经纤维退行性变性。

（二）中期（2～3 周）

轴索球被大量吞噬性微胶质簇替代,不能辨认。轴索、髓鞘碎裂,胶质细胞广泛增生。

（三）慢性期（＞3 周）

脑白质弥散性退行性变性,以内侧丘系、锥体束、内囊退行性变最为明显。大脑半球容积缩小,韧性增加,胼胝体变薄,脑沟变宽,脑室普遍或局限性扩张。

DAI 可因脑实质内毛细血管破裂引起点状出血,又称为 Strich 出血。常发生在脑组织遭受剪应力最明显处,如胼胝体、三脑室周围(下丘脑、穹隆、前联合)、内囊、基底核、背外侧脑干及小脑上脚等。轴索损伤的部位及严重程度与患者的预后密切相关。Adams 等依据 DAI 的损伤部位将其分为三级(表 1-1)。级别越高 DAI 损伤越严重,患者的预后越差。

表 1-1　DAI 的神经病理损伤分级及损伤部位

分级	DAI 的损伤部位
Ⅰ级	病变局限于大脑或小脑半球
Ⅱ级	Ⅰ级损伤部位合并胼胝体局部病灶
Ⅲ级	Ⅱ级损伤部位合并脑干背外侧或上段局灶性病变

三、临床表现

（1）DAI 患者以意识障碍为主要表现，不伴明显的脑实质挫裂伤及血肿。通常表现：①伤后持续性昏迷。因大脑轴索的广泛受损，导致大脑皮质与皮质下组织结构失去联系，或因脑干网状结构原发性损伤。②瞳孔改变，如一侧或双侧瞳孔散大，或为两侧瞳孔不等，或为时大时小，眼球偏斜或凝视，光反射迟钝或消失；瞳孔改变通常与脑干 DAI 密切相关，属于重型 DAI，死亡率高。③生命体征紊乱，患者心率、血压波动明显，呼吸节律不规则。④四肢肌张力增高，出现单侧或双侧锥体束征。⑤神经定位体征通常不明显。⑥神志清醒后认知功能障碍明显。

（2）依据患者昏迷的时间、严重程度及脑干是否受累等，可将 DAI 分为三型。①轻型 DAI（DAI Ⅰ型）：伤后昏迷 6～24 h，不伴脑干体征。清醒后有记忆力减退和逆行性遗忘，无肢体运动障碍，少数患者出现短期去皮质状态。脑 CT 检查无明显异常，MRI 检查可见点状出血。②中型 DAI（DAI Ⅱ型）：伤后昏迷数日至数周，常伴颅底骨折，伤后偶出现脑干体征及去皮质状态，清醒后有明显的记忆力减退、逆行性遗忘及轻度肢体瘫。脑 CT 检查可见出血灶。③重型 DAI（DA Ⅲ型）：伤后昏迷数月或更长时间，伴明显的脑干体征、去皮质状态或去大脑强直。通常入院时 GCS 评分较低，伴双侧瞳孔固定，光反射及脑干反射消失，软瘫等；常伴弥散性脑肿胀，以及高热、高血压、多汗等交感神经症状。死亡率高达 60%，伴蛛网膜下腔出血和脑室出血患者死亡率更高。

（3）脑 CT 检查很难发现脑实质 DAI。MRI 检查对 DAI 临床诊断、病情评估及预后判定至关重要，是 DAI 影像学检查之首选。MRI 显示轴索损伤在 T_1WI 呈低信号，T_2WI 高信号，病灶通常为 0.5 mm 至数毫米，沿神经纤维方向呈卵圆形，多见于灰白质交界或白质纤维囊如放射冠、内囊后肢、胼胝体及脑干长束等，病灶在周边区较多，中央区较少，通常无占位效应，病灶形态有助于诊断。早期 MRI 可见 DAI 三联症，即胼胝体、脑干及皮质、基底核灰白质交界病变，表现 T_1WI 低信号，T_2WI、FLAIR、DWI 均呈高信号，早期病灶仅 DWI 出现高信号；MRI 可显示间质水肿、脑室或蛛网膜下腔出血、硬膜外及硬膜下血肿等。出血性病灶多见于脑白质，特别是灰白交界处，以及胼胝体、内囊、脑干背外侧。MRI T_1WI 信号因出血时间不同而异，超急性期（<24 h）T_1WI 呈低信号，亚急性期（>7 d）T_1WI 呈高信号（图 1-1）但 T_2WI、FLAIR、DWI 均表现高信号。

Ⅰ级 DAI 损伤灶仅局限于灰白质交界区，其他部位不受累；Ⅱ级 DAI 除了灰白质交界区病灶，可见胼胝体病灶；Ⅲ级 DAI 可见胼胝体、脑干及小脑病灶，常伴脑挫裂伤、蛛网膜下腔出血、硬膜下血肿及脑室内出血等。

四、治疗

DAI 患者致死率和致残率高，需严密监测患者生命体征、颅内压、血氧饱和度变化，维持体液和电解质平衡,保持呼吸道通畅,必要时行气管切开和呼吸机辅助呼吸。

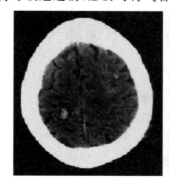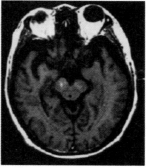

图 1-1　脑弥散性轴索损伤

(一)控制脑组织水肿

根据颅内压增高程度及脑水肿表现,人们采取不同的方法。

(1)过度换气:降低 $PaCO_2$ 使血管收缩,控制早期脑水肿,因可减少脑血容量,只能短时间应用。

(2)20%甘露醇静脉滴注与呋塞米合用,延长脑组织脱水时间。

(3)脑室外引流:使脑组织内液体向脑室分流,可显著降低颅内压和控制脑水肿。

(二)冬眠及亚低温疗法

冬眠及亚低温疗法适于脑深部结构严重损伤、深昏迷及生命体征不稳定的中重型患者。冬眠Ⅰ号(哌替啶＋氯丙嗪＋异丙嗪)或Ⅵ号(哌替啶＋异丙嗪＋乙酰丙嗪)可降低全身和脑组织代谢,发挥脑保护作用;亚低温(32 ℃～34 ℃)疗法对 GCS5～7 分及 ICP 在 2.7～5.3 kPa(20～40 mmHg)的患者疗效较好,用药半小时迅速降温,注意寒战处理,必要时可应用肌松剂。

(三)清除内源性损伤因子

如维生素 C 和维生素 E 清除神经组织自由基,甲泼尼龙和 21-氨基类固醇等抗脂质过氧化反应,超氧化物歧化酶(SOD)减轻 BBB 通透性,拉莫三嗪拮抗兴奋性氨基酸保护神经组织等。轴索损伤时轴索细胞膜肿胀,细胞内钙超载,激发多种酶促反应和病理级联反应,钙拮抗剂尼莫地平可减轻细胞内钙超载,改善轴索及细胞微循环及代谢,缩短昏迷时间。

(四)神经细胞保护剂

碱性成纤维细胞生长因子可促进轴索和神经细胞修复再生;神经节苷脂可促进脑细胞线粒体氧化磷酸化功能恢复,保护膜结构钠泵、钙泵活性,维持膜内外离子平衡;胞磷胆碱、能量合剂可不同程度发挥神经保护作用,促进神经功能的恢复。

(五)手术治疗

对于一侧大脑半球肿胀和水肿引起脑中线结构移位,出现一侧瞳孔散大时应及时行去骨瓣减压。

五、预后

DAI 属重型或特重型脑损伤的范畴,死亡率及致残率高。导致 DAI 患者预后不良的因素包括:年龄＞50 岁;入院 GCS 评分＜8 分;入院时瞳孔改变,出现明显的颅内压增高;合并脑深部出血;伴其他脏器复合伤。

(孔德胤)

第四节 硬脑膜下血肿

硬脑膜下血肿(SDH)是外伤性血肿积聚于硬膜与蛛网膜之间。发生率占闭合性颅脑损伤的 5%～6%,占颅内血肿的 50%～60%,是最常见的颅内血肿。

根据症状出现时间分为急性、亚急性和慢性硬膜下血肿。根据伴脑挫裂伤可分为复合型、单纯型硬脑膜下血肿,前者因脑挫裂伤、脑皮质动静脉出血,血液积聚在硬脑膜与脑皮质之间,可急性或亚急性起病,预后较差;后者为桥静脉断裂,出血较慢,血液积聚在硬脑膜与蛛网膜之间,呈慢性病程,脑部原发损伤较轻,预后较好。

一、急性硬脑膜下血肿

急性硬脑膜下血肿(ASDH)在伤后 3 d 内出现症状,占硬脑膜下血肿 68.6%。多伴较重的脑挫裂伤和脑皮质小动脉出血,伤后病情急剧变化,手术处理较复杂,弥散性活动性出血较难制止,术中及术后脑肿胀、脑水肿较重,治疗困难,死亡率、致残率高。

(一)病因及致伤机制

ASDH 多发生在减速性损伤,出血来源于脑皮质挫裂伤病灶中静脉和动脉,血肿常发生在着力部位脑凸面及对冲部位,如额叶底部、颞极和颞叶底部,常与脑挫裂伤并存,较小血肿也可出现症状。另一来源是脑表面桥静脉,多见于大脑上静脉注入上矢状窦,大脑中静脉和颞极静脉注入蝶顶窦,颞后下吻合静脉(Labbe 静脉)注入横窦等处,多不伴脑挫裂伤,称单纯型血肿,较广泛。

血肿发生部位与头部着力点和着力方式密切:①加速性损伤所致脑挫裂伤,血肿多在同侧。②减速性损伤所致脑挫裂伤,血肿多在对侧或着力侧,如一侧枕部着地减速性损伤,血肿多在对侧颞底、额极、颞极和额底部;脑挫裂伤区血肿较大,周围血肿较小,深部可有脑内血肿;枕部着力侧可发生颅后窝硬脑膜外血肿或硬脑膜下血肿。③头侧方受击的减速性损伤,多有同侧复合型硬脑膜下血肿,对侧多为单纯型硬脑膜下血肿,有时着力侧也有硬脑膜外和脑内血肿。④一侧前额着力减速性损伤,硬脑膜下血肿可发生在同侧额底、额极和颞极、颞底部,但同侧枕极和颅后窝几乎无血肿。⑤一侧前额部加速性损伤,多见着力部血肿。⑥枕部或前额部着力愈邻近中线,愈多发双侧硬脑膜下血肿。

(二)临床表现

1.意识障碍严重

脑挫裂伤及继发性脑水肿多同时存在,脑挫裂伤较重、血肿形成速度较快,脑挫裂伤昏迷与血肿导致脑疝昏迷重叠,意识障碍进行性加深,无中间清醒期或意识好转期。

2.颅内压增高明显

急性硬脑膜下血肿多为复合型损伤,可见头痛、喷射性呕吐、躁动,脉率慢、呼吸慢及血压升高等。病情常急剧恶化,一侧瞳孔散大后不久,对侧瞳孔也散大,出现去大脑强直和病理性呼吸,患者迅速处于濒危状态。局灶症状多见脑挫裂伤和血肿压迫可引起中枢性面瘫和偏瘫,局灶性癫痫发作,神经损害体征进行性加重等。

3.CT 检查

CT 是首选检查,可见脑表面新月形高密度影,内缘可不整齐,相对脑皮质内有点片状出血灶,脑水肿明显,脑室受压变形,向对侧移位(图 1-2)。

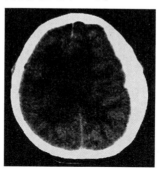

图 1-2 急性硬脑膜下血肿的 CT

诊断额底、颞底和两侧性血肿可减少遗漏。颅骨 X 线片可见合并颅骨骨折发生率 50%,较硬脑膜外血肿发生率低,故无颅骨骨折时硬脑膜下血肿可能性大,骨折线与血肿位置常不一致。DSA 可见一侧硬脑膜下血肿典型表现同侧大脑前动脉向对侧移位,同侧脑表面新月形无血管区;如两侧硬脑膜下血肿可见双侧脑表面新月形无血管区,大脑前动脉仅轻微移位或无移位;额叶或颞叶底部硬脑膜下血肿 DSA 可无明显变化。

(三)诊断及鉴别诊断

诊断根据颅脑外伤史;伤后原发昏迷时间长或原发昏迷与继发性意识障碍重叠,昏迷不断加深,脑受压及颅内高压征象,伴局灶性体征,CT 显示脑表面新月形高密度影,相对脑皮质点片状出血灶,同侧脑室受压变形,向对侧移位。急性硬脑膜下血肿应注意与急性硬脑膜外血肿鉴别(表 1-2)。

表 1-2 急性硬脑膜外血肿与急性硬脑膜下血肿的临床特点

临床特点	急性硬脑膜外水肿	急性硬脑膜下水肿
着力点	在着力点同侧	在着力点对侧多,在着力点同侧少
脑挫裂伤	轻,在冲击部位多	重,在对冲部位多
颅骨骨折	绝大多数均有(95%)	约半数(50%)
血肿与骨折关系	大多数在同侧	约半数在同侧
原发意识障碍	多较轻	多较重
中间意识好转期	较多见,常能完全清醒	较少见,不易完全清醒
蛛网膜下腔出血	较少见,轻	范围较广泛

(四)治疗

1.手术指征

急性硬脑膜下血肿病情发展迅速,一经诊断,应尽早手术治疗。

2.手术治疗

(1)钻孔冲洗引流术:钻孔冲洗引流术适于病情稳定,脑损伤较轻,CT 确诊大脑凸面单纯型硬脑膜下液态血肿,一般是在运动前区、后区和颞部钻 2~3 个孔,切开硬膜,生理盐水反复冲洗,引出积血,低位留置引流管,持续引流 24～48 h,分层缝合头皮。

(2)骨窗或骨瓣开颅血肿清除术:骨窗或骨瓣开颅血肿清除术适于血肿定位明确,钻孔血肿呈凝血块,难以冲洗排出,钻孔冲洗,清除血肿后脑组织迅速膨起,颅内压升高;原则是充分清除血肿及挫碎糜烂脑组织,妥善止血。

(3)颞肌下减压术或去骨瓣减压术:颞肌下减压术或去骨瓣减压术,适于急性硬脑膜下血肿伴严重挫裂伤、脑水肿和脑疝形成患者,若无其他血肿,颅内压仍高可行颞肌下或去骨瓣减压术。

3.非手术治疗指征

患者神志清楚,生命体征正常,病情稳定,逐渐减轻,无局灶性神经功能受损表现,CT 检查脑室、脑池无显著受压,血肿量 40 mL 以下,中线移位不超过 1 cm,颅内压监测压力 3.3～4.0 kPa(25～30 mmHg)以下。

急性硬脑膜下血肿病情危重,死亡率高达 50%～90%,入院 GCS 评分和 CT 表现是判断预后的主要指标。老年人对冲性急性硬脑膜下血肿,血肿量小,病情可很重,预后极差。

二、亚急性硬脑膜下血肿

亚急性硬脑膜下血肿在伤后 3 d 至 3 周出现症状,占硬脑膜下血肿 5%。致病原因及病理变化与急性硬脑膜下血肿相似,原发性脑损伤较轻,出血速度稍缓,血肿形成及脑受压较缓慢,颅内容积可代偿,常有中间清醒期,神志恢复不及硬膜外血肿明显。

亚急性硬脑膜下血肿如能及时确诊,尽早手术清除血肿,预后较好。

三、慢性硬脑膜下血肿

慢性硬脑膜下血肿(CSDH)在伤后 3 周以上出现症状,占颅内血肿 9.39%,占硬脑膜下血肿 15.6%,双侧发生率高达 14.8%,年发生率(1～2)/10 万,老年人约 16.5/10 万。

(一)病因及致伤机制

CSDH 病因尚未完全明确,65%～75% 的病例有颅脑外伤史,34% 有乙醇成瘾史,以及抗凝药治疗史等。目前有两种学说:外伤学说认为硬脑膜下腔桥静脉撕裂出血,主要位于矢状窦旁,颅底颞叶前端及小脑幕附近,如致伤作用方向与矢状窦平行,易撕裂桥静脉,作用方向与矢状窦垂直,因有大脑镰抵抗,不易撕裂。静脉出血速度与撕裂程度及颅压有关。炎症学说认为血肿继发于出血性硬脑膜内层炎性产物,其他原因可能为慢性乙醇中毒,维生素 B、维生素 C、维生素 K 缺乏及凝血功能障碍等。CSDH 不断增大可能与患者脑萎缩、颅压低、静脉张力增高及凝血机制障碍等因素有关。小儿常见双侧慢性硬脑膜下血肿,为产伤引起,出生 6 个月内发生率最高;也见于营养不良、坏血症、颅内外炎症和出血素质儿童,多为桥静脉破裂所致。CSDH 可引起颅腔内占位、局部压迫和供血障碍,导致脑组织萎缩与变性,癫痫发生率高达 40%。

(二)病理

CSDH 黄褐色或灰色结缔组织包膜多在发病后 5～7 d 出现,2～3 周基本形成。靠近蛛网膜侧包膜较薄,血管很少,与蛛网膜轻微粘连,易剥开;靠近硬脑膜侧包膜较厚,与硬脑膜紧密粘连,剥除后可见新生毛细血管渗血。

(三)临床表现

(1)常见于老年人和 6 个月内婴儿,常有头部轻微外伤史,老年人轻度头部外伤史本人或家人易忽略或忘记,起病隐袭,受伤至发病时间为 1～3 个月,个别报告 3～4 年。

(2)临床表现:①慢性颅内压增高症状,头痛、恶心、呕吐、复视及视盘水肿等,头痛突出。②神经功能缺失症状,如病变对侧轻偏瘫、锥体束征、失语和癫痫发作,患侧瞳孔散大等。③精神障碍:轻症病例表现注意力不集中、记忆力减退、烦躁易怒等,重者出现痴呆、寡欲,甚至木僵。婴幼儿表现前囟膨隆、头颅增大、骨缝分离、眼球下转(落日征)和头皮静脉怒张等,前囟穿刺可吸出硬脑膜下积血。

(3)CT检查表现:血肿密度直接征象,脑室、脑沟、脑池受压变形间接征象,病程愈短,血肿密度愈高,可能与血肿内血红蛋白破坏吸收有关。等密度血肿诊断困难,可借助脑室、脑池、脑干等受压间接征象判断,增强CT显示血肿内侧边缘弧形线状高密度影。MRI显示等密度慢性硬脑膜下血肿,早期血肿 T_1WI 和 T_2WI 均为高信号;后期 T_1WI 低信号高于脑脊液,T_2WI 为高信号。

(四)诊断及鉴别诊断

1.诊断

根据头部外伤史,老年人轻度头外伤史,起病缓慢,颅内压增高症状为主,可伴精神症状和局灶性神经损害症状,结合CT及MRI特征性表现。

2.鉴别诊断

(1)慢性硬脑膜下积液(硬脑膜下水瘤):多与外伤有关,颇似CSDH。前者囊内为清水样或黄变液体,后者为积血。鉴别主要靠CT或MRI(见本章硬脑膜下积液)。

(2)半球占位病变:如脑膜瘤、胶质瘤、脑脓肿及肉芽肿等,进展缓慢,无头外伤史,局灶性神经功能缺失体征明显,CT、MRI或DSA等可确诊。

(五)治疗

1.手术治疗

(1)患者有症状应尽早手术治疗:①钻孔或锥孔冲洗引流术为首选方法,安全简单,无严重并发症,疗效满意,治愈率达95%;根据血肿部位及大小选择前后两孔(一高一低)或在血肿中心钻一孔,抽出积血后留置引流或持续负压引流,引流时间根据引流量多少及颜色,一般术后3~5d拔除,适于血肿包膜未形成钙化的多数成人患者,术后血肿复发率为5%~33%。②骨瓣开颅慢性硬脑膜下血肿清除术:额、颞顶部开颅术彻底清除血肿,尽量切除血肿囊,利于术后脑膨起;适用血肿晚期已机化或钙化、少数钻孔引流术失败患者。③前囟侧角硬脑膜下穿刺术适于早期血肿及囟门未闭婴儿。④脑室内镜术适于分隔型慢性硬脑膜下血肿,内镜直视下显微手术切除血肿内多囊性包膜,利于彻底冲洗引流血肿。

(2)术后并发症:①颅内压过低、脑膨起不全引起头晕呕吐,可静脉输注低渗溶液等。②术后血肿腔顽固性积液,多因清除血肿后脑萎缩不能复张,必要时去骨瓣缩小颅腔,消灭血肿腔。③血肿复发常见于老年脑萎缩患者。

2.非手术治疗

非手术治疗适于无临床症状或症状轻微,颅内压200 mmH$_2$O以下,CT无中线移位、呈低密度影像者,合并凝血功能障碍及出血倾向的CSDH患者,如白血病、肝硬化和恶性肿瘤,病情允许可首选非手术治疗。可卧床休息、应用维生素类及止血类药,脑水肿可适当脱水。

慢性硬脑膜下血肿治疗及时,多数预后良好。

四、外伤性硬脑膜下积液

外伤性硬脑膜下积液是颅脑损伤后大量脑脊液积聚在硬脑膜下间隙,又称外伤性硬膜下水瘤(SDG)。好发于颞部,占颅脑损伤1.16%,占外伤性颅内血肿10%左右,占硬脑膜下血肿15.8%。

(一)病因及致伤机制

颅脑损伤时脑组织在颅腔内强烈移动,脑表面、视交叉池及外侧裂池等处蛛网膜撕裂,裂口处蛛网膜恰似单向活瓣,脑脊液随患者挣扎屏气或咳嗽等用力动作不断流出,不能返回蛛网膜下腔,导致硬脑膜下水瘤样积液、局部脑受压及进行性颅内压增高。硬脑膜下积液一般为50～60 mL,多者可达150 mL。急性型是伤后数小时或数日内出现压迫症状,积液多为粉红色或血性,亚急性为黄色液体,慢性多为草黄色或无色透明液体。硬脑膜下积液蛋白含量较正常脑脊液高,低于血性液体。

(二)临床表现

临床表现多为亚急性或慢性,偶呈急性过程。急性型患者有颅内压增高症状,半数可出现偏瘫、失语或局灶性癫痫,个别出现嗜睡、意识蒙眬、定向力差及精神失常等。病情严重可发生单侧瞳孔散大、脑疝、昏迷和去大脑强直等。

(2)CT显示脑表面新月形低密度影,有别于硬脑膜下血肿。MRI图像显示积液信号与脑脊液相近,硬脑膜下出现T_1WI低信号、T_2WI高信号新月形影像。

(三)诊断及鉴别诊断

头部外伤史,渐进性颅内压增高,局灶性神经体征,以及CT、MRI典型表现是确诊的依据。外伤性硬脑膜下积液主要应与慢性硬脑膜下血肿鉴别,血肿T_1WI、T_2WI均呈高信号。

(四)治疗

硬脑膜下积液出现临床症状需手术治疗,包括以下两种。

1.钻孔引流术

钻孔引流术是多数病例的首选,在积液腔低处放置引流管,外接封闭式引流瓶,术后48～72 h积液腔明显缩小,脑水肿尚未消退前拔除引流管,以免复发;慢性积液为使脑组织膨起,闭合积液腔,术后不用或少用脱水剂,取平卧位或头低向患侧卧位,促进脑组织复位,必要时腰穿缓慢注入生理盐水20～40 mL使残腔闭合。

2.骨瓣或骨窗开颅清除积液术

骨瓣或骨窗开颅清除积液术适用少数久治不愈复发病例,广泛切开增厚囊壁,使与蛛网膜下腔交通,或置管使囊腔与脑基底部脑池相通,必要时弃去骨瓣使头皮塌陷,缩小残腔。

硬脑膜下积液原发性脑损伤一般较轻,处理及时合理,效果较好;原发性脑损伤严重和/或伴颅内血肿者,预后较差,死亡率达9.7%～12.5%。

(孔德胤)

第五节 帕金森病

一、概述

帕金森病(PD)或称震颤麻痹,是一种多发于中老年期的中枢神经系统变性疾病。首先由英国医师帕金森于 1817 年报道。1960 年,科学家在实验动物中偶然发现利血平可引起类似帕金森病的一系列症状,受这一事实的启发,他们对震颤麻痹死亡之病例的脑组织进行了单胺类物质的测定,才了解到这种患者纹状体内多巴胺含量较正常人为低。从此,该病的研究大大加速。目前,已知黑质和纹状体中多巴胺能神经元变性是本病的主要病理变化。震颤、肌强直和运动障碍为其主要特征。

本病在欧美国家 60 岁以上人群患病率 1‰,在我国为 81/10 万,目前我国有帕金森病患者 120 万,患病率随年龄增长而增高。患者寿命明显缩短,起病后 10 年内约有 2/3 患者严重残废或死亡,主要死亡原因是支气管肺炎和尿路感染。

二、病因与分类

目前虽然已查明本病的主要病变是黑质变性,但引起黑质变性的原因至今不明。临床上常称此类帕金森病为原发性帕金森病;将那些因为感染、中毒、创伤、肿瘤、药物以及其他因素所致的帕金森病称为继发性帕金森病;而遗传变性和多系统变性等亦可产生与帕金森病类似的症状和病理改变,将此统称为帕金森综合征或震颤麻痹综合征。

三、病理

主要病理改变在黑质、苍白球、纹状体和蓝斑。黑质和蓝斑脱色是其肉眼变化特点。显微镜下最明显的变化是神经细胞变性和减少,黑色素细胞中的黑色素消失,胞体变性,黑质和纹状体中多巴胺含量显著减少,其减少与黑质变性的程度成正比,同时伴有不同程度神经胶质细胞增生。据报道,纹状体多巴胺含量下降到 50% 以上时才出现症状。残留的神经细胞胞内有 Lewy 小体形成,所有这些改变以黑质最明显,且黑质的致密带改变比网状带重。另一病理变化是进行性弥漫性脑萎缩,有脑萎缩者占 90% 以上,并且脑萎缩程度与年龄的大小、疾病的严重程度、类型和病程的长短有明显关系。

免疫细胞化学也揭示黑质多巴胺能神经元减少。帕金森病不仅多巴胺含量减少,而且基底核中多巴胺代谢产物高香草酸(HVA)、多巴胺合成的限速酶(酪氨酸羟化酶)和多巴胺脱羧酶也明显减少。脑内多巴胺能神经元大量丧失,多巴胺含量下降,使多巴胺绝对和相对不足而乙酰胆碱的兴奋作用相对增强,引起震颤麻痹。

四、临床表现

(一)震颤

震颤为静止性、姿势性震颤,多从一侧上肢的远端开始,后渐扩展到同侧下肢及对侧上、下肢。早期随意运动时震颤减轻,情绪激动时加重,睡眠时消失。手部可形成搓丸样动作。

(二)肌强直

因患肢肌张力增高,关节被动运动时,可感到均匀的阻力,称为"铅管样强直";若合并有震颤则似齿轮样转动,称为"齿轮样强直"。躯干、颈面部肌肉均可受累,患者出现特殊姿势,头部前倾,躯干俯屈,上肢之肘关节屈曲,腕关节伸直,前臂内收,下肢之髋及膝关节均略为弯曲。手足姿势特殊,指间关节伸直,手指内收,拇指对掌。

(三)运动障碍

平衡反射、姿势反射和翻正反射等障碍以及肌强直导致的一系列运动障碍。运动缓慢和减少,不能完成精细动作,出现"写字过小征"。步态障碍甚为突出,首先下肢拖拽,然后步伐变慢变小,起步困难,一旦迈步则向前冲,且越走越快,出现慌张步态。

(四)其他

自主神经系统症状可表现为大量出汗和皮脂腺分泌增加,且出汗仅限于震颤一侧。食管、胃以及小肠的运动障碍导致吞咽困难和食管反流,患者可有顽固性便秘。精神异常可表现为忧郁、多疑、智能低下及痴呆等。有时患者也有语言障碍。少数患者可有动眼危象。

五、诊断

(一)诊断要点

原发性帕金森病的诊断主要根据以下几点:①至少具备四个典型症状和体征(静止性震颤、少动、强直和位置性反射障碍)中的二个。②是否存在不支持诊断原发性帕金森病的不典型症状和体征,如锥体束征、失用性步态障碍、小脑症状、意向性震颤、凝视麻痹、严重的自主神经功能障碍、明显的痴呆伴有轻度锥体外系症状等。③脑脊液中多巴胺的代谢产物高香草酸减少。

(二)诊断分级

目前分级的方法有多种,如 Hoehn 和 Yahr 修订分级、Schwab 和 England 日常活动修订分级、联合帕金森病评分分级和 Webster 评分。临床常用以评价病情程度和治疗效果较客观全面的是 Webster 评分法。其详细内容如下。

1.手部动作和书写

0分,无异常。1分,患者自述在拧毛巾、系衣扣、写字时感到困难,检查时手内转外转动作缓慢。2分,明显或中等程度手的轮替动作缓慢,一侧或双侧肢体有中等程度的功能障碍,书写明显困难。3分,严重的轮替动作困难,不能书写,不能系衣扣,应用食具明显困难。

2.僵硬

0分,未出现。1分,可出现颈肩部僵硬,反复运动后僵硬增加,一侧或双侧上肢有轻度休止状态下的僵硬。2分,颈肩关节中等度僵硬,患者在不服用药物情况下有休止性全身性僵硬。3分,颈肩严重僵硬,全身的休止性僵硬用药后也不能控制。

3.震颤

0分,未出现。1分,休止状态下手、头部震颤,振幅<1英寸。2分,振幅<4英寸,但患者能采取某种姿势控制震颤。3分,振幅>4英寸,持续不能控制(小脑性意向性震颤除外),不能自己进食。

4.面部

0分,正常,无惊恐、嘴紧闭、忧郁、焦虑等表情。1分,面部表情障碍,嘴紧闭、忧虑、焦虑。2分,中等程度的面肌运动障碍,情绪变化引起面部表情变化迟钝,中等程度的焦虑、忧郁,有时出现张口流涎的表情。3分,面具脸,张口程度仅能张开1/4英寸。

5.姿势

0分,正常,头部前倾,离开中线不超过4英寸。1分,驼背,头部前倾,离开中线超过5英寸。2分,开始上肢屈曲,头前屈明显,超过6英寸,一侧或双侧上肢曲线形,但腕关节的水平位置低于肘关节的水平位置。3分,猿猴样步态,手呈屈曲样,指间关节伸直,掌指关节屈曲,膝关节屈曲。

6.上肢摆动

0分,双上肢摆动正常。1分,一侧上肢摆动不如对侧(行走时)。2分,一侧上肢在行走时无摆动,另一侧摆动变弱。3分,行走时双上肢无摆动。

7.步态

0分,步幅18~30英寸,转身不费力。1分,步幅12~18英寸,转身缓慢,时间延长,走路有时脚跟碰脚跟。2分,步幅6~12英寸,两脚跟拖地。3分,拖拽步态,步幅<3英寸,有时走路常停步,转弯时非常慢。

8.皮脂腺分泌

0分,正常。1分,面部出汗多,无粘性分泌物。2分,面部油光样,为粘性分泌物。3分,头面部皮脂腺分泌明显增多,整个头面部为粘性分泌物。

9.语言

0分,声音清楚、响亮,别人可以理解。1分,声音开始嘶哑,音量、音调、语调变小,但能理解。2分,中等度嘶哑,声音弱,音量小,语调单调,音调变化迟缓,别人理解困难。3分,明显声音嘶哑,无力。

10.生活自理能力

0分,正常。1分,能自己单独生活,甚至从事原来的工作,但缓慢。2分,生活自理能力减退(尚能缓慢地完成大多数日常工作),在软床上翻身困难,从矮椅上站起困难等。3分,生活不能自理。

以上各项分为正常(0分)、轻度障碍(1分)、中度障碍(2分)、严重障碍(3分)。临床病情轻重程度按总分值可分为:轻度(1~10分)、中度(11~20分)、重度(21~30分)。

六、治疗

帕金森病治疗的原则是使脑内多巴胺-乙酰胆碱系统重获平衡,或是补充脑内多巴胺的不足,抑或是抑制乙酰胆碱的作用而相对提升多巴胺的效应,或二者兼用,以达到缓解症状的目的。临床医师根据这一原则采用药物治疗和手术治疗。

(一)药物治疗

1.多巴胺替代疗法

此类药主要是补充多巴胺的不足,使乙酰胆碱-多巴胺系统重新获得平衡,而改善症状。多巴胺本身不能通过血-脑屏障,故选用其能够通过血-脑屏障的前体——左旋多巴,或者应用多巴胺脱羧酶抑制剂。

左旋多巴可透过血-脑屏障,经多巴胺脱羧酶脱羧转化为多巴胺而发挥作用。开始应用时,125 mg/次,每天3次,在1周内渐增至250 mg/次,每天4次,以后每天递增125 mg,直至治疗量达3~6 g/d。不良反应有食欲差、恶心、呕吐、低血压及心律不齐。服药期间禁止与单胺氧化酶抑制剂和麻黄碱同时应用,与维生素B_6或氯丙嗪合用将降低疗效。

卡比多巴(又称α-甲基多巴肼)外周多巴胺脱羧酶抑制剂,本身不透过血-脑屏障,从而使低剂量的左旋多巴即可产生有效的多巴胺脑内浓度,并降低外周多巴胺的不良反应。主要与左旋多巴合用(信尼麦,卡比多巴:左旋多巴=1:4或者1:10)治疗帕金森病。有10/100、25/250和25/100三种片剂,分别含左旋多巴100 mg、250 mg和100 mg,以及卡比多巴10 mg、25 mg和25 mg。开始时用信尼麦10/100半片,每天3次,以后每隔数日增加一片,直至最适剂量为止。苄丝肼也是多巴胺脱羧酶抑制剂,与左旋多巴合用(美多巴,苄丝肼:左旋多巴＝1:4)治疗帕金森病,美多巴的用法与信尼麦类似。强直、呕吐、恶心、厌食、失眠、肌痉挛、异常动作为其不良反应。妊娠期间避免使用卡比多巴和左旋多巴。

长期服用左旋多巴可产生开关现象等不良反应,"开"是指多动,"关"是指本病三主征中的不动,出现开关现象的患者可于原来不动状态中突然变为多动,或于多动中突然变为不动。产生该现象的原因尚不清楚,但多巴胺受体状况的改变是值得注意的。因为多巴胺受体一方面神经超敏,另一方面又失敏。超敏很可能是突触后多巴胺受体(D2)亚型增多,失敏可能是突触前多巴胺受体(D3)亚型丧失,失去反馈调控功能,不能调节多巴胺的适度释放。目前对这类患者的有效药物是多巴胺受体激动剂麦角碱类衍生物。其中溴隐亭较常用,其作用机制不同于左旋多巴。溴隐亭作用时程较长,减少开关现象出现机会;它能有效地直接兴奋突触后多巴胺受体,而不涉及突触前多巴胺受体功能;溴隐亭是伴有部分阻滞作用的混合型激动剂,有多巴胺受体激动剂与阻滞剂的双重特性,这种混合型作用可能有助于阻滞多巴胺受体出现低敏反应。

2.抗胆碱能药物

此类药物抑制乙酰胆碱的作用,相应提升多巴胺的效应。常用的有苯海索 2 mg,每天 3 次,可酌情适量增加;丙环定 5～10 mg,每天 3 次;东莨菪碱 0.2 mg,每天 3～4 次;甲磺酸苯扎托品 2～4 mg,每天 1～3 次。甲磺酸苯扎托品通过阻滞纹状体突触对多巴胺的重摄取而起作用,治疗强直的疗效比震颤好,运动不能的疗效最差。此类药有头昏、眩晕、视力模糊、瞳孔散大、口干、恶心和精神症状等不良反应。老年人偶有尿潴留。青光眼和重症肌无力患者忌用。

3.溴隐亭

激动纹状体的多巴胺受体,其疗效比左旋多巴差,但可用于对左旋多巴失效者。现多与左旋多巴或复方多巴合用,作为它们的加强剂。与左旋多巴合用时可产生幻觉。开始时每天 0.625 mg,缓慢增加,但每天量不超过 30 mg。不良反应有恶心、头痛、眩晕、疲倦。肝功能障碍时慎用,禁用于麦角碱过敏者。

各种药物治疗虽然能使患者的症状在一定时间内获得一定程度好转,皆不能阻止本病的自然进展。长期服用药物均存在疗效减退或出现严重不良反应的问题。另外,约有 15% 患者药物治疗无效。

(二)外科治疗

对于药物治疗无效的患者,常采用外科治疗。学者们曾进行脊髓外侧束切断术、大脑脚切断术、大脑皮质区域切除术、脉络膜前动脉结扎术、开颅破坏豆状袢和豆状束等手术,终因手术风险大、疗效差而废弃。立体定向手术治疗帕金森病始于 20 世纪 40 年代,丘脑腹外侧核毁损术和苍白球毁损术曾是治疗帕金森病的热门手段,但疗效不能够长期维持且双侧损毁术并发永久性构音障碍和认知功能障碍的概率较高,逐渐被脑深部电刺激术取代。脑深部电刺激术是 20 世纪 70 年代发展起来的,它最早用于疼痛的治疗,具有可逆性、可调节性、非破坏性、不良反应小和并发症少等优点,可以通过参数调整达到对症状的最佳控制,长期有效,不存在复发问题,并保留新的治疗方法的机会,现已成为帕金森病外科治疗的首选方法。该技术于 1998 年在国内开展并逐渐推广,取得了良好的临床效果。

1.丘脑毁损术

(1)手术原理:毁损丘脑腹外侧核可阻断与帕金森病发病相关的两个神经通路。一个是苍白球导出系即从苍白球内侧部,经豆状袢、豆状束、丘脑腹外侧核前下部到达大脑皮质(6 区)。阻断此通路,对解除肌强直有效。另一个来自对侧小脑,经结合臂核丘脑腹外侧核后部,到达大脑皮质(4区)。阻断此通路,对解除震颤有效。根据帕金森病的发病机制,肌强直系因 γ 运动系统受抑制所致,震颤系因 α 运动系统亢进所致。阻断此两通路可恢复 α 和 γ 运动系统的平衡,达到治疗效果。这两个系统均经丘脑下方 Forel 区,然后向上和稍向外,进入丘脑腹外侧核的下部。此区为毁损灶所在。

(2)手术适应证:①诊断明确的帕金森病,以震颤为主,严重影响生活和工作能力。②躯体一侧或双侧具有临床症状。③一侧曾行 Vim 损毁手术的,另一侧可行电刺激手术。④年龄在75岁以下,无重要器官严重功能障碍。⑤无手术禁忌证。

(3)手术禁忌证:①严重精神智能障碍、自主神经功能障碍及有假性延髓性麻痹者。②严重动脉硬化、心肾疾病、严重高血压、糖尿病、血液系统疾病及全身情况很差者。③主要表现为僵直、中线症状以及单纯的运动减少或运动不能者。④症状轻微,生活及工作无明显影响者。

(4)术前准备和评价:手术前应注意进行全面的体格检查。在手术过程中需要患者的完全配合,因此,对于言语表达能力困难的患者,术前应进行必要的训练,以便在手术过程医师和患者之间能顺利交流。由于手术在局麻下进行,可不给予术前用药,以保证整个手术过程中观察患者症状。一般在术前 1 天停药,对用药剂量大、对药物有依赖性的患者,可逐渐停药或不完全停药,只要在术中观察到症状即可;如果即使在"开"状态下患者症状仍然非常明显,则没有必要停药。术中应进行监护,保持生命体征平稳。术前应进行 PD 的震颤评分。

(5)手术步骤:靶点选择:丘脑腹外侧核包括腹嘴前核(Voa)、腹嘴后核(Vop)和腹内侧中间核(Vim),一般认为毁损 Voa 及 Vop 对僵直有效,毁损 Vop 及 Vim 对震颤有效,靠近内侧对上肢效果好,外侧对下肢效果好。靶点选择一般在 AC-PC 平面,后连合前 5～8 mm,中线旁开11～15 mm。

靶点定位:①安装立体定向头架:患者取坐位将立体定向头架固定于颅骨上,安装时要使头架不要左右倾斜,用耳锥进行平衡;前后方向与 AC-PC 线平行。②MRI 扫描:安装好定位框后,将患者头部放入 MRI 扫描圈内,调整适配器,使扫描线与头架保持平行。进行轴位 T_1 和 T_2 加权像扫描,扫描平面平行于 AC-PC 平面。扫描层厚为 2 mm,无间隔,将数据输入磁带或直接传输到计算机工作站。③靶点坐标计算:各种立体定向仪的靶点计算方法不尽相同,可以用 MRI或 CT 片直接计算,但较烦琐,可采用先进的手术计划系统,这套系统具有准确、直观和快速的特点。④微电极记录和电刺激:微电极技术可以直接记录单个细胞的电活动,可以根据神经元的放电类型,提供良好的丘脑核团生理学分析基础。

一般认为,丘脑内治疗震颤有效的部位:①聚集着自发放电频率与震颤频率一致的神经元(震颤细胞);②电极通过时,机械的损伤或小的电流刺激能够抑制震颤。试验性的靶点位置位于生理学资料确定的 Vim 核。由于 Vim 核被认为是运动觉的中继核,Vim 核高频刺激引起对侧肢体的感觉异常。刺激 Vim 核还可引起对侧肢体的运动幻觉,如果电极针位置太低,也可引起其他特殊感觉,如眩晕、晕厥或恐惧等。判断电极针是否位于正确的另一参数是震颤的反应,在Vim 核内低频刺激(2 Hz)方可引起震颤加重,而高频刺激则可使震颤减轻,如果高频刺激在 1～4 V 电压范围内使震颤减轻,则表明电极针位置良好。在 Vim 核内存在由内到外的体表部位代表区,Vim 的最靠内侧为口面部代表区,最外侧即靠近内囊部位是下肢代表区,中部为上肢代表区。靶点位置应与震颤最明显的肢体部位代表区相对应,因此上肢震颤时位置应稍偏内,下肢震颤时偏外,靠近内囊。

麻醉、体位和手术入路:患者仰卧位于手术床上,头部的高低以患者舒适为准,固定头架,常规消毒头部皮肤,铺无菌单,头皮切口位于冠状缝前中线旁开 2.5~3 cm,直切口长约 3 cm,局部 1%利多卡因浸润麻醉,切开头皮,乳突牵开器牵开。颅骨钻孔、电灼硬脑膜表面后,"十"字剪开,电灼脑表面,形成约 2 mm 软膜缺损,用脑穿针试穿,确定无阻力,以使电极探针能顺利通过,将立体定向头架坐标调整至靶点坐标后,安装导向装置。

靶点毁损:核对靶点位置后,先对靶点进行可逆性的毁损,射频针直径为 1.1 mm 或 1.8 mm,长度为 2 mm,加热至 45 ℃,持续 60 s,此时要密切观察对侧肢体震颤是否减轻,有无意识、运动、感觉及言语障碍。若患者症状明显改善,而又未出现神经功能障碍,则进行永久性毁损,一般温度为 60 ℃~85 ℃,时间 60~80 s,超过上述温度和时间,毁损灶也不会增大。毁损从最下方开始,逐渐退针,根据丘脑的大小,可毁损 4~6 个点,毁损期间仍要密切注意患者肢体活动、感觉及言语情况,一旦出现损害症状,立即终止加热。毁损完毕后,缓慢拔除射频针,冲洗净术野,分层缝合皮肤。

(6)术后处理:手术结束后,在手术室内观察约 30 min,若无异常情况,将患者直接送回病房。最初 24~72 h 内,继续进行心电监护及血压监测,并观察患者瞳孔、神志及肢体活动情况,直至病情稳定为止。应将血压控制在正常范围,以防颅内出血。患者可取侧卧位或仰卧位,无呕吐反应可取头高位。手术当日即可进食,有呕吐者暂禁食。切口 5~7 d 拆线,患者一般术后 7~10 d 出院。

术后是否服药应根据具体情况,若手术效果满意,患者本人认为不用服药已经可达到满意效果,即使另一侧仍有轻微症状,也可不服药或小剂量服用非多巴胺类制剂。当然,如果另一侧症状仍很明显,严重影响患者生活,则需继续服用抗帕金森病药物,其服药原则是以最小剂量达到最佳效果。

(7)手术疗效:丘脑毁损术能改善对侧肢体震颤,在一定程度上改善肌强直。而对运动迟缓、姿势平衡障碍、同侧肢体震颤无改善作用。各家报道震颤消失的发生率在 45.8%~92.0%,41.0%~92.0%患者的肌强直得以改善。

(8)手术并发症包括以下方面。①运动障碍:运动障碍多为暂时性,但少数可长期存在。偏瘫发生率约 4%,平衡障碍约 13%,异动症发生率 1%~3%。多因定位误差、血管损伤、血栓和水肿等累及邻近结构所致。②言语障碍:术后发生率为 8%~13%。言语障碍表现为音量减小、构音障碍和失语症三种形式,多见于双侧手术与主侧半球单侧手术患者。言语功能障碍的发生与否,与术前言语功能无关。它们多为暂时性,常于数周后自行改善或消失。不过不少患者长期遗留有命名困难、持续言语症、言语错乱等。③精神障碍:发生率为 7%~8%。④脑内出血可因穿刺时直接损伤血管或损毁灶局部出血,CT 检查可及时确诊得到相应处理。

2.苍白球毁损术

(1)手术原理:在 PD 患者,由于黑质致密部多巴胺能神经元变性,多巴胺缺乏使壳核神经元所受到的正常抑制减弱,引起壳核投射于外侧苍白球(Gpe)的抑制性冲动过度增强,从而使 Gpe 对丘脑底核(STN)的抑制减弱,引起 STN 及其纤维投射靶点内侧苍白球(Gpi)的过度兴奋。STN 和 Gpi 的过度兴奋被认为是 PD 的重要生理学特征。这已被 MPTP 所致猴 PD 模型上的微电极记录和 2-脱氧葡萄糖摄取等代谢研究所证实。在 PD 患者也发现了类似的生理学和代谢改变。Gpi 过度兴奋的结果是通过其投射纤维使腹外侧丘脑受到过度抑制,从而减弱丘脑大脑皮质通路的活动,引起 PD 症状。一般认为 Gpi 电刺激术同苍白球毁损术(PVP)的作用原理一样。也是通过减弱内侧苍白球的过度兴奋或阻断到达腹外侧丘脑的抑制性冲动而实现抗 PD 作用的。

（2）手术适应证：①原发性帕金森病至少患有下列四个主要症状中的两个：静止性震颤、运动迟缓、齿轮样肌张力增高和姿势平衡障碍（其中之一必须是静止性震颤或运动迟缓）。没有小脑和锥体系损害体征，并排除继发性帕金森综合征。②患者经过全面和完整的药物治疗，对左旋多巴治疗有明确疗效，但目前疗效明显减退，并出现症状波动（剂末和开关现象）和/或运动障碍等不良反应。③患者生活独立能力明显减退，病情为中或重度。④无明显痴呆和精神症状，CT 和MRI 检查没有明显脑萎缩。⑤以运动迟缓和肌强直为主要症状。

（3）手术禁忌证：①非典型的帕金森病或帕金森综合征。②有明显的精神和/或智能障碍。③有明显的直立性低血压或不能控制的高血压。④CT 或 MRI 发现有严重脑萎缩，特别是豆状核萎缩，脑积水或局部性脑病变者。⑤近半年内用过多巴胺受体阻滞剂。⑥伴有帕金森病叠加症状如进行性核上性麻痹及多系统萎缩。⑦进展型帕金森病迅速恶化者。⑧药物能很好控制症状者。

（4）术前准备和评价：患者要进行全面的术前检查，所有患者术前应进行 UPDRS 评分、Schwab 和 England 评分、Hoehn 和 Yahr 分级，还应对患者进行心理学测试、眼科学检查，术前常规进行 MRI 检查，以排除其他异常。术前 12 h 停用抗帕金森病药物，以便使患者的症状能在手术中表现出来，至少术前 2 周停用阿司匹林及非激素类抗炎药物。全身体检注意有无心血管疾病，常规行血尿常规、心电图、胸透等检查，长期卧床及行动困难的患者，应扶助下床活动，进行力所能及的训练，以增强心功能。高血压患者应用降压药物使血压降至正常范围。如果患者精神紧张，手术前晚应用适量镇静药物。

（5）手术步骤。

1）靶点选择和定位：MRI 检查的方法基本上与丘脑电刺激术相同。由于 Gpi 位于视乳头后缘水平、视束外侧的上方，为了精确的计算靶点，MRI 检查要清楚地显示视束。为使 MRI 能够很好地显示基底核的结构，可将 Gpe 和 Gpi 分别开来。在轴位像上，Gpi 通常占据一个矩形的前外侧的三角部分，这个矩形的范围是中线旁开 10～20 mm，在前后位像上 Gpi 从前连合一直延伸到前连合后 10 mm。Gpi 的靶点坐标是 AC-PC 中点前方 2～3 mm，AC-PC 线下方 4～6 mm，第三脑室正中线旁开 17～23 mm。

2）微电极记录和微刺激：微电极记录和微刺激对于基底核的功能定位是一种重要手段。利用微电极单细胞记录的方法先后在猴和人证实，苍白球内、外侧核团的放电特征不同，并发现 PD 患者通常在苍白球腹内侧核放电活动明显增加。因此，通过记录和分析单细胞放电特征、主被动关节运动和光刺激对细胞放电影响以及电刺激诱发的肢体运动和感觉反应，可以确定电极与苍白球各结构及与其相邻的视束和内囊的关系及其准确部位。微电极记录通常在预定靶点 Gpi 上方 20～25 mm 就开始，根据神经元的不同放电形式和频率，可以确定不同的神经核团和结构（如内、外侧苍白球）。根据由外周刺激和自主运动所引起的电活动，可以确定 Gpi 感觉运动区的分布，而且微电极记录可以确定靶点所在区域神经元活动最异常的部位。微电极还可以被用于微刺激以确定视束和内囊的位置。应用微电极和微刺激在不同部位（内、外侧苍白球，视束，内囊）可记录到特征性电活动，通过微刺激所诱发的视觉反应（如闪光、各种色彩的亮点）和所记录到的闪光刺激诱发的电活动，可以确定视束的位置。微刺激所引起的强直性收缩、感觉异常等表现则可用于内囊的定位。

3)体位、麻醉与入路:基本同丘脑毁损术,头皮切口应为中线旁开 3~3.5 cm。

4)靶点毁损:基本同丘脑毁损术。

(6)术后处理:术后处理同丘脑电刺激术。

(7)手术疗效:苍白球毁损术对帕金森病的主要症状都有明显改善作用,尤其对运动迟缓效果好,它一般对药物无效或"关"期的症状效果明显,它对药物引起的症状波动和运动障碍也有很好的效果,对步态障碍也有作用。苍白球毁损术能够改善帕金森病患者个人生活质量,提高其生命活力和社会功能,而又不引起明显的认知和精神障碍。

(8)手术并发症:最近的许多研究表明,苍白球毁损术是一种死亡率和致残率较低的相对比较安全的手术。苍白球毁损术有可能损伤视束及内囊,因为这些结构就在苍白球最佳毁损位点附近,发生率为 3%~6%。苍白球毁损术急性并发症包括出血、癫痫、视觉障碍、术后语言困难或构音障碍、意识模糊、感觉丧失、偏瘫、认知障碍等;远期并发症很难预测,需定期随访和仔细询问。

3.脑深部电刺激术(DBS)

(1)手术原理。①丘脑腹中间内侧核(Vim)电刺激术:由于 DBS 核毁损术作用于 Vim 都能减轻震颤,因而有人认为 DBS 可能是通过使受刺激部位失活发挥作用,而这种失活可能是通过一种去极化阻滞的机制而发生的。此外,DBS 可能是激活神经元,但这种激活可能通过抑制或改善节律性神经元活动来阻滞震颤性活动。②苍白球内侧部(Gpi)电刺激术:Gpi 电刺激术治疗帕金森病的机制可能与丘脑电刺激术类似。Gpi 电刺激术引起的帕金森病运动症状的改善,很可能是因 Gpi 输出减少引起的。而 Gpi 输出的减少是通过去极化阻滞直接抑制(或阻滞)神经元活动,或者是激活对 Gpi 神经元有抑制作用的其他环路(即逆行激活)而产生的。③丘脑底核(STN)电刺激术:与 Gpi 电刺激术类似。

STN 电刺激术对帕金森病的治疗作用也有几种可能的机制,包括:①电刺激直接使 STN 失活。②改变 Gpi 的神经元活动来激活 STN,这种改变可能是降低,也可能是阻滞其传导或使其活动模式趋于正常化。③逆行激动 Gpe,从而抑制 STN 及(或)丘脑的网状神经元,并最终导致丘脑神经元活动的正常化。

(2)电刺激装置与手术方法。①脑深部电刺激装置的组成:脉冲发生器(IPG),它是刺激治疗的电源。刺激电极由 4 根绝缘导线统成一股线圈,有 4 个铝合金的电极点。每个电极长 1.2 mm,间隔 0.5 mm。延伸导线连接刺激电极和脉冲发生器。程控仪和刺激开关(磁铁)。②手术方法:局麻下安装头架。CT 或 MRI 扫描确定把点坐标。颅骨钻孔,安装导向装置。微电极进行电生理记录及试验刺激,进行靶点功能定位。植入刺激电极并测试,然后固定电极。影像学核实电极位置。锁骨下方植入脉冲发生器并连接刺激电极。③刺激参数的设置:DBS 的刺激参数包括电极的选择,电压幅度、频率及宽度,常用的刺激参数为:幅度为 1~3 V,频率 135~185 Hz,脉宽为 60~90 μs。患者可以根据需要自行调节,以获得最佳治疗效果而无不良反应或不良反应可耐受。可以 24 h 连续刺激,也可以夜间关机。

(3)脑深部电刺激术的优点。①高频刺激只引起刺激电极周围和较小范围(2~3 mm)内神经结构的失活,创伤性更小。②可以进行双侧手术,而少有严重及永久性并发症。③通过参数调整可以达到最佳治疗效果,并长期有效,即使有不良反应,也可通过调整刺激参数使之最小化。④DBS 手术具有可逆性、非破坏性。⑤为患者保留新的治疗方法的机会。

(4)脑深部电刺激术的并发症。①设备并发症:发生率为 12%,其中较轻微的并发症占了一半以上。感染的发生率仅为 1%,而且仅在手术早期出现。设备完好率为 99.8%。②手术本身的并发症:与毁损手术并发症类似,但发生率低于毁损手术。③治疗的不良反应:包括感觉异常、头晕等,多较轻微且能为患者接受。

(5)脑深部电刺激术的应用。

1)Vim 电刺激术患者选择:以震颤为主的帕金森患者是 Vim 慢性电刺激术较好的适应证,双侧或单侧 DBS 手术都有良好的效果,Vim 慢性电刺激术对帕金森综合征患者的运动不能、僵直、姿势和步态障碍等症状是无效的。对一侧行毁损手术的患者,需要进行第二次另一侧手术以控制震颤,也是慢性电刺激术一个较好的适应证。

术前准备:同丘脑毁损术。

手术步骤:丘脑 Vim 慢性电刺激术的靶点选择和定位程序与丘脑毁损术是完全一致的,只是在手术的最后阶段,当靶点已经确定并进行合理验证之后,采用了另外两种不同的技术。丘脑 Vim 慢性电刺激术的手术程序可以分为四个步骤:①影像学解剖定位;②微电极记录和刺激;③电极植入并固定;④脉冲发生器的植入。

靶点选择:同丘脑毁损术一样,进行丘脑刺激术时其刺激电极置于丘脑 Vim,其最初解剖靶点位置为 AC-PC 平面、AC-PC 线中点后方 4～5 mm,中线旁开 11～15 mm。由于丘脑的解剖位置中存在个体差异,手术过程中还需对靶点进行生理学定位。

靶点定位:同丘脑毁损术。DBS 电极植入:将一个经过特殊设计的 C 形塑料环嵌入骨孔,这个 C 形环上有一个槽,可以卡住 DBS 电极,并可用一个塑料帽将电极固定在原位。将一个带针芯的套管插入到靶点上 10 mm 处,套管的内径略大于 DBS 电极针。拔出针芯,将电极针通过套管内插入,经过丘脑的脑实质推进剩余的靶点上 10 mm 到达靶点。用一个电极固定装置,用于当拔出套管时将 DBS 电极固定在原位,保证 DBS 电极不移位。去除套管后,电极嵌入骨孔环上的槽内,用塑料帽将电极固定在原位。在这一阶段,电极针通过一个延伸导线连接在一个手持式的脉冲发生器上,并进行刺激,以测试治疗效果和不良反应。在许多情况下,由于植入电极时对靶点的微小的机械性损伤,有时出现微毁损效应,即患者的症状减轻或消失,这说明靶点定位准确。如果是在一个很低的阈值出现不良反应,应该将电极重新调整到一个更加适当的位置。当保证电极位于满意的位置时,将 DBS 电极连接在一个经皮导线上,待术后调试,也可直接进行脉冲发生器的植入。

脉冲发生器的植入:常用的脉冲发生器是埋入式的,可程控的,配有锂电池,可以发送信号维持几年。其植入的程序类似于脑室腹腔分流,患者全麻,消毒头皮、颈部及上胸部皮肤,术前给予静脉应用抗生素,患者取仰卧位,头偏向对侧,在锁骨下 3 cm 处作一长 6 cm 的水平切口。在锁骨下切口与头皮之间做一皮下隧道,将电极线从锁骨下切口经皮下隧道送到皮下切口。电极线用 4 个螺钉与脉冲发生器相连并固定,在头皮切口处将 DBS 电极与电极线相连,缝合切口。

手术并发症:DBS 治疗震颤的并发症主要有三类:①与手术过程有关的并发症;②与 DBS 装置有关的并发症;③与 DBS 刺激有关的并发症。

立体定向手术导致的颅内出血发生率仅为 1%～2%。与 DBS 装置有关的并发症是机器失灵、电极断裂、皮肤溃烂及感染,这些并发症并不常见,发生率为 1%～2%。

与 Vim 刺激有关的并发症有感觉异常、头痛、平衡失调、对侧肢体轻瘫、步态障碍、构音不良、音调过低、局部疼痛等。应该注意的是,这些并发症是可逆的,而且症状不重。如果刺激强度能良好地控制震颤,这些并发症也是可以接受的。实际上,Vim 慢性电刺激术的不良反应本质上与丘脑毁损术的并发症相似,二者最大的区别是由 DBS 引起的不良反应是可逆的,而丘脑毁损术的不良反应是不可逆的。

手术效果:与丘脑毁损术相比,DBS 的优点是其作用是可逆性的。治疗震颤所用电刺激引起的任何作用,可以通过减少、改变或停止刺激来控制。DBS 另一个重要特征是可调整性,完全可以通过调整刺激参数使之与患者的症状和体征相适应。因此,DBS 技术的应用为药物难以控制震颤的手术治疗提供了新的手段。

Vim 刺激的效果已得到充分的证实,对帕金森病患者,控制震颤是 Vim 刺激唯一能够明显得到缓解的症状。治疗震颤最佳的刺激频率是 100 Hz 以上,抑制震颤的刺激强度为 1~3 V,在 Grenoble(1996)报道的一大宗病例中,Vim 刺激使 86% 的帕金森病患者震颤在术后 3 个月消失或偶尔出现轻微的震颤;6 个月时帕金森病患者震颤控制为 83%。Benabid 对 80 例 PD 患者行 118 例(侧)电极植入,随访 6 个月至 8 年,震颤的完全和近完全缓解率为 88%。

2)Gpi 电刺激术:靶点选择和定位同苍白球毁损术。Gpi 位于 AC-PC 中点前 2~3 mm,AC-PC 平面下方 5~6 mm,中线旁开 17~21 mm 处。研究发现,STN 活动的增强及其导致的 Gpi 活动增强在帕金森病中起重要的作用。应用苍白球腹后部切开术(PVP)对运动不能及僵直进行的有效治疗中得到证实,一组 117 例患者综合分析显示,UPDRS 运动评分改善率为 29%~50%。Laitinen(1992)统计苍白球切开术的并发症发生率为 14%,主要有偏瘫、失用、构音困难、偏盲等。双侧苍白球切开术更易致严重不良反应及并发症。而应用微电极记录及刺激术只能使这些并发症的发生率略有下降。尽管如此,用双侧 Gpi 刺激术治疗左旋多巴引起的运动障碍或开关运动症状波动时,所有患者的运动障碍都有改善。因此,Gpi 刺激术为双侧苍白球切开术的一种替代治疗,但 Gpi 刺激术后患者抗帕金森药物用量无明显减少。

3)STN 电刺激术:STN 电刺激术的靶点参数为 AC-PC 中点下方 2~7 mm,中线旁开 12~13 mm,但因为 STN 为豆状,体积小(直径约为 8 mm),而且周围没有标志性结构,故难以将刺激电极准确植入 STN。

Benabid 及其同事对有严重僵直及运动迟缓的患者进行 STN 刺激术证实,包括步态紊乱的所有 PD 特征性症状均有明显效果。一组 58 例病例综合分析,在双侧刺激下,UPDRS 运动评分改善率为 42%~62%,单侧者为 37%~44%。双侧 STN 刺激还可缓解 PD 患者书写功能障碍,一般认为 STN 是治疗 PD 的首选靶点。

STN 电刺激术较少有严重的不良反应。年老及晚期的帕金森病患者术后可能有一段意识模糊期,偶尔也伴有幻觉,时间从 3 周到 2 个月不等。近年来,STN 刺激术已被用于临床,与丘脑电刺激术及苍白球电刺激术相比,STN 刺激术似乎能对帕金森病的所有症状都起作用,还可以显著减少抗帕金森病药物的用量,并且其治疗效果比 Gpi 电刺激术更理想,STN 电刺激术主要适应证是开关现象,也能完全控制震颤。

总之,应用 DBS 治疗帕金森病,应根据需治疗的症状选择靶点。DBS 仅仅是在功能上阻滞了某些产生特殊帕金森病症状中发挥重要作用的靶点,但由于它具有疗效好、可逆、永久性创伤轻微、适于个人需要、能改变用药等优点,DBS 正成为立体定向毁损手术的替代治疗方法。

(孔德胤)

第二章　血管外科诊疗

第一节　血管损伤和损伤性动静脉瘘

一、血管损伤

严重创伤的病例常伴有大、中血管损伤,若处理不当,则死亡率和致残率很高。生产和交通意外以及各种暴力行为是造成血管损伤的主要原因。在严重创伤时,及时发现血管损伤并正确修复是挽救生命和保全肢体的关键。

(一)病因和病理

1.血管损伤的致病因素

(1)直接损伤,包括锐性损伤,如刀伤、刺伤、枪弹伤、手术及血管腔内操作等医源性损伤等;钝性损伤,如挤压伤、挫伤、外来压迫(止血带、绷带、石膏固定等)。

(2)间接损伤,包括创伤造成的动脉强烈持续痉挛;过度伸展动作引起的血管撕裂伤;快速活动中突然减速造成的血管震荡伤等。

2.血管损伤的病理特征

(1)动脉挫伤,多由钝性暴力造成动脉内膜、中膜断裂,形成动脉管壁的广泛血肿;断裂的内膜可脱入管腔形成栓塞或继发血栓形成。

(2)血管部分断裂,多由锐性或医源性损伤造成,由于部分断裂的血管不能完全回缩入周围组织,且血管弹性回缩可使破口扩大,出血不易停止。

(3)血管完全断裂,当血管完全断裂后可发生回缩,断端向内蜷曲并导致血栓形成,出血可自行停止,但由于血运中断,可造成损伤远端的急性缺血或回流障碍;大血管完全断裂或者撕裂常足以导致失血性休克和死亡。

(4)假性动脉瘤,当动脉部分断裂形成周围血肿后,血肿外层可产生机化的纤维组织,当动脉破口仍与血肿腔相通时,形成假性动脉瘤;假性动脉瘤不具有正常的血管壁结构,随时有破裂可能。

(5)外伤性动静脉瘘,邻近的动静脉如同时受到损伤,由于动静脉间存在压力梯度,可使动脉血流向静脉,形成动静脉瘘。

（二）临床表现

1.出血

动脉损伤最常见的直接后果是出血。出血量取决于损伤血管的口径和损伤类型。必须注意刀枪伤等体表伤口较小的损伤，虽然伤口出血可自行停止，但内部中等血管的出血常不会自行停止。在钝性闭合性血管损伤中，虽然体表未见出血，但血液可流入组织间隙和体腔内，表现出严重的失血症状。

2.休克

出血是造成休克的根本原因，创伤和疼痛可加重休克。开放性损伤的失血量可粗略估计，闭合性损伤出血常较隐匿，失血量较难估计，易延误诊断而造成休克。

3.血肿或搏动性肿块

血管损伤后血液流入组织间隙形成血肿。如果血肿有搏动，则提示与动脉破口相通。血液流入纵隔可形成纵隔血肿，表现为呼吸困难和胸痛等；血液流入腹膜后可形成后腹膜血肿，表现为腹痛、腰背痛和腹胀等。外伤性动脉瘤形成后，局部可触及搏动性肿块，听诊有收缩期杂音。外伤性动静脉瘘可闻及连续性杂音，流量较大的动静脉瘘如果不及时处理，很快会出现心力衰竭。

4.远端肢体和组织缺血

当肢体动脉完全断裂或因动脉内膜损伤而血栓形成时，引起远端肢体的缺血，表现为肢体苍白或青紫、皮温降低、动脉搏动减弱或者消失。内脏血管损伤可引起内脏器官缺血。

（三）诊断

在主干动、静脉行程中，任何部位的穿通伤、严重骨折以及关节脱位等损伤时，均应怀疑血管损伤的可能。典型的血管损伤诊断不困难。对有休克表现且生命体征难以维持平稳者，应尽早行手术探查。对生命体征平稳的多发性损伤和闭合性损伤者，应尽快判明：①有无血管损伤；②损伤部位；③损伤程度。应详尽询问伤情，仔细检查神志、血压、四肢脉搏、肢体皮色皮温以及体表伤口等，选用彩色多普勒超声、MRA 和 DSA 等影像学检查以明确诊断。

（四）一般情况的治疗

血管损伤的处理包括急救治疗和手术治疗两个方面，基本原则如下。

1.急救治疗

常用的止血方法：①压迫包扎；②止血带压迫（最好用气囊式止血带）；③消毒敷料填塞压迫、绷带加压包扎；④无损伤血管钳止血；⑤球囊导管止血。肢体血管损伤常选用第 1、2 种方法，颈部、胸腹部血管损伤可选用第 4、5 种方法。填塞压迫仅适用于临时转运受伤者。止血带位置不宜过高，并且要定时放松。

骨折患者必须保持伤肢固定，以避免骨折端活动加重神经血管损伤。纠正休克，立即建立静脉补液通路，应避免将补液通路建立在伤肢上。尽快输血，未输血前可予乳酸林格溶液和代血浆，扩充血容量。在出血未控制前，不宜将血压升得过高，以免加重出血。

感染常导致血管重建失败，术前、术中和术后应使用广谱抗生素。开放性损伤清创须彻底，动脉断端边缘应清创至正常内膜，高速子弹伤，清创需超过创缘 1 cm。

2.手术治疗方法

（1）动脉结扎术：①非主干动脉，如桡动脉、尺动脉、颈外动脉、髂内动脉等结扎后无不良后果者；②肢体严重损伤无法保留；③全身情况危重无法行血管重建者。

(2)血管修复重建方法:①血管修补,适用于动脉破口不超过其周径 1/3,修补后不造成血管狭窄者。②补片成形,适用于动脉破口较大,直接修补将造成血管狭窄者。需将动脉壁缺损修剪整齐,取自体大隐静脉作补片移植。③端端吻合,适用于动脉损伤小于 2 cm,切除并直接吻合后无张力者。④血管移植,适用于动脉缺损较大,端端吻合张力大或不能行端端吻合者;移植物首选自体大隐静脉,口径不匹配且局部无明显感染时,可选用人造血管。⑤解剖外动脉旁路,适用于局部损伤、污染严重,无法在原位行动脉重建者。

(3)血管腔内治疗:适用于外周动脉非活动性出血、动静脉瘘及假性动脉瘤等。可采用经皮穿刺动脉栓塞治疗,栓塞材料可选用不锈钢圈和明胶海绵等。较大的动静脉瘘、假性动脉瘤可通过直接堵住瘘口或者植入带膜血管支架治疗。

(五)具体损伤的治疗

1.主要动脉损伤的治疗

(1)颈动脉损伤:颈动脉损伤不但可引起失血性休克,而且可直接影响脑血供,常伴脑神经损伤。颈动脉穿透伤应尽量修复,轻度内膜损伤可密切观察并抗凝治疗。靠近颅底的出血可用 Fogarty 导管控制颈动脉血流。

(2)胸主动脉损伤:胸主动脉任何部位的损伤都会出现严重的大出血或隐性血肿,死亡率极高。锐性损伤多由刀枪伤引起;钝性损伤则多为车祸和坠落等引起主动脉减速损伤所致,表现为休克、血胸、呼吸困难和胸痛等,合并心脏损伤可产生心包填塞,合并肺或支气管损伤可出现大量咯血,合并食管损伤可出现大量呕血。疑有胸主动脉损伤且病情紧急时,应及时剖胸探查。病情相对稳定者可行胸腔穿刺或胸腔引流,胸片检查,并选作 CT、MRA、食管超声或者 DSA 等检查以确诊。一旦确诊胸主动脉损伤,应立即手术。

(3)腹主动脉损伤:多数腹主动脉损伤为锐性损伤所引起。临床表现主要为休克和腹膜刺激症状等。疑有腹主动脉损伤且病情紧急时,应及时剖腹探查。病情相对稳定者可行腹腔穿刺、腹部平片、B超检查,必要时可行 CT、MRI 和动脉造影。一旦确诊腹主动脉损伤应尽快手术。腹主动脉损伤分肾上和肾下两区。肾上区自腹腔干至肾动脉,此处损伤常累及腹腔干、肠系膜上动脉和肾动脉,死亡率极高。此区损伤应将小肠、结肠、脾、胰等翻向右侧,暴露并控制腹主动脉后行动脉修补。如果损伤范围广,应该进行人造血管移植。腹腔干、肠系膜上动脉或肾动脉损伤,须尽量修补或重建。肾下腹主动脉暴露和处理相对简单。如果动脉严重损伤或腹腔污染而不能血管重建时,可结扎肾下腹主动脉,行腋-股动脉旁路术。

2.四肢动脉静损伤的治疗

四肢动脉损伤是最常见的血管损伤。主要表现为局部搏动性出血、血肿形成,远端肢体缺血和可能出现的失血性休克等。有活动性出血、逐渐增大的血肿或肢体严重缺血者,应立即手术。手术过程中动脉造影可以明确损伤部位和程度。修复方法有单纯缝合、补片成形、端-端吻合或间置血管移植。移植物首选大隐静脉,如果口径不匹配,可用人造血管。局部损伤、污染严重,无法在原位行动脉重建者,可行解剖外动脉旁路术。四肢静脉和动脉常同时损伤,故动脉损伤时一定要探查伴行静脉。如果静脉损伤,亦应尽量修复。

3.主要静脉损伤

手术时静脉损伤以下腔静脉多见。下腔静脉按解剖分为肾下、肾上和肝后三部分。肾下下腔静脉损伤时将结肠、胰腺和十二指肠翻向左侧可暴露该段下腔静脉。控制后应仔细检查静脉后壁及腰静脉是否受损。较小的破口可单纯修补,但修补后狭窄不应大于 50%,否则应行补片移植。长段静脉损伤可作人造血管间置移植。紧急情况可行下腔脉结扎术。肾上和肝后下腔静脉损伤：此区损伤失血量大，修复困难，死亡率高。将结肠、胰腺和十二指肠翻向左侧，可暴露肾上下腔静脉，可采用压迫或气囊导管止血。肝后下腔静脉的暴露需劈开胸骨，分离肝表面韧带，放射状打开膈肌。控制出血的方法：①血管钳部分阻断；②下腔静脉上下端塑料带阻断；③肝上下腔静脉阻断并内转流；④控制主动脉、门静脉减少下腔静脉血流。

二、损伤性动静脉瘘

动静脉瘘是指动脉和静脉之间存在的异常通道。

(一)病因

动静脉瘘的病因分先天性和后天性两种。先天性动静脉瘘是动静脉畸形的一种，后天性动静脉瘘基本上是外伤性的。

(二)病理改变

1.动静脉瘘对局部血流的影响

动静脉瘘形成后，瘘口近端动脉的血流量增加，增加量取决于瘘的大小。瘘近端静脉血流也显著增加，可出现搏动。瘘口远端动脉血流量和方向取决于瘘口与近端动脉的阻力比以及侧支动脉与周围血管床的阻力比。瘘口小、瘘口阻力大，以及动脉侧支循环建立不良时，前者的比例超过后者，血流按正常方向向远端流动。大的慢性动静脉瘘，瘘阻力低以及瘘的侧支循环良好时，后者的比例超过前者，远端动脉血流发生逆流；前者与后者的比例相当，则远端动脉血流停滞，这种情况罕见。

2.局部解剖改变

随着时间的推移，瘘口越来越大。瘘近端动脉迂曲延长，动脉壁平滑肌萎缩，弹性成分降低，管腔扩张以及粥样斑块形成，而远端动脉萎陷变细。近端静脉同样出现扩张和扭曲，甚至瘤样扩张。远端浅静脉迂曲扩张，瓣膜关闭功能不全。外伤性动静脉瘘中有60%伴有假性动脉瘤形成。

3.侧支形成

血流速度的加快和压力差是产生侧支的动力学基础。静脉侧支的形成比动脉侧支数量多。

4.瘘对远近端循环的影响

动脉血经短路流入静脉，远端组织血供减少，远端动脉搏动减弱，肢体皮色苍白、发紫和水肿，温度比健侧低，甚至有疼痛性溃疡，指端坏疽。而在靠近瘘口的局部，动脉血很快进入深浅静脉，局部皮肤、肌和骨骼温度升高。

5.动静脉瘘对全身循环的影响

动静脉循环之间的短路使总周围阻力下降。阻力下降引起中心动脉压降低，中心静脉压升高，灌注周围组织的血流量减少。中心静脉压升高使心腔扩大，心肌纤维在舒张末期延长，心搏量增加。动脉压下降，压力感受器反射使心率加快。循环中儿茶酚胺浓度增加和交感神经兴奋使心肌收缩加强，心率加快，全身小动脉收缩，帮助维持中心动脉压，但减少周围血流灌注。这些改变均使心脏排出量和中心动脉压升高。心脏功能良好的患者，心脏排出量明显增加，使中心动脉压接近瘘前水平，压力感受器反射作用降低，使心率维持在正常范围。如果瘘口大或患者有心肌损害，将出现心力衰竭。

(三)临床表现

大的外伤性动静脉瘘将迅速出现症状,急性期临床表现有损伤局部血肿、震颤和杂音,部分病例伴有远端肢体缺血症状。慢性期的表现有静脉功能不全引起的肢体水肿,局部组织营养障碍,患肢皮肤温度升高,杂音和震颤以及心力衰竭等。

(四)诊断

依靠病史、临床症状和体征,大多可获得临床诊断动静脉瘘,辅助检查有助于确诊。

1.指压瘘口试验

触诊动静脉瘘口部位可以感觉震颤,听诊可闻及杂音。压闭震颤近端的动脉常引起心率下降和脉压增大,称为指压瘘口试验阳性。这一现象是诊断动静脉瘘的可靠依据。

2.动脉节段性测压

通过应变容积描记仪可测量肢体各节段的收缩压。由于动静脉瘘存在,瘘口远端动脉压力会出现不同程度的下降。还可定量测定肢体动脉血流变化,描记脉动波以协助诊断。

3.彩色多普勒超声

对后天性动静脉瘘的诊断价值很高,可取代动脉造影;而先天性动静脉瘘由于瘘口众多,往往不易准确判断。

4.CT 和 MRI 检查

通过血管影像重建用来显示病变的部位和范围,包括肌和骨骼受累的情况等。

5.动脉 DSA 造影

这是判断能否治疗和制定手术治疗方案的决定性方法。

(五)治疗

外伤性动静脉瘘,除极少数瘘口小能自行闭合外,一般需手术治疗。手术方式根据动静脉瘘形成的原因、部位、大小来决定,原则是关闭瘘口、恢复动静脉正常血流。理想的手术方式是动静脉瘘切除和动静脉重建术,包括经静脉切开瘘口修补术、经动脉切开瘘口修补术、动脉和静脉壁瘘口侧面缝合修补术、动脉对端吻合静脉侧面修补术和血管旁路术等。其他手术方式有瘘口两端动静脉四头结扎术,适用于非主干动脉且侧支循环建立良好的动静脉瘘;单纯瘘管结扎术,对管状型动静脉瘘适用;腔内栓塞治疗,适用于小的动静脉瘘;带人造血管膜的内支架腔内治疗适用于大中动脉的动静脉瘘(图 2-1)。

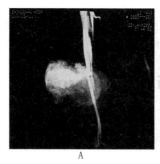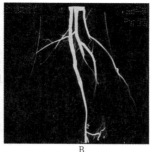

A.治疗前,静脉同时显影,并形成假性动脉瘤脉 B.治疗后,静动不显影,假性动脉瘤消失

图 2-1 损伤性动静脉瘘腔内治疗前后 DSA 图像

(邢 娟)

第二节　血栓闭塞性脉管炎

血栓闭塞性脉管炎(thrombo angiitis obliterans，TAO)是一种有别于动脉硬化，节段分布的血管炎症。病变主要累及四肢远端的中、小动静脉。病理上主要表现为特征性的炎症细胞浸润性血栓，而较少有血管壁的受累。1908 年 Burger 首先对 11 条截肢肢体的动、静脉进行研究，并发现其病理变化主要是病变血管的血栓形成和机化，不同于传统的动脉硬化。因此本病又称 Burger 病，国内简称脉管炎。

一、流行病学

血栓闭塞性脉管炎的发病虽为全球性分布，但亚洲地区的发病率明显高于欧美。我国各地均有发病，但以北方地区为主，可能与气候寒冷有关。就性别而言，患者绝大部分为中、青年男性。近年的流行病学调查表明，血栓闭塞性脉管炎总的发病率呈下降趋势，但女性发病有所上升。

二、病因和病理

目前有关血栓闭塞性脉管炎的确切发病机制尚不清楚。由大量的研究表明吸烟与 TAO 之间密切相关。患者中有吸烟史者(包括主动和被动吸烟)可达 $80\%\sim95\%$，持续吸烟可显著加速病情进展和症状恶化。及时戒烟(尤其在肢体末端出现坏疽前)可明显减缓症状，甚至达到完全缓解。而再吸烟后，病情又会复发。至于吸烟在 TAO 发病过程中所参与的作用，目前尚不清楚。可能的机制有：烟碱能使血管收缩；对烟草内某些成分的变态反应导致小血管炎性、闭塞性变化；纯化的烟草糖蛋白可影响血管壁的反应性。其他可能参与血栓闭塞性脉管炎起病的因素还包括遗传易感性、寒冷刺激、性激素(由于本病多见于青壮年男性)、高凝倾向、内皮细胞功能受损以及免疫状态紊乱。

病理上血栓闭塞性脉管炎可分为急性期、进展期和终末期。血栓形成、大量炎症细胞浸润和增生是血栓闭塞性脉管炎特征性的病理改变。就病变的分布范围而言，血栓闭塞性脉管炎主要累及四肢的中小动静脉，并以动脉为主。如下肢的胫前、胫后、足背及跖动脉，上肢的桡、尺及掌动脉，有时近端的肱动脉或股动脉也会同时受累。但是以弹力纤维层为主的主、髂、肺、颈动脉以及内脏的血管则鲜有累及。血栓闭塞性脉管炎的病变呈节段性分布，病变之间的血管壁完全正常，而且两者间界限分明。

三、临床表现

血栓闭塞性脉管炎多见于男性吸烟者，一般是在 40～50 岁以前开始起病，按照病程的进展以及病情的轻重，临床上可分为三期。

(一)第一期：局部缺血期

主要表现为患肢的苍白、发凉、酸胀乏力和感觉异常(包括麻木、刺痛、烧灼感等)。然后可出现间歇性跛行，而且随着病情的进展，间跛距离会逐渐缩短。与动脉硬化导致肢体缺血有所不同,血栓闭塞性脉管炎的间跛往往起始于足背或足弓部,随着病情的进展,才会出现小腿腓肠肌的疼痛。体检则主要表现为患肢远端的动脉搏动减弱。此外,此期还可能表现为反复发作的游走性血栓性静脉炎,并有压痛,需对此引起重视。

(二)第二期:营养障碍期

此期主要表现为随着间跛距离的日益缩短,患者最终在静息状态下出现持续的患肢疼痛,尤以夜间疼痛剧烈而无法入睡。同时患肢皮温明显下降,出现苍白、潮红或发绀,并伴有营养障碍,但尚未出现肢端溃疡或坏疽。交感神经阻滞后也会出现一定程度的皮温升高。

(三)第三期:组织坏死期

为病情晚期,出现患肢肢端的发黑、干瘪、溃疡或坏疽。多为干性坏疽。先在一两个指(趾)的末端出现,然后逐渐波及整个指(趾),甚至周边的指(趾),最终与周围组织形成明显界线,坏疽的肢端可自行脱落。此时患者静息痛明显,整夜无法入睡,消耗症状明显。若同时并发感染,可转为湿性坏疽,严重者出现全身中毒症状而危及生命。值得一提的是,血栓闭塞性脉管炎往往会先后或同时累及两个或两个以上肢体,可能症状出现不同步,在诊治时应引起注意。

四、诊断

(一)病史及体格检查

对于年龄在40~45岁(尤其是男性患者),既往有长期吸烟史,出现肢体远端的缺血表现,同时排除其他可能引起肢体远端缺血的病理因素时,则应考虑血栓闭塞性脉管炎的诊断。此外,下列三项体格检查也有助于进一步的明确诊断。

1.Burger 试验

患者取平卧位,下肢抬高45°,3 min后观察。阳性者足部皮肤苍白,自觉麻木或疼痛。待患者坐起,下肢下垂后则足部肤色潮红或出现局部紫斑。该检查提示患肢存在严重的供血不足。

2.Allen 试验

本试验目的是为了了解血栓闭塞性脉管炎患者手部动脉的闭塞情况。即压住患者桡动脉,令其反复做松拳、握拳动作。若原手指缺血区皮色恢复,证明尺动脉来源的侧支健全,反之提示有远端动脉闭塞存在。同理,本试验也可检测桡动脉的侧支健全与否。

3.神经阻滞试验

神经阻滞试验即通过腰麻或硬膜外麻醉,阻滞腰交感神经。若患肢皮温明显升高,提示肢体远端缺血主要为动脉痉挛所致;反之,则可能已有动脉闭塞。但本试验为有创操作,目前临床上很少应用。

(二)实验室检查

目前诊断血栓闭塞性脉管炎除了行病理切片观察外,尚缺乏有效的实验室检查手段。临床主要是行常规的血、尿及肝肾功能检查,了解患者全身情况,测定血脂、血糖及凝血指标,明确有无高凝倾向和其他危险因素。此外,还可行风湿免疫系统检查排除其他风湿系疾病可能,如RF、CRP、抗核抗体、补体、免疫球蛋白等。

(三)特殊检查

1.无损伤血管检查

即通过电阻抗血流描记,了解患肢血流的通畅情况,通过测定上肢和下肢各个节段的血压,计算踝肱指数(ABI)评估患肢的缺血程度及血管闭塞的平面,正常ABI应大于或等于1,若ABI小于0.8提示有缺血存在,若两个节段的ABI值下降0.2以上,则提示该段血管有狭窄或闭塞存在。此外,本检查还可以作为随访疗效的一个客观指标。

2.勒超声检查

勒超声检查可以直观地显示患肢血管,尤其是肢体远端动、静脉的病变范围及程度。结合彩色多普勒血流描记,还可测算血管的直径和流速,对选择治疗方案有一定的指导意义。

3.磁共振血管成像(magnetic resonance angiography,MRA)

这是近年来新发展起来的一种无损伤血管成像技术,在磁共振扫描的基础上,利用血管内的流空现象进行图像整合,从而整体上显示患肢动、静脉的病变节段及狭窄程度,其显像效果一定程度上可以替代血管造影(尤其是下肢股段的动脉)。但是 MRA 对四肢末梢血管的显像效果不佳,这一点限制了 MRA 在血栓闭塞性脉管炎患者中的应用。

4.CT 血管成像(computed tomographic angiography,CTA)

这也是近年来新发展起来的一种无损伤血管成像技术,在多排螺旋 CT 扫描的基础上,将横断面的增强 CT 图像进行三维整合,从而整体上显示患肢动、静脉的病变节段及狭窄程度,其显像效果与 MRA 相似。

5.数字减影血管造影(DSA)

目前为止,血管造影(主要是动脉造影)依旧是判断血栓闭塞性脉管炎血管病变情况的"黄金标准",虽然 DSA 为有创性检查,但是在必要的情况下,仍需通过造影来评估血管的闭塞情况,指导治疗方案。在 DSA 上,血栓闭塞性脉管炎主要表现为肢体远端动脉的节段性受累,即股、腘动脉以远的中、小动脉,但有时也可同时伴有近端动脉的节段性病变,但单纯的高位血栓闭塞性脉管炎较为罕见。病变的血管一般呈狭窄或闭塞,而受累血管之间的血管壁完全正常,光滑平整,这与动脉硬化闭塞症的动脉扭曲、钙化以及虫蚀样变不同,可以鉴别。此外,DSA 检查还可显示闭塞血管周围有丰富的侧支循环建立,同时也能排除有无动脉栓塞的存在。

五、鉴别诊断

根据血栓闭塞性脉管炎的病史特点,在诊断中应与下列疾病进行鉴别。

(一)动脉硬化闭塞症

本病多见于 50 岁以上的老年人。患者往往同时伴有高血压、高脂血症及其他动脉硬化性心脑血管病史(冠心病、脑梗死等)。病变主要累及大、中动脉,如腹主动脉、髂动脉、股动脉等。X 线检查可见动脉壁的不规则钙化。血管造影显示有动脉狭窄、闭塞,伴扭曲、成角或虫蚀样改变。

(二)急性动脉栓塞

起病突然,既往多有风湿性心脏病伴房颤史。在短期内可出现远端肢体 5P 症状:苍白、疼痛、无脉、麻木、麻痹。血管造影可显示动脉连续性的突然中断。而未受累的动脉则光滑、平整。同时,心脏超声还可以明确近端栓子的来源。

(三)多发性大动脉炎

多见于青年女性,主要累及主动脉及其分支动脉,包括颈动脉、锁骨下动脉、肾动脉等。表现为动脉的狭窄或闭塞,并产生相应的缺血症状。同时在活动期可有红细胞沉降率增快,并有其他风湿指标异常。

(四)糖尿病性坏疽

应与血栓闭塞性脉管炎晚期出现肢端溃疡或坏疽进行鉴别。糖尿病者往往有相关病史,血糖、尿糖升高,而且多为湿性坏疽。

(五)雷诺综合征

雷诺综合征多见于青年女性。主要表现为双上肢手指阵发性苍白,发紫和潮红,发作间期皮色正常。患肢远端动脉搏动正常,且鲜有坏疽发生。

(六)自身免疫性疾病

首先是与 CREST 综合征及硬皮病相鉴别。这两种疾病均可引起末梢血管病变,但同时有皮肤的病理改变。血清中 Scl70 及抗着丝点抗体呈阳性,结合指(趾)甲黏膜的微循环变化,可予以鉴别。其次是与系统性红斑狼疮(SLE)、类风湿关节炎及其他全身性风湿系统疾病引起的血管炎相鉴别,主要通过病史采集,一些特征性实验室检查及组织活检来鉴别。

六、治疗

目前临床上对于血栓闭塞性脉管炎主要采取综合治疗,但总体效果不理想,相当一部分患者仍旧需要截肢。想要取得良好疗效,关键是戒烟。

(一)戒烟

研究表明,即使每天抽烟仅 1~2 支,也足以使血栓闭塞性脉管炎的病变继续进展,使得原来通过多种治疗业已稳定的病情恶化。反之,若能在患肢末端发生溃疡或坏疽之前及时戒烟,虽然患者仍旧可能存在间歇性跛行或雷诺征的表现,但绝大多数可以避免截肢。因此对于血栓闭塞性脉管炎的患者一定要加强戒烟教育,同时避免各种类型的被动吸烟。

(二)保暖

由于血栓闭塞性脉管炎易在寒冷的条件下发病,因此患肢应当注意保暖,防止受寒。但也不可局部过度热敷,从而加重组织缺氧。

(三)加强运动锻炼

加强运动锻炼可促进患肢侧支循环的建立,缓解症状,保存肢体,但主要适用于较早期的患者。主要有两类运动方法。①缓步行走:但应在预计发生间歇性跛行性疼痛之前停步休息,如此每天可进行数次;②Burger 运动:即让患者平卧,先抬高患肢 45°,经 1~2 min 再下垂 2~3 min,再放平 2 min,并做伸屈或旋转运动 10 次,如此每次重复 5 次,每天数次。

(四)药物治疗

药物治疗主要适用于早期、中期患者,常用药物包括下列几类。

1.血管扩张剂

由于血栓闭塞性脉管炎存在明显血管痉挛,可使用血管 α 受体阻滞剂妥拉唑林,钙离子阻滞剂尼卡地平、佩尔地平、地巴唑、盐酸罂粟碱及烟酸等来缓解症状。

2.抗凝剂

理论上抗凝药物对血栓闭塞性脉管炎并无效。但有报道可减慢病情恶化,为建立足够的侧支循环创造时间。主要的抗凝药物是各类低分子肝素。

3.血小板抗聚剂

如阿司匹林、氯吡格雷、西洛他唑、双嘧达莫等,可防止血小板聚集、继发血栓形成。

4.改善微循环的药物

如西洛他唑、安步乐克以及诺保思泰,这些药物具有较明确的扩张微血管网的功能。主要用于间歇性跛行期的患者,对于静息痛的患者效果不理想。还有瑞潘通,可加强红细胞变形能力,促进毛细血管内的气体交换,改善组织氧供。

5.前列腺素

此类药物可抑制血小板聚集,并扩张局部微血管,可缓解静息痛,并促进溃疡愈合。目前在临床上使用较为广泛的是前列腺素 E_1(PGE_1)的针剂,主要有前列地尔(凯时和保达新)两个品种。同时临床上还有口服前列环素(德纳)可供选用。此外,近来还尝试用 PGE_1 动脉插管局部渗透给药,处于临床试验阶段,也有一定效果。

6.止痛剂

为对症处理,可口服或肌内注射,甚至硬膜外置管给药。

(五)中医治疗

一方面,可辨证施治,服用汤药。另一方面,现有的成药有毛冬青、丹参、红花针剂等(后两者主要是活血化瘀)。

(六)手术治疗

手术治疗包括下列几种术式。

1.腰交感神经节切除术

本术式主要适用于一、二期患者,尤其是神经阻滞试验阳性者,同时也可以作为动脉重建性手术的辅助术式。由于血栓闭塞性脉管炎大多累及小腿以下动脉,因此手术时主要切除患肢同侧第二、第三、第四腰交感神经节及神经链。近期内可解除血管痉挛,缓解疼痛,促进侧支形成。但对间歇性跛行无明显改善作用,而且远期疗效不确切,截肢率并无显著下降。对男性患者,手术时尤其要注意应避免切除双侧第一腰交感神经节,以免术后并发射精功能障碍。对于上肢血栓闭塞性脉管炎,可施行胸交感神经节切除术。传统的胸、腰交感神经节切除术手术切口长,创伤较大。近年来随着腔镜的发展,开展了腹腔镜后腹膜腰交感神经节切除或者胸腔镜下胸交感神经节切除。手术效果与传统手术相似,但创伤显著降低,患者术后恢复快,因此应用日益增多。

2.动脉旁路术

动脉旁路术主要适用于动脉节段性闭塞,远端存在流出道者。移植物可采用聚四氯乙烯(PTFE)或自体大隐静脉。但多因为肢体远端的动脉重建,故以大隐静脉为佳。平均通畅时间约为 2.8 年。由于大部分患者远端没有流出道,因此有条件行旁路的患者很少。

3.动静脉转流术

由于许多血栓闭塞性脉管炎患者患肢末梢动脉闭塞,缺乏流出道,因此有学者考虑通过动脉血向静脉逆灌来改善血栓闭塞性脉管炎的缺血症状。其第一次手术是通过端-端吻合或间置人造血管建立下肢的动静脉瘘。通过动脉血冲入静脉,一部分向心回流,另一部分向远端持续冲击,最终造成远端静脉瓣膜单向阀门关闭功能丧失。而后行第二次手术,结扎近端静脉,使所有动脉血均向静脉远端逆行灌注。根据吻合口位置的高低,动静脉转流术可分为下列三类术式。①高位深组:将髂外、股总或股浅动脉与股浅静脉建立动静脉瘘,经4～6个月再行二期手术。本术式操作较为简便,但因吻合口位置较高,术后肢体肿胀较明显;②低位深组:将动脉与胫腓干之间建立动静脉转流,经2～4个月行二期手术,静脉血主要通过胫前静脉回流;③浅组:将动脉与大隐静脉远侧端行动静脉吻合,一般不行二期手术,术后肢体肿胀较轻,但手术操作较复杂。目前的临床实践表明动静脉转流术可改善血栓闭塞性脉管炎患者的静息痛,但术后肢体肿胀明显,有湿性坏疽可能(尤其是同时合并糖尿病的患者)。因此并不降低截肢率,而且对于术后动脉血逆行灌注的微循环改变也有待进一步探讨。

4.大网膜移植术

大网膜移植术也适用于动脉流出道不良者,可缓解疼痛,有利于溃疡愈合。但操作较复杂,远期效果也不肯定。

5.截肢术

对于晚期患者,溃疡无法愈合,坏疽无法控制,可予以截肢或截指(趾)。截肢术后可安装假肢,截指(趾)术后一般创面敞开换药,以利肉芽生长。

(七)介入治疗

介入治疗包括近年来新兴的膝下闭塞动脉长球囊扩张术以及介入插管溶栓,但由于血栓闭塞性脉管炎远端血管多为闭塞,而且血栓以炎性为主,因此疗效尚不确切。

(八)血管内皮生长因子基因治疗

由于血栓闭塞性脉管炎主要累及肢体远端的中、小动脉,很多情况下动脉流出道不佳,无法施行动脉架桥手术。随着分子生物学的发展,基因治疗性血管生成为血栓闭塞性脉管炎患者带来一种新的治疗手段。血管内皮生长因子(VEGF)可以特异性地与血管内皮细胞表面的 VEGF 受体结合,从而促进内皮细胞分裂,形成新生血管。Isner 首先将这一技术应用于临床,他采用患肢注射 phVEGF 165 的方法,共治疗了 9 例下肢动脉缺血伴溃疡的患者。随访表明,血流显著增加,溃疡愈合率超过 50%。当然 VEGF 本身也存在一定的不良反应,其中主要一点是它可以促进肿瘤生成并加速转移,同时远期疗效有待进一步研究。

(九)干细胞移植治疗

近年来新兴的干细胞和内皮祖细胞移植技术是血栓闭塞性脉管炎最新的治疗方法。干细胞是一群较原始的细胞,具有极强的自我更新能力及多项分化潜能。一部分干细胞可以分化为内皮祖细胞,而后者可以定向分化为血管内皮细胞甚至血管平滑肌细胞,参与血管新生。初步动物及人体试验证明自体骨髓干细胞、单个核细胞局部或静脉注射,在 VEGF 的动员下能够促进缺血部位侧支血管生成,有效改善症状,保全肢体。从而给动脉流出道不佳、无法施行手术的终末期血栓闭塞性脉管炎患者带来一种新的治疗选择。但是本技术尚处于试验研究和临床试验阶段,远期疗效和安全性有待密切随访。

(刘世贵)

第三节　血管炎及其他动脉疾病

一、概述

血管炎是以血管的炎症与破坏为主要病理改变的一组异质性疾病,其临床表现各异,多引起系统损害,故又称为系统性血管炎。继发于系统性红斑狼疮、类风湿关节炎等结缔组织疾病,以及肿瘤、感染、药物等,称为继发性血管炎;排除了各种继发原因的血管炎,称为原发性血管炎。其他的非炎性动脉疾病少见,包括先天性主动脉缩窄、先天性纤维肌发育不良、法洛四联症、弹力纤维性假黄瘤、神经纤维瘤病等遗传性血管病变,放射性动脉炎、药物相关性动脉病、运动相关的髂外动脉病变等。

二、流行病学

目前,我国关于血管炎的流行病学资料尚不全面、确切。大动脉炎(Takayasu arteritis,TA)好发于中国、日本、韩国、土耳其等亚洲国家。多见于40岁以下女性;巨细胞动脉炎(giant cell arteritis,GCA)则好发于50岁以上的北欧人群。结节性多动脉炎(polyarteritis nodosa,PAN)主要见于40~60岁男性人群;川崎病(Kawasaki disease,KD)多见于5岁以下儿童。ANCA相关性血管炎(ANCA associated vasculitis,AAV)多见于65~70岁老年人,男性多于女性。白塞病(Behcet disease,BD)主要以土耳其、地中海、中国、日本等地高发,故又被称为丝绸之路病。男性发病高于女性。科根综合征见于青壮年,平均发病年龄在30岁。

三、病因

血管炎的发病原因迄今未明。一般认为与下列因素有关。

(一)遗传因素

血管炎存在遗传易感性,GCA与人类白细胞抗原(HLA)Ⅱ类区 HLA-$DRB1*04$、$HLADRB1*01$ 等位基因的遗传多态性密切相关;GPA可能与 HLA-$B50$、$B55$、$DR1$、$DR2$、$DR4$、$DR8$、$DR9$ 和 $DQw7$ 有关;白塞病发病可能与 HLA-$B5$ 及其亚型 HLA-$B51$ 相关。

(二)感染因素

多种病毒感染与血管炎发病相关,如细小病毒B19、副流感病毒、人类免疫缺陷病毒、丙型肝炎病毒、巨细胞病毒、人类T细胞嗜淋巴病毒Ⅰ型等,还包括结核分枝杆菌、非结核分枝杆菌、肺炎支原体、肺炎衣原体等。其中,PAN患者中约1/3与乙型肝炎病毒感染相关;变应性鼻炎和哮喘在EGPA患者中很常见,可能与吸入或接触某些特殊的变应原或化学物质有关。

四、病理

组织病理检查是诊断血管炎金标准。系统性血管炎基本病理表现为白细胞破碎性血管炎、淋巴细胞肉芽肿性动脉炎、巨细胞血管炎、坏死性血管炎。皮肤白细胞破碎性血管炎、IgA血管炎、冷球蛋白血症性血管炎、低补体荨麻疹性血管炎在组织病理上表现为破碎性血管炎;大动脉炎、巨细胞动脉炎、肉芽肿性多血管炎、嗜酸性肉芽肿性血管炎均以肉芽肿性病变为典型表现;ANCA血管炎和结节性多动脉炎突出表现为坏死性血管炎。变应性肉芽肿性血管炎、结节性多动脉炎中易见嗜酸性粒细胞;肉芽肿性多血管炎中淋巴细胞占绝大多数。

五、临床表现

(一)大动脉炎(TA)

主要表现为系统性炎症症状(全身症状)及病变血管狭窄或闭塞后导致的局部缺血症状。

1.全身症状

常在局部症状或体征出现前数周至数月,表现为发热、全身不适、疲劳、盗汗、体重下降、食欲缺乏、肌痛、关节炎、结节红斑等。

2.血管狭窄导致的局部症状

TA主要累及主动脉弓及其主要分支,好发部位依次为锁骨下动脉、主动脉弓上分支、颈总动脉、肾动脉、腹主动脉、降主动脉等。常见表现为患肢发凉、麻木无力、肢体跛行、桡动脉搏动减弱或消失、头晕、高血压、晕厥、脑梗死、偏瘫；视网膜缺血可有一过性黑矇、单眼或双眼视力减退直至黑矇；当肺动脉明显狭窄时可出现肺动脉高压症，即乏力、气急、右心室肥大等，少数有咯血；9%～11%的冠状动脉受累，主要为闭塞性病变，也有发生动脉瘤的报道，可出现心绞痛及心肌梗死。

目前多采用1994年东京会议上公布的根据动脉造影分型法。

（1）Ⅰ型：病变多累及左锁骨下动脉、左颈总动脉及无名动脉起始部，其中锁骨下动脉受累最常见；也可累及腋动脉、颈内动脉，个别累及颅内动脉（如大脑中动脉）。

（2）Ⅱ型：病变位于累及升主动脉，主动脉弓和分支，胸降主动脉可伴有相应分支受累，其中Ⅱa型累及升主动脉、主动脉弓和分支，Ⅱb型累及升主动脉、主动脉弓和分支、胸降主动脉。

（3）Ⅲ型：累及胸降主动脉、腹主动脉，伴有或累及肾动脉。病变广泛，既有主动脉弓三分支受累，又有胸腹主动脉和/或其分支的病变。

（4）Ⅳ型：累及腹主动脉和/或肾动脉。病变累及腹主动和/或肾动脉可同时伴有其他动脉受累。

（5）Ⅴ型：兼有Ⅱb和Ⅳ型的特点（又称混合型、Inada型）。

（二）巨细胞动脉炎（GCA）

典型的三联征为头痛、视物不清、咀嚼痛。其中，头痛可伴随头皮压痛及颞动脉壁增厚或结节状改变，颞动脉超声、活检病理等均有助于疾病诊断。视物不清为常见的眼部症状，还可出现复视、一过性黑矇等症状，甚至发展为永久性视力丧失。咀嚼痛，又称颌跛行，约1/3的患者可出现，为GCA特征性症状。GCA患者常可伴有风湿性多肌痛，表现为颈、肩、背、四肢等部位的疼痛、僵硬及压痛。GCA主要累及颈动脉的颅外段，也可以累及腋动脉、椎动脉、胸主动脉等。

（三）结节性多动脉炎（PAN）

早期以不典型的全身症状为多见，也可以某一系统或脏器为主要表现。

常见全身症状为发热、乏力、食欲缺乏、关节痛、体重减轻等。有50%～70%的患者可出现周围神经系统病变，为多发性单神经根炎；出现广泛分布的肌痛、非对称性非破坏性下肢大关节痛。网状青斑、痛性溃疡、肢端缺血、坏疽等表现；消化系统：肠系膜动脉血栓形成致缺血致腹痛，小动脉瘤破裂可致消化道或腹腔出血，表现为剧烈腹痛、腹膜炎体征，严重者可出现肠梗死、穿孔、出血、腹膜炎等。常见肾性高血压、氮质血症、急性肾动脉血栓形成、肾动脉瘤、肾梗死、肾脏微动脉瘤、动脉瘤破裂出血等，但不会出现肾小球肾炎；可出现冠状动脉炎、高血压、充血性心力衰竭、心包炎、心律失常等。

（四）ANCA相关性血管炎（AAV）

全身症状包括发热、乏力、消瘦、盗汗等。局部症状，可累及上呼吸道、下呼吸道、肾脏、眼、神经系统等；上呼吸道多见于GPA和EGPA患者，可表现为流脓鼻涕、鼻窦炎、鼻黏膜溃疡和结痂、鼻出血，听力下降、中耳炎等，部分患者可因声门下狭窄出现声音嘶哑和呼吸喘鸣。EGPA初始可表现为变应性鼻炎，伴有反复发作的鼻窦炎和鼻息肉。AAV均可有肺部受累，可表现为咳嗽、咯血、胸痛（胸膜炎）、胸闷和气短等。哮喘是EGPA主要的临床症状之一，通常在确诊之前患者已有多年变应性鼻炎和哮喘的病史。肾脏损害见于绝大多数GPA和MPA，以及ANCA阳性的EGPA患者，表现为镜下血尿、蛋白尿、红细胞管型及水肿等。AAV常见五官受累，包括眼球突出、视神经及眼肌损伤、巩膜炎、虹膜炎、视网膜血管炎、视力障碍、失明、听力下降等。

EGPA、GPA 较多见多发性单神经炎,表现为四肢麻木和乏力,也可有中枢受累。

(五)白塞病复发性口腔溃疡

白塞病复发性口腔溃疡是诊断白塞病的必备条件。亦常见复发性外阴溃疡,女性常见外阴、阴道黏膜处,男性常见于阴囊、阴茎以及肛周处。皮肤以结节红斑最常见,多见于双侧下肢小腿伸侧面,还包括非细菌性化脓性毛囊炎、痤疮样病变、毛囊炎以及血栓性浅静脉炎,针刺反应可呈阳性。眼部病变包括虹膜睫状体炎(前葡萄膜炎)、视网膜炎(后葡萄膜炎)、视网膜血管炎、前房积脓等。可以自上而下累及整个消化道,内镜检查或者钡餐检查均可发现多发黏膜溃疡,回盲部最常受累,其次是升结肠、降结肠、胃、食管等处,需要与溃疡性结肠炎、克罗恩病、肠结核、肠淋巴瘤等疾病相鉴别。白塞病可发生心肌梗死、心包炎、心包积液、房室传导阻滞、右心功能不全等,也可致主动脉根部瘤样扩张引起主动脉瓣关闭不全。可出现肺动脉瘤、肺小动脉栓塞,表现胸闷、胸痛、气急、咯血等。

六、实验室检查和辅助检查

(一)常规检查

血管炎缺乏特异性的实验室检查指标。急性期炎症指标如 ESR、CRP,有助于疾病活动度的评价;部分患者还可伴有贫血、白细胞和血小板数增多、纤维蛋白原增多等。EGPA 外周血嗜酸性粒细胞增多,一般是在 $1.5×10^9/L$ 以上,同时伴血清中 IgE 升高。肾脏累及时可出现蛋白尿、镜下血尿和红细胞管型尿,血清肌酐和尿素氮水平升高。

(二)辅助检查

1.肺部高分辨率 CT

肺部高分辨率 CT 对于血管炎肺部累及的探查非常重要,肺功能检测及 6 min 步行试验有助于进一步评价肺功能改变情况。若出现心血管受累,心电图常有左心室肥厚、劳损或高电压,少数出现冠状动脉供血不足或心肌梗死图形,心脏超声有助于发现瓣膜病变、评价房室结构及血流动力学改变。

2.血管造影(DSA)

可显示血管走行与形态,评估血管病变的范围。但鉴于其有创性、造影剂肾毒性、电离放射性等,且无法显示管壁情况,已逐渐被其他影像学方法所取代。

3.CT 血管造影(CTA)

可通过造影剂显影而了解动脉管腔及血管周围组织情况,活动期病变动脉壁增厚可呈双环征;血管三维重建可更直观的了解病变血管的范围和程度。肺动脉受累时,可呈枯树枝样改变,表现为叶、段肺动脉变细小,管壁增厚及管腔狭窄对于动脉瘤、动脉夹层有诊断价值。

4.磁共振血管造影(MRA)

可显示血管管壁厚度、管腔及炎症情况,对于判断受累血管范围、探查管壁炎症等有重要意义,目前已被证实在大动脉炎等大血管病变的疾病诊断与活动度评价方面具有优势。

5.正电子发射计算机断层显像(PET-CT)

近年来在血管炎的诊断与鉴别诊断方面得到了很好的应用,但检查费用昂贵。

6.血管超声

可探查颞动脉、颈动脉等动脉壁水肿及炎症信号,其无创、安全、方便、便宜等诸多优点有利于血管炎患者的诊断、评价与长期随访;但对锁骨下动脉、腋动脉、肾动脉、腹主动脉等探查受限。

7.核素肺灌注扫描

在肺动脉受累患者中可发现肺野放射性缺损区;核素肾扫描,当肾动脉狭窄影响肾功能时,肾图表现为低功能或无功能,血管段或分泌段降低。

七、诊断

各类血管炎的临床表现复杂多样、实验室检查无特异性。对不明原因发热、皮疹、关节痛、腹痛、心血管病、间质性肺炎、肾炎、多发性单神经炎等多系统病变,原因不明的白细胞增高、贫血、血沉增快等应想到血管炎可能。诊断时应首先排除因其他结缔组织病、感染、肿瘤、药物等引起的继发性血管炎。受累器官的活检对诊断有重要意义,根据受累器官和严重程度选择合适的治疗和判断预后。

八、鉴别诊断

大血管性血管炎(包括大动脉炎和巨细胞动脉炎)需和先天性主动脉缩窄、肾动脉纤维肌发育不良、血栓闭塞性脉管炎、胸廓出口综合征、动脉粥样硬化相鉴别。此外,对不明原因发热的患者,在诊断巨细胞动脉炎时应注意和感染性心内膜炎、非霍奇金淋巴瘤、多发性骨髓瘤、大动脉炎、结核、系统性红斑狼疮等疾病相鉴别。

中等血管性血管炎中结节性多动脉炎需要与 ANCA 相关性血管炎相鉴别,由于其累及中小动脉,一般无肾小球肾炎及肺间质病变,ANCA 多为阴性。川崎病多见于儿童,需与出疹性传染病、病毒感染、急性淋巴结炎、其他结缔组织病、病毒性心肌炎、风湿性心脏病互相鉴别。

小血管性血管炎根据其有无免疫复合物形成分为 ANCA 相关性血管炎(寡免疫复合物性)和免疫复合物性血管炎。ANCA 相关性血管炎需和结节性多动脉炎、感染性心内膜炎、感染和肿瘤的模拟血管炎、肺出血-肾炎综合征(Good-pasture 综合征)相鉴别,并排除其他结缔组织病和药物等继发因素。免疫复合物性血管炎通过其血清标志物和病理、免疫荧光特点可与其他血管炎相鉴别。变应性血管炎中白塞病需与感染性疾病、肿瘤性疾病所致的口眼皮肤病变、其他风湿结缔组织病相鉴别。继发性血管炎根据患者的血管炎表现,结合风湿病病史、乙丙肝感染或其他感染的依据以及有无特殊药物使用史可鉴别。

九、治疗

原发性血管炎发病机制多为免疫异常,因此糖皮质激素、免疫抑制剂治疗可取得一定的疗效。继发性血管炎需同步针对原发疾病进行治疗。治疗方案基于具体诊断及疾病的严重程度和预后。总的来说,血管炎的治疗包括诱导缓解期和维持缓解期两个阶段,目的是控制病情和防止复发,维持重要脏器功能,减少药物不良事件。

(一)药物治疗

1.糖皮质激素

有系统损害或疾病显著活动者在诱导缓解期常使用中至高剂量的糖皮质激素,通常用泼尼松 1 mg/(kg·d)。对于有严重脏器损害的危重患者(如 ANCA 相关性血管炎和 Good-pasture 综合征的患者出现弥漫性肺泡出血和肾功能减退,巨细胞动脉炎患者出现视力丧失等)可用糖皮质激素冲击[最多可用(500～1 000)mg/d×3 d]治疗,然后减量至1～1.5 mg/(kg•d),维持经4～6周病情缓解后逐渐减量,直至小剂量维持。

2.免疫抑制剂

当糖皮质激素治疗效果不佳、用药有禁忌、减药后复发、难治性患者,需要联合免疫抑制剂治疗。

(1)环磷酰胺(CTX):在ANCA相关性血管炎、结节性多动脉炎和大动脉炎等血管炎中常用,剂量为每天口服CTX 1.5～2 mg/kg,也可静脉滴注0.8～1.0 g,每月1次。待病情缓解后,替换为硫唑嘌呤(AZA)、甲氨蝶呤(MTX)、吗替麦考酚酯等。用药期间需注意骨髓抑制、肝功能损害、感染及性腺抑制等不良反应。

(2)硫唑嘌呤(AZA):为嘌呤类似药。可用于诱导期治疗或CTX治疗缓解后的维持期治疗,一般用量为1～2 mg/(kg•d)。

(3)甲氨蝶呤(MTX):一般用量为10～25 mg,每周1次,口服、肌内注射或静脉注射疗效相同。Meta分析证实,MTX能减少巨细胞动脉炎的复发。另外,MTX可用于大动脉炎和ANCA相关性血管炎CTX治疗缓解后的维持期治疗。

(4)其他免疫抑制剂:其他药物如环孢素(CsA)、吗替麦考酚酯等,在以上药物治疗效果不佳或不能耐受时可选用。白塞病患者皮肤和黏膜病变首选秋水仙碱(0.6～1.8 mg/d口服)或沙利度胺(50～150 mg/d,口服)治疗。

(5)对症治疗:包括扩血管、降压及抗血小板(如阿司匹林、双嘧达莫)等治疗,主要用于改善脏器缺血、预防血管内栓塞事件。

3.静脉注射丙种球蛋白(IVIG)

丙种球蛋白可抑制T淋巴细胞增殖及减少自然杀伤细胞的活性,还具有广谱抗病毒、细菌及其他病原体作用。一般与激素及其他免疫抑制剂合用,用于难治性或重症血管炎如ANCA相关性血管炎、结节性多动脉炎和Good-pasture综合征等,剂量为300～400 mg/(kg•d),连用5～7 d。

4.生物制剂

近年来有较多患者报道显示,白细胞介素-6单抗对大血管炎可能有效。此外,CD20单抗能诱导ANCA相关性血管炎患者疾病缓解并预防复发,特别对于复发和难治患者疗效甚至优于CTX。白塞病患者也有使用TNF-α拮抗剂成功的案例。

(二)血浆置换

对于难治性、活动期或危重血管炎,如急性肾损伤患者、严重的肺出血、HBV相关结节性多动脉炎患者可用血浆置换治疗联合激素及其他免疫抑制剂治疗。

(三)外科治疗

主要用于大动脉炎、巨细胞动脉炎及白塞病引起的动脉狭窄、动脉闭塞、动脉瘤、主动脉根部扩张伴主动脉瓣关闭不全的治疗。

1.大动脉炎的外科治疗

大动脉炎患者多为青年,肢体及内脏血管的阻塞可建立较丰富的侧支循环;当出现重要脏器缺血症状时,需考虑手术治疗。本病手术治疗的主要目的:改善脑部供血不足及肢体缺血症状;治疗引起高血压的主动脉和肾动脉狭窄;动脉瘤形成是手术适应证之一。需要强调,在大多数情况下,需要经内科积极治疗控制血管炎症后,可以提高手术成功率和减少并发症。手术方法可分以下几类。

（1）颈动脉重建术。手术适应证：①颈部血管阻塞并出现明显的脑缺血症状,如头晕、晕厥、黑朦等影响生活、工作者；②因颈部血管阻塞既往发生过脑梗死；③因锁骨下动脉窃血而出现肢体活动后脑部出现明显缺血症状者。具体包括：锁骨下动脉-颈动脉旁路术、颈总动脉-颈内动脉旁路术、颈动脉-锁骨下动脉旁路术、腋动脉-腋动脉旁路术等。

（2）主动脉旁路术：主动脉狭窄后,形成狭窄近段的高血压及远段供血不足,肾脏供血不足更加重高血压,药物治疗往往效果不佳；主动脉旁路术可取得良好疗效。具体包括：降主动脉旁路术、降主动脉-腹主动脉旁路术、升主动脉-腹主动脉旁路术等。

（3）肾动脉重建术。适应证：①有明确的肾动脉狭窄或肾动脉水平腹主动脉狭窄；②肾功能尚存；③测定两侧肾静脉肾素、血管紧张素水平,患肾较健肾高 1.4～1.5 倍者,手术指征强,术后效果佳。具体包括：肾动脉旁路术、脾肾动脉吻合术、自体肾移植、肾动脉体外成形术。

（4）介入手术治疗：包括血管腔内球囊扩张术、人工支架置入术。对发生动脉瘤的患者,可放置腔内支架隔绝动脉瘤。腔内血管介入治疗远期效果不佳可能与 TA 所致的病变段炎症未控制、血管纤维化等有关。

（5）动脉瘤切除术：大动脉炎动脉瘤好发于锁骨下动脉、降主动脉、腹主动脉等,常与狭窄合并存在。动脉瘤最有效的治疗手段为手术治疗,多需要行人工血管移植。累及重要内脏动脉者还需要同时行内脏动脉重建。

（6）其他手术：出现主动脉瓣关闭不全者可行主动脉瓣膜置换,累及冠状动脉者可行冠状动脉旁路术。

2.巨细胞动脉炎的外科治疗

在巨细胞动脉炎的治疗中,很少需要进行至四肢的动脉血运重建术,因为会形成丰富的侧支循环。通过糖皮质激素治疗后,GCA 导致的上肢间歇性运动障碍常可缓解或消失。仅在一些特殊情况下(如发生锁骨下动脉窃血综合征、严重的上肢间歇性运动障碍且糖皮质激素治疗无效)才应考虑进行血运重建。

3.结节性多动脉炎的外科治疗

对于出现脏器缺血、梗死(如肾脏、睾丸)等并发症时,需考虑手术治疗。

4.白塞病的外科治疗

白塞病患者动脉瘤的修复治疗应考虑动脉瘤的大小、生长速度及症状。手术治疗可能会出现手术部位动脉或动脉旁路吻合口部位的动脉瘤复发,由于吻合口动脉瘤和血栓形成常需再次手术。应用腔内修复技术治疗动脉瘤可减少手术创伤导致的并发症。糖皮质激素、免疫抑制剂以及抗凝药物治疗,可有效减少术后复发和移植血管闭塞。

5.ANCA 相关性血管炎的外科治疗

对于出现声门下狭窄、支气管狭窄等患者可考虑内镜治疗或外科治疗。

（刘世贵）

第四节　深静脉血栓后综合征

深静脉血栓后综合征(post-thrombotic syndrome,PTS)是深静脉血栓形成(DVT)后非常常见的并发症,可导致深静脉瓣膜功能受损而引起慢性静脉功能不全的一系列表现,严重者往往出现难愈的静脉性溃疡,严重影响患者的生活质量。有文献报道急性 DVT 患者 2 年内 23%～65%的患者可发生 PTS。

一、发病机制

目前的观点认为 DVT 后可通过两种机制导致 PTS,一是完全或部分静脉阻塞,回流障碍,主要是中央型髂股静脉为主,而是静脉血栓后炎性反应活化、瓣叶纤维瘢痕形成破坏静脉瓣膜引起静脉瓣膜闭合不全性反流,其中以前者更为重要。两者均可导致下肢长期静脉高压,使得下肢尤其足靴区大量毛细血管增生和通透性增加,产生色素沉着和脂质硬化。由于大量纤维蛋白原的堆积,阻碍了毛细血管与周围组织间的交换,可导致皮肤和皮下组织的营养性改变、色素沉着最终发生溃疡。

二、临床表现

PTS 通常发生于 DVT 后 1～2 年,典型的症状类似原发性慢性静脉功能不全,包括受累肢体疼痛、沉重、肿胀、痉挛、色素沉着、皮肤和皮下组织硬结、湿疹,上述症状可单独或联合出现,一般在站立或长时间行走后加重,休息或抬高患肢则有所减轻。如果得不到及时治疗,最终会发展为持久难愈性溃疡。PTS 常见体征包括肢体可凹性水肿、足靴区皮肤硬结、色素沉着、淤滞性湿疹,继发性静脉曲张,严重者可出现慢性久治不愈的静脉性溃疡。

目前对于 PTS 的严重程度分级标准较多,除了类似下肢静脉功能不全的 CEAP 分级标准外,应用较多的是 Villalta 临床评分分级法,Villalta 评分主要评估内容包括五项主观静脉症状(疼痛、痉挛、沉重感、感觉异常和瘙痒)和六项客观静脉体征(胫骨前水肿、皮肤硬化、色素沉着、发红、静脉扩张和小腿按压痛)以及 DVT 患肢是否存在溃疡。每项指标按照从无到严重评为 0～4 分。总分若 0～4 分无 PTS,5～9 分为轻度 PTS,10～14 分为中度 PTS,>14 分或溃疡形成则是重度 PTS。这一评分可用于指导 PTS 的治疗,一般中重度 PTS 需要考虑外科治疗。

三、诊断与鉴别诊断

患者既往有 DVT 病史经 1～2 年并出现上述临床表现及体征就可以考虑诊断为 PTS。除了症状与体征外,PTS 常用的影像学检查和上一节慢性静脉功能不全的影像检查类似,包括以下几种。①无损伤检查中的容积描记和多普勒超声检查:其中多普勒超声显像仪可以较敏感观察深静脉通畅程度、瓣膜关闭情况及有无血液反流。操作简便、直观、无创,因此是诊断 PTS 的首选,在临床应用最为广泛。②CTV、MRV,两者都可以较清晰地显示下肢深浅静脉以及穿通静脉的通畅情况,如果主干静脉有堵塞,甚至可以显示侧支循环情况。但对于反流观察不足。其中 CTV 清晰度更高,MRV 适用于肾功能不全的患者。③下肢静脉造影:下肢深静脉造影虽然是一种创伤性检查,但是可准确了解病变的性质、程度、范围和血流动力学变化,分为顺行和逆行造影。顺行造影主要用于观察下肢深静脉通畅度和穿通静脉瓣膜功能,同时观察侧支静脉情况;而逆行造影主要用于观察下肢深静脉瓣膜功能,两者结合起来可以较全面诊断 PTS。但是缺点是对于髂静脉闭塞,造影往往只能看到广泛侧支,无法直接显示病变情况。④腔内超声:是在导丝导引下将腔内超声探头导入病变,显示血管病变的横断面情况,国外应用较多,国内刚刚开展。它的优点是可以较清晰显示髂静脉闭塞段的狭窄血栓情况,是对下肢静脉造影对髂静脉病变本身显影不足的重要补充。

需要指出的是,由于急性 DVT 导致的初始疼痛及肿胀需要在数月后消退,因此 PTS 的诊断应建立在急性 DVT 之后的慢性期。对于没有 PTS 的临床表现,而仅通过,也不能诊为 PTS。需要与 PTS 进行鉴别诊断的主要是原发性下肢静脉功能不全,一般通过既往有无 DVT 病史以及影像学检查下肢深静脉有无闭塞或者血栓就可以做出鉴别。

四、预防

对于已经发生 DVT 的患者,从病程一开始就要注意 PTS 的预防。

(一)足量的长期抗凝

由于同侧肢体 DVT 复发 DVT 是 PTS 的重要危险因素之一,因此在初发 DVT 患者的治疗过程中,应给予足量的抗凝并保证足够的治疗疗程。

(二)穿医用弹力袜

具有压力梯度的医用弹力袜在足靴区压力最高,然后压力逐步递减,由此可有效促进静脉回流,降低静脉高压、减轻水肿并发症。对于 PTS,一般建议 Ⅱ 级压力梯度。国外已经多项临床试验证实了长期使用弹力袜对于预防症状性 DVT 后 PTS 的有效性。最近的一项荟萃分析总结 5 项随机对照研究后得出结论,近端 DVT 患者长期穿弹力袜后可使 PTS 发生率由 46% 降至 26%。最新的美国胸科医师协会(ACCP)2012 年指南中推荐对于急性症状性近端 DVT 患者,应佩戴踝部压力 4.0~5.3 kPa(30~40 mmHg)的弹力袜至少 2 年,来预防 PTS。

(三)急性期置管溶栓治疗急性 DVT

在急性 DVT 如果在最短的时间内快速恢复静脉通畅可以保存静脉瓣膜功能,从而预防 PTS。最新公布的 CaVenT 研究通过急性期经导管溶栓治疗技术(CDT),对于近端静脉 DVT(髂股静脉) CDT 治疗 24 个月的 PTS 发生率明显低于单纯抗凝治疗(41.1% $vs.$55.6%,$P=0.047$)。

五、治疗

(一)物理治疗

PTS 的物理治疗包括一方面让患者,避免久站,休息时抬高患肢;另一方面就是压力治疗。压力治疗又包括两类。①穿弹力袜:在行走或站立时采用加压治疗,减轻下肢酸胀和水肿。根据病变范围选用合适的弹力袜,压力选择应因人而异,通常应用的压力为 4.0~5.3 kPa(30~40 mmHg),长度通常到膝盖即可。②间歇式压力泵:它的工作原理是模拟人体小腿腓肠肌肌泵的作用,通过间歇式被动收缩小腿腓肠肌,让静脉血液回流。一般要求每天应用间歇性压力泵 2 次[每次 20 min,压力为 6.7 kPa(50 mmHg)],1 个疗程后可有效减轻水肿及改善 PTS 症状。

(二)药物治疗

类似于慢性静脉功能不全,一些静脉活性药物,如马栗种子提取物或者地奥司明可以增加静脉壁张力、促进静脉血液回流并减少毛细血管渗出,从而减轻 PTS 的症状或者延缓 PTS 的进展。

(三)外科治疗

外科治疗通常适用于中重度 PTS 的患者。相对应于 PTS 的发病机制,外科治疗分为两大类:改善静脉回流障碍;修复损伤的深静脉瓣膜、纠正血液倒流。由于目前对于深静脉瓣膜关闭不全的术式虽然很多,但是效果均不理想,而且外科治疗 PTS 关键是要改善流出道,主要针对髂股静脉闭塞,所以目前的外科治疗重点在于通过各种开放手术或者腔内治疗改善使远心段的高压静脉顺利回流,以达到缓解静脉高压的目的。

1.传统开放手术

大隐静脉交叉转流术、原位大隐静脉-腘静脉转流术等。但是此类手术创伤较大,而且中远期通畅率不高,目前使用逐渐减少。

2.腔内治疗

由于髂静脉 PTS 往往同时存在髂静脉解剖学外压导致管腔狭窄的情况(Cocket 综合征),因此只要远端股浅或者股深静脉回流通畅,可以开通髂静脉闭塞段行支架置入来改善回流障碍,此类病变要求支架近端放入下腔静脉,远端放到股总静脉,图 2-2 显示了髂静脉 PTS 支架置入前的静脉造影情况,可见支架置入前髂静脉主干未见显影,只有大量盆腔侧支和腰升静脉,而图 2-3 支架置入后髂静脉主干基本通畅,盆腔侧支和腰升静脉消失。

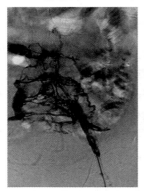

图 2-2　髂静脉 PTS 支架置入前的静脉造影情况
髂静脉主干未见显影,只有大量盆腔侧支和腰升静脉

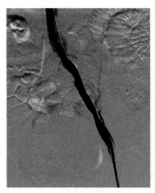

图 2-3　髂静脉 PTS 支架置入后髂静脉情况
髂脉主干通畅,盆腔侧支和腰升静脉消失

(刘世贵)

第五节　髂静脉压迫综合征

髂静脉压迫综合征是髂静脉受压和/或存在腔内异常粘连结构所引起的下肢和盆腔静脉回流障碍性疾病。1965 年 Cockett 和 Lea Thomas 通过静脉造影和手术,对具有髂-股静脉血栓病史和严重血栓后遗症的患者进行研究发现,在右髂总动脉跨越左髂总静脉的部位,静脉腔内容易血栓形成,并且已形成的血栓难以再通,从而引起下肢和盆腔的静脉回流障碍,产生一系列临床症状和体征。因此有人将此综合征称为 Cockett 综合征。髂静脉压迫不仅造成静脉回流障碍和

下肢静脉高压,成为下肢静脉瓣膜功能不全和浅静脉曲张的原因之一,而且可继发髂-股静脉血栓形成,是静脉血栓好发于左下肢的潜在因素。

一、发病机制

(一)解剖学因素

髂动脉与髂静脉的解剖关系是髂静脉压迫综合征产生的基础。双侧髂总静脉于第五腰椎体中下部平面的右侧,汇合成下腔静脉而沿脊柱上行。右髂总静脉几乎成直线与下腔静脉连续,而左髂总静脉则自骨盆左侧横行向右,于腰骶椎之前与下腔静脉汇合时几乎成直角。腹主动脉则自脊柱左旁下行,于第四腰椎体下缘平面分为左、右髂总动脉,故右髂总动脉跨越左髂总静脉的前方,然后向骨盆右下延伸。有研究发现,在近3/4人体内,右髂总动脉于双侧髂总静脉汇合点水平跨越左髂总静脉;1/5的人在这一点轻度偏上的水平,少数人在这一点的下方。这样,左髂总静脉或多或少被腰骶椎的生理性前凸推向前方,同时又被跨越于其前方的右髂总动脉压向后方,使其处于前压后挤的解剖位置。当人体直立而腰骶部高度前倾时,生理性前凸加剧使压迫更加明显;当人体处于坐位时,压迫得以缓解或消失。偶尔,左髂总静脉的压迫来源于低分叉的腹主动脉、扭曲的左髂总动脉、膀胱、肿瘤、异位肾脏等。

(二)静脉腔内异常结构

1956年,May和Thurner提出在尸解中有22%存在左髂总静脉腔内类似嵴状的结构,这种嵴状结构包含纤维细胞、胶原和大量毛细血管。Pinsolle等细致观察130具尸体的腔-髂静脉连接点,其中121具尸体的左髂总静脉腔内存在异常结构。他将其分为五类。①嵴:双髂总静脉连接点处呈矢状位的三角形垂直突向腔内的细小结构;②瓣:髂总静脉侧缘的类似燕窝的结构;③粘连:静脉前后壁一定长度和宽度的融合;④桥:长条状结构将管腔分为2～3个不同口径和空间方向的部分;⑤束带:隔膜样结构使管腔形成类似筛状的多孔状改变。髂总静脉内异常结构来源和意义仍存在争论。目前更倾向于解释为右髂总动脉、腰骶椎与左髂总静脉的紧密接触,以及动脉搏动使静脉壁反复受刺激,引起静脉的慢性损伤和组织反应所致。

(三)继发血栓形成

在髂静脉受压和腔内异常结构存在的基础上,一旦合并外伤、手术、分娩、恶性肿瘤或长期卧床,使静脉回流缓慢或血液凝固性增高等情况,即可继发髂-股静脉血栓形成。一旦血栓形成,髂静脉压迫及粘连段即进一步发生炎症和纤维化,使髂静脉由部分阻塞发展为完全阻塞。由于压迫和腔内异常结构的存在,髂静脉血栓形成后很难再通,使左髂总静脉长期处于闭塞状态而难以治愈。

二、临床表现

髂总静脉受压综合征的临床表现,主要决定于下肢静脉回流障碍的程度。根据其血流动力学变化的轻重,将临床表现分为三期。

(一)初期

下肢肿胀和乏力为最常见的早期症状。患肢仅有轻度的水肿,尤其是在长期站立和久坐时出现。女性腰骶生理性前突明显,左侧下肢会出现经期酷似青春性淋巴水肿。女性患者可有月经期延长和月经量增多,以及因月经期盆腔内脏充血、静脉内压升高而使下肢肿胀等症状加重。

（二）中期

随着静脉回流障碍加重和静脉压持续升高,就会导致深静脉瓣膜关闭不全。一旦波及小腿和交通支静脉瓣膜,就会出现与原发性深静脉瓣膜关闭不全的相似症状。表现为下肢静脉曲张、下肢水肿、色素沉着、精索静脉曲张等。

（三）晚期

出现重症深静脉瓣膜关闭不全的症状,诸如小腿溃疡等,或髂股静脉继发血栓形成。国内外报道的患者,绝大多数都是在治疗血栓形成时被发现的。对于非血栓性静脉阻塞现象和症状性静脉阻塞的患者尤应注意。由于髂静脉严重狭窄和阻塞病变局限,而且侧支静脉较好,所以出现相似但又不同于静脉血栓的临床表现。另外,由于髂总静脉的原有狭窄,下肢深静脉的血栓并不容易发生脱落而发生肺栓塞。

三、辅助诊断检查

（一）空气容积描记和活动后静脉压测定

空气容积描记和活动后静脉压测定是髂静脉压迫综合征最好的筛选指标。该症患者下肢静脉最大流量在休息时正常,活动后较正常人下降,同时静脉再充盈时间缩短,活动后静脉压较正常人升高。但是本方法存在较高的假阳性率,明确诊断有赖于影像学检查。

（二）下肢顺行和/或股静脉插管造影

下肢顺行和/或股静脉插管造影是目前唯一特异性诊断方法,被称为髂总静脉受压综合征诊断的金标准。影像所见有受压静脉横径增宽,上粗下细喇叭状形态;局限性充盈残缺,纤维索条和粘连结构阴影;不同程度的狭窄,如髂外静脉受压则有嵌压阴影,静脉闭塞或受压移位等影像;出现不同程度的盆腔侧支静脉;可见侧支静脉内造影剂排空延迟现象,提示髂静脉回流不畅。髂静脉内粘连结构是髂总静脉受压综合征的主要原因之一,其形态各异,对此还缺乏影像学报告。

（三）动态性静脉测压法

在股静脉插管造影时进行狭窄段近、远侧静脉测压,如压差为 0.2 kPa 就有诊断意义,但缺乏特异性。如平静时相差不明显,可以挤压小腿腓肠肌增加血流量以明确显示。

（四）彩色超声检查

1.二维超声

(1)原发性髂总静脉受压综合征的超声表现:①左髂总静脉前方受到右髂总动脉压迫后方受到脊柱向前推挤使局部血管变细,特点是前后径变扁,左右径增宽可达 4 cm 左右;②左髂总静脉受压远端前后径逐渐增宽,形成喇叭口状改变。横径变窄＜2 cm;③该综合征常常伴有左侧髂静脉内血栓形成,栓塞后引起该侧下肢深静脉血管内径增宽,病程较长者会形成同侧下肢深静脉血栓,并形成大量侧支循环。

(2)继发性髂总静脉受压综合征超声表现:①髂静脉局限性受压变窄常有不同程度的移位受压静脉有较长段的狭窄其周围可见到实质性肿块回声;②髂静脉狭窄的程度与肿瘤压迫的程度有关,严重者可完全闭塞中断,同侧下肢深部静脉及浅静脉均有扩张征象;③有时也可探及腹股沟肿大的转移淋巴结。

2.彩色多普勒

(1)原发性髂总静脉受压综合征的彩色多普勒表现:受压处狭窄区域呈五彩镶嵌持续性高速血流。受压完全闭塞时彩色血流中断,彩色血流中断处恰好与右髂总动脉骑跨压迫的部位一致。

应用彩色多普勒对该症检查很有帮助容易识别髂总动脉与髂总静脉的关系,比二维超声检查方便。侧支循环最常见于左髂总静脉大多通过盆腔内丰富的吻合支逐渐扩张,并起代偿作用,盆腔内有多个圆形及带状液性暗区,其内可显示高速血流。由于侧支循环代偿血流加速彩色血流明亮,而髂外静脉侧支静脉形成甚少。

(2)继发性髂总静脉受压综合征的彩色多普勒表现:①在受压处髂静脉呈局限彩色血流变细,色彩明亮,边缘不整齐;②完全闭塞者无彩色血流显示,一般情况下髂动脉不易变扁,其彩色血流可穿过实质性肿块;③下肢静脉有血液回流障碍征象。

3.脉冲多普勒

(1)原发性髂总静脉受压综合征的脉冲多普勒表现:受压处可测及高速持续性血流频谱,闭塞时,局部无血流信号,远端静脉血流速度减慢。在做 Valsalva 试验时,静脉血流速度变化不明显。

(2)继发性髂总静脉受压综合征的脉冲多普勒表现:在受压处狭窄的髂静脉可测及高速连续血流频谱,完全闭塞者不能测及血流信号。

(五)磁共振和 CT 静脉造影

在显示病变血管的同时还可以显示腔外结构(动脉、侧支血管、腰骶椎等),有助于该症的诊断。

四、治疗和预防

(一)非手术治疗

对于症状轻微的髂静脉压迫综合征,可在监测下行保守治疗。

(1)一般治疗:如抬高患肢、穿循序减压弹力袜以缓解症状。

(2)药物治疗:①口服阿司匹林、双嘧达莫等抗血小板药和华法林等抗凝药,以预防髂-股静脉血栓形成;②丹参注射液 10~20 mL,加入 5% 葡萄糖注射液 500 mL 中,每天 1 次,静脉滴注,15 次为 1 个疗程;③曲克芦丁 1.0 g 加入 5% 葡萄糖注射液或生理盐水,500 mL 中,静脉滴注,每 15 d 为 1 个疗程;④七叶皂苷 1.0 g 加入 0.9% 生理盐水 250 mL 中,静脉滴注,每 15 d 为 1 个疗程;⑤配合口服强力脉痔灵、地奥司明(爱脉朗)等药物。

(二)溶栓治疗

对于髂静脉压迫综合征合并左下肢急性静脉血栓的患者,一旦确诊后,应早期清除血栓,并针对髂静脉压迫综合征原发病变进行手术或介入治疗。原则上,快速再通可以通过取栓或溶栓的方法实行。全身药物溶栓治疗的效果一直存在争论,髂静脉压迫综合征的病变段周围常形成许多侧支,使药物不能进入血栓。随着近年来血管腔内技术的发展,对髂-股静脉血栓进行经导管直接溶栓和机械血栓消融术取得了较好的效果,并可通过球囊导管扩张以解除病变段的压迫和管腔狭窄,对于由纤维束带或动脉压迫等因素造成的弹性回缩,可以行支架置入加以避免。

(三)外科治疗

对于症状严重或髂静脉管腔狭窄超过 50% 的患者应考虑外科干预。手术目的是解除髂静脉的压迫,恢复患肢正常的静脉回流。传统的外科手术方式有以下几种。

1.筋膜悬吊术

用缝线、筋膜或人造血管将髂总动脉移位固定(悬吊)到腰大肌,借以保护左髂总静脉,免受压迫。

2.静脉成形术

局限的髂总静脉阻塞可以行静脉切开、异常结构组织切除。通常关闭切口时,加一块自体的血管补片以避免管腔狭窄。这一类型手术的缺点是不能解除压迫,不能消除急性静脉血栓形成的危险因素。

3.静脉转流术

针对存在血栓和/或严重并发症的患者,双股间的静脉交叉转流术有一定的作用。转流血管可以是自体的或人造的,术后还可以加做远侧暂时性动静脉瘘以增加血流量,减少移植物血栓发生的概率。经典的 Palma 手术是对侧大隐静脉切断后,其近侧段转至患肢闭塞段的远端;也有将左侧髂静脉转至右髂总静脉,该手术的优点可以避开病变区,但术后的移植物血栓一直是棘手的问题。

4.髂静脉松解和衬垫减压术

左髂总静脉受压而腔内正常的患者可以将骶骨磨平或在第4腰椎和远端腹主动脉之间垫入骨片等组织,也可以在动、静脉之间嵌入衬垫物,或者在病变段静脉周围包裹一圈膨体聚四氟乙烯血管片,以防止静脉再度受压。

5.髂动脉移位术

右髂总动脉移位是另一种解除压迫的方法,将右髂总动脉切断,其远端与左髂总动脉或腹主动脉吻合。该方法的缺点是需要间置一段人造血管。还有报道将右髂总动脉与左髂总动脉吻合。

(四)腔内治疗

1995 年,Berger 等首次报道采用介入疗法,即球囊扩张和支架置入的方法来治疗髂静脉压迫综合征,获得满意的近期疗效。以后陆续有该方面的文献报道,介入治疗也逐渐成为近年来取代外科手术治疗髂静脉压迫综合征的一种主要手段,其直接作用于病变段,既支持了静脉腔以避免被动脉和腰骶椎压迫,同时通过扩张管腔解除了腔内异常结构所引起的狭窄,并且创伤小、操作简便,因而显示出良好的应用前景。与髂静脉切开成形术、右髂动脉移位术、静脉旁路转流术等手术相比,介入疗法对该综合征在缓解率、改善率及通畅率方面具有更好的疗效,后者更符合人体正常点的解剖和生理,因而获得了较好的近期疗效,且并发症较少。对于并发急性下肢深静脉血栓者,导管介入溶栓治疗,通常在发病后 3 周内疗效较好。如在溶栓过程中或溶栓后发现髂静脉受压,可于最后静脉造影时置入支架,扩张静脉到正常大小,防止回缩。O'Sullivan 等报道髂静脉受压合并急性和慢性症状患者置入支架 1 年通畅率分别是 93.1% 和 100%。

球囊扩张和支架置入的操作较为简易,但针对该综合征的特殊性,操作过程中有以下几点值得注意。①病变髂静脉腔内异常结构的主要组织构成是胶原纤维和纤维细胞,因此其物理特性上缺少弹性和伸展性,故在介入治疗过程中管腔扩张较困难,且扩张的管壁极易回缩,因此球囊扩张后的支架置入十分必要。由于病变的髂静脉往往难以扩张至正常管径,过度的张力会导致管壁破裂,因此选择直径略大于球囊且张力较小的支架可使操作更安全,不必苛求将病变段扩张至正常管径。②髂静脉压迫综合征的左髂总静脉的病变段可分隔成多个通道,因此造影导管、球囊导管和支架输送装置应保持在同一位置的导丝上操作,以保证支架放置与球囊扩张为同一通道,同时也避免了反复输送导管、导丝对血管内膜的损伤。③左髂总静脉病变段与下腔静脉邻接,为更好地扩张病变段的近心端,可将支架近端 1~2 cm 置入下腔静脉。

(刘世贵)

第六节 外周动脉瘤

外周动脉瘤可发生于颈动脉、锁骨下动脉、腋动脉、肱动脉、桡动脉、髂动脉、股动脉和腘动脉及其分支等部位,但股动脉和腘动脉为好发部位,占 90％以上。发生在肢体的一侧或两侧,可为单发性或多发性,有时可同时伴有胸和/或腹主动脉瘤。病因包括创伤、动脉硬化、感染、中层囊性变性、先天性及梅毒性等。

一、临床表现和诊断

渐增性搏动肿块是主要的临床症状。也有少数患者无明显症状,直至肿块并发感染,出现剧烈疼痛时才被发现。如肿块压迫附近神经,肢体可出现麻木及放射痛。如远段动脉并发血栓栓塞,肢体可出现缺血症状。搏动肿块在关节部位,可影响肢体伸屈活动。

局部检查时,在周围动脉的行径部位可扪及膨胀性搏动肿块,这是外周动脉瘤的典型体征。在搏动性肿块部位有时可闻及收缩期杂音,偶可扪及震颤。压迫动脉瘤近侧动脉可使肿块缩小,搏动、震颤及杂音等均减轻或消失。肢体动脉瘤增大压迫附近淋巴管和伴行静脉时,可产生肢体远侧淋巴水肿及浅静脉曲张。巨大髂、腋或肱动脉瘤可引起肢体屈曲畸形。

根据外周动脉瘤的特征,诊断一般不难,但需要与紧贴动脉或位于动脉表面的肿瘤或脓肿相鉴别。特别要警惕不能将动脉瘤误诊为脓肿而作切开造成不良后果。如动脉瘤难于确诊时,可做 B 型检查或诊断性穿刺,必要时也可做动脉造影检查。

二、治疗

外周动脉瘤一旦确诊,应尽早手术治疗。外周动脉瘤的治疗方法应根据动脉瘤的部位、大小、局部解剖条件,侧支循环的建立以及有无并发感染等具体情况而定。一般可选用下列几种:①动脉瘤切除和动脉端-端吻合术;②动脉瘤切除和自体静脉或人工血管移植术;③动脉瘤切线切除和动脉瘤壁修补术;④动脉瘤切除和近、远侧动脉结扎;⑤动脉瘤腔内旁路术;⑥动脉瘤腔内修复术等。

动脉瘤腔内修复术为近年来发展起来的新技术,技术原理等同于腹主动脉瘤腔内修复术,具有创伤小,住院时间短等优点,但不适用于近关节处的动脉瘤。如动脉瘤并发感染时,动脉瘤近、远侧动脉结扎,瘤腔作切开引流,并用自体静脉经解剖外途径做旁路移植术。

三、动脉瘤分类

(一)髂动脉瘤

不伴腹主动脉瘤病变的髂动脉瘤很少见,人群研究显示髂动脉瘤的发病率约为 0.03％。而在所有主髂动脉瘤中,局限于髂动脉的病变仅占 0.6％。髂动脉瘤的发病率男性高于女性[(5～16):1],且多见于 60 岁以上的老年患者。髂总动脉瘤占髂动脉瘤中的 70％～90％,髂内和髂外动脉瘤占 10％～30％,约 50％的患者为双侧发病。

髂动脉瘤患者在动脉瘤破裂前多无临床症状。有时因髂动脉瘤对邻近组织脏器压迫,可出现尿路梗阻、血尿、髂静脉血栓形成、肠梗阻及下肢神经功能损害等症状。由于髂动脉瘤位于盆部,因此体格检查很难发现。很少情况下,较大的髂动脉瘤可通过直肠指诊发现。随着影像学检查的进步,髂动脉瘤的诊断率不断提高。

由于髂动脉瘤破裂的死亡率较高(25%～57%),而择期手术的死亡率低于5%,因此目前建议对直径为3～4 cm的孤立性髂动脉瘤,如果患者手术风险控制较好,应择期行手术治疗;如果动脉瘤直径＞5 cm,建议立即手术。

经腹膜外途径可显露髂动脉瘤,单侧髂动脉瘤可行动脉瘤切除及人工血管旁路。双侧髂动脉瘤或伴腹主动脉扩张的患者,可行主动脉-双侧髂动脉人工血管旁路术,选择经腹途径较为适宜。髂内动脉瘤的治疗需要结扎动脉瘤流入道和流出道,并且缝扎瘤腔内反流的侧支血管。也可考虑人工血管重建血运,但是髂内动脉侧支较多,重建存在困难。双侧髂内动脉瘤或一侧髂内动脉瘤伴对侧髂内动脉闭塞的患者,测定远端髂内动脉反流压或髂动脉阻断后乙状结肠血供,对于盆腔血供的评估有所帮助,但是多数患者需要重建一侧髂内动脉。少数情况下,髂动脉瘤可破入相邻的直肠、膀胱或小肠。如果术野污染严重,则需结扎动脉并行解剖外旁路重建血运。支架型人工血管腔内修复术治疗髂总动脉瘤或髂外动脉瘤已取得较好疗效,且手术创伤小、支架中远期通畅率高;髂内动脉瘤也可通过介入栓塞的方法进行治疗,或应用IBD支架、平行支架技术重建髂内动脉。腔内技术修复髂动脉瘤有望成为未来治疗的首选。

(二)股动脉瘤

国人中股动脉瘤占外周动脉瘤的首位,而在欧美国家其发病率仅次于腘动脉瘤,居外周动脉瘤的第二位。根据股动脉瘤累及股动脉分叉的情况,将股动脉瘤分为两型,从而帮助制订手术方案。Ⅰ型股动脉瘤局限于股总动脉,而Ⅱ型股动脉瘤累及股总动脉和股深动脉。常见病因包括创伤、动脉粥样硬化或血管退行性变,少见的病因还包括感染性动脉瘤、炎症性动脉瘤、白塞病及特发性动脉瘤。动静脉畸形也可导致股动脉瘤样扩张的改变。创伤性动脉瘤多发生于年轻患者,动脉退行性变导致的股动脉瘤主要发生于老年吸烟男性患者。

临床主要症状是在股三角区出现膨胀搏动性肿块,有时可听到收缩期杂音。患侧足背动脉搏动常减弱或消失,股动脉瘤破裂很罕见。较大直径的动脉瘤,可表现为局部的压迫症状,如压迫股静脉导致的下肢水肿或压迫股神经导致的下肢感觉异常。动脉瘤血栓形成、下肢动脉栓塞也可能发生,并与股动脉瘤直径大小和瘤体内附壁血栓有关。瘤体急性血栓形成可能导致股浅、股深动脉的闭塞,引起下肢远端严重缺血,发生率约为15%。远端动脉栓塞可能导致蓝趾综合征,发生率约为26%。

股动脉瘤可通过体格检查发现,但是仍有近1/3的患者存在漏诊。X线摄片有时可显示动脉瘤壁钙化阴影。多普勒超声检查的准确性较高,且可对瘤体直径进行测量,并可检查动脉瘤与股动脉分叉的关系以及是否存在瘤体内附壁血栓。如果发现股动脉瘤,应行超声检查以排除同时存在的主动脉瘤和腘动脉瘤。CTA和MRA对股动脉瘤的诊断,也具有重要的意义。

股动脉瘤一旦确诊,应尽早进行手术治疗。对于年龄较大且手术风险较高的老年患者,可先予观察。如果股动脉瘤进一步增大或出现下肢动脉栓塞并发症,则需要手术。对于同时患有无症状主动脉瘤、股动脉瘤或腘动脉瘤的患者,手术治疗应分期进行,首先治疗风险最大的动脉瘤。

手术方案取决于动脉瘤的累及范围以及股深、股浅动脉的通畅度。可选择腹股沟部直切口,如果瘤体直径较大导致动脉瘤近心段控制困难,可采用单独的侧腹部切口经腹膜外途径控制髂外动脉,或直接切开腹股沟韧带向近心端延伸腹股沟切口,或从对侧股动脉放置髂外动脉阻断球囊控制出血。较小的Ⅰ型股动脉瘤可直接切除并行人工血管端-端吻合置换。而较大的Ⅰ型股动脉瘤可采用降落伞缝合法,吻合结束后人工血管应用瘤壁包裹。Ⅱ型股动脉瘤累及股动脉分叉,尤其是累及股深动脉的Ⅱ型股动脉瘤,原则上需要重建股深动脉。可采用人工血管置换股总动脉和股浅动脉起始段(端-端吻合),股深动脉再植于人工血管上(端-侧吻合)。对于孤立性的股浅动脉瘤,支架型人工血管腔内修复术也是一个有效的手段。

(三)腘动脉瘤

多数腘动脉瘤为退行性动脉瘤,与局部炎症和遗传因素均有关,最终导致血管壁弹性蛋白和胶原蛋白降解及动脉瘤形成。腘动脉窘迫综合征引起的反复慢性血管损伤,也可导致腘动脉瘤。腘动脉假性动脉瘤可由良性骨肿瘤的慢性损伤引起,如股骨远端干骺端的软骨瘤。穿透伤(如枪伤或刺伤)和医源性损伤(如介入操作或膝关节手术)都可导致腘动脉假性动脉瘤的发生。

患者常在腘窝部感觉有一个搏动性肿块,有时可引起局部疼痛,膝关节伸屈活动受限制。如动脉瘤血栓形成,肿块搏动即消失,瘤体远侧动脉继发血栓导致肢体出现缺血症状。瘤体内血栓突然脱落时,可造成肢体远端血管急性栓塞,出现剧烈疼痛。动脉瘤无症状时可误诊为腘窝囊肿。对于主动脉瘤或股动脉瘤患者需要排除合并腘动脉瘤的可能,应进行必要的体格检查和多普勒超声检查。血管造影、CTA 及 MRA 能进一步明确诊断腘动脉瘤。

远端动脉急性血栓栓塞,往往可导致下肢急性缺血症状,甚至可发展到肢端坏疽。因此,动脉瘤即使较小,增大缓慢,临床上无明显症状,一旦确诊,也应尽早进行手术治疗,预防并发症发生。年龄超过 70 岁而腘动脉瘤直径小于 2 cm 的患者,可暂行随访。术前应注意评估影响血管长期通畅性的各项因素,包括自体大隐静脉、下肢动脉流入道和流出道、近远端吻合口位置。腘动脉瘤结扎及旁路重建是腘动脉瘤治疗的金标准。其优点在于避免了术中分离可能造成的瘤体周围组织损伤(如腘静脉),但是腘动脉瘤引起的压迫症状未能通过手术解除。而且在侧支循环存在的情况下,腘动脉瘤仍存在进一步增大甚至破裂的可能。腘动脉瘤切除加自体大隐静脉移植通常用于较大腘动脉瘤的治疗。需纵行切开腘动脉瘤,移除瘤体内的附壁血栓,缝扎瘤腔内的侧支血管,移植自体大隐静脉重建血运。

(四)颈动脉瘤

颈动脉瘤是指颈总动脉、颅外段颈内动脉和颈外动脉及其分支的动脉瘤。颈总动脉瘤占 30%,其次为颈内动脉瘤(15%)、颈外动脉瘤(7%)及分叉处动脉瘤(8%)。常见的病因是动脉粥样硬化、创伤和感染。极少数是由医源性引起,如颈动脉内膜剥除术或颈动脉切开,自体静脉补片术后并发假性动脉瘤。颈动脉瘤的病变部位也与发病原因有关。损伤导致的颈动脉瘤常位于颈内动脉的高位颈段,而动脉粥样硬化引起的颈动脉瘤常位于或邻近颈总动脉分叉部。

颅外颈动脉瘤的临床症状取决于动脉瘤的部位、大小和病因。较小的颈内动脉瘤可无临床症状,但多数颈动脉瘤(30%)查体可发现位于颈部下颌角下方的搏动性肿块,可伴有收缩期血管杂音。通常认为颈内动脉瘤向内朝咽部扁桃体窝突出,而颈总动脉瘤向外朝颈部突出,但这也取决于颈总动脉分叉位置的高低。疼痛是最常见的局部症状,文献报道发生率高达 40%,包括颈部疼痛、眼眶后疼痛或搏动性头痛。颈动脉瘤压迫引起的症状包括吞咽困难、脑神经压迫和中枢神经功能异常,而动脉瘤破裂引起的出血症状很少见。颅外颈动脉瘤需要与颈动脉扭曲、颈部肿瘤或淋巴结肿大、鳃裂囊肿及淋巴水囊肿相鉴别,超声多普勒、CTA、MRA 或血管造影检查可帮助诊断。

虽然较小的颈动脉瘤长期随访显示破裂发生率很低,但是因局部压迫症状或神经系统症状,多数患者仍需要手术治疗。手术治疗的目的主要是预防颈动脉瘤血栓形成或栓子脱落栓塞导致永久性的神经功能损害。动脉瘤切除及血管重建是较佳选择,瘤体包裹或瘤体切线切除等手术方式现在已很少采用。颈动脉瘤手术中常需短暂阻断颈总或颈内动脉血流,少数情况下需结扎颈总动脉。后者常会引起脑组织损害并发症,偏瘫发生率为 25%～35%,高者可达 70%。因此,术前用手指压迫颈总动脉锻炼试验(Matas 试验)以了解脑部侧支循环建立的情况。如能压迫颈总动脉时间延长至 15～20 min,而无脑组织缺血症状出现,则术中短暂阻断颈内动脉血流就较安全。手术方式有下列几种:①对颈外动脉瘤,做动脉瘤切除,颈外动脉结扎术;②对颈总动脉瘤,做动脉瘤切除,如动脉缺损短,可做动脉端-端吻合;动脉缺损长,则采用自体静脉或人工血管移植术;③对颈内动脉瘤,可做动脉瘤切除,若动脉缺损长,则采用自体静脉移植术。

由于颈动脉结扎后,动脉残端血栓形成并可向上蔓延至颅内眼动脉开口甚至累及 Willis 环,神经系统并发症发生率很高(30%～60%),半数患者死亡。虽然较大的颈动脉瘤或累及颈内动脉远端的动脉瘤,可通过阻断球囊或下颌关节半脱位增加远端流出道的控制和显露,但接近颅底的颈内动脉瘤其远端控制及吻合重建仍存在很大难度,必要时只能选择颈动脉结扎治疗,术后需肝素抗凝 7～10 d。腔内介入栓塞和支架型人工血管腔内修复术治疗颈动脉瘤已有报道。

(五)锁骨下动脉瘤

较少见。病因主要是动脉粥样硬化或血管退行性病变、胸廓出口综合征或损伤、肌纤维发育不良、梅毒性动脉瘤、动脉中层囊性坏死或邻近的淋巴结结核对血管壁侵蚀等因素引起的锁骨下动脉瘤。锁骨下动脉插管可引起动脉医源性损伤,从而导致假性动脉瘤的发生。

主要症状有在锁骨上区或下区出现搏动性肿块,还包括动脉瘤急性扩张或破裂导致的胸颈肩部疼痛;动脉栓塞导致的上肢急性或慢性缺血;臂丛神经受压导致的上肢疼痛或神经功能异常;右侧喉返神经压迫导致的声音嘶哑;气管压迫导致的呼吸异常;椎动脉或右侧颈动脉逆向栓塞引起的短暂性脑缺血发作或脑卒中;动脉瘤破入肺尖引起的咯血等。检查时,在锁骨区可扪及膨胀、搏动性肿块,有时可闻及收缩期杂音,桡动脉搏动可减弱或消失。

体格检查所见的锁骨上窝搏动性肿块多为颈总动脉或锁骨下动脉扭曲。超声多普勒检查可鉴别动脉扭曲与动脉瘤。除锁骨上窝肿块外,体格检查还可能发现:锁骨上窝血管杂音;上肢动脉搏动消失;微栓塞导致的蓝指综合征;臂丛神经压迫导致的感觉运动异常;声带麻痹以及 Horner 征。超声多普勒或 CTA 检查可明确诊断,必要时还可行血管造影检查两侧椎动脉的通畅度。

虽然既往有单纯行锁骨下动脉瘤结扎而不重建的报道,但由于缺血并发症的发生率近25%,因此,目前建议近端及中段锁骨下动脉瘤的手术治疗应包括动脉瘤切除及血管重建。少数情况下也可考虑锁骨下动脉瘤近远端结扎,解剖外旁路重建血运。如果锁骨下动脉瘤累及椎动脉开口,则应在术中重建椎动脉血运,尤其是在对侧椎动脉发育不全或缺如的情况下。

治疗:①对较小的锁骨下动脉瘤,可采用锁骨上或锁骨下切口,必要时需切断锁骨以利显露,切除动脉瘤,自体大隐静脉或人工血管置入术;②对巨大锁骨下动脉瘤,宜采用胸骨正中劈开至第二或第三肋间横断的颈胸联合切口,切除动脉瘤,人工血管或自体大隐静脉置入术;③对锁骨下动脉瘤伴有周围紧密粘连的,则可将瘤的近、远端动脉结扎,切开动脉瘤,在瘤腔内缝扎锁骨下动脉的各分支开口,缝合瘤壁切口,或加做血管旁路移植术。锁骨下动脉瘤的腔内治疗已有报道,尤其适合于伴随疾病较多,传统手术风险较大的患者。锁骨下动脉的近端和中段较适合行支架型人工血管腔内修复术。但是锁骨下动脉的远端位于锁骨和第一肋骨之间,支架放置后容易受到外力压迫变形甚至断裂。右侧锁骨下动脉瘤行腔内修复术还有栓子碎屑脱落至右侧颈动脉系统导致脑卒中的风险。腔内修复术后存在支架受压变形、断裂以及支架内狭窄等可能,对于手术风险较小的患者,传统手术治疗应为首选。也有学者提出采用动脉瘤钢圈栓塞及颈动脉-锁骨下动脉旁路术治疗锁骨下动脉瘤。

(六)腋动脉瘤

腋动脉瘤多数由钝性伤或穿刺伤所致,多见于年轻男性患者。腋杖导致动脉慢性损伤所引起的腋动脉瘤,多见于老年患者。腋动脉假性动脉瘤常见于动脉穿刺伤的患者,也可见于肱骨骨折或肩关节前脱位的患者。由于腋动脉位置较深且侧支循环丰富,早期诊断存在困难。而动脉瘤破裂出血时,血液积于腋动脉鞘,臂丛神经受压可导致严重而持久的神经功能损害。多普勒超声、CTA 或 MRA 检查可帮助诊断。腋动脉瘤的手术治疗包括动脉瘤切除及自体大隐静脉重建血运,术中应注意防止臂丛神经损伤。腋动脉瘤的支架型人工血管腔内治疗已有成功报道,手术风险较大的患者可尝试损伤较小的腔内治疗,但是长期疗效尚待证实。

(刘世贵)

第七节　腹主动脉瘤

腹主动脉是主动脉在腹部的延续,是人体最大的动脉,主要负责腹腔内脏和腹壁的血液供应。当腹主动脉某段动脉中层结构破坏,动脉壁不能承受血流冲击的压力而形成的局部或者广泛性的永久性扩张或膨出,使该段血管的直径超过正常腹主动脉直径的 1.5 倍以上时,医学上就称之为腹主动脉瘤。

一、病因

(一)动脉粥样硬化

动脉粥样硬化为最常见的原因。粥样斑块侵蚀主动脉壁,破坏中层成分,弹力纤维发生退行性变。管壁因粥样硬化而增厚,使滋养血管受压,发生营养障碍,或滋养血管破裂而在中层积血。

(二)感染

感染以梅毒为显著,常侵蚀胸主动脉。败血症、心内膜炎时的菌血症使病菌经血流到达主动脉,主动脉邻近的脓肿直接蔓延,或在粥样硬化性溃疡的基础上继发感染,都可形成细菌性动脉瘤。致病菌以链球菌、葡萄球菌和沙门菌属为主,较少见。

(三)囊性中层坏死

囊性中层坏死为一种比较少见的病因未明的病变。主动脉中层弹力纤维断裂,代之以异染性酸性黏多糖。

(四)外伤

贯通伤直接作用于受损处主动脉引起动脉瘤,可发生于任何部位。间接损伤时暴力常作用于不易移动的部位,受力较多处易形成动脉瘤。

(五)先天性

以主动脉窦瘤为主。

(六)其他

其他包括巨细胞性主动脉炎、贝赫切特综合征(白塞病)、多发生大动脉炎等。

二、病理生理及病理解剖

主动脉发生动脉粥样硬化后,中层弹性纤维断裂,管壁薄弱,不能耐受主动脉内血流压力而发生局部膨大,形成主动脉瘤。由于动脉瘤承受的血流压力较大,使动脉瘤逐渐扩大,并可压迫邻近器官,或向体表膨出,成为搏动性肿块。在膨大的瘤部,血流减慢,形成涡流,可产生附壁血栓。患者可因动脉瘤严重压迫重要脏器或破裂而死亡,囊性的动脉瘤较梭形的更容易破裂。

三、临床表现

(一)疼痛

疼痛是腹主动脉瘤较为常见的临床症状,约在1/3的患者表现出疼痛。其部位多位于腹部脐周,两肋部或腰部,疼痛的性质可为钝痛、胀痛、刺痛或刀割样疼痛。一般认为疼痛是瘤壁的张力增加,引起动脉外膜和后腹膜的牵引,压迫邻近的躯体神经所致。巨大的腹主动脉瘤当瘤体侵蚀脊柱,亦可引起神经根性疼痛。

(二)压迫症状

随着腹主动脉瘤瘤体的不断扩大,可以压迫邻近的器官而引起相应的症状。

1.肠道压迫症状

肠道是腹主动脉瘤最常压迫的器官,可出现腹部不适,饱满感,食欲下降,重者会出现恶心,呕吐,排气排便停止等不全或完全性肠梗阻等症状。

2.泌尿系压迫症状

由于腹主动脉瘤压迫或炎性腹主动脉瘤侵犯到输尿管时可以出现输尿管的梗阻,肾盂积液。由于解剖学的关系,左侧输尿管最易受累。

3.胆管压迫症状

临床上比较少见。

(三)栓塞症状

腹主动脉瘤的血栓,一旦发生脱落便成为栓子,栓塞其供血的脏器或肢体而引起与之相应的急性缺血性症状。如栓塞部位为肠系膜血管,表现为肠缺血,严重者可引起肠坏死。患者出现剧烈的腹痛和血便,继而表现为低血压和休克以及全腹的腹膜刺激症状。栓塞至肾动脉,则可引起肾脏相应部位的梗死,患者表现为剧烈的腰痛和血尿。栓塞至下肢主要动脉时,则出现相应肢体的疼痛,脉搏减弱以至消失,肢体瘫痪,颜色苍白,及感觉异常等。

(四)腹部搏动性包块

腹部搏动性包块是腹主动脉瘤最常见最重要的体征。肿块多位于左侧腹部,具有持续性和向着多方向的搏动和膨胀感。腹部触诊也是诊断腹主动脉瘤最简单而有效的方法,其准确率为30%~90%。

(五)破裂症状

腹主动脉瘤破裂是一种极其危险的外科急症。病死率高达50%~80%。动脉瘤的直径是决定破裂的最重要的因素。

四、辅助检查

(一)腹部正侧位片

有 67％～75％的患者腹主动脉壁可有钙化影,并且有 2/3 的患者可通过其钙化的影像来粗略的判断动脉瘤的大小,但阴性的病例也不能否定腹主动脉瘤的存在。

(二)腹主动脉造影

对于了解动脉瘤的大小,腔内管壁的病变情况及所属分支血管是否有病变,在一定的情况下有不可代替的作用。有选择地使用主动脉造影是非常必要的。

(三)血管超声检查

避免了电离辐射,为无痛性的非创伤检查,检查费用相对比较低,在血管横向及纵向上均能探测成像,检查患者方便。目前已被作为腹主动脉瘤的首选检测方法。据资料报道,直径为 3 cm 以上的动脉瘤即可被超声检查发现。

(四)CT 检查

CT 获得的是关于主动脉和身体其他结构的横截面图像,是目前检查主动脉瘤的最好方法之一。

(五)MRI 检查

MRI 是一种无创伤性检查,可以得到冠状面、矢状面和横断面等任何断层像。

(六)DSA 检查

比血管造影更为先进完善的检查方法,能测得各种血管口径,为动脉瘤腔内隔绝术提供准确的数据。

五、治疗

(一)非手术治疗

瘤体直径＜5 cm 时,视各种情况可保守治疗,但应密切随诊观察。

(二)手术治疗

瘤体直径＞5 cm 的患者应手术修复,对较小的病灶可进行修补,尤其是超声图显示动脉瘤有进行性增大且患者在其他方面是健康的应手术治疗。理想的治疗方法是手术将动脉瘤切除及血管重建手术,手术病死率＜5％。血管重建可选用涤纶或真丝人造血管,效果良好。

(三)介入治疗

为微创技术,创伤小,患者痛苦少,只需在一侧腹股沟处行 5 cm 切口,游离出股动脉,另一侧行股动脉穿刺即可,用支架型人工血管行瘤体隔绝术。从而可消除腹主动脉瘤破裂及其他危险情况。

(班 倩)

第三章 心胸外科诊疗

第一节 主动脉夹层

主动脉夹层(aortic dissection,AD)是在胸主动脉瘤病理改变的基础上,主动脉内膜破损,主动脉腔内的血液从主动脉内膜撕裂口进入主动脉中膜,使中膜分离,并沿主动脉长轴方向扩展,从而造成主动脉真假两腔分离的一种病理改变。

一、病因

病因至今未明。80%以上主动脉夹层的患者有高血压,不少患者有囊性中层坏死。高血压并非引起囊性中层坏死的原因,但可促进其发展。临床与动物试验发现,不是血压的高度而是血压波动的幅度,与主动脉夹层分裂相关。遗传性疾病马方综合征中主动脉囊性中层坏死颇常见,发生主动脉夹层的机会也多,其他遗传性疾病如特纳(Turner)综合征、埃-当(Ehlers-Danlos)综合征,也有发生主动脉夹层的趋向。主动脉夹层还易在妊娠期发生,其原因不明,猜想妊娠时内分泌变化使主动脉的结构发生改变而易于裂开。

二、病理生理及病理解剖

动脉中层弹性纤维有局部断裂或坏死,基质有黏液样和囊肿形成。夹层分裂常发生于升主动脉,此处经受血流冲击力最大,而主动脉弓的远端则病变少而渐轻。主动脉壁分裂为2层,其间积有血液和血块,该处主动脉明显扩大,呈梭形或囊状。病变如涉及主动脉瓣环则环扩大而引起主动脉瓣关闭不全。病变可从主动脉根部向远处扩延,最远可达髂动脉及股动脉,亦可累及主动脉的各分支,如无名动脉、颈总动脉、锁骨下动脉、肾动脉等。冠状动脉一般不受影响,但主动脉根部夹层血块对冠状动脉开口处可有压迫作用。多数夹层的起源有内膜的横行裂口,常位于主动脉瓣的上方,裂口也可有两处,夹层与主动脉腔相通。少数夹层的内膜完整无裂口。部分病例外膜破裂而引起大出血,破裂处都在升主动脉,出血容易进入心包腔内,破裂部位较低者亦可进入纵隔、胸腔易进入心包腔内,破裂部位较低者亦可进入纵隔、胸腔或腹膜后间隙。慢性裂开的夹层可以形成一双腔主动脉,一个管道套于另一个管道之中,此种情况见于胸主动脉或主动脉弓的降支。

三、临床表现

(一)疼痛

夹层分离突然发生时,多数患者突感胸部疼痛,向胸前及背部放射,随夹层涉及范围可以延至腹部、下肢及颈部。疼痛剧烈难以忍受,起病后即达高峰,呈刀割或撕裂样。少数起病缓慢者疼痛不显著。

(二)高血压

患者因剧痛而有休克外貌,焦虑不安、大汗淋漓、面色苍白、心率加速,如外膜破裂出血则血压降低。不少患者原有高血压,起病后剧痛使血压更增高。

(三)心血管症状

(1)主动脉瓣关闭不全:夹层血肿涉及主动脉瓣或影响心瓣-叶的支撑时发生,故可突然在主动脉瓣区出现舒张期吹风样杂音,脉压增宽,急性主动脉瓣反流可以引起心力衰竭。

(2)脉搏改变:一般见于颈、肱或股动脉,一侧脉搏减弱或消失,反映主动脉的分支受压迫或内膜裂片堵塞其起源。

(3)胸锁关节处出现搏动或在胸骨上窝可触到搏动性肿块。

(4)心包摩擦音:夹层破裂入心包腔可引起心包堵塞。

(5)胸腔积液:夹层破裂入胸膜腔内引起。

(四)神经症状

主动脉夹层延伸至主动脉分支颈动脉或肋间动脉,可造成脑或脊髓缺血,引起偏瘫、昏迷、神志模糊、截瘫、肢体麻木、反射异常、视力障碍与大小便障碍。

(五)压迫症状

主动脉夹层压迫腹腔动脉、肠系膜动脉时可引起恶心、呕吐、腹胀、腹泻、黑便等症状;压迫颈交感神经节引起霍纳(Horner)综合征;压迫喉返神经致声嘶;压迫上腔静脉致上腔静脉综合征;累及肾动脉可有血尿、尿闭及肾缺血后血压增高。

四、辅助检查

(一)心电图检查

心电图可示左心室肥大,非特异性 ST-T 改变。病变累及冠状动脉时,可出现心肌急性缺血甚至急性心肌梗死改变。心包积血时可出现急性心包炎的心电图改变。

(二)X 线胸部平片检查

X 线胸部平片可见上纵隔或主动脉弓影增大,主动脉外形不规则,有局部隆起。如见主动脉内膜钙化影,可准确测量主动脉壁的厚度。正常为 2～3 mm,增到 10 mm 时则提示夹层分离可能性,若超过 10 mm 则可肯定为本病。

(三)超声检查

(1)呈在 M 型超声检查中可见主动脉根部扩大,夹层分离处主动脉壁由正常的单条回声带变成两条分离的回声带。

(2)在二维超声检查中可见主动内分离的内膜片呈内膜摆动征,主动脉夹层分离形成主动脉真假双腔征。有时可见心包或胸腔积液。

(3)多普勒超声不仅能检出主动脉夹层分离管壁双重回声之间的异常血流,而且对主动脉夹层的分型、破口定位及主动脉瓣反流的定量分析都具有重要的诊断价值。

（四）磁共振成像（MRI）扫描

MRI 扫描能直接显示主动脉夹层的真假腔,清楚显示内膜撕裂的位置和剥离的内膜片或血栓。能确定夹层的范围和分型,及与主动脉分支的关系。

（五）数字减影血管造影（DSA）检查

无创伤性 DSA 检查可发现夹层的位置及范围,有时还可见撕裂的内膜片。还能显示主动脉的血流动力学和主要分支的灌注情况。易于发现血管造影不能检测到的钙化。

（六）血和尿检查

白细胞计数常迅速增高。可出现溶血性贫血和黄疸。尿中可有红细胞,甚至肉眼血尿。

五、治疗

（一）非手术治疗

1.镇静

给予地西泮、氯丙嗪、异丙嗪等。

2.镇痛

根据疼痛程度及体重可选用布桂嗪、哌替啶或吗啡,一般哌替啶 100 mg 或吗啡 5～10 mg,静脉注射效果好,必要时可每 6～8 h 一次。

3.降压

对合并有高血压的患者,可采用普萘洛尔 5 mg 静脉间歇给药与硝普钠静脉滴注 25～50 μg/min,调节滴速,使血压降低至临床治疗指标,保持收缩压为 13.3～16.0 kPa（100～120 mmHg）。血压下降后疼痛明显减轻或消失是夹层分离停止扩展的临床指征。需要注意的问题是合并有主动脉大分支阻塞的高血压患者,因降压能使缺血加重,不可采用降压治疗。对血压不高者,也不应用降压药,但可用普萘洛尔减低心肌收缩力。

4.补充血容量

胸腔或主动脉破裂者需输血治疗。

5.对症处理

如制动、防止腹压增加、处理并发症等。疼痛缓解是夹层动脉瘤停止发展、治疗显效的指标,只有疼痛缓解后,才可行主动脉造影检查。

（二）手术治疗

对近端主动脉夹层、已破裂或濒临破裂的主动脉夹层,伴主动脉瓣关闭不全的患者应进行手术治疗。微创是腔内隔绝术最突出的特点,手术仅需在大腿根部作一个长为 3 cm 的小切口即可完成,患者术后恢复快,并发症率、病死率低,并且使许多因高龄及不能耐受传统手术的患者获得了治疗机会。

（刘世贵）

第二节　胸内大血管损伤

"时间就是生命",这句话在抢救心脏大血管创伤中可得到最生动的体现。因为创伤发生突然,受伤场合特殊,伤情凶险,如不及时救治,多较快死亡。随着急诊医学的发展、先进通讯手段和快速运输工具的使用,使心脏大血管创伤患者抢救存活的机会大大增加。引起心脏大血管创伤的原因在战时多为枪弹伤、锐器伤或爆震伤,而平时多为车祸、锐器刺伤、高处坠落、医源性损伤(外科手术、导管检查等)。西方国家枪弹伤占有很大比例,为 60%～70%。虽然这类损伤的确定性处理必须由专科医生来完成,但现场抢救、伤情判断、初步处理、急救转运都构成了保全患者生命的重要环节。所以每位医务人员应对心脏大血管创伤的原因、好发部位、病理生理过程、临床表现和诊断、治疗措施有一个全面的了解。在抢救过程中,医护人员面临接触患者的场合不同而采取何种措施的问题,即在现场和在急诊室应作出不同的反应。

在现场应采取措施包括:①向目击者迅速、简要地了解致伤经过,或请目击者一同搬运患者,在途中进一步了解。②初步处理:如封闭胸壁创口、保持呼吸道通畅、体表出血压迫止血等,但禁止以探针探测伤口深度或拔除露在胸部的刀柄等异物。③迅速建立静脉通道,积极抗休克。④根据就地就近的原则,紧急转运到具备开胸条件的医疗单位。⑤注意多发性创伤的存在。⑥主动向急诊室接诊医生汇报病史,减少重复问诊。

在急诊室接触患者应采取的措施包括:①迅速、简要采取病史。②迅速畅通呼吸道,建立大静脉通道。③请专科医生会诊同时,尽快做好一般检查,如测血压、静脉压、床边心电图、必要的摄片、配血、通知手术室等。④情况危急或已发生心脏停搏,则立即做好急诊室开胸准备,协助专科医生就地紧急手术。

一、胸主动脉创伤

胸主动脉创伤亦可根据病因分为闭合性、创伤性和开放性。

(一)闭合性主动脉破裂

车祸或从高处坠落突然产生的水平或垂直减速可导致主动脉破裂。70%的外伤性主动脉破裂患者是从车上弹出,45%是由于侧向交叉碰撞。死于现场或运送途中车祸患者有 16%～36% 是主动脉损伤。钝性胸部外伤引起的主动脉断裂有 90% 当场死亡。

1.损伤部位

在水平减速事故中,70%～95%患者主动脉断裂恰恰发生在左锁骨下动脉远端的动脉韧带处,5%～30%发生于主动脉瓣上的升主动脉。膈肌水平的降主动脉破裂很少发生。20%患者可有多发性主动脉断裂。

2.临床表现

患者的症状主要取决于主动脉壁哪一层破裂。升主动脉破裂多数发生在心包内,其症状为心脏压塞,1/3 的降主动脉破裂可出现背部放射性疼痛。常因全身严重损伤而休克。胸主动脉横断可有胸骨后或肩胛之间的疼痛、上肢高血压,或者上、下肢脉搏不可触及。应该强调的是仅不足一半的患者出现上述症状,1/3 以上患者并无外部损伤的证据。

纵隔血肿压迫可引起气急、咽下困难、声嘶等征象,约 1/4 患者可在心前区或锁骨下区闻及收缩期杂音,脊髓供血不足可致截瘫,肾供血不足可致少尿。

3.诊断

有人提出半数以上患者可出现诊断三联征:上肢血压增高和脉压增大;下肢血压降低和脉压缩小;X 线显示纵隔增宽。最重要的一点是对胸部钝性伤者警惕胸主动脉破裂的可能。有胸部直接暴力或高处坠落史者出现上述症状和体征,在条件允许情况下可作下列检查。

(1)X 线检查:胸部 X 线检查可为主动脉损伤提供重要线索,最常见的是纵隔增宽,尤其65 岁以下患者纵隔增宽是诊断胸主动脉损伤最可靠的征象。但主动脉破裂仅 12.5％引起纵隔增宽。

(2)主动脉造影:对于诊断胸主动脉和大血管损伤具有确定性意义,但应在条件许可情况下采用。

(3)CT 检查:有报道,螺旋 CT 能确诊所有的主动脉损伤,和 CT 血管造影结合几乎能代替主动脉造影。

(4)经食管超声心动图(TEE):用于多发性创伤患者可提供迅速诊断依据。TEE 对于胸主动脉内膜非创伤性剥离的诊断正确率是 93％、CT 仅 54％、血管造影 75％。

4.处理

首先应考虑紧急手术,而非降压药物,后者仅在无法进行手术时才用。术前应尽量争取明确诊断并定位。少数病例即使有大量血胸甚至心脏停搏,手术有时仍可挽救生命。

对于不完全性的胸主动脉破裂合并多发性损伤者,应首先处理其他更迅速危及生命的损伤。

(二)创伤性主动脉断裂

因减速损伤者多位于主动脉峡部,断裂后出血受周围组织压迫可自止或渐形成假性动脉。因而有急性断裂及慢性弓降部外伤性假性动脉瘤两种不同时期的表现。但二者均有潜在破裂大出血的危险。假性动脉瘤虽可较长时间无症状,但因动脉压力不断冲击,瘤壁仅由血栓及纤维组织形成,耐压程度差,逐渐在某薄弱部位向外膨出,瘤囊直径越大,瘤壁承受张力亦大,在张力不能对抗腔内压的部分即向外突破造成出血。所以,创伤性主动脉断裂的诊断一建立,即应考虑手术治疗,除非有禁忌手术的情况,如晚期恶性肿瘤患者,全身情况呈恶病质,再就是患者一般情况较差,或其他严重伤情应先行处理等情况时,可先用降血压并减弱心收缩力药物治疗,作短期观察,当条件许可后即行手术。

自 20 世纪 50 年代对急、慢性创伤主动脉破裂手术成功以来,加上麻醉、体外循环及心外科技术的发展,目前抢救创伤性主动脉断裂的机会大大增加,成功率可达到 90％。

直接修复创伤性主动脉断裂需在断裂的近、远侧完全阻断主动脉。阻断后产生的问题有近心端血压上升增加了左心负荷及脑部灌注压,可导致急性左心衰竭及脑水肿。而阻断远侧供血不足,使脊髓及肾脏、肝脏缺血而发生截瘫或肝、肾衰竭。为防止上述并发症发生,采用了多种方法,但尚没有一种方法可以完全防止截瘫的发生。

1.手术的基本方法

由于体外循环安全度的提高,低温下阻断主动脉法已很少采用。现在常用的方法如下。

(1)外分流法:采用各种不同管路,均需抗凝以防止血栓形成,这可增加术中出血量,故多不用。现有采用肝素结合的塑料管(TDMAC-肝素),不需全身抗凝以进行外分流者。

(2)全身体外循环或左心转流法:近年来采用者较多。在不宜左心插管时,亦可行股动脉-股静脉转流,以保证阻断的主动脉远端血供,而上半身则靠心脏供血。在急性升主动脉破裂者,必须行全身体外循环。为防止开胸时大出血,可先行股动脉-股静脉转流,开胸后再从心脏插管行全身体外循环。

(3)全身体外循环深低温暂停循环法:用全身体外循环行中心血流降温至 20 ℃左右,停止循环进行手术,可不必阻断主动脉行开放修补或吻合。停循环时限以 30～40 min 为宜,发生神经系统并发症的机会较少。阻断时头部应加用冰帽、静脉给予甲泼尼龙,适当放血;再循环前应注意防止气栓发生。

亦有人强调在直接阻断降主动脉下手术,阻断 20 min 以内很少发生截瘫,而建议不采用任何分流措施。并列举单纯阻断术后死亡率及并发症发生率均低于外分流及体外循环者。但采用体外循环的医师亦称体外循环更为安全有效。总的来说,尽可能缩短阻断主动脉的时间,减少失血是防止并发症的较好方法,若采用其他辅助方法有助于缩短阻断时间,则更为安全。

2.手术方法

(1)近端控制:为避免血肿影响手术操作,宜在膈神经后方切开纵隔胸膜游离左颈总动脉及左锁骨下动脉间的主动脉弓,注意避免伤及膈神经和迷走神经及其喉返神经支;或在心包切开后沿主动脉下缘游离此区,套带准备阻断。在游离有困难时,可先开始体外循环,使压力有所下降后再进行。主动脉破裂处的远侧游离一般无困难,两端游离后即可控制破口部大出血,其他分支亦应游离阻断。

(2)断端的处理:当近、远端得到控制后,即可切开血肿处假性动脉瘤。在急性期手术者,若上、下残端撕裂和组织水肿不严重者,可直接吻合,但不应有张力。大多数情况下,因撕裂不整齐,清创后组织有部分缺损,虽游离了断裂主动脉的上、下端而吻合仍有张力,必须用预凝好的人工血管进行移植。若用聚四氟乙烯膨体微孔人工血管可不必预凝,或有同种保存动脉可用,则更为理想。

(3)术中血压的监测和处理:在阻断主动脉后,应监测上、下肢的血压,以调整上、下肢的流量;若流量合适,而近端血压仍较高时,可在上肢静脉滴注降压药物加以控制。

3.术后监护和并发症的防治

术后按体外循环心脏手术后的监测及处理。若术中无并发症,亦无由严重创伤所致的其他重要损伤,术后恢复一般均较平稳。但亦应进行下列监护。

(1)心脏前负荷的监测:胸部大血管损伤的患者,在术前就有失血或形成血肿,而术中丢失量有时又难以准确估计,这样就为正确地补足血容量造成了困难,在多数情况下是补血容量不足,故术后应根据全身情况、血压、中心静脉压、血红蛋白及出血量核算补充。术中如因高血压增加了心脏后负荷,术后应积极控制高血压,以防止心功能不全。

(2)对脊髓的保护:术中阻断循环影响脊髓供血,可能产生损伤,但属于可逆性,术后应防止血压过低或低水平血压时间过长,否则会加重脊髓损伤而导致截瘫。对这类患者,术中更应注意采取相应措施保持脊髓血供,并尽量缩短阻断时间。术中、术后减少失血量并及时补足,严防低血压发生。

(3)肾衰竭及呼吸衰竭的防治:多发性创伤,术中及术后低血压或休克可造成肾衰竭;在休克的基础上再加上创伤中和创伤后呼吸道的误吸以及通气不足等原因可造成呼吸衰竭。对这两脏器的功能在术后应进行监测,以观察伤情变化,及时采取防治措施。

(三)开放性主动脉破裂

无论是枪弹或刀刺伤所致主动脉开放性损伤,患者几乎均在得到治疗前死于大出血。只有当破裂位于心包内的主动脉时,才可能因心脏压塞而多存活一段时间。可见心脏压塞是影响心脏创伤预后的"双刃剑"。

1.临床表现与诊断

临床症状取决于损伤部位,心包内主动脉破裂的最突出表现是心脏压塞征,类似心脏损伤,X线显示纵隔增宽。根据胸部贯通伤史及以上症状、体征作出诊断,不应再作任何额外检查(如主动脉造影),以免延误抢救时机。

2.一般情况的治疗

经现场及急诊科初步处理及伤部确诊后,伤情不见好转或基本稳定但仍有继续出血者,均应即时手术修补破口。若损伤严重处经清创后不能直接修复时,可行人工血管移植术。若患者情况不佳,出血已暂停,可在应用降血压同时减弱心收缩力的药物控制血压和严密观察下延迟手术,待伤情稳定好转数日后,再行手术治疗。

胸部大血管穿透伤破口的修复或切除作人工血管移植均是一项较复杂的手术,除应有一定的设备条件外,参加抢救的外科医师和有关人员亦应有专业技术的基本训练,做好充分准备,确定诊断,在患者能耐受手术的情况下,才能取得抢救的成功。

根据伤部及伤情以及外科医师具有的不同经验,所采取的手术方法略有差异,手术的根本条件是:能控制出血部位的近、远侧;有相应措施防止由阻断循环可能导致严重并发症,其中最主要的是脑或脊髓并发症(昏迷、截瘫)及肾衰竭。

手术室主要条件是良好的灯光,有效的吸引器,良好的自体输血装置,血源充足。此外,还要有麻醉安全保证,体外循环(全身或部分)装备备用。术中对体温、心电图、动脉血压、中心静脉压及血气和生化指标的监测也是必要的。

切口选择:为了保证手术野显露充分,术前对累及的动脉定位要明确,而后根据伤部选择切口(升主动脉多用前正中,降主动脉用后外切口)。

手术步骤:原则上是清创及修复血管通路的完整性。

3.具体创伤的治疗

(1)升主动脉及主动脉弓穿透伤的手术治疗:在前胸正中切口可得最佳显露,如有颈根部大分支伤可以向上延伸。小伤口,在清除血肿或解除心脏压塞后,即时用手指压住破口,暴露伤部周围,用无损伤侧壁阻断钳控制破口,保持适当主动脉腔不致影响血流。若破口周围组织损伤严重,可将创缘部坏死组织切除,直接缝合或加用垫片全层缝合,防止张力大撕裂,亦可用补片修复。在破口较大,侧壁钳难以钳夹者,可用手指暂时堵住破口,在手指下缝合,但应小心,因主动脉内压力高,动脉壁张力大,可使缝合针孔撕裂造成更大出血,故此法只有在不得已的情况下应用。血压高时,可轻压下腔静脉使血压下降至 12.0 kPa(90 mmHg)以下再打结,防止因压力高而撕裂。

不能用侧壁钳钳夹时,则应在体外循环下,阻断循环进行修补。根据清创后局部情况行直接缝合或补片修补。

在主动脉穿透伤通入心腔或肺动脉或体静脉形成主动脉心腔瘘或主-肺动脉瘘或动静脉瘘时可产生心内、外的分流,严重增加心脏负荷。这些类型的损伤均应在体外循环下行瘘口修补。动静脉瘘可切断瘘缝合修补或用补片修复防止复发。

(2)降主动脉穿透伤的手术治疗:切口选择在左后外侧切口经第 5 肋(弓降部)床或第 6 肋(降主动脉胸段)床,显露最佳。开胸后,清理胸内血块及积血,手指压迫止血。在降主动脉擦伤或非贯通伤,仅一侧有破口,可在适当游离胸膜后,用侧壁阻断钳控制出血,行清创术后,可用连续或加垫片缝合破口,当缺损较大,可行补片修补。

在有多处伤或损伤严重时,需行破口上、下主动脉阻断。有作者主张即行阻断、修复,阻断时间为 20～30 min 时,认为较安全,不会产生截瘫。但截瘫仍时有发生,体表降温可增加动脉阻断的安全性。在 30 ℃低温下阻断 30 min 较少发生截瘫或肾衰竭。但降温较麻烦、费时,不宜在紧急情况下采用。用硅胶或结合肝素(GBH 或 TDMA-肝素)的塑料管行阻断上、下主动脉的外分流法(图 3-1)(序号不准,需要顺下来),可以较安全地阻断主动脉。需时较长时,则以左心转流(图 3-2)为宜。动脉伤口清创后行修补或补片修复。囊状动脉瘤亦可行侧方切除补片法。在破口不大的患者,直接侧壁修补术的并发症及手术死亡率均低于采用分流或转流术者。医师应根据伤情及个人经验选用最简单及确切的方法修复,其成功率可较大地提高,并发症亦可较大幅度地减少。

(3)主动脉大分支穿透伤的手术治疗:切口走的前胸正中纵切口最好,必要时可向一侧斜行或横向延长,有助于游离分支远端主动脉弓,以控制止血。刺伤裂口可用指压止血,指下缝合或侧壁阻断缝合。伤口超过周径一半者或横缝或补片以防术后狭窄。子弹伤破口大且不规则,并需清创者,常需阻断其近、远端,最好在左颈总或无名动脉阻断前,用外分流法防止脑供血不足并发症(图 3-3)。还有腔内分流管亦可作为分流之用。其方法是,通过动脉破口把内分流管送入该支动脉腔内,其两端超过破口的两侧,而后把预置在破口近、远侧的套囊阻断或用特制管钳夹紧,修补至最后两针时开放,取出分流管后,再完成缝合修补。

二、肺动、静脉损伤

肺动、静脉损伤大多数为穿透伤所致,如枪伤或刀刺伤,偶尔也可见于闭合性损伤。患者可表现为休克,急性心脏压塞、大量血胸、呼吸急促和咯血。

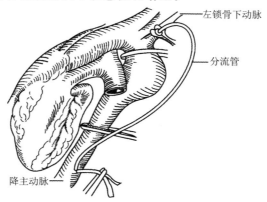

图 3-1　结合表面肝素塑料管分流法

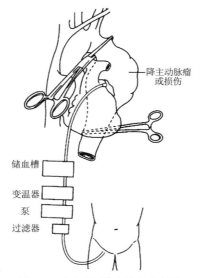

图 3-2　左心耳-股动脉作心转流

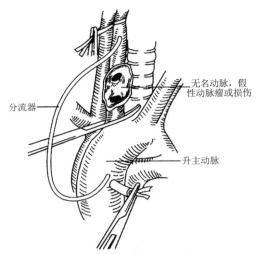

图 3-3　动脉-动脉腔外分流法

（一）诊断

肺动、静脉损伤如果损伤部位在心包内则主要表现为急性心脏压塞，与心脏损伤很难鉴别，常须手术探查方可明确诊断。而肺门部大血管损伤患者主要表现为休克、大量血胸、呼吸困难和咯血，手术探查可明确诊断。

（二）处理

（1）如果患者主要表现为急性心脏压塞，则手术路径应选择胸骨正中切口，切开心包和显露血管后先控制出血，快速输血补液纠正休克。修复血管损伤时使用阻断钳部分阻断受伤血管，然后用无创缝线修复血管破口。假如裂口较大，则可在体外循环辅助下进行血管修复。笔者曾成功救治 1 例钝性胸部外伤致肺动脉损伤，患者为驾驶员，因车祸送来我院，经检查发现为胸骨柄骨折并伴有急性心脏压塞，急症剖胸探查，术中发现心包内大量鲜血，左侧肺动脉起始段撕裂伤，因裂口较大，直接修复有困难，先建立体外循环辅助，再用 Prolene 缝线缝合修复血管破口。

（2）肺门大血管伤的手术路径通常为伤侧后外切口第 4 肋间进胸，由于肺血管壁比较薄而脆，因此修复较为困难，可用大的血管钳将整个肺门阻断，然后确定损伤的确切范围，结扎损伤段，通常需要切除远端相应的肺组织。另外，肺门损伤时可以通过损伤的肺静脉引起体循环气栓，常在进行正压呼吸时出现。此时患者可突然出现偏瘫和/或心室纤颤，一旦出现此类并发症，应立即开胸，钳夹肺门，经左心室和升主动脉排气，复苏后常需立即作肺切除术。

三、腔静脉损伤

腔静脉损伤大多为穿透伤引起，主要的临床表现为急性心脏压塞，手术前往往诊断为心脏创伤。伤后失血量大，若延误诊断和处理，死亡率较高。1974 年 Mattox 报道，上腔静脉损伤的病死率为 40％，膈上段下腔静脉损伤的病死率为 17％。

（一）诊断

上腔静脉或下腔静脉在心包段内发生破裂时，都无例外地形成急性心脏压塞。因此腔静脉损伤与心脏损伤在术前很难鉴别，大多数须经手术探查方可明确诊断。

（二）处理

1.一般处理

对疑有此类大血管损伤均应及时手术探查。选择胸骨正中切口,切开心包和显露血管后先控制出血。通常用手指压迫止血,迅速输血补液纠正休克。然后使用阻断钳阻断部分管腔,修复静脉破口。

2.修复时注意

（1）不能直接阻断腔静脉血流,只能部分阻断血管腔或使用导管在内转流下修复腔静脉。内转流法是将有侧孔的导管经右心耳插入上（下）腔静脉,在裂伤的远、近端收紧围绕腔静脉的固定带止血。腔内分流可以保证回心血流和无血手术野,然后进行修复。

（2）多数裂口可单纯缝合,也可以修整裂口后作端-端吻合。

（3）如腔静脉壁缺损或张力过高时,可作血管补片或血管移植术。移植物可选用自体心包或自体静脉,人造血管作静脉移植时,其远期通畅率不高。

（刘世贵）

第三节 肺 大 疱

肺大疱是指由于各种原因导致肺泡腔内压力升高,肺泡壁破裂,互相融合,在肺组织中形成的含气囊腔。根据其发生的位置可分为胸膜下肺大疱和实质内肺大疱,可单发,也可多发。胸膜下肺大疱因为脏层胸膜的随意伸展性较差,此型肺大疱不能膨胀的很大,易发破裂发展成自发性气胸。年轻人的胸膜下肺大疱是自发性气胸的常见原因,每年的发病率为（5~10）/10万,常见于20岁左右瘦高体型的男性青年。肺大疱也常见于慢性阻塞性肺疾病的患者,若其肺大疱破裂,患者呼吸困难症状会明显加重。继发于肺气肿的肺大疱患者常为多发,且大疱常与呈气肿样改变的肺组织界限不清。合并明显肺大疱的肺气肿也称大疱型肺气肿。

一、病因

由于小支气管活瓣性阻塞,肺泡过度膨胀、破裂、相互融合形成肺大疱。直径不超过1 cm,发生在胸膜下的大疱称为胸膜下大疱,此种肺大疱容易发生破裂,形成自发性气胸。另外一种发生在肺内的为肺内大疱,直径较大,大疱壁较厚不易发生破裂,但肺大疱体积增大可压迫周围正常肺组织。大疱由肺泡扁平上皮细胞组成,可以与肺气肿并存,压迫肺组织,形成局部肺不张。

二、临床表现

较小的、数目少的单纯肺大疱可无任何症状,有时只是在胸部X线片或CT检查时偶然被发现。有些肺大疱可经多年无改变,部分肺大疱可逐渐增大。肺大疱的增大或在其他部位又出现新的肺大疱,可使肺功能发生障碍并逐渐出现症状。体积大或多发性肺大疱可有胸闷、气短等症状。尤其是体积超过一侧胸腔容积1/2的巨型肺大疱,或合并有慢性阻塞性肺病的患者常会有明显胸闷、气短等症状。肺大疱内感染可引起咳嗽、咳痰、寒战和发热,严重时出现发绀。少数肺大疱患者有咯血和胸痛等症状。

三、诊断

(一)胸部 X 线检查

肺尖部肺大疱表现为位于肺野边缘甚细薄的透亮空腔,可为圆形、椭圆形或较扁的长方形,大小不一,较大的肺大疱中,有时可见到横贯的间隔,多个肺大疱靠拢在一起可呈多面状,一般不与较大支气管直接相通,无液平面。

(二)CT 检查

可发现胸膜下有普通胸部 X 线片不易显示的直径<1 cm 的肺大疱。比胸部 X 线片更能清晰地显示肺大疱的范围,也有助于鉴别气胸和肺大疱。

(三)肺血管造影

肺血管造影可准确表现肺血管受损的程度,以及肺大疱周围血管被压挤的情况。

肺大疱常需与自发性气胸、肺囊肿等疾病相鉴别。肺大疱最常见的并发症为自发性气胸,其次是感染和自发性血气胸。

四、治疗

(一)手术指征

(1)肺大疱体积大,占据一侧胸腔的 70%～100%,临床上有症状,而肺部无其他病变的患者,手术切除肺大疱,可以使受压肺组织复张,呼吸面积增加,气道阻力减低,通气量增加,动脉血氧饱和度增加,呼吸困难症状缓解和改善。

(2)对反复并发自发性气胸或继发感染的肺大疱患者,应考虑外科治疗。

(二)外科治疗

1.肺大疱切除术

手术要点是切开肺大疱后,仔细缝合漏气部位。部分切除多余的疱壁,缝合边缘。对较小的肺大疱可作缝扎或结扎术。对双侧肺大疱可根据患者情况采用分侧切除或双侧开胸一次完成双侧手术。有人在切除肺大疱后同时做壁胸膜剥除术或应用其他使肺与胸壁粘连的方法促进粘连,防止自发性气胸复发。有条件的可经电视胸腔镜行肺大疱切除术。如果切除肺大疱后已无正常组织,也可根据患者呼吸功能情况考虑做肺叶切除术。

2.肺大疱外引流术

用于对开胸危险性极大的肺大疱患者作为暂时或长远的治疗方法。在大疱最紧靠胸壁处切除 2.5 cm 一段肋骨,在壁胸膜完整的情况下将缝线同时穿过壁胸膜和大疱壁作荷包缝合。插入带气囊的软胶管。充满气囊,牵拉引流管使大疱壁与胸壁紧贴后,妥善固定引流管。若并有气胸,应同时安放胸腔闭式引流管。并加强抗生素治疗。需要引流的时间远长于肺大疱切除术后。

3.肺大疱合并自发性气胸

可以经胸穿、胸腔闭式引流或胸腔镜行肺大疱切除、肺大疱结扎以及胸膜粘连术而治愈。

(三)手术步骤(以肺大疱切除术为例)

(1)麻醉方式为全麻。

(2)体位取仰卧位。

(3)切口一般取后外侧切口,第 5 或第 6 肋间入胸。

(4)探查胸腔,有无粘连,有无积液,有无包裹,肺大疱的位置、大小、范围,有无其他肺部疾病。

（5）对较小的肺大疱，于其根部进行结扎或者封扎；对较大的肺大疱，仔细缝合修补底部的漏气肺组织，切除多余疱壁，然后包裹缝合修补。

（6）吸痰胀肺，无漏气，如果切除较小体积肺大疱，则留置下胸引一枚；如果切除较大肺大疱，胸腔内有较大残腔，则留置上下胸引各 1 枚。

（7）冲洗清点，逐层缝合胸壁。

（四）手术并发症及处理

1.术后胸引持续漏气

多由于术中缝合间距过大，或者由于修补周围肺脏有基础疾病，如肺气肿或者支扩肺纤维化，愈合时间会较长。保证引流通畅。

2.术后肺脏膨胀不良

鼓励患者配合适当肺部运动，保证引流通畅有效，可有效预防术后肺脏膨胀不良。如果患者本身具有肺部疾病，肺脏顺应性差，则可能造成肺脏膨胀不良。

（王青涛）

第四节　肺　脓　肿

肺脓肿是各种致病菌引起肺实质的化脓性感染，因肺组织坏死，液化而形成脓肿空洞。20 世纪后半叶中，由于抗生素广泛应用和不断更新，肺脓肿的发病率和病死率迅速下降，内科药疗的治愈率已达 90% 以上，而真正需要手术治疗者也大幅度减少。

致病菌多为混合性感染，抗生素问世前的葡萄球菌、链球菌及肺炎链球菌明显减少，现今常见菌种为抗药性强的金黄色葡萄球菌、大肠类杆菌和假单胞菌等，79% 以上可检出厌氧菌。按发病机制肺脓肿可分为原发性（吸入性）、继发性和血源性 3 种。继发性以肺癌为多，来自食管、纵隔或脓胸的少见。败血症致血行感染更少见。

吸入性肺脓肿的发病需具备三方面因素：①感染性异物吸入，外界的、口鼻部的或呕吐物等；②神志不清的误吸，以酒醉最多见，其他见于癫痫发作、脑血管意外、外伤或手术后咳嗽受抑制等；③全身或肺局部抗病力下降，如受冷、疲劳、创伤或手术，小儿或高龄者，糖尿病，服用激素或免疫抑制药者。有免疫缺陷疾病等。近 20 多年来由于交叉感染，医院内获得的军团菌、铜绿假单胞菌和白假丝酵母菌感染在增多。儿童以金黄色葡萄球菌和嗜血流感杆菌多见，薄壁空洞常伴有胸腔积液及气胸。艾滋病患者 30% 有肺部感染，且难以控制。

肺脓肿的病理过程分为急性炎症期、化脓期和脓肿形成期 3 个过程。脓肿的内层为坏死组织，中层为炎性肉芽组织，外层为纤维结缔组织。脓肿周围肺组织有不同程度炎症、纤维化、支气管扩张和邻近胸膜粘连及增厚，其引流支气管及肺门淋巴结亦为炎症改变，来自支气管动脉和肋间动脉的侧支循环血管增多并粗大，慢性病例可呈现肺叶或全肺的毁损。早期由于有效抗生素治疗，可表现范围小、空洞小并最后达到吸收愈合。

一、临床表现

无论是原发性肺脓肿,或者是继发性肺脓肿,病程早期即肺脓肿形成前期,一般均为 2 周时间,患者多有高热、畏寒、咳嗽、有少量黄痰或白痰、胸痛、周围血常规白细胞增高等呼吸道重症感染(肺炎)的一组临床症状,少数机体抵抗力极差,尤其是厌氧菌感染的患者,起病症状不典型,仅为低热、咳嗽、胸痛、呼吸困难,周围血常规也不一定有核左移,缺乏准确的起病时间。起病经 10~14 d 进入脓肿溃破期,脓液溃入支气管,则出现咳嗽加剧、咯脓痰、血痰、咯血等症状。痰液的性质与感染的细菌菌种有密切关系:厌氧菌感染时痰量大,易咳出,有恶腥臭味,每天 300~500 mL;葡萄球菌感染则为黄脓痰,无恶臭,痰黏稠,量稍少。支气管引流后患者高热症状往往会缓解,但咳嗽症状会持续不断。若脓液进入周围或对侧肺组织则继发致命性双侧多症灶的肺炎。脓肿破溃进入胸膜腔时,将导致脓气胸的发生,多表现为突然胸痛加剧,再次高热、寒战、呼吸困难。

慢性肺脓肿时患者有持续咳嗽、咯脓痰、咯血、间歇发作发热,患者常伴营养不良、贫血、消瘦等慢性消耗病容体征与肺脓肿的大小和部位、有无并发症关系密切。深部的不太大的肺脓肿,常难发现阳性体征。病变范围较大时可于病变处发现叩诊浊或实变,听诊有呼吸音低、湿啰音。慢性肺脓肿患者可有患侧胸廓塌陷,脊柱向患侧弯曲,可有杵状指(趾)。

二、诊断

(一)实验室检查

1.血常规检查

外周血的血细胞计数显著增加,总数可达(20~30)×10⁹/L,核左移,中性粒细胞可达 80% 甚至 90% 以上。慢性肺脓肿患者白细胞可轻度增高或无明显改变,血红蛋白含量常有明显下量。

2.痰涂片

革兰氏染色镜检可确定病原体。

3.细菌培养

痰液和静脉血做细菌培养包括需氧、厌氧细菌培养、真菌培养。并做药物敏感试验。在 B 超引导下经皮穿刺用细针抽吸活检送细菌培养,成功率可达 94%,小气胸并发症发生率约为 6%。

(二)影像学诊断

X 线正侧位胸片是肺脓肿诊断的重要基础,典型的征象是大片致密模糊炎性浸润阴影,边缘不清,分布在一个或数个肺段,与细菌性肺炎相似。脓肿形成后,大片致密炎性阴影中出现圆形、密度更高的阴影,脓肿溃破后的胸部 X 线片可见到脓肿区有透亮区及液平面。后前位与侧位胸部 X 线片上气液平面的宽度相同是肺脓肿的特点,可区别于分隔的液气胸的阴影,后者正、侧位无明显相关性,也就是说分隔的液气胸的前后径和左右径的宽度是不相同的。随着脓痰的咳出和引流及药物的有效治疗脓腔周围炎症逐渐减少,脓腔缩小而至消失。

脓毒败血症患者发热不退且有咳嗽症状时,胸部 X 线片及 CT 显示两肺多发小脓肿可诊断为血源性肺脓肿。

慢性肺脓肿脓腔壁增厚,内壁不规则,肺叶收缩,胸膜肥厚,纵隔的患侧移位。

胸部 CT 可以更好地反映脓肿的变化,定位更加准确,发现脓腔更早,能更好确定细菌性感染、结核和肿瘤。

(三)纤维支气管镜检查

有助于获取病灶处分泌物做细菌培养,得到的细菌种类更可靠。可咬取组织活检,除外支气管肿瘤。

(四)鉴别诊断

根据病史、临床症状、胸部 X 线片及 CT 结合血常规、细菌培养、诊断肺脓肿并不困难。需要鉴别的疾病主要包括肺炎球菌性肺炎、空洞性肺结核、支气管肺癌和肺囊肿继发感染。

三、治疗

尽管肺脓肿内科疗效很高,但下列情况仍需考虑行肺切除手术:①内科治疗 2 个月以上脓肿空洞不愈合,空洞直径>2 cm 或张力性空洞;②除空洞外,肺叶或全肺呈毁损表现:大片炎症及纤维化,广泛支气管扩张,肺不张等;③并发支气管胸膜瘘、脓胸、食管瘘和反复气胸等并发症;④无法控制的大咯血;⑤不能除外肿瘤者。

术前应控制毒血症,痰量少于 50 mL/d,纠正低蛋白血症。

病变范围小的肺脓肿切肺手术同一般肺切除术。对慢性重症肺脓肿手术应重点注意:①防止脓痰或血流向健侧肺,宜采用双腔气管插管,术中采用头低位并勤吸痰,手术者游离肺宜轻柔并尽可能早离断支气管。②由于侧支血管丰富使手术出血量较多,一般用血量达 2 000～3 000 mL 以上,少数可达 10 000～20 000 mL 之多。一方面需准备充足血源,一方面需仔细止血并尽快切除病肺。③防止胸腔污染,不做肺楔形或段切除术,游离胸膜粘连或叶间裂时注意不损破脓肿或炎症部分肺组织。一旦术中有污染应多次冲洗,并术后用抗生素冲洗胸腔,延期拔胸管。肺脓肿切肺手术结果现今已大有改进,手术病死率低于 3％,并发症为 13％～24％。主要并发症有脓胸、支气管胸膜瘘和对侧肺炎症。

对不能耐受肺手术的年老、体弱者,药疗效果不佳时,可采用脓肿引流术,可经肋间或肋床(切除肋骨段)置管引流空洞,部分病例引流后可再次行切肺手术。对儿童亦可采取穿刺,置细管引流治疗。

(王青涛)

第五节　食管憩室

食管憩室是指食管壁的一层或全层从食管腔内局限性向食管壁外突出,形成与食管腔相连的覆盖有上皮的囊状突起。食管憩室是一种后天性疾病,可以单发,也可以多发,部位不定,在食管的任何部位均可发生,但几乎都见于成年人。按其最常见的发生部位可分为以下 3 种:①咽-食管结合部;②食管中段水平;③食管的膈上及膈下水平面。其中,发生于咽-食管结合部的憩室最为多见,而食管中段水平的憩室最少见,食管的膈上及膈下水平面的憩室居于两者之间。食管憩室所产生的临床症状程度以及食管钡餐造影检查时憩室的形态和大小与憩室的大小、开口的部位、是否存留食物及分泌物等有关,大多数症状轻微且不典型。先天性食管憩室极为罕见,可将其视为食管的变异和消化道重复畸形。

一、发病机制

(一)按憩室壁厚度和形成机制分类

Rokitansky 在 1940 年按发病机制将食管憩室分为牵引型和膨出型两种类型。但有些病例可以两种类型并存。

1.牵引型憩室

该病指肺门淋巴结结核或组织胞浆菌病与局部食管形成瘢痕粘连,从而产生使食管壁向外突出的引力牵引食管壁逐渐形成憩室。因这种憩室是管腔外的牵引力所致,瘢痕组织粘连累及憩室表面,因此,憩室壁含有食管壁的全层和瘢痕组织,故又名为真性食管憩室。

2.膨出型憩室

可能是食管肌层存在薄弱点,由于食管的神经肌肉运动功能障碍等原因造成食管腔内压力增高,从而使食管黏膜经食管壁的薄弱点膨出食管腔外形成憩室,这种憩室又称为假性食管憩室。因其憩室壁主要由食管黏膜和黏膜下层结缔组织构成,故其直径可达 10 cm,并可压迫食管,产生食物潴留及并发炎症、溃疡、出血甚至穿孔和癌变等。

3.混合型憩室

即以上两型同时存在。

(二)按其发病部位分类

食管憩室可分为咽食管憩室(发生于咽-食管结合部)、食管中段憩室(发生于食管的中段,即气管分叉水平)和膈上憩室(多发生于食管膈上段 5～10 cm 范围)。

(三)按憩室壁结构分类

1.真性憩室

憩室含有正常食管壁全部组织结构,包括黏膜、黏膜下层和肌层。

2.假性憩室

憩室只含有黏膜和黏膜下层。

二、病因

(一)咽食管憩室

咽食管憩室为膨出型假性憩室,因咽下缩肌与环咽肌之间有一薄弱的三角区,加上肌活动的不协调,即在咽下缩肌收缩将食物下推时,环咽肌不松弛或过早收缩,致食管黏膜自薄弱区膨出,使局部黏膜和黏膜下层疝出腔外。久之,憩室逐渐增大,下垂于食管后之脊柱前间隙,甚至可抵上纵隔。

(二)食管中段憩室

一般为牵引型真性憩室,由气管分叉或肺门附近淋巴结炎症形成瘢痕,牵拉食管全层。大小一般为 1～2 cm,可单发,也可多发。憩室颈口多较大,不易潴留食物。

(三)膈上憩室

食管下段近膈上处,平滑肌层的某一薄弱处,因某种原因,如贲门失弛缓症、食管裂孔疝等,引起食管腔内压力升高,压迫黏膜和黏膜下层,使其经由肌层膨出腔外。

三、临床表现

(一)咽食管憩室

早期无症状。当憩室增大,可在吞咽时有咕噜声。若憩室内有食物潴留,可引起颈部压迫感。淤积的食物分解腐败后可发生恶臭味并致黏膜炎症水肿,引起咽下困难。体检时颈部或可扪及质软肿块,压迫时有咕噜声。巨大憩室可压迫喉返神经而出现声音嘶哑。如反流食物吸入肺内,可并发肺部感染。

(二)食管中段憩室

常无症状,多于食管钡餐 X 线检查时发现,有时做食管镜检查排除癌变。

(三)膈上憩室

患者可无症状,有的则有多种症状,主要为胸骨后或上腹部疼痛,有时出现吞咽困难和食物反流。

四、诊断

(一)咽食管憩室

咽食管憩室的诊断及诊断标准:临床物理检查阳性体征不多,嘱患者饮水或吞咽时在颈部憩室部位听诊,偶可闻及气过水声。部分患者在吞咽几口空气后,反复压迫环咽肌水平胸锁乳突肌前缘,可听到响声,此试验方法称为 McNealy-McCalister 试验。

诊断的主要手段是 X 线检查,X 线片上偶见液平面,服钡可见食管后方的憩室,若憩室巨大、明显压迫食管,可见到钡剂进入憩室后,再有一条钡剂影自憩室开口流向下方食管。造影时反复变动体位,有利于憩室的充盈和排空,便于发现小憩室及观察憩室内黏膜是否光滑,除外早期恶变。

内镜检查有一定危险性,不作为常规检查,只在怀疑恶变或合并其他畸形,如食管蹼或食管狭窄时进行。但在检查过程中要格外谨慎,以免将内镜的镜头插至憩室囊内而造成憩室的器械性穿孔。

(二)食管中段憩室

食管中段憩室同样一般也依靠上消化道钡餐确诊。服钡造影时要采用卧位或头低脚高位,并左右转动体位,才能清晰地显示憩室的轮廓,因为食管中段憩室的开口一般都比较大,造影剂很容易从憩室内流出,不易在内存留。因食管中段憩室多位于食管左前壁,所以右前斜位检查更易观察清楚。膨出型食管憩室食管钡餐可见食管中上段前壁见囊袋样的突出,颈较宽,边缘光整。牵引型食管憩室多呈锥形,口宽底窄,食物不易残留,有些瘘口很小的憩室行钡餐检查时可能不易发现,此时要加行碘油造影或口服亚甲蓝液,如有蓝色痰液咳出,即可确诊。内镜检查对浅小的食管中段憩室帮助不大,只在怀疑憩室恶变时进行。

(三)膈上憩室

膈上憩室常由胸部 X 线钡餐造影检查确诊。上消化道钡餐造影可以显示憩室囊的状况、憩室颈突出方向、食管壁的缺损长度等,还可以明确有无裂孔疝等。胸部 X 线片有时可看到含液平面的憩室腔,服钡造影在膈上几厘米处见到憩室,常凸向右侧,亦可凸向左侧或前方。该种憩室可以同时合并裂孔疝,造影时需多方位观察,以免漏诊或误诊。内镜检查有一定危险,只在怀疑恶变和有合并畸形时进行。

五、手术治疗

(一)总原则

手术治疗主要包括外科手术和内镜下治疗。外科手术主要有憩室切除术、憩室黏膜内翻缝合术,对有食管功能异常者行憩室切除加憩室下肌层切开术和食管切除术等。内镜下微创治疗术也是治疗食管憩室的重要治疗手段,包括胸腔镜下憩室切除术和修补术、胃镜下食管支架置入术等。有研究结果提示,常规外科手术治疗和内镜下微创治疗的最终效果比较差异无统计学意义。

目前公认的手术适应证如下。

(1)膨出型憩室:即咽及膈上憩室应手术。

(2)牵出型憩室:病变小、症状轻,可内科保守治疗;若有下述情况,则积极手术。①有出血、穿孔倾向;②合并癌变;③憩室巨大;④症状明显;⑤继发严重疾患,如食管支气管瘘等。

(3)合并食管裂孔疝、贲门失弛缓症等。

(4)患者精神负担重。

(二)手术方法

1.憩室切除术

憩室切除术是临床上最常用、应用最广泛的外科术式。

(1)适应证:①憩室炎症、溃疡穿孔、出血、瘘管形成、发育不良;②临床无症状。憩室增大有滞留,巨大憩室、疑有误吸发生;③合并严重的反流性食管炎、食管支气管瘘、肿瘤等其他疾病。

(2)视具体情况可联合其他术式:①对咽及膈上憩室合并食管运动功能异常者,应行憩室切除术加憩室下肌层切开术,优点是可以防缝线处裂开或复发;②对伴有贲门失弛缓症或Ⅱ型食管裂孔疝者行憩室切除辅以 Heller 和 Nissen 术;③憩室合并食管癌或贲门癌,按肿瘤的治疗原则进行,行食管切除术或贲门癌根治术;④较小牵引型中段憩室可行粘连松解后食管黏膜内翻缝合,较大的憩室可行黏膜切除后内翻缝合,食管肌层或局部胸膜、肋间肌瓣缝合加固,优点是避免胸腔污染和并发食管瘘。

2.抗反流手术

单纯肌层切开术易引起胃食管反流性疾病,加做部分包裹的胃底折叠术(Nissen 术)可以防酸性反流及其导致的狭窄形成。凡憩室合并胃食管反流疾病时,抗反流手术应列为常规。

3.微创手术

在欧美等国家,胸腔镜手术已成为食管良性疾病的首选治疗方法,微创方法治疗食管憩室无疑是有效、可靠的。Melman 等认为膈上憩室应用腹腔镜进行憩室切除术是适当的选择。但胸腔镜下解剖和切除憩室仍有相当的难度,需食管镜的密切配合以协助定位、解剖,指导切除的范围。近年来,国外学者报道采用 Ez45B 腔镜直线切割缝合器行纤维食管镜引导下于其根部切除憩室,有不增加手术风险、时间短、创伤小、并发症少、恢复快、食管创口无污染的优点,富有经验的外科医师甚至在门诊即可完成手术治疗。我国也开展了腹腔镜和胸腔镜的手术。前者避免肺换气措施,但巨大憩室以及膈上憩室仍以胸腔镜途径为上。

4.内镜手术

内镜手术现多用于治疗触 Zenker 憩室,对于能够耐受全麻的典型患者效果良好。目的在于联通憩室与食管壁,扩大路径,使憩室和食管腔可以自由通过。Dohlman 和 Mattsson 制成带有前后唇的特殊食管镜(憩室镜),之后 Van Overbeek 等人应用纤维镜配合 CO_2 激光治疗使切割的可控性和精确性更易掌握,Kuhn 用 CO_2 激光及 ACU-spot 微型换能器使这一术式的精确度又有很大提高。Collard 等人内镜下应用两排平行的钉子钉住嵴部,然后于两排钉子之间切开,即憩室融合术,取得了满意的治疗效果。Seaman 提出治疗 Zenker 憩室简化的装置(WEMR),该装置提供了控制切口的保护性边缘,提高了手术过程的稳定性,在动物实验中取得成功。内镜手术具有安全可靠、手术时间短、恢复快、皮肤无损伤、症状缓解明显、复发率低和住院时间短的优点,治疗结果与外科手术相似,是一种值得推荐的手术方法。

(1)咽食管憩室:该类憩室一旦形成,常会逐渐增大,不易排空引起食物存留,内容物分解腐败,症状逐渐加重,常合并反流误吸,继发肺部感染等多种并发症。提倡手术治疗。因有许多症状和并发症,故以外科治疗为主。憩室甚小、症状轻微或年老体弱患者,可采用保守治疗,如餐后多饮清水冲洗憩室、改变体位、颈部按摩促进憩室排空等。手术治疗一期完成。环咽肌切开,无论是否行憩室切除,对环咽肌功能失调和憩室本身都是一极有效的治疗方法。直径为 $1\sim2\ cm$ 的憩室不必切除,仅从憩室基部起始将所有的环咽肌纤维做黏膜外纵行切开,憩室即可消失。较大憩室则需从其基部切除。手术并发症很少。

(2)食管中段憩室:食管中段牵出性憩室由于病变小、症状轻、一般不需要外科治疗。在具有以下情况时,应采取积极手术治疗:①憩室呈囊袋状下垂,颈部细窄,囊内存留食物不易排空;②巨大憩室,有反复憩室炎,溃疡穿孔、出血趋向;③有肿瘤家族史,属食管癌高危人群,食管镜见憩室内壁;④体积小的牵出型憩室疑有癌变可能;⑤食管压迫症状。临床上无症状者不须手术。若合并有炎症、水肿时,可用消炎及解痉药物缓解症状。但经常残留食物且引发炎症者,或并发出血、穿孔者,应考虑手术治疗。游离被外牵的食管壁,予以复位或切除憩室。

(3)膈上憩室:膈上憩室症状轻微或直径$<3\ cm$者,多不需治疗。如有吞咽困难和胸痛症状且进行性加重者,憩室呈悬垂状,或直径大者,均宜手术治疗。

(三)手术路径选择

上段食管憩室大都偏向左侧,故左颈入路为宜。中段憩室位置靠近右胸腔,多主张右侧开胸。但是憩室有恶变倾向,可能要做胃食管吻合术,经左侧开胸较为方便。膈上食管憩室位于下段食管,因常合并食管运动功能障碍,多采用左胸径路手术治疗。术中憩室的确认:根据术前插胃管入胃,在 X 线透视下,向外拔胃管直到胃管的最前端与憩室平齐为止,记下刻度。术中插入胃管至同一刻度,可找出食管憩室。外科术式最常见有憩室切除术,憩室黏膜内翻缝合术及憩室切除加辅助 Heler 或 Nisen 术。有学者认为咽及膈上憩室多合并食管运动功能异常,对于这类患者必须行憩室切除加憩室下肌层切开术。食管憩室的外科术式以憩室切除术最为满意。憩室内翻缝合术,具有术后进食早,无胸腔内污染,无瘘发生优点,也不失为一种较好术式。

1.注意点

(1)术中憩室定位是食管憩室手术的难点,尤其对较小憩室。有学者采用两种方法:①胃管定位:手术前 1 天,在胃镜检查引导下放置胃管,胃管头端与憩室口平齐,鼻孔处胃管画标记线并确切固定,第 2 天术中据胃管头端寻找憩室;②术中食管腔内注气定位:在术中使用胃镜引导定位。

(2)充分术前准备、恰当的术式选择、合理的术中术后处理,以预防食管瘘、食管狭窄、憩室复发、喉返神经损伤等并发症的发生。

2.咽食管憩室的治疗

(1)保守治疗:憩室早期或较小时,症状轻微或年老体弱不宜手术者,可采取保守治疗观察。包括饭后清水冲洗,改变体位或颈部局部按摩可促使憩室排空,防止食物潴留、腐败形成憩室炎;服用消炎和食管黏膜保护剂、解痉抗酸剂等药物。如食管外压狭窄明显,可行食管扩张术,但这些措施仅能缓解、减轻症状,不能治愈。

(2)手术治疗:咽食管憩室的病情多为进行性的,非手术的保守疗法均无效,因此,诊断明确后应在出现并发症前尽快择期手术。

1)术前准备:一般不需要特殊术前准备,极少数患者需要静脉补液纠正营养不良,有并发症要积极治疗,病情得到控制后便可手术,不必久等,手术根除了发生并发症的病因,并发症才能彻底治愈。

术前48 h内进流食,尽可能变动体位排空憩室内的残留物,术前如能在透视下将鼻胃管送入憩室,并反复冲洗吸净存留物,有利于防止麻醉诱导时的误吸。保留在憩室内的胃管有利于术中寻找及解剖憩室,便于手术操作;若不易将胃管送入憩室,则不能勉强此项操作。

2)麻醉:局麻较少使用,一般采用气管内插管全身麻醉,可控制呼吸,防止误吸,便于手术操作。

3)手术方法:颈段食管由于解剖原因,稍向左侧偏,因此咽食管憩室多位于中线后方偏左侧,手术常采用左颈入路,但必须根据术前造影决定,如憩室偏向右侧,应选用右颈入路。

体位取仰卧位,头转向健侧,肩部垫枕,使颈部位置更靠前,取胸锁乳突肌前缘切口,自舌骨水平至锁骨上1 cm处,切断颈阔肌,在气管前将胸锁乳突肌及周围组织、肌肉分开并向侧方牵引,显露肩胛舌骨肌,切除或牵开,向侧方牵开,切除更有利于憩室的显露。若憩室较大,不易暴露,向侧方牵开颈动脉,切断甲状腺下动脉及甲状腺中静脉,将甲状腺牵向中线,注意保护气管食管沟内的喉返神经,必要时可将迷走神经游离、牵拉,以便于保护,但有时过度游离迷走神经易使迷走神经出现脱髓鞘反应。仔细辨认憩室壁,可用手触摸憩室内的胃管,也可请麻醉师经胃管向憩室内缓慢注气使憩室膨出,便于辨认。用鼠齿钳钳夹提起憩室囊,沿囊壁解剖憩室颈。憩室颈下方为环咽肌上缘,上方为咽缩肌下缘,沿正中线自上而下切断环咽肌横行纤维及食管肌层约3 cm,并将憩室颈切除,将原在憩室内的胃管送入食管腔内,线结打在腔内,注意切除不可过多,以免造成食管狭窄。置引流条引流,逐层缝合颈部切口。亦可将憩室颈游离后,用直线切割缝合器切除缝合,外层用周围肌层加固。

4)术后处理:术后第2天可经口进食,术后48～72 h引流量较少时拔除引流条。手术并发症主要为喉返神经损伤,若仅伤及喉返神经,受牵拉侧多数能自行恢复。其次是修补处渗漏或瘘管形成,局部换药,多能自愈。若发生食管狭窄,可行食管扩张术。

(3)内镜治疗:意图是联通憩室和食管壁或称"嵴",而使路径扩大,憩室和食管腔可以自由通过,由于此壁包括环咽肌和部分食管肌层、黏膜。内镜治疗的区别是分割此壁的技术。

3.食管中段憩室的治疗

(1)适应证:有症状的大憩室或在随访中逐渐增大的憩室以及有排空不畅的憩室,或合并其他畸形如食管裂口疝、贲门失弛缓症等的憩室,均应手术治疗。手术应特别注意同时纠正合并畸形,否则易出现并发症或复发。

(2)术前准备:基本同咽食管憩室,但术前应行胃肠道准备,即口服甲硝唑0.4 g,每天3次,连服3 d。术前晚洗胃后口服链霉素1 g并灌肠;术前插入胃管,术后持续胃肠减压。这些措施均有利于预防食管瘘的发生。

（3）麻醉：采用双腔管气管插管静脉复合麻醉，同咽食管憩室的手术。

（4）手术方法包括以下内容。

1）开放手术：食管中段憩室手术一般采用右胸入路，在肺门后方剪开纵隔胸膜，确认食管。憩室周围常有肿大的淋巴结。切开憩室时注意不要损伤食管，分黏膜及肌肉两层缝合。合并有脓肿、瘘管的要一并切除修补，胸膜、肋间肌、心包均可作为加固组织使用。术中常规行胸腔闭式引流术。

2）胸腔镜辅助下手术治疗：①左侧卧位，略向前倾。术者站在患者背侧，一般行 4 个切口。第 1 切口于腋后线第 8 或第 9 肋间，第 2 切口位于第 4 肋间腋前线与锁骨中线之间，第 3、4 切口位于第 7 肋间腋中线及腋前线，各长 1 cm。②术者站在患者背侧，先从第 7 肋间腋中线切口放入胸腔镜，探查胸腔。第 7 肋间腋前线及第 4 肋间腋前线切口为操作孔，分别置入五爪拉钩、内镜血管钳或电钩。腋后线第 8 或第 9 肋间放入吸引器或超声刀。肺萎缩后，五爪拉钩牵引肺叶，显露纵隔，在肺门后方剪开纵隔胸膜，确认食管。憩室周围常有肿大的淋巴结。用电钩及圆头吸引器对食管管壁做全周性游离，牵引食管，游离憩室与周边粘连，主要分离与气管隆嵴下及气管旁淋巴结的粘连，完全游离出憩室颈部。憩室黏膜内翻缝合术：适用于容积较小而未合并憩室炎的牵出型憩室，将憩室与附近的粘连处松解后，用弯钳将之推向食管腔内，用细丝线将其外面的肌层间断缝合。应注意如原来有憩室炎，术后可能持续有症状。憩室切除术：将憩室与其附近的粘连松解后，多余的部分予以切除。可于腋后线第 8 或第 9 肋间放入切割缝合器直接由憩室颈部切除，亦可多余的部分切除后将黏膜和肌层分别用细丝线间断缝合。手术完成后，温盐水冲洗，浸泡食管，将胃管拉至食管中段，注入气体，观察是否有漏气。亦可胃管内注入亚甲蓝，观察是否渗出。止血满意后，放入胸腔引流管 1 根。③术后常规禁食，胃肠减压、静脉补液，肠鸣音恢复后停止胃肠减压，次日经口进食。肺膨胀良好无胸腔引流液后，拔除胸腔引流管。

4.膈上食管憩室的治疗

有症状的膈上食管憩室，可以先考虑行内科治疗，如体位引流和饮水冲洗，以使憩室处于一个排空的状态。无症状的患者，如果能排除合并其他严重疾病，不应进行手术，只需定期复查，严密观察。只有在有症状的大憩室或在随访中逐渐增大的憩室以及有滞留征象，或合并其他畸形如食管裂口疝、贲门失弛缓症等的憩室，才应手术治疗。手术应特别注意同时纠正合并畸形，否则易出现并发症或复发。

（1）术前准备：同食管中段憩室。

（2）麻醉：同咽食管憩室的手术，采用气管内插管全身麻醉。

（3）手术方法包括以下内容。

1）开放手术：膈上憩室多采用左侧第 7 肋进胸，尽管有时憩室位于右侧，也是左胸入路，便于手术操作。

开胸后将肺牵向前方，剪开纵隔胸膜显露食管，注意保留迷走神经丛。触摸憩室内胃管或请麻醉师经胃管注气，有助于辨认憩室，如憩室位于食管右侧，可游离并旋转食管便于显露憩室。憩室常是从食管肌层的一个缝隙中疝出。辨认出食管环行肌与食管黏膜的界面后，将肌层向食管远端切开约 3 cm，向近端切开约 2 cm，即可充分显露憩室颈。若憩室巨大，可将憩室切除，分黏膜层和肌层两层切开，近端达下肺经脉水平，远端达胃壁 1 cm 处。贲门肌层切开的部位应在憩室颈缝合修补处的侧方，以减少瘘的发生。常规行胸腔闭式引流术。

2)胸腔镜辅助下手术:体位及切口,右侧卧位。术者站在患者背侧,一般行 4 个切口。腋中线第 7 肋间观察孔,腋后线第 8 肋间操作孔,第 4 和第 6 肋间两个操作孔,作为游离时牵引用。

3)手术操作:①术者站在患者背侧,先从第 7 肋间腋中线切口放入胸腔镜,探查胸腔。腋后线第 8 肋间、第 4 和第 6 肋间 3 个操作孔,分别置入五爪拉钩、内镜血管钳或电钩、超声刀。②肺萎缩后,五爪拉钩牵引肺叶,显露纵隔,剪开纵隔胸膜显露食管,注意保留迷走神经丛。请麻醉师经胃管注气,辨认憩室。如憩室位于食管右侧,可游离并旋转食管便于显露憩室。辨认出食管环行肌与食管黏膜的界面后,将肌层向食管远端切开约 3 cm,向近端切开约 2 cm,即可充分显露憩室颈。③憩室黏膜内翻缝合术,用弯钳将憩室推向食管腔内,用细丝线将其外面的肌层间断缝合。④憩室切除术,可于第 4 肋间放入切割缝合器直接由憩室颈部切除,亦可多余的部分切除后将黏膜和肌层分别用细丝线间断缝合。⑤手术完成后,温盐水冲洗,浸泡食管,将胃管拉至食管中段,注入气体,观察是否有漏气。亦可胃管内注入亚甲蓝,观察是否渗出。止血满意后,放入胸腔引流管 1 根。

4)术后处理:术后常规禁食,胃肠减压、静脉补液,肠鸣音恢复后停止胃肠减压,次日经口进食。肺膨胀良好无胸腔引流液后,拔除胸腔引流管。

手术时应去除引起牵出型憩室的病因,并将可能合并存在的食管运动失调或梗阻,如贲门失弛缓症、膈疝、裂孔疝等一起纠正,以免复发或出现并发症。

(王青涛)

第六节 食 管 癌

上消化道肿瘤(指起源于食管、胃食管连接处和胃的肿瘤)是全世界的一大健康问题。据估计,2004 年美国大约新增 36 960 例上消化道肿瘤病例,约有 25 080 例死亡。在过去 15 年中,美国上消化道肿瘤病例的发生位置有明显变化。在欧洲的某些地方也观察到上消化道肿瘤组织学和发生位置的变化。在西半球国家,最常见的食管癌发生位置是食管下 1/3 段,常常包括胃食管连接处。在中国最多见的食管中段癌,多为鳞癌。

一、病因

食管癌的病因尚不完全清楚,但下列因素与食管癌的发病有关。

(一)亚硝胺及真菌

亚硝胺类化合物具有很强的致癌性,可使食管上皮发生增生性改变,并逐渐加重,最后发展成为癌。一些高发地区,有些食物中亚硝酸盐含量较高,一些真菌能将硝酸盐还原为亚硝酸盐,促进二级胺的形成,使二级胺比发霉前增高 50~100 倍。少数真菌还能合成亚硝胺。

(二)遗传因素和基因

人群的易感性与遗传和环境因素有关。食管癌具有较显著的家族聚集现象,河南林县食管癌有阳性家族史占 60%,在食管癌高发家族中,染色体数目及结构异常者显著增多。食管癌的发生可能涉及多个癌基因(如 C-myc、EGFr、int-2 等)的激活和抑癌基因(如 P53)的失活。

（三）营养不良及微量元素缺乏

在亚洲和非洲食管癌高发区调查发现,大多数居民所进食物缺乏动物蛋白质及维生素 B_1、维生素 B_2、维生素 A 和维生素 C。维生素 A 及维生素 B_2 缺乏与上皮增生有关,维生素 C 有阻断亚硝胺的作用。高发地区食物中微量元素,如钼、锰、铁、锌含量较低,这些微量元素是某些氧化酶和硝酸盐还原酶的重要组成部分。

（四）饮食习惯

食管癌患者与进食粗糙食物,进食过热、过快有关,因这些因素致食管上皮损伤,增加了对致癌物易感性。长期饮酒及吸烟者食管癌的发生率明显增高。

（五）其他因素

食管慢性炎症、黏膜损伤及慢性刺激亦与食管癌发病有关,如食管烧伤、食管慢性炎症、贲门失弛缓症及胃食管长期反流引起的 Bar 食管(末端食管黏膜柱状细胞化)等均有癌变的危险。

二、病理

食管癌 95％为鳞状上皮癌,腺癌甚为少见,偶可见未分化小细胞癌。食管癌以胸中段最多,其次为胸下段及胸上段。早期及中晚期食管癌有不同的大体病理形态。早期指局限于黏膜表面或黏膜下层的病变,可分为隐伏型、糜烂型、斑块型、乳头型或隆起型。隐伏型为原位癌,侵及上皮全层;糜烂型大多限于黏膜固有层;斑块型则半数以上侵及黏膜肌层及黏膜下层。中、晚期食管癌可分为 5 型。

（一）髓质型

该型约占 60％,肿瘤侵及食管全层,向食管腔内外生长。呈中重度梗阻,食管造影可见充盈缺损及狭窄,可伴有肿瘤的软组织阴影。

（二）蕈伞型

该型约占 15％,肿瘤向管腔内突出,如蘑菇状,梗阻症状多较轻,食管造影见食管肿块上下缘形成圆形隆起的充盈缺损。

（三）溃疡型

该型约占 10％,肿瘤形成凹陷的溃疡,侵及部分食管壁并向管壁外层生长,梗阻症状轻,X 线造影可见溃疡龛影。

（四）缩窄型

该型约占 10％,癌肿呈环形或短管形狭窄,狭窄上方食管明显扩张。

（五）腔内型

该型较少见,占 2％～5％,癌肿呈息肉样向食管腔内突出。

三、食管癌的扩散及转移

食管癌的扩散和转移有 4 种方式。

（一）食管壁内扩散

食管黏膜及黏膜下层有丰富的淋巴管相互交通,癌细胞可沿淋巴管向上下扩散。

（二）直接扩散

肿瘤直接向四周扩散,穿透肌层及外膜,侵及邻近组织和器官。

（三）淋巴转移

淋巴转移是食管癌最主要的转移途径。

（四）血运转移

较少见，主要向肺、肝、肾、肋骨、脊柱等转移。

四、临床表现

早期症状多不明显，偶有吞咽食物哽噎、停滞或异物感，胸骨后闷胀或疼痛。可能是局部病灶刺激食管蠕动异常或痉挛，或局部炎症、糜烂、表浅溃疡等所致，对 40 岁以上的患者应高度警惕。

中、晚期的典型症状是进行性吞咽困难，先是进固体食物困难，继之半流质，最后流质及唾液亦不能咽下，严重时可有食物反吐。随着肿瘤发展与肿瘤外侵而出现相应的晚期症状。若出现持续而严重的胸背疼痛为肿瘤外侵的表现。肿瘤累及气管、支气管可出现刺激性咳嗽。形成食管气管瘘或高度梗阻致食物反流入呼吸道，可引起进食呛咳及肺部感染。侵及喉返神经出现声音嘶哑。穿透大血管可出现致死性大呕血。

五、诊断

（一）食管吞钡造影

早期食管癌的 X 线表现为局限性食管黏膜皱襞增粗、中断，小的充盈缺损及浅表龛影。中晚期则为不规则的充盈缺损或龛影，病变段食管僵硬、成角及食管轴移位。肿瘤较大时，可出现软组织块影。严重狭窄病例，近端食管扩张。

（二）内镜及超声内镜检查

食管纤维内镜检查可直接观察病变形态和病变部位，采取组织行病理检查。早期肉眼难以区别的病变可行染色法检查。超声内镜检查尚可判断肿瘤侵犯深度，食管周围组织及结构有无受累，以及局部淋巴结转移情况。

（三）放射性核素检查

利用某些亲肿瘤的核素，如^{32}磷、^{131}碘、^{67}镓、^{99m}锝等检查，对早期食管癌病变的发现有帮助。

（四）CT 检查

能显示食管癌向管腔外扩展的范围及淋巴结转移情况，对判断能否手术切除提供帮助。

六、鉴别诊断

食管癌应与下列疾病鉴别。

（一）反流性食管炎

有类似早期食管癌的症状，如刺痛及灼痛。X 线检查食管黏膜纹正常，必要时应行内镜检查。食管测压及 24 h pH 监测可明确诊断。

（二）贲门失弛缓症

多见于年轻人，病程较长，症状时轻时重，X 线吞钡见食管末端狭窄呈鸟嘴状，黏膜光滑。食管动力学测定见食管蠕动波振幅低，末端食管括约肌压力正常。

（三）食管静脉曲张

有肝硬化、门脉高压的其他体征，X 线吞钡见食管黏膜呈串珠样改变。

（四）食管瘢痕狭窄

有吞服腐蚀剂的病史,X线吞钡为不规则的线状狭窄。

（五）食管良性肿瘤

常见的有食管平滑肌瘤,病史一般较长,X线检查见食管腔外压迫,黏膜光滑完整。

（六）食管憩室

较大的憩室可有不同程度的吞咽困难及胸痛,X线检查可明确诊断。

（七）食管结核

有结核史,食管造影可见狭窄及充盈缺损,食管镜检查及活检可明确诊断。

七、治疗

食管癌应强调早期诊断及早期治疗,治疗原则是以手术为主的综合性治疗。

（一）手术治疗

（1）手术适应证:全身情况良好,主要脏器功能能耐受手术;无远处转移;病变估计有可能切除。

（2）手术禁忌证:肿瘤明显外侵,有穿入邻近脏器征象和远处转移;有严重心肺功能不全,不能承受手术者;恶病质。

（3）手术切除可能性估计:病变越早,切除率越高;髓质型及蕈伞型切除率较缩窄型及溃疡型高;下段食管癌切除率高,中段次之,上段较低;病变周围有软组织块影较无软组织块影切除率低;食管轴有改变者较无改变者低。这些因素综合分析,对术前肿瘤切除可能性判断有较大帮助。

（二）手术径路

手术径路取决于病变部位、手术方式及手术医师的经验和习惯,一般分为开胸和不开胸手术两大类。

1.开胸手术径路

（1）左胸后外侧切口,适用于中、下段食管癌。于主动脉弓下或弓上食管胃吻合,亦可行颈部食管胃吻合。

（2）右胸前外侧开胸加腹部切口,适用于中、上段食管癌,为保证食管切除足够的长度,可加颈部切口,即右胸、上腹及颈部三切口。

（3）右胸后外侧切口加腹部切口,主要适用于病变在主动脉弓后方,估计与主动脉有粘连者。

2.非开胸手术径路

（1）食管内翻拔脱术,主要用于下咽及颈段食管癌。

（2）钝性食管分离切除术,开腹经裂孔和经颈部切口钝性分离食管,这一径路国内甚少应用。

（3）颈胸骨部分劈开,适应于主动脉弓下缘以上的上胸段食管癌。

（三）食管癌切除与重建

食管癌切除应尽可能做到完全切除癌组织并清扫淋巴结,要求食管上下切端至少距肿瘤5～7 cm。姑息性食管癌切除是指显微镜下和大体观察有癌残留。食管癌切除后绝大多数采用胃重建食管,胃的血供丰富并有足够长度,可上提至颈部甚至咽部,可用于各段食管癌切除后食管重建,只有一个吻合口,可用机械或手工吻合。目前提倡将胃制作成管胃行食管重建。

（四）姑息性手术

对有严重吞咽困难而不能手术切除的食管癌患者,可根据患者的全身及病变情况选择以下手术:①胃或空肠造口术,通过造口饲食以维持营养,因不能经口进食,生活质量差;②食管腔内带膜支架置入,方法简便,能较好解决经口饮食;③食管分流手术,用胃、空肠或结肠在肿瘤上方行吻合,由于创伤大,现已很少应用。

(五)术后并发症

1.吻合口瘘

颈部吻合口瘘的发生率远较胸内吻合口瘘高,一般不危及生命,大多经引流、更换敷料治愈。胸内吻合口瘘是食管癌术后死亡的重要原因,国外吻合口瘘发生率为 $1.8\%\sim20\%$,国内为 $1.8\%\sim5.2\%$,死亡率为 50% 左右,近年来由于吻合技术的不断改善,其发生率及死亡率均有明显下降。吻合口瘘多发生在术后 $5\sim10$ d,患者有高热、脉快、呼吸困难及胸痛,X 线检查有液气胸征,胸腔穿刺可抽出大量气体和混浊或腐臭液体,应立即放置胸腔闭式引流、禁食、胃肠减压、使用有效抗生素,维持水电解质平衡及营养支持。早期瘘的患者,可考虑手术修补,并用肋间肌瓣等覆盖加强。

2.肺部并发症

肺部并发症包括肺炎、肺不张及急性呼吸衰竭等,是食管癌术后的主要并发症,死亡率仍较高,应引起高度重视。术后鼓励患者咳嗽、咳痰,加强呼吸道的管理,其处理与其他手术后肺部并发症相同。

3.乳糜胸

乳糜胸为手术损伤胸导管所致,其发生率为 $0.5\%\sim2.6\%$,多发生在术后 $2\sim10$ d。个别患者也可在 $2\sim3$ 周出现。患者表现为胸闷、气急、心悸甚至血压下降等。胸腔积液乳糜试验阳性。一旦诊断为乳糜胸,应放置闭式引流,密切观察流量,给予低脂肪饮食,输血及血浆,维持水电解质平衡,应用维生素及抗生素。对乳糜流量大的患者,应及时剖胸结扎胸导管。

4.胃功能性排空障碍

胃功能性排空障碍是食管癌术后胃运动功能失常,引起大量胃内容物潴留,但无器质性梗阻。可能与迷走神经干切断、胃游离后失去张力、胸腔负压环境及患者精神紧张因素有关。因此有人采用术中幽门成形或作成管胃预防。治疗多采用禁食、胃肠减压、维持水电解质平衡、营养支持及适当给予胃动力药等治疗,多能自行缓解。

5.其他并发症

如血胸、脓胸等与其他开胸手术相同。

(六)放射治疗

对不能手术或手术切除不彻底的食管癌可采用放射治疗,有一定的治疗效果。

(七)药物治疗

食管癌对化疗药物敏感性较差,可与其他方法联合应用,对提高疗效有一定作用。食管癌常用的化疗药物有顺铂(DDP)、博来霉素。

(王青涛)

第四章　胃肠外科诊疗

第一节　胃　扭　转

胃扭转是指胃正常位置的固定机制障碍或胃邻近器官病变使胃移动,导致胃沿不同轴向发生部分或全部的异常旋转。1866年由Berti等首次报道。胃扭转少见,诊断不易,常延误治疗。其急性型发展迅速,病死率高;而慢性型的症状多不典型,亦不易早期发现。

一、病因

胃扭转的发生与其解剖及病理性改变关系密切,胃主要由食管下端和幽门上下固定,其形态由胃肝、胃十二指肠、胃脾、胃膈韧带所维持。新生儿胃扭转是一种先天性畸形,可能与小肠旋转不良有关,使胃脾韧带或胃结肠韧带松弛而致胃固定不良。多数可随婴儿生长发育而自行矫正。

成人胃扭转多存在解剖学因素。较大的食管裂孔疝、膈疝、膈膨出以及十二指肠降段外侧腹膜过度松弛使食管裂孔处的食管下端和幽门部不易固定。此外,胃下垂和胃大、小弯侧的韧带松弛或过长等都是胃扭转发病的解剖学因素。

暴饮暴食、剧烈呕吐、急性结肠胀气、急性胃扩张和胃逆蠕动等是导致急性型胃扭转的诱因。胃周围的炎症和粘连可牵扯胃壁而使其固定于不正常位置而出现扭转,是慢性型胃扭转出现的诱因。

二、分型

(一)按发病的缓急及临床表现分型
按发病的缓急及临床表现分为急性和慢性两型。

(1)急性胃扭转常有急腹症表现。

(2)慢性胃扭转病程较长,症状不典型且反复发作。

(二)根据胃扭转的范围分型
根据胃扭转的范围分为胃全部扭转和部分扭转两型。

(1)胃全部扭转是指除与横膈相贴的胃底部分外整个胃向前向上的扭转。由于胃贲门部相对固定,胃全部扭转多不超过180°。

(2)部分胃扭转是指胃的一部分发生扭转,通常是胃幽门部,偶可扭转360°。

(三)按扭转的轴心胃扭转分型

按扭转的轴心胃扭转分为器官轴扭转型、系膜轴扭转型和混合型。

1.器官轴扭转型

器官轴扭转型是最常见类型。胃体沿贲门幽门连线的轴心(纵轴)发生扭转。多数是沿顺时针向前扭转,即胃大弯向上向前扭转,使其旋转至胃小弯上方,但偶尔也有相反方向的向后扭转。贲门和胃底部的位置基本上无变化,多为慢性胃扭转。

2.系膜轴扭转型

胃随着胃大、小弯中点连线的轴心(横轴)发生旋转。多数是幽门沿顺时针方向向上向前向左旋转,有时幽门可至贲门水平。少数情况下,胃底部沿逆时针方向向下向右旋转。胃系膜轴扭转可造成严重血运障碍,常需紧急手术。

3.混合型

兼有上述两型不同程度的扭转。

三、临床表现

急性胃扭转起病较突然,发展迅速,多有急腹症临床表现,可分为上腹部(膈下型)或左胸部(膈上型)疼痛。膈下型胃扭转患者上腹部显著膨胀而下腹部保持平坦;膈上型胃扭转患者常出现左胸部症状而上腹部无异常。胸痛可放射至臂部、颈部并伴随呼吸困难,故常被误诊为心肌梗死。如扭转程度完全,梗阻部位在胃近端,则表现为 Brochardt 三联症:上腹局限性膨胀、干呕和胃管不能置入。如扭转程度较轻,则临床表现不典型。

慢性胃扭转多系不完全性质,若无梗阻,可无明显症状,偶在胃镜、胃肠钡餐检查或腹部手术而被发现。或表现为类似溃疡病或慢性胆囊炎等病变。如腹胀、恶心、呕吐,进食后加重,服用制酸剂,症状不能缓解,以间断发作为特征。部分患者因贲门扭转狭窄出现吞咽困难,或因扭转部位黏膜损伤出现呕血及黑便等。

四、辅助检查

(一)上消化道内镜检查

胃镜进镜受阻,胃腔正常形态消失,多有黏膜扭曲、充血水肿、胃液潴留、幽门水肿、胃角变形等表现。

(二)腹部 X 线检查

胃肠钡餐检查具有重要意义。

(1)器官轴扭转型的 X 线下可见 2 个胃泡,球部位于幽门右下方,胃大弯上翻,构成胃顶缘,胃小弯向下呈凹面向下的弧形,呈斜置的"大虾状"。

(2)系膜轴扭转型的 X 线表现为胃内见 2 个液平,胃窦翻至左上方,幽门及十二指肠球部向右下倾斜,整个胃呈"蜷曲状",胃黏膜呈十字交叉。

(3)混合型扭转:兼上述两型不同程度表现。

五、诊断

急性胃扭转依据 Brochardt 三联症(即早期呕吐,随后干呕;上腹膨隆,下腹平坦;不能置入胃管)和 X 线钡剂造影可诊断。慢性胃扭转可依据临床表现、胃镜和 X 线钡剂造影诊断。

六、治疗

急性胃扭转必须施行手术治疗,否则胃壁血液循环受到障碍而发生坏死。急性胃扭转患者病情重,多伴有休克、电解质紊乱或酸碱平衡失调,应及时纠正上述病理生理改变的同时尽早手术;如能成功置入胃管,则可待急性症状缓解和进一步检查后再行手术治疗。

在剖开腹腔时首先看到的大都是横结肠系膜及后面绷紧的胃后壁。由于解剖关系的紊乱以及膨胀的胃壁,外科医师常不易认清病变情况。此时宜通过胃壁穿刺将胃内积气和积液抽尽,缝合穿刺处,再行探查。在胃体复位后,根据所发现的病理变化,如膈疝、食管裂孔疝、肿瘤、粘连带等,行切除或修补等处理。如未能找到有关的病因和病理机制者可行胃固定术,通常是将脾下极至胃幽门处的胃结肠韧带及胃脾韧带致密地缝到前腹壁腹膜上,以防扭转再次发生。近年有报道对不适宜手术的患者行经皮内镜导引下置入胃造瘘管,待胃与腹前壁粘连完全后再予拔除。慢性胃扭转多数可经透视或胃镜下复位可治愈,保守治疗无法复位者可行手术治疗。近年来有报道应用腹腔镜技术行胃固定术治疗胃扭转取得了良好的效果。

（王正堂）

第二节　胆汁反流性胃炎

胆汁反流性胃炎也称碱性反流性胃炎,按十二指肠内容物反流的程度分为十二指肠胃反流和十二指肠胃食管反流。因病理性十二指肠反流与胃炎、食管炎、胃溃疡,甚至胃癌(包括残胃癌)和食管癌等疾病的发生密切相关,对该病应予积极治疗。

一、病因

正常人也可有十二指肠短时逆蠕动,如在空腹和餐后偶有十二指肠胃反流,反流量小,胃排空正常,不会引起反流性胃炎,对人体无影响。但如发作频繁、反流量大、持续时间长,则可发生病理性损害。本病最常发生在 Billroth Ⅱ 式胃次全切除术后,少数也见于 Billroth Ⅰ 式胃次全切除术、胆囊切除术和 Oddi 氏括约肌成形术后。胃次全切除术后因丧失了具抗反流作用的幽门,极易发生十二指肠反流。胆囊功能障碍或胆囊切除术后,胆囊贮存浓缩胆汁以及间断排出胆汁的功能丧失,胆汁会不断排入十二指肠,空腹时胆汁反流增加而致病。许多功能性消化不良患者幽门和下食管括约肌功能性异常,频繁发生自发性松弛也可致十二指肠内容物反流。

在无胃或胆道手术史者中,内源性或外源性胃肠刺激引起幽门括约肌功能失调,也可造成反流性胃炎,但较少见。

二、发病机制

单纯胆汁接触胃黏膜一般不引起直接损害,但可刺激胃酸分泌,胆盐与胃酸结合后可增强酸性水解酶的活力而破坏溶酶体膜、溶解脂蛋白,最终破坏胃黏膜屏障,H^+ 逆向弥散增加,进入黏膜和黏膜下层后刺激肥大细胞释放组胺,后者又刺激胃酸和胃蛋白酶分泌,最终导致胃黏膜炎症、糜烂和出血。胆汁混有胰液时其损害作用要比单纯胆汁者为大,因胆汁中的卵磷脂与胰液中

the磷脂酶 A2 起作用后转化成溶血卵磷脂；胆盐还能活化磷脂酶 A2 而使溶血卵磷脂生成增多，足量的溶血卵磷脂可损害胃黏膜，促使 H^+ 逆向弥散入黏膜造成损害。

促胃液素可刺激胃黏膜细胞增殖以增强其屏障作用，防止 H^+ 逆向弥散。胃次全切除术去除了胃窦，使促胃液素分泌减少 50%～75%，这是术后反流性胃炎常见发病的原因之一。胃大部切除术后胆汁反流入胃是一常见现象，但不是每一患者都发生症状，其发病原因与下列因素有关：①胃内细菌作用，正常人的胃液通常是无菌的，在胃切除术后反流液在胃内滞留时间长，且胃内大量壁细胞丧失，造成低酸或无酸环境，有利于残胃中需氧菌和厌氧菌的滋生，细菌分解胆盐成次级胆盐，后者可损伤胃黏膜。在有症状的患者中，胃液内都有革兰氏阴性杆菌或假单胞菌，抗生素可减轻其症状；相反，在无症状的患者中，胃液内多无细菌生长，这就是一明证。②胃排空障碍，在正常人十二指肠反流也常见，不过反流物会迅速被胃排空不会对胃黏膜造成损害，如存有胃排空障碍，十二指肠反流物潴留可引起症状。③胆酸成分改变，凡胆酸成分正常者不发生症状，而去氧胆酸明显增高者常有症状。④胃液中钠浓度，凡胃液中钠浓度超过 15 mmol/L 者易发生胃炎，而低于 15 mmol/L 者常无胃炎症状。

三、症状

大多数患者主诉中上腹持续性烧灼痛，餐后疼痛加重，服碱性药物不能缓解。少数患者可表现为胸骨后烧灼痛，与反流性食管炎有关。胆汁性呕吐是其特征性表现。由于胃排空障碍，呕吐多在夜间发生，呕吐物中伴有食物，偶可有少量血丝。因顾虑进食加重症状，患者常减少食量，可发生贫血、消瘦和营养不良。

四、并发症

从病理机制上看，十二指肠反流引起胃炎、食管炎、上消化道溃疡的原因是明确的，但更具临床意义的是下列情况：①残胃癌是胃大部切除术后的严重并发症，大量研究表明胆汁反流是活动性胃炎的原因之一，并与胃黏膜萎缩和肠化生呈正相关，已明确胆汁是残胃黏膜癌变的促发因素；②Barrett 食管是一种癌前病变，是胃食管反流性疾病的严重阶段，Barrett 食管柱状上皮的癌变与十二指肠反流关系密切；③本病严重者可致食管狭窄、溃疡、出血，反流的胃液也可侵蚀咽部声带和气管引起慢性咽炎、慢性声带炎和气管炎，临床上称之为 Delahunty 综合征，胃液反流吸入呼吸道可致吸入性肺炎。

五、诊断

反流性胃炎的症状无特异性，需进行一些辅助检查明确诊断。

(一)纤维胃镜检查

纤维胃镜检查应是首选方法，可直接观察胃炎和反流情况，后者应在患者无呕吐动作时观察，可见胃黏膜充血、水肿或呈糜烂状，组织学变化为胃小凹上皮增生、胃腺丧失等萎缩性胃炎表现，应注意反流性胃炎和其他胃炎的表现无特殊区别，且反流量大小与症状也无明显像关性，但胃镜检查是排除其他病变必不可少的措施。

(二)核素扫描

静脉内注入 ^{99m}Tc-HIDA，然后对胃区进行 γ 闪烁扫描，观察被检者禁食时和生理状态下的十二指肠胃反流情况，可以避免因插管、胃镜带来刺激而致不准确的检查结果，同时可确定反流

94

的程度。

（三）胃液胃酸和胆酸测定

置胃管抽取空腹和餐后胃液，测定胆酸含量，如空腹基础胃酸分泌量＜3.5 mmol/L、胆酸含量＞30 μg/mL，可基本确定胆汁反流性胃炎。

（四）胃内胆红素测定

用 Bilitec 2000 监测仪（原理同分光光度计），能做 24 h 连续胃内胆红素监测，可直接反映胃内胆汁浓度。当胆红素吸光值（abs）≥0.14 时诊断胆汁反流。

六、治疗

（一）药物治疗

常用药物有考来烯胺（消胆胺）、铝碳酸镁、甲氧氯普胺、多潘立酮（吗丁啉）、西沙必利、抗酸制剂和甘珀酸等。考来烯胺为一碱性阴离子交换树脂，可与胃中胆盐结合，并加速其排空，开始时于每餐后 1 h 服 4 g，并于临睡前加服 1 次，经 1～2 周减量，服用 3 个月仍无效，列为治疗失败。

（二）手术治疗

凡胃镜检查胃内有胆汁和碱性分泌物，具有弥漫性胃炎的组织学证据，症状持续而影响生活质量，内科治疗又无效时，可考虑手术治疗，手术方法很多，应根据具体情况选用。

1.改为 Billroth Ⅰ 术式

原为 Billroth Ⅱ 式胃大部切除者，如手术条件允许可改为 Billroth Ⅰ 式，约半数患者的症状可获改善。

2.Roux-en-Y 型手术

原为 Billroth Ⅱ 式手术者（图 4-1），将吻合口处输入襻切断，近侧切端吻合至输出襻。但有并发胃排空延迟而形成胃滞留综合征的缺点。

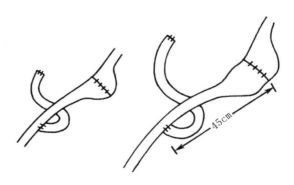

图 4-1 Roux-en-Y 型胃空肠吻合

3.空肠间置术

原为 Billroth Ⅰ 式胃次全切除者，在胃十二指肠吻合口中间置入一段长约为 20 cm 的空肠，有效率为 75%。

4.Tanner 手术

Tanner 手术适用于原为 Billhroth Ⅱ 式胃次全切除者（图 4-2），切断空肠输入袢，远切端与空肠输出袢吻合成环状袢,近切端吻合至原胃空肠吻合口为 50 cm 的空肠上。为了防止吻合口溃疡的发生,可加做迷走神经切断术。

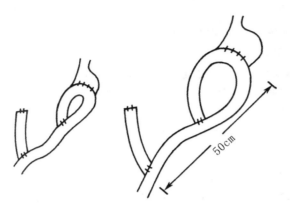

图 4-2　Tanner 手术

5.胆总管空肠 Roux-en-Y 吻合术

治疗原发性胆汁反流性胃炎效果较好。

（王正堂）

第三节　急性阑尾炎

急性阑尾炎是最常见的外科急腹症,自新生儿至 90 岁以上的人群均可发病,而以青年人最为多见。阑尾切除术亦为普通外科医师的基础手术。虽然在现代规范医疗机构中,急性阑尾炎的死亡率已经非常低,仅为 1‰～5‰,但在临床实践中,由于病例数量大,临床表现多样,部分病例症状体征并不典型,与其他急腹症难以鉴别,如消化道穿孔,急性盆腔炎,卵巢囊肿破裂出血等,且目前的影像学检查对未形成脓肿或穿孔的急性阑尾炎并无诊断优势,故经治大量病例所累积的临床经验非常重要。未能及时治疗的急性阑尾炎发生坏疽穿孔,可导致严重的急性腹膜炎甚至感染性休克,特别是在老年、小儿和妊娠妇女中,可造成死亡或流产等严重后果。故虽为常见病多发病,对急性阑尾炎的诊治绝不能掉以轻心。

在传统的经麦氏切口阑尾切除术中,由于阑尾解剖位置有很大个体差异,某些特殊位置阑尾如浆膜下阑尾、盲肠后位阑尾、腹膜外位阑尾、位于肝下的高位阑尾等,都可使寻找阑尾非常困难,几乎每一位普通外科医师都有在术中难以找到阑尾的经历。阑尾化脓或坏疽穿孔,造成局部严重水肿粘连,未及时治疗的急性阑尾炎,可形成脓肿或周围组织炎性包裹,反复发作的阑尾炎,可在右下腹腔形成紧密粘连,肠管扭曲成团,以上情况都使局部解剖不清,给手术造成困难,且增加盲肠、回肠等相邻器官的损伤风险。感染较严重的阑尾切除术后,切口感染亦很常见。常规为5～6 cm 或更小的麦氏切口,术野局限,无法直视下探查大部腹盆腔,在术前诊断有误而经麦氏切口手术时,很可能遗漏原发病,或需扩大切口、另作切口进行探查,造成较大创伤。

目前腹腔镜阑尾切除术已经广泛开展,大部分急性阑尾炎都可以行腹腔镜阑尾切除术,因其比传统开腹手术具有明显的优势,在有条件的医院已经成为常规首选术式。腹腔镜阑尾切除术通过 5 mm 和 10 mm 的腹壁套管操作,可酌情选择三孔法、双孔法或单孔法,腹壁创伤微小。腹腔镜在气腹造成的空间里可直视腹盆腔各部,比开腹手术更易于发现阑尾,故可避免反复翻找阑尾时可能造成的损伤。在阑尾异位或发生术前误诊的情况下,腹腔镜容易探明并酌情处理,可避免扩大切口,或帮助选择切口,从而避免扩大创伤。在腹腔镜直视下,可用吸引器安全的对腹盆腔进行吸引和冲洗,避免因遗漏积脓而造成术后并发症。腹腔镜手术避免手术手套与腹膜及腹腔脏器接触,可明显降低腹腔粘连形成。因腹壁切口很小,即使在阑尾坏疽穿孔的病例中,规范操作的腹腔镜阑尾切除术后也很少发生切口感染。

需注意的是,腹腔镜手术并不适用于所有急性阑尾炎病例,如休克、严重心肺功能障碍和局部粘连复杂的情况。故除腹腔镜手术技术外,更重要的是掌握其适应证和禁忌证,在术前选择适宜的术式或在术中及时中转开腹。

一、病因

急性阑尾炎发病的根本原因是阑尾管腔梗阻和黏膜受损。阑尾为细长盲管结构,与盲肠腔相通,正常情况下即有大量肠道细菌存在。当阑尾管腔发生梗阻,其黏膜分泌物排出不畅,致腔内压力增高,影响阑尾血运,此时细菌自受损黏膜入侵,引起急性感染。常见病因包括:阑尾腔粪石阻塞;阑尾黏膜下淋巴组织增大使管腔狭窄或阻塞;结肠肿瘤导致闭袢梗阻时,阑尾腔因盲肠腔内压力增高而发生梗阻;回盲部结核致阑尾出口狭窄阻塞;先天性解剖特点如阑尾过长,系膜过短,形态扭曲,管腔远端大而近端细小;病毒感染导致的阑尾黏膜受损。消化道功能障碍常为急性阑尾炎的诱发因素,如腹泻和便秘。身体某部位发生感染时,可引起其他部位淋巴组织肿大,故急性阑尾炎可继发于其他部位感染,如继发于急性扁桃体炎。饮食习惯和遗传因素也与急性阑尾炎发病相关,多纤维素的饮食习惯可降低其发病率,而饮食无规律,冷热食共进和过于辛辣刺激饮食则易促其发病。

二、病理类型

(一)急性单纯性阑尾炎

急性阑尾炎病程早期,阑尾轻度充血水肿,质地稍硬,阑尾壁各层均可见炎性细胞浸润,以黏膜层最多。阑尾周围渗出少。此时阑尾感染尚不严重,无全身反应或仅有轻度全身反应,若给予及时的抗生素治疗,感染可以得到控制而炎症消退。

(二)急性化脓性阑尾炎

急性单纯性阑尾炎继续发展,血运障碍加重,阑尾感染及炎症加重致其明显充血水肿,表面可见较多脓性渗出,壁内大量炎性细胞浸润,形成多量大小不一的脓肿,阑尾腔内脓性分泌物聚集,积脓量多时可使阑尾膨大增粗。化脓性阑尾炎可引起腹腔局部积脓,局限性腹膜炎,作为机体的防御反应,此时常有大网膜下移包裹化脓的阑尾,全身反应亦加重。

(三)坏疽性阑尾炎

急性阑尾炎持续发展至阑尾血运完全阻断时,阑尾即出现部分或全部坏死,形成坏疽性阑尾炎。坏疽部位呈黑色,阑尾壁全层坏死常合并穿孔,腔内积脓流出,可有粪石漏出,周围脓性渗出多量,使局限性腹膜炎范围扩大,大网膜和肠系膜、肠管常共同形成局部包裹,包裹组织明显充血水肿,内部可有多少不等的积脓,而包裹不佳时可致感染蔓延,形成弥漫性腹膜炎。坏疽性阑尾炎是急性阑尾炎发展至严重阶段,除局部体征明显外,全身症状也非常明显,可导致感染性休克甚至死亡。

(四)阑尾周围脓肿

急性阑尾炎进展至化脓、坏疽、穿孔时,多有大网膜移至局部,与周围肠管及肠系膜共同包裹成团,形成阑尾周围脓肿。随病情进展的严重程度,阑尾周围脓肿可表现为多种组织不规则包裹的炎性团块,内部间有显微镜下可见的小脓肿,或包裹内部形成肉眼可见的积脓。此类脓肿不同于有完整囊壁的囊性脓肿,而是形成包裹的大网膜、肠管和肠系膜之间的积脓,内部有化脓或坏疽穿孔的阑尾,或阑尾已完全坏死消融。脓肿形状不规则,积脓量亦多少不一。

阑尾周围脓肿可通过 B 超、CT 等影像学检查诊断,较大的阑尾周围脓肿可在触诊中发现,为有明显触痛的质韧包块,边界不甚清楚,移动度小。若包裹形成良好,感染及炎症被局限,包裹内部积脓量少时,可以通过抗生素和全身支持治疗使感染控制,脓肿吸收,积脓量多则需手术或介入方法引流。阑尾周围脓肿处理不当时,可因内压增高而溃破,导致严重的弥漫性腹膜炎;也可能向邻近空腔脏器溃破形成内瘘,或向体表溃破形成窦道。包裹紧密的阑尾周围脓肿在术前诊断和术中,都可能与合并感染的肿瘤难以鉴别,特别是在老年患者,应注意排除回盲部肿瘤。

三、临床表现

典型的急性阑尾炎临床表现包括转移性右下腹痛和右下腹压痛,但临床实际病例并非都具有典型表现,有时存在鉴别难度。需注意几种特殊患者,包括老年人、儿童、孕妇和精神智力障碍人士等,其症状和体征可以不典型,不清晰,外观表现与病情严重程度可以分离,或存在交流困难不能配合体检,容易导致误诊,而病情突然加重造成严重后果。个别青壮年急性阑尾炎患者,病情也可以快速进展为感染性休克、MODS 的重症状态,故对每一例急性阑尾炎都不能轻视。

(一)腹痛

典型的转移性右下腹痛为先出现脐周或上腹部定位模糊的隐痛,后逐渐转为右下腹痛。腹痛多为胀痛或钝痛,病程初期疼痛轻至中度,可表现为阵发性加重,随阑尾化脓坏疽的进展,腹痛程度加剧,及至阑尾穿孔后由于腔内压力降低,腹痛可暂时缓解,但因随之而来的腹膜炎,腹痛再次持续加重,范围扩大或弥漫全腹。部分急性阑尾炎患者并无转移性右下腹痛出现,而是直接出现右下腹隐痛或钝痛,随病程逐渐加重。

(二)全身症状

患者在发病早期多有乏力、食欲缺乏、恶心呕吐症状,但呕吐多不剧烈。在单纯性阑尾炎阶段,患者也可仅有腹痛而无其他任何不适。当脓液聚集于盆腔或盆位阑尾的化脓性感染,可刺激直肠,引起腹泻或里急后重感。发热与阑尾炎症程度相关,单纯性阑尾炎阶段可无发热或仅有38 ℃以内的低热,至化脓性阑尾炎和坏疽性阑尾炎阶段,患者多有超过 38 ℃的发热。当阑尾腔内积脓压力高、存在范围较大的下腹部腹膜炎或弥漫性腹膜炎时,可出现高热,严重者有寒战、神志淡漠,可发展至感染性休克和全身炎症反应综合征(SIRS)的重症状态。在个别急性阑尾炎病例中,阑尾的细菌或小脓栓可以经门静脉回流入肝,引起化脓性门静脉炎,患者有高热寒战、肝区疼痛和轻度黄疸,此种情况可进一步发展为细菌性肝脓肿。

(三)体征

最重要的体征是右下腹压痛。固定的右下腹压痛在腹痛未转移至右下腹时即可存在。检查阑尾压痛的常用体表标志有麦氏点(McBurney 点,右髂前上棘与脐连线中外 1/3 处)和兰氏点

(Lanz点,左右髂前上棘连线的右 1/3 和中 1/3 交界处),急性阑尾炎的右下腹压痛最剧处多集中于此两点及其附近小片区域。无论阑尾位置如何,大多数急性阑尾炎病例都可查见右下腹固定压痛,此现象除与阑尾自身炎症和局部腹膜炎直接相关外,还与阑尾的内脏感觉神经与右下腹皮肤感觉神经进入同一脊髓节段有关,McBurney点 Lanz点这种牵涉导致右下腹皮肤在阑尾炎发生时对痛觉过敏,在体检中即表现为右下腹明显的压痛。在局限性腹膜炎或弥漫性腹膜炎时,除所涉及区域的腹膜刺激征外,压痛最剧部位仍在右下腹。在部分异位阑尾炎病例中,腹部压痛随阑尾位置也有变化,如盲肠后位阑尾炎在后腰部可查见压痛或叩痛,位于肝下的高位阑尾炎压痛区上移,但右下腹疼痛敏感区仍存在。在少见的先天性内脏转位不良患者,若阑尾位于左下腹时,阑尾炎压痛最剧区域位于相应部位。腹部压痛程度与阑尾炎发展程度相关,在单纯性阑尾炎阶段,压痛较轻,而至化脓坏疽性阑尾炎阶段则程度加重。当形成阑尾周围脓肿时,可触及右下腹痛性包块,多在发病后 5～7 d。需注意在腹壁肥厚的患者,当阑尾位置深在或较低时,查明腹部压痛区较困难,不能以此认为体征不存在或轻微,应通过其他诊断要素综合判断。

一些特殊体位的检查在急性阑尾炎临床体检中并不常规使用,只在症状和体征不典型的病例,可能提供更多参考信息。现列举如下。

(1)结肠充气试验(Rovsing征):双手交替向上深压降结肠,将肠腔内气体推向盲肠,若引起右下腹痛则有参考意义。

(2)腰大肌试验:患者左侧卧位,使其右下肢向后过伸,若引起右下腹疼痛则有参考意义,且提示阑尾位置较深,多为盲肠后位阑尾。

(3)闭孔肌试验:患者仰卧位,右下肢屈曲内旋,若引起右下腹痛则有参考意义,且提示阑尾位置较低,靠近闭孔肌。

(4)直肠指诊:直肠右前壁触痛提示阑尾炎存在。直肠周围饱满灼热,提示盆腔脓肿形成。

四、辅助检查

(一)实验室检查

常用的实验室检查与急腹症常规检查相同,包括血细胞计数、尿常规、肝肾功能、血糖、电解质、凝血功能等。对育龄妇女应常规行血或尿液 HCG 检查。白细胞升高和中性粒细胞比值升高最常见,而在急性阑尾炎初期白细胞数可能并不高出正常范围,在老年人、营养不良、免疫抑制和身体虚弱的慢性病患者,白细胞数可以没有明显升高,此时中性粒细胞比值上升也有诊断价值。病程中若升高的白细胞数突然下降,则是病情恶化出现脓毒症的表现。化脓的阑尾刺激输尿管时,尿液中可出现少量红、白细胞。食欲缺乏、恶心呕吐可导致尿酮体升高和低钾血症。发生弥漫性腹膜炎或感染性休克的患者,化验结果可显示水、电解质平衡紊乱。

(二)影像学检查

多数急性阑尾炎并无特异性影像学表现。常用腹部 X 线片、B 超和 CT 检查。腹平片可以显示阑尾周围脓肿时阑尾区软组织团块影和气影,B 超和 CT 可以发现腹盆腔少量积液(积脓)、阑尾周围脓肿和明显肿胀的阑尾积脓。影像学检查的意义还在于提供鉴别诊断信息,如妇科急症、泌尿系结石、上消化道穿孔等。

五、诊断和鉴别诊断

急性阑尾炎诊断要素包括转移性右下腹痛或右下腹痛,右下腹压痛及白细胞、中性粒细胞比值升高。多数病例(约80%)具有以上要素。还需常规行X线胸片检查,尿常规和泌尿系B超检查,育龄女性血或尿HCG检查及子宫双附件B超,以提供重要的鉴别诊断信息。

不具备典型临床表现的病例则需要依据病史和体征提示的信息,选择适当检查协助判断。怀疑存在急性阑尾炎但又未能明确诊断时,最重要的并非完全明确诊断,而是判断有无手术适应证,当患者已出现急性腹膜炎体征时,就应积极手术探查。可通过腹腔镜探查或剖腹探查明确诊断。腹腔镜探查创伤微小,比剖腹探查具有诸多优势,可以探查腹腔各区域及盆腔,明确诊断后也可以进行上腹部、下腹部或盆腔的腹腔镜手术,而不需要增加腹壁创伤。即使探查证实没有需要手术的急症,其微小创伤相比延误治疗的风险也是值得的。

急性阑尾炎很容易与其他急腹症混淆,与之鉴别的疾病很多,包括肝胆外科、泌尿外科、妇产科和内科疾病,常见如下。

(一)胃十二指肠溃疡穿孔

患者多有消化性溃疡病史或上腹痛史,发病时腹痛起自上腹,突然而剧烈。穿孔漏出液可能沿右结肠旁沟流至右下腹腔,出现右下腹局限性腹膜炎体征,存在弥漫性腹膜炎时体检可能难以查清腹痛最剧部位,容易与急性阑尾炎混淆。胃十二指肠溃疡穿孔的腹痛多持续而程度重,发病后较快出现弥漫性腹膜炎,体征明显,腹平片多可见膈下游离气体。

(二)急性胆囊炎

多有胆石症病史。当胆囊肿胀下垂位置较低时,可能表现为右下腹或稍高位置的压痛反跳痛,但大多数急性胆囊炎体征仍集中于右上腹,Murphy征阳性,或可触及光滑圆形的肿胀胆囊,B超检查可明确诊断。

(三)急性胃肠炎

患者多有不洁饮食史,腹痛伴随呕吐、腹泻和发热,因肠道积气和痉挛可出现腹胀和位置多变的阵发性绞痛,程度可轻可重,体检可有多个部位轻压痛,且变化较大,一般没有固定压痛点,肠鸣音活跃。揉压腹部时患者不适感减轻,此点为内科腹痛与外科急腹症的重要区别。

(四)右侧输尿管结石

右侧输尿管结石是临床常见的与急性阑尾炎鉴别的疾病。结石在输尿管内下降时可引起剧烈的右下腹痛,多起病突然,没有转移性右下腹痛病史,疼痛中到重度,可为绞痛、钝痛或胀痛,并可向腹股沟区及会阴部放射,体检时可查见固定的右下腹压痛,尿常规检查可见血尿,血液常规检查白细胞变化不明显,B超或肾、输尿管、膀胱X线片(KUB)可发现结石或轻度的输尿管梗阻。腹痛可自行缓解,或使用解痉药物缓解。

(五)异位妊娠破裂

对怀疑急性阑尾炎的育龄女性患者应常规进行血液或尿液HCG检查。异位妊娠破裂可引起下腹痛,体检可存在右下腹固定的压痛和反跳痛,与急性阑尾炎容易混淆。但一般没有转移性右下腹痛病史,血常规检查提示失血性贫血,量多时可引起失血性休克。B超可查见腹盆腔积液(积血)和子宫附件异常。

(六)右侧卵巢黄体破裂

对育龄女性应详细询问月经史,黄体破裂出血多发生在月经前1~10 d,没有转移性右下腹痛病史,起病突然,多伴有恶心呕吐、肛门坠胀和少量阴道流血,疼痛持续,可存在右下腹固定压痛和反跳痛,妇科检查有宫颈举痛,阴道后穹隆饱满,穿刺有不凝血,出血量多时可引起失血性休克,血常规检查见血红蛋白降低,B超可发现腹盆腔积液(积血)和卵巢异常。

（七）右侧卵巢囊肿蒂扭转

部分患者有发现卵巢囊肿病史,腹痛起病突然,疼痛剧烈,存在右下腹固定压痛和反跳痛,有时可触及肿物,B超可明确诊断。

（八）急性输卵管炎

患者可存在右下腹痛,发热和白细胞升高,右下腹压痛反跳痛,与急性阑尾炎很容易混淆。但多数患者双侧下腹部均有压痛且位置较低,当存在输卵管积脓时,因输卵管腔压力增高,疼痛剧烈,患者可大声呼号,辗转难安。妇科检查可触及盆腔有触痛包块,B超可显示输卵管增粗和积液以及盆腔积液。

（九）急性盆腔炎

有下腹痛、发热和白细胞升高,可伴有尿频尿痛、便秘腹泻或里急后重,甚至可查见右下腹固定压痛和反跳痛,与急性阑尾炎容易混淆。但其腹部压痛位置多偏低,且包括双侧下腹部,妇科检查可见阴道充血、宫颈举痛、子宫压痛等。

（十）肠结核

因85%的肠结核病变在回盲部,故引起腹痛多位于右下腹,为隐痛或钝痛,有阵发性绞痛,发作时体检也可查见右下腹固定压痛。对误诊为急性阑尾炎的肠结核行手术治疗,可能引起术后难以治愈的肠瘘,故必须谨慎对待。肠结核患者的胸片多可发现结核病灶,肠结核腹痛可自行缓解,白细胞和中性粒细胞比值变化不明显,腹痛缓解期行X线钡剂造影可以明确。肠结核以内科治疗为主,但并发穿孔、脓肿或肠梗阻时,或结核病灶导致阑尾出口堵塞引起急性阑尾炎时,仍需手术治疗。

（十一）小儿肠系膜淋巴结炎

患者多在1～2周内有上呼吸道感染病史,有发热、腹痛、白细胞和中性粒细胞比值升高,可查见右下腹固定压痛,与急性阑尾炎非常相似,有报道本病误诊为急性阑尾炎行手术治疗的病例占急性阑尾炎手术的4%～5%。本病腹痛以脐周为主,没有转移性腹痛史,腹部压痛的体检非常重要,应耐心仔细,本病具有特征性的沿肠系膜根部排列的压痛点,即自第1腰椎左侧至右骶髂关节前方线形区域,一般没有反跳痛和肌紧张。B超检查可能显示肠系膜淋巴结肿大。本病经抗生素治疗后腹痛逐渐好转,白细胞和中性粒细胞比值逐渐降低。

（十二）需与急性阑尾炎鉴别的疾病

还有Meckel憩室炎、Crohn病等。

六、治疗

（一）非手术治疗

非手术治疗以抗生素治疗和液体支持为主,决定暂不手术的患者可以进流质半流质饮食。体温<38 ℃,症状体征轻,没有腹膜炎体征的急性单纯性阑尾炎可以采用非手术治疗,但远期容易复发。病程超过1周的阑尾周围脓肿,若体温<38 ℃,腹痛和腹部压痛局限,可以暂予非手术治疗,观察病情转归。对于合并严重疾病不能耐受手术的患者,应采取非手术治疗。

（二）手术治疗

阑尾切除术是治疗急性阑尾炎的根本方法,除以上情况外,均应采取积极的手术治疗。反复发作的急性单纯性阑尾炎也应积极手术。急性单纯性阑尾炎初次发作,但患者需经常旅行,或即将进入医疗条件不完善地区时,如远洋航行或赴落后偏远地区,也应行阑尾切除术。经抗生素和液体支持治疗症状体征无好转的阑尾周围脓肿应行手术或介入方法脓肿引流。

阑尾切除手术包括传统的开腹阑尾切除术和腹腔镜阑尾切除术。目前在有条件的医院,腹腔镜阑尾切除术已经成为常规首选术式,比开腹手术具有诸多优势。但腹腔镜手术并不能完全取代开腹手术。医师除掌握腹腔镜手术技术外,更重要的是在术前和术中判断其适应证和禁忌证。开腹手术与腹腔镜手术操作模式不同,但其包含的手术要点相同。①结扎离断阑尾系膜。②结扎离断阑尾根部,妥善处理残端。③吸尽腹腔积脓,酌情留置引流。④当阑尾情况与症状体征不符时,应进一步探查腹腔寻找原发病灶。

1.开腹阑尾切除术

开腹阑尾切除术是治疗急性阑尾炎的基本手术,医师在开展腹腔镜阑尾切除术之前,应熟练掌握开腹阑尾切除术,并具备处理各种非典型情况的经验。

(1)麻醉:常用腰麻联合连续硬膜外麻醉,可兼顾起效快速和较长的麻醉持续时间。

(2)体位:直腿仰卧位。

(3)切口:最常用麦氏切口,即经麦氏点与脐至右髂前上棘连线垂直的切口,通常为5~6 cm,其位置可依术前体检压痛点稍上移或下移。依据患者年龄和体型胖瘦,切口需作适度调整,儿童患者切口可减小,而肥胖患者需扩大切口以暴露术野。经右腹直肌探查切口用于术前诊断不甚明确的手术,切口中点位置多选择平脐或稍向下,一般需>8 cm,术中需要时可向上下延长。

注意:切口大小应以有效暴露术野为原则,不要为追求小切口而使暴露和操作困难,增加误伤和术后并发症风险,安全确切的手术操作永远是最重要的。

(4)手术步骤。

1)做皮肤切口,逐层进入腹腔,依次为皮肤,皮下脂肪,腹外斜肌腱膜,腹肌(包括腹外斜肌,腹内斜肌和腹横肌),腹膜。其中腹肌层由术者和助手用止血钳呈垂直方向交替撑开,操作时注意控制深度,因局部腹膜炎腹膜水肿时,钳尖可能直接戳穿腹膜,容易误伤。其他层次选用手术刀,电刀或组织剪刀锐性切开,过程中随时处理出血点。切开腹膜前应使用交替钳夹动作以避免提起肠管,有时盲肠与右下腹膜紧贴时容易误切入盲肠腔。腹腔积脓多时,切开腹膜即有脓液冒出污染切口,切开前可用小纱布围绕切开处保护,先切开小口,伸入吸引器吸除大部分积脓,防止脓液漫溢。切开腹膜后可在其周边夹一圈切口巾保护。

2)寻找阑尾,分离其周边粘连,辨清局部解剖结构。腹腔内操作尽量用器械进行,以减少手套表面对腹膜和脏器的摩擦,减少术后粘连。化脓坏疽穿孔的阑尾炎往往局部脓性渗出多,大网膜和周围器官包裹粘连,结构混乱难以辨清。此种急性炎症期的粘连并不紧密,用手指钝性分离较安全。几乎每一位普通外科医师都有找不到阑尾的经历,此时应避免漫无目的地反复翻找,应辨清升结肠带,沿其汇聚方向寻找阑尾根部,确认根部后一般都可寻见线索。无法寻见阑尾时,应考虑到浆膜下阑尾、腹膜外阑尾和高位阑尾等少见情况,暴露不佳时应果断延长切口,否则只会无谓地延长手术时间和增加误伤风险(图4-3)。

3)游离阑尾后在其系膜根部钳夹两把止血钳,结扎离断阑尾系膜,系膜水肿严重结扎不确切时应缝扎止血。系膜宽厚时应分束结扎离断。在阑尾根部钳夹两把止血钳,在其中间离断阑尾,阑尾残端长约0.5 cm较适宜。结扎阑尾残端,现多用电刀烧灼残端,再荷包缝合包埋之。荷包缝合也可在阑尾离断之前先进行,以便于牵拉,若荷包缝合有困难时,也可不包埋,或酌情用8字缝合或间断缝合浆肌层包埋。若阑尾根部已坏疽或充血水肿严重,不适于结扎,应用8字缝合、间断缝合或U形缝合关闭残端,再行浆肌层缝合加固。鉴于腹腔镜手术的经验,在残端结扎或缝合关闭切实的情况下,不缝合包埋也是安全的。结扎离断根部和系膜的顺序依手术具体情况而定,阑尾粘连严重时可用逆行切除法,先结扎离断根部后再逐次分离阑尾系膜。

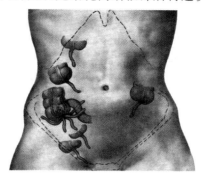

图 4-3 阑尾位置

4)切除阑尾后应进一步清理腹腔积脓、脓苔和脱落的粪石,若包裹的大网膜已形成化脓感染灶应作局部切除,不提倡大量冲洗以防感染扩散,可在局部用蒸馏水或甲硝唑小量冲洗后吸尽。因粪石中含菌量非常高,若遗落腹腔将形成感染源头,引起术后腹腔脓肿或腹膜炎迁延不愈等棘手的并发症,必须彻底清除。附着紧密的脓苔不需强行剥除。对腹腔渗出多或系膜、残端处理不甚满意的病例应留置引流管。

5)切口缝合前应更换清洁的手套和器械,尽量使用抗菌可吸收缝线。缝合腹膜层后可用蒸馏水或聚维酮碘液冲洗切口,再缝合腹外斜肌腱膜层,皮下脂肪和皮肤。腹肌层交叉钝性撑开后会自然回缩,一般不需缝合,若开口较大可缝合一至两针,术中因扩延切口而切断的肌肉应予缝合,U 形缝合法牢固性更好。皮下脂肪层不厚时应与皮肤一层缝合,减少缝合层面和组织内缝线数量。皮下脂肪肥厚时应先用纱布尽量擦去脱落的脂肪粒,削除松散游离的脂肪团,并切实止血,缝合时应进针至脂肪层底部,不留无效腔,若腹壁脂肪厚度>4 cm,最好留置切口内胶片引流,24~48 h 后拔除。使用钉皮钉可减少切口内缝线,切口愈合后瘢痕更小,外观明显改善,但钉皮前应将脂肪层做少数几针缝合对拢对齐。注意切口保护和缝合方式,可以降低术后切口感染的发生率,但在化脓坏疽性阑尾炎,开腹手术后切口感染率仍较高,可达 50%或更高。

2.腹腔镜阑尾切除术

质平衡紊乱等的危重患者。

(1)适应证:①急、慢性阑尾炎;②妊娠 20 周以内发作的急性阑尾炎。

(2)禁忌证:①严重心肺疾患;②腹腔复杂手术史,存在广泛粘连;③合并休克、严重水电解质平衡紊乱等的危重患者。

(3)麻醉:气管插管全身麻醉。

(4)体位与手术室布局:患者取仰卧位,手术开始后调至头低左倾位,以利于暴露回盲部。术者立于患者左侧,扶镜手立于术者右侧,显示器设置在术者对面(图 4-4)。

(5)套管位置:套管位置可根据术者经验和患者体型等具体情况做适当调整,通常两套管之间距离至少 10 cm 以上,以便于操作。①单孔法:在脐上缘或下缘放置 10 mm 套管(观察及操作孔)。②双孔法:在脐上缘或下缘放置 10 mm 套管(观察孔),麦氏点或耻骨联合上放置 10 mm 套管(操作孔)。③三孔法:在脐上缘或下缘放置 10 mm 套管(观察及取标本孔),左右下腹部各放置 5 mm 套管(操作孔),具体位置根据阑尾位置和术者习惯调整。常用麦氏点内下方和与其水平的腹正中线偏左侧 4~6 cm 处,较利于操作。两个操作套管之间应至少有 10 cm 距离。因取出阑尾方式不同,右下腹也可选用 10 mm 操作套管。

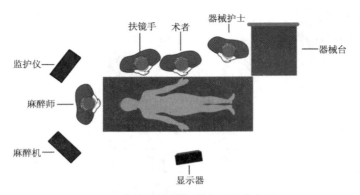

图 4-4　腹腔镜阑尾切除术手术室布局

（6）手术步骤。

1）单孔法：仅适用于慢性阑尾炎和急性单纯性阑尾炎，阑尾及盲肠较游离，阑尾根部可提至脐孔处。在脐上缘或下缘作 1 cm 切口，切开皮下脂肪至腹白线，提起其两侧后剪开腹白线进入腹腔，置入带操作通道的 10 mm 腹腔镜（图 4-5）建立气腹（开放法）。气腹压力成人为 1.6～1.9 kPa（12～14 mmHg），儿童为 1.2～1.5 kPa（9～11 mmHg）。探查腹盆腔后经操作通道置入分离钳，确认阑尾根部游离度足以提至脐孔处后，钳夹阑尾尖端经脐孔提出体外，同时放尽气腹，在体外结扎离断阑尾系膜和根部，残端处理切实后松开钳夹，盲肠即滑回腹腔。再次建立气腹，腹腔镜探查腹腔无出血或其他异常后消除气腹，逐层缝合脐部套管孔。

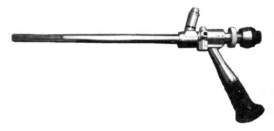

图 4-5　带操作通道的腹腔镜

2）双孔法：仅适用于慢性阑尾炎和急性单纯性阑尾炎，阑尾及系膜较细长，可经 10 mm 套管孔提出体外者。在脐上缘或下缘以前述开放法置入 10 mm 观察套管并建立气腹，置入腹腔镜，在腹腔镜观察下于麦氏点置入 10 mm 操作套管。探查腹盆腔后经操作套管置入分离钳，钳夹阑尾尖端自操作套管孔提出体外，同时放尽气腹。在体外结扎离断阑尾系膜和根部，处理切实后松开钳夹，盲肠即滑回腹腔。重新建立气腹，腹腔镜再次探查腹腔无出血或其他异常后消除气腹，逐层缝合脐部套管孔。

3）三孔法：适用于各期急性阑尾炎，阑尾周围脓肿，是最常用的方法。在脐上缘或下缘以开放法置入 10 mm 套管并建立气腹，置入腹腔镜，在腹腔镜观察下放置下腹部两个操作套管。先吸除腹盆腔积脓，全面探查腹盆腔，再开始分离阑尾及系膜。分离化脓或被包裹的阑尾时应用无损伤器械进行钝性分离，在清晰视野下小心进行，以免造成副损伤。浆膜下阑尾部分或全部位于盲肠浆膜下，可用剪刀剪开浆膜暴露，不要用带电操作，以免损伤盲肠。盲肠后位和少见的腹膜外阑尾多需游离盲肠与侧腹壁附着部。

系膜可用丝线结扎后剪断，也可直接用超声刀或电凝器械离断，后者安全且可简化操作，特别适用于系膜明显水肿时，此时线扎法易切割组织且难以结扎牢固。阑尾根部用丝线结扎，拟离断处远端用丝线结扎或用钛夹、结扎锁夹闭,防止离断阑尾后粪石或脓液漏出污染腹腔。使用带电剪刀或超声刀离断根部,同时适度烧灼残端,使用带电器械时应注意短时间通电,并与肠壁保持距离,以免热损伤肠壁。阑尾残端处理切实后缝合包埋并非必须。怀疑止血不确切而系膜残端离肠壁很近时,可在镜下缝扎止血。阑尾根部肠壁水肿严重或已坏疽穿孔时,可在镜下进行8字或U形缝合关闭,怀疑阑尾残端结扎不确切时,应做缝合加固或包埋。镜下缝合技术对术者操作技巧要求很高。

阑尾切除后应再次探查腹腔,尽量吸尽腹盆腔积脓,可作局部冲洗,切除的阑尾必须装入标本袋经10 mm套管孔取出,以免污染套管孔。酌情经操作套管留置引流管。最后消除气腹,逐层缝合脐部套管孔。

注意:腹腔镜阑尾切除术的中转开腹率,与术者的技术水平相关。若局部粘连复杂紧密,解剖结构不清,镜下处理有困难或不安全时,应果断中转开腹,不要无谓地延长手术和麻醉时间,增加副损伤和术后并发症风险。

(7)术后并发症。

1)切口感染:开腹阑尾切除术后切口感染主要见于化脓、坏疽、穿孔的阑尾炎。除术中注意各个环节的防止感染措施,术后还应每天换药仔细观察,乙醇湿敷对部分出现红肿的切口有防止进一步化脓的作用,若切口红肿疼痛,按压有脓液溢出时,应拆除表层缝线,充分敞开引流,每天换药直至坏死组织排清,肉芽生长,切口逐渐愈合或行二期缝合。没有与腹腔内感染灶相通的切口感染一般限于腹外斜肌腱膜层以外,经积极换药都可愈合。而感染源头来自腹腔内(粪瘘或脓肿)的切口不会愈合,必须去除腹腔内感染源才可治愈。规范操作的腹腔镜阑尾切除术后切口感染非常少见,多发生在取出标本的套管孔,故取标本时必须装入清洁的标本袋以保护套管孔。若发生套管孔感染,经敞开换药很快可以愈合;若无好转时,应注意有无粪石残留于套管孔内。

2)腹盆腔脓肿:化脓感染严重的阑尾炎,或已导致弥漫性腹膜炎时,腹盆腔积脓未清理干净或遗漏粪石,都可能引起术后腹盆腔脓肿形成。脓肿可位于盆腔、膈下或肠间。术后患者的发热、腹痛及白细胞升高无好转,并伴有恶心呕吐、腹胀腹泻等消化道症状时应考虑此并发症。肠间脓肿局部有腹膜炎体征或触及包块,膈下脓肿可引起呃逆,盆腔脓肿可引起腹泻和里急后重感,直肠指诊可触及包块或局部压痛。B超或CT可发现脓肿。较小的脓肿经抗生素治疗后可吸收。脓肿较大而抗生素治疗无效时应行B超引导下的穿刺引流,可经腹壁、阴道或直肠进行。引流效果不佳时应行手术治疗。腹腔脓肿可能迁延不愈,治疗棘手。开腹手术14 d后因腹腔粘连已较紧密,再行腹腔手术将非常困难,腹腔镜手术的术后粘连则很轻微,故制订治疗方案时应考虑术式与治疗时机。

3)肠瘘:术中损伤肠管而未发现,术后即形成肠瘘。化脓感染严重使肠壁组织水肿,结扎阑尾根部时结扎线切割肠壁,术后结扎线脱落即引起粪瘘。化脓坏疽性阑尾炎时附近盲肠壁可能存在小脓肿,术后可使肠壁破溃形成肠瘘。腹腔镜手术中电器械使用不当,造成肠壁热损伤,损伤处在术后逐渐坏死穿孔,形成肠瘘。阑尾切除手术所致的肠瘘一般位置较低,局限于右下腹,建立通畅引流后多可自愈。

4)其他:阑尾切除术后腹腔出血,通常由阑尾系膜处理不当,阑尾动脉出血引起,除术中精心操作避免隐患外,术后应注意观察引流、心率、血压等,若明确诊断应尽快手术止血。阑尾残株炎与阑尾残端过长有关,被荷包包埋的阑尾残株炎可形成盲肠壁内脓肿,保守治疗无效时均需手术处理。

(王正堂)

第五章 骨科诊疗

第一节 脊柱损伤

一、脊柱骨折

(一)胸椎骨折

1.发生机制

造成胸椎骨折的主要暴力包括间接暴力和直接暴力,常见于坠落伤、车祸和重物打击伤后。根据暴力的类型、方式和体位,损伤各不相同,常见的暴力类型有以下数种。

(1)屈曲暴力:屈曲暴力致伤,脊柱的前部承受压应力,脊柱后部承受张应力。主要造成椎体的前缘压缩骨折,当暴力很大时椎体前缘压缩超过其高度的1/2,常伴有椎体后上缘骨折块突入椎管。椎体后缘高度往往无明显改变。

(2)压缩暴力:在轴向压缩载荷的作用下椎体产生爆裂骨折,横断面上整个椎体的各径线均增大。骨折块向椎体左右和前后碎裂,椎体后部碎骨块突出进入椎管,造成脊髓神经不同程度的损伤。

(3)屈曲分离暴力:常见于车祸中,又名安全带损伤。高速行驶的汽车发生车祸时,由于安全带的作用,下肢和躯干下部保持不动,上半身高速前移,造成以安全带附近脊椎为支点,脊柱后部结构承受过大的张力而撕裂,受累的结构以后柱和中柱为主。

(4)屈曲扭转暴力:屈曲和扭转两种暴力同时作用于脊柱,损伤严重,椎体旋转、前中柱骨折、单侧或双侧小关节突交锁。

(5)水平暴力:水平剪力往往较大,造成上下位椎体前后脱位,对脊髓和马尾神经的损伤严重,预后差。

(6)伸展分离暴力:在胸、腰椎比较少见,此种主要造成脊柱前部张力性破坏,黄韧带皱褶突入椎管,压迫脊髓。

2.临床表现

有明确的外伤史,重者常合并脑外伤或其他内脏损伤,神志清醒者主诉伤区疼痛,肢体麻木、活动无力或损伤平面以下感觉消失。检查见伤区皮下淤血、脊柱后凸畸形。严重骨折脱位者,脱位局部有明显的空虚感,局部触痛,常可触及棘突有漂浮感觉。由于损伤的部位及损伤程度不一,故神经功能可以是双下肢活动正常,亦可表现双下肢完全性瘫痪。神经功能检查,临床常用Frankel 分级法。括约肌功能障碍,如表现为排便无力、尿潴留、便秘或大小便完全失禁。男性患者阴茎不能有意识勃起,被动刺激会阴或阴茎表现为不自主勃起,如脊髓颈胸段损伤而圆锥功能仍存在者;如为脊髓圆锥部的骨折脱位,脊髓低级性中枢遭到摧毁,勃起功能完全丧失。

3.诊断要点

根据外伤史及外伤后的症状、体征可初步确定为胸腰椎骨折或脱位,并可依感觉、运动功能丧失而初步确定损伤节段,便于进一步选择影像学检查部位。X 线平片是胸腰椎骨折的最基本的影像学检查手段,应常规应用。通常拍正侧位片,根据病情需要可加照斜位或其他位置。单纯压缩骨折正位片可见椎体高度变扁,左右横径增宽,侧位片可见椎体楔形变,脊柱后凸畸形,椎体后上缘骨折块向后上移位,处于椎间水平。爆裂骨折侧位片显示椎体后上缘有大块骨块后移,致伤椎椎体后上部弧形突向椎管内小关节正常解剖关系破坏。骨折脱位者侧位片显示两椎体相对位置发生明显变化,以上位脊椎向前方或前方偏一侧移位摄常见。CT 扫描比普通 X 线检查能提供更多的有关病变组织的信息,因而优越性极大,有条件者应该常规应用。CT 片可以显示骨折的类型和损伤的范围,用于单纯椎体压缩骨折,可以显示椎体后缘有无撕脱骨块,骨块是否对硬膜囊形成压迫,有助于决定治疗方法。爆裂骨折 CT 扫描可以观察爆裂的椎体占据椎管的程度,有助于决定采用何种手术方法减压,并为术中准确解除压迫提供依据。MRI 能够较清楚地显示椎管内部软组织的病损情况,在观察脊髓损伤的程度(水肿、压迫、血肿、萎缩)和范围方面较CT 优越,对脊柱后柱结构的损伤亦有良好显示,有助于判断脊柱稳定性。

4.治疗原则

根据脊柱的稳定程度可以采用非手术治疗或手术治疗。非手术治疗主要用于稳定性脊柱骨折,目的在于通过缓慢的逐步复位恢复伤椎的解剖关系,通过脊柱肌肉的功能训练,为脊柱提供外源性稳定,从而避免患者晚期常见的损伤后背痛。手术治疗脊柱损伤的目的在于:解除脊髓神经压迫,纠正畸形并恢复脊柱的稳定性。手术早期稳定性由内固定材料提供,坚强的内固定可以保证患者早下地活动,防止长期卧床导致的各种并发症,加速创伤愈合,恢复机体的生理功能。脊柱稳定性的远期重建,依赖正规的植骨融合。

5.治疗选择

(1)非手术治疗。①适应证:用于稳定性脊柱骨折,如椎体前部压缩＜50％,且不伴神经症状的屈曲压缩骨折,脊柱附件单纯骨折。②方法:伤后仰卧硬板床,腰背后伸,在伤椎的后侧背部垫软垫。根据椎体压缩和脊柱后凸成角的程度及患者耐受程度,逐步增加枕头的厚度,于 12 周内恢复椎体前部高度。X 线片证实后凸畸形已纠正,继续卧床 3 周,然后床上行腰背肌锻炼。床上腰背肌锻炼为目前临床上较常用的功能疗法,腰背肌锻炼的目的是恢复肌力,为后期脊柱稳定性重建提供动力基础、预防后期腰背痛与骨质疏松症的出现,过早下地负重的做法不宜提倡,因为有畸形复发可能,尤其是老年骨质疏松的患者,临床上出现慢性不稳定者,大多源于此。③优点:治疗方法简单,无须长时间住院,治疗费用较低。④缺点:卧床时间长,老年患者易出现肺部并发症和压疮,部分病例遗留晚期腰背痛和骨质疏松症,适应证较局限等。

(2)手术治疗的目标和适应证。①手术治疗的目标:为损伤脊髓恢复功能创造条件(减压和避免再损伤);尽快恢复脊柱的稳定性,使患者能尽早起床活动,减少卧床并发症;植骨融合后提供长期稳定性,预防顽固性腰背痛的发生。②适应证:适用于多数不稳定性骨折与伴脊髓有明显压迫的骨折、陈旧性骨折椎管狭窄、后凸或侧凸畸形者,近年来,随着微创脊柱外科技术的发展,适应证已进一步扩大,包括单纯压缩骨折、骨质疏松症所致压缩骨折等。

(3)手术方法。①对有神经症状者应行脊髓神经减压术:脊柱骨折脊髓压迫的因素主要来自硬膜的前方,包括脊柱脱位,伤椎椎体后上缘压迫脊髓前方;压缩骨折,椎体后上角突入椎管压迫脊髓;爆裂骨折,骨折块向后移位压迫脊髓;单纯椎间盘突出压迫脊髓;脊柱呈锐弧后凸或侧凸畸形>20°,椎管受到压迫性和张力性两种损伤,故应采用硬膜前方减压,经一侧椎弓根的侧前方减压或经两侧椎弓根的环形减压或侧前方入路下直接减压。②内固定:以短节段为主。Lcuque棒或 Harrington 器械固定,由于节段过长,有一定的缺点,目前应用较少。减压完成后,应使患者维持于脊柱过伸位,在此基础上行内固定,可望使椎体达到良好的复位要求。目前应用的内固定器械包括后路与前路两大类,后路多采用短节段椎弓根螺钉系列,前路多采用短节段椎体螺钉钢板系列或椎体螺钉棒系列。③植骨融合:脊柱融合的要点如下。内固定只能提供早期稳定,后期的永久性稳定需依赖于植骨融合,因而植骨是处理胸腰椎骨折的一个常规手段,必须保证正规、确实的植骨操作。植骨数量要足够,由于植骨是在非生理情况下的骨性融合,因而骨量少,骨痂生成少,有限的骨痂难以承受生理活动所施加的载荷。植骨的质量要保证,异体骨应避免单独应用于脊柱融合,有不少失败的报道,有的后果相当严重,但在前路大量植骨时,自体骨量不够,可混合少量异体骨或骨传导活性载体。大块髂骨植骨质量可靠,并可起到支撑和承载作用,而火柴棒样植骨增加了生骨面积,能较早发生骨性融合,两者可联合应用。究竟是采用前路椎体间融合还是采用后路椎板、横突间融合应根据具体情况决定,决定因素取决于骨折类型、脊髓损伤程度、骨折时间、脊髓受压的主要来源以及患者的一般状况等。通常后路张力侧能同时做到固定与减压,但在脊柱稳定性方面远不如前路椎体间植骨。

(二)单纯椎体压缩骨折

单纯椎体压缩骨折为稳定性骨折,临床比较常见,一般不伴有神经损伤,个别患者有一过性肢体麻木乏力,多能在短时间自行恢复,非手术方法治疗能取得良好的效果。

1.发生机制

多为遭受较轻微的屈曲暴力作用,老年者骨质疏松多由摔倒臀部着地引起,临床病理改变主要体现为脊柱前柱压缩呈楔形改变,不伴有中柱的损伤,后柱棘间韧带部分损伤,少有韧带断裂及关节突骨折与交锁者;因中柱结构完整,椎管形态无改变,脊髓除少数因冲击作用直接损伤外,一般无明显骨性压迫损伤。如椎体压缩不超过50%,脊柱稳定性无破坏。

2.临床表现

伤后腰背部疼痛,脊柱活动受限。伤区触痛和叩痛(+),少数患者可见轻度脊柱后凸畸形,早期双下肢主动抬腿肌力减弱,这是由于髂腰肌、腰大肌痉挛,伤区疼痛等间接原因所致,不应与神经损伤相混淆。

3.诊断要点

(1)明确外伤史及伤后腰背部疼痛、伤区触痛及叩击痛。

(2)X线检查:正位片显示伤椎椎体变扁,侧位片示椎体方形外观消失,代之以伤椎前低后高呈楔形变。测量伤椎前缘的高度,一般不低于后缘高度的50%,个别患者在伤椎后上缘可见小的撕脱骨块,骨块稍向上后移位,脊柱中柱、后柱完整性多无破坏。

(3)CT扫描:可见椎体前上部骨折,椎体后部多数正常,椎管各径线无变化。

(4)MRI示骨折区附近硬膜前方有局限性高密度改变,为伤区水肿、充血所致,脊髓本身无异常;后凸严重时可显示椎后软组织区水肿甚至韧带断裂。

(5)青少年患者,就与休门氏病(Scheuermann 病)相鉴别,后者又称青年性驼背、脊椎骨骺炎或脊椎骨软骨炎,其特点为胸椎长节段、均匀的后凸,相邻多个椎体楔形变。老年患者,尤其是老年妇女,应与骨质疏松胸腰椎楔形变相鉴别,后者无外伤史,骨质疏松明显,亦为多个椎体改变;MRI 检查椎体或椎后软组织的信号改变可鉴别。

4.治疗选择

(1)非手术治疗。①适应证:单纯椎体压缩骨折。②方法:伤后立即卧硬板床,腰下垫枕,使伤区脊柱前凸以达复位之目的。腰背部垫枕厚度应逐步增加,应以患者能够耐受为度,不可操之过急,尤其是高龄患者,复位过于急促,可导致严重的消化道症状。垫枕开始时,厚度为 5～8 cm,适应数天后,再增加高度,1 周后达 15～20 cm。③优点:方法简单,有一定效果。④缺点:不可能达到解剖复位,卧床时间相对较长。

(2)手术治疗。少数骨折后腰背部疼痛严重,长时间不能缓解或老年患者不能耐受伤后疼痛和长期卧床者,可采用手术治疗行椎体成形或后凸成形术。①优点:缓解疼痛快,卧床时间短。②缺点:手术有风险,费用开支大。

(三)骶尾椎损伤

1.骶尾椎损伤机制及特征

骶骨骨折常与骨盆骨折伴发,单纯骶骨骨折很少见。骨盆骨折患者中骶骨骨折的发病率为35%。正常情况下骶骨抗压缩应力很强,而抗剪力和张力较弱;而在骨盆环完整时,除了直接暴力外骶骨只能受到压缩应力作用,所以骶骨骨折常伴发于骨盆骨折。骶骨骨折常常是单侧下肢或者单侧躯体的暴力沿髋骨间接作用于骶骨所致,最常见的应力是张力和剪力。

旋转力:伴发耻骨联合分离或者耻坐骨支骨折的严重暴力。作用于下肢的强大的过伸张力导致髋骨沿骶髂关节的水平轴旋转,如果骶髂关节不旋转(骶髂关节抗这种应力的能力很强),就会发生经 $S_{1\sim2}$ 的骶孔骨折。骨折后髂后上棘上移而髋骨不上移。反方向的髋骨旋转可见耻骨联合端上移,这种损伤相对少见。

杠杆作用:一旦骨盆环的前方被破坏,骨盆的两个半环产生明显分离,常见于碾压伤或者下肢极度外展。骶髂关节张开到极限,就会产生经骶骨翼的骨折;骨折常常介于第 1、第 2 骶孔水平之间。其机制类似于完全张开的合页将固定螺钉拔出。反方向的损伤导致耻骨联合端相互重叠,相对少见。

剪切力:坐位时暴力作用于膝部,使半侧骨盆直接向后移位。这种暴力更容易导致髋关节后脱位;但是如果受伤时髋关节轻度外展,就可能导致半侧骨盆向后向上移位,导致骶椎侧块承受剪切力而骨折。

具体到某一例患者各种应力结合到一起并占不同的比例,因此不可能精确地分析某种应力的作用。例如,在坠落伤时,身体的重力和下肢、骨盆传导地面的抵抗力共同作用于骶骨水平,使骨盆沿水平轴旋转同时骶骨则受到来自身体重力的作用而产生垂直向尾侧移位的倾向,从而导致骶骨的横行骨折。

2.骶尾椎损伤诊断

(1)脊髓造影检查:脊髓造影解决了脊神经根不能显影的困难,同时理想的脊髓造影片也可对 S_1、S_2 以上脊神经根袖内的部分神经显影,而对于 S_2 以下骶神经根、硬脊膜外神经根、骶丛神经、坐骨神经均不能显影。

(2)CT 检查:CT 检查能很好地显示骨结构,确定骨折部位,显示椎管形态及椎管内有无骨折块。

（3）MRI检查：MR较其他影像技术对神经、软组织有良好的显像，采用先进的MRI技术，使用适当的表面线圈和脉冲序列能够获得较清楚的周围神经影像。

（4）放射性核素扫描（^{99m}Tc）：诊断骶骨不全骨折（SIF）的敏感性很高，表现为单侧或双侧骶骨翼上位于骶髂关节与骶孔之间核素异常浓聚。不过此种检查特异性差，炎症、肿瘤也可有浓聚征。

3.骶尾椎损伤的治疗

处理骶骨骨折患者时，必须首先遵循创伤患者诊治的总体原则。骶骨骨折时常伴有骨盆环的破坏、神经根损伤、马尾神经损伤以及脊柱的损伤，它们之间相互影响。总体而言，应当根据骨盆环和腰骶的稳定性、神经损伤情况以及患者的全身状况来制订治疗方案。

骶骨骨折应当初步分为以下四类：①伴有稳定或不稳定性骨盆环损伤；②伴有腰骶椎小关节损伤；③伴有腰骶分离；④伴有神经损伤及马尾神经或脊髓压迫。

（1）伴有骨盆环损伤的骶骨骨折：必须对骨盆环的稳定性进行评估。当存在明显的骨盆环不稳定时，需要对骨盆环进行初步的复位和固定；方法包括骨牵引、外固定架、骨盆固定带、骨盆钳等。这些方法都可以达到复位骨折、减少出血的目的。如果患者的血流动力学不稳定，可以考虑进一步行血管造影栓塞。

对于骨盆环稳定的患者，并且无神经损伤、软组织损伤也较轻，保守治疗效果比较好。具体方法：对于无移位的稳定骨折采用卧床休息，早期不负重下床活动；对于移位的骶骨骨折可手法复位后行骨牵引，牵引复位时需要准确地设计好牵引的方向和力量。牵引重量一般为患者自身体重的1/5～1/4，牵引时间应在伤后24 h内完成且不少于8周。

（2）伴有腰骶椎小关节损伤的骶骨骨折：Isler第一个提出了腰骶交界损伤与不稳定性骶骨骨折的关系。他提出骨折线经过S_1上关节突或者位于S_1上关节突内侧的垂直型骶骨骨折会影响腰骶交界的稳定性。他还发现腰骶交界损伤与半骨盆脱位有关。这种类型的损伤见于38%的垂直不稳定型骶骨骨折和3.5%的旋转不稳定型骶骨骨折。

但是Isler可能低估了伴有腰骶椎小关节损伤的骶骨骨折的发病率，因为限于那个时代的影像学检查条件，很多病例可能漏诊了。对于经骶孔的尤其是伴有移位的骶骨骨折，应当考虑腰骶交界损伤的可能，应当行进一步检查。一旦确诊，应进行手术固定。

（3）腰骶脱位的骶骨骨折：腰骶脱位，也称为创伤性腰骶前脱位，非常少见。临床表现为腰椎滑脱至骶骨前方，可能伴有双侧L_5～S_1椎小关节脱位、同侧的椎小关节骨折、经骶骨椎体的骨折。可能有多种受伤机制，都属于高能量损伤。

腰骶脱位非常少见、表现通常不典型，而且患者的病情通常都非常重，所以腰骶脱位在首诊时常漏诊。脊柱骨盆分离（也称为U型骶骨骨折）的损伤与此类似，治疗相当困难。它们的共同特征是骶骨与腰椎及骨盆分离，都是高能量损伤所致，患者存活的概率很小。这种损伤高度不稳定。

固定方法包括骶髂螺钉、接骨板螺钉及腰椎-骨盆桥接固定等。因为发病率很低，虽然各种方法都有一定的临床应用效果的报道，但是各种固定方法的优、缺点及临床适应证目前还无法准确评价。

（4）伴有神经损伤和压迫的骶骨骨折：神经损伤的情况对治疗方法的选择也有指导作用。马尾神经完全横断的患者减压固定手术的重要性比马尾神经不完全断裂患者就差一些。

骶骨骨折手术治疗指征是：有神经损伤的表现同时存在神经压迫的客观证据，伴有软组织裂伤以及广泛的腰骶结构损伤。对于多发伤患者固定骶骨骨折后早期活动，可作为相对手术指征，有利于患者康复。手术的目的是稳定骨折、恢复腰骶对线、改善神经状态、充分的软组织覆盖以及改善全身状况。

（5）减压：骶骨骨折时神经损伤的程度不同；轻者可为单一神经根病变，重者可能马尾神经完全横断。横行骶骨骨折时马尾神经完全断裂的发生率是35%。根据骶骨骨折的移位和成角情况，骶神经根可能会受压、挫伤或者受牵拉。因此可以通过骨折复位间接减压，也可以通过椎板切除或骶孔扩大来直接减压。对于马尾神经横断或者骶神经根撕脱的患者，单纯减压是没有意义的。

减压手术没有绝对的适应证，术后的结果也无法预测。然而在伴有神经损伤的骶骨骨折患者，骨折愈合后神经周围纤维化、骶管及骶孔内瘢痕的形成会令骶神经根减压更加困难。因此，神经减压最好在受伤后的24～72 h间完成。对于伴有足下垂的患者行保守治疗或者延期手术，75%的患者预后差。尽管L_5神经根在骶骨水平位于椎管外，但是骶骨翼的骨折块向上向后移位可能会导致L_5神经根受牵拉、压迫甚至卡压于骨折块与L_5横突之间，需要手术减压。

（6）骶骨不全骨折的治疗：几乎所有学者都认为卧床休息是最好的治疗方法，可有效控制疼痛，一般1个月内疼痛缓解，6～12个月内疼痛消失。同时应针对骨质疏松治疗。但也有学者主张早期下床活动，因为骶骨不全骨折属于稳定性骨折，不需手术，且患者多为老年人，卧床休息时间过长将导致肌肉、心脏、呼吸、消化、泌尿生殖、血管、内分泌等系统的并发症，严重影响SIF患者的治疗效果和生活质量，某些并发症甚至会导致患者死亡。在控制疼痛、严密监控的情况下，让患者借助支撑物早期下床活动将会有效减少上述并发症，并可减少患者的住院时间和费用。近年来兴起的骶骨成形术为SIF的治疗提供了新的选择；这项技术可以达到即刻缓解疼痛的目的，但是目前还没有随机对照的临床研究和长期临床应用结果的报道。

（7）尾骨骨折的治疗：①非手术疗法包括急性期和慢性期的治疗。急性期，卧床休息经3～5 d逐渐下床活动，坐位时垫以充气物或海绵垫。对有骨折移位者，在局部麻醉下通过肛门指诊行手法复位（采取上下滑动、加压，以使远折端还纳原位），3 d后再重复1次。由于肛周肛提肌的牵拉作用，常难以获得理想复位。慢性期，可行理疗、坐浴等疗法，并注意局部勿多受压。病重者，可行骶管封闭疗法，每周1次，3～4次为1个疗程。对症状顽固者，可酌情行尾骨切除术。②手术疗法主要为尾骨切除术。手术病例选择：主要是尾骨损伤后长期疼痛且无法缓解的病例。其具体原因不明确，可能是由于瘢痕组织压迫尾神经所致。

二、脊髓损伤

（一）脊髓损伤的定义与分类

1.定义

脊髓损伤（spinal cord injury，SCI）是指由于外界直接或间接因素导致脊髓损伤，在损害的相应节段出现各种运动、感觉和括约肌功能障碍，肌张力异常及病理反射等的相应改变。

脊髓损伤的程度和临床表现取决于原发性损伤的部位和性质。脊髓损伤是脊柱骨折的严重并发症，由于椎体的移位或碎骨片突出于椎管内，使脊髓或马尾神经产生不同程度的损伤。胸腰段损伤使下肢的感觉与运动产生障碍，称为截瘫，而颈段脊髓损伤后，双上肢也有神经功能障碍，为四肢瘫痪，简称"四瘫"。

2.病因分类

脊髓损伤是因各种致病因素(外伤、炎症、肿瘤等)引起的脊髓的横贯性损害,造成损害平面以下的脊髓神经功能(运动、感觉、括约肌及自主神经功能)的障碍。脊髓损伤可根据病理情况、致病因素及神经功能障碍情况进行分类。

(1)外伤性脊髓损伤:外伤性脊髓损伤是因脊柱脊髓受到机械外力作用,包括直接或间接的外力作用造成脊髓结构与功能的损害。脊柱损伤造成了稳定性的破坏,而脊柱不稳定是造成脊髓损伤,特别是继发性损伤的主要原因。①直接外力:刀刃刺伤脊髓或子弹、弹片直接贯穿脊髓,可造成开放性的脊髓损伤;石块或重物直接打击于腰背部,造成脊柱骨折而损伤脊髓。②间接外力:交通事故、高处坠落及跳水意外时,外力多未直接作用于脊柱、脊髓,但间接外力可引起各种类型不同的脊柱骨折、脱位,导致脊髓损伤。间接外力作用是造成脊柱、脊髓损伤的主要原因。

(2)非外伤性脊髓损伤:非外伤性脊髓损伤的发病率难以统计,有的学者估计与外伤性脊髓损伤近似。非外伤的脊髓损伤的病因很多,Burke 与 Murra 将非外伤性脊髓损伤的原因分为两类。①发育性病因:发育性病因包括脊柱侧弯、脊椎裂、脊椎滑脱等。脊柱侧弯中主要是先天性脊柱侧弯,易引起脊髓损伤;而脊椎裂主要引起脊髓栓系综合征。②获得性病因:获得性病因主要包括感染(脊柱结核、脊柱化脓性感染、横贯性脊髓炎等)、肿瘤(脊柱或脊髓的肿瘤)、脊柱退化性、代谢性、医源性等疾病。

3.临床分类

(1)完全性脊髓损伤:损伤后在病理上损伤平面的神经组织与上级神经中枢的联络完全中断。临床上表现为损伤的神经平面以下:①深、浅感觉完全丧失,包括鞍区感觉;②运动功能完全丧失;③深、浅反射消失;④大小便功能障碍,失禁或潴留。急性脊髓损伤的早期,常常出现脊髓休克,主要表现为肢体瘫痪、肌张力减低、腱反射消失、病理反射阴性。休克期长短各异,短则2周,长则可达2个月。休克期过后,损伤平面以下脊髓功能失去上运动神经元的抑制,表现出损伤平面以下肌张力增高、腱反射亢进、病理征阳性,即痉挛性瘫痪。但是患者仍然表现为全瘫,不能自主活动,感觉障碍,括约肌功能障碍。

(2)不完全性脊髓损伤:损伤后损伤平面以下感觉与运动功能,或者括约肌功能不完全丧失。如损伤平面以下可以无运动功能,但是存有感觉,包括鞍区感觉,也可以保留部分肌肉的运动功能。而无感觉功能。包括以下4个类型:脊髓半侧损伤综合征(Brown-Sequard 综合征)、中央型脊髓损伤、前侧型脊髓损伤、脊髓后部损伤。①脊髓半侧损伤综合征:常见于颈椎或胸椎的横向脱位损伤,亦可见于锐器刺伤半侧脊髓,损伤了同侧的下行运动纤维(皮质脊髓束),也损伤了对侧传过来上行的感觉束(丘脑脊髓束)。临床表现为伤侧平面以下运动功能及深感觉障碍,对侧浅感觉和皮肤痛、温觉障碍。②中央型脊髓损伤综合征:常见于颈椎后伸损伤和颈椎爆裂性骨折,脊髓受到前后方挤压,导致中央部位缺血(或出血)损伤,而周边相对保留。临床表现为运动感觉障碍,上肢瘫痪症状较下肢重,近端重于远端;圆锥部位神经功能大多保留,浅感觉多保留。③前侧型脊髓损伤综合征:常见于颈椎爆裂骨折或者颈椎后伸损伤,损伤了脊髓前部,而脊髓后方未受到损伤。临床表现为损伤平面以下深感觉、位置觉保存,浅感觉和运动功能受到不同程度的损伤。④脊髓后侧损伤:较少见,常见于椎板骨折向内塌陷压迫脊髓后部,而前侧脊髓未受到损伤,临床表现为脊髓深感觉障碍或者丧失,运动功能保留或轻度障碍。

(3)无骨折脱位脊髓损伤:①颈椎无骨折脱位脊髓损伤:颈椎无骨折脱位脊髓损伤多见于中老年人,跌倒或者交通意外等导致头部碰撞,致头颈部过伸(或者过度屈曲)损伤。这类患者通常既往有颈椎病史或颈椎管狭窄的病理基础。临床多为不全性脊髓损伤的表现,严重时也可能出现完全性脊髓损伤。因为患者既往有颈椎病史,所以部分患者有肌张力增高、腱反射亢进、病理征阳性的上运动神经元损伤的表现。MRI能够显示狭窄的椎管和脊髓损伤的表现。儿童在车祸伤或者高处坠落伤时,颈椎过度屈曲和拉伸,也可能出现脊髓损伤,但是较少见。②胸椎无骨折脱位的脊髓损伤:胸椎无骨折脱位的脊髓损伤主要发生于儿童和青壮年,多数因为严重的外伤、碾压伤和砸伤直接作用于胸腰部脊髓导致损伤,也可见于儿童的过度训练致伤。临床表现为损伤平面以下的脊髓功能障碍,多数为完全性脊髓功能障碍,可能与损伤时脊髓直接受损、脊髓血管缺血、脊髓内压力增高有关。

(4)圆锥损伤:脊髓圆锥在第一腰椎平面水平,故腰第一腰椎体骨折脱位是圆锥损伤最常见的原因。损伤后出现鞍区、肛周、阴茎的感觉障碍,肛门括约肌和尿道括约肌功能障碍,球海绵体反射、肛门反射消失,患者出现大小便功能障碍。

(5)马尾神经损伤:第二腰椎以下为马尾神经损伤,由于马尾神经相对耐受性好,而且是周围神经,故损伤的表现多数为损伤神经的支配区感觉、运动功能障碍或者大小便功能障碍。

(二)脊髓损伤诊断与治疗

1.脊髓损伤的临床表现

在脊髓休克期间表现为受伤平面以下出现弛缓性瘫痪,运动、反射及括约肌功能丧失,有感觉丧失平面及大小便不能自解,经2～4周逐渐演变成痉挛性瘫痪,表现为肌张力增高、腱反射亢进,并出现病理性锥体束征。

胸段脊髓损伤表现为截瘫,颈段脊髓损伤则表现为四肢瘫,上颈椎损伤的四肢瘫均为痉挛性瘫痪,下颈椎损伤的四肢瘫由于脊髓颈膨大部位和神经根的毁损,上肢表现为弛缓性瘫痪,下肢仍表现为痉挛性瘫痪。

2.脊髓损伤的诊断

在临床上诊断并不很困难。根据患者提供的病史、症状,经过全面系统的神经功能检查,再结合X线片、CT和MRI等影像学资料,以及诱发电位辅助检查,可得出完整的结论。

3.脊髓损伤的治疗

(1)合适的固定:防止因损伤部位的移位而产生脊髓的再损伤。一般先用颌枕吊带牵引或持续的颅骨牵引。

(2)减轻脊髓水肿和继发性损害。①地塞米松:10～20 mg 静脉滴注,连续应用经5～7 d,改为口服,每时3次,每次0.75 mg,维持2周左右;②甘露醇:20%甘露醇250 mL 静脉滴注,每天2次,连续5～7次;③甲泼尼龙冲击疗法:每千克体质量30 mg剂量一次给药,15 min 静脉注射完毕,间隔45 min后,再以5.4 mg/(kg·h)维持;脊髓损伤3 h内维持23 h;脊髓损伤3～8 h间维持47 h;④高压氧治疗:据动物试验,伤后2 h进行高压氧治疗效果最好,这显然不适合于临床病例根据实践经验,一般伤后4～6 h内应用也可收到良好的效果。

(3)促进神经恢复药物。①神经营养因子(NTFs):目前临床较为常用的为鼠神经生长因子(恩经复),18 μg肌内注射,1 次/天,4 周 1 个疗程;②神经节苷脂(Ganglioside,GM-1):每天20～40 mg,遵医嘱一次或分次肌内注射或缓慢静脉滴注。在病变急性期(尤急性创伤):每天100 mg,静脉滴注;经2～3周改为维持量,每天20～40 mg,一般6周。

(4)手术治疗:手术治疗的目的是解除对脊髓的压迫、减轻神经的水肿和恢复脊椎的稳定性。手术的途径和方式视骨折的类型和致压物的部位而定。如果外伤后诊断明确,有明确的骨折脱位压迫神经,原则上无绝对手术禁忌证的情况下急诊手术,可以尽可能挽救患者的神经功能,即便患者神经严重损伤,估计无恢复的希望,也可以稳定脊柱,便于术后护理,大大减少术后并发症。

(5)陈旧性脊髓损伤的治疗:实际上是陈旧性脊椎损伤合并脊髓损伤。临床上超过 2 周甚至 3 周,除非手术切开,已不能通过间接整复骨折脱位者为陈旧性脊椎骨折脱位合并脊髓损伤。

陈旧性脊髓损伤分为稳定型和不稳定型,功能障碍主要由不稳定所致。不稳的发生可以是急性、亚急性或慢性,并可引起临床症状和影像学异常进行性加重。不稳定型损伤伴有临床症状者一般需要手术治疗,其目的是:①解除疼痛症状;②改善神经功能;③维持脊柱稳定性,在可能情况下纠正畸形。

(三)早期药物治疗与预后评估

1.脊髓损伤早期药物治疗

治疗的时间窗非常短暂。从病理组织改变看,伤后 12 h 灰质坏死,24 h 伤段脊髓坏死,因此用甲泼尼龙(MP)治疗的时间应控制在伤后 8 h 之内,此时组织的反应已开始,用药可减轻继发损伤。

2.完全脊髓损伤早期药物治疗效果

美国国家急性脊髓损伤研究所(NASCIS Ⅲ)对 499 例脊髓损伤进行治疗,其中完全脊髓损伤占 51.5%,分别用 MP 24 h、48 h 和 lirilazadmesylate(TM)治疗,在 6 个月时,按 ASIA 运动评分,MP 24 h 组为 1.7 分,MP 48 h 组为 4.6 分,TM 组在两者之间,可见完全脊髓损伤,早期药物治疗的效果非常有限,仅有 1 块肌肉功能有所恢复。

据临床观察,完全脊髓损伤早期药物及手术治疗后,颈脊髓损伤可见到 1 个神经根恢复,胸腰段可见腰丛神经根恢复,而胸脊髓伤未恢复。这也说明完全脊髓损伤的药物治疗效果有限。这是因为脊髓已受到完全程度的损伤,继发损伤的作用已经很小。在颈脊髓,同序数神经根是从同序数颈椎的上缘离开颈椎,当颈椎骨折致脊髓损伤时,同序数颈脊髓与其神经根不在损伤的中心而在损伤的上部,损伤相对较轻,故可能恢复。在胸腰段,腰丛($L_2 \sim L_4$)的脊髓在 T_{12} 平面内,L_1 椎体平面为骶髓,当 T_{12}、L_1 骨折脱位时,L_1 骨折,T_{12} 向前脱位,损伤了 T_{12}、L_1 之间的 L_5 与骶髓及其间的腰丛神经根。因为神经根为纤维组织,较脊髓更耐受损伤,所以当脊髓完全损伤时,神经根不一定完全损伤。另外,由于 $L_2 \sim L_4$ 脊髓在 T_{12} 椎管内,它们同时向前移位,不一定损伤,故 $L_2 \sim L_4$ 神经根有可能恢复。

3.不全脊髓损伤早期药物治疗效果

NASCIS Ⅲ对 48.5%的不全脊髓损伤患者进行治疗,治疗后 6 个月 ASIA 运动评分:MP 24 h 组为 25.4 分,MP 48 h 组为 28.9 分,TM 组在两者之间,较完全脊髓损伤好。这主要由于脊髓损伤较轻、可逆,抑制继发伤,有利于脊髓功能恢复。我们在临床中见到较重的不完全脊髓损伤患者(仅保留骶区肛门感觉,上下肢伤平面以下皆瘫),经 MP 24 h 治疗及手术减压后 1 年,上下肢感觉和运动均恢复,排尿功能正常,但遗留病理反射。需要说明的是,虽然在试验研究中许多继发损伤因素分别被抑制后,脊髓功能恢复较对照组佳,但在临床中许多继发损伤因素被抑制后并未见到功能改善,这可能与继发损伤的因素多而我们仅抑制其中一部分,且所占比例或所起作用又较小有关。因此,治疗脊髓继发伤应采用多方法联合治疗。

4.脊髓损伤的预后

一般情况下,完全性四肢瘫患者如果损伤超过 1 个月时感觉和运动仍完全丧失,则下肢运动功能几乎没有恢复的可能。也有学者认为患者伤后完全性截瘫 48 h 而无丝毫恢复者,其功能将永久丧失。完全性脊髓损伤患者的大部分神经恢复发生在损伤后 6～9 个月,损伤后 12～18 个月则为进一步恢复的平台期,随后恢复的速度则迅速下降。不完全性截瘫患者损伤 1 个月后肌力 1 级或 2 级的肌肉在 1 年后有 85% 肌力提高到 3 级。故目前的临床上,不管是颈椎还是腰椎或者胸椎,对于不完全瘫痪的患者预后较为乐观,而完全性瘫痪的患者,L_2 以下的损伤,可能有部分恢复,也可能由于神经损伤严重无任何恢复。

(四)脊髓损伤的展望

脊髓损伤的发病率高,给患者和家属带来严重的身体负担和经济负担,也消耗了大量的医疗资源。目前,对于脊髓损伤的治疗是全世界迫切需要解决的问题。从研究损伤的机制,到干细胞治疗,到转基因治疗,投入了大量的人力和资金。另外,为了脊髓损伤的康复治疗,各种先进的支具也逐渐得到研究发展。我们相信,经过不断地完善和改进,伴随着科学技术的发展,在治疗脊髓损伤上必将取得更大的突破,使更多的截瘫患者站起来成为可能。

(于明坤)

第二节　锁骨骨折

一、功能解剖

锁骨属长管状骨,连接于肩胛骨与胸骨之间,外形呈"∽"状,内侧向前突出成弓状,外侧向后弯曲,如弓的末端凹进。锁骨中 1/3 以内的截面呈棱柱状,外 1/3 截面扁平状。中 1/3 段直径最细,是薄弱之处,若纵向或横向暴力作用于此,其弓状突出部位容易发生骨折。中 1/3 与外 1/3 交界处是棱柱状与扁平状的交接处,这种生理解剖的改变也是骨折的好发部位。

锁骨内端与胸骨的锁骨切迹构成胸锁关节,外端与肩峰形成肩锁关节。锁骨外端被喙锁韧带、肩锁韧带、三角肌及斜方肌附着而稳定。

锁骨与下后方的第 1 肋骨之间有肋锁间隙、间隙中有锁骨下动脉、静脉及臂丛神经通过。锁骨骨折内固定时应小心保护血管和神经。

锁骨的功能和作用较多:①锁骨桥架于胸骨与肩峰之间,使肩部宽阔、壮实而美观,如果锁骨缺如,肩部就会狭窄而下垂;②锁骨通过韧带和软组织作用牵动肩胛带上举,带动肋骨上移,有协同呼吸和保护肺脏的作用;③为肌肉提供附着点,胸锁乳突肌附着在锁骨内 1/3,胸大肌附着在锁骨前缘,三角肌和斜方肌附着在锁骨外1/3;④锁骨的骨架支撑作用不仅串连内侧的胸锁关节和外侧的肩锁关节,而且通过韧带辅助肩胛带和肩关节进行相关活动;⑤锁骨中段的前凸和外侧的后凹,宛如动力机的曲轴,锁骨纵轴发生旋转时(可在纵轴上旋转 50°),可带动肩胛带发挥旋转和升降作用;⑥为通过锁骨下方的血管和神经提供支撑和保护作用。

二、损伤机制及分类

间接与直接暴力均可引起骨折,以间接居多。体操运动员跌倒时手掌支撑肩部着地,自行车运动员在运动中突然翻车,双足不能及时抽出,肩部着地跌倒,地面的反作用力与撞击力相互作用造成锁骨骨折,大多为斜形或横断骨折(图 5-1)。直接暴力即运动员肩部直接撞击在器械或物件上,形成斜形或粉碎性骨折。幼儿或青少年大多为横断或青枝骨折,如检查不仔细,容易漏诊。

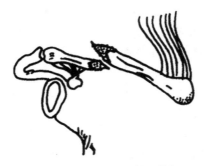

图 5-1　锁骨外 1/3 斜形骨折

　　竞技运动所发生的锁骨骨折,研究损伤机制要重视运动员摔倒的速度和体重作用于着力点的力量。摔倒时手掌先行撑地,但如速度很快,惯性力量带动体重使肩部直接撞击物件或地面而损伤。

　　锁骨骨折的分类若按部位可分为内 1/3 骨折、中 1/3 骨折及外 1/3 骨折。锁骨内侧半向前凸,外侧半向后迂回,交接处正是力学上的薄弱之处,所以中 1/3 骨折最多见,占所有锁骨骨折的75%～80%。

　　锁骨中段骨折近侧端因受胸锁乳突肌牵拉可向上、向后移位,远侧端因上肢的重量和肌肉牵拉而向下前内移位(图 5-2)。

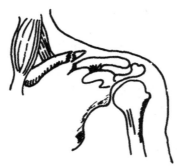

图 5-2　锁骨中段粉碎骨折,骨折端移位

三、症状与诊断

(一)受伤史
摔倒时一侧上肢撑地或肩锁部位直接撞击损伤史。

(二)肩锁部位疼痛、肿胀、畸形
锁骨骨折后肩锁部位疼痛明显,骨折处有肿胀且有向前突起畸形。患肢不敢活动,患者常用健手托住患肢肘部以减少肩部疼痛。

(三)骨擦音
于锁骨骨折处触诊时有骨折端移动的骨擦音,表示骨折端有错位。

（四）X 线检查

X 线拍片检查多能显示骨折形式和移位状况。锁骨骨折后,由于胸锁乳突肌的牵拉,近折端向上向后移位,远折端因为上肢的重力作用和韧带的牵拉大多向下向内移位。

四、治疗

（一）悬吊

儿童青枝骨折、不完全骨折或成人无移位骨折,可用三角巾或颈腕吊带悬吊 1～2 周即可自愈。

（二）绷带固定

对常见的中 1/3 段移位骨折可采用闭合复位绷带固定。

复位方法:以 1%～2% 普鲁卡因局部麻醉。患者取坐位,双手叉腰挺胸,双肩后伸。医师立于患者背后,双手握住患者两肩向后上扳提,同时以一侧膝部顶住其背部起对抗作用,一般大多能复位(图 5-3)。有时需术者将两骨折端向前牵拉方能复位。为使骨折端维持对位,以适当厚度的棉垫压住骨折近侧端,用胶布固定在皮肤上(图 5-4)。复位后双侧腋窝棉垫保护,以“∞”字绷带固定。“∞”字绷带的松紧度要恰当,太松不起作用,形成骨折移位,太紧压迫损伤神经血管,应恰如其分(图 5-5)。

（三）手术切开复位

手术切开皮肤遗留瘢痕不雅观,且切开骨膜后需延迟愈合时间,所以一般多不采用。但严重粉碎骨折合并神经血管损伤者可谨慎选用。锁骨位于皮下,血液循环并不十分丰富,骨折愈合所需要的血液供应主要依靠骨膜。锁骨骨折行钢板内固定如骨膜剥离太多,容易发生延迟愈合与不愈合。锁骨骨折内固定方式较多,主要有克氏针交叉内固定、钢板内固定及张力带钢丝内固定等(图 5-6)。其中克氏针交叉内固定不必剥离骨膜,其他各种方式也应尽一切努力减少剥离骨膜的范围,使术后的骨折愈合能得以顺利进行。

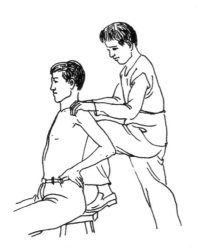

图 5-3　锁骨骨折整复方法

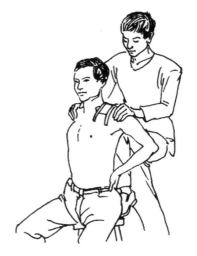

图 5-4　放置棉垫

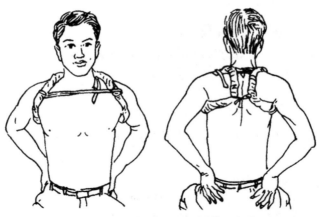

图 5-5　锁骨骨折"∞"字绷带固定法

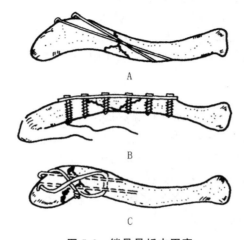

图 5-6　锁骨骨折内固定

A.克氏针内固定；B.钢板螺钉内固定；C.张力带钢丝内固定

（于明坤）

第三节　肱骨干骨折

一、解剖特点

　　自胸大肌附着处上缘至肱骨髁上为肱骨骨干。近端肱骨干横断面呈圆周形，远端在前、后径上呈狭窄状。内、外侧肌间隔将上臂分成前间隔和后间隔。前间隔包括肱二头肌、喙肱肌和肱肌。肱动、静脉及正中神经、肌皮神经及尺神经沿肱二头肌内侧走行。后间隔包含肱三头肌和桡神经。桡神经穿过肱三头肌在后方骨干中段走行于桡神经沟内，在臂中下 1/3 处穿过外侧肌间隔至臂前侧，骨折移位时易受到损伤。

二、损伤机制

(一)直接暴力

直接暴力是造成肱骨干骨折的常见原因,如打击伤、机械挤压伤、火器伤等,可呈横断骨折、粉碎骨折或开放骨折。

(二)间接暴力

如摔倒时手或肘部着地,由于身体多伴有旋转或因附着肌肉的不对称收缩,发生斜形或螺旋形骨折。

(三)旋转暴力

以军事或体育训练的投掷骨折,以及掰手腕所引起的骨折最为典型,多发生于肱骨干的中下1/3处,主要由于肌肉突然收缩,引起肱骨轴向受力,导致螺旋形骨折。

由于肱骨干上的肌肉作用,骨折后常呈典型的畸形。当骨折线在胸大肌止点近端时,由于肩袖的作用,骨折近端呈外展和内旋畸形,远端由于胸大肌的作用向内侧移位;当骨折线位于胸大肌以远、三角肌止点以近时,骨折远端由于三角肌的牵拉向外侧移位,近端则由于胸大肌、背阔肌及大圆肌的牵拉作用向内侧移位;当骨折线位于三角肌止点以远时,骨折近端外展、屈曲,远端则向近端移位。

三、骨折的分类

同其他骨折的分类一样,肱骨干骨折可依据不同的分类因素构成多种分类方式。根据骨折是否与外环境相通,可分为开放和闭合骨折;因骨折部位不同,可分为三角肌止点以上及三角肌止点以下骨折;由于骨折程度不同,可分为完全骨折和不完全骨折;根据骨折线的方向和特性又可分为纵、横、斜、螺旋、多段和粉碎型骨折;根据骨的内在因素是否存在异常而分为正常和病理骨折等。

四、肱骨干骨折的临床症状和体征

同其他骨折一样,肱骨干骨折后可出现疼痛、肿胀、局部压疼、畸形、反常活动及骨擦音等,骨科医师不应为证实骨折的存在而刻意检查骨擦音,以免增加伤者的痛苦和桡神经损伤。对于不完全或无移位的骨折,单凭临床体检很难判断,所以对可疑骨折的患者必须拍X线片。拍片范围包括:肱骨的两端、肩关节和肘关节。对于高度怀疑有骨折的患者,即使在急诊拍片时未能发现骨折也不要轻易下无骨折的结论,可用石膏托暂时固定两周后再拍片复查,若有不全的裂纹骨折此时因骨折线的吸收而显现出来。若骨折合并桡神经损伤,可出现垂腕、手部掌指关节不能伸直、拇指不能伸展和手背虎口区感觉减退或消失。肱骨干骨折的患者应当常规检查患肢远端血运的情况,包括对比两侧桡动脉搏动、甲床充盈、皮肤温度等,必要时可行血管造影,以确定有无肱动脉损伤。

五、治疗方法

近几十年来,骨折固定技术有了极大的提高,治疗手段远比过去丰富,在具体实施何种治疗方案时必须考虑如下因素:骨折的类型和水平、骨折的移位程度,患者的年龄、全身健康情况、与医师的配合能力、合并伤的情况,患者的职业及对治疗的要求等。此外,经治医师还应考虑本身所具备的客观设备条件,掌握各种操作技术的水平、经验等。经过全面分析比较后再确定一最佳治疗方案。根本原则是有利于骨折尽早愈合,有利于患肢的功能恢复,尽可能减少并发症。

(一)闭合治疗

近几十年来的骨科著作中,均强调绝大多数的肱骨干骨折可经非手术治疗而痊愈,国外的文献报道中其成功的比例甚至可达 94% 以上。但在临床实际工作中能否达到如此高的比例仍值得商榷。此外,现代的就医人群已对骨科医师提出了更高的要求,即不仅要获得良好的最终治疗结果,而且希望治疗过程中尽量减少痛苦,在骨折愈合期间有相对高的生活质量,甚至仍能够从事一些工作。那种令患者在石膏加外展架上苦撑苦熬数个月,夜间无法平卧的传统治疗方式很难为多数患者所接受。依现代的治疗观点,闭合治疗的适应证应结合患者的具体情况认真审视后而定。

1.适应证

可供参考的适应证如下。

(1)移位不明显的简单骨折(AO 分类:A_1、A_2、A_3)。

(2)有移位的中、下 1/3 骨折(AO 分类:A_1、A_2、A_3 或 B_1、B_2)经手法整复可以达到功能复位标准的。

2.闭合治疗的复位标准

肱骨属非负重骨,轻度的畸形愈合可由肩胛骨代偿,其复位标准在四肢长骨中最低,其功能复位的标准为:2 cm 以内的短缩,1/3 以内的侧方移位、20° 以内的向前、30° 以内的外翻成角以及 15° 以内的旋转畸形。

3.常用的闭合治疗方法

(1)悬垂石膏:应用悬垂石膏法治疗肱骨干骨折已有半个多世纪的历史,目前在国内外仍有相当多的骨科医师在继续沿用。此法比较适合于有移位并伴有短缩的骨折或者斜形、螺旋形的骨折。悬垂石膏应具有适当的重量,避免过重或过轻,其上缘至少应超过骨折断端 2.5 cm 以上,下缘可达腕部,屈肘 90°,前臂中立位,在腕部有三个固定调整环。在石膏固定期间,前臂需始终维持下垂,以便提供一向下的牵引力。患者夜间不宜平卧,而采取坐睡或半卧位(这是使用悬垂石膏的不便之处)。吊带需可靠地固定在腕部石膏固定环上,向内成角畸形可通过将吊带移至掌侧调整,反之向外成角则通过背侧的固定环调整。后成角和前成角,可利用吊带的长短来调整,后成角时加长吊带,而前成角则缩短吊带。使用悬垂石膏治疗应经常复查拍 X 线片,开始时为 1~2 周,以后可改为 2~3 周或更长的间隔时间。石膏固定期间应注意功能锻炼,如握拳、肩关节活动等,减少石膏固定引起的不良反应。对某些患者,如肥胖或女性,可在内侧加一衬垫,以免由于过多的皮下组织或乳房造成的成角畸形。当骨折的短缩已经克服、骨折已达到纤维性连接时,可更换为 U 形石膏。

悬垂石膏曾成功地治愈过许多患者,但也不乏骨折不愈合或延迟愈合的例子。故治疗期间应注意密切观察,若固定超过 3 个月仍无骨折愈合迹象,已出现失用性骨质疏松时,应考虑改用其他方法,如切开复位内固定加自体植骨,不要一味地坚持下去,以避免最后因严重的失用性骨质疏松导致连内固定的条件都不具备,丧失有利的治疗时机,对中老年患者更应注意这点。

(2)U 形或 O 形石膏:多用于稳定的中下 1/3 骨折复位后,或应用其他方法治疗肱骨干骨折后的继续固定手段。所谓 U 形即石膏绷带由腋窝处开始,向下绕过肘部,再向上至三头肌以上。若石膏绷带再延长一些,使两端在肩部重叠则成为 O 形石膏。U 形石膏有利于肩、腕和手部的关节功能锻炼(图 5-7),而 O 形石膏的固定稳定性更好一些。

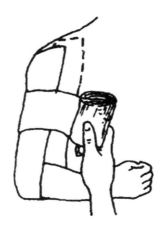

图 5-7 U 形石膏

（3）小夹板固定：对内外成角不大者，可采用二点直接加压方法（利用纸垫）；对侧方移位较多，成角显著者，常可用三点纸垫挤压原理，以使骨折达到复位。不同水平的骨折需用不同类型的小夹板，如上 1/3 骨折用超肩关节小夹板，中 1/3 骨折用单纯上臂小夹板，而下 1/3 骨折需用超肘关节小夹板固定。其中尤以中 1/3 骨折的固定效果最为理想(图 5-8)。

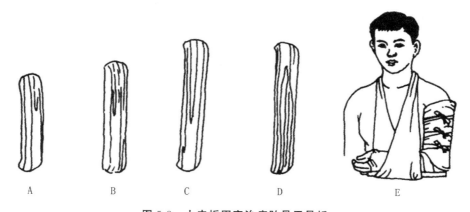

图 5-8 小夹板固定治疗肱骨干骨折

A.内侧小夹板；B.前侧小夹板；C.后侧小夹板；D.外侧小夹板；E.小夹板固定后的外形

利用小夹板治疗肱骨干骨折时，经治医师需密切随诊，观察病情的变化，根据肢体肿胀的程度随时调整夹板的松紧度，避免因固定不当而引起并发症，同时鼓励患者在固定期间积极锻炼患肢功能。

（4）其他治疗方法：采用肩"人"字石膏、外展架加牵引或鹰嘴骨牵引等治疗肱骨干骨，但多数情况下已经较少使用。

（二）手术治疗

如果能够正确掌握手术指征并配合以高质量手术操作，绝大多数的肱骨干骨折可以正常愈合。同时可以减少因长期石膏或小夹板等外固定带来的邻近关节僵硬、肌肉萎缩和失用性骨质疏松等不利影响，甚至可在在固定期间从事某些非负重性工作，治疗期的生活质量相对较高。不利的方面是：所花费用较多，需二次手术取出内固定物，手术本身具有一定的风险等。

1.手术治疗的适应证

(1)绝对适应证:①保守治疗无法达到或维持功能复位的;②合并其他部位损伤,如同侧前臂骨折、肘关节骨折、肩关节骨折,伤肢需早期活动的;③多段骨折或粉碎性骨折(AO 分型:B$_3$、C$_1$、C$_2$、C$_3$);④骨折不愈合;⑤合并有肱动脉、桡神经损伤需行探查手术的;⑥合并有其他系统特殊疾病而无法坚持保守治疗的,如严重的帕金森病;⑦经过 2～3 个月保守治疗已出现骨折延迟愈合现象,开始有失用性骨质疏松的(如继续坚持保守治疗,严重的失用性骨质疏松可导致失去切开复位内固定治疗的机会);⑧病理性骨折。

(2)相对适应证:①从事某些职业对肢体外形有特殊要求,不接受功能复位而需要解剖复位的;②因工作或学习需要,不能坚持较长时间的石膏、夹板或支具牵引固定的。

2.手术治疗的方法

(1)拉力螺丝钉固定:单纯的拉力螺钉固定只能够用于长螺旋形骨折,而且术后常需要外固定保护一段时间,优点是骨折段软组织剥离较少,骨折断端的血运影响小,正确使用可缩短骨折愈合时间。

(2)接骨钢板固定:尽管带锁髓内钉的使用趋于增多,但现阶段接骨钢板仍在较广的范围内继续应用,缘于其操作简单,易于掌握,无须 C 形臂 X 线透视等较高档辅助设备。钢板应有足够长度,螺钉孔数目不得少于 6 孔,最好选用较宽的 4.5 mm 动力加压钢板(DCP 或 LC-DCP),远近骨折段至少各由 3 枚螺钉固定,以获得足够的固定强度。对于短斜形骨折尽量使用 1 枚跨越骨折线的拉力螺钉,而粉碎性骨折最好同时植入自体松质骨(图 5-9)。AO 推荐的手术入路是后侧切口(Henry1966),将钢板置于肱骨干的后侧,而且在骨折愈合后不再取出。但国内多数骨科医师愿意采用上臂前外侧入路,将钢板放置在骨干的前外侧,在骨折愈合后取出内固定物也相对比较容易。

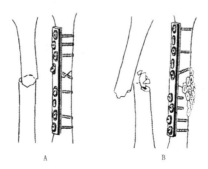

图 5-9　肱骨干骨折钢板螺钉内固定

A.横形骨折的固定方法;B.如为粉碎性骨折应 I 期自体松质骨植骨

(3)带锁髓内针固定:随着带锁髓内针的普及应用,以往的 Rush 针或 V 形针、矩形针已较少使用。使用带锁髓内针的优点是软组织剥离少,术后可以适当负重,用于粉碎性骨折时其优点更为突出。由于是带锁髓内针,其尾端部分基本与肱骨大结节在同一平面,对肩关节功能影响不大(近期可能有一定影响)。使用时刻采用顺行或逆行穿针方法,与股骨或胫骨不同的是,其近端锁钉一般不穿过对侧皮质(避免损伤腋神经),而远端锁钉最好采用前后方向(避免损伤桡神经)(图 5-10)。

(4)外固定架固定:从严格意义上讲,外固定架固定是一种介于内固定和传统外固定之间的一种固定方式,其有创、有固定针进入组织内穿过两侧皮质,必要时可切开直视下复位。优点是创伤小,固定相对可靠,愈合周期比较短,不需二次手术取出内固定物,对邻近关节干扰小。缺点是针道可能发生感染,尽管其固定物已经比其他外固定方式轻便了许多,但仍有不便,用于中上1/3骨折时可能影响肩关节活动。肱骨干骨折多用单边固定方式,有多种比较成熟的外固定架可供选择,治疗成功的关键在于熟悉和正确使用,而不在于外固定架本身。

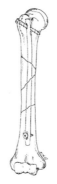

图 5-10　髓内针治疗肱骨干骨折(顺行穿针)

(5)Ender 针固定:采用多根可屈件的髓内针——Ender 针固定,现国内少数医院的医师仍在应用。利用不同方向插针和三点固定原理,可较好地控制骨折端的旋转,成角。操作比较简单,既可顺行也可逆行打入。术前需要准备比较齐全的规格、型号,包括不同长度和直径的Ender针。切忌强行打入,否则可造成骨质劈裂和髓内针穿出髓腔。

(于明坤)

第四节　股骨干骨折

股骨干骨折是指股骨小转子下 2~5 cm 至股骨髁上 2~5 cm 之间的骨干骨折。

一、诊断

(一)病史

多有明显外伤史。多数骨折由强大的直接暴力所致,如打击、挤压等;一部分骨折由间接暴力引起,如杠杆作用、扭转作用、高处跌落等。前者多引起横断或粉碎性骨折,而后者多引起斜形或螺旋形骨折。儿童的股骨干骨折多为不全或青枝骨折,成人闭合性股骨干骨折后,内出血量可达 1 000~1 500 mL,开放性骨折则出血量更多。

(二)症状和体征

伤后肢体剧烈疼痛,不能站立,主动活动丧失,被动活动剧痛。局部严重肿胀、压痛,功能障碍,大多数患者可有明显短缩、成角及外旋畸形,以及骨异常活动及骨擦感。上段骨折可合并髋关节脱位;下段骨折可合并血管神经损伤及膝部损伤;部分患者早期因失血量大或剧烈疼痛可发生创伤性休克,极少数患者有发生脂肪栓塞综合征的可能;因交通创伤造成的股骨干骨折常合并其他部位的损伤,如髋关节脱位、股骨颈及股骨转子间骨折。

(三)辅助检查

X线检查可明确诊断及骨折类型,特别重要的是检查股骨转子及膝部体征,以免遗漏同时存在的其他部位的损伤。

二、分型

(一)根据骨折的形状分为五种类型

(1)斜形骨折:大多数由间接暴力引起,骨折线为斜形。

(2)螺旋形骨折:多由强大的旋转暴力引起,骨折线呈螺旋状。

(3)横断骨折:大多数由直接暴力引起,骨折线为横形。

(4)粉碎性骨折:骨折片在3块以上者,如砸压伤。

(5)青枝骨折:断端没有完全断离,多见于儿童。

(二)根据骨折部位分为3种类型

(1)股骨干上1/3骨折。

(2)股骨干中1/3骨折。

(3)股骨干下1/3骨折。

三、治疗

(一)非手术治疗

1.小夹板固定

(1)适应证:无移位或移位较少的新生儿产伤骨折。

(2)操作方法:将患肢用小夹板固定2~3周。对移位较大或成角较大的骨折,可行牵引配合夹板固定。因新生儿骨折愈合快,自行矫正能力强,轻度移位或成角可自行矫正。

2.悬吊皮牵引法

(1)适应证:3岁以下儿童。

(2)操作方法:将患儿的两下肢用皮肤牵引,两腿同时垂直向上悬吊,其重量以患儿臀部稍稍离床为度。牵开后可采用对挤、叩合、端提捺正手法使骨折复位,然后行夹板外固定,一般牵引4周左右。

3.水平皮牵引法

(1)适应证:4~8岁的患儿。

(2)操作方法:用胶布贴于患肢骨折远端内、外两侧,用绷带缠绕患肢放于垫枕或托马架上,牵引重量2~3 kg。上1/3骨折屈髋50°~60°,屈膝45°,外展30°位牵引,必要时配合钢针撬压法进行复位固定;中1/3骨折轻度屈髋屈膝位牵引;下1/3骨折行屈髋屈膝各45°牵引,以使膝后关节囊、腓肠肌松弛,必要时行一针双向牵引,即在牵引针上再挂一牵引弓向前牵引复位,减少骨折远端向后移位的倾向。4~6周X线复查视骨折愈合情况决定是否去除牵引。

4.骨牵引法

(1)适应证:8~12岁的儿童及成年患者。

(2)操作方法:中1/3骨折及远侧骨折端向后移位的下1/3骨折,用股骨髁上牵引;骨折位置很低且远端向后移位的下1/3骨折,用股骨髁间牵引;上1/3骨折及骨折远端向前移位的下1/3骨折,用胫骨结节牵引。儿童因骨骺未闭,可在髌骨上缘2~3横指或胫骨结节下2~3横指处的骨皮质上穿针牵引。儿童牵引重量约为 1/6 体重,时间约 3 周;成人牵引重量约为 1/7 体重,时间 8～10 周。上 1/3 骨折应置于屈髋外展位,中 1/3 骨折置于外展中立位,下 1/3 骨折远端向后移位时应置于屈髋屈膝中立位,同时用小夹板固定,第一周床边 X 线照片复查对位良好,即可将牵引重量逐渐减轻至维持重量(一般成人用 5 kg,儿童用 3 kg)。若复位不良,应调整牵引的重量和方向,检查牵引装置和夹板松紧,保持牵引效能和良好固定,但要防止过度牵引。对于斜形、螺旋形、粉碎性及蝶形骨折,于牵引中自行复位,横断骨折的复位可待骨折重叠纠正后施行,须注意发生"背对背"错位者,应辅以手法复位。牵引期间应注意患肢功能锻炼。

(二)手术治疗

1.闭合髓内针内固定

(1)适应证:股骨上及中 1/3 的横、短斜骨折,有蝶形骨折片或轻度粉碎性骨折及多发骨折。

(2)操作方法:术前先行骨牵引,重量为体重的 1/6,以维持骨折的力线及长度,根据患者全身情况,在伤后 3～10 d 手术。在大转子顶向上作短纵形切口,长为 3～4 cm,显露大转子顶部。在大转子顶内侧凹陷的外缘,在 X 线电视监视下插入导针,进入骨髓腔达骨折线处,复位后,沿导针打入髓内针通过骨折线进入远折端。

2.切开复位,加压钢板内固定

(1)适应证:股骨干上、中、下 1/3 段横形、短斜形骨折。

(2)操作方法:手术在平卧位进行,大腿外侧切口,在外侧肌间隔前显露股骨干外侧面,推开骨膜后,钢板置于股骨干外侧。

3.角翼接骨板内固定

(1)适应证:对髓内针不能牢固固定的股骨下 1/3 骨折。

(2)操作方法:同切开复位加压钢板内固定,此接骨板有角翼,可同时在两个平面进行固定,此钢板应置于股骨干的外侧及前外侧。

4.带锁髓内针内固定

(1)适应证:适用于几乎所有类型的股骨干骨折,尤其适用于股骨中下 1/3 骨折及各段粉碎性骨折。

(2)操作方法:术前实施骨牵引 1 周,患者平卧或侧卧位,在牵引及 G 形或 C 形臂 X 线机监视下进行,手法复位后从大转子内侧插入导针,经骨折部达骨髓腔远端。借助瞄准器于大转子下向小转子方向经髓内针近侧横孔穿入 1～2 枚螺丝钉,锁住髓内钉。在踝上横孔经髓内针穿入 1～2 枚螺丝钉锁住远端。术后即可在床上活动,4～5 d 依据骨折类型可适当扶拐下地活动。

(三)药物治疗

对开放性骨折出血过多或休克者,应用敏感抗生素抗菌消炎及液体支持疗法,输入成分血或全血。择期手术治疗,术前半小时预防性应用抗生素,术后一般应用 3 d。合并其他内科疾病应给予对症药物治疗。

(四)康复治疗

早期进行股四头肌舒缩锻炼及踝关节伸屈活动,2～3 周行牵引的患者则可撑臀、抬臀,逐渐大范围伸屈髋膝关节。行手术内固定者,视固定的可靠程度及折端愈合情况决定下床活动时间。去除牵引或外固定架后,可在小夹板保护下在床上锻炼 1～2 周,然后扶双拐下床逐渐负重活动。

(于明坤)

第五节 胫、腓骨干骨折

胫、腓骨由于部位的关系,遭受直接暴力打击的机会较多,因此胫、腓骨骨折在全身长管状骨骨折中最为多见,约占全身骨折的13.7%。其中以胫、腓骨双骨折最为常见,胫骨骨折次之,单纯腓骨骨折最少。因胫骨前内侧紧贴皮肤,所以开放性骨折比较多见,有时伴有广泛的软组织、神经、血管损伤,甚至污染严重,组织失活。这给治疗带来了很大的困难,选择一种最好的治疗方法,一直是骨折治疗的研究方向。

一、发病机制

(一)直接暴力

胫、腓骨干骨折多见于交通事故和工伤,可能是撞击伤、车轮碾压伤、重物打击伤。暴力常来自小腿的前外侧,所造成的胫、腓骨骨折往往在同一水平面上,骨折线多呈横断形或短斜形,可在暴力作用侧有一三角形的碎骨片。骨折后,骨折端多有重叠、成角、旋转等移位。较大暴力或交通事故伤多为粉碎性骨折,有时呈多段,因胫骨前内侧位于皮下,骨折端极易穿破皮肤,肌肉也会有较严重的挫伤。即使未穿破皮肤,如果挫伤严重,血运不好,亦可发生皮肤坏死、骨外露,容易继发感染。巨大暴力的碾锉、绞轧伤可能会有大面积皮肤剥脱、肌肉撕裂、神经血管损伤和骨折端裸露。

(二)间接暴力

多为高处坠落、旋转暴力扭伤、滑跌等所致的骨折,骨折线多呈长斜形或螺旋形,胫、腓骨骨折常不在同一平面上,即胫骨中下端而腓骨可能在上端,一般腓骨骨折线较胫骨骨折线高。软组织损伤一般较轻,有时骨折移位后骨折端可戳破皮肤形成开放性骨折,这种开放性骨折比直接暴力所造成的污染好得多,软组织损伤轻,出血少。

骨折的移位取决于外力的大小、方向,肌肉收缩和伤肢远端重量等因素。暴力较多来于小腿的外侧,因此可使骨折端向内侧成角,小腿的重力可使骨折端向后侧倾斜成角,足的重量可使骨折远端向外旋转,肌肉收缩又可使两骨折端重叠移位。儿童胫、腓骨骨折遭受的外力一般较小,而且儿童的骨皮质韧性较大,多为青枝骨折。

二、分类

对骨折及伴随软组织损伤的范围和类型进行分类可以让医师确定最佳的治疗方案,也可使医师能追够踪治疗的结果。

胫骨骨折的OTA分型:胫骨骨折分为42-A、42-B、42-C三大型,每型又分为三种亚型(图5-11)。

(一)42-A型

A_1:简单骨折,螺旋形。A_2:简单骨折,斜形(成角大于或等于30°)。A_3:简单骨折,横形(成角小于30°)。

(二)42-B型

B_1:蝶形骨折,蝶形块旋转。B_2:蝶形骨折,蝶形块弯曲。B_3:蝶形骨折,蝶形块游离。

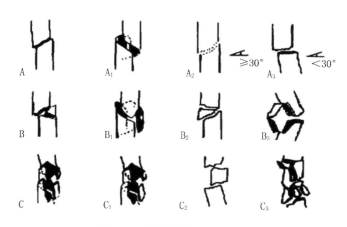

图 5-11　胫骨骨折 OTA 分型

（三）42-C 型

C_1：粉碎骨折，骨折块旋转。C_2：粉碎骨折，骨折块分段。C_3：粉碎骨折，骨折块不规则。

三、临床表现及诊断

临床检查局部疼痛明显，肿胀及压痛，可有典型的骨折体征，骨折有移位时畸形明显，可表现为小腿外旋、成角、短缩。应注意是否有神经、血管损伤，检查足趾伸屈活动是否受影响，足背动脉和足跟内侧动脉搏动强度及小腿张力是否增高。

骨折引起的并发症往往比骨折本身产生的后果更加严重，应避免漏诊，需尽早处理。小腿远端温暖以及足背动脉搏动未消失绝非供血无障碍的证据，有任何可疑时，都有必要进行多普勒超声检查，甚至动脉造影。对小腿的肿胀应有充分的警惕，尤其是触诊张力高、足趾伸屈活动引起相关肌肉疼痛时，有必要进行筋膜间室压力的检查和动态监测。

软组织损伤的程度需要仔细地检查和评估，有无开放性伤口，有无潜在的皮肤剥脱、坏死区。捻挫伤对皮肤及软组织都会造成严重的影响，有时皮肤和软组织损伤的实际范围需要经过数天的观察才能确定。这些对于骨折的预后有重要的意义。

儿童青枝骨折或裂缝骨折临床无明显畸形，受伤小腿可抬举，仅表现为拒绝站立及行走，临床检查时使伤侧膝关节伸直，在足跟部轻轻用力叩击，力量可传导至骨折端，使局部产生明显疼痛。

X 线检查可进一步了解骨折的类型及移位，分析创伤机制、骨膜损伤程度以及移位趋势等。X 线检查时应注意包括整个小腿，有些胫、腓骨双骨折的骨折线不在同一水平面上，可因拍摄范围不够而容易漏诊，也不能正确地判断下肢有无内外翻畸形。

四、治疗

胫、腓骨骨折的治疗目的是恢复小腿的负重功能。完全纠正骨折端的成角和旋转畸形，维持膝、踝两关节的平行，使胫骨有良好的对线，小腿才能负重。在治疗过程中重点在于胫骨，因为胫骨是下肢的主要负重骨，只要胫骨骨折能达到解剖复位，腓骨骨折一般也会有良好的对位对线，不一定强求解剖复位，但有时腓骨骨折的解剖复位固定有助于稳定其他结构。

每例骨折都各具有其特殊性，应根据每个患者的具体情况，如骨折类型、软组织损伤程度及有无复合伤等,进行客观的评价和判断,决定选择外固定还是开放复位内固定。

(一)闭合复位外固定

闭合复位外固定适用于稳定性骨折、经复位后骨折面接触稳定无明显移位趋势的不稳定骨折。稳定性骨折无移位、青枝骨折、经复位后骨折面接触稳定无明显移位趋势的横形骨折、短斜形骨折等,在麻醉下进行手法骨折闭合复位,长腿石膏外固定。复位尽量达到解剖复位,但坚决反对反复多次地、甚至是暴力式的整复,如果复位不满意,宁可改行开放复位内固定。膝关节应保持在20°左右的轻度屈曲位,以利控制旋转。如果屈曲过多,伸膝装置紧张,牵拉胫骨近端使得近骨折端上抬,骨折向前成角。踝关节应固定在功能位,避免造成踝关节背伸障碍,行走以及下蹲困难。石膏干燥坚固后可扶拐练习患足踏地及行走,2~3周后可开始去拐,循序练习负重行走。

(二)跟骨牵引外固定

跟骨牵引外固定适用于斜形、螺旋形、轻度粉碎性的不稳定骨折以及严重软组织损伤的胫、腓骨骨折。对于不稳定骨折,单纯的外固定可能不能维持良好的对位对线。可在麻醉下行跟骨穿针,牵引架上牵引复位,短腿石膏外固定,用4~6 kg重量持续牵引,应注意避免过度牵引。3周左右后,达到纤维连接,可除去跟骨牵引,改用长腿石膏继续固定直至骨愈合。

骨折手法复位后,对于稳定性骨折,对位对线良好者,可考虑应用小夹板外固定。小夹板外固定的优点是不超关节固定,膝、踝两关节的活动不受影响,如果能够保持良好的固定,注意功能锻炼,骨折愈合往往比较快,因此小夹板外固定的愈合期比石膏外固定者为短。但小夹板外固定的部位比较局限,压力不均匀,衬垫处皮肤可发生压疮,甚至坏死,需严密观察;小夹板外固定包扎过紧可能造成小腿筋膜间室综合征,应注意防止。

石膏固定的优点是可以按照肢体的轮廓进行塑型,固定牢靠,尤其是管型石膏。Sarmiento认为膝下管型石膏能减少胫骨的旋转活动,其外形略似髌腱承重假体,使承重力线通过胫骨髁沿骨干达到足跟,可以减少骨延迟愈合及骨不愈合的发生率,并能使膝关节功能及时恢复,骨折端可能略有缩短,但不会发生成角畸形。但如果包扎过紧,可造成肢体缺血,甚至发生坏死;包扎过松、肿胀减轻后、肌肉萎缩都可使石膏松动,骨折发生移位。因此石膏固定期间应随时观察,包扎过紧应及时松开,发生松动应及时小心更换。长腿石膏固定的缺点是超关节范围固定,可能影响膝、踝两关节的活动功能,延长胫骨骨折的愈合时间。因此,可在长腿石膏固定6~8周后,骨痂已有形成时,改用小夹板外固定,开始循序功能锻炼。

闭合复位外固定虽经常发生一些较小的并发症,但却有较高的骨折愈合率,而且很少发生严重的并发症,而且经济。它适用于多种类型的胫、腓骨骨折的治疗,但需要花费较长的时间,需要医师的耐心、责任心以及患者的信心和配合。

跟骨牵引复位外固定有其独特的优点,但随着骨折固定方法的日新月异,现在已很少作为胫、腓骨骨折的终极治疗,而往往是早期治疗的权宜之计。长时间的牵引会严重影响患者的活动,可能会引起一系列并发症,尤其是老年人,更需警惕。

(三)开放复位内固定

胫、腓骨骨折的骨性愈合时间一般较长,长时间的石膏外固定,对膝、踝两关节的功能必然造成影响。而且,由于肿胀消退、肌肉萎缩及负重等原因,石膏外固定期间很可能发生骨折再移位,造成骨折畸形愈合,功能障碍。因此,对于不稳定胫、腓骨骨折采用开放复位内固定者日益增多。根据不同类型的骨折可采用螺丝钉固定、钢板螺丝钉固定、髓内钉固定等内固定方法。

1.螺丝钉固定

适用于长斜形骨折及螺旋形骨折。长斜形骨折或螺旋形骨折开放复位后,采用1～2枚螺丝钉在骨折部位固定,可按拉力螺钉固定技术固定。通常这些拉力螺钉与骨折线呈垂直拧入。1～2枚螺丝钉固定仅能维持骨折的对位,固定不够坚强,需要持续石膏外固定10～12周。尽管手术操作简单,但整个治疗过程中仍需要石膏外固定,因此临床应用受到限制。

2.钢板螺丝钉固定

不适合于闭合治疗的,尤其是不稳定的胫、腓骨骨折均可应用。应用钢板螺丝钉,尤其是加压钢板治疗胫、腓骨骨折时,应该采用改进的钢板固定技术和间接复位技术,小心仔细处理软组织,否则会引起骨的延迟愈合及很高的并发症发生率。加压钢板的类型有多种,应针对不同类型骨折做出不同的选择,就目前医疗情况而言,LC-DCP(有限接触动力加压钢板)为首选。应用近年来发展起来的LISS固定系统,通过闭合复位,经皮钢板固定的方法治疗胫、腓骨骨折,具有操作简便、手术损伤小、固定可靠、术后恢复和骨折愈合快的优点,值得在有条件的单位推广使用。

胫骨前内侧面仅有皮肤覆盖,缺乏肌肉保护,所以习惯把钢板置于胫骨前外侧肌肉下面。但这样不能获得最大的稳定性以及最大限度地保护局部血运。

AO学派非常强调,骨干骨折的钢板应置于该骨的张力侧。从步态的力学分析,人体的重力线交替落于负重肢胫骨的内或外侧,并不固定,所以AO学派没有提出胫骨的张力侧何在,也没有强调钢板应置于胫骨的内侧。

从骨折的创伤机制和肌肉收缩作用而言,胫、腓骨骨折的移位趋势多为向前内成角,前内侧的骨膜多已断裂,而后外侧则是完整的,是软组织的铰链之所在。因此胫骨的张力侧在内侧,外侧是完整的软组织铰链。钢板置于胫骨内侧,既可使内侧的张应力转为压应力,又可利用其外侧的软组织铰链增强骨折复位后的紧密接触以及稳定。

另外,胫骨前内侧的骨膜严重破坏,局部血运破坏,保护对侧完整的骨膜以保护尚存的血供极为重要。如果按照旧习惯,把钢板置于外侧,则不仅将仅存的来自骨膜的血供完全破坏,也将滋养动脉破坏,危及髓内血供。可见,就大多数胫、腓骨骨折而言,钢板放在胫骨内侧可达到骨折稳定的要求,也符合保护局部血运的原则。这也正是BO所要求的。

所以当胫骨前内侧软组织条件许可的情况下,钢板应放在内侧,但由于胫骨前内侧的皮肤及皮下组织较薄,严重损伤后容易坏死,可把钢板放在胫前肌的深面、胫骨的外侧。

3.髓内钉固定

大部分需要手术治疗的胫、腓骨骨折,可采用髓内钉治疗(图5-12),尤其是不稳定性、节段性、双侧胫、腓骨骨折。用于胫骨的髓内有多种,如Ender钉、Lottes钉、矩形钉、自锁钉、交锁钉等。Ender钉、Lottes钉适合治疗轴向稳定的各型胫、腓骨骨折,它可以防止胫骨发生成角畸形,但可能发生骨折端旋转、横移位等,有将近50%的患者仍需要石膏辅助固定。Wiss等建议对发生在膝下7.5 cm至踝上7.5 cm范围并至少有25%的骨皮质接触的骨折方可用Ender钉治疗。胫骨交锁髓内钉基本上解决了对旋转稳定性的控制,可用于膝下7 cm至踝上4 cm的轴向不稳定性骨折。

胫骨交锁髓内钉的直径一般为11～15 mm。距钉的顶部4.5 cm处有15°的前弯,以允许髓内钉进入胫骨近端的前侧部位;在钉的远端6.5 cm处有3°的前弯,在插髓内钉时起到一个斜坡的作用,以减少胫骨后侧皮质粉碎的机会;髓内钉的近端和远端各有两个孔道,以供锁钉穿过;锁钉为5 mm的自攻丝骨螺丝钉。

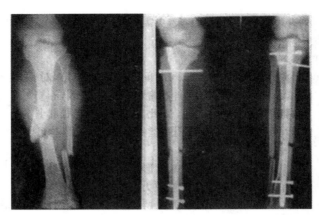

图 5-12　胫骨骨折交锁髓内钉固定术

对于骨干峡部的稳定性胫、腓骨骨折,如横形、短斜形、非粉碎性骨折等,可以采用动力型胫骨交锁髓内钉,有利于骨折端间的紧密接触乃至加压。对于所有不稳定性胫、腓骨骨折,髓内钉的近、远两端各需锁 2 枚锁钉,以维持肢体的长度及控制旋转。Ekeland 等报告应用胫骨交锁髓内钉获得较好的结果,但他们认为应慎用动力型或简单的无锁胫骨交锁髓内钉,因为大部分的并发症都发生于动力型胫骨交锁髓内钉,他们也不赞成对胫骨交锁髓内钉常规地做动力性加压处理。

由于不扩髓和扩髓相比具有以下潜在优点:手术时间短,出血少,合并严重闭合性软组织损伤者能较少地干扰骨内膜血供等。所以大多数学者推荐采用不扩髓髓内钉。Keating 等报告了一项随机前瞻性研究,他们对不扩髓和扩髓胫骨交锁髓内钉所治疗的开放胫、腓骨骨折进行了比较,除不扩髓组的锁钉断裂较高外,不扩髓和扩髓胫骨交锁髓内钉治疗的开放胫、腓骨骨折的其他结果在统计学上没有显著性差异。Duwelius 等建议将不扩髓交锁髓内钉用于治疗合并较严重软组织损伤的胫、腓骨骨折,而将扩髓交锁髓内钉用于治疗没有明显软组织损伤者。

值得一提的是,由于胫骨交锁髓内钉治疗胫、腓骨骨折日渐盛行,使得一些骨科医师将其应用范围扩大至更靠近近端和远端。因此,在胫骨近 1/3 骨折采用交锁髓内钉治疗,出现胫骨对线不良成为常见问题,应引起重视。

4.外支架固定

无论是闭合或开放性胫、腓骨骨折均可应用,尤其是后者,更有实用价值。用于合并有严重皮肤软组织损伤的胫、腓骨骨折,不仅可使骨折得到稳定固定,而且方便皮肤软组织损伤的观察和处理。用于粉碎性骨折或伴有骨缺损时,可以维持肢体的长度,有利于晚期植骨。而且不影响膝、踝关节的活动,甚至可以带着外支架起床行走,所以,近年来应用较广。具体应用在开放性胫、腓骨骨折节中阐述。

五、预后

(一)筋膜间室综合征

筋膜间室综合征主要发生在小腿、前臂以及足,以小腿更为多见,也更加严重。它并不是只发生于高能量损伤,也并不是只发生于闭合性损伤中,低能量的损伤和开放性损伤也可出现。小腿的肌肉等软组织损伤或骨折后出血形成血肿,加上反应性水肿,或包扎过紧,使得筋膜间室内压力增高,可以造成血液循环障碍,形成筋膜间室综合征。

小腿的筋膜间室综合征发生于胫前间隙最多,胫后间隙次之,外侧间隙最少,多数有多间隙同时发生。胫前间隙位于小腿前外侧,内有胫前肌、伸趾肌、第三腓骨肌、胫前动静脉和腓深神经。当间隙内压力增高时,小腿前外侧肿胀变硬,明显压痛,被动伸屈足趾时疼痛明显加剧,随后发生伸趾肌、胫前肌麻痹,背伸踝关节和伸趾无力,但由于腓动脉有交通支与胫前动脉相同,因此,早期足背动脉可以触及。

　　筋膜间室综合征是一种进行性疾病,刚开始时症状可能不明显,一旦遇到可疑情况,应密切观察,多做检查,做到早期确诊、及时处理,避免严重后果。由于筋膜间室综合征筋膜间室内压力增高所致,早期的切开减压是有效的治疗手段。要达到减压的目的,就要把筋膜间室的筋膜彻底打开。早期的彻底切开减压是防止肌肉、神经发生坏死以及永久性功能损害的有效方法。

　　(二)感染

　　开放性胫、腓骨骨折行钢板内固定后,发生感染的概率最高。Johner 和 Wruhs 报告当开放性胫、腓骨骨折应用钢板内固定时,感染率增加到 5 倍。但随着医疗技术和医药的不断发展,感染的发生率明显下降。尽管如此,仍不可小视。对于开放性胫、腓骨骨折,有条件地选择胫骨交锁髓内钉和外支架固定是明智的。一旦感染发生,应积极治疗。先选择有效的药物以及充分引流,感染控制后,应充分清创,清除坏死组织、骨端间的无血运组织以及死骨,然后在骨缺损处植入松质骨条块,闭合创口,放置引流管作持续冲洗引流,引流液中加入有效抗生素,直至冲洗液多次培养阴性。如果原有的内固定已经失效,或妨碍引流,则必须取出原有的全部内固定物,改用外支架固定。如果创口无法直接闭合,应选择肌皮瓣覆盖,或者二期闭合。

　　(三)骨延迟愈合、不愈合和畸形愈合

　　胫、腓骨骨折的愈合时间较长,不愈合的发生率较高。导致胫、腓骨骨折延迟愈合、不愈合的原因很多,大致可以分为骨折本身因素和处理不当两大类,多以骨折本身因素为主,多种原因同时存在。

　　1.骨延迟愈合

　　Russel 在 1996 年对胫骨骨折的愈合期提出了一般标准。①闭合-低能量损伤:10～14 周;②闭合-高能量损伤:12～16 周;③开放性骨折一般为 16～26 周;④Castilo Ⅲb Ⅲc:30～50 周。一般胫骨骨折超过时限尚未愈合,但比较不同时期的系列 X 线片,它仍处于愈合过程中,可以诊断骨延迟愈合。根据不同资料统计有 1%～17%。在骨折治疗过程中,必须定期复查,确保固定可靠,指导循序功能锻炼,促进康复。

　　对于胫骨骨折骨延迟愈合,如果骨折固定稳定、可靠,则可以在石膏固定保护下及时加强练习负重行走,给以良性的轴向应力刺激,以促进骨折愈合。当然也可以在骨折周围进行植骨术,方法简单,创伤小。另外,还可以采用电刺激疗法。

　　2.骨不愈合

　　一般胫骨骨折超过时限尚未愈合,X 线上有骨端硬化,髓腔封闭;骨端萎缩疏松,中间有较大的间隙;骨端硬化,相互间成为杵臼状假关节等。以上 3 种形式的任何 1 种,可以诊断骨不愈合。骨不愈合的患者在临床上常有疼痛、负重疼痛、不能负重,局部在应力下疼痛、压痛、小腿成角畸形、异常活动等。

　　胫骨的骨延迟愈合和不愈合的界限不是很明确的、骨延迟愈合的患者,患肢可以负重,以促进骨折愈合,但如果是骨不愈合患者,过多的活动反而会使骨折端形成假关节,所以应该采取积极的手术治疗。可靠的固定和改善骨折端周围的软组织血运是主要的手段。

对于胫骨骨不愈合,如果骨折端已有纤维连接,骨折对位、对线可以接受时,简单有效的治疗方法是在胫骨骨折部位行松质骨植骨,术中注意保护局部血液循环良好的软组织,骨折部不广泛剥离,不打开骨折端。胫骨前方软组织菲薄,可能不适合植骨,可以行后方植骨。

对于骨折位置不能接受,骨端硬化,纤维组织愈合差者,需要暴露骨折端,打通髓腔,采用LC-DCP、胫骨交锁髓内钉、外固定支架重新进行可靠的固定,再在骨折端周围、髓腔内植入松质骨条块。

如果是骨折处局部有瘢痕或皮肤缺损引起的骨不愈合,改善局部血运则有利于骨折的愈合。可以选用腓肠肌内侧头肌皮瓣转位覆盖胫前中以及上 1/3 皮肤缺损;比目鱼肌肌皮瓣转位覆盖胫骨中下段皮肤缺损;也可以用带旋髂血管的皮肤髂骨瓣游离移植修复胫骨缺损和局部皮肤缺损。

对于骨缺损引起的骨不愈合,可以根据骨缺损的情况采取不同的方法。如果骨缺损不是很大,在 5～7 cm 间,可以取同侧髂骨块嵌入胫骨骨缺损处植骨。骨缺损在 5～7 cm 及以上,可以采用带血管的游离骨移植术。

3.畸形愈合

胫骨骨折的畸形容易发现,一般都得到及时的纠正,畸形愈合的发生率较低。但粉碎性骨折、有软组织或骨缺损以及移位严重者,容易发生畸形愈合,注意及时发现,早期处理。前文亦已提及,在胫骨近 1/3 骨折采用交锁髓内钉治疗,极易发生成角畸形。

从理论上讲,凡是非解剖愈合,都是畸形愈合。但许多非解剖愈合,其功能和外观都是可以接受的。所以判断骨折畸形愈合要看是否是造成了肢体功能障碍或有明显的外观畸形。这也可以作为骨折畸形愈合是否需要截骨矫形的标准。

4.创伤性关节炎、关节功能障碍

由于骨折涉及关节,骨折固定时间长、固定不当,骨折畸形愈合,筋膜间室综合征后遗症等原因,都会造成创伤性关节炎、关节功能障碍。无论是创伤性关节炎还是关节功能障碍,一旦发生,都缺少有效的治疗方法,关键在于预防。

5.爪状趾畸形

小腿的后筋膜间室综合征会遗留爪状趾畸形;胫骨下段骨折骨痂形成后,趾长伸肌在骨折处粘连也可引起爪状趾畸形。爪状趾畸形可以影响穿鞋、袜,也可能影响行走,应注意预防。患者早期要练习伸屈足趾运动。如果爪状趾畸形严重,被动牵引不能纠正,可以行趾关节融合术或屈趾长肌切断固定术等。

(于明坤)

第六节　舟　骨　骨　折

一、相关基础研究

(一)骨及韧带解剖

腕骨排列成两排,凸凹的关节面相互匹配。腕骨间有强韧的骨间韧带相连,掌背侧有复杂的外在韧带加强。舟骨是连接远近排的唯一腕骨。舟骨外形轮廓不规则,大家公认很难用现有的形状对它描述。其表面的 80％为关节软骨,仅有有限的韧带附着及滋养血管进入。

传统上,舟骨被人为地分为近端、腰部及远端,但这些部分间没有明确的分界线。舟月骨间韧带是连接于舟骨与月骨之间的强韧韧带,此韧带的背侧部由横行纤维构成,掌侧部由止于掌侧关节囊的横行纤维构成。生物力学试验显示背侧部强度是掌侧部的 2 倍。桡舟头韧带起自桡骨茎突,经过舟骨腰部掌侧凹,向尺侧延伸止于头状骨,起到稳定舟骨和头状骨的作用。舟头韧带起自舟骨远端与小多角骨及头状骨相关节处,止于头状骨掌侧腰部,位于桡舟头韧带远端。它与舟大多角骨韧带一起维持舟骨远端的稳定。

(二)血管解剖

1980 年,Gelberman 等研究了人类腕骨的骨外及骨内血供情况。他们采用血管注入技术对 15 例尸体舟骨标本进行研究,发现舟骨的血供主要来自桡动脉约 80％的骨内血运及所有舟骨近端血供来自桡动脉于舟骨背侧嵴处的分支。此血管及分支走向舟骨远端及背侧部,其主干进入舟骨腰部并延续为骨内动脉。桡动脉掌支供应占舟骨约 20％的舟骨结节部。在掌背侧分支之间有良好的侧支循环。由于舟骨近端血供仅靠骨内血管供应,因而在骨折后易发生缺血坏死。Gelberman 认为掌侧入路是对舟骨近端血供破坏最小的入路。

桡舟韧带是由小动脉、静脉及神经构成的软组织血管蒂。位于舟骨月骨窝并进入舟月骨间韧带膜部。动脉起自桡腕弓。Handley 等研究发现舟骨近端的静脉回流于舟骨背嵴汇入桡动脉伴行静脉。

(三)舟骨的测量

众所周知,舟骨的外形极不规则,因此,对舟骨形态学的测量就显得比较重要。可以测量的参数包括:舟骨长轴(最长径)、腰部周径、远近极最大径、远近极所呈夹角等。其中,舟骨的最长径的测量最为重要:舟骨骨折后,长度短缩可能是造成负荷传导偏移、腕关节运动紊乱的主要原因,恢复舟骨原有长度应是手术的最基本内容。因此,舟骨最长轴是一个量化舟骨移位、变形的重要参数。不少学者运用不同的方法对舟骨的长轴进行了测量,如用游标卡尺对尸体标本进行测量等。随着螺旋 CT 成像及软件技术的发展,舟骨的三维影像可以得到更精确与丰富的展现。我们选取 30 例双腕关节 CT 数据(电压 120 KV,电流 100 mA,扫描时间 0.4 s,视野 300.0 mm,层厚 0.5 mm,矩阵 512×512),导入手术计划和模拟系统软件 VxWork 4.0 中,做如下处理:①在容积重建(Volume Rendering,缩写 VR)模式下(重建阈值:116),将舟骨自腕关节中完整地分离出来;②对分离出的舟骨进行表面重建(surface rendering)(重建阈值:116),以收集舟骨表面的点,即皮质外表数据。用 VC 语言编写舟骨最大长度测量程序,在表面重建模式下简化舟骨的点集,只保留表面的点,输入相对应的 CT 参数:点距与层厚,然后遍历表面点的间距(序列化点的坐标,保证没有遗漏),找出最大间距值,即舟骨最大长度;最后,记录两点所在位置,并在表面重建的舟骨三维影像上展现出,自动测定舟骨远、近端皮质外表的最大间距,标记为"L",用其代表舟骨的最长轴;自动标记最大间距点于远、近端皮质的位置,以 A 和 B 表示(图 5-13)。

二、成人急性舟骨骨折的非手术治疗

无移位或轻度移位的舟骨骨折的最佳治疗方式仍存在争议。目前,普遍认为舟骨骨折保守治疗的指征为稳定无移位的远极骨折和腰部骨折。

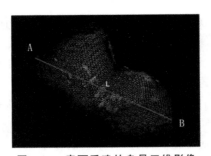

图 5-13 表面重建的舟骨三维影像

在表面重建的舟骨三维影像上标记最大间距点于远、近端皮质的位置,以 A 和 B 表示

舟骨骨折保守治疗的许多观点不断在变化,包括石膏固定时间,石膏长度,是否应固定拇指,手腕的位置。

手腕固定的位置一直存在争议。对此有一项前瞻性分析显示,对于无移位舟骨骨折,分别固定在腕关节背伸或掌屈位,发现在愈合率上二者差异并无显著性意义。生物力学研究表明,中立位屈伸和轻微桡偏、尺偏都是可以接受的位置。大多数医师主张将腕关节固定在中立位。任何需要复位的舟骨骨折,本质上都不稳定,应考虑手术治疗。

对于无移位的舟骨骨折而言,是否固定肘关节并无结论性意见。关于前臂旋转与舟骨骨折稳定性的关系方面存在争议。有人提出,随前臂旋转舟骨骨折会出现约 4°的旋转与移位。螺旋CT 显示,使用不过肘关节的石膏固定,舟骨骨折处出现平均为 0.2 mm 的位移。然而,需要验证其临床意义,特别是要确定这样范围的移位是否会影响舟骨骨折愈合。Verdan 认为前臂旋转过程中骨折处产生剪切应力,因此建议应同时固定肘关节。他认为这样做能平衡掌侧桡腕韧带的拉力。

还有一项对比长臂与短臂石膏的研究发现短臂石膏的骨折延迟愈合及不愈合率明显高于长臂石膏。在 6 周后,长臂石膏变成短臂石膏以减少肘关节的功能障碍。这项研究是支持初始阶段使用长臂石膏制动的主要依据。但从总体的治疗结果来说,有几项研究直接比较长臂和短臂石膏固定治疗无移位的舟骨骨折的效果。

三、成人急性舟骨骨折的手术治疗

(一)手术指征

由于舟骨整体血运支配及骨内血管的结构特点,舟骨近极骨折的不愈合率及近极骨坏死比例非常高。幸运的是,近极骨折并不常见。对于一个腰部的移位小于 1 mm 的稳定骨折,多数医师采用石膏托固定 4 周,愈合率达 90%~100%。那些发生不愈合或延迟愈合的舟骨骨折通常为不稳定骨折,如垂直斜形骨折;骨折移位明显、成角、粉碎;骨折石膏固定过程中发生移位;伴有月骨周围脱位或腕关节不稳定。然而,用 X 线片准确地评价骨折的移位程度有一定困难,CT扫描三维重建已经成为术前常规的影像学检查。

骨折移位是不愈合或者延迟愈合的危险因素。同时,区别稳定还是非稳定骨折是制订治疗方案的基础。移位骨折可认为是不稳定骨折,但是无移位骨折是否稳定则不明确了。只要存在骨折分离或粉碎均预示一定程度不稳定,值得考虑是否需要进行手术治疗。如果选择石膏治疗,则需要定期行 X 线、CT 或者二者均作来明确愈合过程中骨折的复位情况。如果发现骨折移位或者延迟愈合,则应考虑手术治疗。

舟骨近端骨折不愈合可归因为血运破坏或者近端骨折块不稳定。无论移位与否,舟骨近端骨折均应认为是不稳定的。其骨块小,血供薄弱,骨折部位活动度大。

与判断骨折移位相似,在 X 线片上判断骨折的愈合也有相当难度,但此时 CT 扫描并不作为判断骨折愈合的常规办法,因为连续 CT 检查,对患者而言,似乎增加了太多的放射性暴露。大多学者在 X 线片上观察到,8～10 周会有骨小梁跨过腰部骨折端,而对于近端骨折,至少要 3 个月才可以见到。因此,持续的外固定必然会造成关节僵直、肌肉萎缩,影响工作和生活。

当手术治疗已经被大家接受成为一种趋势以后,需要考虑是采用标准入路切开复位还是微创切口进行内固定。医师需要考虑以下几点:骨折移位情况;骨折后时间;骨折的稳定性,同时结合患者的要求。例如,对于运动员或其他特殊职业者不能忍受长时间石膏固定,即使骨折稳定移位不大,大多数医师仍推荐进行手术治疗,采用微创入路,螺钉固定。对以下几种情况进行标准入路切开复位内固定并无争议:①骨折明显移位及成角;②骨折粉碎,术中可能发生移位;③合并有月骨周围脱位。对于骨折可以使用石膏外固定治疗,但由于各种原因选择手术治疗的情况,可以采用微创入路进行手术治疗。

(二)舟骨骨折的内固定物

近年来,舟骨的内固定物的研发取得了一定进展,有不同种类的内植物应用于舟骨骨折,包括:克氏针、无头加压螺钉及可吸收内植物。

1.克氏针

尽管克氏针固定舟骨简单易行,但目前在临床上应用范围有限,因为其固定的不牢靠性及无法产生其他内植物所产生的加压效果。克氏针固定需要石膏制动作为加强直到骨折愈合,并且需要附加的克氏针拔出术。但并不是说克氏针就完全落伍了,当舟骨骨折块过小,使用螺钉有一定困难时可选择克氏针固定。在多发损伤及开放骨折时,对不稳定舟骨骨折用克氏针可以提供便利的快速固定。

2.螺钉

螺钉的使用已经有了一定的历史。1954 年,McLaughlin 报道使用拉力螺钉治疗舟骨骨折,但其手术操作并不理想,很难得到满意的螺钉位置,并没有降低不稳定的舟骨骨折不愈合率。

1984 年,Herbert 和 Fisher 发表了自 1977 年到 1981 年应用无头螺钉治疗 158 位舟骨骨折患者的结果。急性舟骨骨折的愈合率是 100%。这种螺钉使骨折内固定发生了革命性的进步,因为 2 段不同螺纹的构造可以产生骨折断端的加压。但其他中心报道的愈合率均低于 Herbert。

最新一代的内固定物是全螺纹、螺距不同的 Acutrak 螺钉,在生物力学试验中能产生与标准 4.0 mm 加压螺钉一样的压力,比 Herbert 螺钉产生的压力大。当然,对各种产品的对比性研究很少,使用何种产品取决于医师的喜好。

3.其他内植物

Bailey 报道了由聚乙酸及羟基磷灰石构成的固定小骨块的可吸收空心螺钉的结构。可吸收螺钉能有与普遍应用的小型加压螺钉一样产生加压效果,但目前尚无临床数据的报道。

(三)骨折固定的生物力学研究

能够为舟骨骨折提供坚强内固定的器械必须可以承受正常功能活动中产生的弯曲、剪切及横向应力。由于舟骨表面大部分由软骨覆盖,骨折愈合过程中不产生骨痂,故骨折的愈合往往依靠骨折块间的坚强内固定。

内固定物固定的力学效果取决于骨的质量、骨折块形态、骨折的复位、内植物的选择及内植物的位置。骨的质量及骨折块形态由患者的情况所决定,而骨折的复位、内固定物的选择及植入位置均由医师掌控。根据每个病例将内固定物置于生物力学最佳位置是上述五点中最为重要的。

Trumble 等对 34 例舟骨骨折患者的随访性研究表明,螺钉在舟骨内的位置是否居中与缩短骨折愈合时间具统计学意义的相关性。此后,McCallister 在舟骨标本的生物力学试验中证实了 Trumble 等的理论。上述学者将螺钉位置居中的标准定义为,在正侧位 X 线片上,螺钉均位于舟骨近极的中 1/3 区域。这个对于螺钉在舟骨内是否居中的概念被手外科医师广泛的接受。但是,在这个标准当中,并没有涉及舟骨腰部或远极中 1/3 的情况。由于舟骨腰部骨折可能有多种表现,并通向远极或近极,当骨折线位于近极,螺钉位于近极中 1/3 区域时,毫无疑问,此时螺钉应该被认为是居中的;我们的疑问是,当骨折线通向远极,沿用舟骨近极中 1/3 作为螺钉是否居中的标准是否合适?

应用手术计划和模拟系统软件 VxWork 4.0 接收 CT 扫描所获 DICOM 数据,借助 VxWork 软件中的 Erode 功能建立舟骨的“中央区”。我们对于中央区的定义是,将舟骨表面重建像向内均匀缩进得到的三维图像。当舟骨螺钉的轴线完全处于此图像内时,该螺钉的位置便一定会在舟骨的中 1/3 内。具体步骤如下。

(1)在容积重建(Volume Rendering,缩写 VR)模式下(重建阈值:116),将舟骨自腕关节中完整地分离出来,进行表面重建(重建阈值:116)。

(2)应用软件中的 Erode 功能对舟骨表面重建图像向内进行缩进(图 5-14),直到腰部恰好消失,记录此时缩进的距离 L(图 5-15)。

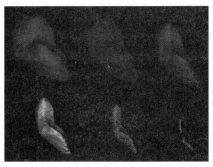

图 5-14 应用软件中的 Erode 功能对舟骨表面重建图像向内进行缩进

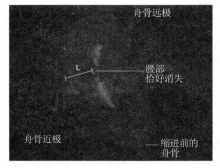

图 5-15 对舟骨表面重建图像向内进行缩进

应用软件中的 Erode 功能对舟骨表面重建图像均匀地向舟骨内方向进行缩进,直至舟骨腰部恰好消失

（3）重新对舟骨表面重建图像缩进 2/3L 的距离，得到舟骨腰部中 1/3 的区域。

（4）对舟骨腰部中 1/3 区域再向内缩进 1.5 mm 的距离（Herbert 钉的半径，Zimmer）得到舟骨的中央区（图 5-16）。

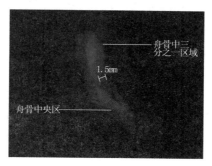

图 5-16 舟骨中 1/3 区域和舟骨中央区的建立

在程序中引入一条直线作为舟骨螺钉的轴线，观察该直线能否可以完全被放置到中央区内而不偏出。只要此螺钉轴线不偏出中央区，该螺钉便处于舟骨的中 1/3 区域，即被认为是居中的。观察中央区的形状，并利用软件的测量功能，对中央区在舟骨远极、腰部及近极的最宽的部位（背面及侧面观）进行测量并纪录为 W_1，W_2，W_3 及 H_1，H_2，H_3（图 5-17），以作为对中央区的大小的大致了解

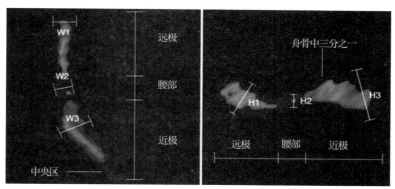

图 5-17 中央区在舟骨远极，腰部及近极宽度的测量

由于中央区的宽度非常窄，整体形状不规则，可以将螺钉轴线放置于远极、腰部或近极中央区不偏出（图 5-18），但完全贯穿置于整个中央区是不可能的。也就是说，固定舟骨的螺钉只能在舟骨的某一部位居中，而不可能同时在舟骨的远极和近极居中。对于不同部位的舟骨骨折，使螺钉在相应部位的舟骨居中是否为更好的选择，是否会提供更加稳定的固定？这个问题可能需要临床随访及生物力学试验才能解答。

螺钉的长度：从生物力学上分析，螺钉越长，固定得越牢靠，因为长螺钉能够降低骨折断端的应力，并将弯曲应力分散于螺钉。力学试验表明，长螺钉固定的固定强度明显强于短螺钉，因为折弯应力沿着较长的螺钉而更加分散。

当一枚螺钉固定依然无法达到坚强固定时（如极靠近端的骨折或者骨折不愈合），需要附加固定来避免骨折断端微动。常用的附加固定是使用克氏针或者微型无头螺钉由舟骨远端打入头状骨。微型螺钉的优点在于它在体内 3～6 个月直到 CT 证实骨折愈合不会产生软组织刺激。

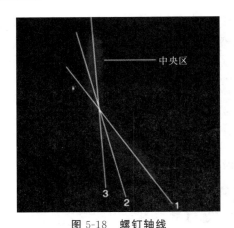

图 5-18　螺钉轴线

螺钉轴线仅可位于某一部分中央区(1.近极;2.腰部;3.远极),而不能完全居于整个中央区内

(四)急性舟骨骨折切开复位内固定的手术入路

1.急性舟骨骨折的掌侧入路

掌侧入路是舟骨骨折手术治疗的经典入路,最初由 Russe 提出。一般用于远端 1/3 和腰部骨折。这种入路的优点包括可以更好地显露整个舟骨掌侧面,减少破坏舟骨血供的可能性,以及便于植骨。缺点包括可能会造成腕关节活动受限(尤其是伸腕),且由于需要切开腕关节掌侧韧带,术后可能会造成腕关节不稳定。另外,掌侧入路加压螺钉的置入可能会继发造成舟骨-大多角骨-小多角骨关节炎。掌侧入路采用曲棍球杆形切口,前臂远端桡侧腕屈肌与桡动脉之间的为直切口,切口经过远端腕横纹,朝向拇指基底。将桡侧腕屈肌牵向尺侧,桡动脉牵向桡侧,自桡骨远端掌侧缘至大多角骨近端结节纵行切开关节囊。结扎桡动脉浅支方便显露舟骨。于桡舟头韧带和长桡月韧带之间分开关节囊和掌侧桡腕韧带,显露骨折线。这种入路能很好地显露骨折线。如果骨折粉碎,植骨可能是必要的,以促进解剖复位和愈合。使用克氏针固定,临时维持复位,但要避免将其置于空心加压螺钉导针的位置。打开舟大多角关节,打入导针。如果需要,可以咬骨钳去除少量大多角骨近端骨质以便内固定物置入。选择内固定物置入形成坚强固定。

掌侧入路螺钉固定舟骨骨折时是否需要切除部分大多角骨一直备受争议。反对者认为这样改变了腕骨间正常的力学传导,增加了舟骨大多角骨关节炎的概率。我们以螺旋 CT 作模拟研究显示,如果将螺钉轴线在中央区由近极部分向远极部分移动,轴线与舟骨远端皮质的交点由舟骨结节向大多角骨移动。当螺钉轴线位于近极中央区内时,轴线与远极皮质的交点在舟骨结节偏桡侧,根据我们之前测量的舟骨长轴远极点与大多角骨边缘的距离作推算,以掌侧入路时,绝大多数舟骨的入点与大多角骨边缘的距离足够容纳螺钉的半径;如果将螺钉的轴线置于远极中央区内时,螺钉的入点很可能会位于舟骨大多角骨关节内。这时,可能需要切除部分大多角骨。当然,我们的 CT 扫描的都是处于中立位的腕关节,也不排除将腕关节尺偏、背伸后,可以插入螺钉而无需进行大多角骨切除术。

2.背侧入路

自背侧置入螺钉适宜于舟骨近端骨折。背侧入路须把拇长伸肌腱牵开显露腕背关节囊。由医师决定是否将骨间后神经切断。沿背侧关节囊韧带切开关节囊显露舟骨。"保留韧带"的关节

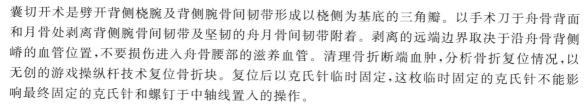

囊切开术是劈开背侧桡腕及背侧腕骨间韧带形成以桡侧为基底的三角瓣。以手术刀于舟骨背面和月骨处剥离背侧腕骨间韧带及坚韧的舟月骨间韧带附着。剥离的远端边界取决于沿舟骨背侧嵴的血管位置,不要损伤进入舟骨腰部的滋养血管。清理骨折断端血肿,分析骨折复位情况,以无创的游戏操纵杆技术复位骨折块。复位后以克氏针临时固定,这枚临时固定的克氏针不能影响最终固定的克氏针和螺钉于中轴线置入的操作。

当复位及临时固定已完成,于舟骨近端,舟月骨间韧带膜部附着处桡侧 $1\sim2$ mm 在透视下打入导针,导针朝向舟骨结节,须透视验证。若舟骨对位、对线及导针位置均满意,则可打入最终固定物。如果使用空心螺钉,则应将螺钉置于中轴线处从而达到最佳的加压和固定效果。测量螺钉长度后将导针打入大多角骨以避免在钻孔时松动。空心钻头沿中心导针进入,在透视引导下钻至距离舟骨远端皮质 $1\sim2$ mm 处。取出钻头,拧入空心无头螺钉。应避免过度拧入突破软骨下骨或者拧入不足而使近端关节面螺钉突出。如果螺钉长为 $1\sim2$ mm 可能会顶到远端未钻孔的软骨下骨从而使骨折断端分离。一般应选择较器械测量值短 $4\sim5$ mm 的螺钉从而达到骨折的加压和关节软骨下的埋藏。

3.舟骨骨折经皮螺钉固定

空心螺钉固定技术的发展将舟骨骨折治疗引入了经皮固定时代,这项技术自 40 年前开展并取得了有限的成功。

4.关节镜辅助下经皮舟骨固定

使用关节镜辅助舟骨骨折固定的目的是辅助移位骨折的复位,避免切开复位并且确保骨折固定牢靠以便早期活动直到骨折愈合。早期关节镜下辅助经皮固定移位舟骨骨折证实复位时侵袭性更小,在骨折愈合后可获得良好的功能。避免切开暴露可减小损伤肌腱的风险,可能对保护血供及减少术后僵硬有所帮助。

关节镜下辅助固定技术的适应证包括移位或者无移位的不稳定骨折、延误治疗者、舟骨近端骨折、某些纤维性不愈合、合并其他损伤:如舟骨骨折合并同侧移位的桡骨远端骨折,舟骨骨折合并韧带损伤。垂直型骨折在矢状面上有很大剪切应力使骨折不稳定,这种骨折应用关节镜辅助最为理想。在 X 线上存在移位、间隙及成角则可认为是移位的舟骨骨折。对于移位较大,存在明显月骨背侧嵌入体不稳定的舟骨骨折,特别是慢性患者,最好切开复位。

(五)复杂的舟骨损伤

1.舟骨骨折合并桡骨远端骨折

舟骨合并桡骨远端的骨折并不常见,但它使治疗非常具有挑战性。当合并粉碎的桡骨远端骨折时舟骨骨折往往不易被发现,如果未予治疗将导致腕部塌陷,囊性变并最终导致腕关节退变性关节炎。尽管单独的稳定舟骨骨折可通过石膏制动治疗,但为了达到愈合而制动 $12\sim16$ 周对桡骨远端骨折的治疗是不恰当的。长期制动可使关节纤维化,手及桡骨远端萎缩,很难恢复全手功能。

2.经舟骨月骨周围脱位

急性腕骨骨折脱位并不常见。月骨周围骨折脱位占腕骨骨折的 5%,是单纯韧带损伤而脱位的 2 倍。经舟骨月骨周围脱位是最常见的复杂腕骨脱位。

此类损伤往往由高能量损伤引起,如车祸、高处坠落或者接触性运动。特征性的损伤机制包括腕强力背伸、尺偏及腕骨间旋后。韧带损伤开始于掌面桡侧的关节囊韧带撕裂,并向尺侧传导。暴力经过舟骨这一骨性通道后往往引发月三角韧带撕裂(LTIO)和尺骨茎突骨折。舟骨近端和月骨与桡骨保持正常对合,而远端骨折块及与其相连的远排腕骨脱位至月骨背侧。舟骨远端骨折块及远排腕骨脱位至月骨掌侧的占此类脱位的 10%。各种月骨周围骨折脱位包括头状骨、三角骨、桡骨茎突及尺骨茎突的骨折。与月骨周围脱位相鉴别的是舟头综合征。对于这种损伤,暴力通过头状骨颈部,使得舟骨及头状骨均发生骨折。头状骨近端旋转 90°～180°,使得头状骨头部关节面朝向远端。头状骨的损伤往往在 X 线片上被遗漏,当怀疑此损伤时需要附加照相检查。

(六)舟骨骨折治疗的并发症

文献报道最常见的并发症包括延迟愈合、不愈合、关节炎及腕关节活动度减小及力量降低。长期石膏制动导致肌肉萎缩、关节挛缩、失用性骨质疏松及影响经济收入。保守治疗舟骨骨折需要石膏制动 3 个月甚至更长时间,而舟骨近端 1/3 骨折可能需要 6 个月甚至更长时间达到愈合。手术治疗舟骨骨折不愈合成功率为 50%～95%,取决于血供状态、是否存在关节炎、腕骨塌陷,而成功治疗舟骨骨折不愈合往往另外需要 6 个月达到愈合。

(于明坤)

第七节 月 骨 骨 折

月骨骨折在腕骨中较为少见,这与月骨的解剖特点、位置、功能密切相关。月骨位于桡骨,月骨和头状骨组成的关节链的中央,在协调腕关节运动和维持腕关节稳定上,均起重要的作用,其活动度及所承受的剪力均很大。由于约有 20% 的月骨是单一由掌侧或背侧供血的,这类单侧主干型供血的月骨,易发生骨折后的缺血性坏死。

一、病因病理

月骨骨折可来自外力的直接打击,造成月骨的纵行劈裂、碎裂或部分骨小梁断裂。但多数患者为间接外力所致,均有腕关节过度背伸的外伤史,如滑倒坠落时以手掌支撑地面等。腕关节过度背伸的过程中,头状骨与月骨发生撞击,而发生月骨冠状面横断骨折,骨折线多位于月骨体的掌侧半。在负向尺骨变异时,月骨内、外侧面受力不均匀,而出现矢状面骨折。腕关节过度屈伸时,起止于月骨的韧带受到紧张牵拉,易发生月骨的掌、背侧极撕脱骨折。月骨背侧极骨折,亦可因桡骨远端背侧关节缘的撞击所致。同时,月骨在轻微外力的长期作用下,受到桡骨与头状骨的不断挤压,亦可发生月骨疲劳性骨折及骨内微血管网损伤。由于症状轻微,易被忽视,而发生月骨的缺血性坏死。

二、临床表现与诊断

(一)临床表现

患者均有明显的腕部外伤史。腕部疼痛、月骨区有明显的肿胀、压痛,腕关节屈伸运动受限,甚至影响手指的屈伸运动。疲劳性骨折多无外伤史,而且症状轻微。

（二）辅助检查

1.X 线片

正、侧位像均可见断裂的骨小梁和骨折线。侧位像因月骨与其他腕骨的重叠,有时难于诊断,需加拍断层片。

2.CT

尤其是三维重建 CT,可观察到月骨的 3 个断面,有利于明确诊断。

3.MRI

对月骨骨折后发生的缺血性坏死可早期诊断。

三、治疗

月骨骨折可用短拇"人"字管型石膏外固定 4～6 周,掌侧极骨折固定腕关节于屈曲位,背侧极骨折固定在背伸位。无移位的月骨体骨折固定在功能位,有移位的月骨体骨折应切开复位、克氏针内固定。在骨折固定期间应定期复查断层 X 线片或 CT,判断有无缺血性坏死的发生,以便及时更改治疗方案。月骨背侧极骨折可发生骨不愈合,而出现持续性腕部疼痛,将骨折片切除后,可缓解症状。

（于明坤）

第八节　跟　骨　骨　折

跟骨骨折是常见骨折,占全身骨折的 2%。以青壮年最多见,严重损伤后易遗留伤残。至今仍没有一种大家都能认可的分类及治疗方法。应用 CT 分类跟骨骨折,使我们对跟骨关节内骨折认识更加清楚。像其他部位关节内骨折一样,解剖复位、坚强内固定、早期活动是达到理想功能效果的基础。

一、分类

跟骨骨折根据骨折线是否波及距下关节分为关节内骨折和关节外骨折。

（一）关节内骨折

1.Essex-Lopresti 分型法

根据 X 线检查把骨折分为舌状骨折和关节塌陷型骨折。缺点是关节塌陷型包含了过多骨折,对于骨折评价和临床预后带来困难。

（1）A 型:无移位骨折。

（2）B_1 型:舌状骨折。

（3）B_2 型:粉碎性舌状骨折。

（4）C_1 型:关节压缩型。

（5）C_2 型:粉碎性关节压缩型。

（6）D 型:粉碎性关节内骨折。

2.Sanders CT 分型法

Sanders 根据后关节面的三柱理论,通过初级和继发骨折线的位置分为若干亚型,其分型基于冠状面 CT 扫描(图 5-19)。在冠状面上选择跟骨后距关节面最宽处,从外向内将其分为 A、B、C 三部分,分别代表骨折线位置。这样,就可能有四部分骨折块、三部分关节面骨折块和二部分载距突骨折块。

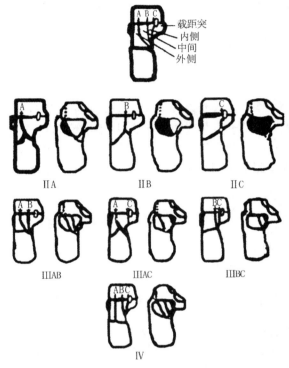

图 5-19　Sanders CT 分型法

(1)Ⅰ型:所有无移位骨折。

(2)Ⅱ型:二部分骨折,根据骨折位置在 A、B 或 C 又分为ⅡA、ⅡB、ⅡC 骨折。

(3)Ⅲ型:三部分骨折,同样,根据骨折位置在 A、B 或 C 又分为ⅢAB、ⅢBC、ⅢAC 骨折,典型骨折有一中央压缩骨块。

(4)Ⅳ型:骨折含有所有骨折线,ⅣABC。

(二)关节外骨折

按解剖部位关节外骨折可分为跟骨结节骨折、跟骨前结节骨折、载距突骨折、跟骨体骨折(图 5-20)。

二、关节内骨折

关节内骨折约占所有跟骨骨折的 70%。

(一)损伤机制与病理

由于跟骨形态差异、暴力大小方向和足受伤时位置不同,可产生各种类型跟骨后关节面粉碎性骨折。但在临床中常会出现以下三种情况。①跟骨骨折后,载距突骨折块总是保持原位,和距骨有着正常关系。骨折线常位于跟距骨间韧带外侧。②关节压缩型骨折较常见，Sanders Ⅱ 型骨折较常见。后关节面骨折线常位于矢状面，且多将后关节面分为两部分，内侧部分位于载距突上，外侧部分常陷于关节面之下，并由于距骨外侧缘撞击而呈旋转外翻，陷入跟骨体内。③由于距骨外侧缘撞击跟骨后关节面，使骨折进入跟骨体内，从而推挤跟骨外侧壁突出隆起，使跟腓间距减小，产生跟腓撞击综合征和腓骨肌腱嵌压征（图 5-21）。

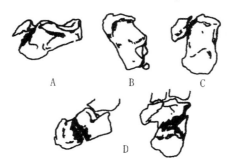

图 5-20 跟骨关节外骨折
A.跟骨结节骨折；B.跟骨前结节骨折；C.载距突骨折；D.跟骨体骨折

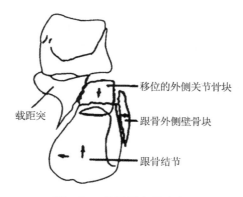

移位的外侧关节骨块
跟骨外侧壁骨块
载距突
跟骨结节

图 5-21 骨折后病理改变

跟骨骨折后可出现：①跟骨高度丧失，尤其是内侧壁；②跟骨宽度增加；③距下关节面破坏；④外侧壁突起；⑤跟骨结节内翻。因此，如想恢复跟骨功能，应首先恢复距下关节面完整和跟骨外形。

（二）临床表现

骨折多发生于高处坠落伤或交通事故伤。男性青壮年多见。伤后足在数小时内迅速肿胀，皮肤可出现水泡或血泡。如疼痛剧烈，足感觉障碍，被动伸趾引起剧烈疼痛时，应注意足骨筋膜室综合征的可能。亦应注意全身其他合并损伤，如脊柱、脊髓损伤。

（三）诊断

1.X 线检查

足前后位 X 线平片可见骨折是否波及跟骰关节，侧位可显示跟骨结节角和交叉角（Gissane角）变化，跟骨高度降低，跟骨轴位可显示跟骨宽度变化及跟骨内、外翻。Broden 位（图 5-22）是一种常用的斜位，可在术前、术中了解距下关节面损伤及复位情况。投照时，伤足内旋 40°，X 线球管对准外踝并向头侧分别倾斜 10°、20°、30°、40°。

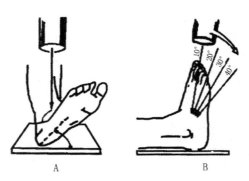

图 5-22　Broden 投照方法
A.正面观;B.侧面观

2.CT 检查

关节内骨折应常规行 CT 检查,以了解关节面损伤情况,必要时行螺旋 CT 进行三维重建。

(四)治疗

对于跟骨关节内骨折是行手术治疗还是非手术治疗,多年来一直存在争论。CT 分类使我们对关节内骨折的病理变化更加清楚,使用标准入路和术中透视可明显减少手术并发症。各种专用钢板的出现,使内固定更加稳定,患者可早期活动。跟骨关节内骨折如要获得好的功能,应该解剖复位跟骨关节面及跟骨外形,但即使是达到解剖复位也不能保证一定可以获得好的功能。

1.治疗应考虑的因素

(1)年龄:老年患者,骨折后关节易僵硬,且骨质疏松,不易牢固内固定,一般 50 岁以上的患者,以非手术治疗为宜。

(2)全身情况:如合并较严重糖尿病、周围血管疾病,身体极度虚弱,或合并全身其他部位损伤不宜手术时,应考虑非手术治疗。

(3)局部情况:足部严重肿胀、皮肤水泡,不宜马上手术,应等 1～2 周肿胀消退后方可手术。开放性损伤时,如软组织损伤较重,可用外固定器固定。

(4)损伤后时间:手术应在伤后 3 周内完成。如果肿胀、水泡或其他合并损伤而不能及时手术时,采用非手术治疗。

(5)骨折类型:无移位或移位小于 2 mm 时,采用非手术治疗。Sanders Ⅱ、Ⅲ型骨折应选用切开复位。虽然关节面骨折块无明显移位,但跟骨体骨折移位较大,为减少晚期并发症,也应切开复位,内固定。关节面严重粉碎性骨折,恢复关节面形态已不可能,可选用非手术治疗。如有条件,也可在恢复跟骨外形后一期融合距下关节。

(6)医师的经验和条件:手术切开有一定的技术和设备条件要求,如不具备时,应将患者转到其他有条件医院治疗或选用非手术方法治疗。不能达到理想复位及固定的手术,不如不做。

2.治疗方法

(1)功能疗法:功能疗法适用于无移位或少量移位骨折,或年龄较大、功能要求不高或有全身并发症不适于手术治疗的患者。

适应证及禁忌证:无移位或少量移位骨折,应用该方法,可早期活动,较早恢复足的功能。但对移位骨折由于未复位骨折可能会遗留足跟加宽,结节关节角减小,足弓消失及足内、外翻畸形等,患者多不能恢复正常功能。

具体操作方法:伤后立即卧床休息,抬高患肢,并用冰袋冷敷患足,24 h后开始主动活动足距小腿关节,经3~5 d开始用弹性绷带包扎,1周左右可开始挂拐行走,3周后在保护下或穿跟骨矫形鞋部分负重,6周后可完全负重。伤后4个月可逐渐开始恢复轻工作。

(2)闭合复位疗法:用手法结合某些器械或钢针复位移位的骨折。有以下两种方法。

Bahler 法:在跟骨结节下方及胫骨中下段各横穿一钢针,做牵引和反牵引,以期恢复结节关节角和跟骨宽度以及距下关节面,逐渐夹紧则可将跟骨体部恢复正常,透视位置满意后,石膏固定足于中立位,并将钢针固定于石膏之中。内、外踝下方及足跟部仔细塑形,4~6周去除石膏和钢针,开始活动足距小腿关节。此方法由于不能够较好恢复距下关节面,疗效不满意,现已很少采用。

Essex-Eopresti 法:患者取俯卧位,在跟腱止点处插入一根斯氏针,针尖沿跟骨纵轴向前并略微偏向外侧,达后关节面下方后撬起。撬拨复位后再用双手在跟骨部做侧方挤压,侧位及轴位透视,位置满意后,将斯氏针穿入跟骨前方。粉碎性骨折时,也可将斯氏针穿过跟骰关节,然后用石膏将斯氏针固定于小腿石膏管型内。6周后去除石膏和斯氏针。此方法适用于某些舌状骨折。由于石膏固定,功能恢复较慢。

(3)切开复位术:可在直视下复位关节面骨块和跟骨外侧壁,结合牵引可同时恢复跟骨轴线并纠正短缩和内、外翻。使用钢板螺钉达到较坚强固定,可使患者早期活动。尽快地恢复足的功能,避免了由于复位不良带来的各种并发症。

患者体位取单侧骨折侧卧位,如为双侧骨折,则取俯卧位。切口采用外侧"L"形切口。纵形切口位于跟腱和腓骨长短肌腱之间,水平切口位于外踝尖部和足底皮肤之间。切开皮肤后,从骨膜下翻起皮瓣,显露距下关节和跟骰关节,用三根克氏针从皮瓣下分别钻入腓骨、距骨和骰骨后,向上弯曲以扩大显露。腓肠神经位于皮瓣中,注意不要损伤。复位,掀开跟骨外侧壁,显露后关节面。寻找骨折线,认清关节面骨折情况。取出载距突关节面外侧压缩移位的关节内骨折块。使用 Schanz 针或跟骨牵引,先内翻跟骨结节,同时向下牵引,再外翻,以纠正跟骨短缩及跟骨结节内翻,使跟骨内侧壁复位,用克氏针维持复位。然后把取出的关节面骨折块复位,放回外侧壁并恢复 Gissane 角和跟骰关节面,克氏针固定各骨折块。透视检查骨折位置,尤其是 Broden 位查看跟骨后关节面是否完全复位。如骨折压缩严重,空腔较大,可使用骨移植,但一般不需要骨移植。根据骨折类型选用钢板和螺钉固定,如可能,螺钉应固定外侧壁到对侧载距突下骨皮质上,以保证固定确实可靠。少数严重粉碎性骨折,需要加用内侧切口协助复位固定。固定后,伤口放置引流管或引流条,关闭伤口,2周拆线。伤口愈合良好时,开始活动,6~10周穿行走靴部分负重。12~16周去除行走靴负重行走,逐渐开始正常活动。

(4)关节融合术:严重粉碎性骨折的年轻患者对功能要求较高时,切开难以达到关节面解剖复位,非手术治疗又极有可能遗留跟骨畸形而影响功能。一期融合并同时恢复跟骨外形可缩短治疗时间,使患者尽快地恢复工作。在切开复位时,亦应有做关节融合术的准备,一旦不能达到较好复位,也可一期融合距下关节。手术时用磨钻磨去关节软骨,大的骨缺损可植骨,用钢板维持跟骨基本外形,用1枚6.5 mm或直径为7.3 mm的全长螺纹空心螺钉经导针从跟骨结节到距骨。

(五)并发症

1.伤口皮肤坏死感染

外侧入路"L"形切口时,皮瓣角部边缘有可能发生坏死,所以手术时应仔细操作,避免过度牵拉。一旦出现坏死,应停止活动。如伤口感染,浅部感染,可保留内置物,伤口换药,有时需要皮瓣转移。深部感染,需取出钢板和螺钉。

2.神经炎、神经瘤

手术时可能会损伤腓肠神经,造成局部麻木或形成神经瘤后引起疼痛。如疼痛不能缓解,可切除神经瘤后,将神经残端埋入腓骨短肌中。在非手术治疗时,由于跟骨畸形愈合后内侧挤压刺激胫后神经分支引起足跟内侧疼痛,非手术治疗无效时,可手术松解。

3.腓骨肌腱脱位、肌腱炎

骨折后由于跟骨外侧壁突出,缩小了跟骨和腓骨间隙,挤压腓骨长短肌腱引起肌腱脱位或嵌压。手术时切开腱鞘使肌腱直接接触距下关节或螺钉、钢板的摩擦及手术后瘢痕也是引起肌腱炎的原因。腓骨肌腱脱位、嵌压后,如患者有症状,可手术切除突出的跟骨外侧壁,扩大跟骨和腓骨间隙。同时紧缩腓骨肌上支持带,加深外踝后侧沟。

4.距下关节和跟骰关节创伤性关节炎

由于关节面骨折复位不良或关节软骨的损伤,距下关节和跟骰关节退变产生创伤性关节炎,关节出现疼痛及活动障碍。可使用消炎止痛药物、理疗和支具等治疗,如症状不缓解,应做距下关节或三关节融合术。

5.跟痛

跟痛可由于外伤时损伤跟下脂肪垫引起,也可因跟骨结节跖侧骨突出所致。可用足跟垫减轻症状,如无效可手术切除骨突出。

三、关节外骨折

关节外骨折占所有跟骨骨折的 30%～40%。一般由较小暴力引起,常不需手术治疗,预后较好。

(一)前结节骨折

前结节骨折可分为两种类型。撕脱骨折多见,常由足跖屈、内翻应力引起。分歧韧带或伸趾短肌牵拉跟骨前结节附着部造成骨折。骨折块较小并不波及跟骰关节。足强力外展造成跟骰关节压缩骨折较少见,骨折块常较大并波及跟骰关节,骨折易被误诊为踝扭伤。骨折后距下关节活动受限,压痛点位于前距腓韧带前 2 cm 处,向下 1 cm 处。检查者也可用拇指置于患者外踝尖部,中指置于第 5 跖骨基底尖部,示指微屈后指腹正好落在前结节压痛点。加压包扎免负重 6～8 周,预后也较好。

(二)跟骨结节骨折

跟骨结节骨折也有两种类型:一种是腓肠肌突然猛烈收缩牵拉跟腱附着部,发生跟骨后部撕脱骨折;另一种为直接暴力引起的跟骨后上鸟嘴样骨折(图 5-23)。骨折移位较大时,跟骨结节明显突出,有时可压迫皮肤坏死。畸形愈合后可使穿鞋困难。借助 Tompson 试验可帮助判断是否跟腱和骨块相连。有时骨块可连带部分距下关节后关节面。骨折无移位或有少量移位时,用石膏固定患足跖屈位固定 6 周。骨折移位较大时,应手法复位,如复位失败可切开复位,螺钉或钢针固定。

(三)跟骨结节内、外侧突骨折

单纯跟骨结节内、外侧突骨折少见且常常无移动位,相比较而言,内侧突更易骨折。骨折常由足内或外翻时受到垂直应力而产生的剪切力作用所致,通过跟骨轴位或 CT 检查可做出诊断。

无移位或少量移位时可用小腿石膏固定 8～10 周。可闭式复位,经皮钢针或螺钉固定。如果骨折畸形愈合且有跟部疼痛时,可通过矫形鞋改善症状,无效者也可手术切除骨突起部位。

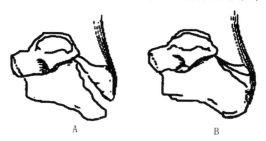

图 5-23　跟骨结节骨折
A.撕脱骨折;B.鸟嘴样骨折

(四)载距突骨折

单纯载距突骨折很少见。按 Sanders 分类此类骨折为ⅡC骨折。骨折后可偶见屈趾长肌腱卡压于骨折之中,移位骨块也可挤压神经血管束,被动过伸足趾可引起局部疼痛加重。无移位骨折可用小腿石膏固定 6 周。移位骨折可手法复位足内翻跖屈,用手指直接推挤载距突复位,较大骨折块时也可切开复位。骨折不愈合较少见,不要轻易切除载距突骨块,因为有可能失去弹簧韧带附着而致扁平足。

(五)跟骨体骨折

跟骨体骨折因不影响距下关节面,一般预后较好。骨折机制类似于关节内骨折,常发生于高处坠落伤。骨折后可有移位,如跟骨体增宽,高度减低,跟骨结节内外翻等。此类骨折除常规X线摄片外,还应行 CT 检查,以明确关节面是否受累及骨折移位情况。骨折移位较大时,可手法复位石膏外固定或切开复位、内固定。

(于明坤)

第九节　趾　骨　骨　折

趾骨又叫脚趾骨,除足拇趾 2 节外,余趾均 3 节,每节趾骨可分为基底部、体部、滑车部三部分。第一跖趾关节的跖侧面,有内、外两个籽骨,其他各趾间关节也可以出现籽骨。足拇趾的这种籽骨是其重要的负重结构,它可以保护足拇长屈肌腱、保护第一跖骨头,吸收应力,减少摩擦,并为足屈拇短肌腱提供一作用杠杆。

趾骨骨折多见于成年人,占足部骨折的第二位。足趾具有足的附着力的功能,可防止人在行走中滑倒,并有辅助足的推进与弹跳作用。故对趾骨骨折的治疗,应要求维持跖趾关节活动的灵活性和足趾跖面没有骨折断端突起。

一、发病机制

趾骨骨折多由踢撞硬物或重物砸伤所致,前者多为粉碎或纵裂骨折,后者多为横断或斜形骨折。第 5 趾骨损伤的机会较多,第 2、第 3、第 4 趾骨骨折较少发生,第 1 趾骨较粗大,其功能也较重要,第1趾骨近端骨折亦较常见,多为粉碎性骨折。由于跖骨头与地面的夹挤,可引起足踇趾的籽骨骨折,以内侧籽骨损伤多见,常为粉碎性。趾骨骨折常合并有皮肤或甲床的损伤,伤后亦容易引起感染。

二、诊断要点

趾骨骨折有明显外伤史,伤后患趾疼痛剧烈,肿胀,甲下有青紫瘀斑,活动受限,有移位者可以出现明显畸形。触诊可有局部压痛、纵向叩击痛、骨擦音和异常活动。根据临床症状和足的正、斜位 X 线片可以明确诊断,并观察骨折类型及移位情况。籽骨骨折者应注意先天性双籽骨和三籽骨鉴别,后者骨块光整规则,大小相等,局部无相应症状。

三、治疗方法

趾骨骨折有伤口者,应清创缝合,预防感染,甲下血肿严重者,可放血或拔甲。无移位的趾骨骨折,可用消肿止痛类中药外敷,局部外固定,经 3～4 周即可愈合。

(一)整复固定方法

有移位的骨折,应手法复位。在局麻下,患者仰卧位,足跟垫 1 沙袋,术者用 1 块纱布包裹骨折远端,一手拇、示二指捏住患趾近段的内外侧,另一手拇、示二指捏住患趾远段上下侧,进行相对拔伸,并稍屈趾即可复位。若有侧方移位,术者一手拇、示指捏住伤趾末节拔伸,另一手拇、示指在患趾两侧对挤使骨折端对位(图 5-24)。整复后,患趾用 2 块夹板置于趾骨背侧和跖侧固定。应注意固定不可过紧,容易影响远端血液循环,发生趾部坏死。

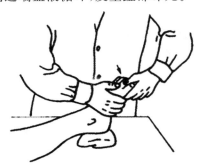

图 5-24　趾骨骨折整复手法

对于不稳定骨折者,可行趾骨及皮肤牵引固定。或者行克氏针内固定治疗。4～6 周骨折愈合后拔出克氏针,加强功能锻炼。

(二)药物治疗

药物治疗一般按骨折三期用药,初期肿胀严重者用活血类配合利湿解毒类方剂加减治疗,肿胀减轻后用活血接骨类方剂加减治疗。去除固定后应用中草药熏洗患部,促进功能恢复。

(三)功能康复

骨折整复固定后,即可进行膝关节的屈伸练习,肿胀减轻后,可下床不负重活动,3～4 周后解除固定,做足趾的屈伸锻炼,早日下地行走。

（于明坤）

第十节　肩锁关节脱位

一、病因

肩锁关节脱位通常由暴力自上而下作用于肩峰所致。坠落物直接砸在肩顶部后,锁骨下移,由于第1肋骨阻止了锁骨的进一步下移,如果锁骨未骨折,则肩锁、喙锁韧带断裂,同时可伴有三角肌和斜方肌锁骨附着点的撕裂,肩峰、锁骨和喙突的骨折,肩锁纤维软骨盘的断裂和肩锁关节的关节软骨骨折。锁骨的移位程度取决于肩锁和喙锁韧带、肩锁关节囊以及斜方肌和三角肌的损伤程度。

二、分型

Urist 根据关节面解剖形态和排列方向,把肩锁关节分为三种形态(图 5-25)。 Ⅰ 型,冠状面关节间隙的排列方向自外上向内下,即锁骨端关节面斜形覆盖肩峰端关节面;Ⅱ 型,关节间隙呈垂直型排列,两个关节面相互平行;Ⅲ 型,关节间隙由内上向外下,即肩峰端关节面斜形覆盖锁骨端关节面。Ⅲ 型的结构居于稳定型,Ⅰ 型属于不稳定型。在水平面上,肩锁关节的轴线方向由前外指向后内。

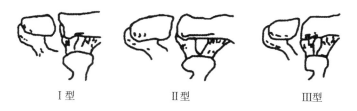

Ⅰ 型　　　　Ⅱ 型　　　　Ⅲ 型

图 5-25　肩锁关节三种形态

三、分类

Rockwood 等将肩锁关节脱位分为 Ⅰ ～ Ⅵ 型(图 5-26)。

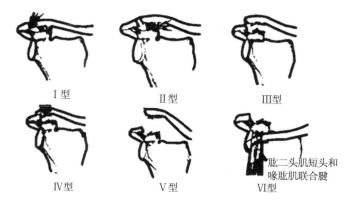

Ⅰ 型　　　　Ⅱ 型　　　　Ⅲ 型

肱二头肌短头和喙肱肌联合腱

Ⅳ 型　　　　Ⅴ 型　　　　Ⅵ 型

图 5-26　肩锁关节损伤分六型

（一）Ⅰ型

指肩锁关节的挫伤，并无韧带断裂和关节脱位，肩锁关节稳定，疼痛轻微，早期 X 线平片阴性，后期可见锁骨远端骨膜的钙化。

（二）Ⅱ型

由更大的外力引起，肩锁韧带和关节囊破裂，但喙锁韧带完好，肩锁关节不稳定，尤其是在前后平面上不稳定。X 线平片上可看到锁骨外侧端高于肩峰，但高出的程度小于锁骨的厚度，肩锁关节出现明显的疼痛和触痛，但必须拍摄应力下的 X 线平片来确定关节不稳定的程度。

（三）Ⅲ型

损伤肩锁韧带和喙锁韧带以及锁骨远端三角肌附着点的撕裂。锁骨远端高于肩峰至少一个锁骨厚度的高度。

（四）Ⅳ型

损伤的结构与Ⅲ型损伤相同，但锁骨远端向后移位进入或穿过斜方肌。

（五）Ⅴ型

损伤三角肌与斜方肌在锁骨远端上的附着部均从锁骨上分离，肩锁关节的移位程度为 $10\%\sim30\%$，同时在锁骨和肩峰之间出现明显的分离。

（六）Ⅵ型

损伤较少见，由过度外展使肩锁韧带和喙锁韧带撕裂所致，锁骨远端移位至喙突下、肱二头肌和喙肱肌联合腱后。

四、临床表现及诊断

查体有局部疼痛、肿胀及肩锁关节不稳定伴锁骨远端移位，X 线平片可以帮助评价损伤的程度。患者直立，摄双侧肩锁关节的前后位平片，然后进行两侧比较。必要时可在患者腕部悬挂 $4.5\sim6.8$ kg 的重物，可以观察到肩锁关节的不稳定，重物最好系在患者腕部，避免让患者用手握，以使上肢肌肉能够完全放松。

五、治疗

（一）非手术治疗

Ⅰ型损伤通常采用吊带制动，配合局部冰敷、止痛药物治疗。Ⅱ型损伤的治疗方法与Ⅰ型相似，如果锁骨远端移位的距离不超过锁骨厚度的 1/2，可应用绑扎、夹板或吊带制动 $2\sim3$ 周，但必须在 6 周以后才能恢复举重物或参加体育运动。

（二）手术治疗

对于Ⅲ、Ⅳ、Ⅴ、Ⅵ型损伤应行手术治疗，手术方法有许多种，可以分为五个主要类型：①肩锁关节复位和固定；②肩锁关节复位、喙锁韧带修复和喙锁关节固定；③前两种类型的联合应用；④锁骨远端切除；⑤肌肉转移。常用的手术方法如下所述。

1.喙锁韧带缝合、肩锁关节克氏针内固定术（改良 Phemister 法）

通过肩部前内侧的 Thompson 和 Henry 入路，显露肩锁关节、锁骨外侧端及喙突。探查肩锁关节，去除关节盘或其他妨碍复位的结构，然后褥式缝合肩锁韧带，暂不要打结，接着逆行穿出克氏针，整复脱位的肩锁关节后顺行穿入，使其进入锁骨 $2.5\sim4$ cm。通过前后位和侧位（腋部）X 线平片检查克氏针的位置和复位的情况。如二者均满意，于肩峰外侧边缘将克氏针折弯 $90°$ 并剪断,保留 0.6 cm 的钩状末端以防止其向内侧移位,旋转克氏针,将末端埋于肩峰下软组织内,修复肩锁关节囊和韧带,并将预先缝合喙锁韧带的线收紧打结,修复斜方肌和三角肌止点的损伤。术后处理用肩胸悬吊绷带保护,术后 2 周去除绷带并拆线,开始主动活动,8 周在局麻下拔除克氏针。克氏针的折断和移位是常见的并发症。

2.喙锁关节的缝线固定术

作一个弧形切口显露肩锁关节、锁骨的远端和喙突,显露肩锁关节,彻底清除关节盘或其他碎屑,褥式缝合断裂的喙锁韧带,暂不打结。用直径约为 0.7 cm 的钻头在喙突上方的锁骨上前后位钻两个孔,在喙突基底的下方穿过 1 根不吸收缝线,并向上穿过锁骨的两个孔,复位肩锁关节,打紧缝线,这样缝线就可不绕住整个锁骨,以避免缝线割断锁骨。如果仍有前后向不稳定,可按 Phemister 法用 1 枚克氏针固定肩锁关节,最后收紧打结喙锁韧带的缝线,修复肩锁关节囊,缝合撕裂的三角肌和斜方肌。术后处理同改良 Phemister 法。

3.喙锁关节螺钉内固定及喙锁韧带缝合术(改良 Bosworth 法)

通过前内侧弧形切口显露肩锁关节和锁骨末端,向远外侧牵开三角肌以暴露喙突尖和喙锁韧带(图 5-27)。同 Phemister 法一样,检查肩锁关节,去除关节盘或其他妨碍复位的结构,缝合喙锁韧带,暂不要打结,用直径为 4.8 mm 的钻头在锁骨上垂直钻一个孔,此孔在锁骨复位后应同喙突基底在同一直线上。复位锁骨,用另外一个直径为 3.6 mm 的钻头通过先前在锁骨上钻好的孔在喙突上再钻一个孔,选择一个合适长度的 Bosworth 螺钉穿过两孔,拧紧螺钉使锁骨上表面与肩峰上表面平齐,收紧打结喙锁韧带缝线,修复撕裂的斜方肌和三角肌止点。术后用悬吊带制动,1 周后去除悬吊,开始轻微的主动功能锻炼,2 周拆线,术后 6～8 周取出螺钉,10 周内避免超过 90°的外展运动和举重物。

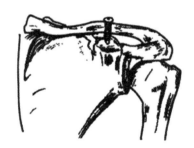

图 5-27　改良 Bosworth 法

4.锁骨远端切除术(Stewart 法)

通过前方弧形切口显露肩锁关节、锁骨外侧端及喙突,沿锁骨长轴切开关节囊和肩锁上韧带,骨膜下剥离显露锁骨,然后修复关节囊和韧带,用咬骨剪或摆动锯在骨膜下自下外方斜向内上方截除 1 cm 长的锁骨外侧端,挫平上缘残端。褥式缝合损伤的喙锁韧带,暂不打结,交叉穿入 2 枚克氏针,将锁骨外侧端维持在正常位置。术后悬吊制动 1 周,进行轻微的主动环绕运动,2 周拆线,增加活动量,4 周内避免抬举重物,8 周内避免体育活动。

5.喙肩韧带移位加强肩锁关节术(Neviaser 法)

通过前内侧弧形切口显露肩锁关节、锁骨外侧端及喙突,切断喙肩韧带在喙突前外侧缘的起点,向下推压锁骨外侧段,复位肩锁关节,用克氏针 1～2 枚,贯穿固定肩锁关节,将喙肩韧带向前上翻转,固定缝合于锁骨外侧端前方,修复肩锁韧带和喙锁韧带。术后处理同 Stewart 法。

6.喙肩韧带移位重建喙锁韧带术(Weaver 法)

同 Neviaser 法显露肩锁关节、锁骨外侧端及喙突,切断喙肩韧带在肩峰前内侧缘的起点(图 5-28)。在锁骨外侧端相当于喙突尖的上方行锁骨切骨术,切骨线由内下向外上倾斜,切除锁骨外侧端约 2 cm。在切骨端近侧 1 cm 处,于锁骨前壁钻两个骨孔,以细钢丝或粗丝线在喙肩韧带的肩峰端作褥式缝合,两线端分别经髓腔,从锁骨的骨孔引出。下压锁骨,恢复正常喙锁间距,抽紧缝线,结扎固定,使喙肩韧带移入锁骨断端的髓腔内。

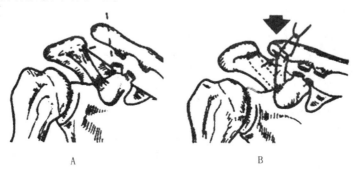

图 5-28　Weaver 法喙肩韧带移位重建喙锁韧带术
A.切除锁骨外侧端,切断喙肩韧带;B.喙肩韧带移入锁骨断端的髓腔内

术后用 Velpeau 绷带固定患肩 4 周,之后改用三角巾悬吊 4 周,术后 8 周去除悬吊,进行康复训练。

7.Dewar 手术

显露肩峰、肩锁关节及锁骨外侧端,自肩峰和锁骨外侧端前方切断三角肌附着点,行骨膜下剥离,显露肩锁关节。切除破碎的肩锁关节囊,软骨盘,显露锁骨外侧端并切除 1.0 cm。切开喙突上方的锁骨前方骨膜,将锁骨前面 1.5~2.0 cm 的皮质骨制成粗糙面,于骨粗糙面中央由前向后钻孔备用。切开胸肌筋膜,显露喙突及其下方的肱二头肌短头、喙肱肌和胸小肌。在肱二头肌短头、喙肱肌和胸小肌之间作由下而上的逆行分离,至喙突前、中 1/3 交界处,环形切开骨膜,在喙突角部由前向后钻备用。以骨刀在喙突前、中 1/3 处截骨,使喙突骨块连同肱二头肌短头腱和喙肱肌一起向下翻转,以 1 枚适当长度的加压螺钉贯穿固定喙突骨块于锁骨前方原钻孔部位。将三角肌前部重新缝合。

术后三角巾悬吊患臂 3 周,3 周后练习上举及外展活动,6~8 周后即可负重功能训练。

8.锁骨钩钢板内固定、喙锁韧带缝合术

近年我们采用锁骨钩钢板内固定,喙锁、肩锁韧带缝合治疗肩锁关节脱位(图 5-29)取得满意疗效。该方法固定牢靠,并可早期行肩关节功能锻炼,又无克氏针内固定断裂后游走的危险。

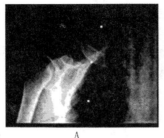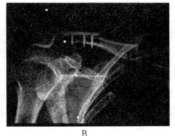

图 5-29　肩锁关节脱位锁骨钩钢板内固定、喙锁韧带缝合术
A.术前 X 线平片;B.术后 X 线平片

(于明坤)

第十一节 肘关节脱位

肘关节脱位是肘部最常见的损伤,在全身各大关节脱位中占 1/2 左右,居第 1 位,多发生于青少年,儿童和老年人少见,多为间接暴力所致。按脱位的方向,可分为前脱位、后脱位两种。后脱位最为常见,前脱位甚少见。

一、创伤机制

肘关节由肱桡关节、肱尺关节和上尺桡关节所组成。这 3 个关节共包在一个关节囊内,有一个共同的关节腔。肘关节从整体上来说,以肱尺部为主,与肱桡部、上尺桡部协调运动,使肘关节做屈伸动作。构成肘关节的肱骨下端呈内外宽厚,前后扁薄状,其两侧的纤维层则增厚而形成桡侧副韧带和尺侧副韧带,关节囊的前后壁薄弱而松弛。由于尺骨冠状突较鹰嘴突低,所以对抗尺骨向后移位的能力较对抗前移位的能力差,常易导致肘关节向后脱位。

肘关节脱位主要由间接暴力所造成,由于暴力的传导和杠杆的作用而产生不同的脱位形式。患者跌倒时,肘关节伸直前臂旋后位手掌触地,外力沿尺骨纵轴上传,使肘关节过度后伸,以致鹰嘴尖端急骤撞击肱骨下端的鹰嘴窝,在肱尺关节处形成杠杆作用,使止于喙突上的肱前肌及肘关节囊的前壁被撕裂,肱骨下端前移位,尺骨喙突和桡骨头同时滑向肘后方形成肘关节后脱位。由于环状韧带和骨间膜将尺桡骨比较牢靠地夹缚在一起,所以脱位时尺桡骨多同时向背侧移位。由于暴力作用不同,尺骨鹰嘴和桡骨头除向后移位外,有时还可以向桡侧或尺侧移位,形成肘关节侧方移位。向桡侧移位又可称为肘外侧脱位,向尺侧移位称为肘关节内侧脱位。

若屈肘位跌倒,肘尖触地,暴力由后向前,可将尺骨鹰嘴推移至肱骨的前方,成为肘关节前脱位,多并发鹰嘴骨折,偶尔可出现肘关节分离脱位,因肱骨下端脱位后插入尺桡骨中间,使尺桡骨分离。脱位时肘窝部和肱三头肌腱被剥离,骨膜、韧带、关节囊被撕裂,以致在肘窝形成血肿,该血肿容易发生骨化,成为整复的最大障碍,或影响复位后肘关节的活动功能。另外,肘关节脱位可合并肱骨内上髁骨折,有的还夹入关节内而影响复位,若忽视将会造成不良的后果。移位严重的肘关节脱位,可能损伤血管与神经,应予以注意。

二、诊断

(一)肘关节后脱位

肘关节肿胀、疼痛、压痛。肘关节呈靴样畸形,尺骨鹰嘴向后突出,肘后关系失常,鹰嘴上方凹陷或有空虚感。肘窝可能触及扁圆形光滑的肱骨下端,肘关节后外侧可触及脱出的桡骨小头。肘关节呈屈曲位弹性固定,肘关节功能障碍。

X 线正位见尺桡骨近端与肱骨远端相重叠,侧位见尺桡骨近端脱出于肱骨远端后侧,有时可见喙突骨折。

(二)肘关节前脱位

肘关节肿胀,疼痛,肘后部空虚,肘后三点关系失常,前臂较健侧变长,肘前可触及尺骨鹰嘴,前臂有不同程度的旋前或旋后。

X 线侧位可见尺骨鹰嘴突出于肘前方,或合并尺骨鹰嘴骨折,尺桡骨上段向肘前方移位。

(三)肘关节侧方脱位

肘关节内侧或外侧副韧带、关节囊和软组织损伤严重,肘部内外径增宽。内侧脱位时肱骨外髁明显突出,尺骨鹰嘴和桡骨小头向内侧移位;外侧脱位时,前臂呈旋前位,肱骨内髁明显突出,尺骨鹰嘴位于外髁外方,桡骨头突出。肘部呈严重的内翻或外翻畸形。X 线可见外侧脱位尺骨半月切迹与外髁相接触,桡骨头移向肱骨头外侧,桡骨纵轴移向前方,前臂处于旋前位。内侧脱位时,尺骨鹰嘴、桡骨小头位于肱骨内髁内侧。

三、治疗

新鲜肘关节脱位一般采用手法复位,固定 3 周后去除外固定做功能锻炼。合并血管神经损伤者早期应密切观察,必要时行手术探查。对于陈旧性肘关节脱位,经手法整复失败者,可采用切开复位术。

(一)手法复位外固定

1.新鲜肘关节脱位

(1)肘关节后脱位:助手用双手握患肢上臂,术者用一手握住患肢腕部,另一手握持肘关节,在对抗牵引的同时,握持肘关节前方的拇指,扣住肱骨下端,向后上方用力推按,置于肘后鹰嘴部位的其余手指,向前下方用力端托,在持续加大牵引力量后,当听到或触诊到关节复位弹响感觉时,使肘关节逐渐屈曲 90°～135°,复位即告成功。肘关节恢复无阻力的被动屈伸活动,其后用三角巾悬吊前臂或长臂石膏托在功能位制动 2～3 周。

(2)肘关节前脱位:应遵循从哪个方向脱出,还从哪个方向复回的原则。如鹰嘴是从内向前脱位,复位时由前向内复位。术者一手握住肘部,另一手握住腕部,稍加牵引,保持患肢前臂旋内同时在前臂上段向后加压,听到复位的响声,即为复位。再将肘关节被动活动 2～3 次,无障碍时,将肘关节屈曲 135°用小夹板或石膏固定 3 周。合并有鹰嘴骨折的肘关节脱位,复位时前臂不需牵引,只需将尺桡骨上段向后加压,即可复位。复位后不做肘关节屈伸活动试验,以免导致骨折再移位,将肘关节保持伸直位或过伸位,此时尺骨鹰嘴近端向远端挤压,放上加压垫,用小夹板或石膏托固定 4 周。

(3)肘关节侧方脱位:术者双手握住肘关节,以双手拇指和其他手指使肱骨下端和尺桡骨近端向对方向移动即可使其复位。伸肘位固定 3 周后进行功能锻炼。

2.陈旧性肘关节脱位

复位前,应先拍 X 线片排除骨折、骨化性肌炎,明确脱位类型、程度、方向及骨质疏松等情况。行尺骨鹰嘴骨牵引,重量为 6～8 kg,时间约为 1 周。肘部、上臂行推拿按摩,并中药熏洗,使粘连、挛缩得到松解。在臂丛麻醉下,解除骨牵引,进行上臂、肘部按摩活动,慢慢行肘关节屈伸摇摆、内外旋转活动,范围由小到大,力量由轻到重,然后在助手上下分别牵引下,重复以上按摩舒筋手法,这样互相交替,直到肘关节周围的纤维粘连和瘢痕组织以及肱二、三头肌得到充分松解,伸展延长,方可进行整复。患者取坐位或卧位,上臂和腕部分别由两名助手握持,作缓慢强力对抗牵引,术者两手拇指顶压尺骨鹰嘴突,余手指环握肱骨下端,肘关节稍过伸,当尺骨鹰嘴和桡骨头牵引至肱骨滑车和外髁下时,缓缓屈曲肘关节,若能屈肘 90°以上,即为复位成功。此时鹰嘴后突畸形消失,肘后三角关系正常,肘关节外形恢复。复位成功后,将肘关节在 90°～135°范围内反复屈伸 3～5 次,以便解除软组织卡压于关节间隙中,再按摩上臂、前臂肌肉,旋转前臂及屈伸腕、掌、指关节,以理顺筋骨,行气活血。然后将肘关节屈曲 90°位以上,用石膏托或绷带固定 2 周,去除固定后,改用三角巾悬吊 1 周。

(二)切开复位外固定

对于陈旧性肘关节脱位手法复位不成功者及骨化性肌炎明显者,可采用切开复位及关节切除术,术后肘关节功能改善比较满意。手术一般取肘正中切口,分离出尺神经加以保护,将肱三头肌肌腱作舌状切开并翻向远端,行骨膜下剥离松解肱骨下端,清除关节内瘢痕组织,进行复位。如不稳定可用克氏针将鹰嘴与肱骨髁固定,放置引流条,固定 3 周后进行肘关节功能锻炼。若脱位时间较长,关节软骨已变性剥脱,已不能行切开复位术。取肘后方切口,将肱骨远端由内外上髁水平切除或保留两上髁而将其间的滑车和外髁的内侧部切除,呈鱼尾状,适当修正尺骨鹰嘴使其形状与肱骨下端相对应并切除桡骨头。彻底止血,将肘关节屈曲 90°～100°位,于内外髁上缘打入 2 枚克氏针,术后石膏托固定,2 周后拔除克氏针,4 周后进行功能锻炼。

(于明坤)

第十二节 髋关节脱位

髋关节脱位是指股骨头与髋臼间的关节面构成关系发生分离。髋关节脱位约占全身各关节脱位的 5%,占全身四大关节(肘、肩、髋、膝)脱位的第 3 位,仅次于肩、肘关节脱位。由于髋关节周围有坚强的韧带和丰厚的肌群,其结构十分稳固,一般不易发生脱位,只有在强大暴力作用下才可能发生髋关节脱位。髋关节脱位以活动力强的青壮年多见,多为高能量损伤如车祸、塌方、高处坠落等所致,复位越早治疗效果越好。如脱位时间过长,可能会增加股骨头缺血性坏死和创伤性关节炎的发生。

一、病因、病理

髋关节脱位一般是由间接暴力导致,直接暴力所致极少见。随着我国交通运输业及建筑业的发展,因车祸、工地高处坠落、塌方等高能量损伤所致的髋关节脱位日益增多,Brand 在对髋关节脱位并骨折的病因学研究中发现约 80% 由机动车车祸所致。由于损伤能量高,对髋关节结构破坏严重,除脱位外关节囊及临近的肌肉等软组织亦有广泛损伤,常伴有髋臼、股骨头骨折,甚至并有同侧股骨颈、股骨干骨折等复合伤。由于损伤严重,其晚期并发症也相对增多。

二、分类

临床上按脱位的方向可分为后脱位、前脱位、中心型脱位。

(一)后脱位

髋关节在屈曲位时股骨头的一部分不在髋臼内,稳定性靠关节囊维持,若同时再有内收则股骨头大部分位于髋臼后上缘,其稳定性甚差。在车祸中患者坐位,膝前方顶撞于硬物上或患者由高处坠落时髋关节处于屈曲位,来自膝前方强大冲击力沿股骨干纵轴传递至股骨头,使股骨头冲破关节囊向后脱出,这样的脱位常伴有髋臼后缘或股骨头骨折,部分患者可同时伴有股骨颈或股骨干骨折;如若患者髋关节在屈曲、内收、内旋位受伤,或暴力纵向传递时存在迫使大腿内收、内旋的分力,这时股骨颈可被髋臼前内缘阻挡,形成一杠杆支点,股骨头更易向后上脱出。这样的脱位伴有髋臼后缘或股骨头骨折,股骨颈或股骨干骨折的概率相对较小。塌方时患者髋关节处于屈曲、内收位,膝关节着地,重物由腰骶部或臀后冲击髋关节,也能迫使股骨头冲破后方关节囊而形成后脱位。髋关节后脱位发生时由于髋关节屈曲的角度不同,股骨头脱出的位置亦有所不同。当屈髋<90°时股骨头脱出的位置多位于髋臼后上方的髂骨部,形成后上方脱位;当屈髋90°时股骨头多停留在髋臼后方,称为后方脱位;当屈髋大于90°时股骨头脱向髋臼后下方,停留在近坐骨结节部,称为髋关节后下方脱位。

股骨头脱出关节囊,造成股骨头圆韧带断裂,后关节囊撕裂,关节囊后上方各营养支发生不同程度的损伤。但前侧髂股韧带和关节囊保持完整,并具有强大拉力,使患肢出现屈髋、内收、内旋畸形。髋关节后脱位约占髋关节脱位的85%。

髋关节后脱位并发髋臼后缘骨折约占32.5%,合并股骨头骨折占7%～21%。坐骨神经可因牵拉或受到股骨头的挤压,骨折块的碾锉而发生牵拉伤、撕裂伤、挤压伤、挫伤,出现下肢麻痹,踝背伸障碍。

(二)前脱位

外界暴力作用使大腿强力外展、外旋,此时股骨大转子顶部与髋臼上缘接触,以此为支点的杠杆使股骨头脱出髋臼,突破关节囊,向前方脱位。少数情况下髋关节在外展外旋位时,大转子后方遭受向前的暴力,造成前脱位。脱位后若股骨头停留在耻骨横支水平,称为耻骨型或高位型,可致股动脉、股静脉受压而出现下肢循环障碍;若股骨头停留在髋臼前方,称为前方脱位;若股骨头停留于闭孔处,称为闭孔脱位。临床上以此型多见。股骨头可压迫闭孔神经而出现股内侧区域性麻痹。前脱位占髋关节脱位的10%～15%。

(三)中心型脱位

中心型脱位多由传达暴力所致。多因挤压伤致骨盆骨折,折线通过臼底,股骨头连同骨折片一起向骨盆内移位所致。亦可发生于下肢在轻度外展屈曲位时,强大暴力作用于股骨大转子外侧;或髋关节在轻度外展外旋位,高处坠落,足跟着地,暴力沿股骨纵轴传达致股骨头撞击髋臼底,致臼底骨折,当暴力继续作用,股骨头可连同髋臼的骨折片一同向盆腔内移位,形成中心型脱位,有时可伴有盆腔内脏器损伤。

三、诊断

(一)病史

有如车祸、高处坠落、塌方、运动伤等明确的外伤史。

(二)临床表现

1.髋关节脱位常见症状

受伤后患侧髋部疼痛、淤肿、功能障碍、畸形,弹性固定。

2.髋关节脱位的体征

(1)后脱位:患髋呈屈曲、内收、内旋、短缩畸形,伤侧膝关节屈曲并靠于健侧大腿中1/3处,即"黏膝征"阳性;患者臀部膨隆,股骨大转子上移凸出,在髂前上棘与坐骨结节连线(Nelaton线)上可扪及股骨头。

(2)前脱位:患髋外展、外旋、轻度屈曲,患侧较健肢增长畸形;患侧膝部不能靠于健侧下肢上,"黏膝征"阴性;患侧大转子区平坦或内陷,在腹股沟或闭孔处可扪及股骨头。

（3）中心型脱位移位：不多者无特殊体位畸形；移位明显者可出现患肢短缩畸形,大转子不易扪及,阔筋膜张力、髂胫束松弛；若髋臼骨折形成血肿,患侧下腹有压痛,肛门指检可在患侧有触痛或扪及包块。

3.陈旧性髋关节脱位

陈旧性髋关节脱位可分为陈旧性后脱位、陈旧性前脱位、陈旧性中心性脱位。由于时间的迁延,局部的瘀肿已退,疼痛常不明显,甚至可扶拐跛行,伤侧肢体肌肉萎缩,但脱位造成的畸形仍在。

（三）影像学检查

1.X 线检查

X 线检查是诊断髋关节脱位的主要方法,一般情况下髋关节正位、闭孔斜位、髂骨斜位 X 线片,可明确脱位的类型及是否伴有骨折。

（1）髋关节后脱位：股骨头脱出位于髋臼后方,在 Nelaton 线之上,耻骨下缘与股骨颈内侧连线（Sheton 线）不连续；股骨干内收内旋,大转子突出,小转子消失,内旋越明显,股骨颈越短。若合并髋臼骨折、股骨头骨折或股骨颈骨折,宜加照闭孔斜位及髂骨斜位片。若合并髋臼后缘骨折,骨折片常被脱位的股骨头推向上方,位于股骨头顶上；若并股骨头骨折,多发生于股骨头的前内下部,很少累及负重区,股骨头前下内方骨折块多保留在髋臼内。

（2）髋关节前脱位：股骨呈极度外展、外旋位,小转子突出,股骨头位于髋臼前方多在闭孔内或耻骨横支水平。

（3）髋关节中心型脱位：髋臼臼底骨折,骨折片随股骨头突入盆腔,骨盆正位可显示髋臼及股骨头的改变,闭孔斜位及髂骨斜位可清楚显示髋臼骨折及移位情况。

（4）陈旧性髋关节脱位：X 线可显示脱位的方向,伴骨折者可见移位的骨折片；脱位时间长者,髋关节周围可见增大的软组织影,部分患者可有软组织钙化影,股骨上段可有不同程度的骨质疏松。

2.CT 检查

在常规 X 线检查中由于患者摆位时的剧痛等因素,难以达到满意的双斜位投照效果,加之影像的重叠及遮盖等因素的干扰,对创伤后并有骨折者容易漏诊或低估。CT 薄层扫描及三维重建可提高髋臼及股骨头骨折检出率,同时这能初步了解关节及周围软组织损伤后的形态变化。能准确地进行髋关节合并骨折的分型,对临床治疗及减少晚期并发症有重要的意义。

3.MRI 检查

MRI 在了解髋关节脱位并髋臼骨折、股骨头骨折骨片的大小及移位情况不如 CT 清楚,但在观察髋关节周围软组织损伤、髋臼盂唇撕裂、关节腔内出血的情况较 CT 敏感。晚期可用来观察是否并有股骨头坏死。

（四）分类分型

1.据股骨头与髋臼的位置关系分型

据股骨头与髋臼的位置关系可分为前脱位、后脱位、中心性脱位。

（1）前脱位：以 Nelaton 线（髂前上棘与坐骨结节的连线）为标准,位于该线前方者为前脱位。前脱位又可分为前上方脱位（耻骨脱位）、前方脱位（髋臼前方脱位）、前下方脱位（闭孔脱位）。

（2）后脱位：脱位后股骨头位于 Nelaton 线后方者为后脱位。后脱位又可分为后上脱位（髂骨部脱位）、后方脱位（髋臼后方脱位）、后下方脱位（坐骨结节脱位）。

(3)中心性脱位:股骨头冲破髋臼底或穿入盆腔者为中心性脱位。

2.据合并骨折类型分型

髋关节脱位并骨折分型种类较多,下面介绍临床上常用的分型。

(1)Thomoson-Epstein 髋关节后脱位并骨折分型:该分型法缺失髋关节后脱位并股骨颈骨折的分型。

Ⅰ型:髋关节后脱位伴有或不伴有髋臼后缘小骨折片。

Ⅱ型:髋关节后脱位伴有髋臼后缘较大单一骨折片。

Ⅲ型:髋关节后脱位伴有髋臼后缘粉碎骨折。

Ⅳ型:髋关节后脱位伴有髋臼后缘及髋臼顶骨折。

Ⅴ型:髋关节后脱位伴有股骨头骨折。

(2)髋关节前脱位并骨折分型:髋关节前脱位发生概率较小,一旦脱位常易致股骨头骨折。凹陷型髋关节前脱位并股骨头负重区压缩性凹陷骨折。经软骨骨折型髋关节前脱位并股骨头负重区骨软骨骨折或关节软骨缺损。

(3)髋关节中心性脱位分型。①Ⅰ型:髋臼底部横形或纵形骨折,股骨头无移位。此型损伤轻,较多见。②Ⅱ型:髋臼底部骨折,股骨头呈半脱位进入盆腔。此型损伤较重,亦较多见。③Ⅲ型:髋臼底部粉碎骨折,股骨头完全脱位于盆腔,并嵌入于髋臼底部骨折间。此型损伤严重,较少见。④Ⅳ型:髋臼底骨折并有髋臼缘骨折或同侧髂骨纵形劈裂骨折,骨折线达臼顶,股骨头完全脱位于盆腔。此型损伤严重,很少见。

3.据脱位时间长短分类

新鲜性髋关节脱位时间在 3 周以内,陈旧性髋关节脱位时间超过 3 周。

(五)常见并发症

1.骨折

髋关节脱位可并有髋臼骨折、股骨头骨折,少数情况下可出现同侧股骨颈骨折或股骨干骨折。

2.坐骨神经损伤

髋关节后脱位并髋臼后上缘骨折者或未能及时复位者,易致坐骨神经损伤,多表现为不完全损伤,以腓总神经损伤表现为主,出现足下垂,足趾背伸无力,足背外侧感觉障碍等体征。

3.闭孔神经损伤

前脱位的股骨头亦可压迫闭孔神经,致闭孔神经支配区域麻木。

4.静脉损伤

髋关节前脱位的股骨头可直接压迫或部分挫伤股静脉导致患侧肢体深静脉栓塞,表现为患肢肿胀、疼痛,凹陷性水肿由足踝逐渐发展至近端,腓肠肌压痛明显。

5.股动脉损伤

下肢血液循环障碍,可见患肢大腿以下苍白、青紫、发凉,足背动脉及胫后动脉搏动减弱或消失。

6.内脏损伤

髋关节中心型脱位,髋臼骨碎片可随移位的股骨头进入盆腔,刺伤膀胱或直肠,常首先表现为腹膜刺激征,若同时伴有血尿、尿外渗体征,应考虑膀胱破裂。

7.创伤性关节炎

髋关节脱位并骨折常致髋关节面严重损伤,或关节内游离骨块,晚期易引起髋关节创伤性关节炎。临床上出现髋疼痛不适,骨性关节面模糊、中断、消失及硬化,关节间隙变窄或见关节内游离体。

8.股骨头坏死

髋关节脱位常引起圆韧带撕脱,关节囊广泛撕裂,上、下干骺端动脉遭受不同程度的损伤,致股骨头坏死。临床上出现髋痛,股骨头内死骨形成,股骨头塌陷变形。

9.髋关节周围骨化性肌炎

多见于髋部创伤严重,髋关节脱位并骨盆、髋臼骨折及股骨上段骨折者。轻者髋关节活动时有响声,重者髋关节活动障碍。

10.下肢深静脉血栓及肺栓塞

髋部脱位并骨折患者由于局部肿胀,下肢活动受限,静脉血流多处于缓慢状态,易引起深部静脉血栓。尤其是髋关节前脱位,股骨头可压迫或挫伤股静脉,更易引起下肢静脉血栓。静脉血栓形成后最常见也最危险的并发症是肺栓塞。

四、治疗

(一)治疗原则

新鲜脱位应及早复位,一般不应超过 24 h,以手法闭合复位为主,复位后需充分固定。合并股骨干骨折者,先整复脱位,再整复骨折;对难复性髋关节脱位或脱位并髋臼、股骨头、股骨颈骨折,应早期手术切开复位内固定。警惕严重并发症。

(二)治疗方法

1.非手术治疗

(1)闭合复位:应在全麻、腰麻或硬外麻下进行,据不同的脱位类型选择不同的手法进行复位,或行牵引复位。

后脱位。①屈髋拔伸法(Allis法):患者仰卧位,助手固定骨盆,使患肢屈髋屈膝,术者面向患者弯腰站立,跨骑于患肢上,用双前臂、肘窝扣在患肢腘窝部,沿股骨轴线方向提拉并外旋患肢,使股骨头滑入髋臼;②回旋法(Bigelow法):患者仰卧,助手固定骨盆,术者一手握住患肢踝部,另一手以肘窝提拉其腘窝部,在向上提拉基础上,将患髋依次做内收-内旋-极度屈曲,然后外展-外旋并伸直,此复位轨迹在左髋形如"?",右髋则为反"?",复位过程中若感到或听到弹响,患肢伸直后畸形消失,即已复位;③拔伸足蹬法:患者仰卧,术者双手握患肢踝部,用一足外缘蹬于坐骨结节及腹股沟内侧,手拉足蹬,身体后仰,协同用力,并将患肢旋转,即可复位;④俯卧下垂法(Stimson法):令患者俯卧于检查台上,患髋及下肢悬空,屈髋屈膝 90°,助手固定骨盆,术者用一手握住患者足踝部,保持屈膝 90°,然后术者亦屈膝 90°,将患者小腿置于自己膝上,另一手沿股骨干长轴向下压小腿近端,即可复位;⑤后脱位并同侧股骨干骨折者整复脱位法:患者侧卧位,健肢在下,一助手握住患肢踝部顺势牵引,一助手以宽布带绕患肢大腿根部向外上方牵引,术者站于患者身后,以手掌向前、远侧推股骨大转子,直至股骨头移至髋臼水平,在保持牵引情况下,第三助手用手提拉膝关节,使髋关节屈曲 90°,同时术者以手掌推股骨头向前即可复位。

前脱位。①屈髋拔伸法(Allis法):患者仰卧,一助手固定骨盆,另一助手握住小腿近端,保持屈膝,顺原畸形方向,向外下方牵引,并内旋,术者用双手环抱大腿根部,向后外方挤压,同时助手在持续牵引下内收患肢,使股骨头回纳入髋臼。②反回旋法(Bigelow 法):操作步骤与后脱位相反,先将髋关节外展、外旋,极度屈曲,然后内收-内旋-伸直患肢,此复位轨迹,左髋如反"?",右髋则为"?"。③俯卧下垂法(Stimson 法):令患者俯卧于检查台上,患肢下垂,助手固定骨盆,屈髋屈膝 90°,术者用一手握住患者小腿持续向下牵引,同时旋转患肢即可复位。④侧牵复位法:患者仰卧,一助手以双手固定骨盆;另一助手用一宽布带绕过大腿根部内侧,向外上方牵拉;术者双手分别扶持患膝及踝部,连续屈患髋,在伸屈过程中,可慢慢内收内旋患肢,常可听到或感到股骨头纳入髋臼的弹响,畸形消失,即可复位。⑤前脱位合并同侧股骨干骨折整复法:患者仰卧,一助手固定骨盆,另一助手握膝部,顺畸形方向牵引,在维持牵引下,第三助手以宽布带绕大腿根部向外上牵引,术者站于健侧,以手将股骨头近端向内扳拉,同时令握膝牵拉的助手内收患肢,即可复位。

中心型脱位。①拔伸扳拉法:对轻度移位者可用此法进行复位。患者仰卧位,一助手固定骨盆,另一助手握患肢踝部,使足中立,髋外展约 30°,在此位置下拔伸旋转;术者以双手交叉抱住股骨上端向外扳拉,至大转子处重新高起表明股骨头已从骨盆内拔出,然后行胫骨结节骨牵引,维持 6~8 周,重量为 6~10 kg。②牵引复位法:适用于各类型脱位患者。对移位不明显者,行胫骨结节或股骨髁上骨牵引,牵引重量为 3~4 kg,经 2~3 周逐步减少牵引重量,经 4~5 周可去掉牵引。对移位明显髋臼底骨折严重者,应行股骨髁上牵引,牵引重量为 10~12 kg,同时在大转子部另打一前后克氏针向外牵引,牵引重量为 3~4 kg,一般 3 d 内可将股骨头牵引复位。复位后可去除侧向牵引,纵向牵引重量减至 4~6 kg,维持骨牵引 8~10 周。

陈旧性髋关节脱位:陈旧性脱位手法复位需严格掌握适应证,做好复位前工作。①适应证:身体条件好,能耐受麻醉及整复时刺激;外伤脱位后,时间在 2~3 个月以内;肌肉韧带挛缩较轻,关节轮廓尚清晰;关节被动活动时,股骨头尚可活动;X 线示骨质疏松及脱钙不明显,不合并头、臼及其他骨折,关节周围钙化或增生不严重。②术前牵引:术前先用大重量骨骼牵引,通常选用股骨髁上牵引,牵引重量为 7~12 kg,抬高床尾,以加大对抗牵引力。待股骨头牵至髋臼平面,方可考虑手法复位。③松解粘连:在充分麻醉,筋肉松弛情况下进行,一助手固定骨盆,术者持患肢膝及踝部,顺其畸形姿势,作髋关节屈、伸、收、展、内旋、外旋等运动,范围由小到大,力量由轻到重,将股骨头从粘连中松解出来。④手法复位:当粘连松解充分后可按新鲜脱位整复方法进行复位。若复位后髋不能伸直,或伸直后股骨头又脱出,可能因为髋臼为瘢痕组织填充,可反复屈、伸、收展、内外旋,并可令一助手在大转子部同时挤压,使股骨头推挤研磨髋臼内充填的瘢痕组织,而完全进入髋臼。

(2)固定:髋关节脱位复位后,但由于部位特殊,难以通过夹板及石膏获得有效的固定作用。常需结合骨牵引或皮肤牵引固定,患肢两侧置沙袋防内、外旋。①髋关节后脱位:维持髋关节轻度外展皮肤牵引 3~4 周,避免行髋关节屈曲、内收、内旋活动。合并髋臼后缘骨折者,采用胫骨结节或股骨髁上牵引,牵引重量为 6~12 kg,定期复查 X 线片,调整骨牵引重量,复位后应维持骨牵引 8~12 周。②髋关节前脱位:维持髋关节内旋、内收、伸直位皮肤牵引 3~4 周,避免外展、外旋活动。③髋关节中心型脱位:中立位牵引 6~8 周,待髋臼骨折愈合后方能拆除牵引。

2.手术治疗

(1)手术治疗适应证:髋关节后脱位、前脱位、中心型脱位及陈旧脱位的手术适应证各不相同,现分述如下。①髋关节后脱位手术适应证:软组织嵌入关节腔,手法复位失败者;合并较大髋臼骨折,影响关节稳定者或股骨头负重区骨折者;合并同侧股骨颈、转子间及股骨干骨折;伴有骨盆耻骨体骨折或耻骨联合分离者;合并坐骨神经损伤需手术探查者。②髋关节前脱位手术适应证:股骨头嵌入腰大肌或前关节囊手法复位失败者;合并股动脉损伤需手术探查者;合并深静脉血栓保守治疗无效者。③髋关节中心型脱位手术适应证:股骨头在骨盆内被骨片嵌顿难以脱出者;髋臼穹隆部或髋臼盂和股骨头间存在骨碎片使股骨头无法复位者;股骨头或穹隆有较大骨碎片用牵引方法无法复位者;合并有同侧股骨干骨折不能牵引治疗者。④髋关节陈旧脱位能耐受手术者。

(2)手术方法及内固定的选择:不同的髋关节脱位其手术方法及内固定各不相同。①髋关节后脱位:一般采用髋关节后外侧切口,若合并坐骨神经损伤或髋臼骨折常用后侧切口入路。无骨折者仅需仔细从股骨头上切除或分离阻挡股骨头复位的肌肉、关节囊或韧带,扩大关节囊裂口,使股骨头复位。合并髋臼骨折Ⅱ~Ⅴ型者,宜将骨折块复位以1~2枚螺钉固定或用AO可塑形钢板塑形后固定。若合并股骨头骨折可选用2枚可吸收螺钉或异体骨钉固定股骨头骨折块。合并股骨颈、转子间骨折可予加压螺钉或滑动鹅头钉(DHS)固定。②髋关节前脱位:采用髋关节前外侧切口入路。切开关节囊在内侧充分松解游离股骨头,然后在外展外旋牵引下,术者向外侧挤压股骨头,使纳入髋臼,内收内旋下肢,即可复位。复位后若外展外旋下肢易脱位者,予一克氏针通过股骨大转子部钻入髋臼上缘作临时固定。③髋关节中心型脱位:采用髂腹股沟入路或髋关节后侧入路联合应用。前侧入路切口起自髂嵴中部,沿髂嵴向前至髂前上棘,然后沿腹股沟至耻骨联合,进入髂前窝,显露骨折部,将髋臼内板的大骨块复位予螺钉固定或用AO可塑形钢板塑形后固定。后侧入路切口起自髂后上棘,向外下弧形延伸至大转子部,沿大腿外侧向远端延伸,切开阔筋膜及臀肌筋膜,分开臀大肌纤维到髂胫束后部,再沿大转子外侧将臀大肌筋膜切开,显露并保护好坐骨神经,切断外旋肌肌腱,将其向内侧牵开,显露髋臼后缘、坐骨支,将臀中肌由大转子附着部切下可显露髂骨翼部下部,将骨折复位予钢板螺钉固定。中心型脱位并髋臼骨折较碎时,可将大块骨片植入髋臼内板用AO可塑形钢板螺钉固定。脱位合并股骨干骨折,可选用交锁髓内针等固定,术后维持皮肤牵引4~6周。④髋关节陈旧性脱位在3~6个月者可行手术切开复位,术前需先骨牵引1~2周,术中将股骨头周围及髋臼的瘢痕组织全部清除,方可复位。脱位在6个月以上者可考虑行截骨术来纠正畸形,恢复负重力线,改进功能。对后脱位者可行转子间外展截骨,对前脱位者可行股骨颈基底部截骨,令截骨近端与股骨干成90°,负重力线通过股骨头与转子部之间。对高龄陈旧性脱位患者症状不重可不予处理。

3.阶段治疗

(1)早期。①药物治疗:主证表现为患侧髋部疼痛,肿胀,畸形,甚或瘀紫,活动受限,舌淡红或有瘀点,苔薄白,脉弦或涩。治法为活血祛瘀、消肿止痛。②练功:整复后在牵引固定期间,可行股四头肌收缩及踝关节屈伸活动,有利于气血畅通,促进肿胀消退,防止肌肉萎缩,恢复软组织力学平衡。

(2)中期。①药物治疗:主证表现为患侧髋部疼痛减轻,肿胀消退,瘀紫渐散,舌淡红或有瘀点,苔薄白,脉弦滑。治法为理气活血、祛瘀续筋。②练功:维持牵引固定。继续行股四头肌收缩及踝关节屈伸活动,防止肌肉萎缩,恢复软组织力学平衡。

(3)后期。①药物治疗:主证表现为患侧髋部疼痛、肿胀、瘀紫消失,患肢无力或腰酸疲倦,舌淡红,苔薄白,脉沉无力。治法为补益肝肾、强筋活络。②练功:解除牵引后,可先在床上行屈髋屈膝,及髋关节内收、外展、内旋、外旋等功能活动,以后逐步扶双拐不负重活动;3个月后行MRI

161

或 X 线检查未发现有股骨头缺血性坏死,方可下地行下蹲、行走等负重锻炼。对于中心型髋关节脱位者,床上练习课适当提早,负重活动相对延迟。

(于明坤)

第十三节　膝关节交叉韧带损伤

一、膝关节前交叉韧带损伤

膝关节前交叉韧带损伤是膝关节较为严重的运动创伤。由于韧带所在的解剖位置较深和功能的重要性,如未能早期发现和及时正确治疗,对运动训练和日常生活都会带来很大影响。

前交叉韧带起于胫骨上端非关节面髁间前区,与外侧半月板的前角紧密结合,止于股骨外髁内侧面的后部,即股骨干纵轴的后面。韧带可分为前内束和后外束。韧带纤维呈螺旋形分布。膝关节伸屈活动时,纤维束交叉扭转,以此调整膝关节活动中的稳定。膝关节屈曲 40°～50°,韧带张力最小,膝关节过伸位或过屈位韧带张力最大。前交叉韧带的主要功能是防止胫骨离开股骨向前移位,同时兼有防止膝过伸、过屈及膝过度内翻的作用。

(一)病因与发病机制

1.膝关节内外翻损伤

篮球、足球及柔道运动员在运动训练或比赛时,由于竞争激烈,膝部被猛力碰撞或在凌空跃起落地时一足边缘着地,重心倾斜,使膝关节处于内翻或外翻位遭受暴力,造成前交叉韧带部分断裂或完全断裂。其中外翻位损伤较为多见,部分伤员常合并内侧副韧带和半月板撕裂。

2.膝关节过伸损伤

武术、足球运动员比赛时膝关节伸直位,对方球员撞击或踢伤小腿上段,胫骨上端接受暴力后突然后移,造成前交叉韧带断裂。足球运动员踢球不准确,即"踢漏脚"时,小腿的重力和股四头肌的收缩力形成"链枷"样作用,造成前交叉韧带断裂。

3.膝关节屈曲损伤

足球或柔道运动员比赛时,当膝关节处于屈曲位时,小腿后方如突然受到暴力打击,可造成前交叉韧带单纯断裂。

膝关节前交叉韧带断裂的部位可在下起点、上止点或中段,以下起点和中段为多见(图 5-30)。

前交叉韧带断裂后第 1 周即开始退行性变,经 3～6 个月在关节液的侵蚀和自身缺血中多数逐渐溶解而不复存在。

(二)症状及体征

1.急性受伤史

如膝关节内外翻或膝过伸过屈位损伤病史。

2.膝关节疼痛和不稳

伤员主诉,受伤当时有关节撕裂感,疼痛剧烈,随后即不能参加常规训练和比赛,不能站立行走,感觉关节不稳。

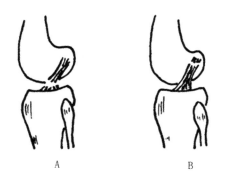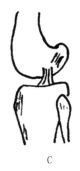

图 5-30　膝关节前交叉韧带断裂的类型

A.韧带下起点离断；B.韧带上止点离断；C.韧带中段离断

3.膝关节肿胀功能受限

膝关节前交叉韧带损伤常有关节出血，如附着点骨片撕脱，出血更快，关节腔积血较多时肿胀明显。伤员常将患肢保持在屈曲位，拒绝帮助扶持，伤侧膝关节伸屈活动明显受限。

（三）检查

1.前抽屉试验

伤员平卧位，屈膝 90°，屈髋 45°，足底踏于床上，助手固定骨盆。医师坐于床上，臀部轻压患者双足，双手拇指放于胫前，其余四指怀抱腘部，将胫骨近端向前拉，如错动幅度超过健侧，前抽屉试验阳性，表示前交叉韧带有断裂，将胫骨近端向后推，移动幅度超过健侧，后抽屉试验阳性，表示后交叉韧带损伤（图 5-31）。

2.Lachman 试验

伤员平卧，屈膝 20°，足部放在床上，医师两手分别握住股骨下端与胫骨上端，做方向相反的前后错动，如错动幅度超过健侧，视为阳性（图 5-32）。

3.垂腿位抽屉试验

伤员坐于床边，双小腿自然下垂，肌肉放松，医师双膝固定小腿，双手握住伤员胫骨上端，进行前抽屉试验，如活动幅度超过健侧即为阳性（图 5-33）。

4.轴移试验（ALRI 试验）

患者斜卧位，患侧在上，足内旋放于诊察床上，医师两手置于膝上下，予以外翻应力，膝部逐渐屈曲，股骨外髁有向前半脱位，屈曲至 20° 左右时，胫骨髁有突然复位的错动感，即为阳性（图 5-34）。

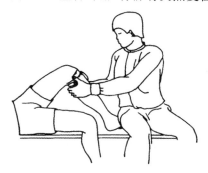

图 5-31　膝关节抽屉试验

163

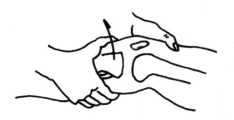

图 5-32　Lachman 试验

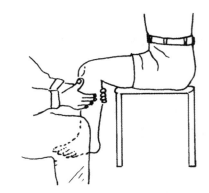

图 5-33　垂腿位抽屉试验

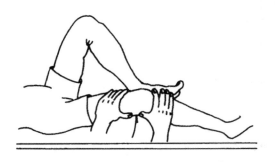

图 5-34　膝轴移试验(ALRI 试验)

值得注意的是即使这些试验阳性,也不能简单地认为前交叉韧带已断裂,因为有时合并损伤也能出现假阳性。

(1)腘肌腱在半月板和腓骨小头附着点断裂时,前内旋位抽屉试验显示假阳性。鉴别的方法是将伤足稍外旋行前抽屉试验即为阴性。

(2)膝内侧副韧带后斜束和纵束同时断裂,膝外旋位前抽屉试验也可表示假阳性。此时将小腿内旋行前抽屉试验假阳性即消失。

(3)后交叉韧带断裂,胫骨近端向后塌陷,前抽屉试验将其向前拉至正常位置有错动,与健侧对比可资鉴别。

5.X 线检查

(1)Segond 征阳性:X 线正位像,胫骨平台外侧有撕脱骨折片时表示前交叉韧带断裂。

(2)X 线正位像:如显示胫骨棘有撕脱骨折片翘起,可能是交叉韧带下止点断裂(图 5-35)。

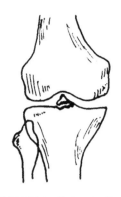

图 5-35 胫骨棘骨折提示前交叉韧带下止点可能损伤

(3)应力 X 线片:前抽屉试验下 X 线侧位像。屈膝 90°,以股骨后髁的切线为基线进行测量,与健侧对比,如小腿前移超过 5 mm,表示前交叉韧带断裂,后移 5 mm,表示后交叉韧带断裂(图 5-36)。

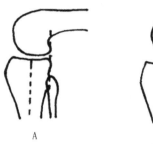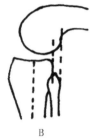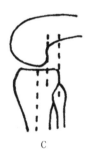

A   B   C

图 5-36 膝关节前后应力 X 线测量
A.正常;B.前交叉韧带断裂;C.后交叉韧带断裂

6.MRI 检查

以 MRI 诊断交叉韧带损伤,有人统计准确性为 93.6%。难以确诊的病例可行 MRI 检查。

7.关节镜检查

急性外伤性关节血肿,体格检查韧带损伤有怀疑但很难肯定或急性复合性损伤,对交叉韧带损伤和半月板损伤有较多怀疑,可行关节镜检查,利于确诊和采取早期治疗措施。

(四)治疗

1.非手术治疗

前交叉韧带部分断裂属新鲜损伤者,可以前后石膏托固定膝关节 3~4 周,拆除外固定后须进行积极的功能活动。

2.手术治疗

前交叉韧带完全断裂属新鲜损伤或确诊在 2 周内者,应以手术缝合为首选。尽管有学者认为早期手术会加重滑膜炎和关节纤维反应,但多数学者认为早期手术后膝关节功能恢复快,活动能力强,关节趋向稳定。但对于普通人群来说,手术与否应考虑多种因素,例如患者的年龄,有否合并关节囊或半月板损伤,活动能量及患者的要求等,要考虑患者的个体差异性。

前交叉韧带断裂在胫骨附着点带有骨块时,可以克氏针在胫骨结节内侧斜向外上钻孔,对准撕脱骨折块穿出,造成骨孔道 2 个,以尼龙线或钢丝 8 字穿过前交叉韧带近端,拉出骨孔道固定在胫骨上。前交叉韧带断裂在股骨附着点撕脱时,在股骨外髁外侧面对准附着点钻通两个骨通道,以多根尼龙线均匀穿过韧带远断端,牵出骨孔道固定在股骨髁外侧面(图 5-37)。

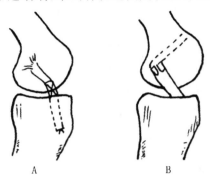

图 5-37 前交叉韧带断裂修复术

A.前交叉韧带于胫骨棘附着点撕脱修复;B.前交叉韧带于股骨髁附着点断裂修复

前交叉韧带体部断裂(中段),将两断端吻合后,再将缝线引出股骨、胫骨的骨孔道,相向拉紧固定在骨面上,这样较为坚固可靠(图 5-38)。

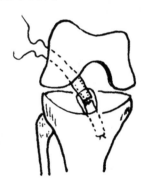

图 5-38 前交叉韧带中段断裂修复术

陈旧性前交叉韧带断裂可用自体髌韧带、半腱肌腱(图 5-39),股薄肌腱、髂胫束(图 5-40)及人工材料等移植物修补。各种材料中以髌韧带重建前交叉韧带较为理想(图 5-41)。

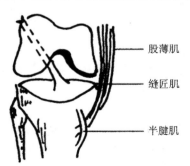

股薄肌
缝匠肌
半腱肌

图 5-39 前交叉韧带断裂半腱肌修复术

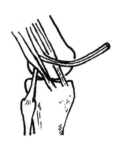
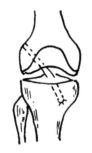

图 5-40　前交叉韧带断裂髂胫束加强修复术

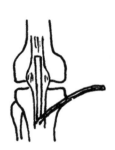
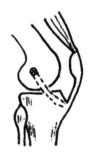

图 5-41　前交叉韧带断裂髌韧带瓣修复术

膝关节前交叉韧带断裂在关节镜下手术修复,术中创伤小,术后恢复也较快。

前交叉韧带重建的时机,是立即或择期,孰优孰劣目前仍有争议。大多数学者主张伤后先进行关节活动,有了适当的活动度,肿胀趋向消退,然后从容不迫地择期重建较为有利。Graf 报道重建前交叉韧带的 375 例患者中,术后屈曲小于 125°,伸直差 10°以上者,都是集中在伤后 7 d 内手术的患者。

前交叉韧带重建成功与否取决于移植物的力学质量、位置、张力、固定及康复是否得当。

目前使用较多的移植物有:①自体骨-髌腱-骨(BPTB);②自体四股半腱肌;③跟腱或阔筋膜;④同种异体 BPTB。

在施行同种异体移植物手术前,对供体须进一步进行实验室检查,以排除人类免疫缺陷病毒(HIV)、肝炎、梅毒、慢性病毒、肿瘤及感染等。在切取异体移植物时应注意供体死亡后取材时间,一般规定冷冻尸体 24 h 内,室温下限为 12 h 内。

前交叉韧带修复重建术,在确定骨孔道定向时应考虑关节屈伸活动中将移植物的弯曲和应变减至最小限度。术中如胫骨孔道靠前太多,可造成股胫撞击和伸直受限。股骨骨孔道如过于靠前,弊端更大,可出现韧带缩短,关节活动度减少,若勉强活动可造成韧带断裂。一些学者主张,股骨钻孔最佳定向冠状面向外侧倾斜 20°,矢状面向前侧倾斜 23°。胫骨钻孔冠状面向内倾斜 24°,矢状面向前倾斜 50°(图 5-42)。骨孔道钻好后应将孔道边缘的毛糙突起磨平,以减少移植物的磨损。

关于移植物的强度,Noyes 等人(1984)经试验证实,髌腱的强度是正常前交叉韧带的168%,半腱肌为 70%,股薄肌为 49%。

移植物的初始张力很重要,初始张力过低,股骨与胫骨出现异常活动,膝关节松弛,应力增加,移植物结合不良。初始张力过高,股胫关节压力增加,可出现关节强直或伸直受限。目前对移植物的最佳初始张力尚难以做出标准确定。一些学者主张在膝关节完全伸直位将移植物拉紧可避免张力过高。Noyes 主张膝关节屈曲 20°,移植物的张力前移 5 mm 较为理想。Burks 认为移植物的张力要根据移植物的不同材料来源及长度来确定,髌腱复合体的张力需 16 N,半腱肌 38 N,髂胫束 60 N。

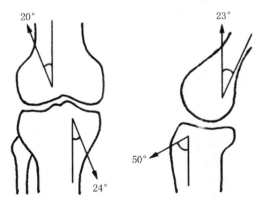

图 5-42　前交叉韧带重建术股骨和胫骨的钻孔定向

自体腘绳肌移植前交叉韧带取材时要注意勿损伤隐神经。隐神经从后内侧关节间隙水平行经股薄肌浅面,屈膝 90°隐神经向后方滑移。术中分离肌腱时注意隐神经在缝匠肌与股薄肌腱之间的筋膜层穿出,要仔细辨认,避免损伤。

前交叉韧带重建将移植物予以固定的方式,有钛挤压螺钉、生物可吸收挤压螺钉、丝线及螺杆、U 形钉及内纽扣等。移植物若为带骨的髌腱,目前普遍认为金属挤压螺钉较为适宜。

前交叉韧带重建术后如各种韧带肌腱等动力结构之间的平衡失调,可出现关节纤维化的屈曲挛缩,其发病率为 4%～15%。由于关节内纤维形成,肌内软弱失调,也可出现关节僵直。其原因:①移植物位置不准确形成髁间窝纤维化;②因活动减少髌上囊纤维化;③开放手术出现股骨外髁和股骨髁上纤维化。关节纤维化造成屈曲或伸直受限,伸直受限损害更大,因为伸直不完全,股四头肌无力,出现屈膝步态,髌股之间因活动受限而疼痛。

关节纤维化的预防措施包括手术,宜在肢体肿胀消退和关节活动度恢复之后进行,康复的观念应贯穿术前及术后。早期认识关节纤维化形成的原因并适当采取措施是预防的关键。

关节纤维化的治疗包括推拿、功能疗法及关节镜下清创及松解术。膝关节屈曲挛缩俯卧位踝部增加重量予以活动和冷冻疗法也有一定疗效。Lobenhoffer 认为,屈曲挛缩历时 1 年以上,宜行后关节囊切除术。Vacguero 报道,关节松解术可以明显改善关节的活动度,如非手术治疗不满意,宜行关节镜下股四头肌松解术及外侧支持带松解术。

前交叉韧带重建在运动损伤的治疗中使用较为广泛,但需要翻修者也不在少数。据报道,前交叉韧带重建失败率为 5%～52%,这个数字应该引起我们高度警觉。前交叉韧带重建失败的原因:①关节纤维化;②伸膝装置功能不全;③关节炎;④关节松弛。

关节纤维化已如前述。伸膝装置功能不全在前交叉韧带重建术后的并发症中最为常见,其原因有切取自体移植时可能造成髌骨骨折、肌腱断裂、髌腱无力或股四头肌腱损伤等,也有髌腱力线异常或外侧髌骨压迫症。

"隐性骨损伤"是近年来提出的新名词,若以"拔出萝卜带出泥"来比喻,可能更易于理解。前交叉韧带离断时,影像学检查甚至肉眼直视其附着点完好无损,其实部分病例韧带附着点附近的骨小梁及其血管已遭受局限性断裂,骨小梁周围有微小渗血。据报道前交叉韧带损伤的患者中,76%以上存在隐性骨损伤。

形成关节炎的病因可能是原始损伤已有软骨骨折、半月板损伤或康复不当等累积而成。

关节松弛造成关节不稳定,在所有前交叉韧带移植重建的失败病例中占 7%~8%。出现关节松弛的原因有手术的技术操作,也有移植物的生物性能的优劣,关键是找出造成关节不稳定的根本原因和翻修的最佳方法。

前交叉韧带重建失败在手术技术上的失误主要有:移植物取材不当,骨孔道不在解剖位置上,髁间窝成形术不符合生理活动,移植物张力不当及移植物内固定不坚固等。

青少年前交叉韧带损伤,因骨骼发育未成熟,立即行韧带重建术,可能导致股骨和胫骨的骨骺损伤。所以对骨骺未闭合者须先行非手术治疗,以支具或康复活动保持关节活动度,待骨发育接近成熟时行前交叉韧带重建较为适宜。

3.基因治疗

基因治疗的作用和意义已经被许多试验和临床所证实。对细胞因子的研究最初阶段是受免疫和肿瘤反应所启发。例如白介素、克隆刺激因子、干扰素等涉及免疫与造血调控的多肽类物质在刺激增殖等方面与细胞生长因子的功能有所相似和重叠,将生长因子(TGFs)和肿瘤坏死因子(TNFs)加以转化,用于刺激组织的生长功能,这显然是很有应用前途的方法。试验证实,软组织在愈合过程中,细胞因子在愈合的炎症期和再生期可发生下列作用:①减轻组织的炎症反应;②减少组织的瘢痕形成;③促进软组织的功能恢复。

韧带细胞纤维排列紧密,属无血管性纤维。韧带的细胞构成种类很少,所以韧带的愈合是既缓慢又复杂的过程。细胞因子可使韧带的愈合趋向进步和完善。很多细胞因子对韧带的愈合有促进作用,例如 FGFs、TGF-βs、PDGFs 等。近年来发现 BMP_12 和 BMP_13 有参与肌腱韧带形态发生的功能。

不同的韧带对各种生长因子的反应也会有差异。例如 MCL 的愈合能力比 ACL 强,当生长因子组合($bFGF$、$TGFβ_1$、PDGF 及胰岛素)发生作用时,MCL 可以生长更多的活性细胞。

随着对细胞因子的深入研究和应用,近年来有一种方法是将自体细胞加上增补的细胞因子使其联合发生作用。例如,应用取自骨髓或骨膜的自体间质细胞或增加取自皮肤及其他组织的成纤维细胞,可使韧带愈合中的替代物迅速增殖。这种有细胞基质和细胞因子组成的物质为软组织的愈合提供了新的选择方法。

细胞因子和生长因子为伤口的成功愈合提供了必要的条件。这些因子调节血管生长和有丝分裂,促成细胞分化、基质合成或重塑。细胞因子的来源并非单一性,在伤口愈合的不同时期来自血小板、白细胞、巨噬细胞及组织间质细胞等。

设法在伤口愈合部位促成细胞因子局部合成以加速愈合过程显然是合理的。将转基因疗法与局部注射细胞因子相比,转基因细胞可在愈合部位停留一定时间,以分泌所需要的细胞因子。

运动医学的基因治疗是将选择的基因转移至靶组织中,使转基因细胞在若干时间内维持基因表达水平,促进组织和伤口愈合。

目前基因治疗一方面应用前景非常广阔,另一方面也被一些不利因素所困扰。问题之一是基因表达的时间太短。例如,滑膜细胞基因表达一般多在 4 周内即自行消失。自体肌腱移植时间有所延长,基因表达可超过 6 周。其次是有关基因表达的知识,我们所涉及的仅仅是冰山之一角,还远远没有了解和获取诸如基因的全部类型、反转录病毒的安全性、基因表达时间的延长以及利用基因治疗缩短愈合的过程和提高组织愈合质量的规律性等。但尽管如此,将基因转移至软骨、半月板、韧带和肌腱进行生物化疗,促进伤口愈合,为运动损伤的治疗提供了一种新的途径,这显然是非常令人鼓舞的。

二、膝关节后交叉韧带损伤

膝关节后交叉韧带是膝关节静力稳定中的重要结构。它起于胫骨髁间后窝后部,向内上方走行,止于股骨内髁髁间前内侧部。韧带分为前后两束,前束在外,后束在内。膝关节屈曲时前束紧张,伸直时后束紧张。后交叉韧带比前交叉韧带粗大,力量大约是前交叉韧带的两倍。后交叉韧带的主要功能是防止胫骨后移,限制胫骨过伸,适当体位尚有限制旋转和外展的作用。

后交叉韧带损伤在全部膝关节韧带损伤中占3%～20%,其中单独损伤占30%,伴有其他韧带损伤占70%。

(一)病因与发病机制

1.屈膝位损伤

篮球、足球及跆拳道等运动在训练和比赛时膝关节屈曲位,对方运动员以膝盖、肩部或足部踢压或撞击胫骨近端,使之突然向后移位,造成膝关节后交叉韧带断裂。这种损伤形式较为多见,可合并膝关节内侧或外侧副韧带损伤,也有合并前交叉韧带断裂,造成膝关节脱位(图5-43)。

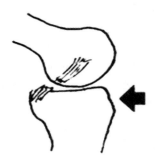

图5-43 膝屈曲位,胫前受到向后打击,后交叉韧带断裂

2.过伸位损伤

膝关节伸直位,突然被人从前方踢向后方,形成后交叉韧带损伤。如暴力强大,可合并前交叉韧带断裂或关节囊和外侧副韧带损伤(图5-44)。

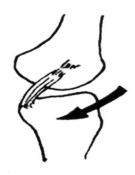

图5-44 膝过伸位,胫前受到向后打击,后交叉韧带断裂

（二）症状及诊断

1.伤史

膝关节屈曲位或过伸位急性损伤史。

2.膝部剧烈疼痛肿胀

受伤当时有突然撕裂样疼痛,如出血较多,关节积血,肿胀明显。

3.伤肢功能受限

不能继续参加训练活动,常保持在屈膝位以减少疼痛,膝关节明显不稳定。

4.后抽屉试验

阳性。

5.重力试验阳性

伤员平卧床上,医师将其双足上抬,使屈髋屈膝均呈 90°,伤侧小腿因重力而下沉,胫骨上端与健侧对比有凹陷,称为重力试验阳性。

6.X 线检查

如膝关节后交叉韧断裂在下止点,常能显示骨折片。应力位 X 线检查即后抽屉试验下拍片,胫骨后移 5 mm 以上有重要意义。为求确诊可行 MRI 或关节镜检查。

（三）治疗

膝关节后交叉韧带新鲜断裂应早期手术缝合为妥。韧带下止点断裂,如骨折块较大可以骨松质螺钉固定骨块于胫骨上。如不能固定,在胫骨前后方向钻出骨孔道,以钢丝或尼龙线 8 字缝合韧带拉至骨孔道口,固定于胫前(图 5-45)。

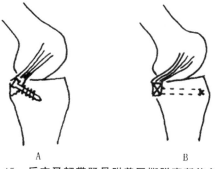

图 5-45　后交叉韧带胫骨附着区撕脱离断修复法

A.撕脱骨块螺钉固定;B.骨块不能固定,胫骨钻孔,丝线或钢丝固定

后交叉韧带如在上止点离断,须在股骨上钻出两个孔道,缝线 8 字贯穿韧带远断端,拉出骨孔道固定在股骨上(图 5-46)。

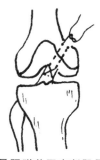

图 5-46　后交叉韧带股骨髁附着区离断股骨钻孔丝线或钢丝固定法

后交叉韧带如在中段断裂,可选择自体材料、同种异体材料或人工韧带等进行重建手术。

膝关节后交叉韧带损伤可在膝关节镜下探查和修复,同时可探查和修复其他韧带及半月板等。

近年来对于后交叉韧带运动损伤的治疗有不同观点。

后交叉韧带损伤要注意有否合并半月板损伤。据 Boynton 和 Tietjens 报道,225 例后交叉韧带损伤的患者中,有 34 例伴有半月板损伤,外侧半月板纵形裂伤最常见。对于这些合并半月板损伤的病例,有学者主张手术治疗。

后交叉韧带损伤的手术指征,一些学者认为伤后膝关节轻度或中度松弛(向后松弛 <10 mm)可采用非手术疗法,同时进行关节的早期功能锻炼活动。后交叉韧带附着点撕脱骨折移位、韧带联合损伤及关节严重松弛(向后松弛 >10 mm)的患者是手术的最佳适应者。后交叉韧带慢性松弛导致功能性不稳定,可选择韧带重建术以恢复功能。

后交叉韧带损伤急性修复宜在 2~3 周间进行,移植物以骨-髌腱-骨、股四头肌腱或腘绳肌腱较为适宜。

(于明坤)

第六章 烧伤整形科诊疗

第一节 烧伤后的创面处理

一、早期清创

早期清创是指伤员经现场急救后到治疗医院后的首次创面处理。

（一）早期清创的目的

主要目的在于预防和控制创面感染，为烧伤创面愈合创造有利条件。

（二）早期清创的时机

争取在伤后 6～8 h 间进行清洗创面，清除污染物及坏死组织，是防止创面感染的重要措施之一。但必须根据伤员全身情况，如有无休克、烧伤面积、深度和有无合并伤等来选择适当时机进行。如果忽略上述情况急于进行清创，往往会导致休克发生或加重休克，影响后续治疗工作的顺利进行。故清创时机应遵照以下原则选择。

（1）中、小面积烧伤，全身情况良好，无休克者，入院后即可进行清创。

（2）中、小面积烧伤伴有休克或有合并伤者（如骨折、脑外伤等），应先积极抗休克和治疗合并伤，待情况平稳后再进行清创。

（3）凡大面积或特大面积烧伤，不论有无休克，均应先积极抗休克治疗，一般需在休克平稳 2～4 h 后进行。若不平稳，应从整体观点出发可暂不清创或只做适当的清洁处理。

（4）凡伤后 24 h 入院或已有创面感染者，不予清创，只做换药或简单清理创面。

（三）早期清创方法

20 世纪 60 年代初期第三军医大学西南医院烧伤科曾对大面积烧伤早期创面分别采用"彻底"清创和"简单"清创方法（表 6-1），发现两种清创方法清创前后创面细菌生长率无明显差异。

表 6-1 "简单"与"彻底"清创法细菌生长情况的比较（第三军医大学西南医院烧伤科资料）

		简单清创	彻底清创
例数		47	53
细菌阳性率	清创前	76/127＝59％	92/178＝52％
	清创后	54/100＝54％	82/155＝53％

续表

	简单清创	彻底清创
例数	47	53
败血症发生率	12/47＝25.5%	29/53＝54.7%
	($P<0.01$)	
病死率	8/47＝17%	26/53＝49.1%
	($P<0.01$)	

"彻底"清创组患者的败血症发生率、病死率反较"简单"清创组患者高。经长期临床实践，一致认为"简单"清创方法切实可行。具体操作步骤如下。

(1)清创应在良好的镇痛、镇静下进行，一般可用哌替啶(度冷丁)或吗啡(合并颅脑损伤或呼吸道烧伤者忌用吗啡)，必要时可加用异丙嗪但不用冬眠合剂。

(2)剃除烧伤部位及附近的毛发、阴毛，手或脚有烧伤者应剪除指(趾)甲。

(3)清除创面上的污物，剪去已分离脱落的表皮。若创面污染较重，应以消毒肥皂水及大量清水或生理盐水冲洗；若创面被油腻污染，可用松节油或汽油搽拭，但只限于小面积使用，再加1/1 000苯扎溴铵(新洁尔灭)或1/2 000氯己定(洗必泰)清洗创面及周围正常皮肤，最后用消毒纱布轻轻拭干创面。

(4)表皮及水疱的处理，浅Ⅱ度创面应尽量保留未游离的疱皮，它可保护创面、减少渗出和防止上皮细胞干燥坏死。小水疱无须处理，大水疱影响包扎者，可在低位剪破引流或抽出水疱液保留疱皮。它对减少创面水分丢失，避免创面因水分丢失而加深，但应密切注意疱皮下有否感染，如有感染应立即去除。对深Ⅱ度创面的水疱应全部除去以防感染。Ⅲ度与深Ⅱ度创面的腐皮应及时清除，因影响水分蒸发，使焦痂不易干燥，招致早期感染。

(四)注意事项

(1)清创时必须待伤员一般情况稳定，在无休克的情况下进行。

(2)清创时要注意保暖，室温宜保持在30 ℃～36 ℃，大面积伤员尤其重要。

(3)操作要迅速、轻柔，以减少对伤员刺激。

(4)对于陷入创面的沙屑、煤渣等(如爆炸伤)，如不易除去时不要勉强，否则，会增加创面的损伤，嵌在创面上的沙屑可在创面愈合时随痂皮一起脱掉，一般不影响创面愈合。

(五)焦痂切开减压术

Ⅲ度烧伤的焦痂失去了正常的皮肤弹性，当环形深度烧伤成痂后，由于其下的组织肿胀，痂下的静脉回流障碍，最终可导致动脉因机械压迫和反射性痉挛而受阻，从而发生肢体远端血循障碍甚至肢体坏死。如果坏死焦痂发生在颈部，则可压迫气管发生呼吸困难；发生在躯干则可影响呼吸运动和排痰，易导致肺部并发症。环形焦痂切开减压术，一般情况下切至深筋膜平面即可，如果筋膜下软组织张力大，则应切开深筋膜以达到彻底减压的目的。常用的焦痂切开减压切口如图6-1所示。减压后的切口内可填塞抗生素纱布或碘仿纱布。亦可用异体(种)皮覆盖或贴敷生物膜以保护裸露的创面。对已行切开减压的创面应尽早安排切痂植皮手术，因为已切开的焦痂易发生感染。

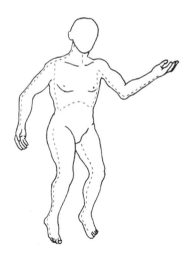

图 6-1　焦痂切开示意图

二、创面处理方法

包扎疗法和暴露疗法是烧伤外科常用的治疗方法,如何选用和操作均有一定要求,它们各有优缺点和适应证。应根据烧伤部位、深度、气候等具体条件综合分析后选用。

(一)包扎疗法

用厚而吸水性强的敷料将创面包扎,使创面得到充分引流,保护创面,防止感染,使其自行愈合。

1.适应证

常用于中、小面积烧伤,手、足、四肢污染轻的创面;寒冷季节不适于暴露疗法者;不合作的小儿或烦躁不安的伤员和需要转运的伤员。对于大面积、污染重的创面、夏季或热带地区不宜用包扎疗法。

2.方法

创面清创后,用单层干纱布或用一层薄质油纱布平整紧贴于创面上。外用多层(10~12 层)干纱布及棉垫包扎。包扎时应从肢体远端开始,适当压力均匀包扎。四肢应注意功能位置。肢体远端有环形Ⅲ度烧伤者,包扎时指(趾)端应外露,以便观察末梢血运。若为Ⅱ度烧伤,伤肢远端虽无烧伤也应一并包扎,以免肢体远端因静脉回流受阻而发生水肿。敷料吸水性要强,以便引流,保持创面干燥。包扎敷料要有足够厚度,一般浅Ⅱ度渗出多,要偏厚(3~5 cm);深度创面渗出较少,包扎敷料可偏薄。包扎敷料应超过创缘 5 cm 以上。

3.优缺点

包扎后创面疼痛减轻,尤以浅度烧伤更为明显;有利于引流,保持干燥,防止感染;可保暖、制动,便于护理和转运。其缺点是:交换敷料工作繁重,敷料消耗大,不适于大批伤员的收治。深度创面的痂皮或焦痂易过早溶解;创面的温度和湿度较高,易招致细菌或真菌的生长。此外不易散热,夏季可使体温升高。

4.注意事项

(1)肢体包扎后,应抬高患肢以促进静脉与淋巴的回流,以利于减轻组织水肿。

（2）包扎创面不宜长期处于同一种体位,应定期翻身,使创面交替受压,以利于改善局部血液循环,防止创面潮湿招致感染。

（3）包扎的敷料外层不宜加用不透气的塑料布或橡皮布,以免影响创面渗出液的引流和水分蒸发,防止创面潮湿、感染,尤其是铜绿假单胞菌和真菌的感染。

（4）保持敷料清洁干燥,如敷料潮湿但范围不大,可加无菌棉垫包扎;如潮湿范围较广或被大小便污染,应即时更换敷料,但内层敷料尽量不更换,只更换外层棉垫和绷带。

（5）包扎后首次更换敷料的时间无统一意见。多数学者认为浅Ⅱ度创面包扎后,如病情平稳无感染现象,首次换药时间不宜过早,以伤后 6 d 左右较为合适。深Ⅱ度包扎创面的感染发生率较高,一般是在伤后 3～4 d 进行首次换药。在包扎疗法治疗中,如伤员出现体温升高、创面疼痛或有持续性跳痛、白细胞计数增高、创面潮湿或渗液增多并有臭味(应与渗出物的腥味相鉴别)时,表示可能有感染,应立即更换敷料检查创面。

（6）在更换敷料时,如见到内层敷料干燥并和创面紧贴,表示无感染,可不揭去,只更换外层敷料继续包扎,若内层敷料小块潮湿感染,可将这小块纱布开窗剪去,清洁创面后,贴一小块抗菌湿纱布,不必将全部内层敷料揭去,以免损伤创面,造成感染扩散。

(二)暴露疗法

将创面完全敞开,暴露于温暖、干燥的空气中,使创面迅速干燥,结成一层干痂,从而防止细菌的生长繁殖。

1.适应证

常用于头面、颈、躯干、臂部及会阴部的烧伤创面;深度烧伤或大面积烧伤;污染较重的创面;有铜绿假单胞菌或真菌感染的创面和炎热夏季不适于包扎者。

2.方法

伤员清创后,可躺在铺有无菌床单或纱垫的床上,使创面直接暴露在温暖、干燥的空气中,不覆盖任何敷料。一般经 48～72 h 创面即可结痂,达到保护创面防止感染的目的。浅Ⅱ度及部分深Ⅱ度创面用暴露疗法可达一期痂下愈合。为了促使创面迅速形成干痂,可采用具有收敛、消炎作用的中草药,如虎杖、榆树皮、四季青、鱼岭素等。

3.优缺点

便于观察创面变化情况,有利于控制感染创面,节约敷料,适用于大批烧伤患者的治疗。其缺点是需要单间清洁病房;护理工作较繁重;早期创面有干痛感;不适用于门诊治疗及伤员转运;上皮细胞可因干燥坏死使创面加深。

4.注意事项

（1）要维持室内温度为 28 ℃～36 ℃,若病房保温欠佳可用红外线、烤灯等局部保温。

（2）暴露必须充分、彻底,如颈部烧伤应垫高肩部,头向后仰;腋窝烧伤上肢应外展 90°角;会阴部烧伤两下肢应尽量外展。创面上不应覆盖任何敷料或被单,以免潮湿感染。

（3）为了防止受压部位的创面潮湿,应定时侧身暴露或用翻身床定时翻身,每 4～6 小时翻身 1 次,使创面交替暴露。一般应在渡过休克或休克平稳后(伤后 48 h),方可翻身俯卧。第 1 次俯卧时间不宜过长(一般 2 h 左右),以免发生喉头水肿造成窒息。以后视患者情况逐渐增加俯卧时间至常规翻身时间每 4 h 1 次。

（4）为了保持受压创面的干燥,如确无条件翻身的伤员,可局部用热吹风,即让伤员睡在大孔泡沫塑料垫上,其下加用热吹风,以促使创面干燥,但应保持一定距离。以防发生意外。

（5）暴露疗法的室温为 28 ℃～36 ℃,视患者耐受情况而定,相对湿度在 50％左右。深度创面 24 h 内即可形成干痂。但要注意水分的补充,以免引起脱水性高钠血症。在南方亚热带地区,由于高温潮湿,暴露创面不易成痂,且易发生创面真菌感染,可在病房中加装空调和除湿机,控制室温在 30 ℃左右,相对湿度在 50％左右。广州南方医院采用此法治疗烧伤 2 760 例,无一例发生创面真菌感染。并对此方法做了实验研究,开机前后空气培养,每个培养皿菌落数从 7.33 ± 1.80 降为 0.89 ± 0.782。本实验证实了除湿机加空调对亚热带气候地区烧伤病房预防真菌感染有作用,不失为一种简便有效且有利于患者治疗的好方法。

（6）暴露创面的早期渗液较多,尤其是面、颈部Ⅱ度烧伤,应经常用消毒纱布或棉花球轻轻拭干,以保持创面干燥。创面周围正常皮肤应定时用 1/1 000 苯扎溴铵(新洁尔灭)或 1/2 000 氯己定(洗必泰)擦拭,保持清洁。

（7）已干燥结痂的创面要注意保护,勿使裂开,以免增加感染机会。对躁动不安及小儿伤员应妥善固定,以免创面再损伤。应经常观察检查创面,如发现痂下有感染,要及时剪开引流,并根据情况作进一步处理。

（三）半暴露治疗

介于包扎和暴露疗法之间,它是用单层抗菌湿纱布或薄的油纱布或其他生物敷料贴在清洁的Ⅱ度创面上,可减轻感染、保护创面和促进愈合。适用于Ⅱ度创面、深Ⅱ度坏死组织脱落后较清洁的创面和不适于包扎部位的Ⅱ度创面,如面、颈、臀、会阴部等。具体方法:将抗生素湿纱布剪成与创面一样大小,过大容易脱落,若有分泌物会影响周围创面或健康皮肤。纱布要紧贴于创面,勿留空隙,以免分泌物存留。若纱布潮湿,下面有积脓者,应每天更换多次。如更换的范围较大,应在翻身时立即去除。因受压后较潮湿,容易揭除,可减少出血、损伤和疼痛。也可先湿敷或液状石蜡浸渍后再揭去纱布。也可用生物敷料或人工皮贴敷于创面行半暴露。现将包扎、暴露和半暴露疗法的适应证,优缺点列表(表 6-2)比较如下。

表 6-2　包扎、暴露和半暴露比较

	包扎	暴露	半暴露
适应证	中小面积	大中小面积	中面积
创面要求	浅度新鲜创面	深度创面	深度或已感染的创面
对创面部位要求	肢体或便于包扎部位	无	无
对创面观察	不便	方便	方便
患者舒适程度	舒适	不舒适	不舒适
更换敷料工作量	大	小	小
敷料需求量	多	少	少
室温要求	无	28 ℃～36 ℃	28 ℃～36 ℃
护理	方便	不便	不便
便于转运程度	方便	不方便	不方便

（四）烧伤患者的翻身方法

烧伤创面无论采用包扎、暴露或半暴露疗法,均应适时翻身,切忌创面长期受压,以免创面溶痂感染,即使是健康皮肤长期受压也会发生压疮。

1.床单翻身法

床单翻身法适用于中、重度烧伤患者翻身,伤员睡普通病床,以伤员从仰卧位向左侧翻转成侧卧位为例。

(1)在病床上铺无菌大单,上半段和下半段各加铺一条中单。由 4 名医护人员分立于床两侧,抬起两条中单将伤员抬到床的右侧(图 6-2A、B)。

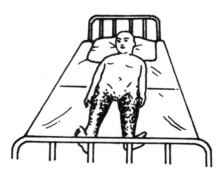

图 6-2A 仰卧位

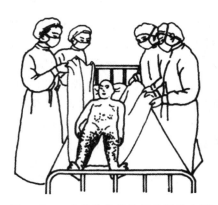

图 6-2B 4 人抬床单将伤员抬至床右侧

(2)慢慢提起右侧中单,帮助患者向左翻转侧卧。侧卧位时伤员的左上肢应外展 90°角,腋下垫一小棉垫卷,以防上肢受压(图 6-2C)。

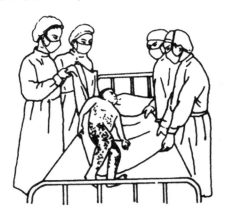

图 6-2C 提床单使伤员翻转成侧卧位

（3）将伤员两下肢分开,右下肢应抬高,左下肢应尽量伸直向后(图 6-2D)。

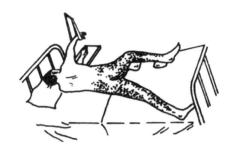

图 6-2D　侧卧位

2.翻身床翻身法

翻身床(图 6-3)对大面积伤员很适用,能做到充分暴露创面、防止受压、患者舒适;但缺点是结构复杂,不易自制。

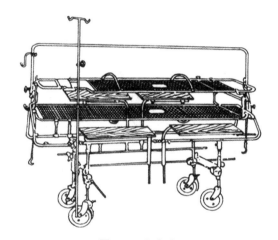

图 6-3　翻身床

（1）翻身步骤。

1)做好患者的思想工作,说明翻身的目的和方法,以取得伤员的密切配合。

2)除去翻身床上的附件如搁手(脚)板和大便盆等。

3)合拢上下床片,旋紧床片螺丝。不能被床片压紧的部位(如下肢)可垫一软枕。翻俯卧位时软枕放小腿前面;翻仰卧位时软枕放在腘窝部。

4)床片外裹以大床单或保护带,以保护伤员不致在翻身时从上下床片中滑出。

5)翻身时需 2 人操作。首先检查床片螺丝是否旋紧,然后除去撑脚,拔出转盘的弹簧插销,两人协同配合旋转翻身。翻身速度不宜过快。翻身后立即插入弹簧插销,固定撑脚,除去上面床片。

（2）翻身时注意事项。

1)严重伤员在翻身前须准备急救用品及药物。

2)翻身前做好思想工作,解除伤员顾虑和恐惧。

3)第一次俯卧时间不宜过长,一般不超过 2 h,翻身后严密观察脉搏、呼吸等变化。

4)翻身床宽度较小,有精神症状及不合作的伤员,应注意固定。

5)俯卧时注意足背勿受压,以免产生足背过伸下垂畸形。

6)骨隆突处要垫好,以防压伤。

(3)翻身床翻身的禁忌证。

1)血容量不足或已发生休克的伤员、心力衰竭、全身极度水肿和使用冬眠药物者。

2)病情严重,神志昏迷者。

3)腹胀及胃扩张严重而影响呼吸者。

3.烧伤悬浮床

烧伤悬浮床又称流体治疗床(图6-4),是利用压缩机将空气压入床体内陶瓷砂粒中,砂粒翻滚形似一锅沸腾的开水。患者躺在其上处于半悬浮状态,无须翻身而不至于创面受压潮湿不干;相反,由于该床自下而上吹的空气是干燥(相对湿度40%左右)、温暖的微风(温度可调范围26 ℃～38 ℃),对创面干燥成痂十分有利,适用于特重烧伤患者,尤以休克期应用此床可避免患者因休克期不宜翻身,创面受压而致成痂不良甚至溶痂。此床的应用还可减轻患者的痛苦和护士的劳动强度。

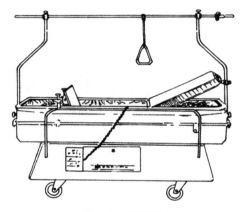

图 6-4　悬浮床

三、深度烧伤创面处理

深度烧伤创面的处理方法包括手术去痂和自然脱痂及自体皮肤移植,目的在于有计划、有步骤地清除烧伤坏死组织,及时和永久性覆盖暴露的创面。

(一)手术去痂法

1.削痂法

削痂法最早于1968年由 Janzekovic 提出,目前广泛应用于处理深Ⅱ度和浅Ⅲ度烧伤创面。采用滚轴取皮刀削除烧伤创面的坏死组织,通常是表皮、部分真皮和真皮下脂肪组织+削痂法能最大限度地保留在切痂手术中通常被一并切除的健康组织。

1953 年,Jackson 首次报道了皮肤烧伤后由中心向外周存在着3个区带。①凝固带:处于烧伤部位的中心,特征是血管栓塞、细胞坏死,是热力直接作用导致局部细胞、组织坏死的部位。②充血带:处于烧伤部位的最外层,特征是血管扩张,有白细胞渗出,是局部损伤后的反应性区域。③淤滞带:特征是血管扩张、局部血流滞缓,如果淤滞带的血流滞缓至一定程度,该区域组织细胞可发展成坏死组织；若能及时改善血液淤滞现象，该区域组织细胞亦可逐渐恢复为正常组织。由于淤滞带区域组织既可向正常组织转化，又可继续损害直至坏死，故又被称为间生态组织。利用可区分正常和变性胶原的 Masson 染色和可特异性地标记基质细胞、内皮细胞、白细胞、朗格汉斯细胞等细胞膜的免疫组化染色观察深Ⅱ度烫伤大鼠和深Ⅱ度烫伤患者的创面组织学变化发现，烫伤后烫伤区域周围部分组织可进一步变性、坏死，提示了创面进行性损害现象的存在且创面进行性损害的发生时间多为伤后 48 h 内。进一步的研究则显示，烧伤后的局部水肿、凝血、抗凝和纤溶功能的改变及烫伤局部的炎症反应是创面进行性损害的原因。传统的削痂手术时机多选择在伤后 3～7 d，此时创面淤滞带已发生不可逆性损伤，削痂方式不能有效地改善创面进行性损伤的发生，而在伤后 24 h 内实施削痂手术可抑制创面局部过强的炎症反应，增加局部生长因子的释放，阻断组织的进行性损害。瑞金医院烧伤科对大面积烧伤患者早期削痂手术的安全性及有效性的临床研究显示，在充分的术前准备及完善的术中监测条件下进行伤后早期的削痂手术，患者的生命体征平稳、尿量增多，而休克期补液量无明显差异，早期削痂手术组的创面愈合时间较对照组明显提前，说明了早期削痂手术的安全性和有效性。

　　理想的削痂应既能彻底去除烧伤坏死组织，又能最大限度地保留尚有活力的上皮组织。这有赖于手术者术前对烧伤深度的正确判断和手术时对削痂创面基底的正确识别。使用止血带后，深Ⅱ度创面削痂后基底呈瓷釉色，湿润而有光泽，无网状血管栓塞和呈青黑色的坏死组织，放松止血带后创面出现密布活跃的针尖状出血点，表示基底良好。如基底出现不均匀的出血或残留网状栓塞，说明坏死组织未削干净；如基底出现鲜黄色脂肪组织，表示削得太深。Ⅲ度烧伤偏浅需削至脂肪浅层。为保证削痂准确率，根据亚甲蓝（美兰）能使坏死组织染色，而在活组织中可被吸收经血液循环排出，活组织不被染色的原理，术前以亚甲蓝直接涂抹创面或将亚甲蓝混合入 1％磺胺嘧啶银霜中包扎创面，使创面染色，术中仅削除染色的组织即可。

　　削痂一般使用改良的滚轴取皮刀或电动取皮刀。滚轴刀削痂的操作与滚轴刀取皮相似。助手将术区皮肤绷紧，使创面有一定张力，由创面边缘开始循序推进，通过调节刀片与刀架间距离、刀刃与创面角度和手术者施刀的压力调整削痂深度，力求一次削除全层坏死组织，以防在同一部位多次操作致削痂过深。两刀之间不留间隙，以免坏死组织残留。滚轴刀难以运作的跟腱、踝部、指蹼等部位，可换用专用于指蹼的微型滚轴刀，也可用手术刀片或剃须刀片削痂。削痂创面出血较切痂多，削痂范围较大时应在止血带下进行。深Ⅱ度创面削痂至真皮层平面呈弥漫性渗血，可以热盐水纱布垫、0.05‰肾上腺素溶液纱布或外用凝血酶纱布压迫止血，部分创面削痂较深有较大出血者可以电灼止血。Ⅲ度创面削至脂肪层，可结扎或电灼止血。为进一步减少创面失血，可在放松止血带结扎较大出血点后再次应用止血带或确定无较大血管出血的创面可不放松止血带，立即移植异体皮或异种皮，加压包扎后再放松止血带。但需注意，创面一定要无大的活动性出血点，包扎时施加的压力要能够阻止继续渗血，否则活动性出血将造成皮下血肿，影响皮片与创面的贴附，出血量大者甚至可能引起出血性休克。应用止血带的时间一般应在 1 h 以内，大面积烧伤患者四肢同时手术时应合理安排好放止血带的时间，避免四肢同时放松止血带造成低血压。移植自体皮最好要在放松止血带彻底止血之后。

　　必须覆盖削痂基底，创面暴露会造成基底健康组织变性、坏死，使创面加深，愈合延迟。覆盖前，应用抗菌药物溶液冲洗或外敷创面。削痂后基底有较多上皮组织存留者，应选用辐照猪皮等合适的生物敷料覆盖，等待创面自行上皮化而修复。残存上皮组织较少或基底为脂肪组织的创面必须移植自体皮片，视烧伤面积大小分别选用大张自体薄皮、网状皮或小邮票皮移植。网状皮或小邮票皮移植,皮片间隙创面往往变成一层坏死组织,延迟创面的愈合,可在网状皮或小邮票皮上面再覆盖一层新鲜或辐照猪皮。功能部位即使残留少量上皮组织,也应一并削除,移植大张自体中厚皮片,以获得良好的功能恢复。Ⅲ度烧伤创面削痂面积较大,自体供皮区有限,应暂用异体或异种皮覆盖创面,以后分期更植自体皮或采用自体、异体(异种)皮片混合移植封闭创面。延迟削痂的创面,因严重感染或创面渗血较多,为保证移植自体皮的成功率,可暂用异体皮、猪皮等生物敷料覆盖,待创面具备受皮条件后再更植自体皮片。

削痂手术失败的主要原因:未彻底削除烧伤坏死组织、皮下血肿、感染、皮片固定不良和患者一般情况不佳等。

削痂手术的优点:①能最大限度地保留受损但尚有活力的上皮组织,受损皮肤的功能和感觉都能得到很好的恢复。②即使浅Ⅲ度烧伤,削痂亦能保存一部分未烧伤脂肪,使愈合后外形饱满。③烧伤后早期削痂可缩短病程,减少并发症。

2.切痂法

切痂法是将Ⅲ度烧伤创面连同皮下脂肪及烧伤累及的肌肉、肌腱等组织一并切除,并立即应用自体皮、异体皮或异种皮封闭创面的治疗方法。该手术方式是治疗Ⅲ度烧伤创面的主要方式。

Ⅲ度烧伤创面、侵袭性感染创面、化学毒性物质致伤创面均应采用切痂手术,去除坏死组织、感染病灶及毒性物质。婴儿对麻醉和失血耐受性差,60岁以上老人伤前疾患较多,术后并发症较多,故婴儿、老人应慎用切痂法。近年来,随着麻醉及围手术期处理手段的改善,年龄已不成为切痂手术的禁忌,但婴儿、老人切痂手术中仍需加强监护。合并心、肺功能严重障碍,严重吸入性损伤,严重水、电解质、酸碱平衡失常及出血性疾病者,应待病情稳定或好转后再进行手术。创面脓毒症并非是手术切痂的禁忌证,相反及时切除作为感染源并引发过度炎症反应的创面坏死组织,可改善全身症状,挽救生命。颜面、头皮、会阴部因毛囊丰富,即使创面外观显示为Ⅲ度烧伤,亦可能通过部分残留的皮肤附属器中的上皮增殖、迁徙而覆盖创面,一般不主张切痂。

首次切痂时间一般在伤后3~5 d,此时组织水肿未完全消退,术中组织层次清晰,容易分离和止血。研究显示,应用1%磺胺嘧啶银霜剂的创面在伤后4 d内每克痂下组织菌量控制在10^5 cfu以下者占80%,在此期间手术既可减少因局部组织感染致侵袭性感染的机会,又可减少因局部细菌感染而致移植皮片失败的可能。1周后水肿消退,组织层次辨析不清,术中出血较多,且约50%的创面每克痂下组织菌量超过10^5 cfu,术后发生感染、血肿的机会大为增加。近年来,随着麻醉技术和监护手段的发展,对术前无休克症状、一般情况好、无手术禁忌证的患者,在严密监护的条件下于伤后48 h内进行切痂手术,患者多能平稳经历手术,且术后血浆内毒素、TNF-a、白细胞介素-6(IL-6)水平较伤后48 h后切痂的对照组明显下降,其后的病程中创面脓毒症和多脏器功能不全综合征的发生率也显著低于对照组。

若麻醉条件完善,术中患者内环境稳定,血源充足,有适宜的创面覆盖物,手术者技术熟练、配合默契、能在2~3 h内完成手术,可一次切痂50%~60%TBSA。若不具备这些条件,应相应减少切痂面积,一般切痂面积在20% TBSA是安全的。若分次切痂,第一次应切除大部分焦痂,残留的坏死组织的量应不足以对生命构成威胁。背、臀部皮肤厚,即使深度烧伤也多残留部分上皮组织,故背、臀部创面通常待其焦痂自然分离,除非其已成为感染灶或有肌肉坏死迹象,一般不列入第一次切痂范围。二次手术的间隔时间一般需大于3 d,病情平稳可适当缩短,反之应延长。

麻醉后以软毛刷蘸取肥皂液刷洗创面,用温水冲净,以聚维酮碘(碘伏)或乙醇消毒。抬高患肢5 min,上止血带,禁忌上止血带时驱血,以避免创面上的烧伤毒素、细菌及其产物等被挤压进入血液循环。在焦痂四周与正常皮肤或浅度创面的交界处切开,达深筋膜平面,钳夹焦痂一端,沿深筋膜平面分离并向后牵拉,暴露深筋膜,分离时手术刀刀刃朝向皮下脂肪组织面,以免切痂过深伤及深筋膜及深部组织。怀疑有肌肉坏死者,需切开深筋膜和肌膜进行探查并将坏死肌肉一并切除。分离焦痂时随时结扎穿支血管,以免动脉端缩回组织内不易止血。钝性分离可减少对组织和血管的损伤。焦痂去除后在基底面和切缘寻找血管断端并结扎或电凝止血,创面用热盐水纱布垫、0.05‰肾上腺素溶液纱布或外用凝血酶纱布加压包扎,适当延长包扎时间止血效果会更好。初步结扎止血并用热盐水纱布垫、肾上腺素纱布加压包扎后放松止血带。放止血带时继续抬高患肢数分钟,可避免肢体血流恢复时由于瞬时血压增高,血流冲击创面血管断端已形成的血凝块导致创面重新出血。止血带放松后发现有活动性出血点时,在渗血处切割敷料或由近端逐步松解绷带,暴露出血点并结扎或电凝止血。肢体电烧伤切痂时最好不上止血带,以免因末端缺血而加重血管损伤。清除坏死肌肉后需在放松止血带后重新检视创面,以比较准确地判断肌肉组织的活力。

断层脂肪平面切痂,因保留了深筋膜上一层健康的脂肪组织,创面愈合后局部外形较丰满,弹性好,植皮区皮肤移动度较大,可获得较理想的外观和功能,颜面部、臀部、女性乳房、手掌及足底跖部等应尽量选用。

切痂后创面也必须用合适的创面覆盖物覆盖,否则创面暴露可造成继发性坏死和感染,导致手术失败。深筋膜层血液供应丰富,植皮后易成活。切痂面积不大,自体皮源充足时,应立即移植自体刃厚或中厚皮片,手背、关节等功能部位移植大张中厚皮片;切痂面积小于20%TBSA,非功能部位移植自体网状皮片。大面积烧伤,自体皮源不足,切痂创面需以异体皮或猪皮暂时覆盖,以后分期更植自体皮或进行自体皮、异体皮或猪皮混合移植。切痂创面基底残留坏死组织或止血不彻底,预计自体皮难以成活,应暂时覆盖异体皮或猪皮,待创面具有受皮条件后再更植自体皮片。有肌腱、骨质暴露的创面游离皮片不能成活,需以皮瓣或肌皮瓣修复。植皮前以0.05%氯己定溶液冲洗创面,植皮后均匀加压包扎,外敷料需铺平并有一定厚度,以能制动肢体、防止皮片移动。术后2～4 h间,需经常检查外敷料,发现渗血可再加外敷料加压包扎,尽量避免拆除敷料,造成皮片活动,影响成活。如加压包扎不能有效地制止出血,需立即打开敷料,寻找活动性出血点,结扎止血。

(二)自然脱痂法

传统意义上的自然脱痂法,就是等待深度烧伤创面焦痂溶解、液化,逐渐脱落,基底形成新生肉芽组织。焦痂自然脱落的时间受患者的年龄、烧伤部位和深度、环境、感染等因素的影响。焦痂脱落的过程也是创面感染的过程,若自然脱痂的面积较大,则患者发生创面感染、烧伤脓毒症的可能性极大,是严重烧伤患者死亡的主要原因之一。在脱痂过程中,创面暴露,机体超高代谢难以纠正,机体消耗大。自然脱痂法的另一缺点是脱痂范围和时间难以控制,有时焦痂迟迟不脱落,供皮区得不到充分利用,有时大片焦痂同时脱落,肉芽创面广泛暴露,不能及时覆盖,增加了感染等并发症的发生率,使机体消耗,病情恶化。自然脱痂法不是深度烧伤创面处理的最佳方法,一般仅在某些手术去痂困难的特殊部位、患者全身情况不允许手术、小面积深度烧伤患者不愿手术等情况下使用。大面积烧伤患者的治疗应该以手术治疗为主,自然脱痂为辅。

目前应用的自然脱痂法主要是药物脱痂,可辅以手术扩创。临床常用的传统的脱痂药主要是由煅石膏、煅炉甘石、煅寒水石、珍珠母组成的愈疮十号油膏和由紫草茸、川黄柏、制乳香、明没药、香白芷、寒水石、牡丹皮、生大黄、全当归、大生地等组成的水火烫伤膏。这两种脱痂药都具有提脓祛腐作用,可使创面坏死组织松动、分离,最终形成新鲜肉芽创面。脱痂药不具有抗菌作用,既往在伴有全身脓毒症的深度烧伤感染创面的病例中应用脱痂药,全身脓毒症症状好转是由于药物的提腐祛脓作用,即去除了创面坏死组织,而非药物的抗菌作用。因此,在使用这些药物脱痂过程中,如果创面感染严重特别是有铜绿假单胞菌感染时,可在脱痂药中按一定比例掺入有效的局部抗菌药,如磺胺米隆、磺胺嘧啶银霜等。

(三)皮肤移植

深度烧伤创面不论早期切(削)痂、药物脱痂或自然分离,最终均需移植自体皮片完成创面修复。目前,自体皮肤移植是修复Ⅲ度烧伤创面的唯一方法。本书主要介绍游离皮片的取皮及植皮方法。

1.皮肤移植分类

(1)根据皮片来源分类。

1)自体植皮术:皮片来源于自身,移植皮片可永久成活。

2)同种植皮术:①同种同系植皮术,即皮片来源于单卵双胎兄弟、姐妹或近交系动物间,移植皮片可永久成活。②同种异系植皮术,即皮片来源于同种不同系的个体,移植后有排斥反应,即常用的异体植皮术。

3)混合皮肤移植术:在同种异体皮肤或异种皮肤移植后,嵌植自体皮片。相邻自体皮片的表皮角质形成细胞可以异体或异种真皮为支架,增殖、迁移、融合,最终覆盖创面,异体或异种真皮支架可长期存留于体内,瑞金医院烧伤科首创的大张异体皮等距离打洞嵌植自体小皮片的混合移植方法是在Jackson的自、异体小皮条相间移植的基础上发展起来的成功的混合移植方法。

(2)根据皮片厚度分类。

1)刃厚皮片移植:皮片厚度为 0.15～0.2 mm,切取全层表皮和薄层真皮。皮片较薄,即使在有轻度感染的肉芽创面也能成活。剪成小皮片移植创面,皮片周边扩展可覆盖较大面积创面。皮片不含弹性纤维,不会回缩,移植时不需缝合固定。刃厚皮片不耐摩擦,易破溃,植皮创面愈合后有瘢痕形成,因此不适用于手、关节、臀部、足底等功能部位。供皮区 7～10 d 愈合,不留瘢痕,可有色素形成,皮片厚度为 0.05～0.1 mm 的超薄皮片,仅含表皮层,适用于移植到真皮基质上,皮片不发生收缩,供皮区愈合后几乎不留痕迹。

2)中厚皮片移植:皮片厚度为 0.3～0.5 mm,切取全层表皮及部分真皮,可分为薄中厚皮片和厚中厚皮片。不如刃厚皮片易成活。含有较多的弹性纤维,移植后韧性较好,不起水疱,耐摩擦,瘢痕挛缩程度轻,愈合后创面功能和外观均明显优于刃厚皮片。皮片中的弹性纤维使皮片易发生卷曲,多采用大张或网状皮片移植,边缘缝合固定。颜面、手、关节、足底、臀部等对外形和功能要求较高的部位,常移植中厚皮片覆盖创面。供皮区一般 14～21 d 自行愈合,愈合后可有色素和增生性瘢痕。

3)全厚皮片移植:全层皮肤组织;在感染创面不易成活。移植后外观和质地接近正常皮肤,少有色素沉着,除缝合缘外几乎没有瘢痕增生和挛缩,皮片耐磨、能负重,在自体皮源充足的情况下常用于手、足底、面、颈部创面的修复。供皮区直接缝合,不能缝合者需移植刃厚皮片。

4)带真皮下血管网皮片移植:厚度可达 3～4 mm,切取皮肤全层和真皮下血管网。完整的真皮下血管网能很快与创面建立血液循环,较全厚皮片更易成活,即使皮片下有积液或局限性感染也多不受影响。皮片的柔韧性、外观、色泽等均优于全厚皮片,接近正常皮肤,供皮区处理同全厚皮片。

（3）根据皮片形状分类。

1）大张皮片（自体、异体、异种）移植术：大张自体皮片移植多用于颜面、关节等功能部位，视供皮区充足与否分别选用刃厚或中厚皮片。大张刃厚皮片多用于小面积深度烧伤的削痂创面、大张中厚皮片边缘需缝合或打包固定，若创面清洁，打包固定者可待术后 7～10 d 再拆包并拆线。大张中厚皮片要求有一个好的受皮区（移植床）。

2）网状植皮术：Tanner 于 1964 年提出网状植皮术。其方法是利用特制的刀具将大张自体中厚皮片轧成网状，拉开后移植于创面，四周缝合固定。通过调节刀具相邻切口的间距和切口的长度，可使皮片扩展 1.5～4 倍。网状皮片细条状边缘的表皮细胞可向四面八方扩展，创面愈合速度快。一般 1∶3 拉网后的间隙可在 7 d 内就得到覆盖，1∶4 拉网后间隙可在 10 d 左右得到覆盖。网状植皮术的另一个优点是植皮后引流通畅，皮片不因创面积液或血肿而坏死。网状皮片移植成活后，由于移植皮片由真皮联成网状，因此比较耐磨，耐牵拉，瘢痕挛缩程度轻。网状植皮若网眼过大，可因创面暴露过大，增加创面感染和坏死的机会，导致植皮失败、愈合时间延长，在网状皮片上覆盖辐照猪皮或 Biobrane 等覆盖物可解决这个问题。

3）邮票植皮术：皮片大小一般为 1.5～2 cm^2，多用于Ⅲ度创面较大，供皮区不十分充足时。其优点是节约自体皮源，但因其愈合后瘢痕显著、外观难看，现已逐步被废弃，尤其是面、颈、关节等部位应避免使用该方法。

4）小皮片移植手术：在烧伤面积大、自体皮源缺乏时使用。优点是节约自体皮。皮片移植后扩展面积的大小与皮片的周长相关，周长越大则扩展倍数也越大。因此，同一单位面积的皮片将其分割得越小则该单位面积皮片的周长总和就越大，该皮片的扩展倍数也就越大。0.25 cm^2 小皮片移植成活率高，较临床常用的 0.64 cm^2、0.49 cm^2 的小皮片扩展倍数高，为临床医生所常用。但皮片面积小于 0.09 cm^2，皮片的正反面就不易分清，往往误将皮片正面贴于受皮区，还可因创面渗出、感染和换药时机械移动而造成植皮失败。小皮片移植时，皮片间距离以 1～1.5 cm 为宜；大面积切痂移植大张异体皮后，嵌植自体小皮片的距离为 1～1.5 cm；移植大张异种皮时，自体皮距离为 1 cm 或小于 1 cm。

5）微粒植皮术：利用皮片移植后扩展面积的大小与皮片的周长相关的原理，将皮片剪成尽可能小的微粒，以最大限度地增加皮片的扩展面积。取刃厚自体皮片，用剪刀剪成不超过 1 mm^3 的微粒，越小越好，撒在放置于等渗盐水中的真丝绸布上，在盐水中使皮肤微粒分散、漂浮后，将微粒皮转移至同种异体皮或猪皮上，此时微粒皮的真皮面向上，表皮面与同种异体皮或猪皮接触，再将同种异体皮或猪皮移植于切痂后创面。微粒植皮术自体皮的扩展面积可达 14～18 倍。微粒植皮术成功的关键在于：微粒皮是否能均匀地漂浮、分散，并均匀地分布于同种异体皮或猪皮表面，创面覆盖物的种类和质量。头皮或在其他部位皮肤中加入头皮可增加微粒皮的漂浮性能。选用同种异体皮，延长创面覆盖物在创面上的保留时间，从而使微粒皮能在良好保护的情况下得到充分扩展，可提高微粒植皮术的成功率。

2.取皮方法

（1）鼓式取皮机取皮：鼓式取皮机是在 Padgett-hood 于 1938 年设计的取皮机基础上加以改进的，能取得厚薄均匀、边缘整齐的大张皮片，适宜移植于颜面、关节等部位。鼓式取皮机主要包括鼓、轴、刀架、厚度调节螺旋器和刀 5 个部分。取皮时先以乙醚清洗鼓面，去除鼓面上的油脂，从双层消毒纸袋中取出双面胶纸，撕去胶纸一侧的绵纸，将胶面平坦铺于鼓面，再揭去外层绵纸，应使胶纸与鼓面紧贴，不留间隙。将鼓面前端均匀地压在供皮区上，落下刀架并使之左右摆动，即可缓缓将皮片取下。双面取皮纸黏性较大,一般不易脱落,初学者也较易掌握。除双面胶纸外也可使用胶水。供皮区如有高低不平,可先在皮下注入生理盐水,使其平坦。注入生理盐水时,应在供皮区周围进针,否则针眼有水渗出,使该处胶水失去黏着力,导致取皮失败。

(2)滚轴取皮刀取皮:滚轴取皮该刀的优点是构造简单、轻便、操作容易,如能熟练掌握可取下各种厚度的大张皮片,滚轴取皮刀由刀柄、刀架、刀、厚度调节螺旋器及滚轴 5 个部分组成。取皮时,右手持刀柄,装上刀片,调节厚度螺旋器至所需的刻度,用消毒液状石蜡或油质纱布润滑刀片和滚轴,供皮区上亦涂以消毒液状石蜡。助手用手或木板压平并牵拉取皮刀后侧皮肤;术者左手压平并牵拉取皮前侧皮肤,右手使刀锋微微倾斜,下压,做往返的拉锯动作,皮片即可取下。刀锋倾斜度和用力大小可调节所取皮片的厚度。

(3)电动取皮刀取皮:电动取皮刀是以电为动力的取皮工具,由动力部分和传动系统、手柄、刀架、厚度调节器、刀 6 部分组成。按所需皮片的宽度选取不同尺寸的刀架,装好刀片,接通电源,使取皮刀片与皮肤紧贴,按压操作柄并推动电动取皮刀匀速向前运动,即可取下一定宽度、厚薄均匀的皮片。电动取皮刀操作简便,即使是初学者也能取下质量良好的皮片。

3.供皮区选择

小面积深度烧伤,皮源充足,供皮区选择范围较大,非颜面、颈、手等暴露部位,应尽可能切取创面邻近的皮肤且尽可能厚一些,这样皮肤的色泽与质感比较接近,外形与功能恢复均较满意。颜面、颈、手等暴露部位可选取背部、大腿等部位皮肤,若创面范围小还可切取上臂内侧、锁骨上下区域、腹部全层皮肤,取皮创面直接缝合。锁骨上下区域的皮肤颜色与颜面部接近,是修复眼睑等颜面部创面的最佳选择。两上肢和小腿均为暴露部位,供皮后引起局部色泽改变或瘢痕形成,一般不作为中小面积烧伤的供皮部位。大腿、胸部、腹部、背部、臀部等由于可供皮面积大,需要大张自体皮时这些部位是主要的供皮部位。年轻妇女在大腿内侧、胸部、腹部取皮时以刃厚皮片为宜,尽可能使供皮部位不留瘢痕。大面积烧伤时,皮源匮乏,凡可供皮区域均可选用,浅Ⅱ度愈合创面亦可供皮。头皮厚,毛囊、皮脂腺多而深,血液供应丰富,取皮后创面愈合速度快,在短时间内可反复供皮,且反复取皮后不留瘢痕,也不影响头发的生长,因此头皮被誉为人体宝贵的"皮库"。但取头皮前必须剃净头发,取下的皮肤还需用刀片在真皮面轻刮,以刮去残留的毛发。足底皮肤角质层厚,取皮前需以温水浸泡,软化并刮除角质层,且只能取刃厚皮片,以免影响足部的负重功能。足趾、手指、阴阜必要时皆可供皮,但除足趾外,其他部位较少用作供皮区。

4.供皮区处理

供皮区处理的目的是预防感染、保护创面、刃厚和中厚皮片供皮区创面渗血用干纱布,热盐水纱布或 0.05% 肾上腺素纱布压迫止血,随即覆盖一层凡士林纱布,外用 15～20 层纱布或棉垫加压包扎。术后若取皮区纱布有渗血或污染,应及时更换外层敷料;若纱布干燥、无感染迹象,则无须换药,直至创面愈合再拆除包扎,或经 10～14 d 拆除敷料检查供皮区是否愈合,未愈合继续包扎。内敷料待其自行脱落,切忌强行撕去内敷料造成再损伤。供皮区轻度感染可保留内敷料,改用开放疗法。头皮和躯干供皮区不包扎,待渗血停止,48 h 左右去除敷料,保留内层凡士林纱布,采用开放疗法。水凝胶、水胶体等新型敷料应用于取皮区可缩短取皮区愈合的时间、减轻换药时的疼痛,可应用于头皮、躯干、肢体等取皮部位,尤其是大面积烧伤患者头皮、背部取皮区应用新型敷料后,因愈合时间缩短、愈合质量提高,取皮区可被反复利用,使病程明显缩短。厚的中厚皮供皮区,因上皮组织残存较少,需同时移植自体刃厚皮片,否则愈合后易破溃且瘢痕增生明显。全厚皮片及带真皮下血管网皮片供皮区需结扎止血,小的梭形切口可直接缝合;较大的切口可钝性分离切口两侧边缘皮下组织,必要时做辅助切口,减张后拉拢缝合;不能缝合的创面需移植自体刃厚皮片。

5.植皮失败的原因

(1)皮下积血:皮下积血是新鲜创面植皮失败的最常见原因。切、削痂创面止血不完善是造成皮下积血的主要原因。防范措施主要是术中止血彻底,大张皮片移植时可在皮片上剪小孔,引流渗血,包扎时施以一定的压力。术后发现外敷料渗血不断扩大,应及时拆除敷料,引流积血或清除血凝块,使皮片紧贴创面,皮片仍有希望成活。

(2)创面感染:化脓性链球菌感染可使移植皮片溶解、破坏,是引起植皮失败的主要危险。化脓性链球菌感染创面必需在培养证实无该菌生长后才能植皮。感染创面不是植皮的禁忌,但严重感染创面植皮的成活率低,也是植皮手术失败的原因之一。术前必须适当控制创面感染,围手术期全身应用抗生素,局部用 0.05%氯己定溶液或 5%～10%磺胺米隆溶液外敷,术后加强换药。

(3)皮片移位:术中固定不良或术后过早活动都可造成皮片移位。特别是手指创面植皮易发生皮片移动,分指包扎、施压均匀、敷料有一定厚度以制动、术后 1 周内限制活动,可有效地防止手指皮片的移动。

(4)创面残留坏死组织:扩创、切痂、削痂未到活组织平面,创面有坏死组织残留,移植皮片不能与创面建立良好血液供应,将导致植皮失败。

四、残余创面处理

烧伤残余创面指烧伤后期残留的较为散在的创面。全身广泛深度烧伤后因自皮源限制而皮片移植密度不够,或部分移植皮片未能成活,或深Ⅱ度愈合后反复摩擦,均可能形成多发散在的小创面即残余创面。创面愈合后,因功能锻炼活动后致使创面产生水疱,水疱破溃后处理不当或形成感染,造成顽固性残余小创面者,亦颇多见。

残余创面肉芽组织苍老水肿,基底形成纤维板,影响表层肉芽组织的血液供应。残余创面虽经多种措施处理,经久难以愈合,甚至糜烂融合成片。患者住院时间延长,痛苦增加,并可影响患者的功能恢复,治疗效果较难控制。

大面积烧伤后残余创面的处理重点在于预防,早期移植自体皮是主要的预防措施。其次,应保护深Ⅱ度愈合创面,如下肢烧伤不宜过早下床,有计划逐步适应后再进行下床锻炼,下床时用弹力绷带包扎下肢以协助静脉回流,避免创面淤血、起泡及溃破。重视正常皮肤和已愈合创面的清洁,将表皮角质层形成的干痂尽量去除,但需注意避免再损伤,可用消毒液状石蜡涂于表面,使干痂软化易于去除。局部或全身浸浴,可预防发生破溃、糜烂。浸浴可以较彻底地清洁创面,减少局部含菌量,有利于防止或控制感染,改善血液循环,促进创面愈合。浸浴可以 2～3 d 一次,浴后创面尽可能采取包扎换药方式。

一旦出现残余创面,应在局部清洁基础上使用局部抗菌药。残余创面感染往往以耐药性金黄色葡萄球菌为主,有时可能为病毒性感染,或在病毒感染基础上并发细菌感染,选择对耐药金葡菌有效的药物,如"百多邦"每天换药 1～2 次,有助于控制残余创面的感染。紫草油具有较好的收敛作用,如以外用抗菌剂敷布于紫草油纱布,对控制感染、缩小残余创面常有较好的疗效。

若散在残余创面广泛分布或残余创面此起彼伏时,应注意监测和控制血糖。据报道全身性应用重组人生长激素(rhGH)、局部应用表皮细胞生长因子(EGF)等药物具有促进残余创面愈合作用,可作为辅助药物治疗残余创面。

残余创面融合成片、经久不愈或已形成溃疡创面时,应在控制感染前提下尽早手术移植自体皮片。手术方式为用手术刀刮除全部肉芽组织,再在纤维板上一期植皮,或将肉芽组织纤维板一并切除后立即移植自体皮片。切忌断层肉芽组织切除,以避免增加失血量,影响植皮成活率。

五、创面用药

应用于烧伤创面的外用药物种类较多,大致分为 4 类:收敛结痂药物、促进创面愈合药物、脱痂药物和抗菌作用为主的药物。选择外用药时应做到对创面无刺激性及腐蚀性,无皮肤着色,有良好的组织渗透性。

(一)抗创面感染

1.磺胺嘧啶银

1968 年开始使用,至今成为世界各地最常用的烧伤创面抗感染用药。用药方法:用蒸馏水配成5%～20%的磺胺嘧啶银糊剂涂于体表,或配成 1%磺胺嘧啶银冷霜作为半暴露或包扎用药。适用于Ⅱ度、Ⅲ度烧伤创面。杀菌机制:主要是银离子与细菌细胞壁 DNA 结合,使细菌丧失繁殖能力,而磺胺嘧啶银对细菌也有抑制作用。该药抗菌谱广,对革兰氏阴性菌作用强,尤其是对绿铜绿假单胞菌、变形杆菌和大肠杆菌效果显著,对真菌也有作用。该药无毒副作用,对创面无刺激,对焦痂有一定的穿透能力,所以应用较广。缺点是:银离子氧化后易污染床单与衣服,有报道少数患者用药后发生粒细胞减少。银离子与上皮细胞 DNA 结合,影响上皮修复。

2.磺胺嘧啶锌

其作用与杀菌机制同磺胺嘧啶银,但抗菌活性略低。通常应用 1%～5%的霜剂,可行半暴露或包扎技术。突出优点是能为创面修复提供必需的锌离子,有利于创面愈合。

3.聚维酮碘

碘与表面活性剂的不稳定络合物,溶于水溶液,碘在水中缓慢释放,可保持较长时间的杀菌作用。剂型为 0.5%的聚维酮碘溶液。各类烧伤创面均可应用,亦可作为消毒清洁剂。该药抗菌谱广,对铜绿假单胞菌、金黄色葡萄球菌都有抗菌活性,对细菌芽孢及真菌孢子作用较弱。该药优点是无刺激性,毒性低,价廉,使用方便。缺点是原液稀释后稳定性差,每天减少有效碘 50%以上,应现配现用。

4.氯己定(洗必泰)

氯己定常配成 0.1%～0.5%氯定溶液应用。作用机制是破坏细菌细胞膜和抑制脱氢酶的活性,对革兰氏阳性球菌和阴性杆菌均有抗菌作用。该药优点是刺激性小,毒性低,性能稳定。多用于消毒剂和创面清洗剂,与磺胺嘧啶银配成霜或糊剂,比单一用药效果佳。

5.抗生素溶液

应避免将全身用的抗生素作为外用药,因为外用时易产生耐药。选择全身不良反应大且不常用的抗生素外用,如庆大霉素、氯霉素、利福平等。外用抗生素时,应考虑经创面吸收进入体内带来的不良反应。①庆大霉素:近年来已少用于全身用药。抗菌谱广,对革兰氏阴性菌,尤其对铜绿假单胞菌抗菌活性好。常配成 0.1%～0.2%的庆大霉素溶液,作为换药用药或植皮前后创面清洗和包扎用药。该药无刺激性,对组织有一定的穿透性,长期大量应用时应注意引起肾功能障碍和听神经损害。②氯霉素:常配成 0.25%的氯霉素溶液作创面冲洗或包扎用药。属酰胺醇类抗生素,对革兰氏阳性和部分革兰氏阴性细菌有抗菌作用,但对金黄色葡萄球菌和铜绿假单胞菌耐药。主要不良反应是粒细胞和血小板计数减少。

（二）促进创面愈合药物

1.生长因子

目前已发现许多生长因子对创面生长有促进作用，它们参与了炎性细胞趋化、细胞增生、结缔组织的形成等创面愈合过程中的各个环节。主要有表皮细胞生长因子、成纤维细胞生长因子、转化生长因子、血小板衍生生长因子、胰岛素样生长因子等。应用生长因子时，最好联合抗生素应用，使其兼有抗菌和促生长的双重功效。常用的有 2 种。

（1）表皮生长因子（EGF）：表皮生长因子是由 53 个氨基酸组成的单链多肽，对热稳定。与细胞膜上的受体结合后发挥生物学活性，增加 RNA 与蛋白质的合成，加速皮肤上皮细胞的增殖与分化，使创面愈合时间缩短。直接喷施创面或将 EGF 水剂浸湿纱布贴敷创面。

（2）成纤维细胞生长因子（FGF）：成纤维细胞生长因子是一碱性蛋白。主要是通过促进成纤维细胞增生，调节血管内皮细胞合成胶原类型物质，刺激毛细血管与神经新生，来加速创面愈合。直接喷施创面或将 FGF 浸湿纱布贴敷创面。

2.含锌（Zn）制剂

锌是体内多种酶的辅酶，广泛参与核酸与蛋白质代谢和细胞复制等生命过程。锌是胶原蛋白生物合成的复合因子，在促进创面愈合和组织修复方面是必需的，创面补锌是促进创面愈合的重要途径。既往多用硫酸锌或氧化锌，自 20 世纪 70 年代磺胺嘧啶锌问世以来，已被广泛应用于烧伤创面，既能提供创面愈合必需的锌离子，又能起到抗菌作用。

（三）促进成膜

成膜药物由能成膜的有机溶剂加入适当的抗菌剂和止痛剂，配置成黏稠的液体，直接涂于创面或喷雾于创面。适用于Ⅱ度烧伤的患者，加速膜下愈合。该药对创面无刺激性，2～4 h 用 1 次，24～48 h 成膜。此膜有一定的通气性、保湿性，不形成痂下积液，对创面有良好的保护作用，即可减轻疼痛，又不使创面暴露干燥而加深创面。

（四）加速成痂

多为中成药物，如虎杖、地榆、酸枣皮、四季青、紫草等，这些药物加水煎熬浓缩或用酒精萃取后涂抹，亦可制成喷雾剂。适合于Ⅱ度创面，能减少渗出，加速成痂，促成痂下愈合。每 4 h 用药一次，24 h 成痂。此药对Ⅲ度创面有保痂作用。

六、皮肤的保存

在烧伤治疗中，自体皮移植是修复全层皮缺损创面最好的方法。但是大面积严重烧伤患者，自体皮源常常不足，创面必须用某种覆盖物加以覆盖以减少患者体内水分、电解质、蛋白质等的丢失，并防止细菌侵入人体而引起感染。这种用于覆盖创面的材料大致可分为两类：一类是有活力的生物敷料，如同种异体皮或异种皮；另一类是丧失活力或无活力的生物敷料，如各种人工皮。临床实践证明，细胞活力高的新鲜异体皮是封闭创面最好的生物敷料，但在临床工作中往往难以在患者手术当时取得。无论是异体皮，还是手术中剩留的自体皮，一旦离体就要适当保存才能维持一定的活力。寻找一种理想的皮肤保存方法对长期保持皮肤细胞的活力显得十分必要，也只有解决了这一问题，才能建立皮库，随时满足临床对异体皮的需要。

瑞金医院烧伤科从 1958 年开始着手进行皮肤保存的实验研究和临床应用的观察，当时只限于储存术后多余的自体皮，储存的条件为 4 ℃冰箱。从 20 世纪 60 年代起，开设转向对异体皮

(主要是死婴皮)和异种皮的储存研究。当时所采用的储存保养液为血浆、葡萄糖液和平衡液等，储存条件仍为 4 ℃冰箱。该种储存方法，一般只能保存 7 d，不能满足临床需要。以后改用低温或液氮(－196 ℃)储存，使皮肤的储存时间明显延长。20 世纪 70 年代，瑞金医院烧伤科正式建立了皮库，设置了常年保持 4 ℃的大型冷藏库，库中放有容量为 500 L 和 150 L 大型液氮罐，从此有系统地开展了皮肤保存和相关的研究工作。

(一)同种异体皮的制备

1.供体的选择

为了提供临床最佳的异体皮肤，皮肤的制备、加工和保存与保证皮片的活性密切相关。皮肤供体的选择不限性别，但为了保证皮肤的质量，供体的年龄不能超过 70 岁并必须在死亡后 24 h 内采集。为了安全性，世界各国的组织库协会都制订了类似的皮肤供体排除标准，供体应无目前医学水平所能诊断的可传染给受体并造成危害的疾病，无医学及社会史上传染性疾病的高危因素，其中包括肿瘤、肝炎、菌血症(或脓毒症)及严重皮肤疾病病史等。

皮肤供体排除标准有以下几点。

(1)感染：菌血症(或脓毒症)、细菌性肺炎、脑膜炎、梅毒螺旋体、麻风、全身性的急性或慢性皮肤感染，结核病。

(2)病毒性疾病：乙型病毒性肝炎、丙型病毒性肝炎、人类免疫缺陷病毒(HIV)患者或高危者。

(3)进行性或退行性神经系统疾病：帕金森病，早老性痴呆、肌痛性脑脊髓炎、多发性硬化和运动神经疾病。

(4)恶性肿瘤：癌，瘤性或多发性痣，接受放射、化学药物治疗的恶性肿瘤患者。

(5)皮肤结构损伤：皮炎、结缔组织病、自身免疫异常(类风湿关节炎)、长期应用类固醇药物、急性烧伤、肥胖者。

(6)注射：非医学性的针刺、注射生长因子或凝血因子。

(7)病因不明的死亡者。

(8)在过去 2 年内接受过多种血液输入或组织器官移植术者。

2.同种异体皮的制备

一个供体可供皮肤面积可由体表面积公式估算，体表面积(m^2)＝0.006 1×身高(cm)＋0.012 8×体重(kg)。理论上，一个成人供体充分利用通常能获得 1.75 m^2 的皮肤。取皮前，先用肥皂水与清水将供体洗净，去除污垢，剃毛。沿肢体内侧、腋中线、腹股沟部及肩、颈、胸连线切开皮肤(图 6-5)，从深筋膜平面将带有脂肪的全层皮肤整张取下，不可损伤皮肤，用流动水反复冲洗后，将皮肤置于鼓式取皮机或劈皮机上，脂肪向外，表皮紧贴于鼓面，然后削取厚度为 0.3～0.4 mm 的整张断层皮片，浸入 1∶2 000 氯己定溶液内 20 min，取出后以消毒生理盐水冲洗数遍。最后，皮片标本取样进行细菌培养和皮片活力测定。另外，也可先消毒供皮区，再按照外科无菌操作术用电动取皮刀取 0.4 mm 厚、7 cm 宽的皮肤。通常供体取卧位，供体可取胸部、背部、臀部及大腿和小腿前、后侧皮肤。一个供体约可取皮 2 000 cm^2 以上。

(二)有生机皮肤的保存

有生机皮肤的保存方法分为两类，即低温保存和深低温保存。

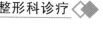

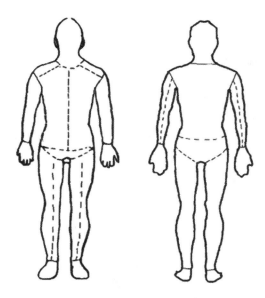

图 6-5　同种异体皮的切取示意图

1.低温保存

低温保存是保存皮片的方法中最简便的一种,只需保存于 4 ℃冰箱内,就可以进行储存工作,但储存的时间不能超过 1 周。皮片储存时,可加等渗盐水或保存液保存。

(1)等渗盐水储存法:取下异体或自体皮片后,将其浸泡于生理盐水内 15 min,然后将皮片真皮面相向折叠,置于含抗生素(如青霉素、链霉素等)的等渗盐水中,或将小块皮片直接浸泡于含抗生素的等渗盐水中,保存于 4 ℃冰箱内。瑞金医院皮库采用的是将皮片放置在由 LR 500 mL、链霉素 0.5 g、庆大霉素 8 万单位、地塞米松 5 mg 配成的溶液中进行保存。采用这种方法储存的皮片 3 d 后活力已下降为储存前的 60％～70％,7 d 后仅为 46％左右。因此,应用等渗盐水在 4 ℃冰箱储存的皮片,有效的储存时间在 1 周以内。

(2)保存液储存法:由于等渗盐水缺乏营养素和无缓冲性,且 pH＜7,皮肤的活性随着时间的延长明显降低。为了延长皮片的储存时间,曾研制了不少的保存液,有 10％血清生理盐水、10％血清 Earle 溶液、生理盐水氨基酸液、20％甘油氧化多明胶溶液加 3％枸橼钾溶液、MEM、DMEM、RPML-1640 等。其中以 RPML-1640 的效果较好。将皮片浸入保存液中,储存于 4 ℃冰箱内,每周更换保存液一次。据瑞金医院皮库测定,储存皮片的活力,1 周后为 98％、2 周后为 61％、3 周后为 48％、4 周后为 32％。因此,在 4 ℃冰箱中应用保存液储存皮片,有效储存时间可延长到 2～3 周。

2.深低温保存

深低温保存是将皮肤保存在－80 ℃或－196 ℃的环境中。深低温保存能显著延长皮肤的储存时间,而其活力不会大幅度明显衰减。关键问题是如何防止冷冻过程中对皮肤细胞造成的冷冻结晶损伤。近年来,随着低温生物学的发展,深低温保存皮肤的方法有了许多进展。

(1)低温生物学基础:生物体为什么能在低温下长期保存呢?这是因为低温能抑制生物体的生化活动。生物体内一切新陈代谢过程中的化学变化,虽大多数由酶所催化而表现出多种特殊形式,但仍然都服从于某些共同的物理化学规律。著名的瑞典物理化学家 S.A.Arrhenius 研究了温度对化学反应速度的影响,得到了如下的 Arrhenius 关系。

$$k = A\exp(-Ea/RT)$$

式中,k 是反应速率,R 是气体常数,T 是绝对温度,Ea 是活化能,A 则称为 Arrhenius 因子。对于给定的反应,A 是个常数。

上面这个公式可以改写为下列形式。

$$\mathrm{In}k = \mathrm{In}A - (Ea/R)1/T$$

根据一般推荐的活化能 Ea 的数值,就可以算出反应速率 k 随温度降低而衰减的情况。按此也可以推算出生物变质速率与温度的关系。举例来说,若一生物体在 4 ℃环境下能存活 2 h,那么按理论,它在 -40 ℃下能保存数日,在 -80 ℃下可保存数月,而在 -196 ℃(液氮温度)下可望保存几个世纪。

从本质而言,低温生物学是由于温度这个物理量的变化而引起对生物体的影响。生物体的主要成分是水,被保存的细胞也常是被放置于一定的溶液中降温的。温度的降低必然会引起细胞所处的溶液中产生冰晶、溶液浓度升高等变化,也会引起细胞内水分透过细胞膜对外渗透、胞内浓度上升等。这些过程若控制不当,则会损伤细胞并使之死亡。

(2)低温保存的机制:低温能抑制生物体的生化活动,储存温度越低,可储存的时间就越长,但却容易在降温和复温过程中受溶液冻结、融化以及溶液渗透压力变化等因素的作用而受损害。根据近代低温生物学的理论,实现低温保存的最困难、最危险的温度区域是 -60 ℃~0 ℃,细胞的损伤就是发生在这个温度区域内的降温和复温过程中。为了实现细胞的低温保存,需在溶液中加入一定种类和浓度的低温保护剂并设计特定的降温程序和复温程序等。没有上述特定的条件,细胞在降温、复温过程中必然会遭到低温损伤而死亡。为了使皮肤组织在冷冻过程中所受损害减低到最低限度,主要需注意以下几点:①冷冻保护剂的种类和浓度。②冷冻前的预处理过程。③降温过程与速率。④复温过程与速率。

1)冷冻保护剂的种类和浓度:综合国内、外文献报道和实际使用情况,目前用于皮肤低温保存的冷冻保护剂主要是甘油和二甲基亚砜(DMSO)2 种。此类冷冻保护剂是渗透型抗冻剂,都属于低分子中性物质,在溶液中易结合水分子,发生水合作用,使溶液的黏性增加,从而弱化了水的结晶过程,达到了保护的目的。但其使用浓度不同,渗入细胞的能力及对水分子活性的影响等各不相同。DMSO 比甘油易于渗入细胞,但在常温下稍有毒性。冷冻时加入此类冷冻保护剂,将发生如下变化:①冲淡溶液中溶质(盐)浓度,细胞摄入盐量减少,由冷冻保护剂替代。②冷冻保护剂进入细胞,改变了细胞内过冷状态,使细胞内压接近细胞外压,降低了细胞脱水皱缩程度和速度。③冷冻保护剂进出细胞容易,缓解了水浴复温时渗透性肿胀引起的损伤。关于甘油和 DMSO 两者的比较,有不同的看法。瑞金医院皮库曾对这两种冷冻保护剂进行了各种浓度范围(10%~90%)对皮肤低温保护效果的实验研究(图 6-6)。

研究结果显示,若不加冷冻保护剂,皮肤的存活率为零;但当甘油、DMSO 浓度增加至约 10%,DMSO 浓度增加到 15% 时,表皮细胞的存活率已达 90% 或更高。对于甘油,这一峰值一直保持到浓度高达 80% 左右;对于 DMSO,当浓度超过 40% 时,表皮细胞的存活率就急剧下降。从表皮细胞存活率和活力等两方面的综合考虑,选用 15%~40% 的 DMSO 和 10%~80% 的甘油均可取得较好的低温保存效果。瑞金医院烧伤科认为,在实用时 DMSO 以 15%~30% 为宜,甘油浓度可以略高些。目前,欧洲皮库选择甘油作为冷冻保护剂较普遍,如英国的皮库采用 15% 甘油,法国的皮库采用 25% 甘油。瑞金医院皮库采用 15%DMSO[15%DMSO,85%LR(V/V)]。在实际应用中,一般还按一定比例混合使用一些非渗透型抗冻剂,常用的有聚乙烯吡咯酮(PVP)、蔗糖、葡聚糖、聚乙二醇(PEG)和羟乙基淀粉(HES)等。PVP 属于大分子保护剂,不透入细胞,由于相对分子质量大,能维持细胞外液的高渗状态,在慢速冷冻中可降低溶质的分子含量,延缓和防止细胞破裂。蔗糖是低分子不可渗物质,能在降温时向胞外转运胞内溶质,而在复温时相反,从而减轻渗透性损伤。为了降低防冻剂的毒性,提高防冻剂的功效,目前对于混合防冻剂的研究较多,其目的主要是寻找对相应细胞与组织具有最佳保护效果以及最小毒性的不同含量的不同种类防冻剂的组合。

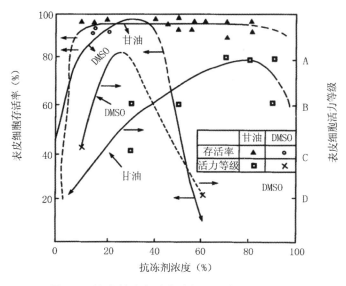

图 6-6　抗冻剂浓度对皮肤低温保存效果的影响

2)冷冻前的预处理:将一定浓度的冷冻保护剂甘油或 DMSO 放在冰箱内预冷至 4 ℃,然后和置备好的皮片一起放入能耐受低温的无毒塑料袋中,封口后放在 4 ℃冰箱内存放一定时间,皮片用冷冻保护剂进行预处理。冷冻保护剂对皮片预处理时间的长短也是影响皮片存活率的重要因素之一。研究结果表明,甘油预处理时间对存活率的影响不是很明显,无须精确控制,一般为3 h 左右;DMSO 预处理时间对存活率的影响很明显,需要较精确的控制,宜选择 10～30 min为宜。

3)降温过程与速率:关于生物组织冷冻有速降与慢降两种。速降是从液态直接冷冻至玻璃样状态,使细胞内形成微小的冰结晶颗粒,对细胞损害比较轻;慢降是在细胞冷冻过程中逐步降温,细胞有一适应过程,若降温过快,胞内水来不及通过细胞膜渗出,胞内溶液过冷而结冰,被称为"胞内冰损伤";若降温过慢,由于胞外溶液中水分大量结冰,溶液浓度提高,胞内水分大量渗出,导致细胞的强烈收缩和细胞处于高浓度溶液中的时间过长,而造成细胞损伤,被称为"溶液损伤"。由于这两个因素的作用,必然存在某种最佳的冷却速率。为了寻找最佳的皮肤低温保存的降温过程和速率,国内、外许多学者进行了大量研究,目前研究的结论渐趋一致,认为采用"两步法"降温,即慢冻达到恒定的温度之后,进行速冻,效果较好。①平衡冻结保存:即通过寻求适合的最佳冷却速率,以避免慢速冻结可能引起的溶液损伤,以及快速冻结可能引起的"胞内冰损伤"。在冷冻保护剂的作用下,以较慢速度开始控制降温是可行的,细胞受冻损害较轻,然后以较快速度迅速降温。瑞金医院皮库将经过 4 ℃预处理的皮片置于−80 ℃低温冰箱中放置 6 h,然后放入液氮中保存。美国纽约消防医院的皮库将皮肤以-1 ℃/min 的速度降至-90 ℃,然后放入液氮中保存。②玻璃化保存:即使是在最佳冷却速率条件下,仍然不能避免细胞外结冰引起的电解质浓度过高和冰晶的机械损伤。20 世纪 80 年代发展起来并日益受到广泛重视的生物材料玻璃化低温保存,是使细胞及其保护剂溶液以足够快的速率降温,降至所谓玻璃化转变温度而被固化成完全的玻璃态(或非晶态)并以这种玻璃态在低温下长期保存。玻璃化是指液体转变为非晶态(玻璃态)的固化过程。它和常见的液体转变为晶体或部分结晶的固体的冻结过程不同,玻璃态固体分子之间的关系和液态没有明显变化,而一般的晶体分子之间的关系和液态相差甚远。由于在这一过程中,细胞内外完全避免了结晶,从而得以避免在通常的平衡冻结方法中,由于结冰可能引起的各种损伤,如细胞内外冰晶的机械损伤、溶液损伤、渗透压损伤等,因而是一种较理想的低温保存途径,事实上,在慢速降温平衡冻结的低温保存过程中,细胞成活的原因最终也可归之于实现了"部分玻璃化",即随着温度降低,细胞外溶液由于冰晶的析出,使剩余溶液及与之平衡的胞内溶液的浓度达到了玻璃态固化所需程度,从而避免了晶态固化。使溶液玻璃化有两条途径。一条是极大地提高冷却速率,如三零四医院以 216 ℃/min 的降温速率对皮肤进行快速降温。另一条是增加溶液浓度。经研究发现,当抗冻剂溶液(如甘油、DMSO 等)浓度为 40%~60%(W/W)时,较容易形成玻璃态,但在室温下,这样高的浓度会对细胞产生剧烈的损伤。临床效果表明,玻璃化储存的自体皮片在肉芽创面仍有较高的成活率,而慢降温法储存的自体皮则不能在肉芽创面上成活。将玻璃化储存的异体皮应用于 135 例次早期烧伤切痂或削痂的创面,成活率在 94%左右,并且皮肤转红快、水疱发生少。加拿大滑铁卢大学生理实验室保存皮肤时采用 5 100 ℃/min 降温和 5 400 ℃/min 复温,也取得了较好的效果。从理论上推算,使纯水玻璃化的降温速率应为 100 000 000 k/s,但现代科学技术尚无法达到这样快的降温速率。由于皮肤组织细胞内为水、电解质、蛋白质等组成的复合物,降温速率不需如纯水那样快。

4)复温过程与速率:复温与冷冻对细胞同等重要。为了保证皮片立即复温和在复温过程中整个皮片温度一致,在储存时不要将皮片卷起来,需平正放置。一个组织的薄片表面和中心间的温差可忽略,因此能断定在组织中央的温度改变几乎与表面温度的改变相一致,即将皮肤平正放置,在复温过程中,皮肤组织中心和表面可同时复温。反之,若将皮片卷起来,皮肤表面和中心间有较大温差,复温时中心区域复温不能像表面一样快,对储存皮肤的活力有损害。在复温过程中造成损伤的原因可能有多方面,如经冷冻后膜的渗透率变化,可能造成渗透率过大或过小,甚至完全没有渗透的能力;有的细胞渗透率未变,但却在复温过程中产生细胞溶解。严格地讲,正确的复温过程应是冷却过程的函数,应针对不同的冷却过程选择不同的复温过程。如冷却过程的速率较快,那么相应的复温速率也要快些,这样可获得较好的效果。

目前,普遍采用复温的方法是将皮肤由液氮中取出,直接放到温水溶液中进行快速复温,待皮肤完全软化后即可取出,复温时间不要超过 3 min。温水浴中的水量多些,水温略高能加快皮肤的复温速率,对提高存活率有利。水温以 42 ℃为宜,否则易使皮肤温度过高而受损伤。复温后立即应用,不要在室温中放置时间太长。

储存温度降低的确能延长皮肤保存的期限。但从实用的角度来说,-196 ℃已是足够了。如果只有-80 ℃的低温冰箱,用于细胞的短期保存也是可以的。英国的一些皮库就将皮肤用 15%甘油作为冷冻保护液保存在-80 ℃冰箱中,而美国组织库协会建议可将皮肤保存在-80 ℃冰箱中达 6 个月。但不要用-60 ℃以上的低温冰箱来低温保存活细胞,因为在这一低温区内,细胞内部可能存在的极微小冰晶,会产生再结晶,或形成大的冰晶,或使冰晶在形状、方位上产生变化,从而对细胞内部的结构,特别是对细胞膜产生损伤,使细胞死亡。

(三)皮肤活力的测定

皮片经过上述任何一种方法储存后,根据皮片的柔软度和弹性检查,很难鉴别皮片活力和质量,必须对储存皮肤进行皮肤活力的测定。目前检测方法很多,如用组织化学的方法对各种酶进行定性或定量测定实验,采用微型呼吸机测定细胞的氧耗、放射性核素标记法测定蛋白质或DNA 的合成,光学显微镜或电子显微镜观察组织形态与细胞超微结构的改变,以及复原移植或细胞培养观察皮片成活率及细胞生长形态等。目前常用的方法有以下几种。

1.台盼蓝染色法

活细胞能拒染进入细胞的染料而不能染色,死细胞则丧失这种拒染的能力,致使细胞被染成蓝色。检测时将要测定的皮片修薄,放入 0.25％胰蛋白酶无钙镁 Hanks 溶液(pH 7.20)中,在37 ℃水浴内消化 1 h,然后用小镊子将表皮层撕下,加入等渗盐水震荡后,制备成上皮细胞混悬液。取 0.1 mL 加入 0.1％台盼蓝溶液 0.4 mL 进行染色,然后取一滴放在载玻片上,在显微镜下观察 100 个上皮细胞。染有蓝色的为死细胞,不染色的为活细胞。

$$皮肤活力＝不染色细胞数/100 个细胞数×100\%$$

该项测定方法是一项传统的简易方法,较为粗糙,误差率可达 10％～20％。因此,瑞金医院皮库提出了一种目测活力等级估计值的辅助方法,并规定将显微镜内整个视野分为 4 级。

(1)3＋细胞形态完整、饱满,形状规则,有立体感,无或基本上无碎渣,视野背景清晰。

(2)2＋未破碎的细胞形态规则、饱满,有立体感,破碎的细胞碎渣已明显可辨,视物背景有模糊感。

(3)1＋大多数细胞的形态杂乱无章,形态完整的细胞较少,碎渣在视物中已占有较大比例,视物背景较为模糊。

(4)0＋细胞全部破碎,此时已无存活率可言。在计数时采用这种辅助方法,可将已破碎的细胞考虑在内,使活细胞的测出率与实际数值间误差缩小。

2.琥珀酸脱氢酶法

琥珀酸脱氢酶(SDH)是三羧酸循环中的一个酶,大部分存在于细胞的线粒体内,使琥珀酸脱去两个氢原子形成延胡索酸,脱下的氢交给受氢体,无色的单四唑盐接受了氢以后即生成红色的单甲。经乙二醇乙醚浸出后,应用分光光度计比色,波长为 490 nM。皮肤的活力以光密度(OD)/皮片重量(mg)表示。

$$新鲜皮肤 SDH 活力(X_1)＝OD/皮片重量(mg)$$
$$储存后皮肤 SDH 活力(X_2)＝OD/皮片重量(mg)$$
$$储存后皮肤 SDH 活性的百分率(\%)＝X1/X2×100\%$$

酶活性测定方法简便易行,能够在某个侧面反映细胞的代谢能力,但单项酶活性测定反映面较窄,有一定局限性。此外,影响酶活性结果的因素也有很多。

3.氧耗量测定法

活组织在代谢过程中耗氧,因此可根据皮片耗氧量评估皮片的活力。三零四医院研制的一套测定离体组织的多功能氧耗测量系统,可对新鲜的或冷冻的皮片和皮粒进行氧耗测定。该系统由氧电极、测氧装置、记录仪和超级恒温器 4 部分组成。测量组织薄片氧耗时,氧传感器插入组织测氧池,调节循环性温水浴至 37 ℃,于反应池内加 1 mL DMEN 组织培养液,平衡 30 min,使该液呈气饱和液,调节氧分压至 20.0 kPa(150 mmHg)。圆皮片(约 1.8 cm²)采用套皮法、1/4

圆皮片采用贴皮法测定氧耗量。套皮法即将在 37 ℃ DMEN 备用池内平衡后的圆皮片,用"O"形橡皮圈把它固定在组织放置筒上,筒内滴入液状石蜡一滴,并插入铜活塞,将此筒放入组织测氧池内,真皮面紧贴传感器头,连续测定 65 s 的氧耗量。贴皮法即先在组织放置筒上固定一层橡皮膜(按套皮法那样),测定时,将 1/4 圆皮片贴在膜上,按上法即可测定氧耗量。氧耗量计算公式如下。

$$\triangle PO_2(60 \text{ s}) = PO_2(5 \text{ s}) - PO_2(65 \text{ s})$$

式中,$\triangle PO_2(60 \text{ s})$ 为样品在 60 s 钟的氧分压下降值(kPa/60 s),$PO_2(60 \text{ s})$ 是连续测定 65 s 时总氧耗下降值。测量组织微粒时,氧传感器插入细胞测氧池内,池内放 D-MEN 组织培养液 1.5 mL,37 ℃ 循环水浴平衡 20 min,在磁力搅拌下使该液呈气饱和液。将剪碎的皮粒放入细胞测氧池内,保温 2 min,在磁力搅拌下连续测定 15 min,并计算氧耗量[kPa/(g·min)]。该项测定方法简便易行,能迅速为临床提供测定的结果。

4.细胞培养法

采用 Green 介绍的方法,对储存皮肤进行细胞培养,观察皮片成活率及细胞生长形态。剪取一块约 2 cm×2 cm 大小的储存皮肤置于 0.02%EDTA-0.25%胰蛋白酶的无钙镁的磷酸盐缓冲溶液(PBS)中,在 37℃ 孵育箱中消化 15 min 至 2 h。当表皮层与真皮层分开后,用尖头镊子将两者分离,并用吸管仔细吸取附着在真皮层上的基底细胞,将表皮和基底细胞置于锥形试管中,加入表皮细胞培养液以 600 G 速度离心 10 min,弃上清液,反复离心 3 次,然后将获得的表皮细胞用台盼蓝染色法进行活力测定,按 $2×10^6$ 的量接种于 75 cm² 的培养瓶中,并加入同数量的辐照 3 T 3 成纤维细胞作为滋养层共同培养,培养瓶放置在 5%CO_2 37℃ 孵育箱中,每周更换 3 次培养液,约 10 d 获得原代表皮膜片,对其进行细胞活力测定并观察细胞生长形态。

(四)无生机皮肤的保存

用物理或化学剂处理方法保存皮片,组织无生机,但其结构基本不变。这类皮片制作简便,容易保存和运输,类似人工皮,可用于创面覆盖。无生机皮肤的保存方法很多,如真空冷冻干燥法、戊二醛溶液保存法、冻干软化戊二醛法、甲醛溶液保存法、辐射灭菌保存法等,本节介绍 3 种比较常用的方法。

1.真空冷冻干燥法

真空冷冻干燥保存方法能减弱活的同种异体皮肤的强抗原性,但细胞被破坏,移植的真空冷冻干燥皮肤实际上是一层重新水化的胶原。真空冷冻干燥的皮肤虽然已经无生机,但移植到创面后,可起到保护创面、防止感染、保护自体皮片的作用。真空冷冻干燥保存最大的优点是能在室温中储存。将冷冻干燥的皮肤真空密封保存在塑料袋内,可以在室温中保存时间长达 5 年,而使用时只需将其在 40 ℃ 的生理盐水中浸泡 15~30 min 即可。由于表皮层被破坏,屏障功能受损害,水、电解质和蛋白质丧失多而细菌侵入的可能性增加。因此,应用面积应当限制,一般不超过体表面积的 30% 尚不至于有引起内环境紊乱的危险。

制作真空冷冻干燥皮时,先将制备好的皮片浸渍于含有抗生素的乳酸钠林格液中进行处理,可加入冷冻保护剂,也可不用冷冻保护剂。取出后将其置于消毒容器内,放入低温真空冻干机内,使温度达到 -80 ℃,真空度达到 $133×10^3$ Pa,皮肤水分脱去 95% 以上,然后将其密封于塑料袋内于常温下保存。如果没有低温真空冻干机,也可采用玻管,用干冰降温并抽去玻管中的空气,使皮片中水分脱去 95% 以上。

2.戊二醛溶液保存法

经戊二醛处理的组织、形态结构稳定,抗原性降低200倍,可使胶原结缔组织蛋白转变成不可溶性的交联结构,增强对蛋白质降解的抵抗力和抗原位点的遮盖作用。戊二醛溶液储存异体皮,方法简便、价格低廉,可长期保存。皮片与创面黏合时间长,有促进肉芽组织形成和防止其老化等作用,是一种良好的创面覆盖材料。戊二醛是一种强效灭菌剂,所以制备好的皮片无须消毒灭菌处理,直接浸入以pH 7.35的磷酸缓冲液配制成的0.25%戊二醛溶液中,经浸泡后的皮片再使其干燥放入塑料袋中保存。也可将皮片浸在溶液中直接保存。

用戊二醛溶液保存的皮片,虽然组织形态结构稳定,抗原性明显下降,但由于组织中蛋白质变成不可溶性物质,弹性差,质硬,随形性欠佳。为了克服这些缺点,改善皮片柔软度,可用蛋白酶预先处理皮片,使组织中蛋白溶解、游离,减少组织中蛋白质的含量,疏松组织后再用戊二醛溶液保存。经此处理后皮片与创面黏附的时间也有明显延长。

3.辐射灭菌保存法

辐射灭菌保存法有其独到的优点。国外从1970年开始临床应用辐射灭菌猪皮,我国各地目前使用较广。辐射灭菌猪皮在灭菌过程中自身也被灭活,但其组织结构、透水性、创面黏附力等重要指标无明显改变,灭菌效果非常可靠。辐射灭菌猪皮用于保留一定残存上皮的创面上,可以维持到猪皮下创面达到完全愈合,创面愈合后猪皮干枯呈半透明并脱落。将辐射灭菌猪皮用于浅Ⅱ度创面往往可达到上述同样的效果。用于深Ⅱ度创面时,猪皮潮湿,不能与创面紧贴,皮下积液、积脓等。通过反复更换猪皮或掺银离子提高猪皮抗感染能力,两个方面可得以改善。将辐射灭菌猪皮用于网状或邮票状植皮创面的保护,在其保护下,自体皮黏附生长良好,未愈创面色泽较佳,可再次受皮或重复使用时新生表皮匍行覆盖。

制备辐射猪皮时,将制备好的大张断层皮片用生理盐水洗净后,挤去水分,放入2%聚维酮碘溶液中[2%聚维酮碘,98%生理盐水(V/V)]浸泡30 min,取出后用生理盐水洗净,挤去水分,装在铝箔塑料袋内封口,以$3.5×10^4$ Cy的剂量辐射灭菌,然后储存于$-18\ ℃$低温冰箱内,有效期为18个月。

(五)组织工程皮肤的保存

组织工程是生物医学工程领域中一个快速发展的新方向,是应用生物学和工程学的原理和方法来发展具有生物活性的人工替代物,用以维持、恢复或提高人体组织的功能。组织工程皮肤的研究和应用尤其受到重视。由活细胞和生物相容性材料制成的组织工程皮肤是第一种获得美国食品和药品管理局(FDA)批准的组织工程产品。尽管组织工程皮肤形式多种多样,但它们的构成大致包括3个部分:培养的实质细胞、组织衍生物与合成的聚合物。其代表产品有Dermagraft-TC,Dermagraft和Apligraf等。Dermagraft-TC是一种暂时覆盖的合成类人工真皮,内层由尼龙丝构成支架材料,表面采用硅胶膜,异体的成纤维细胞种植在尼龙网孔内,它们多由增殖力强的新生儿包皮培养所得。网架内的成纤维细胞在支架内繁殖,分泌胶原、氨基多糖、生长因子等基质成分并埋于基质中。这种真皮替代品可储存在$-70\ ℃$低温下长期保存,应用时在37 ℃迅速复温。它的效果等同或超过异体冷冻皮,且不具有免疫排斥反应。Dermagraft也是一种合成类真皮,与Dermagraft-7C使用尼龙作为支架不同的是,它是使用可降解的材料作为真皮支架,其成分为聚羟基乙酸的聚合物。将异体第4~8代成纤维细胞种在网架内,移植后支架成分逐渐被水解,种植的成纤维细胞则产生新的真皮基质。这种组织工程真皮制成后置于$-70\ ℃$保存,复苏后有50%以上的成纤维细胞成活。Apligraf是具有真正意义的组织工程皮肤。

其胶原蛋白胶由牛肌腱胶原提取,内含有人新生儿包皮纯化培养的成纤维细胞,表面种植上皮细胞,类似皮肤的双层结构。Apligaf 无论从形态、生物化学以及代谢方面均类似人类皮肤。因其缺乏朗格汉斯细胞,不会引起受体的免疫排斥反应。创面移植后,两种细胞继续增殖,成纤维细胞对蛋白胶基质进行改建,上皮细胞逐渐生长分化,形成多层分布的表皮层,使创面获得功能与结构类似正常皮肤的良好愈合。Apligraf 制备后可置于高含量的混合防冻液中快速冷冻,保存在液氮中,应用时置于 37 ℃水中快速复温。临床应用显示具有良好的活力和形态。

（邢　娟）

第二节　烧伤后的全身反应

一、烧伤后电解质紊乱

导致烧伤后水、电解质和酸碱失衡的原因甚多。早期主要是由于烧伤破坏了皮肤屏障,大量体液与电解质自血管内渗出,从创面丢失和淤滞在组织间隙所致。激素分泌失常及有些外用药可从创面吸入体内,也影响电解质和酸碱平衡,脓毒症及一些肾毒性抗生素的应用,也可加剧其紊乱。再者,补液不当及静脉、肠道营养支持失宜,均可促使水、盐和酸碱代谢失衡。

（一）脱水

1.概述

长期以来,学术界把烧伤的早期称为休克期。其发生机制尽管复杂,但实质问题是体液丢失,存在脱水的问题。可见脱水参与了伤后早期的病理生理改变。以烧伤的病理生理为基础,可以把烧伤后出现的脱水分为 3 种类型,即等渗性脱水、低渗性脱水和高渗性脱水。病因如下。

（1）创面失水:创面失水主要发生在烧伤早期,一直延续至创面愈合为止。烧伤后除了自血管渗出而丢失或禁锢大量体液于周围组织外,尚有大量水分自创面蒸发,水分蒸发量与烧伤面积及深度成正比。深度烧伤在 2 周左右痂皮溶解时,蒸发水分又增加,至肉芽形成时蒸发量减少,若肉芽暴露不予覆盖,则蒸发水分又增加。

（2）组织间隙水潴留:烧伤早期,由于毛细血管通透性增高,大量体液渗出血管外而滞留于烧伤及其周围组织内。

2.入院评估

（1）病史询问要点。

1）受伤时间、既往有无相关病史,如内分泌异常病史,以前的基础血压。

2）有无口渴感,尿量如何,是否有恶心、呕吐、呕吐量。

3）神智情况。

4）院外补液情况,如补液开始时间,静脉通道建立情况,补液的质和量,补液速度及是否使用利尿剂等。

5）是否有复合伤。

（2）体格检查要点。

1）神智、脉搏、血压。

2)皮肤弹性、颜色。

3)体重变化。

(3)化验检查:血浆渗透压、尿比重、E4A、血常规、肾功能。

3.病情分析

(1)诊断。

1)皮肤松弛干燥,表浅静脉萎陷,体位性虚脱、口渴、恶心、呕吐、尿少、体重减轻。

2)失代偿时,全身皮肤可见花斑、发绀、脉搏快弱、血压低、无尿、烦躁不安或对外界刺激反应差,进而出现意识不清、昏迷。

3)实验室检查:血钠浓度和血浆渗透压因等渗、低渗和高渗性脱水而显示正常、降低和增高;血红蛋白和血细胞比容升高;血尿素氮和肌酐增高。

(2)临床类型。

1)等渗性脱水:烧伤局部水肿和创面渗出,为伤后体液丢失的基本形式。早期胃肠道功能紊乱,如急性胃扩张,食物在胃肠道内发生潴留或引起呕吐,甚至因胃肠功能紊乱引起腹泻等,都会使细胞外液丢失增多,导致脱水。烧伤早期丢失的细胞外液是等渗性的,因而被看做为等渗性脱水。其结果是细胞外液的减少,引起血浆容量的不足。由于没有渗透压的变化,细胞内液基本上不受影响。待血浆容量减少超越血循环代偿功能时,血流动力学才有明显的改变,临床上会出现低血容量性休克,有效微循环灌流不足和细胞代谢障碍。在烧伤的后续病程中,仍会因烧伤的本身和伴随着的病情变化而发生脱水。以上所述的各种有关因素依然存在,但创面体液丢失的量不如早期多。如烧伤创面和有关组织器官发生感染,会有炎症性渗出。胃肠道在病程中期和后期的变化,除上述提到的有关因素外,还可能因并发肠系膜上动脉综合征致呕吐而有大量等渗体液丢失。另外,等渗性脱水与采用胃肠吸引减压等治疗措施有关。

2)高渗性脱水:烧伤后早期所呈现的等渗性脱水并非一成不变。若由于各种原因造成治疗不及时,又未能提供饮水,创面水分大量蒸发丢失,造成显著的不显性失水,体液自然会因浓缩而趋于高渗:即在等渗性脱水的基础上,逐渐发展成为高渗性脱水。若在临床治疗中采用高张溶液复苏致钠盐以高渗浓缩状态补充,或为适应全身代谢和局部创面处理的需要,使用热吹风机、远红外线和睡卧气垫床等,或并发呼吸道烧伤、行气管切开术后,使不显性失水明显增多,在临床上更易呈现高渗性脱水。体液高渗首先发生在细胞外液,而造成细胞外液与细胞内液间的渗透压差,促使细胞内液的水分向细胞外液转移。由此可见,高渗性脱水的细胞外液容量减低是在细胞内液的水分经渗透而起缓冲的过程中发展的,引起的细胞外液容量变化要比等渗性脱水发生得迟且慢。因此,高渗性脱水所致休克的发生和发展速度和程度都会比等渗性脱水所引起的休克来得迟,也要相对缓和,其临床表现也要轻。

3)低渗性脱水:烧伤后,不论复苏补液治疗是否及时,若无节制地给予大量饮水或盲目地静脉输入较多的等渗葡萄糖溶液,会使细胞外液因水分过多而被稀释,从而使细胞外液从等渗转变为低渗,使未能被及时纠正的等渗性脱水变为低渗性脱水;细胞外液的低渗,使其与细胞内液之间产生渗透压差,细胞外液中的水分向细胞内液转移,细胞外液的容量会因水分向细胞内液丢失而减少。因此,低渗性脱水的细胞外液的病理生理变化要比等渗性脱水的变化发展得更快,而且其细胞外液的容量将会减少得更快。因此,烧伤早期因低渗性脱水造成的休克会比因等渗性脱水的休克来得更快,而且休克的程度也更严重。

4.治疗计划

(1)治疗原则:对已丢失的水和盐要予以补充,给予每天基础量。预补即将丢失量,辨明和调整酸碱紊乱。在短期脱水的治疗中,不必补充钙、镁和磷酸盐。

烧伤早期休克是由于脱水而形成的低容量性休克;烧伤早期复苏补液是针对脱水所采取的替代治疗。应当指出的是,烧伤补液公式指导下的早期复苏补液治疗是防治脱水引起的休克,但对于延迟复苏已发生休克的患者就不能盲目照搬公式,而应该积极大量快速补液,尽快纠正休克。

(2)治疗方法:按照此症状、体征和实验检测结果判断和把握脱水性质并予以治疗。

1)等渗性脱水:根据体重变化补。

体重的变化是一项主要的指标。以此可以掌握脱水治疗的力度。实测体重比估计体重要更为可靠。临床上应注意,禁食、靠静脉补液的患者,体重会有所下降。体重下降幅度每天约0.5 kg。有明显分解代谢者,体重下降幅度会略有增加。当呈现更大幅度的体重下降时,必须考虑到脱水的问题。

等渗性脱水引起体重下降 1 kg,可补给 1 kg 等渗电解质溶液。临床上采用的液体是等渗平衡盐溶液,不宜用生理盐水,因生理盐水含氯过多,大量输用易致高氯性酸中毒。

2)高渗性脱水:根据血清钠的变化补。

高渗性脱水应补给水分,可输用等渗葡萄糖溶液,所应补给的量除参照临床表现,特别是体重变化以外,可以用血清钠的变化来计算。即通过血清钠来计算实际体液量,再进一步计算出应补给的水分。

实际体液量(mL)=正常体液量(mL)×正常血清钠(mmol/人)/测定血清钠(mmol/L)

应补水量(mL)=正常体液量(mL)-实际体液量(mL)

3)低渗性脱水:属轻度和中度的脱水,可以补给等渗平衡盐溶液。而重度者,可以先补给高渗盐水,即将失钠量的 1/3 用 3%~5%氯化钠液补给,其余可用等渗平衡盐溶液。

补液量除根据临床表现,特别是体重变化以外,也可以用血清钠来计算。

应补给钠量(mmol)=[正常血清钠(mmol/L)-测定血清钠(mmol/L)]×体重×0.6(kg)。

应补给所用电解质溶液量(L)=应补给钠量(mmol/L)/所用电解质溶液含钠量(mmol/L)。

以上补给量的计算方法为起步治疗计划量的估算,在治疗中应经常检测作为计算的有关指标,对补给计划应根据实际情况不断予以必要的调整。

5.病程观察

补液过程中应检测血压、脉搏、尿量、皮肤弹性、神智、生化检查等。

6.临床经验

烧伤后脱水主要发生在烧伤早期,值得注意的是,在严重烧伤的早期,可以只在补液公式的指导下进行补液。对已经发生休克者,原则上应予以抗休克的治疗,进行大力复苏补液。在观察中,上述有关脱水治疗的估算和休克的临床征象都很重要。烧伤早期体液丢失的补充治疗已有早期复苏补液公式作指导,以防治可能发生的休克。但应强调的是,由于补液公式的变量只限于Ⅱ度和Ⅲ度烧伤创面的面积,难以达到满足个体化的要求。临床机械地搬用公式复苏,很难获得满意的疗效。鉴于烧伤水疱液反映的电解质含量与血浆一样,而其血浆蛋白含量仅有血浆的一半,可以认为烧伤引起的体液丢失是由脱水和血浆丢失组成的。烧伤早期休克是体液丢失发展的结果。补液公式仅能起到防治脱水和血浆丢失的基本作用,对于具体患者,既不能反映其实际要求,又不能有助于解决问题,为此需有一个修正和补充方法以弥补其不足。现仅提出临床经验性修正补充方法,供参考。

所谓修正补充方法是使临床医师能较为全面地进行思考,而不致遗漏影响补液治疗的重要病情。其意义在于增加补液公式未能包括进去的变量,使经过修正补充的补液计划能较多地适应患者的需要。也就是说,尽可能地做到个体化。这种方法是根据临床经验设置的,可以启发临床思维,结合具体患者的实际情况,如考虑致伤原因、地点、条件、时间、伤情特点、现场急救、后送处理和病情发展经过进行临床分析,此外,还应包括患者对治疗的反应及与患者自身情况有关的某些因素等。任何试图以具体的数字来代替有关变量因素都不符合个体化要求。医生应对以上因素逐项考虑,适应各种需要,来补充胶体溶液、电解质溶液和水分,从而使公式的不足得到修正和补充,使补液治疗更能符合临床需要使烧伤早期复苏补液的疗效有所提高。烧伤休克防治的意义关系到烧伤全程的治疗进程和救治效果。对如何掌握烧伤早期补液,Carvajal HF(1994 年)在论述儿童烧伤复苏补液时提出,尽管补液后血容量可以得到充分的补充,但仍有少尿,这是因为除了体液平衡问题之外,还有应激中抗利尿激素所发挥的作用。为此,应提醒注意,不得一味追随尿量,以防过多补液。Puffinbarger NK 等提出儿童复苏补液按公式预计的第一个 24 h 量在伤后 4 h 内补给,效果比在 8 h 内补给要好,认为快速补液小儿能够耐受。这表明传统的补液方法正在经受冲击,但却反映学术界的重视和谋求有益探索的动态。临床参照务必慎重。

(二)水过多

1.概述

(1)水中毒(单纯水过多)。

1)病因:机体在神经内分泌功能和肾功能都正常的情况下,有能力处理摄入过多的水,即经肾排出体内多余的水。在烧伤后,由于体液丢失过多,心血管功能不全,发生休克,肾上腺皮质功能不全,抗利尿激素分泌过多,特别在有急性肾衰竭少尿或无尿时,大量无节制地饮水和/或静脉补给大量的等渗葡萄糖溶液等,就容易发生水潴留,为水中毒提供条件。

2)病理生理:体内水过多,使细胞外液增多,稀释,渗透压降低。水因渗透梯度而进入细胞内,使细胞内液也随之扩大。细胞内和细胞外都可发生水肿,最后可因并发肺水肿和脑水肿而死亡。

(2)输液过多综合征(水和钠过多)。

1)病因:一般见于应激情况,特别伴有心、肝、肾功能障碍的患者,输入过多的盐水,滞留于体内。

2)病理生理:严重烧伤后的早期,由于血管通透性增加,大量体液渗出,在复苏补液治疗中常需输入大量的含钠溶液。进入体内的水和钠随体液渗出,除有少部分渗出体表外,大部分进入并潴留在组织间,不能及时被排除,形成烧伤局部和远隔部位的水肿,构成异常扩大的第三间隙。延迟复苏采用大量液体进行冲击输液时更易发生这种变化。待这部分体液回吸收时,特别是在有肾功能损害、排尿受到影响的患者,血管末梢内过多的循环血容量将会超越心脏的负荷能力,甚至可引起急性心力衰竭,导致肺水肿和脑水肿。

(3)抗利尿激素分泌失调综合征(SIADH)。

1)病因:本综合征可以有很多原因,如肺燕麦细胞瘤、十二指肠腺瘤、胰腺腺瘤、淋巴肉溜、细菌性和病毒性肺炎、正压呼吸、肺脓肿、肺结核菌空洞形成、慢性胸部感染等胸内原因,糖皮质激素缺乏、黏液性水肿等内分泌变化,吗啡、巴比妥酸盐等药品的不良反应,以及各种原因引起的应激和特发性原因。烧伤后,并发本征的原因主要为烧伤本身、麻醉、手术和治疗等强烈刺激所引起的应激,以及烧伤病程中并发或伴有的上述有关的情况。

2)病理生理:这是由于垂体及其异位组织无节制地释放抗利尿激素,同时摄水又未受限制,致使水潴留,造成体液容量扩张和稀释。为使有效动脉容量恢复正常,肾行使其排水和排钠的功能。同时由于醛固酮的暂时减少和第三因子的作用,使肾减少对钠的回吸收。然而,抗利尿激素还在继续发挥作用,使水不能较多排出。临床上出现低血钠。久而久之,尿的含钠量也减少,尿渗透压随之降低。最后,这一变化逐渐发展,在调整中使之达到临床上的平衡,即每天排出的尿液量、钠量与摄入的水量、钠量在动态中处于平衡状态。

2.入院评估

(1)病史询问要点:伤后静脉补液及口服进液情况,如补液量,是高渗液还是等渗液,烧伤面积及时间,既往有无心、肝、肾功能障碍及内分泌病史。

(2)体格检查:皮肤弹性,血压,脉搏,神智,组织水肿情况。

(3)门诊资料:尿比重、E4A、血常规、肾功能。

3.病情分析

(1)诊断:①过量摄入液体病史。②体查组织肿胀,血压升高,周围静脉充盈明显,并可有颈外静脉怒张,中心静脉压高。③生化检查血细胞比容和血红蛋白降低,血清钠可以正常或降低,尿的含钠量减少,尿渗透压降低。

(2)疾病分型:主要分三型——水中毒(单纯水过多)、输液过多综合征(水和钠过多)、抗利尿激素分泌失调综合征(SIADH)。

4.治疗计划

治疗轻度水中毒仅需限制饮水和输注葡萄糖溶液,同时可以给予溶质性利尿剂,以利于水的排出。但临床上往往因意识不到,未能观察到这一并发症的早期病情,而不易得到及早诊断和及时治疗。如属重症,除限制给水和使用溶质性利尿剂外,应根据全身情况进行治疗。如出现肺水肿,行气管插管,必要时尚应行人工通气。为纠正体液低渗,可输入高渗盐水,即 $3\% \sim 5\%$ 氯化钠液。高渗盐水应从静脉缓慢输入,成人氯化钠用量每天不得超过 $20\ g$,儿童则应酌情减量。值得强调的是,应用高渗盐水的目的是尽快缓解脑水肿,进而解除肺水肿,而不是追求迅速纠正低血钠。若操之过急,过快地提高体液的渗透压,可使脑细胞在不易察觉的情况下从水肿转变成脱水。应用肾上腺糖皮质激素可有助于改善脑水肿和肺水肿。并发少尿型急性肾衰竭者,应给予透析治疗。

5.病程观察

注意尿量,生命体征。

6.临床经验

对于抗利尿激素分泌失调综合征的治疗针对低血钠,给予补钠治疗,但却不能奏效。由于并无特殊的临床表现,一般也无须给予特殊的治疗。由于属自制性或自限性的临床疾病或并发症,在弄清楚有关问题的性质以后,可以维持一般的治疗,无须做更进一步的治疗。待基础疾病得到治疗以后,能自行缓解和恢复。

(三)非酮症性高渗性高血糖性昏迷

1.概述

非酮症性高渗性高血糖性昏迷是由于代谢异常而引起体液渗透性的改变和伴有水、电解质变化的临床症候群。在烧伤患者,常为烧伤本身和并发感染等应激所诱发的代谢紊乱所致。多发生在高代谢阶段,特别容易发生在革兰氏阴性杆菌引起的全身性侵袭性感染。昏迷不能进食的患者常加上胃肠进水不够,更易发生。

病理生理:在烧伤和感染的应激中,糖代谢异常,导致高血糖症。进而因高血糖引起的渗透性利尿,使水大量丢失,而使血清钠增高。高血糖和高血钠使体液更趋向高渗,渗透性利尿就更为严重。久而久之,由于钠和钾不断在利尿时随尿排出,血钠转而降低,血钾也伴随下降。渗透性利尿时,大量水的排出会使细胞脱水,重症者可影响意识状态,甚至出现昏迷,进而造成死亡。在高代谢过程中,蛋白质分解明显,尿素增多。由于尿素容易通过细胞膜在半透膜的两边达到平衡,因而尿素的改变不会加重因脱水而发生的临床变化。

2.入院评估

(1)病史询问:是否有高热等感染情况,是否有不能进食、进饮而存在补液不足、尿量情况,既往是否有糖尿病史。

(2)门诊资料分析:血常规是否提示严重感染,E4A 中血钠和血钾情况。

(3)需要继续检查项目:血糖,尿常规。

3.病情分析

(1)诊断:①临床表现为多尿、意识障碍,甚至昏迷。②实验检测显示血糖增高,血钠和血钾均有不同程度降低。虽有高血糖,但却无酮体。

(2)鉴别诊断:年龄大者应与脑血管意外鉴别。脑血管意外常用药物多对本病有害,例如甘露醇、高渗糖、皮质固醇等均加重高渗状态;苯妥英钠不能制止高渗状态所致的抽搐和癫痫发作,而且能抑制胰岛素分泌,使高血糖进一步恶化。所以,鉴别诊断很重要。

4.治疗计划

高血糖症可用胰岛素治疗。由于存在耐胰岛素的问题,需用较大剂量的胰岛素,水和钠都应予以补充。但病情变化多不容易控制,临床上常在全身性侵袭性感染治疗有效时才能全面控制。

5.病程观察

注意观察神志变化、出入水量、尿量、监测血糖、E4A。

6.临床经验

当血糖较高时,一方面由于耐胰岛素而要大剂量使用胰岛素,才能使血糖降低;另一方面又要防止血糖下降过快。如血糖快速下降,会使血浆渗透压也随之较快下降,其后果是血浆渗透压由高转低,会使脑细胞由体液高渗时的脱水转为体液低渗时的水肿,中枢神经异常的体征未好转就又有所加重,临床上会误认为治疗不力,产生错误的导向,为此,临床上多主张胰岛素的治疗力度不得过大,以防血糖骤然下降到 15 mmol/L 以下,以策安全。

另一个值得注意的是,在血清钾已降低的情况下使用大剂量的胰岛素,会在促进糖原的合成时结合、利用钾,使血清钾进一步降低。为此提出,在大剂量使用胰岛素时必须重视钾的补充。若不注意补钾或补钾不力,将会发生致死性的低血钾,后果将非常严重。

加强口服补液,可根据具体情况进食多量白开水或补液盐水,不能进食者争取置入胃管,在胃肠道自身的调节下治疗更易掌握。

(四)钾代谢紊乱

1.低钾血症

(1)概述:血清钾正常值为 3.5～5.5 mmol/L,低于 3.5 mmol/L 表示有低钾血症。烧伤后低钾血症较常见,主要由以下原因引起。

1)摄入减少:由于休克、严重感染等常伴有消化道功能紊乱、食欲缺失、消化道黏膜水肿、糜烂或溃疡,影响消化吸收功能,以致含钾饮食摄入不足。

2)丢失增多:①从尿液丢失。烧伤后组织坏死,大量钾离子自细胞内释出后从小便排出,有时每天可达 200 mmol。烧伤早期应激反应、严重感染、频繁的切痂植皮术等,肾上腺皮质功能亢进持续时间长;有的病例常使用利尿剂、肾上腺皮质激素等,也促使尿液丢钾;创面涂敷甲磺米隆量大时,可引起多尿而使尿钾丢失增加。②从创面丢失。烧伤创面渗出液中含钾量与血清钾相似,烧伤早期,大量渗出或焦痂自溶脱落渗出增多时,丢失钾也增多;局部使用磺胺嘧啶银时,也使通过焦痂失钾增加。

3)需要增加:烧伤伤员进入合成代谢期,合成糖原、蛋白质均需要大量钾,如摄入不够,易发生低钾血症。

4)异常转移:如输注葡萄糖、碱性药物过多、过快。钾离子从细胞外转入细胞内。

(2)入院评估。

1)病史询问:补液、进食情况,是否存在钾摄入减少及异常转移,利尿、创面用药情况,是否存在钾丢失增多,是否存在全身无力,是否有食欲缺失、恶心呕吐、腹胀或肠麻痹等。

2)体格检查:肌张力、腱反射、血压、心律。

3)门诊资料分析:血钾。

4)需要继续检查项目:心电图。

(3)病情分析:①有摄入减少、丢失增多等病史。②全身无力,是否有食欲缺失、恶心呕吐、腹胀或肠麻痹等。③血钾低、心电图表现:T 波降低、变宽、双向或倒置,或出现明显 U 波。

(4)治疗计划:关键在于预防,尽可能消除上述各种原因,及早恢复正常饮食和消灭创面是防治低钾血症的根本措施。大面积烧伤创面未基本愈合前,应每天常规补充钾离子 80～120 mmol,如有额外丧失,还应酌情增补。

(5)病程观察:注意监测血钾,观察临床症状改善情况。

(6)临床经验。

1)正常血清钾为 3.5～5.5 mmol/L,低于此范围的即可称之低钾血症。但由于受其他许多因素的影响,临床症状的严重性并不与血清钾降低的程度完全成正比;血清钾的水平也不完全代表缺钾的严重程度。心电图的主要改变为 ST 段下降,T 波低平、倒置或双相、或出现明显 U 波,但这些也不是低钾血症的特有表现,同时也不与缺钾的程度相平行。因此必须结合病史与临床进行全面分析,以避免片面性。

2)在一般伤患者,如果缺钾的时间较长,则尿中钾离子量也可降低至 10～20 mmol/24 h 以下或更低,因此可作为辅助诊断方法之一。但是在烧伤患者,特别是焦痂自溶、严重感染或败血症时,由于组织破坏,大量钾离子逸出后从肾脏排出,则 24 h 尿钾量不仅不低,相反甚高。因此不能由于尿钾量水平不低,误认为全身不缺钾。相反,如果小便大量排钾则应提示有缺钾的可能。

2.高钾血症

(1)概述:血清钾高于 5.5 mmol/L 即称高钾血症,主要病因如下。①医源性,即补钾不当,速度过快或患者少尿时补钾。②大量 K^+ 从细胞内释放,如大量组织损伤(肌肉坏死、血肿等)、中毒、溶血等。③钾排出障碍,在烧伤,常见的是急性少尿型肾衰竭。

（2）入院评估。

1）病史询问：补钾情况、是否有组织损伤、中毒、溶血等，尿量如何。

2）体格检查：心率、心律、皮肤色泽、神志。

3）门诊资料分析：血钾

4）需要继续检查项目：心电图。

（3）病情分析：诊断要点如下。

1）抑制心肌收缩：可出现心搏缓慢、心律不齐，严重时心室颤动、心脏停搏于舒张状态。高血钾心电图的特征是 T 波高尖、P 波消失、QRS 段增宽、心室颤动、心脏骤停。

2）神经肌肉症状：四肢及口周感觉异常（麻木）苍白、寒冷、全身无力、肌肉麻痹、反射减弱或消失等。

3）实验室检查：血清钾超过 0.5 mmol/L。

（4）治疗计划：高钾血症的治疗应以预防为主。

1）预防：①首先要消除、控制诱发高钾血症的原因和积极治疗原发病。如静脉补钾时速度要均匀，切勿太快；休克时注意保护肾脏等。②肾功能有障碍时尤应注意控制感染，给予足够热量以减少蛋白分解而释出钾；在无尿、少尿时，应严格限制钾的摄入量。③及时纠正酸中毒，尤其是有发生高钾血症倾向的患者。

2）治疗：除立即停止补钾外，治疗目的主要有二：一是保护心脏的急救措施，对抗钾的毒性作用，促使钾向细胞外转移；二是排除体内过多的钾。

急救：①立即静注钙剂（10％葡萄糖酸钙或 10％氯化钙）10～20 mL，必要时可重复使用。钙与钾有拮抗作用，能缓解 K^+ 对心肌的毒性作用。近期使用毛地黄患者则忌用钙剂。②高渗碱性钠盐（5％碳酸氢钠）的应用：立即静脉注射 5％碳酸氢钠 100 mL，必要时可重复注射或滴注。③25％～50％葡萄糖 100～200 mL 加胰岛素（4 g 糖加 1 U 胰岛素）作静脉滴注，目的是当葡萄糖合成糖原时，将 K^+ 转入细胞内。④注射阿托品，对心脏传导阻滞有一定作用。

排钾：①如无肾功能障碍，则以补充血容量、纠正水与电解质紊乱及酸中毒、使用肾上腺盐皮质激素、利尿剂等，促使肾脏排钾。②已有肾衰竭者，则可用阳离子交换树脂，口服或灌肠，透析疗法以除去血浆中过多的钾。简单的透析方法为洗胃和结肠灌洗，但效果不肯定。最好是用血液透析，其次是腹膜透析。此条着重于治疗原则和治疗方案。

（5）病程观察：尿量、血钾、心电监护。

（6）临床经验：预防为主，补钾应以口服为主。

（五）钠代谢紊乱

烧伤后，早期渗出和休克，创面丢失，并发症的影响，营养和代谢的改变，以及药物和液体治疗，都会直接或间接地影响钠的代谢。钠的紊乱可以表现为血清钠（正常值 136～145 mmol/L）的降低或升高。

1.低钠血症

（1）概述：血清钠低于 135 mmol/L。原因主要为以下几方面。

1）丢失过多：伤后早期，渗出和经创的渗液均为含钠量较高的细胞外液。呕吐、腹泻和胃肠吸引、大汗等均会丢弃钠。

2）补充不足：休克期采用低张盐溶液复苏，体液丢失量仅以低张盐溶液或葡萄糖水补充；口渴时听任大量饮水等。

3)抗利尿激素分泌不适当综合征(SIADH)。

(2)入院评估。

1)病史询问:烧伤后是否有大量饮水等,详细补液情况,既往病史,是否有呕吐、腹泻和胃肠吸引病史。

2)体格检查:神志、心率、皮肤弹性、组织水肿情况,烧伤面积。

3)门诊资料分析:E4A。

4)需要继续检查项目:血浆蛋白、血细胞压积、尿钠、尿比重。

(3)病情分析。

1)诊断:①临床上表现心率增快、直立性低血压、少尿等。肌力减弱、腹痛、肌肉痉挛、惊厥。神志改变,意识不清,昏迷。如有心力衰竭、肝硬化和肾上腺皮质功能不全等,可出现水肿。②实验室检查:血清钠低于 135 mmol/L、血浆蛋白升高、血细胞比容增高。尿钠低、尿比重可低于 1.010。

2)疾病分型。①轻度缺钠:血清钠介于 135～130 mmol/L,每千克体重缺钠 0.5 g。②中度缺钠:血清钠介于 120～130 mmol/L,每千克体重缺钠 0.5～0.75 g。③重度缺钠:血清钠小于 120 mmol/L,每千克体重缺钠 0.75～1.25 g。

(4)治疗计划:应停止或减少摄水,给予等渗的平衡盐溶液,使用溶质性利尿剂。

重症者,必要时用 3%～5%氯化钠液,成人氯化钠摄入每天不得超过 20 g。目的是改善血浆晶体渗透压,进而缓解脑水肿,而不是立即纠正低血钠。Cohen BJ 等(1991 年)提出,迅速纠正低血钠会引起神经系统的疾病,发生中央脑桥脱髓鞘症,表现为瘫痪。有痉挛者,可对症用巴比妥类或地西泮(安定)等药物。

(5)病程观察:E4A,尿量。

(6)临床经验:低钠血症可伴随水过多,也可缺水,应酌情补液。

2.高钠血症

(1)概述:血清钠高于 150 mmol/L,病因主要为以下几方面。

1)补充蒸发水不足:大面积烧伤通过焦痂丧失水分可高达每天 4～6 L,如再有高热、气管切开、热风吹创面、气流悬浮床等,水分丧失量更大。若水分补充不及时,极易引起高渗性脱水,出现高钠血症。

2)渗透性利尿:多见于烧伤后出现应激性血糖增高,输注高渗葡萄糖过多以及摄入高糖、高氮饮食而未予补充相应水分。

3)输钠过多:烧伤复苏时输入大量钠盐,包括氯化钠、碳酸氢钠或乳酸钠,由于醛固酮及肾上腺皮质激素的增加而排钠减少,易致高钠血症。因此,休克期后应适当控制输钠。

4)细胞内高渗:烧伤早期细胞间隙内潴留水和钠,休克期后若肾功能正常,则将其逐渐排出体外。但若缺氧及再灌注损害严重,细胞内大分子蛋白质分解成多个小分子有机代谢产物,使细胞内渗透压增高,则细胞外液也相应维持高渗状态,使钠离子保留而发生高钠血症。此外,其他危重情况如严重脓毒症等,也可能由于细胞内物质的分解而造成高渗状态,以致形成血钠增高。再者,以上提到的脓毒症脱水、脓毒症肾综合征、尿崩症样综合征等均可引起高钠血症。

(2)入院评估。

1)病史询问:补液利尿情况,创面处理方法,有无肾病史。

2)体格检查:神志、皮肤弹性。

3)门诊资料分析:血常规可有血液浓缩表现,E4A 显示高钠。

4）需要继续检查项目：尿常规、比重，血糖和血尿素氮。

（3）病情分析。

1）临床表现：可有烦躁、少尿、尿色加深、皮肤干燥等水分不足的表现。重症者还会有躁动、恍惚、嗜睡、谵妄和昏迷等中枢神经异常的症状，是脑细胞脱水的表现。

2）实验检测：血钠超过 150 mmol/L，血浆晶体渗透压高于 300 mmol/L，尿渗透压也会有所升高。血糖和血尿素氮也可以升高。在反映血液浓缩的指标中，血细胞比容不如血红蛋白敏感。

（4）治疗计划：停止补钠，口服或鼻饲白开水同时静脉输入 5％葡萄糖溶液，注意输入速度不得过快，以防迅速扩大血容量和体液迅速转为低渗，使脑细胞由脱水转为水肿。早期应避免或减轻缺氧性损害，复苏后应控制输钠，注意补充水分，调节糖及胰岛素的用量，调整摄入的糖、蛋白、氨基酸及水分的比例，以及尽早清除病灶、控制感染等。除针对原发病情处理外，对于轻度病员，停止钠盐输入后，多可自行调整，有缺水者，应同时给水。对于全身钠过多所致重度高钠血症病员，除停止钠盐输入外，在补水的同时，可合用襻利尿剂，促使排钠，但应注意把握利尿的程度，保证及时补水，不得出现入不敷出的情况。同时应注意避免引起循环负荷超载及加重细胞内脱水，并须注意补钾及适量给水。对于未控制糖尿所引起溶质性利尿而形成的高钠血症，除予以补充水及钾等电解质外，主要应调整胰岛素用量以控制糖尿。

（5）病程观察：注意观察尿量、皮肤弹性、神志、脉搏、中心静脉压、尿比重、血钠。

（6）临床经验：高钠血症与全身钠过多不完全一致，高钠血症时全身钠不一定过多，水也不一定少。钠潴留时常伴有水潴留，故血清钠可以正常或甚至降低。这在诊断高钠血症时必须注意。使用渗透性利尿剂不当或过多，均可造成高血钠。这类患者由于尿量不少，甚至增多，易误认为水分补充已够。

二、烧伤后酸碱平衡紊乱

酸碱平衡是机体内环境稳定的重要组成部分。正常血 pH 是各种生化反应正常进行的基本条件，正常的生化反应又是维护正常血 pH 的保证。伤病情况的病情变化，会影响生化反应的正常进行和血 pH 稳定，甚至会发生酸碱紊乱。有关治疗会对血 pH 产生明显影响。伤病和治疗引起的血 pH 变化会削弱机体的免疫功能和康复能力，还会失去某些药物发挥疗效的 pH 条件。血 pH 变化超越生理调节能力，可以构成功能紊乱，甚至需要治疗。酸碱紊乱的治疗应建筑在调整的基础上。以下分列有关酸碱紊乱。

（一）代谢性酸中毒

1.病因

烧伤本身或伴随情况引发的以下原因。

（1）摄入或代谢产生氢离子过多：进食酸性食物或输入酸性药物，如盐酸、乳酸等过多；代谢产生过多的酸性物质，如乳酸、酮酸等。

（2）氢离子排出减少：肾功能不全，特别是肾衰竭，或药物对肾功能的影响（排出氢离子的能力减弱，甚至失去排酸的功能，如使用碳酸酐酶抑制剂，肾小管上皮细胞不能分泌氨和/或失去排出氢离子的泵作用，醛固酮缺乏或使用醛固酮拮抗剂）。

（3）碱丢失过多：腹泻，肠、胆、胰瘘，输尿管小肠吻合术后，肾小管上皮细胞不能保留碱（肾功能不全或肾衰竭，以及使用碳酸酐酶抑制剂）。

2.临床表现和诊断

(1)临床表现:临床无明显的症状,主要呈现烧伤引起的代谢紊乱和并发症的临床表现。动脉血 pH 减低使脑脊液 pH 也降低,刺激延髓的呼吸中枢,增大通气,产生呼吸功能的代偿性改变。由于氢离子不容易透过血-脑屏障,不能直接或及时地和中央化学感受器接触,致使代偿性的呼吸改变表现进展缓慢。待呈现代偿性呼吸改变,已不是代谢性酸中毒的早期。乳酸酸中毒则例外,因脑组织本身参与乳酸的产生。

代谢性酸中毒早期没有什么特殊的临床症状,代偿性的呼吸改变也就成为重要的临床表现。临床上却常把这一表现当作原发性呼吸系统疾病的症状,延误诊断,也耽误了治疗。待呈现典型的呼吸改变,即呈现规律性的深沉叹气状呼吸,酸中毒已经发展到严重程度。值得强调,对代谢性酸中毒要有预见,重视主动观察,以便察觉代偿性呼吸改变,及早明确诊断,给予妥善处理。重症者可有软弱无力、恶心、呕吐、精神恍惚、躁动不安,甚至昏迷等症状。代谢性酸中毒可引起血管张力减低,动脉血 pH 低于 7.1,还会使心肌收缩力降低,临床上会因心血管功能减低而呈现循环衰竭。

(2)实验室检测:重点是动脉血气分析,相应地测定血清钾。

(3)高钾血症:代谢性酸中毒一般伴有高钾血症。若存在钾丢失,如腹泻的肠道失钾或用乙酰唑胺或肾小管性酸中毒的肾性失钾,有可能显示不出高钾血症的表现,甚至还会引起低钾血症。明确代谢性酸中毒的诊断,证实有低钾血症,则表明严重缺钾。

3.治疗

(1)原则:应以病因治疗作为基础处理,即应采取治本的办法,再行体液治疗帮助调整。

代谢性酸中毒时有机酸在体内堆积,经肝脏处理转化成 HCO_3^-,增加碱储备。若给碱性药物,会造成内源性和外源性 HCO_3^- 叠加,使碱储备增多,形成医源性代谢性碱中毒,故一般不宜应用碱性药物。当酸中毒加重到动脉血 pH 低于 7.1,会因血管扩张和心脏收缩力减弱发生循环衰竭。对乳酸酸中毒施用碱性药物会刺激糖代谢,导致产生更多的乳酸,加重乳酸酸中毒。碱性药物会使血 pH 迅速上升,而红细胞中已减少的 2,3-DPG 来不及恢复,造成组织缺氧。血浆碳酸氢盐增高会持续通气过度,引起呼吸性碱中毒。血 pH 上升会有 PCO_2 增高,CO_2 在全身组织平衡;而碳酸氢盐却不能很快地进入脑组织,脑 pH 进一步降低,意识受抑制。提高血浆碳酸氢盐、力争恢复正常、完全纠正酸中毒的做法不仅无益,反而有害。故轻、中度代谢性酸中毒应行病因治疗,重度者应在病因治疗的同时施与碱性药物,以便维持血 pH 在7.1以上,以防治循环衰竭。临床上根据有关病情发展,考虑治疗需要而灵活掌握起用碱性药物的 pH 标准。为安全计,pH7.2 就可以着手施以药物治疗。

碱性药物的用量难以准确计算,曾采用过的公式实际并不可靠。为提高预定血浆碳酸氢盐的幅度,动脉血 pH 很低时碱性药物的用量,要比动脉血 pH 略低时的用量要大。

(2)方法:病因治疗和使用碱性药物。

用碱性药物的指征和时机为血 pH 7.2。每千克体重给碳酸氢钠 1.5~2 mmol,可使血清碳酸氢盐提高 2~4 mmol/L,使血 pH 维持在 7.2~7.3。剂量取决于酸中毒的程度,程度越重剂量需偏大。

4.几种有机酸引起的代谢性酸中毒

(1)乳酸酸中毒:乳酸产生过多和利用减少致乳酸堆积。可分为缺氧型和非缺氧型两种。正常情况下,靠肝脏糖原异生和三羧酸循环的氧化作用解决大部分乳酸的代谢,而小部分乳酸则通过肾脏代谢。使血乳酸维持在 1 mmol/L。乳酸酸中毒时,血乳酸升高到 4~5 mmol/L 以上,且可达 10~30 mmol/L。严重者死亡率高达 50%。

应行病因治疗,积极复苏休克,予以输血、补液和给氧等治疗。一般不宜用碱性药物。围绕乳酸还有两个原因:一是乳酸经肝脏处理转变成碳酸氢盐,再给碱性药物会造成碱储备增多,致医源性代谢性碱中毒;二是给碱性药物使 pH 增高,刺激糖代谢,产生更多乳酸。

1)缺氧型乳酸酸中毒:临床最常见。多见于低血容量性、创伤性、感染性、心源性休克。病生基础为缺氧、组织灌注不良和细胞代谢障碍。尚有一氧化碳或氰化物中毒。通过乏氧糖酵解过多产生乳酸,多发生在糖酵解率高的组织,如肠道、骨骼肌、脑、皮肤和红细胞。由于肝脏组织灌注不良会影响肝脏对乳酸的代谢,严重酸中毒会进一步削弱肝脏提取处理乳酸的能力,造成乳酸堆积。

2)非缺氧型乳酸酸中毒:因代谢紊乱,如糖尿病、酮症酸中毒、肝脏疾病、肾衰竭、感染、白血病或淋巴瘤,以及乙醇、甲醇、水杨酸、异烟肼、苯乙双胍(降糖灵)等中毒。

(2)糖尿病酮症酸中毒:糖尿病代谢异常使酮体增多引起代谢性酸中毒,即乙酰乙酸和 β-羟丁酸增多致高酮血症,使阴离子间隙(AG)增大。酮体消耗碱储备,形成代谢性酸中毒。还因高糖溶质性利尿致水、盐和钾丢失。动脉血 pH 可低至 <7.25,血浆碳酸氢盐可低达 <16 mmol/L。

高糖血症的血清钠稀释效应会使增大,干扰病情判断。要根据实测血清电解质计算 AG。代谢异常的高酮血症和组织灌注不良与乏氧代谢产生乳酸,使 AG 变化。糖尿病酮症酸中毒恢复会变成正常 AG 的高氯性酸中毒。用氯化钠增高肾小球滤过率,氯潴留使 AG 减低。尿酮体增多,消耗碱储备,呈酸中毒。给予胰岛素,补充水和电解质,即补钠、钾。钾丢失伴有磷酸盐丢失,可补给磷酸钾。

(二)代谢性碱中毒

1.病因

烧伤和有关病情可涉及以下原因。

(1)给碱过多:给碱过多主要是医源性,如酸中毒治疗用碱性药物纠正,致碱储备过多;针对血红蛋白与肌红蛋白尿碱化尿液,用过多的碱性药物;治疗溃疡病用碱性药物过多。

(2)丢失氢离子过多:呕吐胃液或胃内吸引,致氢离子丢失过多,同时还丢失氯离子,可致体液中碱的比重增大。

(3)钾的丢失:用大剂量利尿剂、盐皮质激素、葡萄糖等会致钾缺乏,促成氢离子丢失。

2.临床表现和诊断

无明显症状和体征,可有病因表现,如胃内吸引,用利尿剂,低钾血症;涉及容量不足,直立性低血压和虚脱;会有神经肌肉应激性增强,呈口周和四肢麻木,抽搐。严重者意识模糊、谵妄、木僵、昏迷,甚至死亡。能使氧解离曲线左移,可有缺氧表现。

实验室检测动脉血气分析示 pH 和碳酸氢盐增高,以及 PCO_2 增高。

3.治疗

(1)补盐扩容:针对细胞外液容量不足,可补给生理盐水和氯化钾。

(2)停用利尿剂和 H_2 受体阻抑剂。

(3)用碳酸酐酶抑制剂:心肺功能不全,不能承受容量补充,可静脉给乙酰唑胺,每 4~6 小时 250~500 mg。注意因此有钾的丢失,要给予补充钾。

(4)使用强酸:给盐酸仅作急症应急治疗。不得经周围静脉输入,必须经中心静脉补给。用碱丢失推算剂量。即 2～4 h 内，所需剂量能使增高的碳酸氢盐减低一半。以体重一半的体液计算。

（5）透析疗法：对肾功能不全者适用。

（6）使用血管紧张素转换酶或螺内酯：是针对非容量不足采用的措施，以阻断醛固酮的效应。由原发性醛固酮增多症引起的代谢性碱中毒，补钾是唯一有效的措施。

（三）呼吸性酸中毒

1.病因

呼吸性酸中毒主要是呼吸系统的并发症与合并症所引起。各种原因引起通气不足均可导致呼吸性酸中毒。通气不足造成二氧化碳潴留，形成高碳酸血症，为其特点。

（1）气道阻塞：气道阻塞可因误吸、气管异物、喉上水肿（喉头水肿）等引起。

（2）肺部疾患：有严重的哮喘、肺炎、肺充血、间质性肺疾患、慢性阻塞性肺疾患等。

（3）胸廓异常和功能障碍：如扁平胸、气胸、融合性椎体炎、脊柱后侧弯症、Pickwickian 综合征等。

（4）呼吸神经肌肉缺陷：呼吸神经肌肉缺陷见于脊髓前角灰白质炎、吉兰-巴雷综合征、重症肌无力、脊髓损伤、低钾或高钾血症性麻痹、腊肠杆菌中毒等疾病与症候。

（5）呼吸中枢抑制：延髓肿瘤，延髓脊髓前角灰白质炎，脑膜炎，椎动脉栓塞或血栓形成；药物作用，如麻醉剂和镇静剂，吗啡类药物的作用，属于药物引起的暂时性变化。

2.临床表现

呼吸性酸中毒表现为瞌睡、不安、精神错乱、颤抖、肌震挛。当有血碳酸急剧增高时，可使脑血流增加，脑脊液压力增高，颅内压增高，如视盘水肿和假性脑瘤的症状和体征。待 PCO_2 在血中储积较多高达 10.7 kPa（80 mmHg）以上时，则呈现木僵和昏迷。急性呼吸衰竭伴呼吸性酸中毒，6～12 h 经肾脏代偿功能使血浆碳酸氢盐有所增高，呼吸性酸中毒因而得到缓解。代偿进展过程较缓慢，需要数日才完成。若能用呼吸机使呼吸紊乱迅速缓解，代偿性碱储备增多需经 2～3 d 才能排出，呈高碳酸血症的代谢性碱中毒。通气不足有缺氧的变化和表现。慢性呼吸性酸中毒的病因性病变不易及时解决，病情难以缓解。

3.实验室检测

动脉血气分析示动脉血 pH 降低，PCO_2 增高。同时 HCO_3^- 有所增高，但却不能完全补偿血碳酸增高的幅度。

4.治疗

（1）病因治疗：有效地治疗原发性疾病，从根本上改善通气。

（2）给氧：及时改善缺氧状态。慢性呼吸性酸中毒需给氧治疗，注意观察动脉血气分析，保证既能达预期水平，又不致使 PO_2 过高。还要注意脉搏变化，即给氧能使每分钟脉率下降 10 次，则表示呼吸在依靠低氧推动。要警惕给氧引起的呼吸抑制。

（3）针对可逆性病因的治疗措施：如对吗啡中毒造成的呼吸抑制所致的急性呼吸性酸中毒，可静脉给予纳洛酮，剂量为 0.04～2 mg。

（四）呼吸性碱中毒

1.病因

通气过度使二氧化碳呼出过多致 PCO_2 降低，血 pH 增高。诱发原因有缺氧、心理性精神紧张、反射性刺激、代谢性酸中毒突然恢复、药物和毒素对中枢神经的刺激和中枢神经系统功能紊乱,以及妊娠期孕酮的作用。

2.临床表现

原发性生理或病理情况的临床表现,还可有眩晕、轻度头痛、神经过敏,焦虑、感觉异常、口周发木、手足刺痛。严重时脑血管明显收缩,脑血流量减少和缺氧,会伴游离钙降低,表现为抽搐甚至意识障碍。二氧化碳呼出过多,抵制过度通气,以控制二氧化碳排出过多。呼吸性碱中毒是自限性的。

3.实验室检测

动脉血气分析示血 pH 升高,PCO_2 降低,HCO_3^- 降低属于代偿,一般不致过低。血清氯会增高,以助维持电中性。

4.治疗

(1)病因性治疗:针对原因,给氧,使用镇静剂。

(2)重复呼吸:用纸袋罩住口鼻,行重复呼吸。用人工气道,增大生理无效腔。虽属自限性,仍应重视治疗。慢性呼吸性碱中毒控制过快,会在代偿性变化的基础上出现代谢性酸中毒。

(五)混合型酸碱紊乱

1.组合

混合型酸碱紊乱是临床复杂的病情,是 2 种或 3 种单纯型酸碱紊乱同时存在,相互组合。

2.动脉血 PH

每一种单纯型酸碱紊乱都有各自的 pH 变化。组合后,pH 同向变化,血 pH 可因重叠而加重;pH 反向变化,血 pH 相互抵消而减轻。紊乱为主一方主宰血 pH 的动向。两种 pH 反向变化完全抵消时,血 pH 呈现正常。变化与单纯型酸碱紊乱的代偿功能根本不同。

3.诊断原则

病情复杂,临床表现不足以诊断。而临床经验十分重要,可引导病情观察、实验室检测和综合分析。

动脉血气分析可提供有关指标,对诊断具有重要意义。结合血清电解质检测进行全面分析,一般可得出诊断。对反映酸碱两方面的结果,究竟是代偿,还是超越代偿构成混合型酸碱紊乱,需要根据有关指标的预测来判断。表 6-3 提供预测代偿能力的计算方法。

表 6-3　主要的酸碱紊乱及其代偿能力的预料

分类	紊乱		原发缺陷	pH	代偿反应	代偿幅度
呼吸性	酸中毒	急性	↑PCO_2	↓	↑HCO_3^-	↑PCO_2 每 1.3 kPa(10 mmHg)会有 ↑HCO_3^- 1 mmol/L
		慢性	↑PCO_2	↓	↑HCO_3^-	↑PCO_2 每 1.3 kPa(10 mmHg)会有 ↑HCO_3^- 3.5 mmol/L
	碱中毒	急性	↓PCO_2	↑	↓HCO_3^-	↓PCO_2 每 1.3 kPa(10 mmHg)会有 ↓HCO_3^- 2 mmol/L
		慢性	↓PCO_2	↑	↓HCO_3^-	↓PCO_2 每 1.3 kPa(10 mmHg)会有 ↑HCO_3^- 5 mmol/L
代谢性	酸中毒		↓HCO_3^-	↓	↓PCO_2	↓HCO_3^- 每 1 mmol 会有 ↓PCO_2 0.17 kPa(1.3 mmHg)
	碱中毒		↑HCO_3^-	↑	↑PCO_2	↑HCO_3^- 每 1 mmol 会有 ↑PCO_2 0.09 Kpa(0.7 mmHg)

根据测定的 HCO_3^- 推算校正的 $[HCO_3^-]$，结合血清电解质检测，以助判断 AG 增大叠加的代谢性碱中毒或 AG 正常的代谢性酸中毒。动脉血气分析的检测结果常不能对复杂的酸碱紊乱作出精确的诊断，还必须查阅 Siggaard-Andersen 列线图解，以明确诊断。

　　4.治疗原则

　　混合型酸碱紊乱对血 pH 产生同向变化，从紊乱任何方治疗都会使动脉血的 pH 变化得到改善；对血 pH 产生反向变化，应从对血 pH 影响大的紊乱方开始治疗；当产生反向效应时两方血 pH 的影响正好抵消，应同时从各方进行对等幅度的治疗，旨在使血 pH 不致因治疗而产生更大的偏离。各种紊乱对血 pH 还会有新的变化和影响。不断对治疗效果进行细致观察和深入分析，经常检测有关指标，特别是动脉血气分析，以便随时根据新变化作出及时的判断，对治疗做出妥善调整。在治疗中不断观察病情，判断变化为主方，集中治疗。随时识别病情变化和幅度，调整治疗措施和力度，做到判断无误、处理正确和治疗有效。

　　5.不同组合的可能性

　　(1)2 种紊乱同时存在：4 种单纯型酸碱紊乱一对一进行组合，形成 2 种紊乱相互组合的混合型酸碱紊乱。从形式上看，有 6 种组合的可能。由于不可能同时既有通气不足，又有通气过度，因而呼吸性酸中毒和呼吸性碱中毒不可能同时存在。也就是说，实际上只有 5 种组合，分列如下。

　　1)混合型代谢性酸中毒和代谢性碱中毒：两者可以同时出现或先后发生，其严重程度可以有轻有重或轻重相当。因而，动脉血 pH 可以有高有低或者正常，需要切实辨认方能作出有效的处置。血清电解质的检测，有助于动脉血气分析结果的判断。当有 AG 增高，而 HCO_3^- 降低，则为代谢性酸中毒；若 AG 增高，而 HCO_3^- 并不降低，则表明有混合型代谢性酸中毒和代谢性碱中毒。如果为高氯性代谢性酸中毒和代谢性碱中毒混合时，则 HCO_3^- 和 Cl^- 的变化可以相互抵消。

　　2)混合型代谢性酸中毒和呼吸性酸中毒：肺部疾病，特别是慢性严重肺部疾患伴肺功能不全，因 CO_2 蓄积致呼吸性酸中毒。同时发生代谢性酸中毒，会使呼吸代偿受到限制。两种紊乱均为酸中毒，属同向紊乱，无能力代偿，后果更为严重。严重者还有缺氧，治疗困难。

　　3)混合型代谢性酸中毒和呼吸性碱中毒：有代谢性酸中毒，发现动脉血 pH 高于预测结果，提示伴呼吸性碱中毒。原已有呼吸性碱中毒，对伴有代谢性酸中毒的代偿能力降低。要充分估计到呼吸性碱中毒会刺激糖酵解，乳酸产生增多，导致 HCO_3^- 减少。

　　4)混合型代谢性碱中毒和呼吸性酸中毒：肺部疾患，特别是阻塞性肺部疾患，在治疗中用利尿剂和激素等，在补液中限制给盐。这些均会导致代谢性碱中毒，会使血 pH 增高。呼吸性酸中毒的动脉血 pH 降低，可因之得到缓解。呼吸运动会因而减弱，进一步加重肺部病变。代谢性碱中毒会缺钾，补钾有益于增强呼吸肌的收缩力，使呼吸运动减弱得到缓解。在治疗上应注意调整酸碱，重视伴随病情的妥善处置。

　　5)混合型代谢性碱中毒和呼吸性碱中毒：碱中毒使脑血管收缩，呼吸性碱中毒的这一作用较强，代谢性碱中毒则较弱。两者重叠，脑血管的收缩作用会相互加重。脑血管强力收缩，脑血流会减少，降低脑组织的供氧量。碱血症还可使氧血红蛋白解离曲线左移，增强氧合血红蛋白的亲和力，使脑组织的供氧量减少，造成脑组织缺氧，甚至发生永久性的缺氧性脑损害。对混合型代谢性碱中毒和呼吸性碱中毒的后果有致死性的提法，应予以特别重视。

　　(2)3 种紊乱同时存在：3 种紊乱的组合形式只有两种可能：一种组合是代谢性酸中毒、代谢性碱中毒和呼吸性酸中毒;另一种是代谢性酸中毒、代谢性碱中毒和呼吸性碱中毒。这两种有3种紊乱的组合比两种紊乱更为复杂,临床表现更为多样,诊断更为困难,治疗难度会更大。掌握临床病情和进行全面分析十分重要。动脉血气分析和特殊检查结果都是判断的依据。

三、烧伤后代谢紊乱

烧伤后应激反应、缺血缺氧、感染和炎症介质等引发代谢紊乱,其特征为能量消耗增加,代谢率升高,蛋白质消耗加剧,高血糖伴胰岛素抵抗,脂类分解增加。代谢紊乱视伤情可持续数天、数周或更长。正确的代谢支持及调理,有利于降低伤后代谢消耗,纠正代谢紊乱,维护器官功能,增强免疫功能,促进烧伤修复。

(一)烧伤后高代谢

1.概述

烧伤后代谢率增高,伤后 1~3 d 增高缓慢,3 d 后增高加速。伤后即由分解代谢主导,创面及内脏损害基本修复后转变为以合成代谢为主导。除伴随创面蒸发的热量丧失引发高代谢外,烧伤后高代谢主要由应激、缺血缺氧、感染所引发,其介导物质至少有两类。

(1)激素:激素如胰高血糖素、皮质醇、儿茶酚胺、胰岛素、生长激素、胰岛素生长因子-1。

(2)细胞因子:细胞因子如 IL-1、IL-2、IL-6、TNF、γ 干扰素。细胞因子可能并非直接发挥作用,而是通过如一氧化氮体系调节而产生作用,又如 TNF 对肌肉蛋白的分解作用有赖于皮质醇。

2.临床表现

(1)代谢反应分期:分为两期。

1)分解代谢期:分解代谢超过合成代谢。通常又将此期分为:①落潮期,也有称为代谢缓升期者,其特点为氧耗量、代谢率、尿氮排量等相对降低,但通常不低于正常。伤后开始,可延续至伤后 1~3 d,此期大致与休克期相当。②涨潮期:也有称为代谢速升期者。其特点为氧耗量、代谢率、尿氮排量等均持续增加,体重下降。自伤后 2~3 d 起,按伤情严重程度可延续数天至数周或更长。

2)合成代谢期:合成代谢超过分解代谢。氧耗量、代谢率、尿氮排量等逐步降低而趋于正常,创面基本修复,脏器功能基本正常,体重逐步恢复。视伤情严重程度自伤后数天至数周开始,可持续数月。待烧伤修复后,分解及合成代谢渐趋于平衡。

(2)代谢率增高:烧伤患者的代谢率随烧伤总面积而增加,大面积、深度烧伤较小面积、浅度烧伤的代谢率升高显著,当烧伤总面积超过 60% 时,代谢率达正常 2 倍左右,此时机体反应能力可能已达最大限度,通常代谢率不再升高。代谢率的峰值在伤后 1~3 周,面积大者峰值出现迟。

3.诊断要点

常用间接测热法即通过机体在一定时间的氧耗量、CO_2 排量间接计算静息时能量消耗量(resting energy expenditure,REE),以判定代谢率增高的程度。

(1)静息时能量消耗量:系指环境温度 18 ℃～25 ℃、进食 2 h 以上、平卧休息 30 min 后所测定的能量消耗。REE 较基础能量消耗约高 10%,因为 REE 增加了部分食物的生热作用和活动的能量消耗。由于创伤刺激,烧伤患者的 REE 略高于正常人的 REE,也有将烧(创)伤患者的REE 称为代谢能量消耗(metabolic energy expenditure,MEE)。

（2）测定方法：测定 REE 的方法通常有两种。

1）代谢车：一般由氧气分析仪、CO_2 测定仪、波形分析仪、微型计算机及气体收集装置组成。可在病床旁用标准法（口含器加鼻夹）或面罩法或头罩法 3 种收集气体的方法中任选一种测量 REE。测试开始应观察 5～10 min，待患者进入稳定状态再测量，每次测量时间一般为 20～

由于代谢车的价格昂贵，尚未推广普及，目前只有少数单位使用。

2）血气分析仪：被测者按鼻夹及口含器，将口含器的吸气及呼气通道用气流单向阀分开，吸气端与大气相通，呼气端用集气袋收集。患者配戴集气装置适应 5～10 min，再收集 10～20 min 呼出气，通过气量计测定呼气量，揉压集气袋以混匀呼出气，抽取集气袋呼气样品注入血气分析仪，以测定呼气的 O_2 和 CO_2 百分含量，由下式计算 O_2 和 CO_2 的量以及 REE。

$$O_2 耗量(L/d)=(空气 O_2 含量\%-呼出气 O_2 含量\%)\times 呼气量(L/d)$$

$$CO_2 排量(L/d)=(呼气 CO_2 含量\%-空气 CO_2 含量\%)\times 呼气量(L/d)$$

$$REE(kJ/d)=[3.9\times O_2 耗量(L/d)+1.1\times 呼气 CO_2 量(L/d)]\times 4.184$$

本法灵敏度不及代谢车，但其正确度、精密度尚符合临床应用。

正常成人 REE 男性参考值：162 kJ±18.8 kJ(38.7 kcal±4.5 kcal)/(h·m²)；女性参考值：141 kJ±13.8 kJ(33.8 kcal±3.3 kcal)/(h·m²)。

正常成人 BEE（基础能量消耗）男性参考值：(1 452±232)kcal/d；女性参考值：(1 108±115)kcal/d。

4.治疗方案及原则

（1）调节环境温度：将大面积烧伤患者置于 30 ℃～32 ℃环境中，可使其 REE 降低 10% 左右。

（2）及早封闭创面：在创面逐步封闭愈合过程中，REE 逐渐下降而趋于正常。

（3）早期肠道喂养：可使烧伤面积 50% 左右的烧伤患者降低 REE 20%～30%。伤后早期过渡平稳，肠道有吸收功能时即可开始喂养，循序渐进，由少到多，由稀到稠。开始每 1～2 h 喂养 20～50 mL 5%～10% 葡萄糖液、平衡盐溶液或稀释 1～2 倍肠道营养素，如无潴留、反流等胃肠反应则可逐步增加。

（二）烧伤后糖代谢紊乱

1.概述

烧伤后糖异生增强，葡萄糖生成增加。由于胰岛素抵抗，其利用率相对减低，出现高血糖症。有时因营养不良及脓毒症等，还可出现低血糖症。

2.临床表现

（1）高血糖症：血葡萄糖浓度取决于糖的生成及组织利用的速率。烧伤的糖异生增强，葡萄糖生成明显增加；而组织对葡萄糖的利用率虽较正常增加，但由于存在胰岛素抵抗，葡萄糖的清除能力相对减低，以致形成高血糖。高血糖的程度及持续时间与烧伤的严重程度及病情变化有关，烧伤严重、病情波动大者血糖升高幅度大，烧伤程度轻、病情稳定者，血糖升高幅度小。烧伤后血糖浓度可较正常(3.9～5.8 mmol/L)高 2～4 倍。

烧伤后高血糖症由应激、缺血缺氧及感染所引发，可表现为口渴、多饮、多尿，尿量增多系渗透性利尿所致。血糖、尿糖增高，血、尿晶体渗透压增高，可合并低钾血症。

如伤前无糖尿病或隐性糖尿病，则高血糖症随烧伤的愈合而逐步恢复，也称为创伤性（假性）糖尿病。

（2）低血糖症：低血糖症发生在伤后病情波折大且治疗不当而呈现明显营养不良的病例，多见于小儿、老年体弱者,主要表现为一过性昏迷。开始可出现冷汗、烦躁、恍惚、四肢厥冷等,一旦陷入昏迷,经静脉注射高渗葡萄糖后迅速清醒。

3.诊断要点

(1)高血糖症:血糖高,尿糖增加,但血酮体不高,无酮尿;细胞外液高渗,有口渴,尿多且比重高,氮质血症,精神症状,甚至昏迷,称为"高渗性非酮性昏迷"。

(2)低血糖症:低血糖症多发生在衰弱且营养不良尤其是小儿、老年伤员,一旦出现冷汗、烦躁、恍惚、厥冷等表现时,应与脓毒症、脑水肿鉴别,立即测定血糖,如低于 2.8 mmol/L 即可确诊,来不及等待血糖检测结果时,可立即静脉注射 50% 葡萄糖液作为治疗性诊断。

4.治疗方案及原则

(1)高血糖症。

1)严重烧伤伤员,尤其是合并严重感染者:应观察尿糖、血糖变化,如尿糖超过 5 mmol/24 h 或"++"以上,或尿液氧化酶纸片法阳性者,则应检测血糖,如血糖超过 11 mmol/L,即可酌情使用胰岛素(下同)。

2)胰岛素用量:应按伤员的血糖、尿糖具体摸索。可以下列公式估计其用量:

$$[(检测血糖\ mmol/L-5.5\ mol/L)\times18/100]\times体重(kg)\times0.6=全身增多糖(g)$$

再以全身增多糖每 2 g 需 1 U 胰岛素估算所需的胰岛素总量,初次剂量先给予胰岛素总量的 1/3～1/2,再逐步调整。

若需输注葡萄糖,按每输 5 g 葡萄糖需 1 U 胰岛素估算胰岛素总量。

开始使用胰岛素、尚未掌握伤员的个体变化规律前,应勤测尿糖,严密观测血糖变化,既要降低高血糖,又应避免低血糖反应。

3)注意纠正高血糖所致的高渗性脱水:细胞外液高渗,细胞内液外移,细胞外液稀释,可出现低钠血症。待血糖降低,细胞外液高渗缓解,而细胞内高渗,水分移入细胞内,由细胞脱水转为细胞水肿,应防止脑水肿的发生。

4)补充葡萄糖、胰岛素时,应注意补钾,并注意血磷、血钙、血镁变化。

(2)低血糖症。

1)及早封闭创面,控制感染,伤后即应注意营养支持,使用胰岛素应谨慎。

2)一旦出现昏迷等临床表现时,立即静脉注射 50% 葡萄糖,并应持续点滴葡萄糖,使血糖维持在正常水平。

(三)烧伤后蛋白质、氨基酸代谢紊乱

1.概述

烧伤后蛋白质分解增加,出现负氮平衡。分解的蛋白质除用于糖异生供能量消耗外,还由肝脏等合成蛋白质供组织修复及机体应急所用。伤后早期血氨基酸浓度升高后下降,恢复期逐步恢复正常。

2.临床表现

(1)负氮平衡:正常成人尿氮可因蛋白摄入量而不同,为 5～10 g,严重烧伤后尿氮可超过 30 g,尿氮排量与烧伤的严重程度有关。负氮平衡的持续时间也与伤情有关,可持续数天、数周,甚至 1～2 个月。负氮平衡的持续时间长,可有水肿、消瘦、脏器功能减退、创面愈合差、血浆蛋白低等低蛋白血症表现。

(2)血浆氨基酸谱变化:烧伤后血浆游离氨基酸浓度变化的报道不尽一致,这可能与烧伤患者的伤情、时相、伤前营养状况等不同有关。虽报道不一,但总的趋势是伤后早期由于蛋白质分解而出现高氨基酸血症,以后由于肝脏及其他组织大量摄取而使多数氨基酸血浆浓度下降,烧伤恢复期血浆氨基酸浓度逐步恢复正常。由于血浆氨基酸仅占机体氨基酸总代谢池的 $1\%\sim6\%$(肌肉约占 50%,肝脏约占 10%,肾脏约占 4%),目前尚无简便实用的方法检测机体总氨基酸的全身代谢变化,故血浆浓度只能作为临床参考。

(3)一些氨基酸代谢变化。

1)支链氨基酸:包含亮氨酸、异亮氨酸及缬氨酸,多数报道伤后血浆亮氨酸降低 $6\%\sim16\%$,异亮氨酸降低 $22\%\sim36\%$,缬氨酸降低 $3\%\sim5\%$,血浆支链氨基酸的正常参考值(454.2 ± 80.6)$\mu mol/L$,其中亮氨酸(136.9 ± 26.2)$\mu mol/L$,异亮氨酸(74.5 ± 16.2)$\mu mol/L$,缬氨酸(242.8 ± 38.20)$\mu mol/L$。骨骼肌在支链氨基酸的分解代谢中起主要作用,至于肝脏对支链氨基酸的降解作用意见不一致。

2)精氨酸:这是"条件性"必需氨基酸,可刺激胰岛素、生长激素分泌,促进生长发育,改善氮平衡。可增加创面脯氨酸、羟脯氨酸的含量,促进创面胶原的合成。作用于胸腺及 T 细胞,增强细胞免疫。血浆精氨酸的正常参考值(99.2 ± 29.4)$\mu mol/L$,轻中度烧伤降低 10% 左右,重度烧伤降低 50% 左右。

3)谷氨酰胺:这是"条件性"必需氨基酸,正常血浓度 $600\sim650$ $\mu mol/L$,是血浆中浓度最高的氨基酸,肌细胞内浓度比血中约高 30 倍,骨骼肌动用的游离氨基酸中一半以上为谷氨酰胺。谷氨酰胺比大多数氨基酸多含一份氮,是由骨骼肌向其他组织的重要氮输送者。谷氨酰胺是分化快的细胞如肠黏膜细胞、淋巴细胞等的主要能源,对肠黏膜细胞的完整性及免疫功能有重要意义。烧伤分解代谢期,血浆及骨骼肌的谷氨酰胺浓度显著降低,中度烧伤后血浆谷氨酰胺浓度降低 $30\%\sim35\%$。

3.诊断要点

(1)氮平衡监测:氮平衡系摄入氮与排出氮之差,差数正值者为正氮平衡,负值者为负氮平衡。摄入氮包括口服蛋白、氨基酸及静脉输入血浆、清蛋白、氨基酸等,排出氮包括尿氮、粪氮及创面氮。

氮平衡的计算方法:24 h 氮平衡(g)=(24 h 摄入蛋白 g/6.25)-24 h 尿、粪和创面排氮(g)。

收集 24 h 尿测尿氮,粪氮常以 1 g 计算。创面丢失氮的测定困难,深度烧伤每天失氮量可以"0.2 g 氮×体表面积(m^2)×烧伤面积%"估算,浅Ⅱ度烧伤的失氮量可以"0.1 g 氮×体表面积(m^2)×烧伤面积%"估算。

(2)尿三甲基组氨酸:尿三甲基组氨酸分布于骨骼肌的蛋白及皮肤、血管、肺、肠等内脏平滑肌的蛋白,由肌肉分解释出后不再合成蛋白而由尿中排出,故其尿排量可作为肌肉蛋白分解的指标。测定期间不应摄入肉类,禁肉条件下成人 24 h 排量 $150\sim200$ μmol。

(3)血清蛋白:常用为清蛋白、转铁蛋白,有条件时还可测定前清蛋白、维生素 A 结合蛋白。清蛋白正常值 $35\sim50$ g/L,半衰期约 20 d;转铁蛋白正常值 $2.2\sim4.0$ g/L,半衰期 $8\sim10$ d;前清蛋白正常值 $150\sim300$ mg/L,半衰期约 2 d;维生素 A 结合蛋白正常值 $40\sim50$ mg/L,半衰期仅 $10\sim12$ h。至于血浆、肌肉氨基酸谱,则在有条件的单位才能检测。

4.治疗方案及原则

复苏期过渡平稳者,即可给予肠道营养和/或静脉营养,蛋白、氨基酸应占供应总热量的 $15\%\sim20\%$。可酌情给予肠道营养制剂和/或输注血浆、清蛋白、氨基酸液,有条件者尚可口服谷氨酰胺、精氨酸,静注支链氨基酸、丙氨酰谷氨酰胺、甘氨酰谷氨酰胺。

(四)烧伤后脂类代谢紊乱

1.概述

脂类含脂肪、类脂,类脂含胆固醇及其酯、磷脂等。脂肪是人体主要的能源,类脂是生物膜的主要组分,参与细胞识别及信息传递。烧伤后促使脂肪分解,使血清游离脂肪酸、甘油及三酰甘油浓度增加,易致必需多不饱和脂肪酸亚油酸、亚麻酸缺乏。伤后血浆肉碱下降,血清酮体不高。血清磷脂及胆固醇浓度下降,出现血清脂蛋白异常。

2.临床表现

(1)血清三酰甘油、脂肪酸、血浆甘油浓度升高:这主要由脂肪组织分解及血浆乳糜微粒和低密度脂蛋白所含的三酰甘油水解所致。烧伤休克使脂肪组织的血液灌注下降,影响水解脂肪酸运入血浆,则脂肪酸浓度增高的幅度不大。此外,血浆清蛋白大量丧失,限制脂肪酸由清蛋白转运入胞质,也使脂肪酸浓度增高。

(2)肉碱下降:伤后摄入不足,创面、尿液丢失,体内间隙变动,引起烧伤患者的肉碱缺乏,这限制了长链脂肪酸氧化,导致三酰甘油在组织尤其是肝脏的沉积。

(3)酮体不高:酮体包括乙酰乙酸、β羟丁酸及丙酮,是脂肪酸β氧化产物。严重烧伤后血酮体不高甚至降低,可能与以下因素有关:清蛋白大量丢失,影响脂肪酸进入胞质;肉碱下降,限制长链脂肪酸进入线粒体氧化;缺血缺氧、感染等使肝线粒体的功能下降,生酮能力减弱;外周组织利用酮体的能力增加。

(4)必需脂肪酸缺乏:必需多不饱和脂肪酸亚油酸、亚麻酸人体不能合成,必须由体外摄入。必需脂肪酸缺乏烧伤后不常见,但如给予无脂肪胃肠外营养时则可发生。脂类是细胞膜的基本成分,饱和与不饱和脂肪酸的比例决定膜的流动性,从而影响水、离子及其他营养素通过细胞膜及线粒体膜。亚油酸缺乏可影响生长发育,皮肤干燥脱屑、小红丘疹、脱发,创面愈合延迟,代谢率增高,前列腺素 E_2 降低,前列腺素缺乏可使眼压降低。亚麻酸衍生物二十碳五烯酸(EPA)在体内与亚油酸衍生物花生四烯酸有竞争作用,抑制亚油酸代谢,减少前列腺素 E_2。所以,摄入亚麻酸量高而亚油酸量低的营养素可降低血浆三酰甘油,减少前列腺素炎症反应、血栓形成及免疫抑制效应。有建议亚油酸摄入量为总热量的 $3\%\sim5\%$,亚麻酸摄入量为总热量的 $0.5\%\sim1\%$。但是,烧伤后摄入亚麻酸与亚油酸的比例究竟多少合适,目前尚无定论。

(5)血清磷脂、胆固醇下降:血清磷脂、胆固醇下降水平与烧伤的严重程度有关,这可能与运送磷脂、胆固醇的低密度脂蛋白下降有关。

(6)血清脂蛋白变化:重度烧伤患者的血清高密度脂蛋白(HDL,α脂蛋白)显著下降,可能由于创面渗液大量丢失所致。HDL 与脂蛋白脂酶的活力有关,脂蛋白脂酶的活力对极低密度脂蛋白(VLDL,前 β 脂蛋白)降解至低密度脂蛋白(LDL,β 脂蛋白)是必需的。HDL 浓度降低,VLDL 向 LDL 转换障碍,使血清三酰甘油积聚,血清胆固醇及磷脂降低。

3.诊断要点

有条件时可做下列检测。

(1)血清总脂、三酰甘油、游离脂肪酸及血浆游离甘油测定:血清总脂正常值 $3\sim7$ g/L,血清三酰甘油正常值 <1.70 mmol/L,血清游离脂肪酸 $0.3\sim0.9$ mmol/L,血浆游离甘油 $3\sim10$ 岁者为 $61\sim232$ μmol/L,$11\sim80$ 岁者为 $31\sim187$ μmol/L。

(2)血清高、低密度脂蛋白胆固醇测定:低密度脂蛋白胆固醇正常值 <3.12 mmol/L,高密度

脂蛋白胆固醇正常值＞1.04 mmol/L。

（3）血清脂蛋白电泳：HDL（α脂蛋白）正常值（0.318±0.053）mmol/L，LDL（β脂蛋白）（0.531±0.051）mmol/L，VLDL（前β脂蛋白）（0.151±0.041）mmol/L。

（4）血清及尿酮体检测：血清乙酰乙酸＋丙酮正常值 3～20 mg/L，尿丙酮、乙酰乙酸定性正常为阴性，尿丙酮定量 0.34～0.85 mmol/24 h。

4.治疗方案及原则

（1）消减应激因素：及时复苏，控制感染，尽早修复创面。

（2）摄入适量脂肪：摄入脂肪一般占供给总热量的 20%～40%，烧伤成人脂肪乳剂的用量通常应在 2 g/(kg·d)以下。严重烧伤者摄入脂肪、脂乳，可使血清磷脂、胆固醇下降程度减少。每天供热量的 4%～6%用大豆油等脂乳剂，即可防止必需脂肪酸缺乏；除补充亚油酸（植物油）外，还需注意补充亚麻酸（鱼油）。除长链脂乳外，还需应用适量中链脂乳。

（五）烧伤后微量元素代谢变化

1.概述

矿物质元素按体内含量多少分为宏量、微量元素，微量元素含量小于人体体重的万分之一，总计占人体体重的 0.05%，是人体中每人每天需量在 100 mg 以下的元素。主要包括铁、锌、铜、碘、铬、硒、锰、氟、钼、钴等，虽需量甚微，但作用很重要。

2.临床表现

（1）铁：烧伤后血清铁有一短暂的上升过程后即下降，至伤后 2～3 周才逐步回升。在严重烧伤病程中血清铁均处于低水平，甚至创面愈合后血清铁仍未恢复正常。早期血清铁上升可能与红细胞破坏有关，至于烧伤后血清铁降低除与摄入减少有关外，与大面积深度烧伤后频繁广泛切削痂手术的失血量大也有关。此外，铜的缺乏可使铁的利用受阻，这和尿铁排量增加也有关。在伤后 1 周尿铁排量显著增加，可达正常的 7 倍之多。

铁缺乏主要表现为缺铁性贫血，红细胞体积减少和血红蛋白降低，有乏力、头痛、注意力不易集中等贫血症状。

（2）锌：在烧伤病程中血清锌可下降，烧伤面积越大，Ⅲ度创面越多，则下降越多。烧伤面积 60%以下者，烧伤经 1～2 周，血清锌可逐步趋于正常；而 60%以上者，病程中明显低于正常。血清锌降低的原因如下。

1）早期大量补液的稀释作用和创面大量渗液的丢失，血浆中 60%～80%的锌与清蛋白松散结合，蛋白的丢失必然影响锌的浓度。

2）长期静脉营养未予补锌。

3）分解代谢使尿锌排出增加，大面积烧伤者的尿锌排量可达正常人的 5～10 倍以上。

缺锌表现为食欲减退，味觉障碍，创面愈合不良，皮肤湿疹样改变，在肢端、口周、眼睑、肛周出现糜烂、疱疹，皮褶处色素沉着，神经炎，免疫功能减退，抗感染能力下降，维生素 A 代谢改变而影响夜视力。

（3）铜：烧伤后血清铜下降，铜蓝蛋白也呈下降趋势，烧伤面积大、深度深者下降显著。铜蓝蛋白是急性反应蛋白的一种，一般认为创伤、感染后应增加。面积 30%以下较轻的烧伤患者，伤后 10 d 左右血清铜蓝蛋白正常或升高，以后逐步降至正常；但面积 30%以上较重的烧伤患者，通常铜蓝蛋白是下降的。烧伤患者的尿铜排量增加，烧伤面积大者排量也高。伤后最初 3 d 的尿铜尚在正常范围，至伤后 1 周左右尿铜量可达正常 2 倍，伤后 2 周达 2～3 倍，伤后 7 周多数患者的尿铜排量恢复正常。

缺铜使细胞色素氧化酶等活性下降以致能量代谢障碍,可表现为厌食、呕吐、腹泻,抑郁、嗜睡等精神症状,小细胞低色素性贫血,骨质疏松而易骨折。

(4)铬:三价铬为正常葡萄糖、脂肪代谢所必需的。口服葡萄糖及注射胰岛素均可使血清铬升高,也使尿铬排量增加。铬主要通过尿液排泄,尿铬的排量可反映铬的代谢状况。烧伤后尿液的排量变化不定,考虑其排量高可能与血糖升高有关,而尿铬量低与体内铬储量降低有关。

铬缺乏使葡萄糖耐量下降,血糖难以控制,脂类代谢异常,可出现高胆固醇血症。可伴有周围神经和脑的病变。

(5)硒:硒是谷胱甘肽过氧化酶的组成部分,是一种强抗氧化剂,对细胞膜结构有保护作用,对重金属镉、汞、砷的毒性有明显拮抗作用。

缺硒表现为萎靡、食欲差、腹泻、水肿,严重缺乏则引起心脏、骨关节病变。

(6)碘:碘通过形成甲状腺素发挥作用。缺碘则甲状腺素合成受限,垂体促甲状腺激素代偿增多,使甲状腺增生肥大。

缺碘表现为基础代谢率降低、淡漠、嗜睡、怕冷、脉缓、体温低、食欲下降,皮肤干燥,头发脱落。

(7)锰:锰与骨、关节组织生长及胆固醇、胰岛素合成有关,缺锰使血清胆固醇、磷脂、三酰甘油降低,葡萄糖耐量下降,骨骼异常,以及呆滞、共济失调。

3.诊断要点

经胃肠摄食不佳而主要依赖肠外营养、又未予补充微量元素者,易致微量元素缺乏。除上述临床表现外,还可根据条件酌情作下列检测:

(1)铁缺乏:血清铁(成人正常值:男 9～29 $\mu mol/L$、女 7～27 $\mu mol/L$)、血清总铁结合力(成人正常值:男 50～77 $\mu mol/L$,女 54～77 $\mu mol/L$)、血清铁饱和度(正常值 0.20～0.55)、血清铁蛋白(成人正常值:男 15～200 $\mu g/L$,女 12～150 $\mu g/L$),以及血红蛋白均下降。

(2)锌缺乏:血清锌、红细胞锌、尿锌、头发锌、皮肤锌低于相当年龄组正常值的下限,血清碱性磷酸酶活性降低。血清锌正常值 7.7～23 $\mu mol/L$,红细胞锌 183.6～198.9 $\mu mol/L$,尿锌 2.3～18.4 $\mu mol/24\ h$。有条件时可用 ^{65}Zn、^{69}Zn 示踪观察,检测金属硫蛋白,锌缺乏时血浆金属硫蛋白水平下降。补锌治疗有效。

(3)铜缺乏:血清铜(成人正常值 11～24 $\mu mol/L$)、血清铜蓝蛋白(成人正常值 150～600 mg/L)、尿铜(正常值 0.24～0.47 $\mu mol/24\ h$)及头发铜量均下降,小细胞低色素性贫血,中性粒细胞减少。含铜酶(单胺氧化酶、细胞色素 C 氧化酶、SOD 等)活性降低。铁剂治疗无效,而铜剂治疗有效。

(4)铬缺乏:尿铬(正常值 0.2～1.9 $\mu mol/L$)排量减少,葡萄糖耐量降低,补充铬盐有效。

(5)硒缺乏:血清硒、红细胞硒、全血硒(正常值 1.3～4.3 $\mu mol/L$)、红细胞谷胱甘肽过氧化物酶活性及头发硒[正常参考值(0.343±0.173)$\mu g/g$]均降低。

(6)碘缺乏:血清碘(正常丁醇提取碘 0.28～0.51 $\mu mol/L$)及尿碘下降(尿碘＜50 $\mu g/g$ 肌酐),甲状腺 ^{131}I 吸收率(正常 24 h 为 0.151～0.471)明显升高,血清促甲状腺激素(成人正常值 2～10 mU/L)升高。

(7)锰缺乏:全血锰(正常值 73～255 $nmol/L$)及尿锰(正常值 0.18 $\mu mol/L$)下降。

此外,伤前无微量元素过多或中毒病史者,除致伤物中含过量微量元素或伤后摄入过量微量元素制剂外,一般烧伤患者微量元素中毒者少见。

4.治疗方案及原则

(1)患者进食佳,又注意动物性食品(禽、鱼、蛋、乳制品等)与植物性食品(谷豆类、瓜果类、蔬菜等)混杂,海产品与陆地产品并用,通常不发生微量元素缺乏。

(2)肠道营养者,应使用含微量元素的肠道营养制剂。

(3)主要依靠静脉营养者,可使用国产安达美(Addamel,成人)、派达益儿(Pedel,小儿)微量元素制剂,或按中华营养学会推荐量供给(表6-4)。

表 6-4　烧伤成人每天微量元素供应建议量[①]

微量元素	胃肠营养 $\mu mol(mg)$	静脉营养 $\mu mol/L(mg)$
铁	男 215(12),女 322(18)	17.90(1)
锌	230(15)	152.95(10)
铜	31.47～47.21(2～3)	31.47(2)
铬	0.96～3.84(0.05～0.20)	3.84(0.20)
硒	0.63～2.53(0.05～0.20)	1.52(0.12)
碘	1.18(0.15)	1.02(0.13)
锰	45.50～91(2.50～5)	27.30(1.50)

注:①参照 1988 年中华营养学会推荐量。

(4)使用微量元素制剂者,尤其是长期、静脉使用者,要注意检测微量元素变化,避免微量元素过量而引起毒性反应。

四、烧伤后免疫功能紊乱

免疫系统行使着免疫防御、免疫自稳、免疫监视三大功能。免疫活动涉及多种免疫细胞和免疫活性物质。烧伤后除皮肤屏障功能遭受破坏以外,严重烧伤作为一种应激性打击可致应激激素、应激性神经肽和神经递质等异常分泌,引起免疫细胞功能改变和免疫活性物质水平上调或下调,导致免疫功能紊乱。免疫功能紊乱与烧伤面积和深度密切相关。烧伤后免疫紊乱以细胞免疫功能受损为主,亦可累及体液免疫。免疫功能紊乱常可导致烧伤患者的抗感染能力下降、全身炎症反应综合征及多器官功能障碍综合征的发生以及创面愈合延迟,是严重烧伤后感染率与病死率增高的重要原因。

(一)烧伤后免疫功能紊乱的临床表现

1.抗感染能力低下

由于烧伤患者皮肤屏障的毁坏、肠道屏障功能的减弱及细胞和体液免疫功能的低下,易致病原微生物的定植或入侵,常发生创面侵袭性感染和肠源性细菌、内毒素移位。

2.易并发全身炎症反应综合征及多器官功能障碍综合征

烧伤患者经烧伤、休克等致伤因素的"初次打击",机体的炎症细胞被"预激",一旦机体再次遭遇致伤因素即"二次打击"时,可导致超量释放炎症介质,当这些介质作用于靶细胞后还可以导致"二级""三级"甚至更多级新的介质产生,从而形成瀑布样级联反应。这一过度炎症反应构成了全身炎症反应综合征及多器官功能障碍综合征的病理生理基础。

3.异种皮或异体皮肤排斥延迟

机体对异种或异体皮肤的移植排斥反应由细胞免疫介导。严重烧伤后细胞免疫功能受损，可致机体对异种皮或异体皮肤的排斥发生延迟。

4.混合移植所致的局部免疫耐受现象

混合移植是大面积烧伤治疗的手段之一，在混合移植中由于自体皮的嵌入，可产生一种"自体皮岛效应"，这一"自体皮岛效应"可引起局部的免疫耐受，使异体皮的排斥发生延迟。

5.创面愈合延迟

炎症反应是创面愈合的始动环节，各种炎性细胞通过释放多种炎性介质、细胞因子启动创面愈合的修复过程，其中巨噬细胞被称为创面愈合的"调控细胞"，在创面愈合的生物学过程中居于重要地位。严重烧伤后的细胞免疫功能低下，可导致创面愈合的延迟。

（二）诊断要点

烧伤后免疫功能紊乱是免疫调控网络的异常，涉及免疫细胞、免疫分子等多种成分在功能、活性或合成分泌水平上的改变。

1.免疫细胞

免疫细胞包括巨噬细胞、中性粒细胞、淋巴细胞、血管内皮细胞等，它们在烧伤后发生了数量、功能、表面分子表达以及亚群分布的变化。

（1）巨噬细胞：烧伤后单核-巨噬细胞常被活化，某些功能上调，某些功能下降。

1）趋化、吞噬功能：烧伤后单核-巨噬细胞的趋化、吞噬功能均有程度不等的下降，且与烧伤面积呈负相关，中度烧伤患者在伤后 2～4 周，单核细胞的吞噬能力为正常的 $60\%～70\%$，而重度烧伤患者单核细胞吞噬能力仅为正常的 40%。

2）抗原递呈功能：烧伤后单核-巨噬细胞的抗原递呈及 MHCⅡ抗原的表达能力受到严重抑制，巨噬细胞不能将抗原递呈给 Th 细胞，免疫应答受抑；淋巴细胞激活和增殖受抑制，IL-2、IL-4、IL-5 等产生减少，机体特异性免疫应答能力下降，且这一抗原递呈功能的减弱与烧伤后侵袭性感染的发生明显相关。

3）巨噬细胞分泌功能：烧伤后巨噬细胞产生 IL-1、IL-6、CSF 减少，而 TNF-α 分泌增多，但在坏死组织产物、补体活化、肠内毒素移位、感染等多种综合因素的刺激下，可使巨噬细胞过度活化，产生大量IL-1、IL-6、TNF，同时 TNF 又可进一步激活巨噬细胞，反复过度激活可产生上述细胞因子释放的放大效应，是免疫紊乱发生的重要一环。

4）巨噬细胞亚群分布的改变：巨噬细胞是一不均质细胞群，有功能型和抑制型细胞群，在烧伤应激状态下，巨噬细胞亚群从功能型向抑制型转移，呈现免疫功能的抑制状态。

（2）中性粒细胞。

1）中性粒细胞数量的变化：严重烧伤早期可出现血液中性粒细胞百分比有所下降，白细胞总数也可下降，低于 $5×10^5/L$，这可能与白细胞附壁有关。随病程进展而逐渐升高，顶峰期间白细胞总数可达 $25×10^9/L$ 以上，可能与应激反应、感染有关。

2）中性粒细胞趋化、吞噬、杀菌功能变化：烧伤面积超过 30%，其趋化功能受到抑制，细胞游走距离低于正常值的 50%。烧伤面积越大，中性粒细胞的游动距离越短，趋化功能受抑的程度就越重。趋化异常在伤后 1～2 d 开始，4～11 d 最明显，以后逐渐恢复。烧伤患者中性粒细胞的吞噬和杀菌能力有明显削弱和下降。当烧伤面积大于 30% 时，中性粒细胞的吞噬杀菌能力减弱；烧伤面积介于 $30\%～50\%$ 者，在伤后 2 周内表现为吞噬和杀菌能力低下，但最低值也仍在正常范围低限;而烧伤面积达到 50%者,中性粒细胞的吞噬能力明显下降。

(3)T 细胞。

1)烧伤后外周血淋巴细胞数量减少:主要是 T 细胞减少。

2)T 细胞功能变化:T 细胞受有丝分裂原刺激后可转化为淋巴母细胞,这种淋巴细胞转化反映了 T 细胞的功能,烧伤后 T 细胞对有丝分裂原植物血凝素及刀豆素 A 刺激的反应发生了显著变化,其反应性随烧伤面积增大而有不同程度的降低,且与脓毒症的发生相关。

3)T 细胞亚群分布的变化:烧伤后 CD4 阳性 T 细胞的数量明显降低,而 CD8 阳性细胞明显增加,CD4/CD8 比例下降,提示 T 细胞的功能受抑。T 细胞的功能受抑还反映在分泌细胞因子的能力上,烧伤后 T 细胞产生各种细胞因子的能力下降,特别是分泌具有免疫促进作用的 IFN-γ、IL-2 等因子的水平下降,这与烧伤的严重程度密切相关。近年来的研究表明,烧伤后 T 细胞亚型由 Th$_1$ 转向 Th$_2$,致使 Th$_2$ 细胞分泌 IL-4、IL-5、IL-6、IL-10、IL-13 等具有免疫抑制作用的细胞因子相对增多,这是导致伤后免疫功能抑制的重要机制。

(4)B 淋巴细胞:B 淋巴细胞除产生免疫球蛋白外,还有其他功能如呈递抗原、分泌细胞因子等,但在烧伤后也表现出功能受抑现象。

(5)血管内皮细胞:血管内皮细胞在血液系统中是一类非常重要的细胞,从血循环的角度来说,血管内皮细胞通过对血管张力、血管通透性、血液流变性的调控而参与血循环的维持。从免疫调控来说,它通过合成和释放各种炎性介质,在炎症反应中扮演重要角色,更通过凝血酶调节蛋白与组织型纤溶酶原活化因子参与抗凝和纤溶活性。严重创伤后,活化或受损的血管内皮细胞功能异常的表现可概括如下。

1)加重炎症反应:血管内皮细胞高表达黏附分子,与中性粒细胞黏附,促使中性粒细胞穿越血管进入炎区聚集。

2)释放多种炎症介质:其中内皮素(ET-1)就是一种多功能生长因子,可促进免疫细胞黏附聚集活化,同时 ET-1 也是目前已知最强的血管收缩剂,参与微循环的调控,使血管通透性增加,是烧伤后组织水肿的原因之一。

3)烧伤后血管内皮细胞还有另一异常功能表现,就是由抗凝变为促凝,促进血凝与血栓形成。

2.免疫分子

(1)细胞因子:其由细胞合成和释放,可介导细胞与细胞间相互作用,各类细胞因子分别行使不同的职责,如 TNF、IL-1、IL-6 是促进炎症反应的前炎性细胞因子;IL-8 具有强力的趋化作用;GM-CSF、G-CSF 具有调控白细胞产生、增殖和分化的作用,同时也参与炎症细胞的趋化;IL-2、IFN-γ、EL-12、IL-18 等参与免疫应答和免疫调节;而 IL-4、IL-10 具有免疫抑制作用。诸多细胞因子通过彼此消长以及与免疫细胞间的相互作用,使机体形成一个复杂而有序的免疫调控网络。严重烧伤后上述细胞因子的合成、分泌、储存和释放水平发生改变,使得原先完整有序的免疫调控网络的平衡关系被破坏,呈现细胞因子和炎性介质的过度表达及免疫应答和调控相关因子的分泌受抑,从而形成了烧伤后免疫功能紊乱的病理生理基础。

(2)补体成分:严重烧伤后补体系统被过度激活,活化补体各组分形成大量裂解产物,各具不同的活性,如 C 3a、C 3a 是重要的趋化物质,参与过强炎症反应的生物学过程,对机体产生不利效应。此外,活化补体还可与抗原抗体形成免疫复合物沉积于组织中,使正常组织遭受攻击,组织受损。

（3）脂质代谢产物：严重烧伤后由于花生四烯酸代谢途径被激活，花生四烯酸代谢产物大量分泌释放，PGE_2、LTB_4、TXA_2 以及 PAF 等均为脂质代谢产物，对烧伤后细胞免疫功能的抑制以及过度炎症反应的形成都具有不可忽视的作用。

3.皮肤延迟型超敏反应

皮肤延迟型超敏反应是一经细胞免疫介导的免疫反应，可从整体上反映细胞免疫的功能，烧伤、特别是严重烧伤后患者对多种抗原试验的皮肤反应性都有显著减弱甚至转阴。烧伤患者皮肤延迟型超敏反应的抑制程度及持续时间与烧伤的严重程度成正比。

4.单核细胞免疫功能低下

$CD14^+$ 单核细胞 HLA-DR 如低于 30%，提示单核细胞免疫功能低下。

（三）治疗方案及原则

烧伤后免疫功能紊乱与伤后严重并发症发生的关系极其密切，但由于参与免疫紊乱的因素繁多，且各因素间的相互作用极其复杂，亟待研究。下列措施或初见成效，或仍待探索。

1.营养支持

给予烧伤患者提供足够的热量以及合理的三大营养素配伍，是改善烧伤后免疫功能紊乱不可忽视的手段。早期胃肠道给予高蛋白（占总热卡的 20%～25%）低脂（占总热卡的 12%～15%）饮食摄入，可明显改善烧伤后的免疫功能低下，改善肠道的屏障功能。其中某些特殊营养素改善烧伤后免疫功能紊乱的营养药理学作用正逐渐被重视，精氨酸可提高巨噬细胞的抗原递呈作用，提高淋巴细胞对 PHA 的反应性，增加 IL-2 的分泌水平及其受体的表达等，一般成年烧伤患者推荐剂量为每天 20～25 g，最大剂量为 500 mg/(kg·d) 体重。增加谷氨酰胺摄入可改善肠道的屏障功能，防治肠道细菌移位，推荐剂量为 500 mg/(kg·d) 体重。N-3 系多不饱和脂肪酸如二十碳五烯酸（EPA）和二十二碳六烯酸（DHA）等，可竞争性地抑制烧伤后被过度激活的花生四烯酸代谢途径，抑制花生四烯酸代谢产物如 PGE_2 和 LTB_4 等炎性介质的过度形成，对改善烧伤后的免疫紊乱有积极作用。

2.早期切削痂

烧伤创面坏死组织的存在可导致过度炎症反应，使炎性介质过量释放，引起免疫紊乱。此外，皮肤组织热损伤后可产生一种脂蛋白聚合物，有人称之为"烧伤毒素"，这一脂蛋白聚合物已被证实具有免疫抑制作用，尤其是抑制 T 细胞的功能，并能触发炎性细胞因子的释放。因此，早期给予切削痂可去除创面坏死组织和消灭创面，在一定程度上阻止了大量炎症介质的释放，去除免疫抑制因素，改善免疫功能。早期切削痂已成为烧伤临床治疗、防治并发症发生、改善机体免疫紊乱的重要手段之一。

3.免疫增强剂

（1）细胞因子制剂：细胞因子制剂 IL-2、IFN-α、IFN-γ、GM-CSF 等对提高免疫功能有一定疗效。

（2）胸腺制剂：胸腺制剂能促进 T 细胞的生长与增殖，使未成熟的 T 细胞转化为有免疫活性的 T 细胞。

（3）布洛芬（消炎痛）：布洛芬为环氧合成酶的抑制剂，可降低 PGE_2 和 TX 的合成和分泌，能改善烧伤后因花生四烯酸代谢活跃所致的 PGE_2 和 TX 过度分泌，改善免疫活性细胞的功能。

（4）短小棒状杆菌疫苗：短小棒状杆菌疫苗具有刺激网状内皮系统、活化巨噬细胞功能的作用，伤前接种此疫苗能提高动物的存活率。

（5）脱氢表雄酮：脱氢表雄酮能拮抗糖皮质激素，上调免疫功能。以上各类制剂在烧伤中心的应用都处于实验阶段，或有初步临床报告，尚未完全进入临床使用。

4.拮抗、清除某些炎症介质

（1）输血和血浆交换法：烧伤患者在发生严重脓毒症时，每10天接受一次血浆交换，有利于去除免疫抑制因子，恢复淋巴细胞功能。

（2）拮抗剂、单克隆抗体的应用：实验性应用针对细胞因子的单克隆抗体如TNF、IL-1、IL-10单克隆抗体，或针对黏附分子阻止中性粒细胞黏附的抗体如CD11b、ICAM-1抗体，可改善过度炎症反应。

（3）中药制剂：多种中药提示有调节免疫功能的作用，如人参、黄芪、当归、芍药、灵芝、三七、金银花等能改善与恢复免疫功能，临床应用尚处于探索中。

（朱　珠）

第三节　烧伤后的并发症防治

一、烧伤后休克

（一）烧伤休克的病理生理

烧伤休克的主要病理生理基础是渗出引起的体液丢失，并有心功能和血管舒缩功能的异常改变。由于大量血浆样体液从血管内渗漏至创面和组织间隙，发生以有效循环血量锐减为特征的复杂病理生理过程和临床症候群，并导致重要器官功能代谢紊乱和组织结构的损害。引起烧伤后体液渗出的原因很复杂，发生机制至今仍未能完全阐明。除热力的直接作用外，很多化学介质、细胞因子、毒性物质等参与变化并诱发级联反应。近年的研究证明，烧伤后血管内皮细胞的结构和功能发生异常改变，是造成血管通透性增加和微循环障碍的核心发病基础。

1.血容量不足

烧伤休克的特点是低血容量性休克。烧伤后由于热力的直接损伤以及众多血管活性物质的释出，造成机体毛细血管通透性增高，大量血管内液外渗，导致有效循环血容量不足。

烧伤后体液变化包括四个环节：毛细血管通透性增高，烧伤和非烧伤区血液中非细胞成分外渗至组织间隙形成水肿；烧伤组织渗透压增高，加重体液渗出和组织水肿；细胞膜功能受损，细胞外液进入细胞内；伤后低蛋白血症，有利于血管内液体渗出至组织间隙内。

烧伤后体液立即渗出，渗出速度一般在伤后6～8 h最快，严重烧伤时2～3 h即可达到高峰，18～24 h逐渐减慢，48 h后大多停止渗出。组织水肿程度以伤后24 h左右最为明显。当毛细血管通透性在伤后18～24 h开始逐渐恢复时，组织水肿也随之减轻。在体液外渗形成水肿的同时，部分水肿液可自创面渗出或蒸发，每天失去的水肿液为其蓄积量的10%，加重了体液丢失。

体液丢失量与烧伤面积及深度有关，烧伤后血容量不足程度与烧伤面积成比例。30%以上烧伤时非烧伤组织也发生水肿，究其发生原因与烧伤区组织基本类似。而深度烧伤，由于组织破坏严重，受损血管范围广，组织水肿发生早、消失晚，造成更多的体液丢失。

另外,血容量不足可直接导致心排血量下降、血流动力学改变及微循环障碍。

2.微循环变化

(1)微循环血流动力学的变化。

1)缺血性缺氧期:烧伤早期,在交感-肾上腺轴、肾素-血管紧张素系统等作用下,外周血管收缩,微循环系统包括微动脉、后微动脉、毛细血管前括约肌和微静脉明显痉挛,口径变小,毛细血管前阻力显著增加,大量真毛细血管网关闭,而动静脉短路则大量开放,构成微循环非营养性血流通道,使组织营养性血液灌流锐减,表现出"少灌少流"的特点,因此被称为"缺血性缺氧期"。

2)淤血性缺氧期:随着休克的进展,组织缺氧加重,大量酸性代谢产物堆积,舒血管物质如组胺、激肽、乳酸、肌酐等增多,使小动脉、微动脉及毛细血管前括约肌舒张,由于毛细血管后括约肌、微静脉对这些物质敏感性较低,处于相对收缩状态,后阻力增加,伴随有微血栓形成,血流淤滞,层流消失,使血液成分析出聚集,表现出"多灌少流"的特点,因此被称为"淤血性缺氧期"。随着病情的进一步加重,血液大量淤滞于微循环,同时血管内液体静压升高,渗出增加,使有效血容量急剧下降。

(2)微循环中血液的变化:微循环中血液性质出现变化,是烧伤休克微循环变化最为严重的阶段,变化的重点是在微循环中淤滞的血液。休克发生时出现白细胞变形力下降和毛细血管嵌塞、细静脉中白细胞附壁黏着、红细胞和血小板聚集以及微血栓形成等。它们引起微循环阻力增加,这在休克的发生机制中有重要意义,成为休克微循环研究的一个新课题。

1)血液成分分离:由于淤血,血液流速明显下降。有的血细胞在扩张的微循环血管中呈来回摆动状缓慢前进,有的处于停滞状态。加上液体的渗出,血液悬浮稳定性下降,血液中各种成分发生分离现象,血浆多位于毛细血管分支前后,甚至在几段毛细血管内只有血浆而无红细胞,红细胞则位于毛细血管单位的直捷通路一带,白细胞和血小板则多位于毛细血管单位的边缘支中。这种分布可能与正常血流中有形成分的分布状态有关,即"轴流与边流"现象。当烧伤休克发生时,血流动力学发生改变,血流变缓慢,血液浓缩,血细胞在狭窄的微静脉和小静脉前面壅塞。这种变化对下述的各种微循环中血液变化的发展有促进作用。

2)微循环中血液黏滞度升高:血液黏滞度与流速成反比。当压力不变时,黏滞度增加则微循环血流速度下降。黏滞度增加主要是由于血液浓缩,有形成分所占比例增大,红细胞聚集等。①血细胞比容明显升高:系微循环淤血及血液成分外渗的结果。从微循环采血检查血细胞比容升高格外明显,就是由于大量血细胞壅塞滞留于微循环中。如果抽取大静脉血液检查,有时由于溶血或输液等因素的影响,血细胞比容可能正常或低于正常。②红细胞聚集:主要是由于血流动力学改变造成的。在血液淤滞、流速减慢的条件下,红细胞壅塞在微循环扩张血管中的某些段落而聚集成团块。此时,红细胞表面被覆纤维蛋白原,更易于聚集。另外,此时微循环中血液呈高凝状态,形成纤维蛋白细丝附壁,红细胞也易于黏附其上。红细胞表面的负电荷下降也与其聚集有关。当聚集成团块状或叠连状之后,血液的黏滞度增加,更不易流动。在烧伤休克发生时,红细胞聚集现象十分常见。它不仅因高温直接作用而发生在伤区,也因休克而发生在全身各处的微循环血管中。这种聚集并非凝固,改善微循环后在血流加快的条件下仍可解聚。

3)红细胞形态的改变:当红细胞直接受到 50 ℃以上温度作用时,会发生变化和破坏。在烧伤休克发生时,微循环中的红细胞由于血流动力学改变,处于缺氧、缺乏营养物质、酸中毒以及代谢产物蓄积等环境中,发生形态改变而呈球形,不易通过毛细血管。红细胞肿胀呈球形后,红细胞总体积每增加 6%,外周阻力可增加 90%。因此构成外周阻力的不仅是阻力血管和阻力装置的作用,与血液黏滞度甚至血液有形成分形态的变化均有关系。肿胀呈球形的红细胞超过一定限度可使细胞膜破裂而发生溶血。此外,漂浮于血液中的附壁纤维蛋白细丝,极易与红细胞粘连,在牵扯力的作用下,红细胞变形破裂而出现溶血。如果在烧伤患者血中有增加红细胞脆性的因子存在时,也会出现溶血。所以,大面积烧伤休克患者溶血一般较严重,持续时间较长。溶血的不良后果之一是形成血红蛋白管型阻塞肾小管管腔,目前认为单纯这种管型的阻塞并不严重,尿流恢复正常后易于清除。但肾小管中的血红蛋白管型如在败血症的条件下,可被细菌及其毒素的作用所分解,产生酸性产物及毒性物质,引起肾小管的上皮细胞变性坏死,成为烧伤后急性肾功能不全及肾衰竭的可能原因之一。红细胞的变形也是可逆的,当微循环改善,红细胞的营养与代谢逐步恢复,形状也可恢复正常。只有当形态改变超过一定限度时,红细胞脆性增加,受多种因素的影响而发生溶血。

4)血小板聚集:烧伤休克发生时,微循环中血小板聚集也是一个经常发生的现象。血小板聚集的原因如下。①血流速度下降时,血小板、白细胞等有形成分靠边,互相靠紧。②组织缺氧时释放的腺苷类、溶血产物、组胺、5-HT及儿茶酚胺类和内毒素等均促使血小板聚集。血小板聚集时间如果不长,仍可由于循环的改善而解聚。如果聚集时间过久,因缺氧造成代谢发生障碍,血小板将分解破裂。释放出的血小板因子1、2、3、4等均对血液凝固有促进作用。

5)微循环血管中血液凝固:不同于聚集,其基本变化是凝血因子I变成纤维蛋白,既可形成纤维蛋白微栓,又可缠绕血细胞形成血栓,随血流漂流至其他部位造成梗死。这种微栓不能被血流冲散,可在溶栓药物的作用下溶解。一旦发生血液凝固,微循环血管出现阻塞,微循环的变化就不易恢复了。血液长时间停滞引起的组织缺血、缺氧能使酸性物质大量蓄积,pH降至6.9以下,微静脉与小静脉平滑肌开始松弛,血管扩张,但微循环的血流却已不易改善。此时已是休克晚期,缺血缺氧器官的组织、细胞出现变性甚至坏死,全身的代谢和功能均明显下降。微循环中的血液凝固,发生机制较复杂,如血流动力学和血液性质的改变;缺氧时组织损伤所释放的凝血因子III激活凝血的外在途径;血管内皮损伤后暴露的胶原激活凝血的内在途径。微循环血液凝固,消耗了各种凝血因子,使全身大的和较大的血管中的血液所含各种凝血因子的浓度显著下降。因此,死于休克的伤员尸检时常见血液不凝,称之为损耗性凝血障碍。晚期休克患者的出血倾向,除损耗性凝血障碍是其重要原因外,还有纤溶活动过度的因素存在。

3.心脏泵血功能障碍

严重烧伤休克期心肌即发生明显器质性损害,心肌细胞收缩功能显著降低,细胞膜及骨架结构受损,心肌纤维灶性溶解、断裂,血浆肌球蛋白轻链1、肌钙蛋白T显著增高。由于心脏的特殊重要性,其损害不仅可引起心脏泵血功能障碍,还可造成或加重全身其他组织器官的缺血缺氧损害,且可能与休克互为因果。烧伤后应激、心肌缺血-再灌注损伤、心肌细胞氧利用及能量代谢障碍、心肌组织水肿、失控性炎症反应等是烧伤早期心肌损害的主要发生机制。

烧伤后大量体液丢失引起循环血量不足,使冠状动脉灌注减少和心肌供血不足,因能量缺乏和酸中毒使心肌细胞能量代谢有关的酶活性受到抑制,影响心肌的舒缩功能。以往的研究发现,烧伤后5 min心排血量即可下降,发生在血容量明显下降之前,表明除有效血容量减少,回心血量不足外,还有心肌损伤因素参与。某些血管活性物质如儿茶酚胺、肾素、血管紧张素等,伤后很快增多,使血管阻力增加,加重了后负荷。内源性阿片肽作为参与休克发生、发展的体液介质,与休克的病理生理过程关系密切。目前认为,在3种阿片肽(β-内啡肽、脑啡肽、强啡肽)中,以β-内啡肽作用最强。烧伤后应激是促使β-内啡肽分泌、释放的重要因素,其在心脏、微循环的变化中发挥了重要作用。关于β-内啡肽影响心脏功能的确切机制目前还不十分清楚,可能是与受体结合后,通过抑制交感-肾上腺轴或直接抑制前列腺素和儿茶酚胺的心血管效应,引起心肌收缩力降低、心率减慢、心排血量减少。近年的研究发现,烧伤后应激引起的心脏交感神经兴奋对心脏有损伤作用,心脏局部儿茶酚胺增多对心肌细胞膜产生损伤,使心肌的供氧与耗氧失衡,加重心肌缺氧,促进冠状动脉内血小板聚集及血栓形成,加重心肌细胞酸中毒及游离脂肪酸(非酯化脂肪酸)的堆积。

心肌含有较丰富的黄嘌呤氧化酶系统,容易遭受缺血-再灌注损伤。烧伤后大量产生的一氧化氮(氧化亚氮)通过自身和其他自由基的细胞毒共同作用,抑制细胞线粒体呼吸,抑制ADP磷酸化和三磷酸脱氢酶醛基化,严重影响细胞能量代谢。研究发现,烧伤焦痂组织分解产生的脂蛋白聚合物能导致心肌肌浆网Ca^{2+}转运功能障碍,心肌细胞线粒体呼吸链电子传递活性受损,可能是烧伤后心肌收缩功能降低的主要因素之一。

严重烧伤后心肌组织总含水量和血管外含水量显著增加,可通过以下途径影响心肌结构与功能:细胞内水肿破坏心肌细胞正常的生命活动;细胞内及间质水肿,毛细血管内皮细胞肿胀,使氧自毛细血管弥散至细胞内线粒体的距离延长,心肌细胞摄氧量减少;使心肌组织淤血或缺血,加重损伤。

严重烧伤后机体释放大量细胞因子,引起的失控性炎症反应可造成心肌等组织损害,这已是众所周知的事实。在引起失控性炎症反应的诸多环节或因素中,炎症细胞特别是单核/巨噬细胞-血管内皮细胞(PMN-VEC)相互作用尤被人们关注。大量的研究证明,严重烧伤后脏器组织PMN-VEC黏附增多,一方面可加重循环障碍,更主要的是活化的PMN和VEC释放多种细胞因子、水解酶及氧自由基等,或直接引起心肌细胞结构受损、功能受抑;或通过与心肌细胞相应的受体结合,活化转录因子,使心肌细胞某些细胞因子、酶表达增多,进一步造成细胞损害。

烧伤休克时的酸中毒和血钾过高,对心脏均有抑制作用。另外,近年还发现弥散性血管内凝血(DIC)也累及心脏的微循环。值得注意的是,烧伤休克时缺血的胰腺可产生一种心肌抑制物,即心肌抑制因子(MDF),是由3~4个含硫氨基酸组成的水溶性小分子多肽物质,正常时血中浓度很低,烧伤休克时可增加。MDF的重要生物学效应是抑制心肌乳头肌收缩性,强烈收缩腹腔内脏小血管,加剧休克时心血管系统的功能障碍。MDF抑制心肌收缩力,成为烧伤休克时心脏功能不全的另一重要原因。

近年的研究又发现,休克时从门静脉血中可分离出来两种耐热的小分子多肽,其中脂溶性的称为"肠因子",它是小肠绒毛严重缺氧时溶酶体酶释放的产物,经肠系膜静脉进入体循环。肠因子在休克的"不可逆"发展中发挥重要作用。严重低血压时,肠因子滞留在小肠局部,当输血、输液恢复肠道灌注后,大量肠因子进入体循环,抑制心血管功能,加重休克进程。

4.其他主要病理生理变化

(1)烧伤休克时代谢的基本变化:烧伤休克时代谢的特点是缺血缺氧及代谢性酸中毒,表现为低代谢率。休克期后的超高代谢有其另外的发生机制,与休克期的低代谢不同。

烧伤休克时,细胞缺血缺氧,有氧代谢发生障碍。由于供氧不足,三羧酸循环中还原性烟酸腺嘌呤二核苷酸(NADH)堆积,氧化过程难以进行;能量不足,磷酸化受阻,ATP合成减少;糖代谢以糖酵解为主,乳酸形成增多,H^+浓度增加,代谢性酸中毒越来越重,最终导致细胞代谢的全面抑制。动脉血乳酸水平与休克严重程度的关系密切,乳酸水平越高,病死率也越高。可见,防治酸中毒是抢救烧伤休克的重要环节之一。烧伤休克发生缺氧不单是由于微循环的变化,代谢性酸中毒亦不只是由于乳酸形成增多。例如,合并有吸入性损伤可因炎症、淤血、水肿而造成呼吸道狭窄,通气不足,肺泡表面活性物质破坏引起散在性肺萎缩;微栓塞综合征时引起的肺间质及肺泡水肿;红细胞内 2,3-二磷酯甘油酸(2,3-DPG)减少,氧难于释放;尿生成减少,可使酸性代谢产物滞留体内,等等。细胞内外 H^+ 浓度升高,对细胞是极为有害的,可以损伤线粒体、溶酶体的生物膜,从而使细胞完全破坏。这种变化达到一定的广泛程度时,即可导致机体死亡。改善供氧和组织血液灌注,就能使细胞多得到一些氧,多带走一些 H^+,情况便会好转。

(2)中枢神经系统的变化:脑具有自动调节血流的能力,轻度休克时可能不受损害。严重而持久的休克时,则可以受到损害,不仅皮质自发的生物电活动和传入神经引起的电位变化可以减弱甚至消失,神经细胞的代谢也能发生改变。神经细胞耗氧量大,对缺氧十分敏感。脑的血液供应比较丰富,但如减少到 30 mL/(100 g·min)即发生晕厥;如果完全断绝血液供应 5 s 即影响意识。血压降至 9.3 kPa(70 mmHg)以下时,脑血液供应随动脉压下降而明显减少。脑微循环血管在 H^+ 及 CO_2 浓度增加时则扩张,当这些物质浓度恢复正常时,血流量也恢复正常。两者之中以 CO_2 的作用更明显。

当休克进入严重阶段,由于血压过低,脑供血不足,发生缺氧,同时又存在显著的酸中毒,能引起血管周围神经胶质细胞和毛细血管内皮细胞肿胀,从而使毛细血管管腔缩窄,红细胞通过困难。这一变化势必形成恶性循环。休克时脑微循环中也可能有 DIC 发生,更加重了脑的缺氧。

大面积烧伤后脑微循环血管的通透性也有增加,可发生脑水肿并使颅内压升高。脑微循环受微血栓及脂滴栓塞,可以损伤微血管而形成小的点状出血灶,称脑紫癜。伤员表现出神经系统症状,如躁动、抽搐及昏迷。

休克时脑功能改变是有其物质基础的。参与脑代谢产生 ATP 的物质主要是葡萄糖和 O_2,这是因为葡萄糖和 O_2 容易通过血-脑屏障。脑的重量占体重的 2% 左右,在静息状态下,它的葡萄糖消耗量占全身的 65% 左右。如果葡萄糖的消耗得不到补充而发生局部低血糖,则脑代谢的物质基础便不足。休克时的脑缺血缺氧对其能量代谢危害甚大。

脑的皮质神经细胞占脑细胞总量的 1/5 左右,而耗氧量和葡萄糖却占总量的 80% 左右。缺血缺氧时,皮质神经细胞最先受到影响。严重情况下神经细胞将消耗其本身物质而使结构破坏。当神经细胞转而消耗其本身的蛋白质和脂类时,蛋白分解过程中产生的 NH_3 可以转化为谷氨酰胺,从而解除 NH_3 对神经细胞功能的重大危害。但要转化为谷氨酰胺需消耗三羧酸循环中的 α-酮戊二酸,所以又加重了三羧酸循环障碍。

(3)烧伤"休克肺"的发生机制:近年临床观察发现约 1/3 严重休克病员发生"休克肺",而且无吸入性损伤的烧伤休克病员也可以发生"休克肺"及急性呼吸衰竭。在 X 线下观察,可见呈斑块或较弥漫的密度增加,两肺大致相似,因此易误诊为双侧小叶性肺炎。病理变化为淤血、小出血点、小块肺萎陷、肺间质水肿及肺泡水肿、肺泡透明膜的形成等。功能方面的变化主要是肺泡表面活性物质减少,肺顺应性下降,呼吸功能减退,PaO_2 下降,临床突出表现为呼吸困难。

1)休克肺的发生机制。①肺静脉及微静脉、小静脉的收缩:肺静脉系统有丰富的神经支配和平滑肌层,对交感、迷走神经刺激、缓激肽、儿茶酚胺、5-HT、组胺等的作用均起收缩反应。休克时这些因素均存在,且肺血管阻力增加,微循环中的血管内压增高,有利于液体渗出。②肺微栓塞综合征:休克时发生的 DIC,可有大量微栓子至肺造成微循环栓塞,致阻力增加,其纤维蛋白降解产物中有通透因子,可引起微循环血管的通透性增加,使液体外渗。此外血小板分解释放的5-HT和组胺又是使肺静脉系统血管收缩的物质。③其他方面:如休克时的中枢性心力衰竭、输液过多、氧中毒损伤肺毛细血管等,均能导致肺水肿。如合并吸入性损伤,则情况更为严重。肺淤血、水肿严重时,毛细血管损伤破裂可以形成出血点,甚至斑块状出血。

肺萎陷的发生机制,主要是肺泡表面活性物质因缺氧而合成减少,活性下降。其主要成分是二棕榈酰卵磷脂,由肺泡Ⅱ型上皮细胞合成分泌,肺水肿时的渗出液可能加速其破坏。除此之外,细支气管被分泌物阻塞,也能造成其所属肺泡中气体被吸收而萎缩;DIC 时肺组织释放 PGE_2,能使细支气管痉挛阻塞而导致肺泡萎缩。

2)"休克肺"对呼吸功能的影响。①弥散障碍:由于肺间质水肿、肺泡水肿、透明膜形成等的作用而使气体弥散距离增加,引起 PaO_2 下降。②通气-血流比例失调:肺微循环中被聚集的血细胞或微栓阻塞的区域,有通气而无血流。有血管收缩的区域,有通气而血流减少;反之,血流正常的区域肺泡可能被渗出液占据,或细支气管被分泌物所阻,从而发生有血流而无通气的情况,这也是引起 PaO_2 下降的原因。③静脉血分流增加。主要原因是:①正常的分流血管扩张,血流量加大。②肺微栓栓塞,短路大量开放。③流经不通气区域的血量增加。烧伤休克时静脉血分流增加,出现静脉血渗入动脉血的现象,使 PaO_2 下降。由于休克肺对呼吸功能的上述影响,最后可引起 PaO_2 的严重下降,进而 $PaCO_2$ 升高,导致呼吸衰竭而威胁生命。

(4)肾脏的变化:严重休克可发生少尿,甚至无尿。尿量常反映肾脏血液循环状态。休克早期尿量减少,可能是循环中儿茶酚胺类物质引起肾血管强烈收缩及抗利尿激素(血管升压素,ADH)分泌增加的结果,不能断然判定为肾小管器质性改变,或急性肾衰竭。如经输液及解除血管痉挛等治疗而使情况改善,尿量增加,其变化尚属功能性。上述变化的机制主要有两方面:一是肾血管收缩使肾脏血流量减少,其中肾皮质血管收缩更显著,肾小球的入球小动脉与出球小动脉相比,前者收缩更显著,这就使流过肾小球的血量大量减少,因此滤出减少;二是有效滤过压下降,乃由于休克时全身平均动脉压下降所致。当平均动脉压下降至 8.0 kPa(60 mmHg)时,肾小球毛细血管压就下降到使原尿生成几乎完全停止的程度。

(二)烧伤休克的特点

1.烧伤休克为渐进性低血容量休克

烧伤后体液丧失和有效循环血量的减少是逐渐发生的,伤后 6~8 h 渗出最快,伤后 36~48 h体液丧失逐渐减少,并开始回吸收。它不同于急性出血性休克,烧伤休克的发生与发展是渐进的,体液丢失为血浆样液体,其成分与血浆近似,血液内的有形成分早期破坏较少。

2.烧伤休克发生的时间与其严重程度及烧伤面积和深度有密切关系

成人Ⅱ、Ⅲ度烧伤面积超过 10%,小儿超过 5%,都有发生休克的可能。烧伤面积越大,深度烧伤越广,则休克发生早且严重,持续时间也长,并发症就多。此外与其他因素和诱因有关:如合并呼吸道烧伤、复合伤、中毒(苯、磷、一氧化碳等)、全身感染、早期不适当的治疗、剧烈疼痛等;年龄、伤前健康情况、致伤部位及原因等也均有影响。

3.烧伤休克有明显的电解质紊乱与血浆渗透压的改变

伤后 24 h 内主要是表现为低钠、高钾血症;回吸收期后则为低钾血症、酸中毒和低蛋白血症。由于伤后血管通透性增高,水分、蛋白、钠盐渗漏至创面及组织间隙,多表现为血浆晶、胶体渗透压的同时降低。

4.烧伤休克与头面部烧伤有关

烧伤伤情相同时,有较严重头面部烧伤的患者较无头面部烧伤的伤员休克的发生率高。小儿患者更为突出。

(三)烧伤休克的临床表现

1.休克抑制期

患者神情淡漠、反应迟钝、甚至出现意识模糊或昏迷;出冷汗、口唇、肢端发绀,脉搏细速、血压进行性下降。严重者,全身皮肤、黏膜明显发绀,四肢厥冷,脉搏摸不清、血压测不到,尿少或无尿。到弥散性血管内凝血阶段,则会有皮肤、黏膜出现瘀斑或消化道出血。出现呼吸困难、脉速、烦躁、发绀,吸氧不能改善症状时,应考虑为急性呼吸窘迫综合征。见表 6-5。

表 6-5　成人的低血量性休克的临床表现和程度

分期	程度	神志	口渴	皮肤黏膜		脉搏	血压	体表血管	尿量	估计失血(液)量
				色泽	温度					
休克代偿期	轻度	神志清楚,伴有痛苦表情,精神紧张	口渴	开始苍白	正常发凉	100/min 以下,尚有力	收缩压正常或稍升高,舒张压增高,脉压缩小	正常	正常	20%以下(800 mL以下)
	中度	神志尚清楚,表情淡漠	口很渴	苍白	发冷	10~200/min	收缩压为 12.0~9.3 kPa (90~70 mmHg),脉压小	表浅静脉塌陷,毛细血管充盈迟缓	尿少	20%~40%(800~1 600 mL)
休克抑制期	重度	意识模糊,甚至昏迷	非常口渴,可能无主诉	显著苍白,肢端青紫	厥冷(肢端更明显)	速而细弱,或摸不到	收缩压在 9.3 kPa (70 mmHg)以下或测不到	毛细血管充盈非常迟缓,表浅静脉塌陷	尿少或无尿	40%以上(1 600 mL以上)

2.休克代偿期

由于烧伤后体液丢失是渐进发展,机体对有效循环血容量减少的早期有相应的代偿能力,患者的中枢神经系统兴奋性提高,交感-肾上腺轴兴奋。表现为精神紧张、兴奋或烦躁不安、皮肤苍白、四肢厥冷、心率加快、脉压差小、呼吸加快、少尿。此时,若处理及时、得当,休克可较快的纠正。反之则进入休克抑制期。

(四)烧伤休克的诊断

烧伤后是否发生休克,以及休克存在的严重程度和持续时间,主要受烧伤面积、有无合并伤、年龄和健康状况的影响,也取决于能否及时准确地把握伤情,尽早采取迅速充分的补液治疗。一般而言,成人烧伤面积超过 20%、小儿烧伤面积超过 10%时均有可能发生烧伤休克,临床遇有此类患者时应给予抗休克处理。然而,一些婴幼儿的头面部烧伤,由于局部血运丰富和组织较疏松,伤后体液渗漏较其他部位为多,即使烧伤面积不足 10%也有可能发生休克,应引起高度重视。烧伤休克的基本病理生理改变和临床征象类似于失血性休克,但病情发展过程较失血性休克相对缓慢,且有一定的规律性,烧伤面积越大,深度烧伤范围越广,休克发生的时间越早,相伴随的临床体征也更明显,故此类患者的早期诊断多不难做出。一些中等面积的烧伤,由于体液丢失的速度和总量不及大面积烧伤,加之机体自身的代偿能力较强,伤后早期可不表现出典型的休克体征,容易造成误诊和漏诊。

烧伤休克的诊断主要是根据伤情、临床表现和相关的实验室检查结果。以往人们已总结了一套简便、实用的监测指标用于烧伤临床的休克诊断,不仅能反映休克存在的严重程度,也可反映复苏治疗的效果,对防治烧伤休克起到了十分重要的作用。随着对休克认识的不断深入和新的监测技术开展,人们认识到现有的烧伤休克诊断标准已不能完全适应现代复苏治疗的需要,并在原有的诊断标准基础上做了一些补充和完善,使之更具有科学性。

1.神志方面的变化

中、重度烧伤患者伤后多存在神志方面的改变,早期常表现为烦躁不安,其原因除与创面疼痛刺激有关外,主要系中枢神经系统缺氧所致。烧伤后体液丢失引起全身有效循环血量不足,脑组织缺血缺氧,脑细胞的能量代谢发生障碍,乳酸等有害物质生成增多,特别是兴奋性氨基酸谷氨酸大量释放,在突触间隙形成高浓度谷氨酸,导致神经元持续去极化(除极)并引起兴奋性神经毒性损害。患者如果伤后不能得到及时有效地补液复苏治疗,中枢神经系统缺血缺氧性损害将进一步加重,数小时内神志改变可由烦躁不安转为反应迟钝,神志恍惚,甚至呈昏迷状态,临床上常遇见的延迟复苏患者入院时多存在此类神志改变,提示脑细胞的代谢和功能已受到严重损害,应争分夺秒地采取综合救治措施。值得注意的是,一些基层医疗单位和临床经验缺乏的医务人员,在患者出现烦躁不安症状时,片面强调镇静止痛药的使用,这样不仅不能收到预期效果,大剂量用药还容易掩盖病情变化而延误治疗。

2.口渴

为烧伤休克早期常见的临床表现之一。据临床观察,许多大面积烧伤患者虽给予及时的抗休克补液治疗,仍不同程度地存在口渴症状,即使是循环基本稳定后症状也不能完全消除,一般需在体液回吸收阶段方可逐渐缓解。口渴发生的确切机制尚不完全清楚,除与血容量不足有关外,还受血液浓缩、血浆渗透压变化的影响,也与下丘脑-垂体-肾上腺皮质系统的调控有关。临床上不能单凭口渴症状来判断休克是否纠正,更不能让患者无节制地大量饮水,以免造成水中毒。

3.血压

低血压是诊断烧伤休克的一个重要指标,但不是早期指标,这是因为烧伤早期体液丢失和应激反应,引起交感-肾上腺髓质系统强烈兴奋,大量缩血管活性物质释放入血,例如儿茶酚胺、血管紧张素、内皮素、白三烯、血栓素等,引起血管的舒张与收缩平衡发生紊乱,造成阻力血管收缩和总外周阻力增加,故烧伤早期血压可维持在正常范围或略有升高,以舒张压增高较明显,突出变化是脉压变小。此阶段的血压变化特点反映机体正处于代偿期,应抓住时机积极补液抗休克。一旦患者不能得到充分的液体复苏,机体长时间处于缺氧状态,乳酸等酸性代谢产物大量堆积,造成微动脉和毛细血管前括约肌对缩血管活性物质的反应性降低,血液淤滞在扩张的毛细血管内,此刻患者的血压可明显降低,休克处于失代偿状态,提示病情十分危重。提醒注意的是大面积烧伤患者因肢体渗出而肿胀,或有焦痂形成,有时不易测得准确的血压参数,应注意鉴别。

4.心率

烧伤早期在动脉血压下降之前心率即明显增快,心率的变化可作为诊断烧伤休克的早期指标之一。烧伤后体液大量丢失,血管活性物质释放增多,使心肌收缩力增强和心率加快,以代偿性提高心排血量,大面积烧伤患者早期心率常超过 $120/\min$,小儿常超过 $150/\min$,通过大量快速地补液治疗,多数患者的心率可逐渐减慢至 $100/\min$ 左右。若心率长时间维持在 $150/\min$ 以上,提示心肌已存在器质性损害,同时也表明复苏治疗效果欠佳,应及时调整治疗方案。心率过快可造成心肌耗氧量增加,心室的舒张期缩短,导致心肌收缩力减弱和心排血量减少,可适量使用强心药物如毛花苷丙、毒毛花苷 K 等,以减慢心率,改善心肌收缩功能。

5.尿量

肾脏是休克时受神经内分泌系统影响较突出的脏器之一,严重烧伤后肾血流量急剧减少,肾小球滤过率降低,反射性引起抗利尿激素和醛固酮分泌增多,患者早期即可表现为少尿或无尿。单位时间尿量的变化能客观地反映休克存在的严重程度,也是判断复苏效果较为敏感的指标之一,凡是大面积烧伤患者或有可能发生休克者,接诊时应及时放置尿管,并准确记录每小时尿量,一些大面积烧伤患者由于四肢肿胀而无法准确测量血压时,也可通过每小时尿量间接反映血压的高低,一般收缩压维持在 12.0 kPa(90 mmHg)以上,且肾功能正常时,每小时平均尿量可在30 mL以上。

6.消化道症状

胃肠道的小血管具有丰富交感缩血管神经纤维,α受体占优势,烧伤休克时胃肠道缺血不仅发生早,而且持续时间长,容易造成黏膜缺血性损害和蠕动功能障碍。大面积烧伤患者早期常伴有恶心、呕吐症状,呕吐物一般为胃内容物,胃黏膜发生糜烂出血时,呕吐物可呈咖啡色或血性,出血量较多或发生十二指肠以下部位的黏膜溃烂时,还可解柏油样或鲜红色血便。烧伤早期出现的恶心、呕吐症状主要系中枢神经系统缺氧所致,频繁呕吐者多表示休克较为严重,呕吐量较多时应警惕有急性胃扩张或麻痹性肠梗阻的可能,要及时放置胃管做负压引流。

7.末梢循环变化

大面积烧伤患者的肢体皮肤常遭毁损,加之体液渗出引起软组织水肿,常难以准确观察末梢循环的真实变化。在休克早期,可见正常皮肤色泽苍白,皮温降低,表浅静脉萎陷,严重时皮肤、黏膜发绀,甚至出现花斑,甲床及皮肤毛细血管充盈时间延长。小儿烧伤后末梢循环变化出现较早,也最明显。

8.电解质和酸碱平衡

由于烧伤后体液大量渗出,造成水分、蛋白质和钠盐的丢失,患者在早期常存在脱水、低蛋白血症和低钠血症,同时因低灌注导致的组织无氧代谢增加,常伴有代谢性酸中毒和高钾血症。除此之外,合并重度吸入性损伤或肺爆震伤者,还可存在呼吸性酸碱平衡紊乱和低氧血症。因此,在烧伤休克期内,每天至少检测一次动脉血气、动脉血乳酸、血生化、血晶体、胶体渗透压,以便掌握休克的发展趋势,及时调整复苏治疗方案。

9.血流动力学

受血容量不足、外周血管阻力增加和心肌舒缩功能改变的影响,大面积烧伤患者,伤后很快出现明显的血流动力学紊乱,表现为心排血量(CO)、心脏指数(CI)、左心室做功指数(LVWI)显著降低,肺血管阻力(PVR)和外周血管阻力(SVR)明显增高,动物实验证实,重度烧伤犬于伤后5 min CO即开始下降,伤后 30 min CO、CI 和 LVWI 值较伤前降低50%。血流动力学指标是早期诊断休克及判断其严重程度的敏感指标,对严重烧伤或并发心、肺功能不全者,有条件的单位应放置漂浮导管监测血流动力学变化,以指导补液复苏。

10.血液流变学

严重烧伤后由于血管内液体大量丢失,造成血液浓缩和微循环障碍,加之红细胞的相对运动能力和变形性发生异常变化,导致血液流变学紊乱。烧伤早期即可表现为红细胞及血小板聚集指数增加,血浆、全血黏度和纤维蛋白原含量异常增高,血液处于高凝状态,容易引起微血栓形成和发生继发性纤溶。近年研究证实,血管内皮细胞在机体促凝和抗凝平衡过程中发挥着十分重要的作用,当机体遭受休克、缺血-再灌注以及全身炎症反应等打击时,内皮细胞生成与释放促凝血因子增多,抗凝血因子减少,失去原有的抗凝血优势,造成血液流变学紊乱。

11.组织氧合情况

烧伤休克的本质是低灌注引起的组织细胞缺氧和代谢障碍。机体供氧量(DO_2)和氧耗量(VO_2)是判断休克严重程度的重要指标,DO_2代表向组织输氧量,与心脏功能关系密切,VO_2则能客观反映组织灌注情况以及利用氧的能力。严重烧伤后由于血容量不足、心功能障碍和组织灌注不良等原因,存在VO_2伴随DO_2的提高而增加,称之为"DO_2-VO_2依赖现象",应尽快提高心排血量,否则将导致机体严重缺氧。

DO_2和VO_2的计算公式分别如下。

$$DO_2=1.34\times SaO_2\times Hb\times CO(L/min)\times 10$$
$$VO_2=(CaO_2\text{-}CvO_2)\times CO(L/min)\times 10$$
$$CaO_2(动脉血氧含量)=1.34\times SaO_2\times Hb$$
$$CvO_2(混合静脉血氧含量)=1.34\times SvO_2\times Hb$$

平原混合静脉血氧浓度、氧饱和度、氧分压的参考值分别为$10\sim15$ mL/dL、$75\%\sim79\%$、$10\sim10.5$ kPa。静脉血氧分压与平均组织氧分压的变化成直线关系,肺动脉中采集的混合静脉血,其氧含量是动脉血输往全身各组织经摄取消耗后剩余的氧量,所以混合静脉血氧分压的变化也反映了全身平均组织氧分压的改变。混合静脉血氧分压降低一般可表示组织缺氧,由于休克时,存在动静脉短路,其值正常甚至偏高时,并不能表示不存在组织缺氧。

氧供指数为心脏指数与动脉血氧浓度之积,$DO_2I=CI\times CaO_2$,参考值为$520\sim720$ mL/(min·m^2),可综合反映心泵功能和肺呼吸功能。氧摄取指数(VO_2I)为心脏指数与动静脉血氧浓度差之积,$VO_2I=CI\times(CaO_2\text{-}CvO_2)$,参考值为$100\sim180$ mL/(min·m^2),代表组织氧合作用的总和,也就是组织代谢的整体状态。通过增加氧供可估计摄取量是否满足氧的消耗,如果提高DO_2I后VO_2I明显升高,说明氧供给不足,机体代谢不充分。

Fiddican-Green等提出隐性代偿性休克概念,即无低血容量临床表现,但在看似生命体征平稳的背后,却隐藏着内脏器官的缺血,而内脏低灌注的持续与多系统器官衰竭(MOF)的发生率显著有关。因此,在监测全身组织灌注和代谢的基础上,局部脏器尤其是胃肠道组织氧合作用的监测应予以重视。近年来应用张力测定法测定胃黏膜pH,应用pH计直接测量直肠黏膜表面的pH,能较准确反映外周脏器组织灌注和氧合情况。

12.动脉血乳酸盐测定

正常值为$1\sim1.5$ mmol/L,休克持续时间越长,组织缺氧越严重,动脉血乳酸盐浓度也越高。

13.弥散性血管内凝血(DIC)相关项目的检测

疑有休克并发DIC的患者,应进行有关血小板和凝血因子消耗以及反映纤维蛋白溶解程度的检测。

(五)烧伤休克的治疗

烧伤休克重在预防,通过各项诊断指标的监测,若发现已发生休克,则应及早纠正。大量体液渗出是烧伤休克的主要发病基础,目前尚无有效的抗渗出治疗方法,补液仍是防治烧伤休克的主要手段。烧伤休克为低容量性休克,严重者伴有休克肺及其他脏器损伤,有的患者伴有吸入性损伤,因此,循环、呼吸系统均有障碍,故烧伤早期复苏也需遵循复苏的一般原则,保持气道通畅,维护呼吸功能,维护心血管功能。

1.复苏补液疗法

补液是防治烧伤休克的有效措施,分口服补液和静脉补液两种途径。

(1)口服补液治疗:适用于成人烧伤面积在20%以下、小儿烧伤面积在10%以下的轻度烧伤,且无休克和胃肠功能障碍者。口服补液时应注意以下事项:①应口服含盐饮料,如盐茶、盐豆浆、烧伤饮料等,不能单纯饮用开水,否则可导致细胞外液低渗,并发水中毒。②宜少量多次,成人每次量不宜超过200 mL,小儿不宜超过50 mL,2~4 h一次,过多过急可引起呕吐、腹胀甚至急性胃扩张。③已发生休克或胃肠功能明显障碍者,应改用静脉补液。④应制订计划,并做好记录。口服补液可参照补液公式,宜分次口服或经胃肠道插管持续滴入。

(2)静脉补液治疗:严重大面积烧伤,体液渗出量大,而且早期多有胃肠蠕动减弱,应尽早采取静脉补液。烧伤复苏的补液治疗,输液量大,持续时间长,应有可靠的静脉通道作保证。周围静脉充盈良好者,可行静脉穿刺补液,否则应果断行静脉切开或深静脉穿刺置管,切莫因反复建立静脉通道而贻误抢救时机。烧伤后体液丢失量与烧伤面积和深度成正比且有一定规律性,依此特点,临床上采用公式指导补液治疗。

烧伤早期补液有多种公式,如Evans公式、Brooke公式等。在Evans公式的基础上,国内不少单位根据自己的经验,也总结出各种烧伤早期补液公式。但大多数公式大同小异,只是输液总量及胶、晶体比例略有不同。

国内应用的补液公式是:伤后第一个24 h每1%烧伤面积每千克体重补充胶体和电解质液1.5 mL(小儿2.0 mL),另加水分(一般成人需要量为2 000 mL,小儿依年龄或体重计算);胶体和电解质液的比例一般为0.5∶1,严重深度烧伤可为0.75∶0.75。补液速度:开始时应较快,伤后8 h补入估计量的一半,后16 h补入另一半。伤后第二个24 h胶体和电解质液量减半,基础水分量不变。

国内另一公式(南京公式),即烧伤后第一个24 h补液总量(mL)=Ⅱ、Ⅲ度烧伤面积(%)×100±1 000(体重轻者减1 000,重者加1 000),其中基础水分为2 000 mL,其余1/3为胶体,2/3为电解质液。比公式计算简单,适用于战时。

Parkland公式1968年,由Baxter在美国Parkland医学中心提出。该公式主张在伤后第1个24 h只补充电解质溶液,不补充胶体和水分,待伤后第2个24 h血管通透性有所改善后再补充血浆和水分,其理由是伤后第1天毛细血管通透性增加,体液丢失造成细胞外液缺钠和缺水,必须大量补充钠离子才能恢复细胞外液的渗透压,而此时补充胶体,并不能维持血管内胶体渗透压,反而因血浆蛋白渗漏到组织间隙,造成组织水肿液回吸收时间延长。具体补液方法:伤后第1天每1%Ⅱ度、Ⅲ度烧伤面积,每千克体重补充等渗乳酸钠林格溶液4 mL,伤后8 h输入总量的一半,后16 h输入另一半;伤后第2天不再补充电解质液,每1%Ⅱ度、Ⅲ度烧伤面积,每千克体重补充血浆0.3~0.5 mL,并适量补充等渗糖水。此公式比较适用于血浆供应困难的地区和成批烧伤早期现场救治。近年来,国内外很多学者认识到伤后24 h内单纯补充大量晶体液、水分会使患者负荷过大,还可能造成血浆蛋白过低,组织水肿明显,进一步促使患者在休克后发生感染,所以仍主张第一个24 h内适量补充胶体液,这样可以减少输液量,减轻水分的过度负荷,更有利于抗休克、回吸收以及休克期之后的治疗。

高渗钠溶液疗法1974年,由美国Monafo提出。利用溶液的高渗作用,输入后造成细胞外液渗透压增高,促使细胞内水分向细胞外转移,起到扩张细胞外液的作用,从而达到扩充血容量目的。高渗钠溶液疗法具有补液量少,液体负荷轻,扩容迅速的特点,较适用于心肺功能负担较重的患者以及高原缺氧环境下烧伤补液治疗。由于高渗钠溶液属非生理性溶液,大量或长时间使用可对机体产生一些负面影响,如高渗性脱水,血压降低,溶血反应和凝血功能障碍等,大面积烧伤患者慎用。常用的高渗钠溶液包括3%氯化钠溶液,250 mmol/L的复方乳酸钠溶液和高渗钠加右旋糖酐-70溶液。伤后48 h每1%Ⅱ度、Ⅲ度烧伤面积,每千克体重补充3 mL,总液体量的2/3在第1个24 h输入,另1/3在第2个24 h输入。使用高渗钠溶液时,必须严密监测血清钠和渗透压的变化,若血清钠浓度超过160 mmol/L,渗透压超过330 mOsm/(kg·H$_2$O)时,应降低输入钠浓度或改变输液计划。

延迟复苏患者的补液方案目前在农村及偏远地区,由于受经济条件和交通不便的影响,许多烧伤患者不能得到及时有效的补液治疗,入院时存在严重的休克,此类患者经抗休克治疗后虽能勉强渡过休克期,但因缺血缺氧时间较长,加之输液后不可避免的造成再灌注损伤,可较快并发多内脏功能衰竭和全身性感染。目前仍有一些专科医务人员对延迟复苏造成机体损害的严重性认识不足,担心短时间内补液过多过快,容易并发脑、肺水肿和心功能衰竭,不论伤后治疗情况如何,一概按公式补液,使早期补液量远远低于所丧失的液体量,休克迟迟不能纠正。第三军医大学烧伤研究所发现,延迟复苏犬伤后6 h开始按Parkland公式快速输液,于伤后第7小时补充估计量的1/3,第8 h补充估计量的1/6,2小时内输入第一个24小时补液量的1/2,可使血流动力学指标迅速恢复,内脏并发症的发生率显著降低。据此提出,延迟复苏的患者,在入院后2~3 h间快速补充第一个24 h输液总量的1/2,有条件的单位最好放置漂浮导管,根据CO、CVP、PAWP的变化调整输液速度,无条件开展心肺血流动力学监测的单位,可根据单位时间内尿量变化来调整输液速度,成人每小时尿量维持在50 mL左右,小儿每千克体重每小时1.0 mL,可作为评估休克复苏有效的重要临床指标。

静脉输入液体的种类视情况而定。水分除口服外,可用5%或10%葡萄糖溶液补充,通常情况下成人每天基础水分补充量为2 000 mL,遇有气温或体温过高、气管切开、腹泻等情况时,应适当增加水分补充量,烧伤患者使用悬浮床治疗时,创面水分蒸发量明显增多,应额外补充水分1 000~1 500 mL。胶体液一般以血浆为首选,也可采用人血白蛋白或全血,特别是面积较大的深度烧伤可补充部分全血。另外也可选用右旋糖酐、羟乙基淀粉等血浆扩容剂,但24小时用量一般不宜超过1 000~1 500 mL。4%琥珀酰明胶(血安定)是目前较为理想的血浆代用品,输入后扩容作用迅速,产生明显的渗透性利尿作用,并可降低血液黏度,改善组织缺氧状况,安全性能好,大剂量使用后不影响凝血功能,对器官无毒性损害,但可影响血浆蛋白浓度。电解质液常选用平衡盐液的目的是,一方面避免补充生理盐水时,氯离子含量过高可导致高氯血症;另一方面可纠正或减轻烧伤休克所致的代谢性酸中毒。若深度烧伤面积较大,出现明显代谢性酸中毒或血红蛋白尿时,部分平衡盐溶液可改用单纯等渗碱性溶液,以纠正代谢性酸中毒或碱化尿液。为了迅速使游离血红蛋白从尿中排出,减少对肾脏的刺激和引起肾功能障碍的可能,除碱化尿液并适当增大补液量以增加尿量外,在纠正血容量的同时可间断应用利尿药物,常用的为20%甘露醇或25%山梨醇100~200 mL,每4小时1次。如效果不明显时,可加用或改用依他尼酸钠或呋塞米。另外对老年、吸入性损伤、心血管疾患、合并脑外伤等患者,为了防止输液过量,亦可间断地输注利尿药物。

必须强调,任何公式只能作为参考,不能机械执行。要避免补液量过少或过多。过少往往使休克难以控制,且可导致急性肾衰竭;过多则可引起循环负荷过重及脑、肺水肿,并促使烧伤局部渗出增加,有利于细菌的繁殖和感染。为此,可根据下列输液指标进行调整。①尿量适宜。一般要求成人均匀地维持每小时尿量 50 mL 左右,小儿 1 mL/(kg·h)以上。有血红蛋白尿者,尿量要求偏多;某些化学性烧伤(磷、苯等)及电烧伤患者,应适当增加每小时尿量,以利于排出有毒物质,减少肾脏损害;有心血管疾患、合并脑外伤或老年患者,则要求偏低。②安静、神志清楚、合作,为循环良好的表现。若患者烦躁不安,多为血容量不足,脑缺氧所致,应加快补液。如果补液量已达到或超过一般水平,而出现烦躁不安,应警惕脑水肿的可能。③末梢循环良好,脉搏、心脏搏动有力。④无明显口渴。如有烦渴,应加快补液。⑤保持血压与心率在一定水平。一般要求维持收缩压在 12.0 kPa(90 mmHg)以上,脉压在 2.7 kPa(20 mmHg)以上,心率每分钟 120 次以下。脉压的变动较早,较为可靠。⑥无明显血液浓缩。但在严重大面积烧伤,早期血液浓缩常难以完全纠正。如果血液浓缩不明显,循环情况良好,不可强行纠正至正常,以免输液过量。⑦呼吸平稳。如果出现呼吸增快,应查明原因,如缺氧、代谢性酸中毒、肺水肿、急性肺功能不全等,及时调整输液量。⑧维持中心静脉压于正常水平。一般而言,血压低、尿量少、中心静脉压低,表明回心血量不足,应加快补液;中心静脉压高,血压仍低且无其他原因解释时,多表明心输出能力差,补液宜慎重,并需研究其原因。由于影响中心静脉压的因素较多,特别是补液量较多者,可考虑测量肺动脉压(PAP)和肺动脉楔压(PWAP)以进一步了解心功能情况,采取相应措施。

输液指标中以全身情况为首要。严重大面积烧伤患者早期变化快,必须有专人密切观察病情,及时调整治疗,做到迅速准确。静脉输液通道必须良好,必要时可建立两个,以便随时调整输液速度,均匀补入,防止中断。

2.保护、改善重要脏器功能

严重烧伤早期由于血容量不足、并发症的存在和许多炎性介质的产生,包括心、肺、肾等多个脏器功能均可能受到损伤,在补充血容量的同时,应针对性采取一些措施保护改善重要脏器功能。

休克期由于微循环障碍,心肌细胞受到不同程度的缺血缺氧性损伤,为增强心肌收缩力,增加心排血量,可选用毛花苷 C,首剂 0.4 mg,第 1 个 24 h 内共给药 1.2 mg,达到饱和量后每天给维持量 0.4 mg。另有研究发现,严重烧伤后早期应用生脉注射液,可以有效地防治心肌损害,对心肌细胞起到一定的保护作用。

休克时,特别是伴有吸入性损伤者,气体交换功能多受抑制,严重者可并发急性呼吸衰竭,因此维持良好的呼吸功能是防治烧伤休克的重要措施。治疗重点是保持呼吸道通畅,如经常抽吸呼吸道内的痰液、脱落黏膜等以排除机械性梗阻;头颈部深度烧伤水肿或吸入性损伤发生呼吸困难时,应及时实施气管切开,不宜犹豫等待。因为梗阻时间过长,缺氧不但可加重休克,甚至诱发呼吸衰竭或心脏停搏,另一方面,如果颈部水肿明显加重后再行紧急气管切开,不仅手术困难,往往也易误伤大血管、胸膜等重要组织。为了解除支气管痉挛及减轻呼吸道黏膜充血水肿,可应用氨茶碱和肾上腺皮质激素等。如有缺氧则应给氧,严重者可用呼吸机辅助呼吸。

烧伤休克时易并发急性肾衰竭,因此在复苏过程中应注意保护肾功能。临床上在纠正低血容量之后常应用溶质性利尿剂甘露醇,可增加肾小球滤过率,扩张肾血管,增加肾血流量,增加尿量,冲洗肾小管,还可清除体内过量的自由基。鉴于烧伤后体液渗出时间长,组织水肿重,可将 20% 的甘露醇溶液 125 mL 加在 500 mL 生理盐水或 5% 葡萄糖内,用量可根据烧伤严重程度,每天给 2~4 次。在应用甘露醇前要保证入量已基本满足,不要在入量不足导致的少尿情况下靠甘露醇利尿,通常是伤后 8 h 以后开始使用。如果不需要大量利尿时,也可用利尿合剂,即 10% 葡萄糖 500 mL 内加入氨茶碱 0.25 g、咖啡因 0.5 g、普鲁卡因 1.0 g、维生素 C 3.0 g。当肾功能不全,应用甘露醇效果不明显时,可改用呋塞米或依他尼酸钠,一次用量呋塞米 20～100 mg,依他尼酸钠 25～50 mg。

3.合理应用血管活性药物

在积极有效补充血容量的同时,适当合理地应用血管活性药物可更好地改善微循环。血管活性药物包括缩血管药物和扩血管药物,当血压明显降低,短期内又难以扩容使血压恢复时可考虑使用缩血管药物;而在充分扩容后,仍有皮肤苍白、湿冷、尿少、意识障碍等所谓"冷休克"表现时可选择使用扩血管药物。

多巴胺是目前最常用且较理想的血管活性药物,该药的药理作用与使用剂量有关。小剂量 [$<10 \mu g/(min \cdot kg)$]时,主要作用于 β_1 受体和多巴胺受体,因此可增强心肌收缩力,并扩张肾和胃肠道等内脏器官血管;大剂量[$>15 \mu g/(min \cdot kg)$]时则表现为 α 受体作用,使外周血管阻力增加。抗休克中常使用小剂量多巴胺以发挥强心和扩张心肾血管的作用。

山莨菪碱(654-2)是胆碱受体阻断药,可改善胃肠道黏膜的微循环,同时还是良好的细胞膜稳定剂。由于胃肠道对缺血很敏感,烧伤休克血容量减少时,胃肠道缺血发生最早,恢复也最晚,可长达 72 h,甚至在血流动力学指标已恢复正常时仍缺血,称为隐匿性休克。在烧伤补液的同时,给予山莨菪碱 20 mg,6 h 一次,可改善胃肠道微循环,使门脉血流量增大,胃 pH 升至正常水平,可起到保护肠道屏障功能,预防内毒素和细菌移位的作用。该药物在治疗所谓"冷休克"时,用法是每次 10 mg,每 15 min 一次,静脉注射,或者 40～80 mg/h 持续泵入,直到临床症状改善。

4.镇静止痛

烧伤后剧烈的疼痛可加重应激反应,适当的镇静止痛疗法是整体治疗中不可缺少的内容,能使伤员获得良好的休息,减少能量消耗。常用的镇静止痛药物有以下几种。

(1)盐酸吗啡:镇痛作用强,但抑制呼吸明显,影响呼吸气体交换量。烧伤伴吸入性损伤、合并颅脑伤或脑水肿以及婴儿和孕妇都不宜使用。

(2)盐酸哌替啶:作用与吗啡类似,但抑制呼吸作用较吗啡弱。用药后呼吸虽减慢,但幅度加深,一般不会引起缺氧。此药还有轻微的类组胺作用,引起轻度血压下降。临床上常与异丙嗪合用,可加强镇痛效果和减轻其类组胺的不良发应。

(3)曲马朵:阿片受体激动药,无呼吸抑制作用,对心血管和肝肾功能也无影响。药物作用持久,起效快。其不良反应有恶心、呕吐等消化道症状。通常用量为 50～100 mg,每 2 次/天。

(4)盐酸二氢埃托啡:是人工合成的新型强力镇痛药,镇痛效价是吗啡的 1 200 倍。呼吸抑制作用较吗啡轻。可肌内注射或静脉注射,但不可口服,只能舌下含服,可很快发挥作用,镇痛作用持续 3～6 h。通常用量 10～20 μg,1～2 次/天。

(5)布洛芬:止痛机制主要是可逆地抑制环氧化酶和脂氧化酶,从而抑制前列腺素和白三烯的生物合成,对抗缓激肽而产生镇痛作用。该药不良反应少,但对消化道溃疡患者应慎用。通常用量为 300 mg,每 2 次/天。

(6)冬眠药物:严重烧伤后可引发机体强烈的应激,导致一系列神经内分泌反应,引起复杂的病理生理变化。冬眠疗法能抑制神经兴奋,减轻机体应激。但其不良反应较多,不宜常规应用。目前临床使用较多的是冬眠合剂Ⅰ号和Ⅳ号。使用过程中应注意以下几点。①定时观察血压、脉搏、呼吸和尿量变化。②抢救现场或转送途中,不宜使用冬眠药物。③搬动或翻身时,忌抬高头部。④须先补足血容量再用药,以防发生血压骤降。血压下降明显时,可减慢药物输入速度,同时加快补液,若难以恢复,可滴注多巴胺或间羟胺。

5.抗生素的应用

严重烧伤早期即可能发生全身性感染,而感染又可加重休克,两者常互为因果。感染不仅是烧伤休克的并发症,而且在某些难治性休克的发病中起着重要作用。所以,防治感染是治疗烧伤休克的重要措施,纠正休克也是预防早期感染的基本要求。对已有休克,特别是补液治疗效果不佳时,更要注意预防和控制感染。应采用有效广谱抗生素,同时动态进行细菌学调查,随时调整抗生素种类。

6.碱性药物的使用

休克期组织灌注不足造成细胞无氧代谢和少尿均可引起体内酸性代谢产物堆积而导致酸中毒。纠正酸中毒的根本是改善组织灌注,一般不应用碱性药物,但若酸中毒严重,也可适量地给予碱性药物,可减轻微循环的紊乱和细胞的损伤,并通过减少 H^+ 与 Ca^{2+} 的竞争而增强血管活性药物的疗效,加强心肌收缩力。另外,大面积深度烧伤常伴有血红蛋白尿和肌红蛋白尿,为了碱化尿液,使其不易在肾小管内沉积和堵塞肾小管,从而保护肾功能,也需要给予碱性药物。

临床应用的碱性药物为5%碳酸氢钠溶液,若无严重代谢性酸中毒,通常稀释成等张碱溶液(浓度为1.25%)输注。具体将5%碳酸氢钠溶液125 mL加在生理盐水375 mL滴注,常规全天可输入5%碳酸氢钠溶液250~500 mL。若伴有高钠血症时,可用7.28%三羟甲基氨基甲烷(THAM),每千克体重为2~3 mL,以5%葡萄糖稀释一倍滴注。此药作用较强,可进入细胞内,但应注意其降低血压和抑制呼吸的缺点。

应用碱性药物需首先保证呼吸功能完整,否则会导致 CO_2 潴留和酸中毒。因此,碱性药物应在明确代谢性酸中毒和保证通气良好的情况下使用。最初使用剂量可按 1 mmol/(L·kg)输注,然后根据血气分析结果追加用量,根据"宁酸勿碱"的原则,对于 pH>7.30 的酸血症不必用碱性药物纠正。

7.氧自由基清除剂的应

用烧伤休克期发生的缺血-再灌注损伤,使体内大量氧自由基堆积,它们与细胞膜的脂体发生脂质过氧化,改变生物膜的结构和功能。为防止或减轻由此引起的脏器和组织细胞的损伤,可以使用自由基清除剂和抗氧化剂,包括过氧化物歧化酶、过氧化氢酶、甘露醇、维生素C、维生素E和小红参琨等。常用的抗氧化剂可按下述方法使用:维生素 C 2~10 g/d,β-胡萝 b 素 300 mg/d 以上,谷氨酸 20~30 mg/d。

8.其他药物治疗

使用激素对严重烧伤休克的治疗可能有益。它可以提高患者对有害打击的耐受力,减轻患者中毒症状,改善血流动力学和氧代谢指标,延缓内毒素血症的发生。糖皮质激素一般使用冲击给药的方法,不宜长期用药。对于延迟复苏的烧伤患者,入院后补足血容量仍尿量偏少时,可一次冲击性给予地塞米松 50~100 mg,然后再快速滴入呋塞米 100 mg,能取得较好的利尿效果。当液体入量超负荷或合并肺水肿和脑水肿时,也应在利尿前先给予地塞米松。补充外源性 ATP改善细胞代谢。ATP是细胞主要能量来源,休克细胞内贮存的 ATP 被耗竭而难以补充,造成细胞功能低下。除供能外,ATP 还有利于恢复膜的正常功能。单独的 ATP 制剂难以发挥作用,应使用 ATP-MgCl₂,以防止 ATP 被血中 Ca^{2+} 螯合。

由于内啡肽参与休克,因此近年来一些学者提倡用内啡肽的拮抗药——纳洛酮,可增加心肌收缩力、改善微血管口径和血流,从而提高血压和扩大脉压。使用方法为 0.4~0.8 mg/kg 或4 mg溶入 5%葡萄糖液 1 000 mL,每小时 100 mL,静脉点滴,必要时也可舌下、气管内给药。

9.其他对症辅助治疗

休克期的治疗还应包括防治并发症和加强营养支持治疗。早期应用制酸药防治胃肠应激性溃疡;早期肠道营养可保护胃黏膜,防止细菌和内毒素移位;抗炎性药物如乌司它丁的使用等;良好的营养支持有利于增强机体的免疫力,促进创面愈合和各系统器官功能的恢复。

总之,休克期复苏应达到3个目的。①补足血容量,使组织获得足够的氧输送,改善细胞代谢。②防治缺血-再灌注损伤。③纠正隐匿性休克,维持内环境稳定,保护脏器功能。

10.休克期切痂

烧伤早期的病理生理一向被认为是无可变更的。近年来,运用外科手术开展烧伤早期治疗,已经创造出一个新的局面。即通过外科手术切除烧伤局部组织,用手术干扰烧伤早期的病理生理改变。有关手术无疑会使烧伤早期病理生理变得更加复杂化。然而,处理得当就会减轻甚至中断烧伤休克的病理生理过程。也就是说,通过手术使烧伤变成手术创伤,从根本上消除或减轻休克。这一尝试,已经从很多方面取得了积极疗效。然而,有关做法需要一定的技术和设备条件。因而,还不能作为常规治疗方法加以推广。

二、心功能不全

(一)概述

心功能不全泛指心排血量不能适应或满足机体的代谢需要。严重烧伤后早期心功能降低的原因,以往认为主要系有效血容量减少所致。即使有心功能降低,也多未予统计,故发生率较低。近年来发现,烧伤休克引起的心肌缺血缺氧损害可在伤后 1 h 内出现,烧伤早期心肌结构和功能受损。心功能不全的发生率已居各种烧伤内脏并发症的第 2 位,仅次于肺部并发症。临床上有些严重烧伤后期或脓毒症时高代谢的情况,心排血量、氧输送量和氧耗量均高于正常,往往被误认为心功能并无损害,而实际上这些患者所谓正常的心排血量,仍远不能满足机体高代谢状态下增高的组织灌注和氧耗的需求,心功能还是处于不全的状态。因此,正确认识烧伤后心功能不全,对指导临床救治有着重大的意义。

(二)致病因素

1.心肌缺血缺氧

在正常情况下,冠状动脉血液中的氧已被心肌大量摄取。当心脏负荷加重、心肌耗氧量增高时,不能再从冠脉血流中摄取更多的氧,而导致心肌低氧。烧伤后影响心脏功能的各种因素,几乎均可通过使冠状动脉血供不足或使心肌做功增加而致心肌处于低氧或缺氧状态,是导致心肌收缩性能降低的主要原因。另一个因素是一氧化碳和氰化物中毒。

2.心肌负荷过度

休克期过多、过快补液,或肾功能不全少尿期补液过多,使心脏承受的容量负荷过大,导致心功能不全。

3.感染

感染是引发烧伤后心功能不全的常见病因。细菌毒素尤其是内毒素可直接抑制心肌收缩,或并发心包炎、心肌炎等造成心功能不全。

4.肺循环阻力增高

吸入性损伤或烧伤后呼吸功能不全时,往往有肺动脉压增高,时间过长可并发肺充血、水肿,出现心功能不全。

(三)发生机制

1.缺血缺氧

缺血缺氧与失控性炎症反应相互关联,参与烧伤早期的心肌损害。缺血缺氧时,烧伤后心肌组织中最大输出量(maximum power output,MPO)显著增加,表明多形核粒细胞在心肌组织聚集增多,活化的 PMN 产生大量髓过氧化物酶(MPO)、弹性蛋白酶、氧自由基及 TNF-α 等细胞因子,造成组织细胞损害。因此,缺血缺氧与失控性炎症反应之间存在一定的内在联系。NF-κB 活化是机体效应细胞大量释放促炎细胞因子。导致组织炎症反应和组织损伤的关键步骤。烧伤后心肌组织 NF-κB 活性即明显升高,烧伤后心肌组织 TNF-α mRNA 表达增强,心肌组织切片 TNF-α mRNA 原位杂交染色结果显示,烧伤后心肌细胞内 TNF-α mRNA 表达明显增强,提示心肌细胞是烧伤后 TNF-α 的重要来源。业已证明,TNF-α 可直接抑制心肌收缩和诱导心肌细胞凋亡,从而导致心功能受损。心肌细胞的凋亡以心内膜侧明显,推测原因可能与局部心肌组织的血流分布有关。TNF-α 对心脏血流动力学的影响以降低心肌收缩速度、射血分数、血压、全身血管阻力及心室舒张功能为特征。TNF-α 可介导内毒素所致的心功能抑制。心肌局部产生 TNF-α 是导致心功能下降的重要因素之一。心肌收缩功能降低发生在 TNF-α mRNA 表达增强之后,提示心肌组织表达的 TNF-α 参与了烧伤早期心肌收缩和舒张功能降低的过程。烧伤后心肌 cPLA$_2$ mRNA 表达显著上调,表达上调的 cPLA$_2$ 可加剧膜磷脂的降解,从而破坏心肌细胞膜的完整性,导致心肌不可逆损伤。研究发现并非 MAPKs 的所有成员均参与了烧伤后心肌细胞的早期信号转导,而主要是 P38 激酶和 ERK 信号途径。

2.心肌固有收缩力抑制

心脏收缩能力原来是指心脏的收缩功能,引起心肌收缩性减弱的机制是多方面的,它取决于心肌损伤的不同原因和心肌损害的严重程度:①心肌细胞和收缩蛋白丧失,当心肌缺血缺氧损害时,由于心肌发生局部性或弥漫性坏死、纤维化,使大量的心肌收缩成分丧失,可使心室的收缩性减弱;②肾上腺素能反应缺失,心肌细胞膜 β 受体下调可能是引起烧伤后心肌功能受抑制的主要原因之一;③肾素-血管紧张素(RAS)系统激活,烧伤后血浆肾素活性和血管紧张素浓度增加,可引起冠状动脉强烈收缩,致使心肌血液灌注减少;④心肌抑制介质的作用,包括心肌抑制因子(MDF)、内皮素、内毒素、中分子量物质(MMS)等。

3.心肌能量代谢障碍

缺血缺氧时心肌代谢变化,能量生成不足和细胞内酸中毒,是缺血缺氧时心肌代谢变化的特点。严重烧伤后心肌缺氧和/或缺血,此时因为心肌供氧不足,有氧代谢发生障碍。虽然通过无氧酵解能获得部分能量,但远不能满足心肌收缩的需要,使心肌的收缩性减弱,甚至不能收缩。严重烧伤后,心肌肌球蛋白 ATP 酶活性降低,致使心肌收缩时对 ATP 的水解作用减弱,故不能为心肌收缩提供足够的能量。

4.兴奋-收缩耦联障碍

肌浆网对 Ca^{2+} 的摄取与释放受 pH 变化的影响。pH 增高可促进肌浆网释放 Ca^{2+};而 pH 降低则可使肌浆网对 Ca^{2+} 的亲和力增强,减少 Ca^{2+} 的释放,从而使肌质内 Ca^{2+} 浓度降低,TnC 与 Ca^{2+} 的结合力亦随之下降。这是酸中毒导致心肌收缩力降低的又一个原因。肌浆网对 Ca^{2+} 的摄取是逆浓度进行的,这一过程有赖于肌浆网膜上 Ca 泵的运转,需有 ATP 的供给。当心肌能量生成不足时,可发生 Ca 泵运转功能障碍,肌浆网对 Ca^{2+} 的摄取减少,Ca^{2+} 的储存与释放量均可随之降低。这也可能是一个导致心肌收缩力减弱的因素。

5.心室舒张功能和顺应性异常

（1）心室舒张功能障碍：心脏的射血功能不但取决于心肌的收缩性，还取决于心室的舒张功能和顺应性。

（2）心室顺应性降低：冠脉血液灌注大多是在心脏舒张期进行的，故当心脏舒张不全时，特别是在心率过快的情况下，可严重影响冠脉的血液灌注量，继而加重心肌的缺血缺氧。

6.心室各部舒缩活动的不协调性

心肌缺血缺氧时，可使各部分心肌的生化过程、电生理活动以及舒缩性能受损的程度和顺序有所不同。这样就可能出现心脏各部分舒缩活动的不协调性，从而影响心泵功能。有学者通过研究发现，严重烧伤后早期心肌损害多为小片状、条状、散在分布，呈非均一性。进一步研究还发现，心肌细胞间存在间隙连接通讯功能。

（四）临床表现

1.常见表现

输出障碍，典型的心力衰竭症状与非烧伤者相同，如心慌、气急、阵发性哮喘、咳粉红色泡沫样痰、心率增快、心律失常、舒张期奔马律、肺动脉第二音增强和亢进、急性肺水肿、颈静脉怒张、心室肥大等。但由于烧伤的病情复杂，特别是烧伤后胸部焦痂影响胸部检查的准确性，其症状常与烧伤本身、休克及感染的表现混同，因而临床诊断特别是早期诊断困难较多。有的患者只有在死后才确诊。因此严重烧伤的患者，特别是休克时，应加强对心脏的监护。

2.心率增快

心率增快是烧伤后常见的症状，大多非心功能不全的表现，但若持续心率过快，则要注意及此。若出现舒张期奔马律或"胎儿样"心音，则系心功能减退的征象。同时可出现心尖搏动弥散、减弱。

3.心电图

心电图显示 QRS 波低电压、ST 段抬高和降低等心肌缺氧和劳损、心室肥大图形等。若胸部 X 线摄片发现心脏扩大，则有助于诊断，但患者宜斜卧（头高脚低），球管距离应较远，以免横膈抬高及摄片距离太近，影响对心脏大小的判断。

4.心功能指标

心排血量降低，$CVP<0.49$ kPa（5 cmH$_2$O），$PAWP<1.6$ kPa（12 mmHg）。

5.心肌损伤指标

心肌损伤指标肌酸激酶（CK）及其同工酶（CK-MB）、乳酸脱氢酶（LDH）等，肌球蛋白轻链对早期诊断心肌损害具有较高的特异性。特别是肌钙蛋白 T（TnT）和肌钙蛋白 I（TnI），因其在心脏和骨骼肌之间氨基酸顺序的同源性非常低，故有明显的器官特异性，能更特异地诊断创伤后心肌损害的程度。

6.烧伤后发生脓毒症时心功能不全的特点

烧伤后发生脓毒症时心功能不全的特点多表现为高动力循环，典型患者有低血压和心动过速。早期液体复苏后，有创性血流动力学监测通常发现有低血压、SVR 低、CO 增加、SV 正常，氧供和氧耗增加。在脓毒症的高动力期，左、右心室射血分数均降低。虽然射血分数减少，但由于舒张末期容量增加，故 SV 正常。收缩末压降低，收缩末容量增加，说明心肌收缩力明显下降。

（五）诊断方法

（1）病史：注意有无严重烧伤休克、严重感染、输液过多或过快，有无严重吸入性损伤和烧伤后呼吸衰竭,有无误用血管收缩药物。

(2)按一般心功能不全的常规进行检查,应根据临床症状和检查结果,区分左心、右心或全心衰竭。

(3)由于烧伤的病情复杂,胸部焦痂影响胸部检查的准确性,其症状常与烧伤本身、休克及感染的表现混同,对严重烧伤的患者,特别在休克时,应加强对心脏的监护,以免漏诊或误诊。

(4)值得注意的是,临床表现如肺部啰音、胸片肺淤血表现等,常有"延迟"现象。血流动力学异常和恢复可先于临床表现数小时。另一方面,有时肺内出现啰音,疑及合并心衰、肺水肿时,但测PAWP不高,此时应寻找其他原因。

(5)应区别是心源性肺水肿和非心源性肺水肿,如CO中毒、吸入性损伤肺水肿等。此外,以右心衰竭为主时,PAWP也可不高。有时PAWP已降低,而X线仍可表现为持续性肺水肿,这可能是由于血浆胶体渗透压过低以致毛细血管外液体潴留。

(6)有条件时,应争取做心电图、心功能和心肌损伤指标检测,有助于诊断。

(六)治疗

(1)去除病因:烧伤后如能及时去除或控制引起心功能不全的病因,多能防止或减少心功能不全的发生。如及时给予输血、输液,迅速纠正休克,改善组织灌注,防止心肌长时间缺血和缺氧损伤;在输血、输液过程中,应注意观察并随时根据血容量补充情况调整输液速度;防止过多、过快输液;及时解除心脏压迫和处理胸部外伤;慎用或少用血管收缩药物以及防治心律失常的药物。注意治疗烧伤休克和肺功能不全,防治感染,注意输液、输血总量与速度。去除其他病因及诱因,如抗炎、抗自由基,保护心肌细胞,使用乌司他丁有一定作用。

(2)按心功能不全给予一般处理和护理休息是减轻心脏负荷的重要方法,应尽可能保证患者的休息,以降低组织需氧量。应设法解除患者的焦虑情绪,尽量减少对患者的骚扰,给予必要的镇痛和镇静剂,保证充分的午睡和夜间睡眠时间,并使患者的体位舒适。有缺氧表现者应给予吸氧,如果一般吸氧仍不能改善缺氧,氧分压低于8.0 kPa,特别是有肺部病变,出现明显呼吸困难、CO_2潴留者,可使用呼吸机辅助或控制呼吸,以消除缺氧,减少机体耗氧量,减轻心脏负担。使用呼吸机时,须注意消除抗拒呼吸机的情况,以免引起气道和胸内压急剧上升,影响心脏功能和增加呼吸工作量。不宜长时间使用过高的呼气末正压呼吸,以防静脉回流量减少,使心排血量降低。贫血时心脏代偿性做功增加,以满足机体的需氧量。因此,纠正贫血,使血红蛋白维持在100 g/L以上,也是减轻心脏负担的必要措施。体温过高者应予以降温,以降低机体代谢,减少耗氧量。还应及时纠正酸碱、水与电解质平衡紊乱。有心源性哮喘时,给予氨茶碱(0.25 g稀释后缓慢静滴)或静脉内注射地塞米松,以解除支气管痉挛,减轻呼吸困难。

(3)常规给予改善心肌缺血、增加心肌血液灌注、改善心肌能量和代谢的药物,如极化液(葡萄糖、胰岛素、10%氯化钾混合液)、ATP和氯化镁、辅酶A、肌苷、细胞色素C等,补充心肌能量供给。改善心肌缺血可给予钙拮抗剂,如甲磺酸氨氯地平(络活喜)(5 mg,口服,每天1次),可增加心肌供氧量,减少心肌需氧和耗氧量。

(4)扶持心肌收缩力,应用强心药物:一般可静脉注入毛花苷丙0.4 mg(加葡萄糖液20 mL稀释),必要时4~6 h重复0.2~0.4 mg,亦可用毒毛旋花子苷。也可应用非洋地黄类正性肌力药物。①β肾上腺素能受体兴奋剂:多巴胺是去甲肾上腺素的前体,能兴奋α与β受体,其治疗作用的特点随剂量大小有所不同:小剂量[2~5 μg/(kg·min)]兴奋肾、肠系膜及冠状血管等多种脏器的多巴胺受体,引起血管扩张,肾血流量增加,有显著利尿作用;中剂量[6~10 μg/(kg·min)]直接兴奋

心肌的 β_1 受体,增强心肌收缩力,扩张冠状动脉,从而改善心功能;大剂量[$>$10 $\mu g/(kg \cdot min)$]兴奋 α 受体,使所有的动脉及静脉收缩。②磷酸二酯酶抑制剂:能选择性地抑制降解环磷酸腺菌 cAMP 的磷酸二酯酶同工酶Ⅲ,使心肌细胞内 cAMP 含量增加,而 cAMP 又可从肌浆网及钙池中动员出来,细胞内浓度升高,因而增加心肌收缩力。同时存在烧伤休克者,可静脉滴入多巴胺或多巴酚丁胺;心率不超过 110 次/分钟时,也可静脉滴入异丙基肾上腺素。

（5）因心脏负荷重引起心功能不全、中心静脉压升高者,应使用利尿剂;同时伴周围血管阻力增高者,可使用血管扩张剂。

（6）急性左心室功能不全并发急性肺水肿时,可正压呼吸配合氧疗,静脉注射氨茶碱 0.25 g,以减轻支气管痉挛,增加心肌收缩力和尿液排出;静脉注射呋塞米(速尿)20～40 mg 或依地尼酸钠(利尿酸钠)25 mg;静脉应用地塞米松或氢化可的松。为减轻介质和毒素对心脏的作用,可应用血液透析和血浆交换治疗等。

三、烧伤后肺脏并发症

(一)急性呼吸窘迫综合征

1.定义

急性呼吸窘迫综合征(acute respiratory distress syndrome,ARDS)是一种以进行性呼吸困难和顽固性低氧血症为特征的急性呼吸衰竭。临床上是指患者原有心肺功能正常,由于严重感染、创伤、烧伤及休克等肺内外疾病袭击后出现的肺泡毛细血管弥散性损伤为主要表现的临床综合征。ARDS 不是一个独立的疾病,作为连续的病理过程,其早期阶段为急性肺损伤(acute lung iniury,ALI),重度 ALI 才是 ARDS。

2.病因

ARDS 的病因多达 100 余种,涉及临床各科,归纳分为两大类。

（1）直接损伤:胃内容物,淡(海)水吸入,弥漫性肺部细菌、病毒、肺寄生虫、真菌等感染,或吸入二氧化硫、氯气、光气、烟雾等毒性气体致吸入性损伤。

（2）间接损伤:严重感染、创伤、休克是导致 ARDS 的常见病因。近年来认识到全身炎症反应综合征(SIRS)与 ALI 的发生、发展密切相关。SlRS 的过度炎症反应、高动力循环状态、持续高代谢状态为临床特征,不论感染或非感染性病因(多发性创伤、出血性休克、胰腺炎、组织缺血和再灌注损伤等)均可引起 SIRS。

烧伤后发生 ARDS 的主要原因与吸入性损伤、全身性感染及休克有关。临床上大面积烧伤患者出现烧伤休克,又伴发严重吸入性损伤或创面脓毒症时,其 ARDS 的发病率明显增高,需动态监测血气改变,警惕 ARDS 的发生。ARDS 的发生率还与病因数相关,单个病因为 25%,2 个病因为 42%,2 个以上可达 85%。严格地说 ARDS 的确切病因尚不清楚,故有些学者用"高危因素"以替代"病因"。

3.发病机制

ARDS 的发病机制错综复杂,迄今尚未完全阐明。在上述 ARDS 病因中,各种直接引起 ARDS 的因素首先作用于肺泡上皮,使Ⅰ型肺泡上皮细胞的完整性受到破坏,甚至发生"脱屑性改变",导致基膜暴露,形成"肺泡溃疡";Ⅱ型肺泡上皮细胞受到损伤,表面活性物质的合成和释放发生障碍。这些病变影响了肺泡的气体弥散;并且由于肺泡上皮是防止液体进入肺泡的最后屏障,其完整性和连续性的破坏,构成了肺泡水肿的病理基础;而表面活性物质量的不足或质的异常,则使肺泡表面张力增大。因此,直接因素导致的 ARDS,低氧血症、肺泡水肿和呼吸窘迫等出现得早,也较严重。但在更多的情况下,损伤因素是远离肺脏的间接因素,而导致严重的肺损伤,以至发生 ARDS。这一过程十分复杂,目前认为,主要与过度或失控性炎症反应有关,即致病因子在直接损伤机体的同时,还可再激活炎症细胞,后者以"自分泌"或"旁分泌"方式,释放更多的炎症介质或细胞因子,使机体的损伤信号进一步放大和加强。如单核-巨噬细胞、中性粒细胞和血小板等释放的白介素-1(IL-1),可作用于血管内皮细胞(VEC),使之递次释放血小板激活因子(PAF)、前列腺素(PC)、一氧化氮(NO)和 IL-8,形成炎症级联反应。这些介质既可致血管内皮细胞(vascular endothelial cell,VEC)收缩,细胞间裂隙形成,IL-8 等又可使 VEC 大量表达黏附分子,吸引中性粒细胞与 VEC 黏附,并通过细胞间裂隙向组织内浸润,进而释放氧自由基(OR)和蛋白水解酶(PE)等,导致机体损伤。由于这种炎症反应是全身性的,故称为全身炎症反应综合征(systemic inflammatory response syndrome,SIRS),而 ARDS 则被认为是 SIRS 在肺部的表现。这一过程涉及多种炎症细胞的活化,以及多种炎症介质或细胞因子的释放。这些炎症细胞和细胞因子或单独作用,或直接作用,或间接作用,在体内形成复杂的网络,最终导致机体损伤。

4.临床表现

除相应的原发病征象外,在肺受损初期数小时内,患者可无呼吸系统症状。随后呼吸频率加快,气促逐渐加重,肺部体征无异常发现,或可听到吸气时细小湿啰音。X 线胸片显示肺野清晰,或仅有肺纹理增多模糊,提示血管周围液体聚集。动脉血气分析示 PaO_2 和 $PaCO_2$ 偏低。随着病情进展,患者呼吸窘迫,胸部紧束感,吸气费力、发绀,常伴有烦躁、焦虑不安,胸部 X 线显示两肺广泛间质浸润,可伴奇静脉扩张、胸膜反应或有少量积液。由于明显低氧血症引起通气过度,$PaCO_2$ 降低,出现呼吸性碱中毒。呼吸窘迫和发绀继续加重,胸片显示肺部浸润阴影大片融合。呼吸肌疲劳导致通气不足,二氧化碳潴留,产生混合性酸中毒,造成心脏停搏或出现多器官衰竭。

5.诊断

我国于 1997 年全国 ARDS 会议上(长春),根据我国国情,对美欧 1992 年的标准加以适当的修改,提出我国新的 ARDS 诊断标准。

(1)有相应的原发病或诱因。

(2)急性起病,出现呼吸困难或窘迫。

(3)氧合障碍,即不论呼气末压(PEEP)的高低,$PaO_2/FiO_2 \leqslant 26.7$ kPa(200 mmHg),FiO_2 最好在呼吸机闭合环路中测定,若 $PaO_2/FiO_2 \leqslant 40.0$ kPa(300 mmHg),则考虑 ALI 的诊断。

(4)X 线后前位胸片示双肺肺纹理增多,边缘模糊,斑片状或大片密度增高影等间质性或肺泡性水肿、浸润影。

(5)肺动脉楔压 $\leqslant 2.4$ kPa(18 mmHg),或无急性左心功能不全的临床证据。

6.治疗

(1)氧气疗法:氧气疗法是纠正缺氧的一种常用的治疗方法。ARDS 患者在早期或轻度时可用鼻导管吸氧或面罩给氧,氧流量可达 4~6 L/min,使 FiO_2 达到 40%~50%,此法虽简便,但需监测血气,观察 PO_2 是否已升到安全水平。一般认为 $FiO_2 > 0.6$ 时,PaO_2 仍 < 8.0 kPa(60 mmHg)时,$SaO_2 < 90\%$ 时,显示低氧血症未能纠正。即应及时改用人工通气给氧,不应再持续采用鼻导管给氧。

(2)机械通气支持疗法:机械通气支持是纠正缺氧的主要措施,随着对 ARDS 研究的深入,临床医生把机械通气优先考虑的目标从追求正常血气转移到维持一个可接受的血气水平,同时实施肺保护策略和增加组织氧输送、保护机体各重要脏器的功能上来。

1)机械通气策略:①尽量减少肺泡跨壁压,避免肺泡过度扩张。在调节上改变以往以容积目标型为压力目标型。临床上可以气道平台压为指标,使其低于 $2.94\sim3.43$ kPa($30\sim35$ cmH₂O)。②为了避免肺泡过度扩张,可以降低通气量,并采用允许性高碳酸血症。③通过改变呼吸时比,采用反比通气的方法,减少气道峰压,提高气道平均压,改善氧合。④尽量减少机械通气的强制性,加强自主呼吸的作用,促进机械通气与自主呼吸协调,压力释放通气(pressure release ventilation,PRV)分为通气压力释放通气(APRV)和间歇指令压力释放通气(IMPRV)。⑤应用肺力学参数准确调整 PEEP 水平,寻找最佳 PEEP,使之既可防止呼气末肺泡萎陷,又同时避免过度增加肺泡压。⑥鉴于 ARDS 的肺损伤状态会随病程变化,强调动态呼吸监测,以及时调整通气参数。

2)机械通气的实施:①吸入氧浓度的选择:采用多种改善氧合的手段,对长期吸入氧浓度(FiO₂)应控制在＜60%。②PEEP 水平的调节:原则是既能使低顺应性区肺泡开放,同时不致使高顺应区肺泡过度扩张。PEEP 通常用 $0.98\sim1.47$ kPa($10\sim15$ cmH₂O),此时肺在最佳顺应性下张开。目前推荐根据肺力学参数变化确定最佳 PEEP 水平,临床上为 Swan-Ganz 导管监测血流动力学参数和氧输送量,并为最佳 PEEP 水平的辅助评价指标。③潮气量的选择:不宜选择以往推荐 $10\sim15$ mL/kg 的潮气量,这会使肺泡过度扩张,目前推荐小潮气量通气($4\sim7$ mL/kg),潮气量的调节在定容方式下应参考气道平台压,使吸气平台压低于 $2.94\sim3.43$ kPa($30\sim35$ cmH₂O)。潮气量的大小还需根据加用 PEEP 的水平作出调整,PEEP 水平高则潮气量宜小,在小潮气量通气条件下,可以通过增加呼吸频率来代偿保证分钟通气量,但呼吸频率不宜高于$25\sim30$ 次/分钟,否则亦易出现肺损伤,此时可以接受低通气状态,采取可允许性高碳酸血症通气。④关于允许性高碳酸血症:即采用小潮气量、低分钟通气量,容许有一定程度的高碳酸血症:一般 PaCO₂ 不宜高于 10.7 kPa(80 mmHg),pH 不宜低于 7.20,若 pH 过低可补以碱剂。

其理论基础是:①对机械通气所致容积性肺损伤的重视,力图避免吸气时肺泡的过度扩张;②认为其中一定程度的高碳酸血症和低 pH 不应对人体有明显损伤,即可以"容许"这种状况。这是一种权衡利弊之后不得已而为之的防治选择,在使用中要警惕其不良反应,特别注意排除禁忌证(颅内高压、严重心功能不全者)。我们观察一组 11 例严重烧伤合并吸入性损伤并发 ARDS 及 MODS 的危重患者,应用保护性通气策略治疗 2 周其结果 6 例成活,5 例死亡,说明是在保护性通气支持下为危重患者进行病因和相关治疗赢得了时间,创造了治愈的条件。

(3)感染的治疗:严重感染是 ARDS 的常见病因,也是影响死亡率的重要因素,故应积极治疗和预防各种感染。

对烧伤并发感染应兼顾两个方面:一方面是烧伤大面积皮肤感染诱发脓毒症;另一方面是并发院内感染,主要是肺炎。

烧伤的抗感染措施首先是烧伤创面局部处理,及时切除坏死皮肤和植皮,以封闭创面,根除感染源。其次是选择敏感的抗菌药物全身使用,对院内感染、肺炎的治疗,在获得肺部病原菌药敏之前,需先予经验性用药,可参考创面病原菌的药敏和本病区细菌的流行病学耐药谱,选择覆盖面广的广谱抗菌药物,如第三、第四代喹诺酮类抗生素和 β-内酰胺类伊米配能、头孢他啶或新一代氨基糖苷类抗生素,并积极收集痰标本作细菌耐药监测并及时调整,使用敏感的抗生素,针对病原菌进行病因性治疗。用药剂量要根据肺组织药动学特点,要达到有效最小抑菌浓度

(MIC)和最小杀菌浓度(MBC)。

（4）皮质激素的应用：皮质激素治疗 ARDS 的疗效仍有争议，对因感染性疾病引起的 ARDS 不宜使用，而非感染性疾病，如吸入性损伤、脂肪栓塞所致的 ARDS 可早期短期使用。

地塞米松 60～80 mg/d 或氢化可的松 1 000～2 000 mg/d，每 6 h 一次，连用 2～3 d，有效继续，无效早停。因皮质激素可以保护毛细血管内皮细胞，防止血细胞、血小板聚集和黏附于管壁形成血栓，稳定溶酶体膜，降低补体活性，抑制细胞膜上的磷脂代谢，减少花生四烯酸的合成，阻止前列腺素及血栓素 A_2 的生成，保护Ⅱ型肺泡上皮细胞生成及分泌表面活性物质，具有抗炎和促进肺间质液吸收、缓解支气管痉挛、抑制后期肺纤维的作用，故皮质激素短期使用可以取得一定疗效。

(二)肺部感染

1.定义

肺部感染是指感染性病原引起的肺部炎症，包括肺泡腔和间质组织的肺实质感染，统称肺炎。肺部感染由于发病率高，在临床各科都是常见疾病，也是危重症及小儿、老年患者主要的直接死亡原因。烧伤后并发肺部感染既有属于社区院外感染，如吸入性损伤引起的肺感染，也有因免疫功能低下发生的医院获得性肺感染，这类型发病率高，早期诊断困难，治疗效果差，因而死亡率高，是烧伤临床中需加重视的问题。

2.病因

（1）一般因素。①污染空气吸入。②口咽部分泌物及上消化道反流物误吸。③吸入性损伤。④经人工气道污染。⑤烧伤创面感染的直接扩散或远处感染病灶的血行传播。

（2）病原菌。最常见的病原因为革兰氏阴性杆菌，以铜绿假单胞菌（绿脓杆菌）为主，其次为肠杆菌属、不动杆菌属。革兰氏阳性菌以金黄色葡萄球菌和凝固酶阴性葡萄球菌居多，在免疫功能低下的情况，厌氧菌、真菌也占有一定比例。特别是全身播散性真菌感染时，肺部常为主要累及器官。

3.发病机制

肺部感染的发展取决于足够数量的致病菌进入下呼吸道，并破坏宿主防御机制才能发病。

（1）烧伤后获得性免疫缺陷导致肺部感染加重：严重烧伤后呼吸道防御功能下降，细菌易感性增加，肺部感染损害加重。由于烧伤后免疫活性细胞受抑制，中性粒细胞的吞噬杀菌能力削弱，T 细胞数量的绝对数和百分率均在烧伤早期 1～3 d 间明显低下，而且恢复很慢，T 细胞和单核-巨噬细胞的功能在伤后均受到严重抑制，不仅影响特异性免疫应答的建立，而且与感染的易感性增加有关。其次为烧伤后体液介质的影响。补体水平包括血清总补体（T-CH$_{50}$）和旁路经溶血活性（AP-CH$_{50}$），当烧伤面积达总体表面积（TBSA）＞30％时，血清补体、溶血活性明显下降，血浆纤维结合蛋白测量，其血中含量和生物活性在早期即明显降低，降低程度和回升时间与伤情呈正相关，免疫球蛋白早期减少，各种细胞因子（IL-1、IL-2、IL-6、TNF）和代谢产物（前列腺素、血栓素、白三烯）等各种体液介质因子均受到影响。

（2）吸入性损伤对肺部防治功能的影响：吸入性损伤的主要损伤因素是热力和烟雾。热能可直接损伤呼吸道黏膜和肺实质，引起局部损害。而烟雾可深达肺泡，除热力作用外，烟雾中含有数十种具腐蚀性、刺激性或有毒的物质，引起化学性损伤。伤后迅速发生坏死性气管、支气管炎，很快并发肺水肿和肺不张，气道内充满脱落的坏死黏膜、异物和富含蛋白的分泌物，有利于细菌的生长和繁殖，迅速并发肺部感染。

4.临床表现

本病多见于严重烧伤有免疫功能障碍或行人工通气的患者,以儿童和老年为多,起病可急可慢或呈隐匿发病,这取决于感染途径及基础疾病的状况。

临床表现以呼吸道症状为主,咳嗽、咳痰,不但痰量增加还可出现脓性痰。有人工气道时可从气管内吸出大量痰,伴随发热、气急、呼吸困难和发绀。肺部体征因常被胸部烧伤创面所掩盖,故典型的肺部炎症反应不多,常可听到湿性啰音。例如炎症部分融合成较大片浸润,可出现叩浊及管状呼吸音。血象表现为白细胞增高或核左移,但免疫功能障碍者则可出现白细胞减少。胸部 X 线改变最常见弥漫性双侧支气管肺炎,可累及多个肺叶,以下叶常见,病变是直径为 0.5～2.0 cm大小的结节状浸润或小片状浸润病性。偶可见多发性小脓腔或胸腔积液。

5.诊断

(1)诊断原则:应依靠直接观察患者,当出现咳嗽、咳痰、痰性状改变时,结合发热、肺部啰音和 X 线胸片炎症表现,即可确诊。对疑难病例,为指导治疗必须强调病原学诊断,并根据当地的条件,利用各种相应的特殊性检查,查明感染的病原菌和药效的为治疗提供依据。

(2)胸部 X 线检查:尽管目前诊断肺部感染的方法很多,但由于严重烧伤的患者搬动困难,许多先进技术如 CT、MRI、放射性核素肺扫描等,因条件要求严格临床不能常规应用,故床旁胸部 X 线检查仍是基本的诊断方法。

(3)纤维支气管镜或喉镜检查:烧伤后肺部感染常继发于吸入性损伤,因此了解呼吸道损伤情况甚为重要,应用纤维支气管镜检查是最直接的确诊方法。火焰烧伤有面颈部深度烧伤和疑及吸入性损伤者,均应常规行纤维支气管镜检查,借以了解呼吸道损伤的范围和严重程度。纤维支气管镜检查 2、3 级支气管损伤严重者,大多伴有小气道和肺泡损伤。纤维支气管镜检查不但能直接观察呼吸道损伤,而且能获取支气管肺泡灌洗液,进一步了解下气道的损伤情况,较准确地检出肺部感染的病原菌。同时经纤维支气管镜行肺内灌洗,也是治疗烧伤后肺部感染的重要方法之一。此项检查技术操作较复杂,需在心肺监护条件和高级医师亲自操作下完成。

(4)口咽部分泌物和痰液培养:烧伤后肺部感染多系支气管播散性感染,病原菌主要来自呼吸道,因此了解呼吸道的菌群变化,对诊断肺部感染有重要意义。痰液能直接反映肺部感染情况,要定期多做痰液培养。

(5)支气管肺泡灌洗液检查:支气管肺泡灌洗液培养能较准确地了解肺部的病原菌,支气管肺泡灌洗可结合纤维支气管镜检查或经人工气道进行。此项检查技术操作较复杂,需在心肺监护条件和高级医师亲自操作下完成。

6.治疗

(1)呼吸道湿化疗法:呼吸道湿化疗法是指应用湿化器将溶液或水分散成细小微粒,使其悬浮于气体中,呼吸道和肺吸入含足够水分的气体达到湿润气道黏膜、稀释痰液、保持纤毛正常运动的一种物理疗法。

在烧伤后肺部感染时,由于严重烧伤的治疗需在室内空气干热的环境中进行,若患者气管切开,则上呼吸道生理湿化和湿热的功能丧失,吸入气体必须全部由气管及其以下呼吸道来加温和湿化,呼吸时水分的丢失因此增加。若患者伴有高热、呼吸频快或行机械通气支持治疗,则造成呼吸道水分丢失增加,呼吸道湿化不足,可导致纤毛运动削弱,增加排痰困难及缺氧,降低肺的顺应性,加重肺部炎症。

湿化疗法的应用:通常采用超声雾化器或气泡式湿化器。湿化剂常用蒸馏水、生理盐水或高渗盐水,对长时间经鼻导管吸氧的患者,采用气泡式湿化器较方便,可通过氧气瓶或中心供氧。接通湿化器利用瓶内筛孔形成细小气泡,增加湿度。一般用低流量给氧,在室温条件下,这种气泡或湿化器可使湿度达到40%左右,基本上达到气道湿化疗法的要求。对机械性通气治疗的患者,为了使干燥气体提供恰当的温度和充分的湿度,可采用加热湿化器,患者吸入的全部气体都是通过湿化器的湿化气体。

(2)吸痰和体位引流:烧伤后肺部感染多继发于吸入性损伤,致使气道和肺实质均已有不同程度的损害。如感染后则更加重其损害,严重者气道黏膜溃烂,气道内充满假膜、水肿液、血性液、纤维蛋白、炎症渗出液和脱落的坏死黏膜,可广泛阻塞小气道,甚至导致肺不张。因此,清除气道内的分泌物和异物是治疗的重要措施。

保持气道湿润,鼓励咳嗽,定时变换体位和引流。大面积烧伤患者因创面处理需要用翻身床,这时定期翻转翻身床,肺部各肺段和气道正处于最佳引流体位。当患者俯卧时,应辅以拍击两侧胸壁及背部,由远端向中心肺门区有节奏地拍击,促进分泌物的引流,并鼓励患者做深呼吸和咳嗽,使分泌物由肺远端向大气道引流而排出。这种物理疗法是生理性的,也是烧伤患者创面处理所特有的体位,对防治烧伤后肺部感染有莫大的助益。同时也是吸入性损伤引流和 ARDS 通气支持倡导的体位,烧伤科临床医生必须高度重视,在心肺监护条件下应用得当,使之发挥最佳疗效。

(3)支气管肺泡灌洗:支气管肺泡灌洗疗法应按中华呼吸病学分会的规范要求进行。

1)术前准备:按纤维支气管镜的常规术前准备,局部麻醉剂为利多卡因。

2)操作技术:①将要灌洗的叶支气管注入2%利多卡因1 mL局麻后,将纤维支气管镜前端嵌入段或亚段支气管开口。②经纤维支气管镜吸引管推注或滴入静脉注射用生理盐水至肺段或肺亚段,每次注入后随即负压吸引,灌注部位视需而定,各肺叶均可进行。灌洗液用静脉用生理盐水,温度以 25 ℃~37 ℃为宜,每次 25～50 mL,总量为 100～250 mL,一般不超过 300 mL,负压吸引压力为 3.3～13.3 kPa(25～100 mmHg),要防止负压过大过猛,回吸量一般在 30%～50%,并将吸液置于内壁涂硅的容器中,存放于-4 ℃冰箱,并于半小时内送检。③灌洗液除生理盐水之外,可根据需要加用皮质激素及抗生素和祛痰剂,可提高疗效。

3)此项检查技术操作较复杂,需在心肺监护条件和高级医师亲自操下作完成。

(4)抗生素的应用:抗生素是治疗肺部感染的重要措施,但要使抗菌药物能在肺部感染病灶达到有效浓度和对病原菌的作用,则先要了解感染病灶的病原菌及其对抗生素药物的敏感性和抗生素在肺内的药动学作用。

烧伤是耐药菌的高发病种,故抗生素必须选择敏感者,有针对性地目标性应用,但在临床中往往一时难以确定病原菌及药敏。因此根据口腔部痰液中的优势菌,并参照本地区烧伤感染菌的流行病学资料,及时给予经验性治疗仍然很有必要。当获得病原菌检查结果后再给病因性治疗,更换敏感的抗生素。

抗生素在肺内有其特殊的药动学改变。首先抗菌药物进入人体后穿透一系列复杂的生物膜孔的经过漫长的转运途径从毛细血管最后到达支气管腔和肺泡腔,呼吸道可被看成一个周围包绕着血-支气管肺泡屏障的特殊组织。药物要达到治疗作用必须通过血-支气管肺屏障和血-肺泡腔屏障。抗菌药物通过肺内屏障,一般靠被动弥散、渗透、主动转运和大容积流量四种方式进入支气管肺组织。大环内酯类、氟喹诺酮类、利福平、甲氧苄氨嘧啶(TMP)、甲硝唑等易渗入支气管肺组织中,而氟喹诺酮类的痰中浓度甚至超过血浓度的 50% 至 2 倍,其次为氨基糖苷类、半合成四环素、万古霉素。氨基糖苷类的痰中浓度为血浓度的 20％～30％,β-内酰胺类则较差,如青霉素和头孢类在痰中的浓度仅为血浓度的 1％～10％。

虽然肺部有炎症可增加药物的渗入,但对肺部感染用药时应予较大剂量,方能达到有效药物浓度。为了确保抗生素治疗的有效性,用药时必须注意以下几点:①预防性应用:一般应限制,但对严重烧伤患者、伴有休克和吸入性损伤者可以应用。②烧伤后肺部感染多为混合感染,要兼顾需氧菌和厌氧菌。③烧伤后肺部感染多发生吸入性损伤,伴有气道和肺组织的物理和化学损害。单纯依靠抗生素难以奏效,需加强湿化、吸痰、体位引流和支气管灌洗综合治疗。④经验治疗应是暂时的,要根据病原菌的敏感性,有针对性地选择抗生素进行病因性治疗,并注意用量及用法的合理性。⑤对难以控制的肺部感染要做真菌病原学检查,严重烧伤免疫功能低下时极易发生深部真菌全身侵袭性感染,应加以重视。⑥影响疗效的因素与给药方式有关:因有效抗菌药物治疗的理想目标是在感染病灶的药物浓度应高于体外测得的致病菌 MIC 水平,故抗生素的使用应在治疗期一直保持高于 MIC 水平,特别是 β-内酰胺类抗生素必须 6～8 h 静脉滴注一次。而氨基糖苷类因较长的抗生素后效应,可每天 1～2 次给药。

（朱　珠）

第四节　烧伤后瘢痕畸形的分类和形成规律

一、烧伤后瘢痕畸形的分类

目前对瘢痕的分类上缺乏公认的标准,十分混乱,比较常用的分类如下。

（一）按病理学特点分类

1.表浅性瘢痕

因皮肤浅Ⅱ度烧伤或皮肤受表浅的感染后,所形成表浅性瘢痕,一般累及表皮或真皮浅层。

临床表现:①表面粗糙,有时有色素改变。②局部平坦、柔软,有时与周边正常界限不清。③一般无功能障碍,不需要特殊处理。

2.增生性瘢痕

凡损伤累及真皮深层,如深Ⅱ度以上烧伤、切取中厚皮片后的供皮区,以及切割伤、感染等,均可能形成增生性瘢痕。

临床表现:①瘢痕明显高于周围正常皮肤,局部增厚变硬。②在早期,因有毛细血管充血,瘢痕表面呈红色、潮红或紫红。在此期,痒和痛为主要症状,甚至可因搔抓而导致表而破溃。③在经过相当一段时间后,充血减轻,表面颜色变浅,瘢痕逐渐变软、平坦,痒痛减轻以致消失,这个增生期的长短因人和病变部位不同而不同。④一般来讲,儿童和青壮年增长期较长,而 50 岁以上的老年人增生期较短;发生于血液供应比较丰富如颜面部的瘢痕增生期较长,而发生于血液供应较差(如四肢末端、胫前区等)部位的瘢痕增生期较短。

3.萎缩性瘢痕

当损伤累及皮肤全层和皮下脂肪组织,如大面积Ⅲ度烧伤,以及皮下组织较少部位(如头皮、胫前区受电击伤后),可发生萎缩性瘢痕。

临床表现：①瘢痕坚硬、平坦或略高于皮肤表面，与深部组织如肌肉、肌腱、神经等紧密粘连。②瘢痕局部血液循环极差，呈淡红色或白色，表皮极薄，不能耐受外力摩擦和负重，容易破溃而形成久经不愈的慢性溃疡。③晚期有发生恶变的可能，病理上多属鳞状上皮癌。④萎缩性瘢痕具有很大的收缩性，可牵拉邻近的组织、器官，而造成严重的功能障碍。

4.瘢痕疙瘩

瘢痕疙瘩的发生具有明显的个体差异。大部分瘢痕疙瘩通常发生在局部损伤 1 年内，除烧伤外，还包括外科手术、撕裂伤、文身、注射、动物咬伤、接种、粉刺和异物反应等，许多患者的原发病史可能被忘记。

临床表现：①瘢痕疙瘩的临床表现差异较大，一般表现为高出周围正常皮肤的、超出原损伤部位的持续性生长的肿块，扪之较硬，弹性差，局部痒或痛，早期表面呈粉红色或紫红色，晚期多呈苍白色，有时有色素沉着，与周围正常皮肤有较明显的界限。②病变范围大小不一，从 2～3 mm丘疹样到大如手掌的片状。其形态呈多样性，可以是较为平坦的、有规则边缘的对称性突起，也可以是不平坦的、具有不规则突起的高低不平的团块，有时像蟹足样向周围组织浸润生长（又称"蟹足肿"）。其表面为萎缩的表皮，但耳垂内瘢痕疙瘩的表皮可以接近正常皮肤。大多数患者为单发，少数患者呈多发性。③瘢痕疙瘩在损伤后几周或几月内迅速发展，可以持续性连续生长，也可以在相当长一段时期内处于稳定状态。病变内可因残存的毛囊腺体而产生炎性坏死，或因中央部出血而导致液化性坏死。④瘢痕疙瘩一般不发生挛缩，除少数关节部位病变引起轻度活动受限外，一般不引起功能障碍。⑤瘢痕疙瘩一般不能自行退化，偶尔有报道，病变在绝经期后退化，其退化与病程、部位、病因或症状无关。⑥瘢痕疙瘩的恶变曾有报道，但发生率很低。

5.瘢痕癌

瘢痕癌属烧伤瘢痕癌变的恶性肿瘤，最多可占到全部皮肤癌的 96%。长期未愈合的烧伤创面，因其周围瘢痕收缩而缩小，后又逐渐增大；或烧伤瘢痕发生慢性、复发性溃疡，保守治疗数月不愈，反而扩大，特别是边缘增厚凸起，有角质增生或疣状改变时，应警惕出现恶变。出现上述症状，有时创面分泌物增多、恶臭，触之易出血，不能仅仅看作是感染，应做病变处多处活组织病理检查（简称活检），以便早期诊断，及早治疗。

（二）按形态学特点分类

按照形态学特点可分为扁平瘢痕、凹陷性瘢痕、线性瘢痕、蹼状瘢痕、桥状瘢痕、赘状瘢痕等。

二、烧伤后瘢痕畸形的形成规律

在创面愈合过程中，受到多种因素的影响，瘢痕形成后有着不同的临床表现。

（一）形成规律

Ⅰ度和浅Ⅱ度烧伤后，患者仅表皮和部分真皮受到损伤，上皮可迅速修复愈合，一般不遗留瘢痕。深Ⅱ度或Ⅲ度烧伤创面愈合后 1～3 个月，在其自行愈合的创面上或植皮边缘（残留的深Ⅱ度烧伤创面）开始瘢痕增生。起初由淡红色转为鲜红色，可见扩张的毛细血管，表面变粗糙，继而变成硬结状。此期，痒和痛为主要症状，并且症状逐渐加重。创面愈合后 6 个月，此种瘢痕增生现象达到高峰，瘢痕不再增高、增厚，颜色逐渐由鲜红色转变为深红色或紫红色，表皮菲薄，毛细血管粗细不均。除增生外可同时出现挛缩，导致器官移位、关节脱位或畸形。增生性瘢痕增生达到高峰后即开始逐渐成熟软化，但瘢痕成熟过程缓慢，通常要经历 6 个月至 2 年，部分达

3～4年,不同部位的瘢痕成熟时间长短不一。瘢痕由增生变为成熟首要的标志是颜色改变,从鲜红变深红,再变紫红,继而变为紫色或褐色,再变淡,最后与邻近的周围皮肤颜色近似,或留下色素的增多或减少。瘢痕表面出现被褶,毛细血管减少直至消失,硬度及厚度逐渐变软、变薄、变平,但表面的角质层仍增厚和干燥,自觉症状中疼痛最终消失,而瘙痒可以持续较长时间直至完全成熟,紧缩感及灼热感也可逐渐消失。

(二)影响因素

1.烧伤的深度

Ⅰ度烧伤一般包括表皮角质层、透明层、颗粒层的损伤,基底细胞层健在,再生能力活跃,常于短期内脱屑痊愈,不遗留瘢痕。浅Ⅱ度烧伤包括整个表皮,包括部分真皮乳头层,上皮的再生有赖于残存的生发层及皮肤的附件,一般经过1～2周愈合,不留瘢痕或表浅性的瘢痕。深Ⅱ度烧伤后,烧伤平面深达乳头层以下,愈合依靠残存的毛囊、汗腺或皮脂腺的上皮岛向上生长,形成上皮覆盖。深Ⅱ度烧伤创面在未被增殖的上皮小岛覆盖前,已有一定量的肉芽组织形成,真皮中的弹力纤维遭到破坏,代之以胶原纤维,愈合后的上皮也很脆弱,缺乏韧性和弹性,摩擦后易出现水疱而破损,常发生瘢痕增生,并形成继发性的挛缩性瘢痕。Ⅲ度烧伤后,皮肤全层及其深层的组织损伤,由于皮肤及其附件全部被毁,创面已无上皮再生的来源,经3～4周焦痂脱落,创面修复必须有赖于植皮或上皮自周围健康皮肤长入,愈合后多形成瘢痕。在愈合过程中,由于纤维组织的挛缩,使周围的软组织受到牵扯而变形,常造成畸形。尤其较广泛Ⅲ度烧伤,若未能早期及时植皮,可造成严重畸形,由于瘢痕组织过多,创面较大,上皮生长覆盖受到限制,而形成慢性溃疡。

2.烧伤的部位

在软组织较多而松弛的部位,如面颊、颈、眼睑、关节屈侧等部位,深度烧伤后往往伴有皮肤缺损,愈合时容易形成瘢痕,并且由于创缘的向心性收缩,将导致程度不等的瘢痕挛缩畸形,造成严重的组织移位,如眼睑外翻,关节屈曲致活动受限,引起功能障碍。如未及时治疗,还可引起深部组织如肌腱、神经、血管等的短缩或移位,骨关节的变形脱位等一系列变化。发生在儿童期的挛缩性瘢痕还可引起发育障碍。瘢痕挛缩可使松弛部位的组织向基底粘连较紧的部分移位,相反,若创面位于坚硬的骨质部分,如头部或小腿胫骨前部,其愈合完全依靠上皮的伸展,不出现严重挛缩。这些部位如创面较大时,常愈合很慢或不愈合,而成为慢性溃疡。

3.感染

创面的感染可来自于:①伤者自身皮肤或创面残留的毛囊汗腺中存留的病菌。②患者的口、鼻、呼吸道、肠道的病菌。③周围环境的污染,包括接触污染、空气污染等。创面感染后,可加重组织损伤的程度,如Ⅱ度烧伤创面感染可破坏残留的上皮组织,使其转变为肉芽组织,Ⅲ度烧伤创面感染,上皮生长遭到阻碍或破坏,肉芽组织增生严重,瘢痕增生明显,挛缩严重。

4.慢性刺激

烧伤后瘢痕形成过程中,局部神经肽P物质释放量增加,导致疼痛、瘙痒等症状,患者特别是儿童烧伤患者可不自觉地搔抓,或者由于日光照射,瘢痕中残存的毛发等刺激,可导致瘢痕增生,加重病变程度,严重者导致瘢痕挛缩畸形。

5.治疗不当

严重烧伤早期,病变涉及的面较广,常有内脏器官的病变、血液学的改变等,病情严重,在治疗措施方面,常以抢救生命为主,对肢体功能的保护则往往忽视。有时由于治疗上的原因而无法兼顾,造成晚期瘢痕挛缩粘连畸形。

(1)创面处理不及时:患者平稳度过休克期后,如有条件,应尽早切痂植皮,处理创面。早期处理创面后,使之不发生严重感染,有利于创面愈合,否则可使浅部创面加深,残留的上皮组织被破坏,以致愈合缓慢,以后再植皮时,局部的肉芽组织增多,形成瘢痕的机会增多。近年来,有学者指出在休克期进行切痂植皮,但由于各种原因,尚未推广应用。

(2)供皮区取皮过深:感染后创面加深,愈合延迟,造成瘢痕严重增生和挛缩畸形。

(3)未能及时进行肢体环状深度烧伤切开减张:致深筋膜下张力增高,引起筋膜腔综合征,造成深部肌肉束、肌腱、神经及远端肢体坏死。

(4)包扎固定不妥:手、足烧伤时,将所有手指包扎在一起,或没有细致地将手指分别包扎,使手指愈合粘连在一起,成蹼状瘢痕粘连使手丧失功能。固定位置不当,使手关节处于非功能状态,形成爪形手,足部由于固定不当或未加固定而造成下垂畸形等。其他如腋、肘及膝等部位亦可能由于包扎固定不当而形成畸形。

(5)功能锻炼:在不影响创面愈合的前提下,应及早进行功能锻炼,并持续至创面愈合后一段时间。部分患者在创面愈合后,未能进行适当的功能锻炼与理疗,或由于疼痛或体位关系,使肢体长期处于屈曲状态,肌肉萎缩影响功能。

(6)手术时机:原则上,待瘢痕稳定后,再行整形手术治疗。但在某些功能部位,如眼睑、手等,应尽早手术治疗,特别是儿童患者,由于瘢痕不能与骨骼同步生长,故时间越长,挛缩畸形就越严重。

(邢　娟)

第五节　烧伤后瘢痕畸形的发生机制

烧伤后形成的瘢痕,根据瘢痕的组织学和临床表现不同,有不同的分类方法,其形成的具体机制也是复杂的、多方面的。

一、年龄

瘢痕增生可发生于任何年龄,但一般多见于青年人,文献报道,多在 10～30 岁,青春期前的儿童或老年人很少发病。一般认为,瘢痕是青年人的疾病,这是由于青年人正处于发育期,组织生长旺盛,创伤后胶原纤维反应性强。同时年轻人皮肤张力大,易发生增生性瘢痕。

二、感染

长期暴露与反复感染,没有上皮的覆盖与约束,创面肉芽可过分地生长,还可使肉芽组织中出现过多的纤维组织,形成增生性瘢痕。已经愈合的部位,尤其是深Ⅱ度烧伤愈合后,部分正常毛囊遗留于瘢痕组织中,可感染形成毛囊炎、小脓肿,加上引流不畅,常反复发作。这种轻微的感染如果长期不愈合可刺激局部瘢痕组织增生。

三、异物反应

烧伤后皮肤缺损,上皮岛之间的真皮部分在愈合时,有一定程度的瘢痕挛缩,部分损伤的毛囊、皮脂腺或汗腺,被遗留或包围在瘢痕组织中,这些上皮组织可以增生或角化,形成囊肿,被角化组织吸收或囊肿破裂,成为一种刺激因素,引起异物反应,使瘢痕组织增生。胡须、线头、灰尘或滑石粉等异物遗留于愈合组织中亦可引起瘢痕增生。

四、皮肤色素

有色人种-皮肤色素细胞较多,皮肤色素最易激起反应,瘢痕疙瘩的发生率在有色人种中最高,所有种族(包括黑色人种)的白化病患者未见有瘢痕疙瘩的报道;瘢痕疙瘩主要好发部位是人体黑色素细胞最密集的部位;瘢痕疙瘩发生较少的手掌、足底等部位,黑色素细胞分布最为稀少;黑肤色人种的黑色素细胞对黑细胞刺激激素具有明显的高反应性,因此认为,可能与黑素细胞激素的异常代谢有关。

五、张力

瘢痕易发生于张力较高的部位。瘢痕的方向与皮肤张力不一致时,常增加瘢痕牵扯的力量,慢性的牵引张力刺激,也是瘢痕增生的因素。在关节屈侧等部位,已经愈合的上皮,经常受到运动的张力影响,局部的纤维组织反复受到损伤而破溃,新的纤维组织又不断增加,这些部位的瘢痕往往有增生的倾向。

六、细胞因子与瘢痕形成

生长因子是一类刺激细胞分裂的生物活性多肽,在烧伤后瘢痕形成中发挥着非常重要的作用。生长因子参与修复细胞的增殖和分化、迁移,以及血管形成。

(一)转化生长因子-β

转化生长因子-β(transforming growth factor-β,TGF-β)与瘢痕的关系最为密切,参与所有的愈合过程,其过量表达和持续的离浓度可能成为瘢痕形成的重要原因。TGF-β可促进伤口愈合,但也刺激了瘢痕的增生。TGF-β促进平滑肌肌动蛋白在瘢痕疙瘩成纤维细胞中的表达,是瘢痕疙瘩成纤维细胞转化为肌成纤维细胞的诱导剂。

(二)血管内皮细胞生长因子

血管内皮细胞生长因子(vascular endothelial growth factor,VEGF)是一种肝素结合蛋白,是体内促血管生成剂,无论在生理和病理条件下,都在血管发生中起重要调节作用,组织学发现增生性瘢痕和瘢痕疙瘩中毛细血管数口多于正常皮肤和表浅性瘢痕,并发现VEGF及其受体Flt-1表达的阳性率高于正常皮肤和扁平瘢痕。

(三)成纤维细胞生长因子

成纤维细胞生长因子(FGFs)家族被发现有9个成员,主要分为碱性成纤维细胞生长因子(bFGF)和酸性成纤维细胞生长因子(aFGF)两大类,是培养细胞有力的生长刺激剂,促进形成新的毛细血管,是成纤维细胞的趋化剂和生长刺激剂。有学者认为,bFGF作为促有丝分裂原,可加速成纤维细胞分裂、增殖,并发现bFGF在瘢痕组织中主要定位于成纤维细胞和血管内皮细胞中,提示bFGF在在瘢痕形成中起作用。

(四)其他

如血小板衍化生长因子(platelet derived growth factor,PDGF)、胰岛素样生长因子(insulin-like growth factor,IGF)、表皮生长因子(epidermal growth factor,EGF)、透明质酸(hyaluonic acid,HA)、肿瘤坏死因子-α、γ-干扰素(γ-IFN)等均发现在烧伤后瘢痕的形成中起作用。

七、瘢痕挛缩的形成

一般伤口愈合都是通过伤口收缩、肉芽填充与上皮化3种形式共同完成的。其中伤口收缩是加速伤口愈合的重要环节,但是过度的收缩会导致挛缩,即瘢痕挛缩,引起外形与功能的障碍,目前大多观点认为,创面的收缩主要与肌成纤维细胞有关。在创面愈合过程中,肌成纤维细胞大量合成胶原,引起整块肉芽组织收缩,愈合后,肌成纤维细胞发生凋亡,收缩停止,肉芽组织转化为成熟瘢痕。

(邢　娟)

第六节　烧伤后瘢痕畸形的诊断、预防和治疗原则

一、诊断

烧伤瘢痕的诊断如同分类一样,目前尚缺乏公认的标准和通用规范的诊断格式。诊断主要从病史、体格检查与辅助检查3个方面判断

(一)病史

要给烧伤瘢痕下一个完整、准确的诊断必须依据详尽的病史询问。一般认为,烧伤后瘢痕有明显的体征,诊断十分明确,所以容易忽视对患者病史的采集。要获得准确有用的病史资料应从以下几方面入手。

1.病因

不同原因烧伤形成的瘢痕其临床、病理特征和转归、预后等也不尽相同。如化学烧伤常常会导致增生性瘢痕的产生且持续时间长、瘢痕较厚、不易消退;电击伤则容易导致萎缩性瘢痕的形成。电弧烧伤形成的瘢痕常常隐窝较多,易感染破溃形成窦道等;而热压伤导致的瘢痕在组织内形成较为严重,且血液供应较差。

2.烧伤深度、部位、面积

烧伤损伤程度不同,可形成不同类型的瘢痕,应尽可能获取受伤当时的病情记录。如浅Ⅱ度烧伤常形成表浅性瘢痕;深Ⅱ度烧伤易形成增生性瘢痕;Ⅲ度烧伤则易形成萎缩性瘢痕。颈部、四肢关节部位的烧伤常常会出现瘢痕挛缩现象,而在头皮则罕见发生增生性瘢痕。

3.治疗过程和创面愈合过程与时间

了解烧伤后,以及瘢痕形成期间是否进行过治疗,采用的是何种方法与药品等,有助于分析判断伤情与瘢痕对治疗方法、药物的反应情况,提出有效的治疗方案。受伤后创面是自动愈合还是经换药、植皮后愈合＋愈合过程是否顺利,创面从伤到完全愈合用了多少时间;愈合后,瘢痕是否反复发生破溃等。这些情况均有助于瘢痕的诊断、分类及预后等。

4.有无并发感染

创面是否发生感染直接影响到创面的损伤程度,以及今后形成瘢痕的性质、类型等,严重感染创面愈合后常易形成增生性瘢痕。

5.瘢痕的进展和病情变化

创面愈合后,瘢痕的颜色、厚度、硬度、变化,生长有无超出原损伤范围,是否伴随疼痛、瘙痒、破溃等,与预后密切相关,瘢痕质硬,颜色呈潮红或紫红色,瘢痕一般正处于增生期;若瘢痕厚度开始减低,质地变软,颜色向皮肤颜色转化,则瘢痕已进消退期;若创面愈合后瘢痕瘙痒、疼痛明显,则发生瘢痕增生的可能性较大;瘢痕超出原损伤范围向正常皮肤生长,则是瘢痕疙瘩与增生性瘢痕鉴别诊断中最重要的病史。

6.功能影响

创面与瘢痕都有不同程度的收缩和挛缩现象,皮片移植后也要发生收缩。在颜面部、关常部位由于瘢痕的挛缩牵拉,因此,会导致睑外翻、小口畸形、唇外翻、关节活动受限、脱位、畸形等,儿童烧伤手后由于瘢痕挛缩,有可能影响身体的发育,导致畸形生长。瘢痕是是否导致功能障碍,是患者是否需要接受手术治疗的重要指征。

7.其他

(1)了解家族中有无类似瘢痕病史。

(2)患者对瘢痕治疗的要求、目的与期望有多高等均应记录清楚。

(二)体格检查

1.全身查体

大面积烧伤患者常常存在多器官功能损害,一般状况也比较差、在进行烧伤后瘢痕整形时,对其心、肺、肝、肾等器官功能应做全面的检查,对患者能否承受长时间的手术与麻醉进行综合判定,确保患者的生命安全,

2.专科检查

烧伤瘢痕的查体应注意以下几个方面。

(1)部位、形态、面积和厚度。瘢痕所在的部位,涉及几个解剖区域、深度与面积大小等,应描述准确、清楚,最好再用绘图表示;瘢痕形态是扁平、凹陷,还是隆起,如高出皮肤表面,则应记录高出皮肤表面的瘢痕厚度。

(2)颜色、硬度、移动度、边界表面状况。瘢痕的颜色可呈鲜红、紫红、褐色和接近皮肤的颜色等;瘢痕的厚度可分为质硬、质中、质软等;表面是否高低不平,有无隐窝、破溃、溃疡的形态等;毛细血管有无扩张;瘢痕基底与周围组织联系是否紧密,边界是否清楚,移动度大小,与深部神经、肌肉有无粘连等。这些体征有助于决定瘢痕的性质、分期,以及手术时机与手术方案。

(3)功能障碍与畸形。瘢痕挛缩可导致器官、躯干、四肢等部位的功能、活动障碍及畸形。如外耳道、鼻腔闭锁,唇外翻、睑外翻、颏胸粘连、"爪形手",腋窝蹼状瘢痕粘连等,由于深度烧伤,也可造成耳、鼻、眉毛、指尖等器官的缺损。对功能障碍的影响尤其应仔细检查、详细描写,这是以后评价手术效果好坏最有效的证据,应引起足够重视。

(三)辅助检查

除了对心、肝、肾、胰腺等重要器官的常规检查外,对烧伤瘢痕的特殊检查如下。

1.图像记录

对瘢痕的描述十分困难,照片、录像能准确反应术前、术后患者的变化。

2.病理检查

瘢痕的组织学检查能准确判断瘢痕的分类诊断与瘢痕的癌变,在瘢痕诊断中有着不可替代的作用。

3.其他检测

瘢痕硬度计测量瘢痕的硬度,准确可靠,B超可测量瘢痕的厚度,另外,血、尿中羟脯氨酸的测定也可作为瘢痕增生程度判断的参考指标之一。

(四)命名

由于烧伤瘢痕诊断的要求和模式没有统一的标准与要求,故目前的诊断较混乱,也过于笼统简单。完整的瘢痕诊断应包括部位、病因、性质、程度、分期、功能障碍和继发畸形等内容,应主次分明,一目了然。可在一个总体的诊断下,再根据局部解剖部位细分出几个辅助诊断,使诊断完整、正确。

二、不同类型瘢痕的处置原则

(一)表浅性瘢痕

这类患者的要求较高,而治疗效果并不确实。应以非手术治疗为主,可采用磨削术、激光和化妆等方法,使瘢痕的颜色、平整度达到不明显的美容效果,采用手术切除缝合应十分慎重,应用不当常易使瘢痕更加明显。

(二)增生性瘢痕

1.增生期

以预防和控制瘢痕增生为主要手段,并及时纠正由于瘢痕挛缩而导致的严重畸形,如睑外翻、手指关节变形、脱位等。对儿童患者,增生期瘢痕挛缩畸形的整复应积极主动,一旦出现畸形应立即手术治疗,切勿拖延,以免造成继发性损伤,如角膜溃疡、关节囊破坏、关节脱位、关节头异常增生等。非手术治疗包括压力疗法、理疗、外用药物、抗瘢痕硅凝胶膜等,可控制瘢痕增生,减少挛缩,促使瘢痕尽快成熟、软化。

2.减退期

这是手术的较好时机,对大关节瘢痕挛缩畸形的整复可在这一时期进行,对成年人来说再次发生挛缩的可能性较小。由于瘢痕与深部组织分界清楚,故手术时解剖层次清晰、出血少,对功能影响不大的挛缩瘢痕、颜面部瘢痕的美容治疗在这一时期手术可获得较好的效果。

(三)萎缩性瘢痕

较小的瘢痕可采用直接切除或分次切除缝合;面积较大的瘢痕切除后,依据基底血液供应情况,可采用皮片移植、各种皮瓣转移及组织扩张术等方法进行修复。

(四)瘢痕疙瘩

瘢痕疙瘩单纯手术切除极易复发,并且手术刺激可诱发更加严重的创伤反应和瘢痕增生,一般采用综合治疗效果较好。对于面积较小,对外观影响不大的瘢痕疙瘩,最好采用非手术疗法,控制其进一步发展,手术切除应慎重考虑。绝大部分患者均能控制其进一步增生,但需要注意随访,一旦发现有复发征象,应及时治疗。对面积较大,影响美观或伴有痛痒症状明显的瘢痕疙瘩,可采用手术与非手术治疗结合的方法进行治疗。手术一般采用瘢痕疙瘩切除+皮片移植的方法。采取的皮片大小应与创面的大小基本一致,若皮片过小,会导致缝合时张力过大,引起复发。皮片成活拆线后,应立即进行放射治疗,或拆线10 d后用糖皮质激素行皮片与皮肤的缝合口内注射。近 10 年来采用这种方法治疗瘢痕疙瘩,其复发率控制在 5% 左右,且复发的患者采用进一步的非手术治疗均可得到有效控制。

(五)瘢痕癌

临床发现烧伤后瘢痕有恶变时应立即进行手术。如果活检并不能确诊,可先整体切除全部溃疡组织,术中做组织冰冻切片病理学检查,一旦确诊,应立即进行根治切除手术。切除范围应包括肿瘤边缘 3～5 cm,深达肌肉或骨膜。头皮瘢痕癌如果基底部浸润较深,可切除全层颅骨。肿瘤切除后,创面可采用皮片移植或局部皮瓣转移进行修复,在四肢,若瘢痕癌侵犯骨膜或根治术后复发应进行截肢术,对分级为Ⅰ级的鳞状细胞癌,若局部有肿大的淋巴结,应进行淋巴结清扫术,对分级为Ⅱ、Ⅲ级的瘢痕癌均应进行局部淋巴结清扫。术后的化疗和放疗依据患者的全身情况与手术情况而定,可作为一种辅助治疗手段,确保手术效果。

三、烧伤后瘢痕畸形的非手术治疗方法和原则

(一)及时功能锻炼

在全身状况允许的情况下,及早进行被动及主动的功能锻炼,不仅可预防肢体功能障碍的发生,还可改善人体各器官的功能。

(二)压力疗法

坚持压力疗法是公认的有效措施。创面愈合后,及早采用弹力绷带、弹力网套、弹力服等器具加压包扎,并应用夹板保持关节于功能位,可有效地减少瘢痕增生与瘢痕挛缩。压力疗法长期坚持,一般为 3～6 个月,甚至更长的时间,而且每天的停息时间最好不超过 30 min。压力的大小一般在 4.0 kPa(30 mmHg)左右比较合适,过大会降低外周的循环量,甚至引起组织的损害,压力过小则作用不大。在实际应用时,应注意弹力服、弹力网套的松紧度均匀一致,并根据患者的反应随时进行调整。应注意定期更换所用的压迫材料,保持有效的压力。

(三)硅凝胶膜的应用

供皮区创面和植皮区皮片存活后,即可开始应用硅凝胶膜贴敷,可配合弹力绷带、弹力衣一起应用。使用起来有以下几个要求:①硅凝胶膜应紧密贴附于瘢痕表面,中间不要留有间隙。②每天使用 8～24 h,使用时间越长,疗效越好。③每天要清洗硅凝胶膜及瘢痕区,硅凝胶膜晾干后可反复使用。④至少坚持 3 个月以上,时间越长越好。

(四)放射疗法

X 射线和 β 射线对成纤维细胞的分裂、增殖和胶原的合成均有明显的抑制作用,而对胶原的降解有促进作用。两种射线对组织的作用有所区别,X 线穿透组织后能量递减,穿透较深;β 射线有一个高峰平顶区后能量锐减,因此,有学者认为,应用 β 射线是最佳选择。具体可采用 ^{32}P 敷贴 ^{90}Sr(锶)敷贴等进行贴敷。关于放射治疗的剂量,其原则是既能达到治疗目的,又可避免发生不良反应。过大的剂量作用于皮肤后可引起红斑、疱疹性皮炎、脱发甚至溃疡形成。

(五)超声波治疗

超声波具有机械效应、温热效应、理化效应,其声压可使细胞质波动,各离子、胶体颗粒质量与产生的加速度不同而发生相对运动,形成相互摩擦,对胶原纤维和成纤维细胞产生微细的按摩作用,破坏胶原的交联,促进结缔组织胶原纤维束的分散、分解;引起血管功能与代谢过程的变化,降低肌肉与结缔组织的张力,缓解痉挛与减轻疼痛;还可改善局部血液与淋巴循环,增强细胞通透性。

（六）其他方法

在瘢痕形成期，可外用瘢痕止痒软化膏、康瘢膏等药物，并配合超声导入，还可采用激光治疗、激素类药物等局部注射，蜡疗、水疗等方法。

四、烧伤后瘢痕畸形的手术治疗基本方法和原则

烧伤瘢痕的治疗方法应根据不同瘢痕灵活掌握，通过病史、详细的体检，根据医生的技术水平及患者的要求，医生与患者及家属共同探讨几种手术方案的利弊，达成共识后才能手术。烧伤瘢痕的治疗主要解决两方面的问题，即外观损害及功能障碍。

（一）术前准备

（1）全面询问病史和做全身检查：以便了解患者的健康状况，如有其他急性疾病，必须在治愈后才能手术。如有慢性疾病，要全面衡量利害关系，慎重决定。

（2）正确预测瘢痕切除松解后创面的大小：以便准备充足的皮片或皮瓣，对于大片瘢痕，可以根据瘢痕范围有计划地分次切除，修复。

（3）确定瘢痕的深度以利选择修复的方法，如Ⅱ度烧伤所引起的瘢痕较浅，切除可用皮片修复创面；Ⅲ度烧伤所引起的瘢痕则较深，切除后肌腱、血管、神经、关节或骨骼均可能外露，必须用皮瓣修复。

（4）关节部位长期的瘢痕挛缩的处理：可造成僵直或血管、神经短缩。术前可先予中药熏洗、浸泡，也可用理疗或牵引，以矫正部分畸形，减少手术的复杂性。

（5）手术区和供皮区（尤其是在瘢痕陷窝内）污物的处理：要注意清除。对肢体的瘢痕，应在术前2～3 d用1∶2 000的苯扎氯铵浸泡，以避免术后感染。

（二）各型瘢痕术中注意事项

1.应用止血带

如为四肢手术，手术区消毒和放好消毒巾后，首先抬高肢体，用弹力绷带将远端血液向近端驱回，再于肢体上段扎止血带。四肢手术止血带不要过松或过紧。过松，只阻断了静脉血的回流，而动脉血照样流通，手术区出血反而增加；过紧，可造成神经的损伤。一股充分止血带的压力成人上肢保持在 33.2 kPa(250 mmHg)以下，下肢在 46.48 kPa(350 mmHg)以下即可。其次是扎止血带要记录时间，每小时放松 1 次(5～10 min)，避免远端组织因长时间缺血而造成肢体的坏死。

2.创面要彻底止血

手术如遇到大的活动性出血点，可用 3-0 丝线结扎止血。小的出血点和渗血，可尽量用压迫方法止血，也可用电凝止血。若止血不彻底，术后容易发生皮片下血肿，造成皮片坏死。

3.瘢痕的切除需要灵活掌握

瘢痕组织要根据功能、患者要求等灵活掌握，切除的瘢痕缘宜呈锯齿状，避免呈直线形。如有正常皮肤，应尽量利用，形成三角瓣，交错缝合。颈部、四肢、指(趾)等瘢痕切除后，两侧减张切开要超过侧面中线。如无正常皮肤残留，则应移植皮片修复。

（三）各型瘢痕术后处理注意事项

1.一般处理

如抗菌药物和镇静止痛剂的应用，以及补充营养等，与一般手术相同。

2.植皮区

应抬高保持回流通畅,防止水肿。

3.无菌创面植皮后的处理

一般于8~10 d首次更换敷料,观察皮片生长情况。成活者色红润;若有血肿、水疱等,应拆除缝线予以引流,再持续加压包扎至10~14 d。植皮后,若有体温升高、白细胞计数增高、伤口剧痛、局部腐臭、淋巴结肿大等感染征象时,应立即松解绷带检查。确有感染时应即予引流,间断更换敷料,继续固定,并用抗生素控制感染,严密观察皮片生长情况。

4.腔穴内植皮后的处理

其多属污染手术,应略提前在术后5~7 d更换敷料,并注意放入支撑物保持腔穴稳定,继续支持固定皮片。

5.肉芽创面植皮的处理

应于术后3 d更换敷料。如脓液不多,可不动接触创面的一层纱布,使皮片不致移动或脱落。待1周后皮片生长稳定,方可除去底层纱布。若有脓液,应在泡湿底层纱布后仔细去除,重新更换。

6.供皮区的处理

一般在14 d后更换敷料,观察愈合情况。切取表层皮片者,在经7~10 d(切取中厚皮片者在14 d后)可见上皮重新覆盖创面。如无感染征象,不宜过早更换敷料。

(邢 娟)

第七节 烧伤后瘢痕畸形的整形修复方法

一、烧伤后瘢痕性秃发与颅骨缺损的修复

(一)烧伤后瘢痕性秃发的修复

头皮深度烧伤破坏毛囊,创面愈合后就会导致瘢痕形秃发。由于有颅骨支撑,故头皮深度烧伤后,遗留的瘢痕很少发生挛缩,也很少形成增生性瘢痕。电烧伤导致的瘢痕性秃发还应注意是否伴有颅骨缺损等。烧伤后秃发的治疗原则是利用有毛囊的头皮修复秃发区,或将秃发区转移到不明显的部位,重点部位是额部发际和鬓角部,治疗方法主要有切除缝合、局部头皮瓣修复和皮肤扩张器修复法。

1.切除缝合法

切除缝合法适用于面积较小且呈狭长形的瘢痕性秃发。一次不能完全切除者可分期多次切除。术中注意在切口两侧帽状腱膜下广泛游离头皮,分层缝合帽状腱膜及头皮,帽状腱膜的缝合困难时,可从创面内在帽状腱膜上做几道与切口平行的减张切口,帽状腱膜缝合十分重要;否则,术后瘢痕较宽,影响手术效果。

2.局部头皮瓣修复法

对于圆形或三角形的秃发,如周围有足够面积的头皮组织,可设计各种局部头皮瓣,以推进、旋转的方式全部或部分覆盖秃发区。手术设计应注意头皮瓣的蒂部因在近心端,可先用血管多

普勒测定一下头皮血管的走向,再进行设计,如皮瓣内能包含知名的动、静脉,则皮瓣的长宽比可不受限制。

3.皮肤扩张器修复法

这是目前认为治疗瘢痕性秃发最为理想的方法。适用于不能直接切除缝合者(图 6-7)。

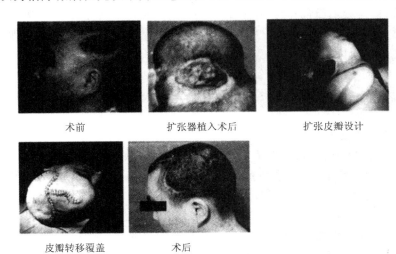

术前　　　　　　　　扩张器植入术后　　　　　　扩张皮瓣设计

皮瓣转移覆盖　　　　　　术后

图 6-7　头皮扩张治疗头部瘢痕

经过扩张,头皮面积可扩大一倍或数倍,扩张后毛发的密度虽有下降但不易察觉,外观较满意。不足之处是需要两次手术才能完成治疗,住院时间长,费用高,具体操作方法参阅本章相关内容。

(二)烧伤后颅骨缺损的修复

对烧伤致颅骨缺损常用钛合金予以修复,制作修补材料时,钛合金有两种不同的构型:钛板和钛网。钛板厚度为 0.2～0.5 mm,术中成形时,根据颅骨缺损的大小剪裁后(略超出骨窗缘),用钳子根据所需的弧度塑形,采用覆盖法植入,周围用 5～6 枚配套钛钉固定。使用钛网修补的手术方法与钛板基本相同。钛网较钛板厚,弹性小易塑形,故不会因边缘锐利、上翘切割皮肤引起感染;菱形网眼大而密,便于术后引流积液和肉芽组织贯穿生长,有利于固定补片,也避免上翘与外露等并发症。目前认为,钛网克服了钛板成形不佳的缺点,手术效果比较理想。

其他如有机玻璃修复、硅胶片修复等因存在各种缺点,目前在临床并不常用。

二、颜面部瘢痕畸形的修复

(一)概述

颜面部为身体的暴露部位,容易被烧伤而导致外观受损与功能障碍。其损伤主要包括以下几个方面。①瘢痕遗留颜面部本身导致的不美观。②瘢痕增生挛缩导致的组织器官移位、变形和表情活动受影响。③眼、耳、口、鼻等组织器官的缺损与功能障碍。在颜面部手术中,应以整复功能障碍与外观畸形为目的,两者不可偏倚。颜面部手术有其特殊性,应注意以下几方面的问题。

1.手术时机

选择在烧伤创面愈合 6 个月后,瘢痕稳定,趋于软化时为宜。由于颜面部血液供应丰富,故在瘢痕增生期,充血明显,并且瘢痕与皮下组织分界不清,术中出血多,渗血明显,容易导致术后血肿,影响手术效果。但对严重的睑外翻应早期治疗,以免导致角膜炎或角膜溃疡的发生。在等待手术期间应加强对瘢痕增生、挛缩的预防,如压力面罩、药物、硅凝胶膜的应用等,小口畸形可佩戴矫治器预防及治疗。

2.手术方案及术前准备

根据病情和患者要求,权衡不同手术方法的利弊,制订手术方案。颜面部畸形整形常常涉及多个部位与器官,需要多次手术才能完成,手术方案应做全盘考虑、细心安排、分步实施。如不同部位手术时间顺序的选择;不同部位组织移植供区的配备;先、后手术部位间的影响等;患者的承受能力与康复时间等。术前准备除一般的常规准备外,应在术前 24 h 进行耳、鼻、口腔的清洁与消毒,术晨再清洁、消毒 1 次,尤其应准备好各种抢救没备,如吸引器、开口器、通气管、气管切开包等。

3.麻醉方式的选择

颜面部烧伤畸形患者常伴有头后仰受限、张口困难等,导致麻醉插管困难,拔管后出现呼吸道阻塞引起窒息。术前手术者应与麻醉师共同检查患者,制订麻醉方案和应急措施。小范围的瘢痕整形采用神经阻滞麻醉和局部浸润麻醉可获得很好的麻醉效果。

4.术后处理

患者全身麻醉未完全清醒时,应注意保持呼吸道通畅,除使用抗生素外,尤其应防止鼻腔、口腔的分泌物、食物污染手术区。敷料应包扎确实、尽可能减少面颊部活动。植皮手术拆线后应采用压力套与硅凝胶膜联合应用的方法减少皮片的挛缩。鼻再造后的鼻孔支撑胶管、耳再造后颅耳角、耳颞角的维持支具至少应使用半年以上。

(二)颜面部烧伤瘢痕的修复

1.颜面部的分区与修复

颜面部是人们喜、怒、哀、乐的表情部位,也有许多重要器官。各部分相互联系又各具独立性。颜面部可分为前额区、鼻区、眼周区、上唇区、下唇区、颏区和颧颊区等 7 个区。各区之间有一定的界限,与皮纹或张力线一致。手术时按皮肤皱纹或分区设计切口,则术后缝合线瘢痕不明显,也较自然、美观。

2.修复方法

根据颜面部烧伤瘢痕病情不同,修复方法也十分灵活。如是多部位畸形,应作全盘统筹考虑。尤其是皮源紧张时尤应精密计划。一般明显的睑外翻、小口畸形、唇外翻等直接影响功能,可优先修复,其他部位可依据病情灵活掌握。颜面部是人体仪表最重要的部分,在修复方法的选择上应在考虑恢复功能的同时,如有条件应尽可能选择美容效果好的方法。

3.面颊部瘢痕切除全厚皮片移植术

(1)适应证:适用于耳前、眼睑、颧弓以下,下颌缘以上、鼻唇沟外侧的瘢痕畸形。可两侧同时实施手术。

(2)禁忌证:严重的颈部瘢痕挛缩与面颊瘢痕相连者。

(3)手术步骤。

1)手术前再次用温盐水和双氧水清洗颜面部。麻醉平稳后常规消毒皮肤和铺消毒单。

2)沿内眦下方鼻唇沟,经下颌缘、耳前、颞部发际、颧弓、鱼尾区至眶下缘为一侧面颊瘢痕切除区。其中内眦和外眦附近切口向上弯。切口深达瘢痕深面疏松组织。

3)瘢痕切除从耳前开始,由后向前,自上而下剥离达瘢痕深面、腮腺筋膜浅面,逐步将瘢痕切除。至咬肌前缘与下颌缘交界附近时,注意保护面动脉,至颊部应尽量多保留脂肪。

4)继则向下睑、唇颊沟、下颌缘和颏部创缘外,进行皮下剥离,使周围组织充分松解和复位。修整创面使之平坦,彻底止血。

5)按创面印模放大 15％切取胸腹全厚皮片,移植于面颊部。打包包扎和绷带加压,外加弹性绷带加压包扎(图 6-8)。

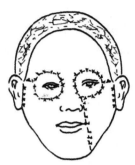

图 6-8 面颊部瘢痕切除皮片移植修复术

(4)术中注意要点。

1)沿腮腺筋膜浅面切除瘢痕,可避免损伤面神经。在下颌角后方、前下方剥离达颈阔肌深面时,应防止伤及面神经颈支与下颌缘支。

2)因面颊部瘢痕牵拉致下睑外翻者,可在瘢痕切除松解植皮术后修复。因眼本身皮肤缺损而睑外翻者,须遵守下睑分区植皮的方法。若下睑面颊为整块皮片,则内眦、外眦处的切口应超过内、外眦水平线。

(5)术后处理。

1)卧床休息。头两侧放沙袋固定。给镇静、止痛剂 3～4 d。鼻管饲食。术后 8～10 d 检查伤口,分次拆线,如有皮片下血肿或皮片坏死,应在 10～12 d 内清创,补充植皮。

2)术后 14 d 开始,甩弹性面罩压迫颜面部,以促使植皮区和切口瘢痕变松软。

4.额部瘢痕切除游离皮片移植术

(1)适应证:全额部或限于颞额侧面瘢痕,选用厚中厚或全厚皮片移植。

(2)术前准备:剃除两耳连线之间的颞、额顶区头发;或在术前 3 天每天洗头两次,并用 1:5 000 苯扎溴铵浸洗头发 10 min,可不再剃发。

(3)手术步骤。

1)术前清洗局部,常规消毒铺巾。

2)沿鼻根"黄金点"做横切口,弯向上缘,斜向颞际前缘,向上至额侧区和前额发际,做整个额部分区切口。一侧额颞部植皮者,由前额发际至眉部做成多个锯齿状切口。

3)自眉弓、两耳上方至枕部扎以橡皮管止血带。由眉弓向上逐步在瘢痕深面剥离,尽量保留额肌组织。额肌缺失者,沿骨膜浅面疏松组织剥离。剥离时由眶上切迹向上,勿损伤眶上神经和额动脉;眉内侧注意保护滑车上动脉;眉上外侧 1.0～1.5 cm 处勿过深,避免损伤脂肪层深面的面神经额肌支。瘢痕切除后,创面为整个额部分区或额颞侧面。

4)用鼓式取皮机在下胸部、腹部或大腿,切取整张厚中厚皮片,创面宽度小于 8 cm 者,可切取胸、腹侧面全厚皮片移植,打包包扎和绷带加压,外加弹力绷带包扎。

5.全颜面部整张皮片植皮

用于烧伤瘢痕畸形涉及整个颜面部。手术一次将全面部瘢痕切除,植以整张全厚皮片。手术要求瘢痕切除时剥离面要平整,除保留眉毛和 2 min 的睑缘皮肤外,切除颜面部各区的瘢痕和残存的正常皮肤,使颜面部形成一个完整创面。对睑外翻者行上下睑缘粘连术,开大口角,矫治唇外翻,复位鼻孔缘的外方组织,彻底止血。根据颜面部创面印模布片的大小,以周边宽度加大 1～2 cm 的范围在季肋部或腹部取全厚皮片,将皮片先定位于额、颞和耳前等处,按眼裂、口裂、鼻孔开口处将剪开皮片,分别缝合,在鼻唇沟等处可做一些固定缝合以防止皮片移位,注意用碎纱布填塞颜面部凹陷部位,打包固定,加压包扎。供皮区用其他部位的中厚皮片覆盖。手术应特别注意止血要彻底,皮片缝合的张力松紧适度,如过紧将影响面部表情,过松则易引起皮片下积液或血肿,另外,包扎要压力均匀,确实可靠。术后应用抗生素、止血药和糖皮质激素,鼻饲与静脉营养,术后 8～10 d 拆线。整张植皮手术一次完成,瘢痕少、外观较好,但手术创伤大、出血多,皮片下容易产生积液、血肿影响皮片成活(图 6-9)。

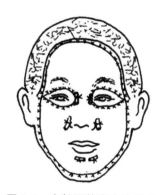

图 6-9　全颜面整张皮片移植

6.面颊部烧伤瘢痕畸形皮瓣修复

(1)扩张皮瓣修复法。

1)适应证:适用于占面颊部 1/2 或 2/3 以下的瘢痕畸形。可两侧同时实施。

2)手术步骤(图 6-10)。第 1 期为埋扩张器:埋植的位置按瘢痕分布在面颊的情况而定。自口角至耳屏作一连线,将面颊区分为上方的颧面部和外下方的下颌部。瘢痕主要在外下方者,扩张器埋于颧面部和颈部耳后部;瘢痕主要分布在内上方者,则扩张器多埋植于面颊外下方,包括下颌部、颈部和耳后下部。

方法:在瘢痕外侧 0.2 cm 正常皮肤或萎缩瘢痕上做切口,深达皮下脂肪,向预定埋囊区剥离。面颊正常皮肤含厚为 0.3～0.4 cm 的皮下脂肪,于其深面进行剥离。颈部和耳后部则在颈阔肌浅面剥离。压迫止血,结扎出血点。把灯光照射在剥离区皮肤上,术者在剥离囊区操作时,可见皮肤皮下脂肪透光,呈黄白色,与暗色的瘢痕剥离平面比较,清晰可辨;还可由黄白色的亮度与均匀度,判明剥离平面是否偏深偏浅。按解剖层次剥离,操作易、出血少。在颧面或下部埋植 140 mL 的扩张囊,颈部选用 240～300 mL 的扩张囊为好。在剥离区稍大的皮下放置扩张囊,将其舒平并埋植注射阀门,放负压引流管。分层缝合切口,加压包扎。术后 2～4 d 拔引流管,检查手术区有无血肿;8～10 d 分次拆线;10～12 d 开始,每 5～7 d 向扩张囊内注射灭菌生理盐水 20～30 mL,8～10 周使囊充盈,达到预定容量。使扩张的皮肤面积达到瘢痕切除松解后缺损创面的 2.5～3.0 倍。

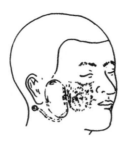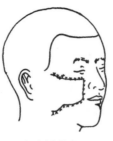

图 6-10 面颊部瘢痕扩张皮瓣修复

第 2 期为扩张后皮瓣转位修复术:从原切口进入,取出扩张囊。切除囊四周的瘢痕组织,使囊区皮肤充分松动,囊壁厚而影响皮瓣伸展者,应剥离纤维囊壁;囊壁薄者,可考虑部分保留。舒平扩张囊区皮肤。按皮瓣推进、旋转、转位的原理,设计皮瓣。试样后,确定面颊瘢痕切除范围。如果由于面颊瘢痕牵拉,致下眼睑轻度外翻,应尽量松解或切除瘢痕组织,消除睑外翻。然后将皮瓣旋转推进至颞部鱼尾纹、下睑区、内眦下方、鼻外侧与鼻颊沟。皮瓣深面应与眶下缘深部组织做横行固定缝合,加强皮瓣向上提拉力量,且使皮瓣有一定的松弛度,预防创面愈合后皮瓣的回缩与重力,造成轻微睑外翻。如系双侧面颊部烧伤瘢痕,可同时在两侧埋藏扩张囊进行修复。瘢痕主要位于下颌区者,则取出颧颊部和颈-耳下部扩张囊后,舒平皮瓣,对向推进、旋转至下颌颊部缝合。不顺皮纹的缝合口,酌情加"Z"成形术,改成顺皮纹。创区负压引流,加压包扎。8～10 d 分次拆线。其余术后处理同一般颜面部整形手术。

3)主要并发症:血肿、皮瓣远端血液循环障碍。轻度下睑外翻,由皮瓣重力作用或皮瓣不够松弛所致。

(2)胸三角皮瓣转位修复术。

1)适应证:①面颊部广泛瘢痕,颈-耳后部缺乏正常组织可利用者。②年幼儿童烧伤,瘢痕绷紧面颊伴面骨发育不良者,通常选用同侧的胸三角皮瓣,必要时采用对侧。

2)手术步骤:常规清洁口、鼻腔,消毒皮肤,铺消毒巾。皮瓣设计在第 2、第 3 肋间胸骨旁 1.0～3.0 cm 的胸廓内动脉肋间穿支处,宽为 6.0～7.0 cm,皮瓣沿锁骨下缘斜向上外,长度可达 22 cm,远端可位于三角肌中线后方 1.0 cm 皮瓣远端可较宽,由肩峰至腋前壁 1～12 cm,可用以修复同侧全面颊区。按皮瓣设计常规,先画出面颊瘢痕切除范围,然后进行逆行设计,剪裁试样。最后画出切口设计线。依设计线切开皮肤、皮下组织,自肌膜表面锐性剥离,形成筋膜皮瓣。在锁骨下外侧胸肩交界的三角区,结扎胸肩峰动脉的皮穿支起始处。锐性剥离皮瓣止于胸骨旁 3.5 cm 处,改为钝性解剖,延长皮瓣上缘切口 1.0～2.0 cm,下缘做角状切口,形成小三角皮瓣,宽为 1.0 cm,长为 2.0～2.5 cm,这两处切口,仅切开真皮,然后进一步钝性剥离。在较消瘦的患者或儿童患者,胸廓内动脉肋间穿支的上下交通支,即位于真皮深面脂肪浅层,应避免损伤。钝性分离止于胸骨旁 1.0～1.5 cm 处,有 2.0 cm,下缘做角状切口,形成小三角皮瓣,宽为 1.0 cm,长为 2.0～2.5 cm,这两处切口,仅切开真皮,然后进一步钝性剥离。在较消瘦的患者或儿童患者,胸廓内动脉肋间穿支的上下交通支,即位于真皮深面脂肪浅层,应避免损伤。钝性分离止于胸骨旁 1.0～1.5 cm 处,有时也可看到动脉穿支,若未见到也不必做过多剥离。皮瓣游离后,继续将供皮瓣区胸、腋部创缘进行皮下游离,将创缘适当拉拢固定缝合,以缩小创面。所遗创面,另取中厚皮片覆盖。供皮瓣区近段宽度小于 6 cm 者,剥离创缘后可直接拉拢缝合。皮瓣近端则缝成单蒂皮管,长 5～6 cm。蒂下缘的小三角瓣,可用以封闭皮管蒂部,并减轻胸壁供区拉拢缝合时张力,必要时,加辅助切口缝成"Z"形。小三角瓣插入皮管蒂时,皮管上的小切口只要切开真皮。这样2～3个小皮瓣的交错缝合,使皮管变松弛,延长了皮管,并把蒂上移1.0～1.5 cm。皮瓣转位至面颊部后,有利于减轻蒂部的张力,此时整个胸三角皮瓣即成为大型的单蒂皮管型皮瓣。垫起患者枕部,使头部呈俯视位,牵拉皮瓣至面颊部试样,画出瘢痕切除范围。在口角下方与咬肌前缘之间,斜向下设计一个三角形瘢痕瓣,以便与皮管型三角皮瓣缝结时形成铰链。按设计切除面颊瘢痕。将皮瓣转位至面颊部,皮瓣肉面与眼眶下缘做减张悬吊,定位缝合,再缝合创缘皮下组织与皮肤,最后缝合缝接处。放置负压引流管。

三、眼、眉部烧伤瘢痕畸形的修复

眼部皮肤是全身最薄的,烧伤后易产生瘢痕,发生挛缩。眼睛是人体最重要的感觉器官之一,对眼部烧伤瘢痕的治疗应积极而慎重。

(一)眼部烧伤后畸形的修复

眼部烧伤后畸形包括眼眦瘢痕畸形和眼睑畸形,眼睑畸形又包括眼睑外翻、眼睑内翻、眼睑缺损、球睑瘢痕粘连等。

1.眼眦瘢痕畸形

主要为内、外眦蹼状瘢痕。若瘢痕在内眦平面以下,牵拉内眦角向下移位,可采用单个或连续"Z"成形术矫正;若是跨越上下睑的蹼状瘢痕,遮盖内眦角,可采用墨氏手术(Mustard operation)、五瓣成形术进行矫治。

2.眼睑外翻

颜面部烧伤后易发生眼睑外翻,表现为睑缘和睑结膜向外翻转,易引起炎症、溢泪、干燥、溃疡等,严重睑外翻导致眼睑闭合不全时,角膜失去滋润和保护,有可能发生溃疡和溃疡穿孔而导致失明。睑外翻发生时应及时治疗:睑外翻的治疗主要有皮片移植和局部皮瓣转移修复法。

(1)皮片移植修复法:适用于瘢痕松解切除后出现皮肤缺损,而睑板等支持组织仍结构完好者。切口距睑缘2 mm左右,切口两端一定要超过内外眦,松解要彻底,使泪小点与眼球相贴,忌剥离过深,以免形成凹陷。植皮时将切口两侧创缘向上下拉开,植入大小合适皮片。眼睑皮肤张力小,皮片移植后收缩率可达30%～50%,皮片移植面积足够大,松解彻底是预防术后复发的关键。皮片选择中厚或全厚皮片,如全厚皮片最好选用耳后皮片或于臂内侧皮片(图6-11)。

(2)局部皮瓣转移修复法:对直线瘢痕引起的轻度睑外翻可采用"V-Y"和"Z"成形术矫治;对伴有皮下组织和睑板缺损的睑外翻,可采用从额颞部、颧部易位皮瓣与前额颞浅动脉岛状皮瓣进行修复。在修复眼睑组织全层缺损时,内层衬里的解决是关键。如下眼睑缺损面积不大,可于距上缘2 mm左右处由内眦到外眦做一平行切口,将皮肤、眼轮匝肌自睑板浅层剥离,下睑者在结膜与瘢痕的分界处切开,剥离残留的睑板结膜,用3-0丝线将下睑残留的结膜与上睑结膜边缘缝合,在上下睑之间形成一创面,在创面上植皮或覆盖皮瓣,10 d拆线,术后2～3个月,自上睑缘缝合处剪开皮肤和结膜组织,将睑缘的结合膜与皮肤缝合。另外,也可采用皮瓣预制眼睑组织的方法进行修复。先将额颞部或颧部易位皮瓣游离、掀起,然后取口腔下唇黏膜组织移植于皮瓣内层,将黏膜与皮肤缝合,制成内衬黏膜的复合皮瓣,将皮瓣在原位延迟3周后,再行睑外翻松解,易位修复创面,将黏膜与缺损区睑结膜缝合,然后分层缝合皮下、皮肤(图6-12)。

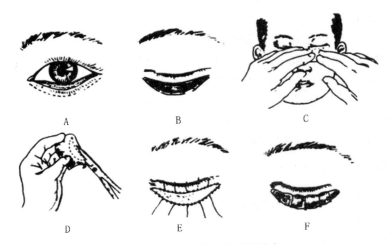

图 6-11　睑外翻全厚皮片移植修复

A.切口设计；B.切开；C.设计皮片印模；D.修剪皮片；E.皮片移植；F.打包加压包扎固定

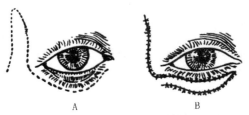

图 6-12　睑外翻局部皮瓣移植修复

A.皮瓣切口设计；B.皮瓣转移缝合

3.眼睑内翻

瘢痕性睑内翻的病理基础是睑板瘢痕收缩变形，手术治疗也围绕睑板进行，临床表现为倒睫，倒睫刺激摩擦角膜，可引起疼痛及角膜损伤。

(1)"Z"成形术：在睑缘下方设计两条约 3 mm 宽的狭长皮瓣，其中一条皮瓣包含倒翻的睫毛及其毛囊在内，将两条皮瓣分离后按"Z"成形术原则互换位置，完成睑缘"Z"成形术，使内翻的睫毛离开眼球，矫正睑内翻倒睫。

(2)霍茨(Hotz)手术：适应于上睑内翻。手术切口设计于重睑线上，楔形切除睑板和部分眼轮匝肌，对皮肤松弛者需要切除部分皮肤，缝针由皮肤切口下唇进针，穿经睑板切口下唇前面，再向上经睑板上缘，从皮肤切口上唇出针，缝合后即可见睑内翻得到矫正，同时完成重睑术(图 6-13)。

(3)潘作新手术：此手术属睑板切断术，适合于睑内翻较重的患者。手术时翻转眼睑，沿睑板沟切断睑板，褥式缝合时穿过切口上唇之结膜、睑板，于睫毛前 1～2 mm 处穿出皮肤，结扎，如此缝合 3 针。

(4)睑板切除术：适合于睑板有增生性瘢痕明显变形者。手术时翻转眼睑，在睑结膜面距睑缘 2 mm 处做平行于睑缘的切口，游离并切除睑板，缝合结膜切口。

4.睑球粘连

睑球粘连是指睑结膜与球结膜以致角膜间发生的粘连。多由化学烧伤引起，热烧伤、眼裂伤、结膜疾病等引起者,亦偶尔见到。睑球粘连临床表现为眼球活动受限,严重者因眼球活动不能同步出现复视,若粘连累及角膜,则视力受损。粘连可发生在下睑,亦可上下睑同时发生,常见为下睑不完全性粘连。根据粘连的范围和部位可将粘连分为3种:①睑球前粘连,粘连发生于睑缘附近的睑结膜与球结膜之间,穹隆部结构正常。②睑球后粘连,粘连发生于穹隆部,睑缘部结构是正常的。③睑球全粘连,睑结膜与球结膜全粘连,严重时,上下睑缘也粘连,患者穹隆部结膜囊完全消失。轻微睑球粘连,并无功能损害者,一般无须治疗。粘连限制眼球活动,影响视力者均需要手术治疗。

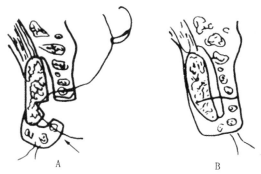

图 6-13　睑内翻霍茨(Hotz)法修复
A.术中;B.术后

(1)睑球粘连瘢痕为索状者:切开瘢痕,解除粘连后,行"Z"成形术缝合修复。

(2)小片状粘连:在球结膜粘连部边缘做切口,沿眼球向穹隆部剥离粘连,形成瘢痕结膜瓣,用此组织瓣修复睑结膜创面,球结膜创面采用结膜下分离,结膜瓣推进,拉拢缝合。

(3)黏膜移植术:适合较大面积的粘连手术时分开粘连,直达穹隆底部并看眼球活动是否恢复正常,然后在眼穹隆部、下唇或口颊部切取黏膜一片,覆盖并间断缝合在眼球与睑板的创面上,下穹隆底部应用褥式缝合3针在下睑皮肤上穿出固定,结膜囊内置入事先制备好的丙烯酸酯薄壳状弧形模型,以保持上下穹隆的深度,术毕加压包扎,术后4 d隔天清拭分泌物,更换干净敷料,至术后10 d拆除缝线,取出模型,清洗后继续戴用此壳状模型3~6个月,以防止黏膜后期收缩。

(4)结膜桥形瓣术:对粘连分离后角膜下方的球结膜缺损创面,可于角膜上方做双蒂结膜瓣即桥形结膜瓣移植修复球结膜缺损区。具体操作是于角膜缘上1~2 mm做弧形切口,切口两侧与角膜下方的缺损相连接,再根据球结膜缺损创面的宽度做双蒂结膜瓣的另一切口,游离后越过角膜,移植到下部的球结膜缺损区。在其上部供区广泛结膜下游离后,缝合切口。

5.睑缺损

睑缺损即眼睑的全层缺失。眼睑是眼球特别是角膜的保护屏障,一旦发生缺损,需要及时进行手术修复。眼睑全层缺损小可如切迹状,大则包括全部眼睑。严重烧伤时,眼睑的全层缺损常限于睑缘部分。全眼睑缺损者极为少见。眼睑缘损伤常合并睫毛缺损。

(1)直接缝合:适用于下眼睑缺损不超过全睑长1/4,老年人不超过1/3者。沿灰线将缺损两侧眼睑劈开为前后两片,分层拉拢缝合,应避免两片的缝线在同一平面上。

(2)推进式睑板结膜瓣加皮瓣修复术:适用于睑缺损超过全睑长度的1/4者。于缺损处沿肌层与睑板间分离至穹隆部,形成睑板结膜瓣,向缺损部推进修复睑板结膜。皮肤侧用推进皮瓣修复。

(3)外眦及韧带切开松解缝合术:适用于睑缺损水平宽度小于 1 cm 者。在距外眦角 0.5 cm 的灰线处做与灰线垂直的 1 cm 长切口,分离结膜与皮肤、肌肉,切断外眦韧带上脚或下脚,将外眦角部的垂直切口横行缝合。

(4)旋转皮瓣法:适用于睑缺损达睑长 40% 者。在外眦角处形成直径约为 2.0 cm 的半圆形皮瓣,其方向是背向缺损侧,内侧与外眦相接,切断睑缺损侧的外眦韧带脚和睑结膜,将皮瓣旋转,修复缺损,分层缝合。

(5)颞部推进皮瓣:适用于下睑缺损小于全睑长度 1/2 者。自外眦角向颞部发际方向做切口,外端附加"Z"形切口,切断外眦韧带下脚,睑外侧组织向鼻侧推移,修复缺损,分层缝合。将颞部皮瓣推进修复继发缺损,穹隆部结膜分离后移作皮瓣衬里,"Z"形皮瓣交错缝合。

(6)睑板结膜或眼睑全层复合游离片移植:前者适用于修复上、下板部分缺损或上睑板或下睑板全缺损,方法为在同侧或对侧上睑板上缘切取一块与缺损同大的睑板结膜复合游离移植片缝于缺损部位,供区行直接拉拢缝合。

6.眼窝缩窄

化学性烧伤或烧伤合并爆炸伤,以及眼部高温物直接接触烧伤均可引起眼球毁损、眼内感染、结膜缺损、眶内瘢痕性愈合,以致结膜囊缩窄,甚至闭锁。有时可伴有上、下眼睑缺如。

(1)扩张法:适用于眼窝轻度狭窄,结膜正常者。利用正常结膜和皮肤的弹性与伸展性,先后置入由小到大的眼模,加压包扎,逐渐扩张成能容纳正常大小和形状的义眼球的结膜囊。

(2)眶内瘢痕切除矫正术:适用于眶内瘢痕与结膜相粘连的轻度结膜囊狭窄。自眶上缘外侧做长为 3 cm 的弧形切口,分离眼轮匝肌,暴露眶上外缘骨膜,在距眶缘 3~4 mm 的骨膜上做一与眶缘平行的切口,用骨膜剥离子将眶骨膜向眶内剥离,在已剥离的骨膜上做一长约 2.5 cm 纵形切口。使上睑提肌位于切口的鼻侧,用眼科弯剪以锐钝性分离相结合的方式或用手指导引剪刀方法,进入眶内分离粘连的结膜并彻底切除结膜下瘢痕组织,使眶内组织变平、结膜复位。注意勿损伤上睑提肌。纱布填塞结膜囊止血,用 5-0 丝线分层缝合骨膜、眼轮匝肌及皮肤切口。术后结膜囊用凡士林纱布填塞或放置眼模。术后 7 d 拆线,佩戴合适的义眼。

(3)全结膜囊成形术:适用于全部或绝大部分结膜为瘢痕所替代的患者。全结膜囊成形术可采用中厚皮片游离移植法、双旋转皮瓣法或口腔黏膜移植法。

7.泪点外翻

瘢痕涉及内眦部位时,常导致下泪点外翻,内眦角裂开变钝,可出现溢泪,周围皮肤可发生湿疹样改变。轻度泪点外翻可采用布拉斯考威克斯和克雷克法矫正,也可采用电烙法修复。重度泪点外翻常采用双"V"形切开缝合法治疗。

8.睫毛缺失

睫毛可遮挡阳光直射,并因其灵敏的反射功能,有助于防止灰尘和飞虫落入眼内,故睫毛缺失,既影响外观,也有功能障碍。睫毛缺失最简易的修复方法为黏着人造睫毛,但烦琐不便,多数患者愿采用手术方法修复。以上睑睫毛为例。先在同侧眉偏内侧端的中央区、毛发方向指向外下方的部位,根据所需要修复的长度,切取包含 2~3 排毛发的移植片一条。于相当上睑游离缘外上方 2~3 mm 部位,做与睑缘平行、深及睑板的切口,稍将切口创缘两侧游离,将移植片嵌植其中,用细丝线缝合固定,最后包扎。10~12 d 后拆线,正常眼球角膜的存在,有助于使移植的睫毛从睑缘向外前方的方向生长。如发现睫毛方向不符合要求时,可及早在一定时间内用火棉胶黏着以资引导,有可能使其按所要求的方向转变。

(二)眉烧伤后畸形的修复

眉毛参与构成人的容貌特征,在面部表情起着重要作用,还可阻挡汗水直接流入眼内。烧伤后眉畸形主要包括眉缺损和眉移位。

1.眉缺损

烧伤后眉缺损常与上睑烧伤同时发生,对于缺损眉毛可采用画眉、文眉或者手术再造。手术包括毛囊移植,复合头皮片游离移植,头皮带蒂或岛状皮瓣移植,根据缺损情况和性别加以选择。

(1)毛囊移植法:适用于眉部分缺损的患者。耳后发际内切取全层头皮一块,顺毛发方向切取有毛囊的头发,用特制的注射推进器穿刺眉再造部位,将毛囊逐一移植到皮下组织内,针刺时与皮面呈 45°角,使植入的毛囊与正常眉毛方向一致。此法效果较好,但手术时间长。

(2)复合头皮片游离移植法:适用于一侧或者双侧眉毛缺损的患者(图 6-14)。先在眉部受区切开眼轮匝肌或额肌、帽状腱膜层,形成良好的血液供应创面基底。在同侧耳后发际按再造眉的形状,顺毛发方向切取带脂肪层的全层头皮片,宽度以 0.5～0.8 cm 为宜。剃除毛囊间的脂肪颗粒,将皮片移植于眉部创面间断缝合创缘,敷料加压包扎。术后 10～12 d 拆线,该法更适合于女性的眉再造。

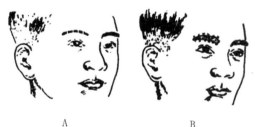

A   B

图 6-14 全厚头皮片游离移植再造眉
A.术前切口设计;B.全厚头皮片游离移植

(3)头皮动脉岛状瓣修复法:一般采用颞浅动脉顶支作为眉再造的血管。术前眉形设计、定位同头皮移植法。剃头后,用超声血管探测仪标出颞浅动脉及其分支:顶支、额支的行走方向,在顶支的末端画出眉形,使动脉的走向包括在眉形的中央。手术根据动脉走向做一切口,将头皮瓣于帽状腱膜深层掀起后,由皮瓣向血管蒂根部游离,在帽状腱膜浅层,分离头皮,找出动脉,在动脉旁开 0.5～1 cm 的距离结扎动脉分支,于帽状腱膜深层将动脉蒂游离出来,观察血液循环良好后,做眉部切口,在颞部打一皮下隧道至颞浅动脉根部,将皮瓣牵引至眉区创面。将头皮、皮瓣缝合,颞部置一橡皮引流片,适当加压包扎,在眉头留一小洞观察皮瓣血液循环。术后 9～10 d 拆线。

2.眉移位

表现为眉倾斜、眉过高或过低、眉向心性或离心性移位。有时几种畸形可同时存在。

(1)眉倾斜:周围瘢痕牵拉造成,多使用"Z"成形术(图 6-15)。

(2)眉过高或过低:由额部或睑部瘢痕牵拉造成,可采用切除瘢痕,松解植皮术。

(3)眉向心性或离心性移位:这是指眉头向内侧移位,或眉尾向外侧移位,由局部瘢痕牵拉。采用:①"V-Y"或"Y-V"切开缝合术,适合于轻度移位者(图 6-16)。②松解移位,游离植皮术。

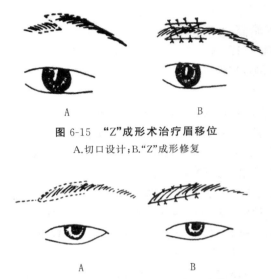

图 6-15 "Z"成形术治疗眉移位
A.切口设计；B."Z"成形修复

图 6-16 "V-Y"成形术治疗眉移位
A.切口设计；B."V－Y"成形修复

四、鼻部烧伤瘢痕畸形的修复

鼻部位于颜面部中央,容易被烧伤。深度烧伤后,鼻部可出现瘢痕增生、挛缩,也可导致鼻孔缩窄、鼻翼缺损或鼻大部缺损,严重影响美观和功能,均需要后期整形修复,其手术时机一般等瘢痕成熟、软化后,以确保手术效果。

(一)鼻部表浅瘢痕的修复

对仅有色素沉着和表面凹凸不平的表浅瘢痕以磨削为主,辅以其他治疗。磨削术理论上为磨除皮肤的表皮层或包括一部分表浅真皮层,达到消除凸或凹的瘢痕,使皮肤表面平滑的目的。磨除的厚薄或多少依皮肤的厚薄而定,磨除最深处犹如中厚植皮取皮的厚度,但通常情况下不宜太深,宁可多做几次,也不要一次磨得过深,以免造成新的瘢痕或色素沉着。瘢痕凸出或凹陷过重的部位,磨削的效果差,可在周围已经磨平后再沿皮肤皱纹线切除较大瘢痕,缝合,术后几乎无痕迹。其较浅的部分用磨削术去除,则效果较好。一般情况下,磨削一次后待 2～3 个月,皮肤完全恢复后再行第二次磨削,有的患者需要磨削 3～4 次,才能收到较好效果。

(二)鼻背部瘢痕的修复

深度烧伤后鼻部出现瘢痕增生、挛缩,外形破坏,鼻翼内缘外翻,鼻孔朝天,严重者出现鼻前庭黏膜外露。如没有组织明显缺损,采用瘢痕切除松解后皮片移植修复,效果确实可靠。皮片采用全厚或厚中厚皮片,手术切除瘢痕时,须包括鼻根部、鼻翼部与鼻尖部连同部分正常皮肤一并切去,形成一个比较规整、左右对称的创面,在松解瘢痕时应充分纠正鼻翼内缘外翻,鼻尖部应切至鼻小柱部分成为"V"形,鼻两侧鼻颊沟、鼻根部横切口,如内眦或其他部位有挛缩时应充分松解且不应使切口线弯曲。瘢痕组织切除时,须仔细顺皮下组织层剥离,注意防止洞穿黏膜到鼻腔内,亦不得伤及鼻软骨。缝合时,先固定鼻根、鼻尖与鼻侧翼,使皮片能均匀对称,然后再继续细致地将皮片缝合固定于创缘,创缘留长线备打包包扎用。创面覆盖一层凡士林纱布,再用 5～6 层纱布打包包扎。两鼻孔内用橡皮指套填塞后,再用牙印模或金属夹板固定之。利用皮瓣、皮管修复广泛鼻部瘢痕时,目前主张.选择额部扩张后的皮瓣转移修复、皮片打包包扎,绷带固定。鼻孔前庭用油纱布填塞,以确保鼻翼创面与皮片贴合,至少填塞 5 d 后才能取出。

(三)鼻翼缺损的修复

鼻部深度烧伤后,常出现不同程度的鼻翼缺损,轻者鼻翼缩小,失去圆润外形并伴有鼻黏膜轻度外翻;中度者鼻翼游离缘缺损达 1/2,黏膜外翻,鼻孔朝向前方;严重者鼻下端大部缺失,包括鼻尖、鼻翼与鼻小柱的缺失。轻、中度的鼻翼缺损可采用全厚皮片移植、鼻唇沟皮瓣或游离耳郭复合组织移植修复。在残留的鼻翼瘢痕上距鼻翼缘瘢痕与黏膜交界 0.3~0.5 cm 处做一弧形切口,切开瘢痕,在皮下层将切口下缘的瘢痕向下分离方向鼻孔成为鼻前庭衬里和鼻孔缘,分离时必须掌握好层次,过深或太浅均可造成向下、向内翻的瘢痕血液循环不良。形成的创面根据血液循环状况的好坏和面积的大小,可采用全厚皮片、鼻唇沟皮瓣及耳郭复合组织移植。若创面面积小,血液供应又好可采用耳郭复合组织移植;若血液供应较差,皮片移植难以成活应考虑采用鼻唇沟皮瓣修复。如创面面积较大,血液供应较好,可采用全厚皮片移植修复。

1.鼻翼缺损的复合组织移植

鼻翼全层缺损,原则上要求修复衬里、软骨支架和被覆组织 3 层结构。耳郭也是 3 层结构,其与鼻翼的组织结构相似,成活后,在颜色、质地、厚度及外形等方面均与鼻翼相匹配。手术能一期完成,治疗时间短,患者痛苦小。因此,游离耳郭复合组织移植是临床上修复鼻翼全层缺损的最佳手术方法。但受组织移植块成活的限制,复合组织块移植宽度不得超过 1 cm,否则,难以成活,影响手术效果。因此,游离耳复合组织移植只适用于轻、中度鼻翼缺损的治疗。耳轮和耳轮脚的厚度及弯曲度与鼻翼相似,适用于鼻翼缺损的修复。鼻翼外下方的缺损,以从对侧耳郭后上缘切取为宜;鼻翼前方缺损,从同侧耳郭后上缘切取为好;耳轮尾部较宽厚,软骨有一定硬度和韧性,皮肤颜色、组织厚度接近鼻小柱,适用于鼻翼鼻小柱缺损修复。瘢痕较少的鼻翼缺损,采用单纯耳郭复合组织块移植,而瘢痕较多的鼻翼缺损,采用带有真皮下血管网的耳复合组织块在修复鼻翼缺损的同时,也修复鼻翼的瘢痕,可取得更佳的效果(图 6-17)。

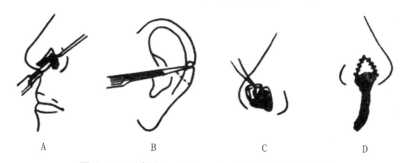

图 6-17 耳郭复合组织瓣游离移植整复鼻翼缺损
A.修剪鼻翼缺损;B.切取耳郭复合组织;C.移植修复鼻翼缺损;D.修复后

2.手术方法和注意事项

局部麻醉成功后,完全切除鼻翼缺损边缘的瘢痕组织,露出健康的组织及软骨。根据鼻翼缺损的大小,用纱布或 X 射线片取模确定耳郭复合组织的大小。如果患者鼻翼表面有较多的瘢痕组织,可将其一并切除,所取的模型应包括真皮下血管网皮片的大小。根据模型,用美蓝在耳郭上标记后切取组织块:将切取的组织块放置在鼻翼缺损区,先缝合鼻翼衬里层,再缝合鼻翼外侧皮肤,软骨不需要缝合。手术后,向鼻腔内填塞碘仿纱条要适度,以对鼻翼形成支撑为宜,不要填塞过紧;否则,会影响鼻翼血液供应,也可能造成切口裂开。注意观察耳郭组织块的血液供应。一般手术后,耳郭组织块先水肿变紫,然后变红,逐渐过渡到正常颜色。

(四)鼻尖、鼻下端缺损畸形的修复

鼻下端为鼻部形态的特征,包括鼻翼、鼻小柱和鼻尖。鼻下端缺损为严重的颜面部烧伤畸形,需要采用全鼻再造手术进行修复,常用的方法有前额皮瓣、上臂内侧皮管修复法。

目前多采用扩张器前额皮瓣法。除正常皮肤外,额部Ⅱ度烧伤愈合的成熟瘢痕也可采用此方法进行鼻再造。手术应注意以下几个方面:①植入的扩张器要够大(200 mL),扩张的时间要够长(2个月以上)。②扩张器植入的层次应在额肌以下,使皮瓣内包含有眶上动脉或滑车上动脉,以保证皮瓣的血液供应。③皮瓣的设计有多种形式,应根据患者鼻部的瘢痕和周围情况灵活选择。额侧皮瓣,靠一侧滑车上动脉和鼻背动脉供血,皮瓣旋转达180°,蒂部扭转较大;额侧皮瓣,以一侧滑车上动脉为蒂,适合于发际较低者。术前应用血管多普勒探查血管血流情况及走向,确定皮瓣蒂的位置。④皮瓣外形设计,远端为三叶状,中叶宽2 cm,用于鼻小柱及鼻尖塑形,两侧叶相距6~7.5 cm,用于两侧鼻翼的塑形。近端形态、宽窄根据术中鼻根部创面大小决定。采用扩张器皮瓣在术后皮瓣有20%~40%的缩小,因此,应考虑到鼻部今后的缩小量。⑤鼻衬里,可利用外翻的黏膜复位,将鼻根部的瘢痕性皮肤向下翻转与鼻再造皮瓣内翻作为衬里。⑥术后放置负压引流,引流管由额部达鼻背,鼻背覆盖塑形纱布,适当加压包扎,鼻孔放置支撑通气橡皮管,注意观察皮瓣血液循环情况。⑦鼻孔支撑管应放置6个月以上,防止鼻孔挛缩,术后1年半到2年,鼻部外形才基本稳定,如外形有不满意的部位叫进行修整。

(五)鼻孔缩窄的整复

轻度狭窄表现为鼻孔缘瘢痕蹼遮住部分鼻孔,重度可出现鼻孔环状挛缩,仅存留一小气孔,严重影响呼吸。根据不同临床表现采用不同的修复方法。

1.“Z”成形术

此方法适用于轻度鼻孔缩窄。在鼻孔边缘蹼状瘢痕内上方鼻尖部、内下方鼻小柱基部内侧和外下方鼻翼外脚,以蹼状瘢痕边缘为长轴,设计“Z”形皮瓣,切开、交错、缝合即可扩大鼻孔。

2.鼻唇沟皮瓣

此方法适用于鼻孔底部与鼻孔外侧壁瘢痕导致的鼻孔狭窄。根据狭窄侧鼻孔与正常鼻孔大小的差距,确定鼻唇沟皮瓣的大小,以鼻翼沟为中心轴线,设计一不等“Z”形皮瓣,将鼻翼外脚三角瓣与鼻唇沟瓣交错,即可扩大鼻孔。

3.皮片移植法

此方法适用于鼻孔严重狭窄,鼻前庭有广泛瘢痕者。手术先松解、切除鼻孔内与周围瘢痕直达梨状窝,达到呼吸通畅。取薄中厚皮片,将皮片与鼻孔外创缘缝合,后将皮片塞于鼻腔内,覆盖鼻浅创面,用油纱布将鼻腔填满,使皮片与创面紧贴,术后6 d,用外裹油纱布的通气橡胶管替换填塞的油纱布,术后9 d拆线。放置鼻孔扩张橡胶管半年以上,可预防鼻孔再次挛缩。

(六)全鼻缺损再造

鼻位于颜面部中央的突出部位,其下端的鼻尖和鼻翼易遭受创伤或烧伤,造成鼻部分缺损或鼻部瘢痕挛缩畸形。鼻下端较大缺损或全鼻缺损严重影响美观,需要通过全鼻再造来修复。

1.鼻部缺损的分类

(1)轻度鼻缺损畸形:常见于以下几种情况:鼻部深Ⅱ度烧伤、创面愈合后,鼻翼和鼻尖部挛缩变形,鼻下端缺损小于0.5 cm,鼻翼软骨边缘仅少许缺损;外伤引起的鼻下端缺失,如鼻尖与鼻小柱大部分缺损或鼻翼缺失。

（2）中度鼻缺损畸形：常见于鼻下部分分外伤或感染造成的鼻尖和鼻翼缺失。其特点是鼻的梨状孔上缘基本正常、鼻中隔外露。鼻翼一侧或两侧缺失，残留的鼻翼与鼻小柱因瘢痕挛缩明显上提。该类鼻缺损临床最常见，除需要再造鼻衬里外，还需要做鼻延长。

（3）严重鼻缺损畸形：系指鼻部毁损性损伤，如鼻部Ⅲ度烧伤，创面愈合后严重畸形。

2.常用的修复方法

鼻部结构包括皮肤软组织覆盖、软骨和鼻骨支架与黏膜衬里3个部分。因此，全鼻再造就是重建上述3种结构，完整的全鼻再造可分解为衬里再造、鼻支架再造和外覆盖再造。根据外覆盖的制作方法不同，将伞鼻再造分为不同方法。根据鼻外覆盖的形成部位不同，分为额部皮瓣法、前臂皮瓣法和皮管法。其中额部皮瓣在皮肤的色泽、质地、血液供应，以及外形方面较其他皮瓣有明显优势，为首选。

额部皮瓣是所有前额皮瓣的总称，根据皮瓣轴型血管的不同，分为以滑车动脉为主的前额正中皮瓣、以眶上动脉为主的额部皮瓣和以颞浅动脉为主的额斜皮瓣。其中以滑车动脉为主的前额正中皮瓣，因血液供应可靠、容易旋转，只需要一次手术就可以完成鼻外覆盖的修复，是额部皮瓣全鼻再造的首选。其他皮瓣主要用于前额正中有瘢痕的患者，由于鼻再造时皮瓣的旋转幅度大，为保证手术成功，往往需要先行皮瓣延迟手术。根据鼻外覆盖的制作不同，额瓣法全鼻再造术分为额部正中皮瓣全鼻再造术和额部扩张皮瓣全鼻再造术。额部正中皮瓣全鼻再造术是将额部正中皮瓣易位反转，形成鼻外覆盖，皮瓣供区通过皮片移植来修复，优点是治疗时间短，再造鼻不回缩；缺点是额部供区不美观。额部扩张皮瓣全鼻再造术是通过埋置扩张器，待额部获得足够多余组织后，再形成鼻外覆盖。皮瓣供区直接拉拢缝合。该法除了具有传统额部皮瓣的优点外，额部供区可以直接缝合而不需要植皮，对额部外观影响不大。另外，额部皮瓣经过扩张，组织结构明显变薄，有利于鼻下端（鼻尖、鼻翼、鼻小柱）的塑形。但该法要求有良好的组织支撑，否则皮瓣易收缩，引起再造鼻的变形。

（1）额部正中皮瓣全鼻再造术：主要适用于额部发际较高的患者。

1）手术前设计。

轻度鼻缺损的衬里设计：由于鼻翼外侧脚和鼻小柱残基仍存在，鼻长度在正常范围内，故设计时，不需要考虑鼻定位和鼻延长问题，可根据鼻尖与鼻翼缺损的大小，以鼻残端部为蒂设计局部皮瓣，将皮瓣翻转，形成鼻衬里。

中度鼻缺损的衬里设计：①单侧鼻翼缺失，根据健侧确定鼻翼外侧角，使两边对称。②双侧鼻翼均缺失，自鼻中崤向两侧做一水平线，自双眼内眦向下做垂线，垂线与水平线相交点为患者新的鼻翼点。另外，设计时应考虑松解瘢痕后，残存的鼻翼复位后的位置变化。

手术后鼻外形是否美观，很大程度上取决于鼻翼外侧角的外形。因此，残存的鼻翼应尽量保存，缺损侧在鼻翼点处沿标准的鼻翼缘设计弧形线。标记梨状孔的正中点边缘为鼻延长的切口线。沿双侧鼻面沟向上画线，经过内眦的内侧向上，与通过鼻黄金点的水平线相交设计为以梨状孔边缘为蒂的鼻背部舌状皮瓣，然后自鼻黄金点沿正中画线向下至梨状的正中点，形成两个舌状瓣，翻转后交错缝合固定鼻尖形成两侧鼻翼的衬里，夹层埋植支架，有时还考虑用皮管做全鼻再造。

2）手术操作：以中度鼻缺损的衬里制作为例。沿梨状孔边缘 ABC 线切开至鼻腔，将切口下鼻组织整个下移。使残存的鼻翼及鼻小柱复位。沿 OB 线切开皮肤至鼻背部肌肉，沿 AOC 线切开皮瓣至骨膜。在骨膜上游离皮瓣至梨状孔缘约 2 mm，将皮瓣翻向下面。覆盖鼻下移形成的洞穿性损伤。将OB线两边的皮肤分别与鼻中隔黏膜缝合以封闭鼻中隔缺损,沿鼻翼缘切开皮肤至鼻软骨,在鼻翼软骨的表面游离皮瓣至鼻缺损的边缘,形成蒂在内侧的局部皮瓣,将残存的鼻小柱自鼻嵴处切开,向上游离,形成蒂在鼻小柱残端的皮瓣,然后反转,形成鼻小柱的衬里。将鼻背部形成的几个皮瓣缝合形成鼻衬里、外覆盖的再造。

额部三叶皮瓣的设计(图6-18):三叶瓣是目前临床上最常采用的额部皮瓣设计法,其中二叶分别形成患者的两个鼻翼,中间一叶形成鼻尖部及鼻小柱,三叶柄形成鼻背,三叶的长度是鼻黄金点至唇红缘的距离,二叶间的距离为6～7.5 cm,每叶宽度为2.5～3.0 cm,三叶的柄宽根据模拟的实际鼻高度用软尺测量。将设计的三叶瓣放置在额部正中,使瓣尽量靠近发际,柄放置在额部正中,距眉毛0.5～1 cm处,如果柄端距眉毛少于0.5 cm,应将二叶瓣的瓣稍偏离正中,偏离方向同额瓣旋转的方向。用2%利多卡因行局部浸润麻醉。麻醉后,按设计线切开皮肤和额肌,在额肌与骨膜之间游离皮瓣。在柄端与眉毛之间逐渐切断额肌在皮肤下游离,切断额肌时,不要损伤滑车上动脉,将皮瓣反转180°,观看皮瓣是否与衬里缝合无张力。如皮瓣蒂部张力过大,应继续游离蒂部,以加长蒂部。

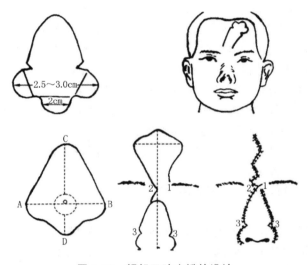

图6-18　额部三叶皮瓣的设计

鼻支架的制作:根据鼻下部软骨缺损的情况,用"L"形硅胶雕刻合适的假体,以对鼻尖构成支撑。假体雕刻完成后,将其与鼻衬里缝合固定,特别注意与鼻骨骨膜的(梨状孔处)的固定,在此处固定牢固,可防止鼻成形后假体下移。

先将三叶瓣中叶的中点与鼻小柱的中点对位缝合,然后将另外两叶与鼻翼沟中点对位缝合,再缝合两侧鼻翼外侧角。缝合时,不是将外覆盖与鼻翼衬里简单的对位缝合,而是在缝合鼻翼沟中点时,应使外覆盖在缝合鼻翼外侧角时有一定的张力,这样才能形成鼻翼外侧角的形态。定点缝合完成后,依次缝合切口。在鼻翼沟的上缘横向贯穿缝合一针,内收鼻翼上端,向鼻孔内塞入碘仿纱条,对鼻孔塑形。取上臂内侧全厚皮片,将其缝合于额部供区,打包加压包扎。打包时,不要让蒂部受压,用油纱布覆盖蒂部创面外露术后注意观察鼻外覆盖血液供应,及时处理引起血液供应障碍的原因。术后3周开始蒂部训练,开始每天训练2～3次,每次阻断15 min。以后逐渐增加训练次数和加长训练时间,待阻断蒂部,鼻外覆盖血液供应无障碍时,断开蒂部,修整鼻根部。

(2)额部扩张皮瓣全鼻再造术:主要适用于额部发际较低的患者。分为 2 期,第 1 期为额部扩张器的埋置与皮瓣扩张,第 2 期为全鼻再造。

1)额部扩张器的埋置与皮瓣扩张。

手术设计:切口一般选择额部正中上方发际内,长度约 4 cm;扩张器一般选用容量 170 mL 长方形立体扩张囊,该种扩张器完成扩张后,获得纵行和横行的皮肤面积大;用紫药水标记皮瓣游离范围,向下至眉弓,两侧至通过左、右眉弓中点的垂线。

手术操作:获得纵行和横行的右眉弓中点的垂线。按手术前设计的切开皮肤及帽状腱膜,在帽状腱膜、额肌与骨膜之间游离皮瓣,同向下至眉上 0.5 cm,两侧至眉峰的上方;皮瓣游离完成后置入扩张器,将注射壶埋入切口七方的发际内;通过注射壶向扩张器内注入 20 mL 生理盐水,看注水是否通畅;在直视下缝合切口,以免损伤扩张器,切口处放置一橡皮引流条。扩张器取出:当扩张完成后就可以进行鼻再造手术,但由于扩张皮瓣存在收缩,故最好在注液扩张完成后 3 个月以上再行二期手术。

2)全鼻再造。

手术设计:确定皮瓣主要血管的走行,在暗环境中通过电筒透光试验,观察并标记滑车上血管、眶上血管的走行及交通支,作为设计皮瓣方位及真皮下组织蒂的依据。因取出扩张囊后皮肤回缩 15%～20%,应将三叶瓣设计的较大。常用的三叶瓣参数如下:宽度为 7.0～7.6 cm,由鼻根黄金点至鼻尖长为 5.0～5.5 cm,由鼻尖点至小柱基点长为 2.5～3.0 cm。以鼻尖点为圆心,直径 2.5 cm 范围内组织专供形成半球形鼻尖。一般情况下宽度为 7.5～7.6 cm 三叶瓣即能造出国人中等大新鼻(临床上最常选用)。

手术操作:根据设计,剪裁三叶瓣膜片,在扩张区皮肤按三叶瓣标记出切口线。鼻衬里再造和支架的雕刻同普通额部皮瓣法。衬里再造后,按设计线切开,取出扩张囊。将皮瓣旋转 180°,覆盖鼻背部创面,具体操作同额部皮瓣全鼻再造术。

五、耳部烧伤后畸形缺损的修复

耳郭烧伤后,可能会出现不同程度的畸形或缺损,常见的有耳部的瘢痕增生、耳郭粘连、耳轮缺损,以及耳郭部分或全部缺损等

(一)耳郭皮肤瘢痕增生的修复

耳郭皮肤是瘢痕增生的好发部位,多由深Ⅱ度烧伤或浅Ⅱ度烧伤处理不当引起。瘢痕可为条索状或片块状,常影响耳郭外形。

手术方法,局部麻醉下,切开瘢痕周围皮肤,沿软骨膜切除增生性瘢痕,彻底止血后,中厚皮片移植修复耳郭创面。术后 10～12 d 拆线。注意事项,术中移植皮片大小和张力要适中,拆线后局部抗瘢痕治疗,防止切缘瘢痕形成。

(二)耳郭粘连畸形的修复

烧伤后瘢痕增生挛缩致使颅耳角变小或消失,影响容貌及功能,根据粘连情况可选择下列方法修复。

1.局部皮瓣法

范围小的条索状、蹼状瘢痕,采用"Z"成形术或"V-Y"成形术修复(图6-19)。

2.局部皮片移植

瘢痕广泛者,可在瘢痕周围做切口,剥离并切除乳突部瘢痕,将耳郭掀起,于软骨膜表面锐性剥离并切除耳郭瘢痕,乳突部、耳郭创面分别移植全厚或中皮片,打包加压固定。术中注意保护耳软骨,术后应用注意耳郭正常位置的保持。

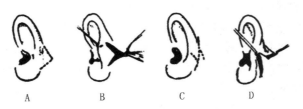

图 6-19　耳廓瘢痕粘黏的修复

A,B."V-Y"切开缝合;C,D."Z"成形术修复

(三)耳郭瘢痕并部分缺损的修复

1.耳轮缺损的修复

耳轮是耳郭烧伤最容易损伤的部位,严重的耳郭烧伤均存在不同程度的耳轮缺损。如耳后有正常皮肤可利用,可采用局部随意皮瓣移植或以颞浅动脉为蒂的轴型皮瓣移植修复。如耳后均为瘢痕,可采用耳下颈部皮管、上臂内侧皮管进行修复。

(1)直接缝合法:适用于耳轮较小的缺损。在耳轮缺损处做楔形切口,并在两边各切除相应的小三角形耳郭组织块,以使缝合后创缘平整,防止耳郭前倾。若耳轮缺损较大,占全耳轮1/3时,可于缺损的两侧沿耳轮沟切开前侧皮肤和软骨,经切口在软骨后侧面与皮下间进行分离,将两侧组织瓣直接缝合。此法也适合于较小的耳郭缺损(图6-20,图6-21)。

(2)耳后皮瓣向前推进法:适用于耳轮边缘有轻度、均匀的缺损。于耳后做与耳轮平行切口,充分剥离耳后皮肤至耳轮缺损缘处,将皮肤推向前移,于耳轮边缘折叠形成新的耳轮。或在耳软骨外缘弧形切开软骨并将其转向前面形成耳轮。必要时也可以一小软骨条植入耳轮缘内。上述方法行褥式缝合外加橡皮条固定,耳后创面用皮片移植修复(图6-22、图6-23)。

(3)皮管法:适用于单纯耳轮全部缺损。根据缺损程度及局部组织情况,可分别在耳后、颈部、上臂内侧形成皮管进行修复。皮管长为12~14 cm,宽为2 cm,中部留1~1.5 cm宽皮桥,1~2周断桥,皮管形成后2~3周,经血液循环阻断试验后,断一蒂并转移至耳轮缺损处,14 d后再断另一蒂,完成耳轮的修复。应用该手术方法能使耳郭外观较为完美(图6-24)。

(4)耳前或耳后皮瓣法:适用于耳轮上部或耳轮脚部分缺损的修复。根据耳轮缺损的大小,在耳前或耳后设计舌状皮瓣,宽2~3 cm,转移至缺损区,供区直接缝合(图6-25)。

(5)颞部血管化皮瓣法:适用于乳突部或颈部皮肤无法利用或同时有部分耳缺损的修复。需要分2期手术进行。第1期手术为制备血管化皮瓣,在耳前上方沿颞浅动脉搏动处做"T"形切开,显露长10 cm、宽3 cm的颞筋膜,在筋膜上植全厚皮片并用压迫敷料固定。经2~3周行第2期手术,沿移植成活的皮片周缘切开颞筋膜皮瓣连同颞浅血管一并掀起,将筋膜皮瓣卷成管形转移至耳轮。

2.较小耳郭缺损的修复

一般为耳轮和耳郭的组织缺损不大,无须自体肋软骨做软骨支架。其手术修复方法如下。

(1)耳郭复合组织游离移植法:适用于耳郭上、中部直接缝合有困难的耳郭楔形缺损。于健侧耳郭的相应部位切取宽度为缺损 1/2 的全厚耳郭复合组织片,游离移植修复缺损。注意复合组织片的宽度不宜过大,一般不超过 1.5 cm 宽。该方法简便,外形较好,是常用的修复方法(图 6-26)。

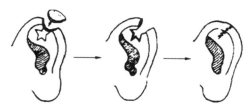

图 6-20　耳轮小部分缺损直接缝合法修复

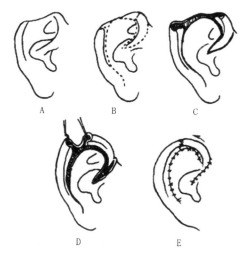

图 6-21　直接缝合法修复较大的耳轮缺损

A.耳轮上部缺损;B.切口线;C.切开皮肤和软骨,在耳后皮下与软骨间分离;D.将皮瓣推进聚拢;E.术后

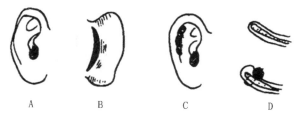

图 6-22　用耳后皮瓣推进法修复耳轮缺损方法之一

A.耳轮缺损;B.耳后切口;C.耳后皮肤向耳缘推进形成耳轮;D.耳后皮肤推进及贯穿缝合固定剖面示意图(同图 C)

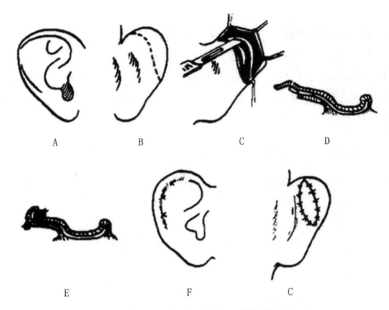

图 6-23　用耳后皮瓣推进法修复耳轮缺损方法之二

A.耳轮缺损;B.耳后切口线;C.沿软骨外缘切开软骨;D.软骨切开部位;E,F.贯穿缝合固定;G.耳后创面游离植皮

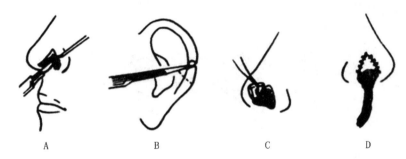

图 6-24　皮管形成皮瓣修复缺损

A.于颈部形成皮管;B.皮管下端移到耳轮上部;C.剖开皮管修复耳轮缺损;D.切开皮管完成修复

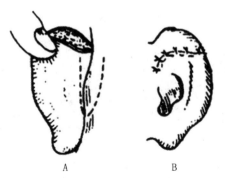

图 6-25　耳后舌状皮瓣修复耳轮缺损

A.皮瓣切口设计;B.皮瓣转移修复

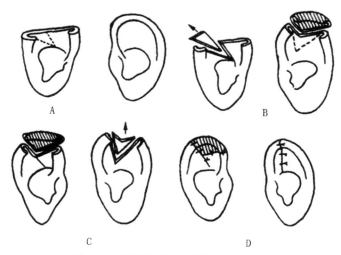

图 6-26　耳郭复合组织修复耳郭缺损

（A,B.）于耳郭缺损部全层切除一三角形组织块（右图），并于健侧耳切除适
当大小耳郭复合组织块（左图）；C.将复合组织块移植于缺损处（右图），健
侧耳再切除一三角形组织块（左图）；D.缝合后

（2）耳甲复合组织瓣转移法：此方法适于耳郭上部缺损。在耳前设计带耳甲软骨的复合组织
瓣，将其掀起转至缺损处，供区和组织瓣后面的创面用全厚皮片移植（图6-27）。

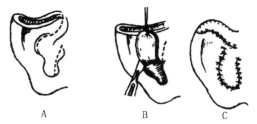

图 6-27　耳甲皮肤软骨复合组织瓣转移法修复耳郭上部缺损

A.切口设计；B.掀起耳甲瓣转移修复上部缺损，软骨背面和耳甲创面用全厚皮片修复；C.术后

（3）耳后皮瓣推移法：此方法适于耳郭缺损处组织较厚、松动、无明显粘连的较小缺损。在耳
后及乳突部设计蒂部在耳郭缺损前面的皮瓣，将皮瓣掀起至缺损处，切取健侧的一条耳甲或耳舟
软骨植入缺损处，将皮瓣折卷成耳轮，供区创面用全厚皮片移植（图6-28）。

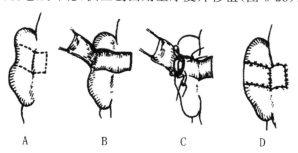

图 6-28　耳后皮瓣推移法修复耳郭缺损

A.皮瓣设计；B.掀起皮瓣；C.将移植的耳软骨条缝合固定；D.皮瓣向前推进修复缺损，创面植皮

3.较大耳郭缺损的修复

耳郭缺损较大时,则需要用自体肋软骨雕刻成耳郭软骨支架,方能取得较好的治疗效果。其修复方法如下。

(1)耳后乳突区皮肤、软骨移植法:在乳突区标记拟修复耳郭的图形,在乳突区皮肤上及缺损处相应的部位做切口,皮下潜行剥离,形成植入软骨支架的腔穴,取肋软骨一片,按缺损的大小及形状雕刻,植入皮下腔穴内。切开耳郭缺损缘,分别对应缝合。2个月后,掀起耳郭,形成正常颅耳角,耳后创面全厚度皮片移植(图6-29)。

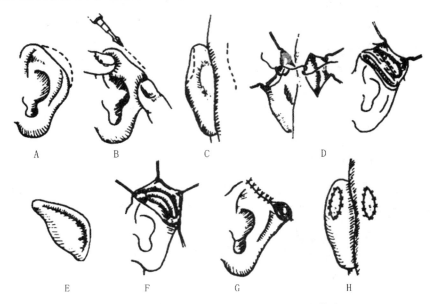

图6-29　耳郭较大缺损的修复方法之一(隧道法)

(A,B,C.)切口设计;D.掀起皮瓣,将耳后皮肤创缘与乳突切口的前缘缝合;E.将肋软骨雕刻成型;
F.肋软骨支架移植至缺损处;G.耳前皮肤创缘与乳突切口的后缘缝合;H.2个月后将耳郭与乳突分
开,创面植皮此手术方法也可用于耳郭中部较大缺损的修复,特别是缺损缘在耳甲根部

(2)带血管蒂颞筋膜瓣和软骨移植法:适用于耳后乳突区皮肤无法利用时。此法的优点是一次即可修复耳郭缺损。手术依据缺损大小,按逆转计划法切取所需的带血管蒂颞筋膜瓣转移至缺损处,包裹软骨支架,筋膜面上用全厚或中厚皮片移植。

(四)外耳道口狭窄或闭锁的修复

烧伤后外耳道狭窄或闭锁,其治疗原则主要是通过手术切除瘢痕组织,彻底松解挛缩,恢复或扩大外耳道原有内径。注意外耳道切口的两端应做成锯齿状,外耳道内及其周围创面彻底止血后切取中厚皮片,将皮片肉面朝外包裹在适当内径的橡胶管上,缝合皮片接合处,然后塞入外耳道内并与外耳道口锯齿状创缘缝合固定,加压包扎,8～10 d拆线,术后橡胶管或金属管支撑6个月,防止创缘瘢痕和皮片后收缩。如狭窄处为膜状瘢痕者,可在局部应用交错皮瓣进行修复(图6-30、图6-31)。

(五)菜花耳畸形的修复

菜花状耳的手术宜在病情稳定半年后进行。在耳前部耳轮边缘设计手术切口,在皮肤和软骨间剥离形成皮瓣,舒展皮肤。将增厚的纤维组织和变形的软骨按耳郭形态和厚度进行塑形,并植入一片软骨加强耳郭外形,或彻底切除增厚的纤维组织和骨化软骨,用自体肋软骨支架移植形成耳郭。如耳郭面积过小或无耳轮形态时,可行颈部或上臂皮管,修复耳轮。菜花状耳局部血液供应较差,皮肤展平及软骨的修复需要分期进行。对皮肤和软骨组织破坏较多形成缺损畸形时,则按全耳郭再造的手术方法进行修复(图6-32)。

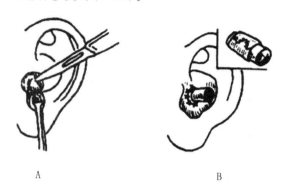

图 6-30　外耳道狭窄或闭锁切除瘢痕植皮
A.切除瘢痕组织　B.皮片移植固定(橡胶管内支撑)

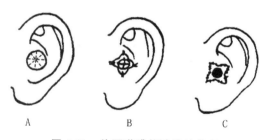

图 6-31　外耳道膜状狭窄的修复
A.切口设计,实线为外层组织切口线,虚线为内层组织切口线;B.外层4个组
织切口线瓣已切开翻起,示内层切口线;C.内层皮瓣牵引向外缝合

(六)耳垂瘢痕、缺损和粘连的修复

耳垂缺损修复方法较多,现分述如下。

1.双叶皮瓣法

对照健侧耳垂大小,在乳突区设计双叶皮瓣。将皮瓣剥起,皮瓣前叶和后叶折叠以形成耳垂。如皮瓣面积较大,可先行皮瓣延迟术,乳突区创面拉拢缝合或皮片移植修复(图6-33)。

2.皮瓣植皮法

(1)皮瓣植皮法修复耳垂方法一:在耳垂缺损下缘乳突部设计皮瓣,面积较缺损区略大。将皮瓣后上缘上提与耳轮创面缝合形成耳垂,皮瓣和乳突区创面植全厚皮片。为了防止耳垂收缩,可在乳突皮瓣的皮下浅层植入1片耳甲软骨片,2个月后再将皮瓣掀起形成耳垂(图6-34)。

(2)皮瓣植皮法修复耳垂方法二:①剪出耳垂缺损模型。②耳后设计皮瓣。③将皮瓣翻下形成耳垂。④创面植皮(图6-35)。

3.皮瓣瓦合或易位法

(1)皮瓣瓦合法修复耳垂方法一:用 X 射线片参照健侧剪出耳垂缺损模型,在耳后设计一个比耳垂缺损稍大的皮瓣,在耳后乳突区设计一个蒂在下方的矩形皮瓣。两皮瓣向下翻转后,相互瓦合重建耳垂,耳后供区直接拉拢缝合(图 6-36)。

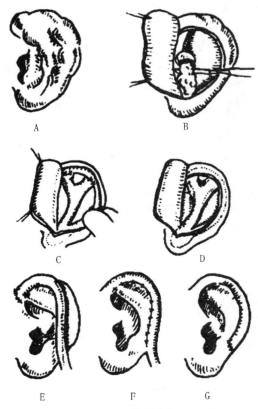

图 6-32　菜花状耳的修复(C～G)

A.菜花状耳;B.掀起皮瓣,将增厚变形的纤维组织和骨化变形的软骨彻底切除;C.重新植入软骨支架;(E,F,G.)用细小皮管修复耳轮

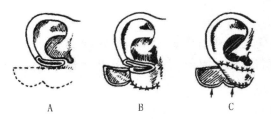

图 6-33　耳后乳突双叶皮瓣修复耳垂

A.皮瓣切口设计;B.将皮瓣折叠;C.缝合形成耳垂创面拉拢缝合

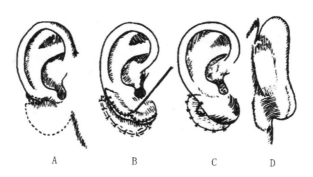

图 6-34　皮瓣植皮法修复耳垂方法之一
A.皮瓣设计;B.将皮瓣掀起,其上端与耳下部缝合形成耳垂;C.D 术后

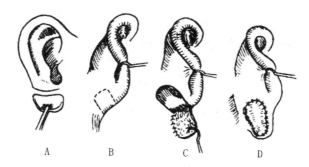

图 6-35　皮瓣植皮法修复耳垂方法之二
A.剪出耳垂缺损模型;B.耳后设计皮瓣;C.将皮瓣翻下形成耳垂;D.创面植皮

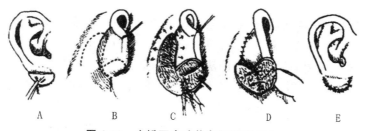

图 6-36　皮瓣瓦合法修复耳垂方法之一
A.画出耳垂缺损模型;B.以耳后面缺损缘为蒂设计较耳垂缺损稍大皮瓣,另在耳后乳突区设计
矩形皮瓣;C.D.将两皮瓣向下翻转后缝合;E.耳垂形成,耳后创面缝合

(2)皮瓣瓦合法修复耳垂方法二:依耳垂缺损的大小,在耳郭前部以缺损缘为蒂设计皮瓣,向下翻转形成衬里,在耳后乳突区设计覆盖衬里创面的皮瓣,在皮瓣的后方,设计一个脂肪瓣,掀起皮瓣互相交错转位,脂肪瓣转至两皮瓣之间,缝合皮瓣创缘,形成耳垂(图 6-37)。

4.乳突区单叶皮瓣法

按健侧耳垂大小,在耳垂缺损缘乳突区画出耳垂大小及弧线 abc,上方为蒂设计一个垂直皮瓣;使 bd=ba,cd=ca。按画线 a—b—d—c 方向切开皮肤,d 与 a 点缝合,bd 与 ba 缝合,cd 与 ca 缝合形成耳垂,乳突区直接拉拢缝合(图 6-38)。

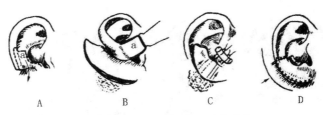

图 6-37　皮瓣瓦合法修复耳垂方法之二

A.在耳前部以缺损缘为蒂设计皮瓣 a；B.在耳后乳突阮设计另一皮瓣,在其后方设计一个脂肪皮瓣；C.两皮瓣互相交错转位,将脂肪瓣转至两皮瓣之间；D.术后

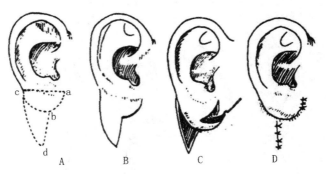

图 6-38　乳突区单叶皮瓣法修复耳垂

A.皮瓣设计；B.按画线 *a—b—d—c* 方向切开皮肤,将皮瓣向上方掀起至耳垂缺损缘；C.将垂直皮瓣上提,远端 *d* 点与 *a* 点创缘缝合形成耳垂；D.术后

(七)全耳郭缺损再造

全耳郭缺损多由于严重烧伤所致,对于全耳郭的再造,如局部皮肤条件较好,可应用先天性小耳畸形全耳郭再造的分期或一期手术方法进行修复。如局部组织过差,除行切除瘢痕植皮或皮瓣修复创面外,还常用带血管蒂颞筋膜瓣法一期全耳再造。

手术方法如下:术前用 X 射线胶片描出健侧耳郭图形和大小,以确定再造耳的形状大小和软骨支架雕刻。在耳前上方颞浅动脉搏动处向颞顶部头皮做"T"形切口,显露皮下浅筋膜及颞筋膜,在颞肌肌膜表面将颞筋膜连同颞浅动静脉一并掀起形成颞浅筋膜瓣,切取筋膜面积长为 8～9 cm,宽为 7～8 cm,蒂部宽为 1.5～2 cm。自右侧第 7～8 肋软骨联合部及浮肋处切取软骨块,对照健侧进行雕刻软骨支架。也可用 Medpor 耳支架。纵行切开残耳瘢痕并稍做分离,将软骨支架与残存耳甲软骨或深部组织固定,使颅耳角成 45°角,在耳上方切开皮肤或做皮下隧道,将颞浅筋瓣转至耳区完全包裹软骨支架,并与残耳创缘缝合,筋膜创面用全厚或中厚皮片移植。术后8～10 d拆线,继续用耳模固定 4～6 周,以维持较好的耳郭外形与正常角度(图 6-39)。

六、口腔周围瘢痕畸形的修复

口腔、唇颊部组织松软,烧伤瘢痕形成后,特别容易造成挛缩畸形,而上、下唇皮肤毛囊与皮脂腺丰富,容易感染形成增生性瘢痕。烧伤后口周瘢痕畸形一般涉及多个部位,如上唇瘢痕常伴有上唇外翻,口角向上歪斜；口角瘢痕常伴有小口畸形和口角歪斜等。在治疗过程中,应尽可能通过一次手术同时解除几种畸形。常用的手术方法有皮片移植和局部皮瓣修复。

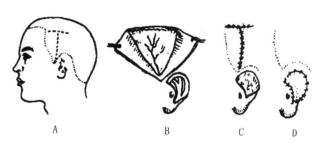

图 6-39 带血管蒂颞筋膜瓣法一次全耳再造术

A.切口线;B.掀起两侧头皮,显露并切开颞筋膜软骨支架与耳郭深部组织固定;

C.将颞筋膜转至耳区完全包裹软骨支架;D.在筋膜创面上用全厚皮片移植

(一)小口畸形的修复

小口畸形多由口角部瘢痕挛缩引起变形所致,多继发于口角皮肤烧伤,或口唇黏膜较重的感染,或化学性损伤。口角挛缩,可局限于一侧,但以双例为多见。表现为口裂缩小,重者状似鱼口,一般口腔黏膜多未受累,进食和语言功能都有严重障碍。

处理原则:主要根据口裂畸形发生的原因、程度、大小,以及口角周围瘢痕多寡等情况,选用不同方法加以修复。如为一侧口角唇红部发生粘连,可采用唇红组织瓣滑行或转位修复开大口角。如唇红组织丧失较多,可采用颊黏膜瓣修复,该法适用于双侧口角开大术。

1.修复方法

(1)滑行唇红瓣口角成形:本法适用于一侧口角唇红部发生粘连,粘连性瘢痕切后唇红缺损创面在 1~1.5 cm 者。

方法:手术时先在患侧按健侧口角位置定点,沿口角定点部位至口裂做一水平切口,直到口腔黏膜。将此区内粘连的瘢痕组织切除,沿上、下唇正常唇红缘和口内黏膜各做一个水平切口,形成上下两个唇红组织瓣,其长度以能充分向口角滑行,缝合后无张力为度。再将上、下唇组织瓣各用一针褥式缝合固定于口角外侧正常皮肤上,最后将组织瓣分别与唇红缘和口内黏膜加以缝合,开大口角(图 6-40)。

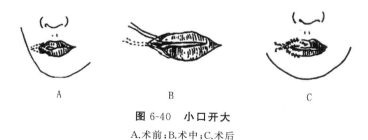

图 6-40 小口开大

A.术前;B.术中;C.术后

(2)唇红旋转和滑行组织瓣转位口角成形:本法适用于一侧口角瘢痕较小,而唇红组织丰满者。

方法:患侧口角位置定点与唇红滑行瓣法相同。手术时在下唇唇红向上唇延伸部分,设计一个上唇唇红旋转组织瓣,切除口角的瘢痕组织,在上唇唇红组织旋转瓣内侧,形成另一个上唇唇红组织滑行瓣,两瓣分别形成后,转位至口角处加以缝合,开大口角(图 6-41)。

(3)颊黏膜旋转滑行瓣法口角成形:本法适用于一侧唇红组织丧失较多和双侧口角开大的患者。

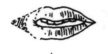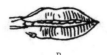

图 6-41　唇红旋转组织瓣口角修复

A.术前;B.术中;C.术后

方法:口角定点和口角至唇红部三角形瘢痕皮肤切除,均与唇红滑行瓣法相同。根据唇红组织缺失大小,在同侧近口角处的颊黏膜上设计一个双叶状黏膜组织瓣,蒂部在后方。组织瓣充分游离后,转移至上下唇唇红缺失的创面上,并加以缝合开大口角,颊黏膜供区拉拢直接缝合。如为双侧口角开大,手术分侧进行,先将口角三角区皮肤切除,并沿唇红与口裂平行线切开,使口角增大。根据口角区缺损面积,在同侧口内黏膜设计一"Y"形切口,"Y"形三角黏膜瓣底部应位于颊侧。切开颊黏膜瓣,并行黏膜下分离,将"Y"形三角黏膜瓣尖端转向外侧口角与皮肤创缘缝合,形成新的口角。然后将上下两块黏膜瓣的创缘做适当修剪,与上、下唇皮肤创缘缝合(图 6-42)。

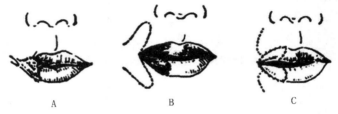

图 6-42　颊部黏膜瓣移转矫治小口畸形

A.术前;B.术中;C.术后

(4)唇黏膜推进方法口角法:本法适用于烧伤后口角有环形瘢痕而张口困难者。

方法:按正常口角口裂成形。手术时先用美蓝绘出拟定口唇外形的轮廓。为了使口角处皮瓣有足够宽度,皮瓣蒂部为 0.5～1.0 cm。沿绘出的上、下唇唇红缘切开,切除瘢痕组织,两侧口角处各保留一三角形皮瓣。沿口内黏膜创缘充分游离,将口角处黏膜做 1～2 cm 平行切开,最后将口腔黏膜拉出与上、下唇皮肤创缘缝合形成唇红,将口角处三角形皮瓣转向口内,与黏膜创缘缝合形成口角,本法术后口角略成方形。也可采用口角皮肤瘢痕切除,黏膜"Y"形切开法治疗(图 6-43)。

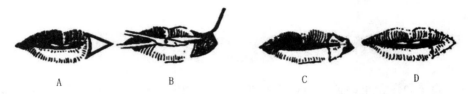

图 6-43　口角皮肤瘢痕切除黏膜"Y"形切开法矫治小口畸形

A.口角皮肤瘢痕切除范围;B.显露口角黏膜做"Y"形切开;C.形成 3 个黏膜瓣,分别向外翻转,
以覆盖上下唇红与口角创面;D.缝合后,口角开大,口裂恢复正常

有些小口畸形,是由口角前方的蹼状瘢痕封闭所致,口角被掩盖在蹼的深面,仍保持完好。这种小口畸形可按"Z"成形术原则修复(图 6-44)。

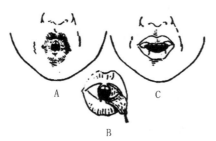

图 6-44 "Z"成形术矫治口角蹼状瘢痕
A.术前;B.术中;C.术后

2.小口畸形开大术注意要点

对小口畸形需要行开大口角者应首先确定口角的位置,即大约相当于两眼平视时两侧瞳孔向下的垂线的间距。在用上述方法测量时,应同时对患者面部各器官比例做全面观察,以使口裂大小与面部的比例关系达到最协调的程度。并注意不要矫枉过正,矫正后的口角大于健侧口角3~5 mm,以防术后挛缩。

术后口角位置应与术前设计的口角位置一致。因该类手术很容易发生术后口角偏小,与健侧口角不对称。为此,口内黏膜切开时,或口内黏膜瓣翻向外做口角时,黏膜切口应与口外皮肤切口同在一个位置上。制备口内颊黏膜瓣时,应带部分黏膜下组织,其蒂部应较黏膜瓣尖端要厚些,以保证黏膜瓣血液供应。黏膜瓣尖端过薄,张力较大,易发生黏膜瓣坏死。

(二)口角歪斜的修复

一侧口角因瘢痕牵拉向上或向下方歪斜或移位,常由于局部比较局限的损伤所致,多可采用"Z"成形术原则矫正或复位。口角歪斜移位还可由于受邻近部位,如面颊部或颈部烧伤后所形成的面积较广而深厚的挛缩瘢痕的牵引所致,须将瘢痕切除并设法修复创面,才能解除对口角的牵拉而恢复常态(图6-45~图6-46)。

(三)口角外翻的修复

局限性外伤愈合后所形成的局部口唇轻度外翻,比较少见,一般只表现为红唇缘的局部凹凸不齐,口裂不能紧闭,外翻部呈切迹状缺裂。这种外翻可酌情采用单一或连续"Z"成形术,或"V-Y"成形术矫正修复(图6-47~图6-48)。

单纯上唇外翻复位后创面的修复,宜用取自耳后或锁骨上的全厚皮片。注意应按面部形态解剖分区切除上唇瘢痕,并在中央部位保留薄层瘢痕组织,使上唇中央微显突出,以免外形平板单调。上唇外翻复位不需要过度矫正,否则,日后因重力组织松动下垂,将显现上唇过长的反常形态。

单纯下唇外翻复位后创面的修复,轻度者可采用鼻唇沟皮瓣移转修复。如所需皮瓣过长,可行延迟移转。中度或重度的下唇外翻,则需要采用皮片移植。按面部形态解剖分区,切除位于下唇并包括颏部的瘢痕。两侧切口应稍超越口角伸入上唇,则植皮愈合后,有将下唇向上悬吊以对抗日后重力下垂,防止外翻复发的效果。在颏尖部位可保留适当面积和厚度的瘢痕组织,以取得植皮后该部较为丰满的良好形态。下唇严重外翻持续时日过久者,于瘢痕切除、挛缩松解复位后,如发现因口轮匝肌过度松弛,下唇不能紧贴下牙槽,张力不足时,还必须做唇组织的全层楔形切除缝合,紧缩后再行植皮。严重外翻,因烧伤较深,瘢痕切除后需要用皮瓣修复者,如颈部皮肤完好时,可采用颏颈部双蒂皮瓣法,手术分两次完成。这种手术因需要行俯首位制动2～3周,故年长患者应慎用(图6-49～图6-51)。

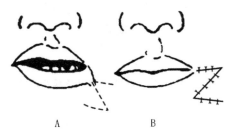

图 6-45　口角歪斜"Z"成形术矫治
A.术前;B.术后

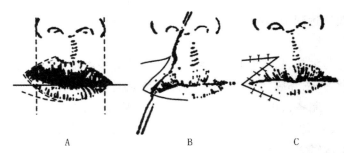

图 6-46　"Z"成形术原则用于口角错位的复位
A.切口;B.互易位置;C.缝合

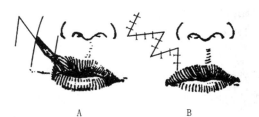

图 6-47　连续"Z"成形术矫治上唇右侧轻度外翻
A.术前;B.术后

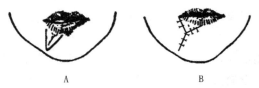

图 6-48　"V-Y"成形术矫治下唇右侧轻度外翻
A.术前;B.术后

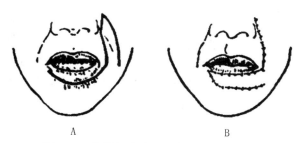

图 6-49　下唇轻度外翻用鼻唇沟瓣修复图
A.术前;B.术后

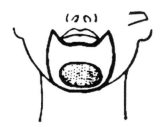

图 6-50　下唇瘢痕切除范围

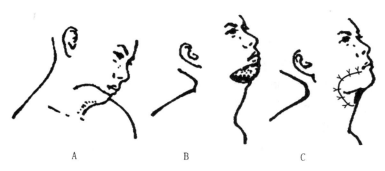

图 6-51　用颏颈部双蒂皮瓣修复下唇外翻
A.术前;B.术中;C.术后

　　最严重的下唇外翻,伴有颈前的广泛瘢痕挛缩,除可用皮片修复全部创面外,有时还需要用两侧肩部皮瓣、胸肩峰皮管或游离皮瓣移植,以完成唇颈部和颈部创面的整体修复。下唇外翻与上唇外翻不同,为补偿日后的重力下垂,防止复发,须做过度矫正。上下唇都外翻时,可以同时施行手术,但为便于手术后经口摄入饮食和减少创面感染,也可分期分别进行。唇外翻修复手术应注意以下几点。①松解、切除瘢痕时,应注意恢复口周器官,如鼻翼、鼻小柱、口角的正常解剖位置。②在瘢痕切除时,应注意恢复唇弓弧线,使皮片于红唇缝合线即为重建的唇红缘。③瘢痕切除时注意形成一左右对称创面,缝合线最好位于鼻唇沟处。④松解口周瘢痕时也应彻底松解面颊部瘢痕,否则,张口困难的问题仍不能较好地解决。⑤术后应减少面颊活动,避免涎液、食物污染创面。

七、颈部烧伤后瘢痕的修复

(一)颈部烧伤后瘢痕畸形的临床特征与分类

颈部瘢痕挛缩畸形多位于颈前区,瘢痕的增生、挛缩可能会累及皮肤,甚至颈阔肌使颈部的俯、仰、旋转等运动受限,甚至下唇、下颌部、面部、鼻翼、下睑等都可以被牵拉造成畸形或外翻。

临床上常以对功能的影响相对邻近器官的牵引程度分类,可分为Ⅰ、Ⅱ、Ⅲ、Ⅳ度,在选择治疗方法时,参考的价值最大。

(一)Ⅰ度

单纯的颈部瘢痕或颈胸瘢痕,其位置限于颏颈角以下。颈部活动不受限或后仰轻度受限,吞咽不受影响。

(二)Ⅱ度

颏、颈瘢痕粘连或颏、颈、胸瘢痕粘连。颏、颈甚至胸部均有瘢痕,挛缩后几个部位粘连在一起。下唇可有外翻,颏颈角消失。颈部后仰及旋转受限,饮食、吞咽有一些影响,但不流涎。下唇的前庭沟尚存在,能闭口。

(三)Ⅲ度

下唇、颏、颈粘连。自下唇至颈前区均为瘢痕,挛缩后下唇、颏部和颈前区粘连在一起,颈部处于强迫低头姿势。下唇严重外翻,口角、鼻翼甚至下睑均被牵拉向下移位,不能闭口,发音不清,流涎不止,饮食困难。

(四)Ⅳ度

下唇、颏、颈、胸粘连。瘢痕上起下唇下缘、下至胸部,挛缩后使4个部位都粘连在一起,颈部极度屈曲,颈椎、胸椎后突,出现驼背。不能仰卧、不能平视、不能闭口、流涎不止。饮食、呼吸都发生困难。在儿童还可以继发下颌骨发育受限导致小颌畸形,或颏部前突、下前牙外翻。

(二)颈部烧伤后瘢痕畸形的修复方法

成人单纯瘢痕增生或Ⅰ、Ⅱ度挛缩的患者以创面愈合后6个月左右,瘢痕及挛缩基本稳定后进行手术为宜。儿童因可能影响发育,Ⅲ、Ⅳ度挛缩的患者因影响生活,所以可提前手术。

1.术前准备

术前应详细了解和检查患者的全身情况,如有呼吸道感染者应治疗控制,防止术后咳嗽影响皮片的成活。胸前存在破溃、溃疡感染的要及时换药,促进愈合。瘢痕隐窝多有污垢积存,术前要清理,减少感染风险。

2.修复方法

应根据患者的年龄、瘢痕的性质、挛缩和畸形的程度、组织缺损的范围与周围正常皮肤是否松弛等情况选择全厚皮片移植、皮瓣移植、皮肤软组织扩张术等方式。原则上是颈中央部采用皮瓣修复,颏底和胸前可以植皮修复。现将各种修复方法分述如下。

(1)"Z"成形术或四瓣成形术:此种方法适用于纵行的条索状或蹼状、多蹼状瘢痕。应用"Z"成形术或四瓣成形术既可增加原瘢痕部位组织的长度,又可改变瘢痕的方向,消除纵向的张力。如皮肤缺损较多,蹼状瘢痕单纯用"Z"成形术或四瓣成形术不能完全修复时,应结合皮片移植(图6-52)。

(2)皮片移植:此方法适用于瘢痕范围较广,亦不过深的患者。皮片移植中创面应仔细止血后将皮片横行铺在创面上。两块皮片之间的接缝应呈横的方向,皮片四周与创面边缘用间断缝合法缝合固定。在颏颈角处可打皮钉固定,使皮片与创面紧贴。冲洗皮片下积血,打包包扎固定,压力要适当,切勿过紧影响呼吸。术后用颈部石膏托固定,皮片存活后需要加戴颈托至少6个月以上,睡眠时,肩下垫高使头后仰,这样才能保证手术效果。

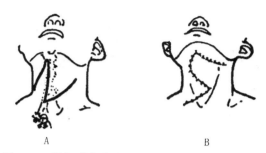

图 6-52 颈部蹼状瘢痕挛缩,用"Z"成形术松解修复

A.切口设计;B."Z"成形修复

(3)局部与邻近皮瓣移植:颈前区部分瘢痕切除后常可用局部皮瓣修复。颈前区瘢痕广泛的患者,凡瘢痕深、挛缩重、与深部组织粘连,而胸前、肩部有完好的皮肤或为浅Ⅱ度烧伤后的平坦柔软的瘢痕者,可考虑采用邻近皮瓣修复。常用的几种皮瓣介绍如下。

1)颈部双蒂皮瓣:如瘢痕局限于颈的上半部者,切除瘢痕后循颈阔肌平面向下潜行剥离,达锁骨和胸骨切迹,后在其下界是做横的弧形切口,切开皮肤、皮下组织和颈阔肌,形成一个横的颈下部双蒂皮瓣,向上提起覆盖颈上部创面,供瓣区可植中厚皮片(图 6-53)。

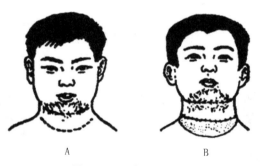

图 6-53 颈部双蒂皮瓣

A.皮瓣设计;B.皮瓣转移修复

2)颈侧皮瓣:此种皮瓣适用于颈前区创面较小而颈侧部有正常皮肤的患者。皮瓣的蒂部可以做到耳后,包含耳后动脉在内,然后循深筋膜平面沿斜方肌前缘向前下延伸,长宽比例可达2.5∶1,但若皮瓣超越中线或延伸到胸骨切迹以下时,需要先将皮瓣延迟。根据需要可设计双侧的颈侧皮瓣,转移到颈前区,予以上下交错缝合,供区植皮,也可行扩张器皮瓣预制(图 6-54)。

3)锁骨前胸皮瓣:该皮瓣是修复颈部严重瘢痕挛缩中最常用的邻近皮瓣,其蒂位于锁骨区,斜向前下方循深筋膜平面做锐性剥离,长宽比例可达 2∶1,一般不要超过中线。成人单侧的锁骨前胸皮瓣可取到(8~9)cm×(18~20)cm,如设计双侧锁骨前胸皮瓣则足以覆盖颈前区。但此皮瓣位置较低,不易转移到颏部以上,故颈部或下唇有创面时需要另行植皮修复(图 6-55)。

4)颈肩皮瓣和颈肩胛皮瓣:锁骨前胸区缺乏完好皮肤的患者可设计颈肩皮瓣,此皮瓣的蒂部起自颈的一侧,向上可达耳下,向前达锁骨上缘,向后可到颈后部,远端可达肩峰部三角肌的止端。皮瓣内可含耳后动脉,如将蒂部稍做向前下方,还可包含颈横动脉浅支,故血液循环丰富,长宽比例可达 4∶1(图 6-56)。

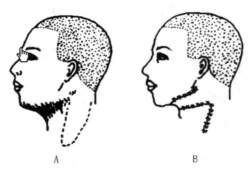

图 6-54　颈侧皮瓣
A.颈侧皮瓣位置;B.颈侧皮瓣转移修复颈前区

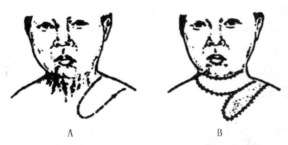

图 6-55　锁骨前胸皮瓣
A.锁骨前胸皮瓣位置;B.锁骨前胸皮瓣转移修复颈前区

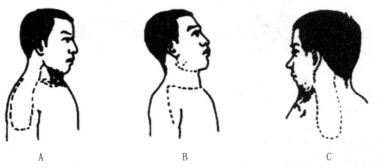

图 6-56　颈肩皮瓣和颈肩胛皮瓣
A.颈肩皮瓣位置;B.颈肩皮瓣转移修复颈前区;C.颈肩胛皮瓣

　　(4)轴型皮瓣移植:最为常用的为胸三角皮瓣,其余还有颈浅动脉颈段皮支皮瓣。

　　胸三角皮瓣从胸大肌浅面向外伸展到肩部三角肌区,甚至可延伸到上臂肌肉的浅面,其蒂在胸骨外侧,内含胸廓内动脉的前穿支,它距头颈部较近,可直接转至颈部、下颌部、口内、颊部,甚至向上可达额部,用以修复软组织缺损。但因皮瓣较厚,显臃肿无表情,为克服以上的不足,可应用扩张后的胸三角皮瓣,从而可有效地增加皮瓣应用面积。

1)皮瓣设计:胸三角皮瓣位于一侧上胸部,其上界为锁骨下线,下界为第5肋骨或第4肋骨,沿着腋前线的尖部向外延伸,最远可达肩三角肌区,甚至上臂上1/2处;内侧界为胸骨外缘2 cm。最大面积为(10~12)cm×(20~22)cm。旋转轴点在第2、第3肋间胸骨旁2 cm处。从旋转轴点至皮瓣最远端距离应大于该点到创面最远点的距离10%~15%(图6-57)。

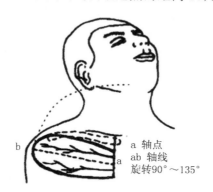

a 轴点
ab 轴线
旋转90°~135°

图 6-57 胸三角皮瓣的血液供应与皮瓣设计

2)手术步骤:胸三角皮瓣切取前,先测量拟修复缺损,根据病变范围的大小、距离设计皮瓣,一般应较大缺损创面大10%~15%,同时注意皮瓣旋转轴点到修复缺损的距离。先将皮瓣的上、外、下侧切开,掀起皮瓣时在深筋膜层,靠近胸大肌肌膜将胸肩峰动脉皮支、颈横动脉颈段皮支结扎,尤其皮瓣范围较大时,切勿损伤三者间的吻合支。分离到皮瓣蒂部即胸骨旁2 cm时,不要损伤穿支血管。皮瓣转移后,如觉得蒂部较紧,可将皮瓣下部逆切1~1.5 cm。将蒂部制成管状,管心直径不可过窄,以能容纳小指通过即可。供区如不能拉拢缝合,可采用皮片移植修复。为了克服皮瓣臃肿及供区植皮问题,可采用胸三角皮瓣预扩张,扩张器的导水管及阀门可置于肩部外侧皮下,防止扩张囊下滑。胸三角皮瓣经过血液循环阻断试验达1 h以上无血液循环障碍出现即可断蒂。

3)注意事项:①胸三角皮瓣是以胸廓内动脉胸前穿支为轴心血管的轴型皮瓣,因此,术中勿损伤轴心血管。制成管状前皮瓣的宽度一般不少于7 cm,以免影响皮瓣血液循环。皮瓣转移到面部后,要采用良好的外固定,防止皮瓣撕脱。常采用的办法是应用头部胸部石膏固定,两者之间用木棍相连,固定后十分牢靠,且留有更换敷料的空间。②皮瓣血液循环训练与延迟,如皮瓣转移术后7 d。无血液循环障碍。可行向液循环训练。③预扩张皮瓣的注意事项,预扩张的胸三角皮瓣在置入扩张器时,一般在深筋膜与肌膜之间,在剥离囊腔时,在胸骨旁一定注意不要损伤胸廓内动脉的胸前穿支,在胸骨旁2~3 cm时停止锐性剥离;否则,损伤皮瓣的轴心血管可导致转移后的皮瓣坏死。置入的扩张器要充分展平以免尖角"刺"伤正常皮肤。注水每次为扩张器容量的15%左右,以皮肤有一定张力又不发生苍白为度。置入和注水过程一定严格无菌操作。

(5)皮管移植:对严重的颈部瘢痕牵缩的患者如前胸、肩背部均无可供形成邻近皮瓣的组织时,则可设计皮管修复。皮管应尽量做在近颈部的位置,如胸腹皮管、背部皮管等,均须经过中间站携带,手术次数较多。

(6)游离皮瓣移植:1972年,Harri和Ohmori首先报道,应用腹股沟游离皮瓣修复颈部瘢痕牵缩,将腹壁下动、静脉或旋髂浅动、静脉分别与面动、静脉做端端吻合,其中9例成功。但腹股沟区游离皮瓣组织太厚,修复后外形臃肿。1978年,杨果凡等利用前臂游离皮瓣,皮瓣面积较大,质量好,血管蒂粗大,吻合容易成功。成年男性可取到 18 cm×25 cm,可以修复颈前区全部和下颌部、下唇直到两侧耳下的所有创面。

3.术后处理

术后患者取仰卧位,术后 48 h 应严密观察呼吸道通畅情况,床旁备吸引器、气管插管器械和气管切开包。遇有呼吸困难者,即拆开敷料,检查伤口,如有喉头水肿则应及时行气管插管,甚至气管切开。如因皮片或皮瓣下血肿压迫呼吸道,应立即打开敷料、清除血肿、妥善止血后包扎。

颈圈的制作和应用:颈部瘢痕挛缩畸形矫正后,应用颈圈十分重要,尤其是游离植皮之后的应用对巩固疗效、防止挛缩复发有重要作用。颈圈要超过整个植皮区,最少上缘抵下颌缘,下缘达锁骨上缘,以维持颈部的位置。颈圈要柔软,对皮片均匀加压,不可有某些特别突出的点与线,防止皮片受压坏死,颈圈也不可太紧,以免影响颈部的正常活动。颈圈每天应取下检查皮片有无磨损,并及时调整。①硬纸板颈圈:用较硬的纸板按颈部形态剪成一颈圈形,其前部在下颌处应较宽,以保持头部稍后仰,再用棉花与纱布将硬纸板包裹妥善,再用绷带固定于颈部。②石膏颈圈:在植皮愈合后,用石膏制备颈圈,石膏定型硬化后,在两侧切开并修整,同时在剪开石膏两侧穿洞用带子连接,患者可自行穿戴。③可塑性颈托:用可塑性夹板制成颈托,因其具有热塑性,故可随时调整,且其重量轻、美观,患者配戴更加舒适。

八、上肢瘢痕挛缩畸形的修复

(一)手部瘢痕挛缩畸形的修复

烧伤导致的手部瘢痕挛缩畸形约占烧伤后畸形的 70%,较为常见。近 20 年来,国内治疗手部深度烧伤,采用早期切痂、大面积植皮等方法,很大程度地减少了后遗畸形。但因手部解剖复杂,组织结构精细,所以,在深度烧伤后切痂植皮处张力过大、术后早期包扎固定不当或术后缺乏适当的功能锻炼等情况下,极易出现手部瘢痕挛缩畸形。由于双手的活动功能极其重要,因此,手部畸形整复仍为烧伤后期整形中不可或缺的部分。

1.手部烧伤后瘢痕挛缩的特点

手部组织结构的特殊性,使其能做出各种灵巧细致的动作。当手部深度烧伤后,瘢痕挛缩可使骨、关节、肌腱等出现畸形,也极易引起继发病变,如关节囊挛缩、筋膜挛缩、肌肉萎缩等,进而使畸形加重。有些患者烧伤瘢痕虽不深,但继发病变却相当严重,这是由于在早期治疗过程中创面愈合延缓、组织水肿、蛋白沉积和长期制动,导致纤维结缔组织增生,手部肌肉、关节和韧带挛缩、僵硬所造成。

2.手部烧伤后瘢痕挛缩的分类

(1)手背瘢痕挛缩:手背皮肤柔软,富有弹性。手指伸直时可见许多横纹与皱褶,以满足各指关节屈曲运动时皮肤纵轴的需求和虎口与指蹼横向展开时横轴的需求。而深度烧伤后遗留的瘢痕组织缺乏弹性,限制了手部活动,形成畸形,并随瘢痕的挛缩进行性加重,甚至完全丧失手的功能,以儿童最为常见。临床上根据损伤程度和功能障碍程度将其分为轻、中、重三度。

1)轻度挛缩畸形:一般见于深Ⅱ度烧伤,真皮弹性组织损伤重,愈合后瘢痕形成使手背皮肤失去伸展性。经过早期比较妥善处理的手背瘢痕,病变主要限于皮肤组织层上出现增殖性瘢痕或由于切痂后移植皮片的收缩,瘢痕组织或皮片使手背失去弹性,关节活动轻度受限,握拳不紧。这种手背部畸形在切除瘢痕组织移植皮片后,一般可得到矫正,术后功能和外形恢复比较满意(图 6-58)。

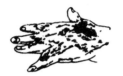
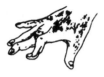

图 6-58 轻度"爪形手"

2）中度挛缩畸形——"爪形手"：这是常见而典型的手部严重烧伤畸形，由于Ⅲ度烧伤或深Ⅱ度烧伤继发感染，或手术治疗中损伤其他组织结构所造成。手背部皮肤及深部组织严重烧伤后形成的瘢痕挛缩畸形，主要表现有手横径缩窄、拇内收、紧贴第 2 指桡侧、指蹼粘连、大小鱼际边缘皮肤向背侧牵拉、掌骨被拉紧、正常掌横弓消失，甚至形成反弓。手背部瘢痕的纵向挛缩，使掌指关节背屈，近侧指间关节屈曲，远侧指间关节过伸，原掌骨与指骨所构成的正常纵弓也完全消失，手呈"爪"形，功能几乎完全丧失。此类畸形，手术治疗比较复杂，需要集皮肤、肌腱、骨关节、关节囊、韧带综合整复，效果也视畸形严重程度而异（图 6-59）。

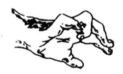
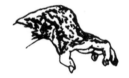

图 6-59 中度"爪形手"

3）重度挛缩畸形——"冰冻手"：这是较"爪形手"更为严重的手部烧伤畸形。通常由于手背和手掌同时受到深Ⅱ度或Ⅲ度烧伤而造成的损伤畸形。病变深达骨骼、肌肉、关节，由于肌肉、关节的严重受损，手指已基本丧失了活动功能，所以称为"冰冻手"。此类畸形多见于儿童，严重者可丧失手的外形（图 6-60）。

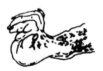

图 6-60 "冰冻手"

（2）手掌瘢痕挛缩掌：面皮肤较厚，角质层发达，与手背皮肤相比，同等程度的烧伤，损伤程度却大不相同，很少出现严重畸形。手掌瘢痕挛缩畸形常见形式为一指或数指屈曲粘连，一般不影响持捏与握拳功能。畸形严重时，大、小鱼际和各指均被瘢痕牵向掌心，形成握拳畸形，进而影响手部功能。若手指长期处于屈曲位畸形，可导致掌腱膜挛缩，发育中的儿童亦可出现神经、动脉及肌腱的短缩。临床上将手掌瘢痕挛缩分为以下 3 类。

1）掌面瘢痕挛：缩多见于儿童。轻者仅有蹼状、条状瘢痕，表现为手指不能完全伸直、瘢痕挛缩明显、手指屈曲，甚至出现数指屈曲粘连于手掌远侧。长期畸形，指神经和血管不能与骨质以同等速度生长，形成弓状移位和短缩。屈肌腱被限制在腱鞘内，贴近骨面，可随骨质共同增长，短缩程度轻。指间关节易因瘢痕屈曲导致活动受限。拇指可因瘢痕屈曲粘连于虎口侧至大鱼际之间。

2)掌心瘢痕挛缩：多由深Ⅱ度或较局限的手掌Ⅲ度烧伤引起，使手掌手指不能彻底展开，常需要充分松解粘连。创面植全厚皮片，因皮片的挛缩和切口线不协调，常需要修整才能使掌心充分展开。

3)拳状粘连：儿童手部严重烧伤后易出现手指中节远端坏死脱落、屈肌收缩合并残指指蹼未分开包扎，即粘连挛缩呈握拳状，功能完全丧失。

（3）手指残缺畸形：严重烧伤后可遗留不同程度的手指缺损畸形。严重者1～5指齐近侧指节中段截指，伴掌指关节僵硬或背伸。也有拇指完好，2～5指远指节或中远指节缺损，仍具有一定的对掌功能。

（4）腕部瘢痕挛缩畸形：腕部畸形作为手部烧伤后畸形的一部分而存在。多由腕部Ⅲ度烧伤早期处理不当引起，而腕部损毁性烧伤多由电烧伤引起。屈肌腱、血管、神经、肌肉常被累及。

3.手部烧伤后瘢痕挛缩的修复原则

瘢痕挛缩是一个渐进性的发展过程，随着时间的延长，挛缩畸形加重，儿童可直接影响手部的生长发育，所以应尽早手术，解除挛缩。但手部瘢痕挛缩畸形的病理变化复杂，自皮肤、肌腱、血管、神经直至骨、关节均可累及，直接损伤和继发畸形同时存在，治疗也极其繁杂细致。因此，手术前必须对畸形情况全面检查，包括瘢痕性质、范围、深度，肌腱、关节囊、韧带、手内肌挛缩畸形程度和骨关节病变程度与手功能活动范围等，并制订手术方案，病情严重者，如手部握拳状挛缩，松解手术需要考虑血管、神经短缩变化，必要时分期进行。增生性瘢痕和粘连的指蹼缝间，常集纳污垢细菌，术前注意清洁。手部整复手术的麻醉可根据情况采用臂丛、腕管神经阻滞、局部浸润加强化麻醉。治疗时应将恢复手部运动功能放在首位，同时兼顾外形美观。手的抓、捏、持、握离不开拇指，因此，修复时一定要有拇指，并尽可能多的保存其余手指；当手背瘢痕畸形进行修复时，需要松解虎口挛缩瘢痕、纠正内收畸形、修复掌指关节以增加活动度；而指间关节多考虑稳定性，一般行关节融合术；对于瘢痕切除后的缺损多用中厚皮片覆盖，个别极其严重者用皮瓣修复。

4.手部烧伤后各种瘢痕挛缩的治疗

（1）轻度手背挛缩畸形的治疗：手背轻度挛缩畸形主要在于皮肤瘢痕挛缩，深部组织并无损伤，因此，手术主要包括切除瘢痕、指蹼和游离植皮两个步骤。切除瘢痕组织时应考虑范围与深度，切口最好位于瘢痕外侧正常皮肤上，深度应达到正常皮下脂肪层，将瘢痕组织全部切除，手背畸形一般得以矫正，放松止血带，彻底止血，以待植皮。术中注意保留手背较大静脉，避免暴露深层肌腱和关节囊等重要组织。手背瘢痕挛缩形成指间蹼状粘连或瘢痕性并指时，应将蹼状粘连的瘢痕纵行切开，手指充分外展，在两侧皮缘下略做分离，使两侧瘢痕瓣自然回缩松开，然后切取中厚皮片移植覆盖创面，皮片与瘢痕切缘行间断缝合，再将皮片自手背侧掌骨头连线中点向掌侧予以切开。注意此皮片切口掌侧端须达到掌指关节平面。最后将皮片切口间断缝合2～3针，术后皮片收缩，可增加指间隙的深度，防止指间假蹼复发。另一种方法是在指蹼掌侧设计一个三角皮瓣，其基底在掌侧面，三角尖在背侧，切开后分离皮下组织，自然回缩，切口即形成"M"形，加深指蹼，开大指间。将该处所植皮片切开，形成两个三角，分别插植于三角瓣两侧。该法可避免直线性瘢痕形成。在虎口瘢痕松解术中如遇内收肌严重挛缩，可将其横头切断。术后妥善包扎固定。

（2）"爪形手"畸形的治疗："爪形手"畸形是烧伤后深部组织如肌腱、关节等严重受损或继发病变产生，在切除瘢痕组织后，必须对肌腱和关节等深部组织进行综合处理，方能使畸形得到矫正。

1)指间关节固定:指间关节背侧严重烧伤多有深腱中央束烧伤,近侧指间关节呈过度屈曲,远侧指间关节过伸畸形,关节囊与瘢痕粘连紧密,关节脱位,软骨面变形,一般难以恢复功能活动。较好的处理方法是在关节的背侧做纵行皮肤切开,直达关节囊,去除关节软骨面,将手指关节用克氏针固定于功能位,6周后拔除固定的克氏针。术后手指的捏持动作常方便有力。

2)掌指关节矫正:矫正掌指关节的过伸畸形,恢复失去的纵弓是恢复手部功能的关键所在。掌指关节的矫正包括侧副韧带切除,背侧关节囊切开,关节腔内粘连松解和关节成形等方式,视畸形的严重程度而有次序的进行。掌指关节的侧副韧带是关节囊两侧的增厚部分,在关节伸直时表现松弛,屈曲时紧张。掌指关节长期处于过度背伸状态时,该韧带可因纤维化和挛缩而增厚、变短,既影响屈曲动作,还阻碍掌指关节复位,所以必须将其切除。手术方法是在伸腱正中或肌腱旁做切口,分出掌指关节后,将伸肌腱及骨间肌拉向一旁,暴露出白色增厚的侧副韧带,围绕侧副韧带做椭圆形切口,将其切除。此时掌指关节成形术,将掌骨头截除,使骨面略倾向掌侧,锉成弧形,保留指骨的关节软骨面完整,以便将来形成假关节。

3)拇掌指关节矫正:拇指掌指关节严重背屈畸形和脱位,经上述处理后仍不能很好复位时,为保持拇掌指关节的稳定性,可考虑实施拇掌指关节融合术。融合时应将拇指置于外展且稍内旋的对掌位,术后第1掌骨与大多角骨的关节活动,可以代偿部分拇掌指关节活动,保持较好的对掌功能。手背瘢痕致使指伸肌腱缩短,妨碍拇指运动时,可行肌腱延长术,延长的肌腱可用周围疏松结缔组织覆盖。矫正拇内收畸形是"爪形手"畸形整复手术中的重要环节,切除虎口间瘢痕组织,切开挛缩的深筋膜,将第1掌骨拉开,发现拇内收肌和第1背侧骨间肌也有挛缩,严重妨碍指蹼的扩大,逐层切断内收肌横头,并将第1背侧骨间肌从第1掌骨上剥离,保留内收功能的同时松解肌肉的牵拉。如瘢痕挛缩严重,术后不能自主保持在外展位置时,可使用克氏针固定。

4)创面修复:"爪形手"畸形经手背瘢痕切除、虎口开大、掌指关节复位、关节固定或肌腱延长等处理后,大多数的手背创面是可以用游离植皮方法修复的,只有少数患者需要用皮瓣。

(3)手掌瘢痕挛缩畸形的治疗:松解瘢痕,利用瘢痕较轻的掌面和手指侧面皮肤,设计局部旋转皮瓣,"Z"成形术、"H"形切开、"V-Y"成形术等,优先覆盖近指节掌面、指蹼或拇指掌指关节,其余创面用全厚皮片移植。指神经、血管呈弓弦状缩短者,应尽量松解。包扎时切忌伸直手指,增加血管张力,使内径变细影响血液供应。无神经血管短缩者有时需要松解屈肌腱鞘两侧,甚至做骨膜下剥离。松解长段腱鞘,一边屈伸活动手指,一边用刀尖做多处小切开,甚至切开指间关节的掌面关节囊。创面用局部皮瓣和全厚皮片覆盖,植皮范围常至远侧掌横纹以外。掌心挛缩常需要顺掌横纹全长切开,超过虎口和小鱼际侧面,沿大鱼际纹切开,至手掌近侧或延伸至腕部,切除掌腱膜,周围充分松解。在大鱼际近掌心处勿损伤正中神经运动支。创面予以全厚皮片植皮。拳状粘连手术时先松解掌面瘢痕,使手掌手指伸展,修复并加深虎口,用克氏针固定手指于伸展位,术后进行弹力牵引。

(4)手指残缺畸形:治疗目的随畸形程度而异。首先修复拇指功能,包括指转位再造拇指、趾-拇指移植及加深虎口等方法,而利用伤残示指及其掌骨转位再造拇指简便实用。其次是2~5指残缺时,行趾-指移植,恢复夹捏功能。

(5)腕部烧伤后畸形:作为手部烧伤后畸形的一部分。多由于腕部Ⅲ度烧伤早期未施行大片植皮,或创面治愈后未用夹板维持腕部于伸直位所致。轻者只需要切除瘢痕,皮片移植。重者切除瘢痕时,注意保护神经、血管,切断挛缩的掌长肌腱,松解腕周深部瘢痕,施行皮瓣转移。术后用弹力牵引,断蒂后用夹板保持腕关节于伸直位。

5.手部烧伤后畸形的功能锻炼

手部瘢痕挛缩整复术只是为手的功能恢复创造条件,还必须配合术后的功能锻炼、康复治疗,减轻术后瘢痕生长,促进瘢痕软化,使皮片伸展,加强手部肌肉力量,训练手部各关节的活动等。其中物理治疗包括压迫疗法、温水浴、蜡疗、按摩、电热理疗、超声波离子透入等;体疗常通过各种器械对肌肉和关节进行锻炼,牵伸皱缩的皮肤和挛缩的瘢痕,练习手部肌肉与关节的协调性和灵活性。常用的有分指板、握力器、钢球、拉力器等。手部各关节的活动锻炼需要长期坚持、循序渐进。

(二)腋部瘢痕挛缩畸形的修复

腋部瘢痕挛缩畸形常发生于深度烧伤后,由于腋窝部为一圆锥形顶部向上的空腔,前后为腋前后皱襞,烧伤后的瘢痕挛缩主要累及皱襞。临床上按对肩关节功能影响的严重程度分为两类:一为轻度畸形,表现为条索状或蹼状瘢痕,可有腋前部单蹼和前后部双蹼现象,肩关节活动轻中度受限;二为重度畸形,表现为上臂与侧胸壁完全粘连,并且往往合并有上肢瘢痕挛缩畸形,肩关节和上肢功能部分或完全丧失。而腋窝顶部往往留有正常皮肤,这部分皮肤在挛缩修复、皮瓣转移手术时可起到桥梁作用,不可去除。腋部瘢痕挛缩畸形的修复方法主要分为以下几种。

1."Z"成形术(包括连续"Z"瓣)

该法适合于腋部条索状和蹼状瘢痕,挛缩较轻,范围不广,瘢痕周围有较多的正常皮肤组织者。轻者可用单个"Z"成形术,稍重者可用连续"Z"成形术进行矫正(图6-61)。

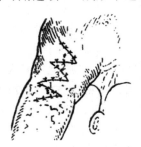

图6-61 连续"Z"成形术修复腋窝瘢痕挛缩

2."五瓣"成形术

该法主要适用于蹼状瘢痕挛缩的治疗,该方法是"Z"成形术与"Y-V"成形术的一种结合,能够在不植皮的情况下最大限度地增加瘢痕长轴,使蹼状瘢痕得以松解。在设计皮瓣时所有皮瓣的尖端均应圆钝,不宜游离过宽,以免造成皮瓣血液循环障碍、尖端坏死,影响治疗效果。

3.局部皮瓣转移加游离植皮

如腋部瘢痕广泛,腋窝顶部没有残留正常皮肤,而胸部或背部近腋窝处存在健康皮肤或较薄软的扁平瘢痕,可用来设计任意旋转皮瓣,移至腋窝顶部。皮瓣上、下遗留创面可用游离皮片移植进行修复。如瘢痕畸形严重,用局部任意皮瓣覆盖困难时可考虑使用轴形皮瓣。腋部常用的轴形皮瓣有:肩胛旁皮瓣、侧胸皮瓣、背阔肌皮瓣。此类皮瓣优点是血液循环可靠;皮瓣设计可较大,以满足腋部创面的需要;皮瓣不易收缩,效果稳定可靠。

4.瘢痕切除、松解植皮术

该法适用于重度广泛瘢痕挛缩畸形,周围没有可利用的正常皮肤。上臂与侧胸壁完全粘连,瘢痕切除松解后遗留较大面积的创面。术中瘢痕要彻底切除,挛缩充分松解,使肩关节恢复外展位与正常的活动范围。移植皮片宜用大张中厚皮片,植皮区应打包加压固定,上臂外展 90°,用外展架或石膏托固定,术后加强功能锻炼。

5.功能与锻炼

腋部挛缩松解术后坚持理疗和体疗,是防止瘢痕再挛缩,促进功能恢复的重要手段。具体方法参见康复治疗。最简便的锻炼方法为"爬墙"练习,即患侧手臂上举按于墙上,手指逐步向上移动,至不能再上移时为止。也可用牵引和安装床头外展支架,睡眠时将肩关节制动于外展位,清醒时用于上肢肌力的锻炼,如此每天反复练习,可获得满意的疗效。

(三)肘部瘢痕挛缩畸形的修复

肘部是烧伤后较容易发生瘢痕挛缩的部位之一,以屈侧多见.严重者呈环行瘢痕挛缩,宜尽早手术治疗;否则,会出现肘部血管、神经、肌肉等挛缩,甚至影响整个上肢的生长发育。瘢痕可涉及腋部、手背及前臂,造成肘关节严重屈曲畸形并限制活动;与腋部瘢痕相连可牵拉肩关节使肩部下垂;与前臂瘢痕相连常引起拇指背伸外展畸形。常用的手术方法有以下几种。

1.瘢痕组织切除游离植皮术

肘部烧伤后出现大量增生瘢痕,挛缩畸形严重者可选用此法。瘢痕切除范围要视患者具体情况而定,原则上彻底切除,如果范围过广则先切除肘关节上下的瘢痕,以解除挛缩。手术在气囊止血带下进行,于肘窝粘连挛缩最紧密的部位横贯切开或行部分瘢痕组织切除,内外侧均要超过肱骨内外髁后方。在切除瘢痕组织过程中,逐渐将前臂伸直,并将挛缩的肌膜横行切开,使肌肉充分松解,遇有血管神经短缩时不要强行拉伸,宜在最大限度伸直位下植皮修复。创缘四周如过于紧张可做辅助切口,使呈锯齿状,减少植皮后继发挛缩。瘢痕切除后所形成的创面,用中厚游离植皮修复。固定包扎时,肘部可置于微屈位,防止过分紧张影响皮片的生长。上肢广泛环状瘢痕和肘部伸侧瘢痕挛缩,治疗时可在上肢背侧肘关节上下各做一横行切口,直至深筋膜层,同时松解切口附近的软组织和深筋膜,有时需要将三头肌腱部分切开,使肘关节充分屈曲,创面移植中厚皮片,包扎后将肘关节固定于屈曲位,挛缩严重者需要行多次手术治疗。术后坚持进行理疗和体疗,肘关节可望恢复正常。

2.瘢痕组织切除游离植皮术

肘部瘢痕虽涉及腋部、上臂及前臂,但瘢痕组织较软,在屈侧形成蹼状或条索状挛缩,周围无大片皮肤缺损时,可在周围正常皮肤或表浅瘢痕皮肤设计一个或多个"Z"形皮瓣行转瓣手术。手术常在臂丛或局部浸润麻醉下进行。术前在伸肘时瘢痕紧张状态下,按瘢痕挛缩的长轴做"Z"瓣轴线,根据周围皮肤质量向两侧做"Z"瓣的臂切开,每个三角瓣的大小和旋转角度可不完全相同。肘窝部分不宜有纵向切口。在肌膜下分离对偶三角瓣,当肘关节伸直后皮瓣交错缝合,缝线不宜有张力。如果仍有裸露创面,可加用游离皮片移植修复。术后用石膏托固定肘关节于伸直位,拆线后应坚持功能锻炼,以防止瘢痕的再次挛缩。

3.瘢痕组织切除直接皮瓣转移

一般肘部瘢痕挛缩需要远处皮瓣转移修复的较少,仅在少数深度环行烧伤后的肘部瘢痕与深部组织紧密粘连,或深部组织损毁,需要做肌腱、神经修复时,考虑远位皮瓣转移修复瘢痕切除后的皮肤缺损。皮瓣移植可改善深在环状瘢痕挛缩引起的血液循环障碍。一般采用直接皮瓣,但靠近肘部的胸腹部须有足够的健康皮肤;否则,用皮管的方法修复才能满足要求。手术常在全身麻醉下进行。先自肘外侧切开,在瘢痕基底向内侧剥离,切除大部分瘢痕组织,在内侧留下数厘米的残端。在反复逆行设计后,确定在胸腹部设计皮瓣的位置、大小和长度,使蒂部位于胸腹部侧壁的腋中线略后,蒂部应有足够的长度,瓣不宜过大,切开皮瓣边缘,自皮瓣远端沿深筋膜下剥离达近腋中线蒂部,经适当修整后完全覆盖肘后部创面,皮瓣创缘与肘部创缘缝合固定,供区创面另取中厚皮片覆盖。术后常规打包、固定、包扎,肘部上下必须用宽胶布、绷带及腹带固定于躯干,防止肢体移动,确保皮瓣成活。3 周后断蒂,完成肘部修复。个别挛缩严重的患者,如关节囊有挛缩畸形时,术中彻底切除瘢痕组织,充分松解,仍不能使肘关节伸直时,可在尺、桡骨下端横穿一克氏针做骨牵引,包扎创面,切不可用暴力勉强伸直肘关节,以免损伤血管神经造成骨折。骨牵引最初可用 1~2 kg 重量,48 h 后逐渐加至 3~5 kg。牵引 1~2 周后,肘关节即可伸直,再行中厚游离皮片植皮。包扎后用石膏托将肘关节固定于屈曲位。术后 10 d 左右拆线,14 d 后开始功能锻炼,1 个月以后再完全拆除石膏托。

九、躯干烧伤后瘢痕挛缩畸形与缺损的修复

躯干为人体衣着部位,单独烧伤者少见,多是由大面积深度烧伤引起,多见于儿童患者,尤以胸腹部多见。儿童大面积躯干烧伤后应予密切观察,遇有挛缩现象,应及时手术解除,以便患者正常生长发育。成年女性,一旦妊娠,也会因躯干瘢痕挛缩和腹部瘢痕影响到胎儿的生长,应在妊娠前解除躯干尤其是腹部严重的瘢痕挛缩畸形。躯干瘢痕挛缩畸形的修复原则是:彻底松解瘢痕,解除挛缩畸形,不影响生长发育。常用的修复方法如下。

(一)瘢痕松解、切除中厚皮片移植

对于面积较大的瘢痕,尤其是挛缩性瘢痕,可行瘢痕松解、中厚游离皮片移植。这是目前最常用也是效果十分确实的一种方法。颈胸部瘢痕挛缩畸形,在治疗颈部瘢痕时,应同时考虑其对胸部的影响;必要时增加辅助切口使胸部能够完全张开,呼吸不受影响。

腋部瘢痕挛缩往往与侧胸壁有粘连,解除腋部瘢痕挛缩时应同时切开腋前壁瘢痕,并将切口延长直至使肩胸之间的瘢痕完全松解,使腋部瘢痕挛缩彻底松解,患侧上肢外展充分。上腹部瘢痕应在剑突下上腹部做一横切口彻底松解挛缩瘢痕组织;上腹部横行切开后,在剑突处顺中线向上切开或切除一条瘢痕组织,新生创面可用中厚游离皮片移植修复,植皮区打包包扎,并加用石膏绷带固定。女性患者的乳房瘢痕挛缩,可限制乳房发育,对于未成年女性,应将该部瘢痕全部切除,用中厚皮片移植修复,使乳房发育不受限制;在成年患者,可沿乳房边缘部位切开瘢痕,完全松解挛缩,使压缩的乳腺组织得到松解,以中厚皮片移植修复创面。

(二)皮瓣转移

对于腰部环状瘢痕挛缩和瘢痕面积不大、增生不太明显的挛缩畸形,可将腹部和侧胸部正常皮肤做成一个或多个随意皮瓣,彻底断开并切除部分瘢痕后的创面由皮瓣覆盖,以达到打断环状束缚,增加胸廓活动度的目的。由于条索状瘢痕引起的挛缩畸形也可以行单个或连续"Z"成形术矫正。由于胸背部皮源广泛,如果有一定面积的正常皮肤,也可考虑放置软组织扩张器行皮肤软组织扩张术,将扩张后的皮瓣转移,修复瘢痕切除后的创面。

(三)人工真皮加表皮移植

全身大面积烧伤引起,皮源稀缺、没有充足的供皮区可供选择。在这种情况下,可以考虑用人工真皮覆盖瘢痕切除后的创面,再在人工真皮的表面覆盖自体表皮的方法加以修复,以弥补供皮区的不足。

十、会阴部烧伤后瘢痕挛缩畸形的修复

会阴部位置隐蔽,加之衣着的保护,烧伤发生率较低,但是由于局部生理卫生特点,创面易感染,愈合后多会导致瘢痕挛缩现象发生。

（一）会阴部瘢痕挛缩畸形的分类

依瘢痕组织涉及范围和深度,会阴部瘢痕挛缩畸形一般分为两类。

1.周围型瘢痕挛缩畸形

瘢痕主要发生在外生殖器和肛门周围,并累及大腿内侧、腹股沟区、耻骨上和臀部等,较多见,其特点是会阴与两大腿之间形成蹼状瘢痕,而会阴中央的皮肤则较正常或受周围瘢痕的牵拉,包括以下几种。

（1）会阴前部挛缩瘢痕:指两侧腹股沟-耻骨上之间的横拱形挛缩,影响站立和髋外展,脐可被下拉移位,外生殖器也会受牵拉移位或变形。

（2）会阴中段横蹼挛缩:系两大腿内侧会阴中点之间的蹼状挛缩。限制大腿外展活动,外生殖器受牵拉移位变形,部分或全部被瘢痕所覆盖而导致排尿不畅,下蹲时横蹼更明显。

（3）臀间沟挛缩:即臀间沟至肛门的瘢痕增生与挛缩,使下蹲和坐位困难,排便困难,严重者可形成假性肛门狭窄。

2.中央型瘢痕挛缩畸形

中央型瘢痕挛缩畸形多由于电烧伤、放射烧伤或直接接触热源的毁损伤所致,较为少见。一般会阴烧伤后畸形中央型常为肛门或生殖器开口的闭锁或缺损,多合并有外生殖器畸形或肛周的畸形。其治疗由于周边皮肤松弛,故多可采用"Z"成形术和局部皮瓣进行修复,缺损较大者可采用全厚皮片移植,并可参照烧伤后肛门狭窄和外生殖器缺损的修复进行。

（二）会阴部瘢痕挛缩畸形的修复

1.会阴周围型瘢痕挛缩的修复

由于瘢痕挛缩程度、范围与引起器官移位的不同,故治疗方法也因人而异,原则上以切除瘢痕并彻底松解挛缩后,使器官复位为目的。创面采用皮片移植或局部皮瓣转位修复。会阴部手术的术后护理十分重要,其重点是防止大、小便污染创面,保持敷料干燥、清洁,保持双下肢外展位固定。由于局部包扎固定比较困难,容易松动,术后的制动十分必要（图 6-62～图 6-64）。

2.肛门瘢痕性狭窄的修复

排便困难为其主要症状。轻者可以借饮食调节,服轻泻剂等保持其排便功能;重症真性肛门狭窄,可发生慢性肠梗阻,食欲缺乏、消瘦、营养不良等症状。做 X 线造影,以协助诊断。在假性肛门狭窄,见狭窄口与肛门之间尚有一定距离,形成憩室,而真性肛门狭窄,则不见憩室存在。应彻底切除肛门四周瘢痕,使肛门复位。不论肛门外有无正常皮肤残留,均应将皮肤或黏膜做放射状切开,使狭窄区充分扩大。采用"八"字形皮瓣修复肛门狭窄,或"八"字形皮瓣加皮片移植,常能取得较好的疗效。"八"字形皮瓣的设计原则:在两侧臀皱襞附近设计两个对称的皮瓣,蒂在会阴与大腿内侧,长宽比例达 2:1,向肛门区转移,缝合于肛门两侧,尖端相遇于拱门后尾骨处。借旋髂内侧动脉分支等供给血液循环。皮瓣越往会阴处转位就越松弛。用皮瓣的侧面与肛门创缘做"Z"形缝合,以保证良好的愈合,并防继发挛缩（图 6-65～图 6-66）。

皮肤较多者,可考虑行局部皮瓣旋转推进转移,以改善纵行挛缩的瘢痕,供瓣区用中厚游离植皮覆盖创面（图 6-67）。

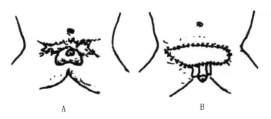

图 6-62　会阴前部横向挛缩瘢痕切除松懈植皮

A.术前；B.术后

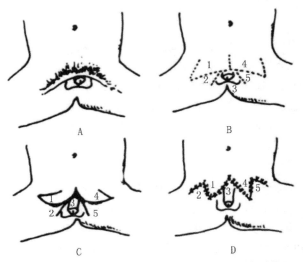

图 6-63　会阴中段横蹼状挛缩瘢痕"五瓣修复法"

A.术前；B.皮瓣设计；C.皮瓣切开；D.皮瓣转移修复

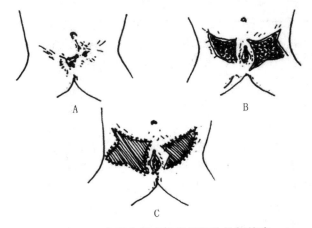

图 6-64　会阴中段挛缩瘢痕切除松解植皮

A.术前；B.术中；C.术后

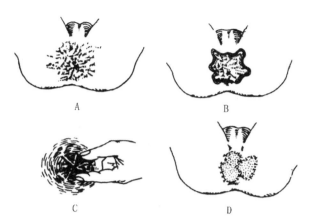

图 6-65　肛门狭窄性瘢痕挛缩放射状切口游离皮片移植术
A.术前;B.瘢痕切除;C.放射状切开;D.皮片移植修复

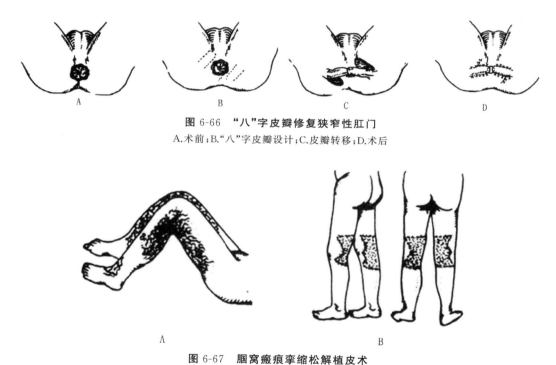

图 6-66　"八"字皮瓣修复狭窄性肛门
A.术前;B."八"字皮瓣设计;C.皮瓣转移;D.术后

图 6-67　腘窝瘢痕挛缩松解植皮术
A.术前;B.术后

十一、下肢烧伤瘢痕挛缩畸形的修复

(一)下肢瘢痕挛缩畸形的特点

　　瘢痕挛缩的部位不同,其功能影响也有所差异。如臀部广泛增生性瘢痕牵扯时,髋关节前屈受限,无法下蹲。腹股沟部的瘢痕挛缩时,髋关节屈曲不能伸直,站立时腰部前倾;腘部瘢痕挛缩时,则使小腿不能伸直。如为双侧患者长期不能下地活动,无法站立行走。小腿部烧伤后常形成增生性瘢痕,由于下肢血液回流不畅,站立与行走后患者感到胀痛,也可因为外伤或轻微感染而形成溃疡,加之局部血液循环较差,溃疡长期不能愈合。小腿下端足跟部瘢痕常与跟腱粘连,使踝部运动受限,严重者造成足下垂畸形;足背部瘢痕挛缩亦可造成各种不同程度的畸形,如足内翻或向上翻转等,严重时跖趾关节可以脱位,肌腱挛缩,或发育受到限制,足部完全失去正常外形。

(二)下肢瘢痕挛缩畸形的治疗原则

下肢瘢痕挛缩的治疗目的,按本质区别可分为以下 3 个方面:①松解挛缩,复位异位组织,恢复局部功能。②行瘢痕切除,改变外形,改善局部形态。③切除伴有慢性疾病的瘢痕组织,消除恶变的隐患。总体来说,下肢瘢痕畸形的治疗,首先应考虑到松解挛缩,恢复其伸直与站立的功能,其次为髋、膝、踝等关节的活动与其他畸形的修复。

(三)各种下肢瘢痕挛缩畸形的治疗

1.腹股沟瘢痕挛缩畸形的修复

腹股沟的瘢痕常涉及下腹部与股部,其形状可以是条索状、蹼状或广泛片状。发生瘢痕挛缩时下腹部皮肤可受到牵扯,造成脐部向下移位,阴茎或阴囊亦可受到不同程度的牵拉。严重的患者可以造成下肢与髋部运动障碍,股不能伸直或站立时腰部向前或向一侧倾斜。修复方法的选择:①条索或蹼状瘢痕,畸形不十分严重,可采用"Z"成形术或局部皮瓣转移,以松解其挛缩。②瘢痕范围广泛,畸形严重者,则需要切除部分瘢痕,充分松解周围组织,彻底解除牵拉,使其恢复到原来的位置。瘢痕切除松解所形成的创面,用中厚皮片移植修复。植皮区行打包包扎,用石膏托固定。固定范围要包括骨盆和大腿,如涉及对侧,则两大腿都要用石膏固定。如果术中对髋关节的复位不能达到满意程度时,不可暴力强行复位,可在术后行牵引治疗。

2.腘部瘢痕挛缩畸形的修复

腘部常因下肢严重烧伤后早期治疗或术后护理恢复不当而造成瘢痕挛缩。轻者,腘部有条索状或轻度增生性瘢痕,关节活动基本上不受限制或轻度受限。但由于膝关节活动频繁,活动度大,瘢痕常因牵扯而破裂,发生溃疡后经久不愈。严重者,可造成膝关节屈曲畸形,甚至完全丧失站立与行走功能。腘窝部瘢痕挛缩畸形的治疗方法可归纳为以下 4 种。

(1)"Z"成形术:轻度条索状或蹼状瘢痕,可用"Z"成形术或五瓣成形治疗。

(2)局部皮瓣加游离植皮:腘窝部瘢痕面积不大,挛缩呈轻到中度者,且周围正常

(3)中厚皮片移植:将腘窝部瘢痕彻底松解或切除后,行游离中厚皮片移植是目前治疗腘窝部瘢痕挛缩畸形最常用方法。首先彻底松解瘢痕组织,充分松解创缘四周的粘连。腘窝上下应为横切口,两侧可做锯齿形的辅助切口,并超过侧中线,以防愈合后瘢痕再挛缩。术中应注意保护腓总神经及腘窝内的血管与神经,以防损伤。

(4)牵引加游离植皮:对于严重瘢痕挛缩,病程长者,对已有神经、血管挛缩者,在瘢痕充分松解后,持续牵引治疗,创面可部分植皮或先用人工皮、冻干皮或用凡士林纱布和干敷料等包扎,于跟骨或胫骨下端横穿一克氏针做骨牵引,牵引一定要持续进行而不能间断。牵引的重量可由轻到重,牵引 2~3 周,膝关节即可伸直。应密切注意足部血液循环和足部感觉,以防过分牵引伤及神经血管。牵引伸直后,腘部为新鲜的肉芽创面,即可进行中厚皮片游离植皮。此时可拔去牵引的克氏针,用石膏托将膝关节固定于伸直位。10 d 左右拆除缝线,继续用石膏托固定直至患者能自动行走。

3.小腿瘢痕的修复

(1)小腿瘢痕溃疡的治疗:小腿广泛性烧伤瘢痕,无论是增生性或萎缩性瘢痕均仅有极薄的

一层上皮组织,轻微的外伤即可使表皮损伤形成创面,经久不愈的伤口伴有不同程度的炎性渗出,形成下肢慢性溃疡,甚至有癌变的可能。

局部溃疡可用生理盐水、呋喃西林、康复新湿敷,小范围的创面或溃疡无明显感染迹象,可内涂莫匹罗星软膏,外敷凡士林纱布;每2~3 d更换1次,如果能够愈合则不考虑手术治疗。如果创面经积极治疗后仍不能短期愈合,待肉芽生长良好,可行刃厚皮片植皮覆盖创面。长期溃疡连同瘢痕组织彻底切除。切除范围应较广泛,深达正常组织,胫骨前可切至骨膜浅层,切下之溃疡组织应送病检,以排除癌变。溃疡和瘢痕切除后的创面,如果没有骨质暴露,可行中厚皮片移植进行修复。如果瘢痕较深,溃疡时间长,合并有感染和下肢水肿者皮片移植成活率较低,应采用皮瓣进行修复。伤口愈合14 d后始可下地活动。下地活动时植皮区或皮瓣区应用敷料包扎,最好用弹性绷带,以维持其良好的血液循环(图6-68)。

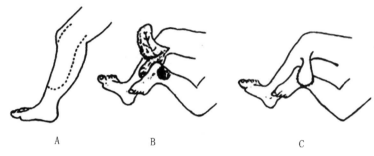

图6-68　交腿皮瓣修复内踝部溃疡
A.术前;B.术中;C.术后

(2)小腿瘢痕环状挛缩的修复:小腿部位因严重烧伤可导致环状瘢痕挛缩,可影响小腿的外形和静脉回流,下肢肿胀,感觉减退;严重者甚至会影响下肢的生长发育。修复的原则以彻底松解挛缩,改善血液循环为目的。一般瘢痕可以在切除或松解瘢痕解除挛缩后,用中厚皮片游离移植的方法修复;但在环状瘢痕挛缩严重与深部组织粘连时,则应用皮瓣或皮管进行修复。如无明显增生或溃疡,植皮部位应尽量避开胫前区,以确保皮片的成活。术后应穿弹力裤或弹力袜,以促进血液循环的早日恢复。

4.跟腱挛缩足下垂(踝关节)的修复

跟腱挛缩足下垂为下肢严重深度烧伤治愈后常见的后遗症,其原因可因小腿后面瘢痕挛缩或因腓肠肌、跟腱部分损伤短缩所致;也可因小腿烧伤后治疗处理方法不当而引起。根据畸形严重程度,可分为单纯性与复杂性马蹄内翻足,严重者不能下地行走。治疗可根据畸形程度不同采取相应的手术方法。

(1)采用"Z"成形术矫正足下垂:轻度单纯性马蹄畸形、局部瘢痕组织少的患者可使用这种方法。其方法是在跟腱部做"Z"成形术,延长跟腱,使马蹄畸形得以矫正,继发创面用中厚皮片修复。

(2)采用皮瓣修复足下垂:由于跟腱部位的瘢痕组织常与跟腱紧密粘连,当瘢痕组织切除后跟腱直接暴露于创面,加之跟腱血液循环差,皮片移植成功率较低,因此,对于较严重的足下垂多采用皮瓣进行修复。目前最常采用的是足背动脉岛状皮瓣和足外侧皮瓣。这两种皮瓣的优点是皮肤质地与受区接近,耐摩擦,不臃肿并有感觉。如果两种都不能应用时则选用交腿皮瓣或游离皮瓣。

5.足部烧伤瘢痕挛缩畸形的修复

（1）足背与足趾瘢痕挛缩畸形的修复：足背部瘢痕挛缩常常会导致足趾背屈，形成仰趾畸形。对于条索状瘢痕可采用"Z"成形术或"W"成形术予以矫正；片状瘢痕可采用广泛彻底切除瘢痕或松解挛缩瘢痕组织后，创面行游离植皮即可纠正畸形。但在畸形较严重或背屈时间过久，骨关节已有畸形病变，肌腱短缩的患者，手术时应将伸趾肌腱延长或切断，跖趾关节融合等，使足趾完全伸直复位，然后再游离植皮。对暴露在创面中的肌腱应充分利用周围软组织覆盖后再行中厚皮片移植。术后，足踝部用石膏固定于背伸5°～10°，防止继发挛缩；必要时术中可行克氏针固定足趾。对于瘢痕较深，肌腱和骨面暴露较多者，可采用交腿皮瓣或小腿逆行岛状皮瓣进行修复，效果良好。

（2）足底瘢痕的处理：足底部位隐蔽和皮肤角质层厚，不易造成深度烧伤，瘢痕畸形亦少见。足底皮肤软组织的特殊解剖结构与其负重、耐磨的功能相适应。足底负重面的理想供区是跖弓间内侧，这种供区是有限的，因此，在皮瓣修复中均应谨慎操作，以争取手术成功。如无足底内侧供区，可考虑以足背皮瓣、足底浅层肌肉瓣或其他游离感觉性皮瓣修复足底负重区缺损。总之，足底负重区缺损的修复中，感觉的恢复是必需的（图6-69）。

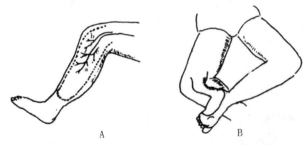

图 6-69　隐动脉交腿皮瓣修复足底或足跟的缺损

十二、皮肤软组织扩张带在瘢痕畸形修复中的应用

通过应用对机体无害的医用硅橡胶制成的皮肤软组织扩张器经手术置入正常皮肤软组织下，通过定期向扩张囊内注入生理盐水使其不断扩张，从而使表面的皮肤软组织逐渐膨胀伸展，可以提供"额外"的皮肤软组织来修复皮肤软组织缺损，称之为皮肤软组织扩张术。

（一）皮肤软组织扩张术在瘢痕临床治疗中的应用

自1976年Radovan等设计出可控性皮肤软组织扩张器后，皮肤软组织扩张术的临床应用日臻完善和普及。

1.瘢痕性秃发

扩张治疗是首选，可应用于大小在15%～50%的秃发（图6-70）。对于面积较大者也可以采用重复扩张进行治疗。在扩张治疗中要注意扩张器有可能会刺激颅骨骨膜的异常增生，刺破扩张囊导致扩张失败。

2.面、颈部瘢痕

在面颈部应用时，扩张皮瓣可以提供颜色、质地相近的"额外"皮肤，取得较好的美容效果。但是面颈部的皮肤量有限，术前需要更加仔细的设计，充分考虑缺损的面积、形状、残存组织的质量,皮脂腺的分布情况,已有的瘢痕等因素,并且要灵活和高效的利用扩张皮肤。在下睑修复时要注意采用旋转皮瓣,以避免下睑外翻。

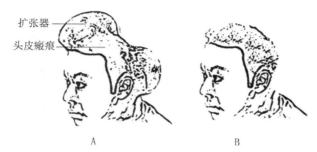

图 6-70　头部皮肤扩张治疗瘢痕性秃发

A.修复前;B.修复后

3.器官再造

可以用皮肤软组织扩张后的额部或前臂皮瓣行全鼻再造,以耳区皮肤扩张后行耳郭再造,以及上、下唇,上、下睑的再造与修复,隆乳术或乳房再造的预扩张,阴囊再造等,均有临床成功的报道。此外,软组织扩张术还可应用于躯干、四肢的瘢痕的治疗,以及进行供皮区的扩张与皮瓣的预制。

(二)皮肤软组织扩张术的操作注意事项

1.切口

切口的选择目前仍有争议,不同术者依据个人经验有不同偏好。但是,切口的愈合是扩张顺利进行的首要影响因素,而且长度最好越小越好,减少不愈合的概率。目前切口位置的选择主要有瘢痕边缘切口以及远离瘢痕切口:前者离病变组织近,可以减少分离;后者可以实现切口在正常组织间的愈合。目前没有明确的研究表明任何一种切口位置方法的优越性。

2.扩张器容量和形状的选择

扩张器容量大小应该根据缺损面积大小来选择,至少要和缺损的面积相同,Zoltie 等学者认为,扩张器的面积至少达到缺损面积的两倍以上,这在临床上通常行不通。此外,还受到周围可用的正常皮肤组织量限制,体表器官的位置如耳、眼角等也会影响扩张器的选择。扩张器的形状有长方形、圆形、肾形,以及各个手术医师自己设计的个性化形状等。在不同的植入部位,根据修复的要求,可以选择不同形状的扩张器,如在外耳再造时选择肾形扩张器,如果术后的皮瓣转移以推进为主就选择长方形,如果以旋转为主则选用圆形。

3.埋置层次的选择

由于一些组织不能耐受扩张器的牵拉和压迫,如面神经等,以及避免手术对重要组织的损伤,故需要谨慎地选择植入层次。头皮和额部应在帽状腱膜和额肌深面剥离植入腔隙,埋置过浅会损伤毛囊、造成秃发,增加出血和血肿形成可能。面部的埋置层次在表浅肌肉腱膜系统(superficial musculoaponeurotic system,SMAS)浅面的皮下组织层,以期避免面神经损伤。颈部则既可以在颈阔肌浅面,也可以在颈阔肌深面,在深面剥离时需要注意面神经的颈支。躯干和四肢,埋置于深筋膜浅面。此外,术中剥离的植入腔隙应该略大于扩张器的面积,以免扩张器折叠成角,导致皮肤变薄甚至坏死,影响修复手术效果。

4.注水壶内外置的选择

扩张器的注水壶可以埋置于皮下,也可以通过皮下隧道置于皮肤外面。注水壶内置的方法,目前使用最为广泛,由于注水壶置于皮下,避免了与外界的接触,进而可以减小感染的风险。注水壶外置扩张法自 Jackson 等首次应用以来,已经被多次报道。外置法有着内置不可比拟的优点:不需要剥离注水壶的植入间隙,减少了分离的范围;取出扩张器时更为方便;注水时更加方便简单,不会再有疼痛感;不会再出现注水壶翻转,或由于壶离扩张器太近而误扎扩张器,导致扩张失败;使患者在家注水成为可能等。但是外置会增加感染的风险,导致扩张失败,需要根据自己的经验来选择。

5.注水量与扩张面积的控制

当注水量达到多少时,才能产生足够的扩张皮肤面积来完全修复缺损。Bmbmann 等在动物实验中于皮肤上文出 1.5 cm×1.5 cm 的方格,扩张后通过测量每个方格的大小来累计面积,但是这种方法耗时费力,误差也很大。Shively 则将球缺几何运算公式编入计算机程序中,通过球缺面积可得到需要向扩张器中注水量,部分学者认为此方法不实用。Van Rappard 等研究证明扩张的实际面积仅为公式计算面积的 25%～38%。艾玉峰等通过临床病例的回顾性总结后认为,每修复头部 1 cm² 缺损需要注水 4 mL,面部需要 6～8 mL,颈部需要 12～14 mL,躯干需要 4～6 mL,四肢需要 6～8 mL。牛星焘等通过云影摄影的方法总结出的面积计算公式:$A=0.152V-0.151$;A 是缺损面积或实际修复面积(cm²),V 为注水总量(mL)。田社民等将艾玉峰和牛星焘的公式在临床工作中对比后,认为牛星焘计算公式有更高的实用价值。此外,胡华新等还开发和应用了计算机软件对扩张皮肤进行三维图像及面积、体积测量,但是操作较为复杂,目前在临床很少应用。

6.是否放置引流

手术后创面下的积血积液是细菌的良好培养基,闭式引流可以减小无效腔,清除积血积液,理论上是可以降低感染的风险的。但是引流管直接插入创面,又存在细菌经管壁逆行感染的可能,这种经导管逆行感染的可能已经被多次报道,因此,闭式引流也是潜在的感染途径。Puttawibu 和 Soon 等对乳房改良根治术和腋窝淋巴结切除的患者进行随机对照试验后,发现使用了闭式引流组和未使用闭式引流组的并发症发生率没有明显差异。近期,著名的整形外科学者 McCarthy 首次对扩张器手术中的引流放置对并发症的影响进行了回顾总结,在 1 863 例患者的 2 446 次手术中,闭式引流组和未使用闭式引流组出现感染、血肿、血清肿等并发症的发生率也没有明显差异。由于引流在减少血液和血清积存量方面作用明显,故在埋置扩张器时仍推荐使用。

7.软组织扩张术的操作步骤

(1)患者评估:术前要对患者进行评估,是否适合软组织扩张术治疗。要避免对处于创面畸形愈合期,以及有开放性伤口或感染的患者进行扩张治疗。由于血液循环和扩张性的限制,要尽量避免对瘢痕组织进行扩张;对于无法避免者,要对患者进行充分的术前宣传教育,告知出现扩张失败的高风险性。对于头面部的扩张器植入,要充分考虑面部的美学分区。

(2)一期植入注意事项:术中要仔细操作,充分止血避免血肿,抗生素生理盐水冲洗创面;向扩张器内注入空气并按入装有生理盐水的换药碗内,检测扩张囊和注水壶的密闭性。

(3)二期修复注意事项:注水扩张结束后,在皮瓣转移中需要尽最大可能地利用扩张皮瓣转移修复缺损,但是这必须要建立在保证皮瓣血液循环的基础之上。转移就是要将三维的立体扩张皮瓣转变成二维的平面皮瓣。皮瓣的转移方法可以是推进,也可是旋转和易位,或者是联合应用。其中一致认为推进是转移由长方形扩张器形成的扩张皮瓣的最有效方法,尤其是用于关闭矩形创面,旋转适用于三角形缺损,易位适用于小的创面关闭。此外,为了能够有效地转移扩张皮瓣,在皮瓣近蒂部需要做"回切"切口,以充分展平皮瓣,"回切"的距离为扩张皮瓣宽度的1/4。扩张包膜上有着丰富的血管,对于皮瓣的成活有着重要意义。因此,对包膜的处理需谨慎,避免由其损伤导致皮瓣血液循环障碍,进而出现坏死的不良结局。也有学者认为,包膜需要充分松解,以达到有效的延长皮瓣的转移范围。如果扩张皮瓣有着知名血管的轴形皮瓣,对包膜的处理尺度可以放宽。

(三)皮肤软组织扩张术的并发症及预防处理

运用扩张器的软组织修复是一个序列性的治疗过程,包括了一期扩张器的埋置,术后的注水扩张和二期的皮瓣转移手术。整个疗程所需时间因个人的治疗情况而异,最长有持续半年以上甚至1年。在此期间,可能出现各种并发症,如血肿、感染、扩张器外露、切口裂开、扩张器不扩张、皮瓣坏死、注水困难等。在扩张器发明使用的初期,全身总的并发症比例高达40%以上。但是随着对扩张技术的掌握,并发症的比例逐渐控制,这就是学习曲线(learning curve)的作用。Friedman等总结了用于82例患者的180枚扩张器中,出现并发症的比例为18%,这和Pisarski报道的并发症比例一致。有学者对其20年的扩张器手术回顾总结,1 454例患者,3 620枚扩张器的并发症比例是11.4%。其他的报道还有,Tavares Filho等(24.8%)、Bozkurt等(29.4%)、Pitanguy等(7.5%)。而且并发症在全身各部位的分布有所不同,其中以头颈部的比例最高,达到30%左右,甚至更高。在出现的并发症中,以扩张器外露、感染最为常见,避免的方法主要是要注意无菌操作,围术期使用抗生素预防感染,术中仔细操作,彻底止血,也可采用垂直小切口,减小伤口张力,术后注水时间推迟。在注水时,不要盲目求快,注意控制单次注水量,观察扩张皮瓣的指压反应。如果外露是在扩张的早期出现,面积较小,无明显感染迹象,可在门诊行清创缝合术,但要注意抗生素治疗;扩张晚期的外露,可以取出扩张器,直接行皮瓣转移手术。如果出现感染,应尽早全身应用抗生素,在上次植入切口处放置引流,抗生素盐水冲洗清除感染灶,如效果不佳,应尽早行扩张器取出术。

综上所述,皮肤软组织扩张术对于瘢痕畸形的治疗是一个里程碑式的进展,具有常规植皮等手术所不具备的优点,尽管其有以上的并发症存在,但是随着术者对其操作的逐渐熟练,可以明显改善治疗效果。

(邢　娟)

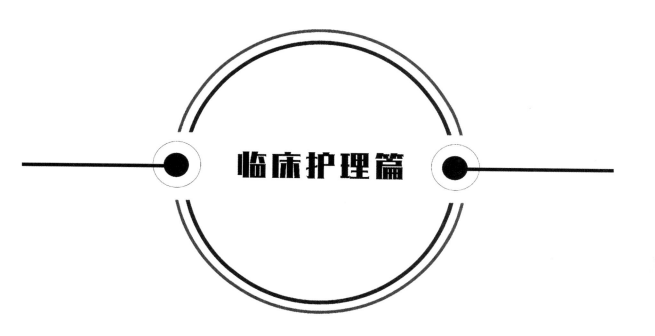

临床护理篇

第七章 两腺外科护理

第一节 单纯性甲状腺肿

单纯性甲状腺肿又称非毒性甲状腺肿,是由非炎症和非肿瘤因素阻碍甲状腺激素合成而导致的甲状腺代偿性肿大。一般不伴有明显的甲状腺功能改变。病变早期,甲状腺为单纯弥漫性肿大,至后期呈多结节性肿大。

一、病因

单纯性甲状腺肿根据病因可分为以下三类。

(1)由于碘摄入不足,无法合成足够量的甲状腺素,反馈性地引起垂体促甲状腺激素分泌增高,导致甲状腺代偿性肿大。

(2)甲状腺素需要量增高:由于对甲状腺素的需要量增高,可发生轻度弥漫性甲状腺肿,叫作生理性甲状腺肿。

(3)甲状腺素合成和分泌的障碍:可由某些食物、药物引起,或先天性缺乏合成甲状腺素的酶导致甲状腺肿大,大多数患者甲状腺功能和基础代谢率正常。肿大的甲状腺和结节可对周围器官引起压迫。

二、病理

血中甲状腺素减少可反馈性引起垂体促甲状腺激素分泌增加,并刺激甲状腺增生和代偿性肿大。初期滤泡呈均匀性增生,形成弥漫性甲状腺肿,补碘后可恢复;病变若继续发展,腺体因不规则的增生或再生,逐渐形成单个或多个结节,称为结节性甲状腺肿,补碘后多不可恢复;至后期,腺体结节发生退行性病变,形成囊肿和局部纤维化或钙化、出血,甚至可出现自主功能性结节、继发性甲状腺功能亢进症或恶变。

三、临床表现

本病多见于女性。一般无全身症状,主要表现为甲状腺不同程度的肿大和对周围器官引起的压迫症状。部分患者可继发甲状腺功能亢进症,也可发生恶变。

(一)甲状腺肿大

腺体肿大为渐进性,开始为弥漫性、对称性肿大,腺体表面平滑,质地柔软。此后一侧叶或双侧叶出现单个或多个大小不一、质地不一的无痛性结节,生长缓慢,可随吞咽上下活动。合并钙化者质地较硬。囊性变的结节可并发囊内出血,结节在短期内迅速增大,并出现疼痛。

(二)压迫症状

随着腺体增大,可出现对周围组织的压迫症状。

1.气管受压

气管受压可出现堵塞感、憋气及呼吸不畅,甚至出现呼吸困难;气管可狭窄、弯曲移位或软化。

2.食管受压

巨大的甲状腺可伸入气管和食管之间,压迫食管造成吞咽困难。

3.喉返神经受压

早期为声音嘶哑、痉挛性咳嗽,晚期可失声。此外静脉受压,引起喉黏膜水肿,也可使发声沙哑。

4.颈交感神经受压

同侧瞳孔扩大,严重者出现霍纳综合征(Horner综合征),即眼球下陷、瞳孔变小、眼睑下垂。

5.静脉受压

腔静脉受压可引起上腔静脉综合征(单侧面部、颈部或上肢水肿);胸廓入口处狭窄可影响头、颈和上肢的静脉回流,当患者上臂举起时,阻塞表现加重,可发生晕厥;胸骨后甲状腺肿可压迫颈内静脉或上腔静脉,造成胸壁静脉怒张或皮肤瘀点,挤压肺部,造成肺扩张不全。

(三)继发甲状腺功能亢进症

部分患者可继发甲状腺功能亢进症,出现甲状腺功能亢进症的相关症状。

(四)恶变

部分结节可发生恶变,短期内出现无痛性增大,甚至出现颈淋巴结肿大。

四、诊断与鉴别诊断

(一)诊断

除通过临床表现外,还可结合相关辅助检查进行诊断。

1.实验室检查

(1)甲状腺功能基本正常,部分患者促甲状腺激素可略高。合并甲状腺功能亢进症者可出现三碘甲状腺原氨酸(T_3)、甲状腺素(T_4)增高。

(2)甲状腺球蛋白增高,为衡量碘缺乏的敏感指标。

(3)尿碘减少,一般低于$100\ \mu g/L$。

2.影像学检查

(1)B超:结节性甲状腺肿多表现为甲状腺两侧叶不规则增大,可见大小不等的结节,结节多无包膜,内部回声不均。部分结节内可见囊性变、片状钙化灶等改变。

(2)放射性核素扫描:可评估甲状腺的功能状态,并对异位甲状腺肿的诊断也有帮助。结节性甲状腺肿多表现为温或凉结节,自主功能性结节表现为热结节。

(3)CT、MRI:有助于了解胸骨后甲状腺肿与邻近组织的关系及其与颈部甲状腺的延续情况。

3.细针穿刺细胞学检查

对可触及的甲状腺结节均可行穿刺细胞学检查,尤其是对疑为恶变者。必要时也可在 B 超引导下进行。

(二)鉴别诊断

主要考虑与以下疾病的鉴别。

1.甲状腺癌

甲状腺癌多表现为甲状腺内突然出现肿块或已存在的肿块突然增大,质硬而固定,表面不光滑。必要时行细针穿刺细胞学检查相鉴别。

2.甲状舌骨囊肿

甲状舌骨囊肿易与甲状腺峡部的结节相混,其特征为张口伸舌时可觉肿块回缩上提。

3.胸骨后甲状腺肿

有时不易与纵隔肿瘤鉴别,CT、MRI 及放射性核素扫描对诊断有帮助。

五、预防

在流行地区,最常用、有效的方法是使用碘盐,常用剂量为每 10～20 kg 食盐中加入碘化钾或碘化钠 1.0 g。碘盐无法普及地区也可使用碘油肌内注射,有效期约为 3 年。

六、治疗

(1)青春发育期或妊娠期的生理性甲状腺肿,可以不给予药物治疗,也不需手术治疗,应多食含碘食物。

(2)对于 20 岁以前年轻人的弥漫性甲状腺肿者,可给予小剂量甲状腺素,以抑制促甲状腺激素的分泌。常用剂量为甲状腺素片每天 60～120 mg 或左甲状腺素每天 50～100 μg,持续 3～6 个月。

(3)手术治疗:手术方式应根据结节多少、大小、分布而决定,一般可行甲状腺叶次全切除术或全切除术,也可行近全甲状腺切除术。

七、护理评估

(一)健康史

评估患者的年龄、性别、病因、症状、治疗用药情况、既往疾病史、家族史,居住环境及周围有无类似疾病者。

(二)身体状况

患者一般无明显症状,查体可见甲状腺轻度、中度肿大,表面平滑,质软,无压痛。重度肿大的甲状腺可出现压迫症状,如压迫气管可出现咳嗽、呼吸困难;压迫食管可引起吞咽困难;压迫喉返神经引起声音嘶哑;胸骨后甲状腺肿压迫上腔静脉可出现面部青紫、水肿、颈部与胸部浅静脉扩张。

(三)心理-社会评估

患者可因颈部增粗而出现自卑心理及挫折感;由于缺乏疾病的相关知识,而怀疑肿瘤或癌变产生焦虑,甚至恐惧心理。注意评估患者有无焦虑、抑郁、自卑、恐惧等不良心理反应,能否积极配合治疗。

八、主要护理诊断(问题)

(一)身体意象紊乱
身体意象紊乱与甲状腺肿大致颈部增粗有关。

(二)潜在并发症
呼吸困难、声音嘶哑、吞咽困难等。

九、护理目标

(1)患者的身体外观逐渐恢复正常。

(2)没有并发症的发生或发生后及时得到处理。

十、护理措施

(一)一般护理
适当休息,劳逸结合。指导患者多进食海带、紫菜等含碘丰富的食物,避免过多食用花生、萝卜等抑制甲状腺激素合成的食物。

(二)病情观察
观察患者甲状腺肿大的程度、质地,有无结节及压痛,颈部增粗的进展情况及有无局部压迫的表现。

(三)用药护理
1.补充碘剂

由于碘缺乏所致者,应补充碘剂,世界卫生组织推荐的成年人每天碘摄入量为 $150~\mu g$。在地方性甲状腺肿流行地区可采用碘化食盐防治。成年人,特别是结节性甲状腺肿患者,应避免大剂量碘治疗,以免诱发碘致性甲状腺功能亢进症。由于摄入致甲状腺肿物质所致者,停用后甲状腺肿一般可自行消失。碘剂补充应适量,以免碘过量引起自身免疫性甲状腺炎和甲状腺功能减退症。

2.甲状腺肿的护理

甲状腺肿大明显的患者,可采用干甲状腺片口服。指导患者遵医嘱准确服药,不能随意增减量。观察甲状腺素治疗的效果和不良反应。如患者出现心动过速、呼吸急促、怕热多汗、食欲亢进、腹泻等甲状腺功能亢进症表现时,应及时通知医师并进行相应的处理。

(四)手术护理
有甲状腺肿压迫症状时,应积极配合医师进行手术治疗。

1.术前护理

(1)心理护理:多与患者沟通,了解患者对所患甲状腺疾病的感知和认识。

(2)饮食护理:给予患者高热量、高蛋白和富含维生素的食物,并保证足够的液体入量。避免饮用浓茶、咖啡等刺激性饮料,戒烟、酒。

(3)完善术前检查:除全面的体格检查和必要的实验室检查外,还包括颈部 X 线及喉镜等,以了解气管是否受压软化以及声带功能是否受损。

2.术后护理

(1)病情观察:密切监测患者生命体征的变化,观察伤口渗血情况。如伤口渗血,及时更换浸湿的敷料,估计并记录出血量。有颈部引流管者,观察引流液的量和颜色,固定好引流管,避免其受压、打折和脱出。监测患者体温,如有发热,协助医师查明原因,并遵照医嘱采用物理或药物降温。

(2)体位:全麻清醒后可取半坐卧位,利于呼吸和切口引流。24 h 内减少颈部活动,减少出血。变更体位时,用手扶持头部,减轻疼痛。

(3)活动和咳痰:指导患者起身活动时可用手置于颈后以支撑头部。指导患者深呼吸、有效咳嗽。咳嗽时可护住伤口两侧,以减轻咳嗽时伤口的压力,减轻疼痛。

(4)饮食:麻醉清醒后,可选用冷流质饮食,减少局部充血,避免过热食物引起血管扩张出血,以后逐步过渡到半流食和软食。

(五)心理护理

患者可因颈部增粗而有自卑心理及挫折感;由于疾病相关知识的缺乏,而怀疑肿瘤或癌变产生焦虑、恐惧的心理。护理中应向患者阐明单纯性甲状腺肿的病因和防治知识,与患者一起讨论引起甲状腺肿大的原因,使患者认识到经补碘等治疗后甲状腺肿可逐渐缩小或消失,消除患者的自卑与挫折感,正确认识疾病;帮助患者进行恰当的修饰打扮,改善其自我形象,树立战胜疾病的信心;积极与患者家属沟通,使家属能够给予患者心理支持。

(六)健康指导

1.饮食指导

指导患者摄取含碘丰富的食物,并适当使用碘盐,以预防缺碘所致地方性甲状腺肿;避免摄入阻碍甲状腺激素合成的食物,如花生、菠菜、卷心菜、萝卜等。

2.用药指导

指导患者按医嘱服药,每天碘摄入量适当,必要时可用尿碘监测碘营养水平。当尿碘中位数为 $100 \sim 200 \ \mu g/L$ 时,是最适当的碘营养状态,当尿碘中位数大于 $300 \ \mu g/L$ 为碘过量。对需长期使用甲状腺制剂的患者,应告知其要坚持长期服药,以免停药后复发。教会患者观察药物疗效及不良反应。避免摄入阻碍甲状腺激素合成的药物,如碳酸锂、硫氰酸盐、保泰松等。

3.防治指导

在地方性甲状腺肿流行地区,开展宣传教育工作,指导患者补充碘盐,这是预防缺碘性地方性甲状腺肿最有效的措施。对青春发育期、妊娠期、哺乳期人群,应适当增加碘的摄入量。

十一、护理评价

(1)患者身体外观能逐渐恢复正常。

(2)没有并发症的发生或发生后及时得到处理。

十二、健康指导

(1)在甲状腺肿流行地区推广加碘食盐;告知患者碘的作用。

(2)拆线后适度练习颈部活动,防止瘢痕收缩。

(3)请按照医师开具的出院证明书上的要求进行复诊,如果出现伤口红、肿、热、痛,体温升高,抽搐等情况,及时到医院就诊。若发现颈部结节、肿块,及时治疗。

(缪世茜)

第二节　原发性甲状旁腺功能亢进症

原发性甲状旁腺功能亢进症(原发性甲旁亢)是指由甲状旁腺激素过度分泌引起的钙、磷和骨代谢紊乱的一种全身性疾病,表现为骨吸收增加的骨骼病变、泌尿系统结石、高钙血症和低磷血症等。原发性甲状旁腺功能亢进症在欧美多见,仅次于糖尿病和甲亢,占内分泌疾病的第三位,我国较少见。近 20 年来,随着临床医学中开展多种甲状旁腺功能亢进的筛选检查,特别是血清离子钙浓度和甲状旁腺激素测定的推广应用,其发生率明显提高。采用血钙筛查后本病的发病率较前增加 4 倍。女性多于男性,为(2～4)∶1。本病发病率为就诊人数的 0.1%～0.25%。最常见于成年人,发病高为 30～50 岁,但也可见于幼儿和老年人,以 60 岁以上的女性较多见。目前我国报道的主要是症状型原发性甲状旁腺功能亢进症,而无症状型原发性甲状旁腺功能亢进症并不多见。

一、病理

在经手术证实的原发性甲状旁腺功能亢进症患者中,绝大多数是由甲状旁腺腺瘤引起,其次是甲状旁腺增生。4 个腺体都增生的甲状旁腺功能亢进常伴发有家族性发病的多发性内分泌肿瘤。

(一)甲状旁腺增生

原发性甲状旁腺增生约占原发性甲状旁腺功能亢进症的 15%,病变常累及多个腺体。一般分为主细胞增生和透明细胞增生两类,前者最为常见。另外还有一种少见类型,为增生性慢性甲状旁腺炎,病变除主细胞增生外,还伴有淋巴细胞性甲状旁腺炎,无甲状旁腺功能亢进的表现,酷似桥本氏甲状腺炎的改变。可能是一种自身免疫反应,刺激实质细胞增生,导致甲状旁腺的增生。

由于维生素 D 缺乏、肾脏疾病等所致的继发性甲状旁腺功能亢进症患者的甲状旁腺增生均呈均匀性,增生细胞以主细胞为主,但亦可见过渡型及成熟型嗜酸性细胞增生。

(二)甲状旁腺腺瘤

甲状旁腺腺瘤为甲状旁腺亢进的主要病因,可单发或多发。腺瘤可有三种类型,即主细胞腺瘤、嗜酸性细胞腺瘤和混合性腺瘤。甲状旁腺腺瘤多为有功能性,占 30%～90%,也可为非功能性的。肿瘤可发生于任何一个腺体,但以下一对甲状旁腺多发,为上一对的 2～4 倍。甲状旁腺瘤的部位随胚胎时正常甲状旁腺的位置而异,可从颈动脉分叉处到心包,从甲状腺的前面到胸骨后或食管后,有时可位于甲状腺包膜内,甚至被结节性甲状腺肿的结节所包裹。异位腺瘤占 10%～20%,其中 70% 见于纵隔,20% 见于甲状腺(表 7-1)。

表 7-1　甲状旁腺增生与甲状旁腺瘤的鉴别

病变	增生	腺瘤
累及腺体	累及 4 个腺体	累及 1 个,偶尔 2 个腺体
病变部位	常为双侧腺体病变	多见于下部腺体
包膜	被膜薄,不完整	包膜完整,无粘连

续表

病变	增生	腺瘤
镜下改变	常为多种成分混合性增生	主要为主细胞
	脂肪间质存在	脂肪间质缺乏
	被膜旁无挤压的甲状旁腺	膜旁见挤压的甲状旁腺
饿酸卡红染色	大量细胞内脂质	部分含少量细胞内脂质
功能亢进症状	有	有,少数无症状

(三)甲状旁腺癌

甲状旁腺癌很少见,占原发性甲状旁腺功能亢进症病例的 $2\%\sim4\%$ 。临床诊断甲状旁腺癌的可靠依据是周围组织浸润、局部淋巴结和远处脏器如肺、胸膜、心包、肝脏、骨等转移。病理上有人认为最有价值的诊断指标是核分裂。甲状旁腺癌的诊断标准如下:①甲状旁腺功能亢进表现显著;②血甲状旁腺激素值高于正常 $2\sim4$ 倍,血钙大于 3.2 mmol/L;③颈部触诊或 B 超检查发现肿块;④术中发现肿块与周围粘连;⑤病理见核分裂象,或侵犯包膜、血管,或证明有颈部淋巴结转移(表 7-2)。

表 7-2　甲状旁腺腺瘤与甲状旁腺癌的鉴别

病变	腺瘤	腺癌
累及范围	1 个,偶尔 2 个腺体	1 个腺体
生长速度	缓慢	较快
肿瘤大小	大多小于 3 cm	多数大于 3 cm
包膜	完整,无粘连	厚,有粘连
浸润	无	邻近组织和/或脏器浸润
转移	无	局部淋巴结和/或远处转移
血管瘤栓	无	有
细胞异型性	不明显	明显
核分裂象	很少	较多

(四)骨骼病理

早期仅有骨量减少,以后骨吸收日渐加重,可出现畸形、骨囊性变和多发性病理性骨折,易累及颅骨、四肢长骨和锁骨等部位。镜下见骨内膜和骨外膜的骨吸收部位增多,破骨细胞数量增加,骨皮质明显变薄。

骨形成部位也增多,矿化骨体积减小,但矿化沉积速率仅轻度下降。病程长和/或病情重者,在破坏的旧骨和膨大的新骨处形成囊肿状改变,囊腔内充满纤维细胞,钙化不良的新骨及大量的毛细血管,巨大多核的破骨细胞衬于囊壁,形成纤维囊性骨炎,较大的囊肿常有陈旧性出血而呈棕黄色(棕色瘤)。

二、临床表现

临床症状可分为高钙血症、骨骼病变和泌尿系统三组,可单独出现或合并存在。进展缓慢,常数月或数年才引起患者的注意,往往不能叙述正确的发病时间。少数情况下,可突然发病,表现为明显的脱水和昏迷(高钙血症性甲状旁腺危象)。

(一)高钙血症

原发性甲状旁腺功能亢进症时甲状旁腺激素升高,但血钙也高。血钙增高所引起的症状可影响多个系统。中枢神经系统有淡漠、烦躁、消沉、性格改变、反应迟钝、记忆力减退、失眠、情绪不稳定及衰老加速等。高血钙可导致神经肌肉激惹性降低,胃肠道平滑肌张力降低,蠕动缓慢,引起食欲缺乏、腹胀、便秘、恶心呕吐、反酸、上腹痛。高血钙可刺激胃泌素分泌,使胃酸增多,导致消化性溃疡。钙离子易沉着于有碱性胰液的胰管和胰腺内,激活胰蛋白酶原和胰蛋白酶,5%~10%的患者有急性或慢性胰腺炎。高血钙还可引起心血管症状,如心悸、气促、心律失常、心力衰竭以及眼部病变等。

(二)骨骼系统

骨密度呈进行性降低,可伴广泛脱钙、纤维囊性骨炎、囊肿形成、病理性骨折和骨畸形。青少年患者可引起骨骺变形、脱位或碎裂。纤维囊性骨炎是骨受累较特有的表现,其病理特点为骨小梁数目减少,骨表面扇形区中巨大的多核破骨细胞增多,正常的细胞和骨髓成分被纤维组织所替代。

骨骼受累的主要表现为广泛的骨关节疼痛,伴明显压痛。绝大多数有脱钙,骨密度低。起初症状为腰腿痛,逐渐发展为全身骨及关节,活动受限,严重时不能起床,不能触碰,表现为难以忍受的全身性疼痛。易发生病理性骨折。囊样改变的骨骼常呈局限性膨隆并有压痛,好发于颌骨、肋骨、锁骨外1/3端及长骨。80%以骨骼病变表现为主或与泌尿系统结石同时存在,但亦可以骨量减少和骨质疏松为主要表现。可通过骨密度的测定发现是否存在进行性骨质减少。

(三)泌尿系统

长期高钙血症可影响肾小管的浓缩功能,同时尿钙和磷排量增多,因此患者常有烦渴、多饮和多尿。可反复发生肾脏或输尿管结石,表现为肾绞痛或输尿管痉挛的症状,血尿或砂石尿等,也可有肾钙盐沉积症。结石反复发生或大结石形成可引起尿路梗阻和感染,一般手术后可恢复正常,少数可发展为肾功能不全和尿毒症。

多数患者无特殊体征,有10%~30%在颈部可触及肿块者骨骼有压痛、畸形、局部隆起和身材缩短等。体检可见身高变矮、头颅变形、鸡胸、驼背、四肢骨弯曲,呈O型或X型腿,髋内翻,骨囊肿部位膨大变形。

按症状可将甲状旁腺功能亢进分为三型:Ⅰ型以骨病为主,血清钙平均为3.3 mmol/L,肿瘤平均为5.9 g,平均症状期为3.6年;Ⅱ型以肾结石为主,血清钙平均为2.88 mmol/L,肿瘤平均为1.05 g,平均症状期为6.8年;Ⅲ型为两者兼有。

三、诊断及鉴别诊断

甲状旁腺功能亢进的诊断主要依靠临床和实验室资料。出现以下情况时应怀疑本病:①经常复发的、活动性泌尿系统结石或肾钙盐沉积者;②原因未明的骨质疏松,尤其伴有骨膜下骨皮质吸收和/或牙槽骨板吸收及骨囊肿形成者;③长骨骨干、肋骨、颌骨或锁骨巨细胞瘤,特别是多发者;④原因不明的恶心、呕吐,久治不愈的消化性溃疡,顽固性便秘和复发性胰腺炎者;⑤无法解释的精神神经症状,尤其伴有口渴、多尿和骨痛者;⑥阳性家族史者以及新生儿手足抽搐症者的母亲;⑦长期应用抗惊厥药或噻嗪类利尿剂而发生较明显的高血钙症者;⑧高尿钙伴或不伴高钙血症者。

原发性甲状旁腺功能亢进症的诊断要点。①高血钙(正常值为 $2.1\sim2.6$ mmol/L),低血磷,尿钙增高。血清甲状旁腺素增高(正常值为 $9\sim55$ pg/mL)。②肾石病、钙化性肾功能不全、多尿、烦渴、高血压、尿毒症、难治性胃十二指肠溃疡、便秘。③骨痛、囊肿性病变和较少见的病理性骨折。④血清和尿钙增高,尿磷酸盐增高伴血清磷酸盐降低或正常,碱性磷酸酶正常至增高。⑤眼裂隙灯检查显示"带状角膜病变"。⑥X 线检查示骨膜下吸收、牙齿硬板损耗、肾实质钙化或结石、骨囊肿。

(一)定位诊断

原发性甲状旁腺功能亢进症的治疗主要是手术治疗,而手术治疗的术前定位是非常重要的。定位诊断的主要方法包括 B 超、CT、MRI、数字减影血管造影和核素扫描等。

1.颈部 B 超

B 超(10 Hz)可显示较大的病变腺体。B 超定位的敏感性达 89%,阳性正确率达 94%。假阴性的原因是位置太高或太低,或藏在超声暗区,腺体太小、异位甲状旁腺等。B 超检查作为术前的常规检查,对鉴别腺瘤和增生有一定的价值。

2.放射性核素甲状旁腺显像

放射性核素甲状旁腺显像是诊断甲状旁腺疾病的重要方法和途径,近年来应用广泛。正常甲状旁腺组织和功能亢进的甲状旁腺组织均可摄取放射性核素^{201}Tl 和^{99m}Tc-MIBI(^{99m}锝-异丁基异氰)。但前者的摄取量较低,且清除较快。利用计算机减影,即可得到功能亢进的甲状旁腺影像。常用的显像方法有三种:①^{201}Tl/^{99m}Tc 双核素减影法;②^{99m}Tc-MIBI/^{99m}Tc 双核素减影法;③^{99m}Tc-MIBI 双时相法。前面两种检查,患者必须在两次注药显像时完全保持体位不动,才能保证减影后甲状旁腺影像的正确性,否则可出现明显误差。根据^{99m}Tc-MIBI 在正常甲状腺组织内清除快,在功能亢进的甲状旁腺组织内清除慢的原理建立双时相法。

甲状旁腺功能正常时不显影,对于功能亢进的甲状旁腺组织术前定位及术后追踪。^{201}Tl/^{99m}Tc 双核素减影法灵敏度为 $80\%\sim90\%$,^{99m}Tc-MIBI/^{99m}Tc 双核素减影法更高。异位甲状旁腺腺瘤的灵敏度最高。甲状旁腺瘤重量超过 1 500 mg 时阳性率达 100%。^{99m}Tc-MIBI 显像对原发性甲状旁腺功能亢进症定位的诊断敏感性(91%)高于继发性甲状旁腺功能亢进(83%)。

3.颈部和纵隔 CT

可发现纵隔内病变,对位于前上纵隔腺瘤的诊断符合率达 67%,可检出直径>1 cm 的病变。通过上述三种检查至少有 3/4 以上的旁腺瘤可以通过这些常规检查而发现。

4.血清甲状旁腺素

血清甲状旁腺素的峰值点反映病变甲状旁腺的位置,增生和位于纵隔的病变则可选用上腔、颈外和甲状腺静脉分段抽血,测定甲状旁腺激素,在甲状旁腺激素偏高的静脉旁探查,寻找甲状旁腺有一定的意义。

5.选择性甲状腺动脉造影

其肿瘤染色的定位诊断率为 $50\%\sim70\%$。其主要目的是显示异位的甲状旁腺腺瘤。选择性动脉造影至少需要包括甲状颈干、颈总动脉及内乳动脉造影。导管插入上述血管后,经导管注入少量稀释的造影剂,确认导管的位置,注入造影剂。若以上造影均为阴性,则需行其他动脉造影,如支气管动脉、主动脉弓或无名动脉造影,以显示异位的甲状旁腺腺瘤。甲状旁腺腺瘤具有特征性的血管造影表现,表现为丰富血管的、圆形或卵圆形的肿块影,边缘光滑锐利,呈均匀血管染色。数字减影血管造影较常规血管造影能更好地显示甲状旁腺腺瘤。

（二）鉴别诊断

1.与高钙血症的鉴别

多发性骨髓瘤可有局部和全身性骨痛、骨质破坏及高钙血症。通常球蛋白、特异性免疫球蛋白增高、血沉增快、尿本-周蛋白阳性,骨髓可见瘤细胞。血碱性磷酸酶正常或轻度增高,血甲状旁腺激素正常或降低。

恶性肿瘤性高钙血症常见于:①肺、肝、甲状腺、肾、肾上腺、前列腺、乳腺和卵巢肿瘤的溶骨性转移。骨骼受损部位很少在肘和膝关节以下,血磷正常,血甲状旁腺激素正常或降低。临床上有原发性肿瘤的特征性表现。②假性甲状旁腺功能亢进患者不存在溶骨性的骨转移癌,但肿瘤(非甲状旁腺)能分泌体液因素引起高血钙。假性甲状旁腺功能亢进的病情进展快、症状严重、常有贫血。体液因素包括甲状旁腺激素类物质、前列腺和破骨性细胞因子等。

2.与代谢性骨病的鉴别

主要与骨质疏松症、骨质软化症、肾性骨营养不良及骨纤维异常增殖症等鉴别。

四、治疗

手术是治疗原发性甲状旁腺功能亢进症的有效措施。

（一）术前准备

对已确诊者,可按一般术前处理。血钙明显升高者,应将血钙降至正常范围内,因高血钙症易导致严重的心律失常。

（二）术前定位

采用B超及同位素扫描相结合的方法,术前可以确定甲状旁腺腺瘤的位置。必要时,可以行有创性的定位检查如动脉造影、颈静脉插管分段取样检测血清甲状旁腺素浓度,主要用于初次探查因肿瘤异位等特殊困难而失败的再次探查术。

（三）手术方法

术前明确定位的腺瘤可直接切除,但应行术中冰冻切片予以证实。若无明确定位者探查时,必须详细寻找四枚腺体,以免手术失败。如属腺瘤,应予以切除,但需保留1枚正常腺体。若属增生,则应切除3枚,第4枚腺体切除50%左右。也可将全部增生的甲状旁腺切下,将其中一个作小薄片行自体移植,移植于前臂内侧,术后若仍有高血钙症则切开植入的部位取出其中一部分的薄片。异位的腺体,多数位于纵隔,可顺沿甲状腺下动脉分支寻找,不必常规打开胸骨。若仍未能探查到则加胸骨正中纵行切口,暴露纵隔,探察胸膜周围及纵隔的脂肪组织。有时异位甲状旁腺包埋在甲状腺中,应避免遗漏。

手术成功时,血清甲状旁腺素常迅速恢复正常,血钙和血磷多在术后1周内降至正常。伴有明显骨病者,由于术后钙、磷大量沉积于脱钙的骨组织,故术后数天内可发生手足抽搐症。有时血钙迅速下降,可造成意外,必须定期检查血生化指标,并适当静脉补充钙剂。

如术后症状无缓解,血钙于1周后仍未能纠正,提示手术失败。常见原因:①腺瘤为多发性,探查中遗漏了能自主分泌甲状旁腺激素的腺瘤,被遗漏的腺瘤可能在甲状腺、食管旁、颈动脉附近甚至纵隔。②甲状旁腺有5枚以上,腺体切除相对不足。③甲状旁腺腺癌复发或已有远处转移。④非甲状旁腺来源的异位甲状旁腺激素综合征。

对于无症状型甲状旁腺功能亢进是否需要手术目前还有分歧,赞成者认为30%无症状型甲状旁腺功能亢进会发生一种或多种代谢性疾病。1992年,美国国立卫生研究院研究讨论会提出,无症状患者具有客观的原发性甲状旁腺功能亢进症表现者,宜于手术治疗。无症状而仅有轻度高钙血症的甲状旁腺功能亢进病例需随访观察,如有以下情况需手术治疗:①骨吸收病变的X线表现;②肾功能减退;③活动性尿路结石;④血钙水平大于 3 mmol/L;⑤血清甲状旁腺素较正常增高 2 倍以上;⑥严重精神病、溃疡病、胰腺炎和高血压等。

近几年来开展的新技术射线引导下的微创性甲状旁腺切除术,可在局麻下进行。其优点是切口小、手术时间短、治愈率高、甲旁减的机会低。但适应证只是扫描证实为单个腺瘤的原发性甲状旁腺功能亢进症患者。

五、临床护理

(一)术前护理

(1)给低钙高磷饮食,多饮水,以利于尿钙排出,降低血钙。

(2)根据病情不同程度地限制患者活动,以防发生病理性骨折。已有骨折的患者,应卧床并做外固定,注意患肢末梢血运。

(3)卧床患者应定时翻身,防止发生压疮,翻身时动作要轻,以防发生骨折。

(4)正确留取血、尿标本,及时送检,了解检查结果。若血钙等于或大于 3.75 mmol/L,即为甲旁亢危象,需遵医嘱立即静脉输液,静脉推注呋塞米 20~40 mg,肌内或皮下注射降钙素,依据病情重复使用,降低血钙水平。

(5)颈部常规备皮及术前准备,按时进手术室。

(二)术后护理

(1)进行生命体征监测,通常每 30 min1 次,血压平稳后取半卧位,观察伤口有无渗血及渗液等。

(2)术后 6 h 可进流质饮食,如无呛咳应改半流质,与营养室联系给高钙、低磷饮食。

(3)术后 24~48 h 拔除橡皮引流条。

(4)密切观察病情,注意有无感觉异常、四肢麻木、手足搐搦等低血钙临床表现,一旦出现应立即报告医师进行处理。

(5)隔天复查 1 次血清钙和磷,如出现低钙血症,应及时补充钙剂。症状轻者可口服葡萄糖酸钙 1~2 g,每天 3 次,症状重者宜静脉补钙。

(三)术后并发症的观察与护理

甲旁亢术后的主要并发症是低钙血症,一般在术后 24~48 h 出现,1 周内最明显,表现为四肢麻木、感觉异常、手足抽搐,严重可发生喉、膈肌和肠平滑肌痉挛。血清钙常在 2.0 mmol/L 以下,由于患者神经肌肉兴奋性增高,即使轻微刺激,如寒冷、心情不好即可诱发其发作,必须注意加强护理。

首先应善于发现患者的心理问题,进行心理疏导,使其心情愉快,避免各种不良刺激。控制因低钙血症所致的症状,若出现手足抽搐,应立即静脉缓推 10% 葡萄糖酸钙或氯化钙 10~20 mL,每天 1~3 次,必要时可加用镇静剂。如 2~3 d 仍不能控制症状,可加用钙化醇 0.5~1.0 μg/d。伴有低血镁的患者可给 10% 硫酸镁 10 mL 肌内注射,每天 2~4 次,有利于纠正低钙血症。术后永久性甲状旁腺功能不足的患者,应长期口服钙剂和维生素 D 治疗,有条件者可做甲状旁腺移植术。

(刘蓓蓓)

第三节　甲状腺功能亢进症

一、概念

甲状腺功能亢进症简称甲亢,是由于各种原因导致甲状腺素分泌过多而引起的以全身代谢亢进为主要特征的内分泌疾病。根据发病原因可分为以下几种。

(一)原发性甲亢

原发性甲亢最常见,腺体呈弥漫性肿大,两侧对称,常伴有突眼,又称为"突眼性甲状腺肿"。患者年龄多为 20～40 岁之间,男、女之比约为 1：4。

(二)继发性甲亢

继发性甲亢较少见,患者先有结节性甲状腺肿多年,以后才出现甲状腺功能亢进症状。腺体肿大呈结节状,两侧多不对称,无突眼,容易发生心肌损害,患者年龄多为 40 岁以上。

(三)高功能腺瘤

高功能腺瘤少见,腺体内有单个自主性高功能结节,其周围的甲状腺组织萎缩。

二、相关病理生理

甲亢的病理学改变为甲状腺腺体内血管增多、扩张,淋巴细胞浸润。滤泡壁细胞多呈高柱状并发生增生,形成突入滤泡腔内的乳头状体,滤泡腔内的胶体含量减少。

三、病因与诱因

原发性甲亢的病因迄今尚未完全阐明。目前多数认为原发性甲亢是一种自身免疫性疾病,患者血中有两类刺激甲状腺的自身抗体:一类抗体的作用与促甲状腺激素相似,能刺激甲状腺功能活动,但作用时间较促甲状腺激素持久,称为"长效甲状腺激素";另一类为"甲状腺刺激免疫球蛋白"。两类物质均属 G 类免疫球蛋白,都能抑制促甲状腺激素,且与促甲状腺激素受体结合,从而增强甲状腺细胞的功能,分泌大量甲状腺激素,即 T_3 和 T_4。

四、临床表现

典型的表现有甲状腺激素分泌过多症候群、甲状腺肿及眼征三大主要症状。

(一)甲状腺激素分泌过多症候群

(1)患者性情急躁、容易激动、失眠、双手颤动、怕热、多汗。

(2)食欲亢进但消瘦、体重减轻。

(3)心悸、脉快有力,脉率常在 100 次/分钟以上,休息及睡眠时仍快,脉压增大。

(4)可出现内分泌功能紊乱,如月经失调、停经、易疲劳等。

其中脉率增快及脉压增大尤为重要,常可作为判断病情严重程度和治疗效果的重要标志。

(二)甲状腺肿

甲状腺多呈对称性、弥漫性肿大;由于腺体内血管扩张、血流加速,触诊可扪及震颤,听诊可闻及杂音。

（三）眼征

突眼是眼征中重要且较特异的体征之一，可见双侧眼裂增宽、眼球突出、内聚困难、瞬目减少等突眼征。

五、辅助检查

（一）基础代谢率测定

用基础代谢率测定器测定，较可靠。也可根据脉压和脉率计算。计算公式：基础代谢率（%）＝（脉率＋脉压）－111。基础代谢率正常值为±10%，增高至＋20%～30%为轻度甲亢，＋30%～60%为中度甲亢，＋60%以上为重度甲亢。注意此计算方法不适用于心律不齐者。

（二）甲状腺摄^{131}I率测定

正常甲状腺24 h内摄取^{131}I的量为进入人体总量的30%～40%，吸^{131}I高峰在24 h后。如果2 h内甲状腺摄^{131}I量超过进入人体总量的25%，或在24 h内超过进入人体总量的50%，且摄^{131}I高峰提前出现，都提示有甲亢。

（三）血清中T_3和T_4含量测定

甲亢时血清T_3可高于正常值4倍，而血清T_4仅为正常值的2.5倍，所以T_3的增高对甲亢的诊断较T_4更为敏感。

六、治疗原则

（一）非手术治疗

严格按医嘱服药治疗。

（二）手术治疗

甲状腺大部切除术仍是目前治疗中度以上甲亢最常用而有效的方法。

1.手术适应证

（1）继发性甲亢或高功能腺瘤。

（2）中度以上的原发性甲亢，经内科治疗无明显疗效。

（3）腺体较大伴有压迫症状，或胸骨后甲状腺肿伴甲亢。

（4）抗甲状腺药物或^{131}I治疗后复发者。

（5）坚持长期用药有困难者。另外，甲亢可引起妊娠患者流产、早产，而妊娠又可加重甲亢；因此，凡妊娠早、中期的甲亢患者具有上述指征者，仍应考虑手术治疗。

2.手术禁忌证。

（1）青少年患者。

（2）症状较轻者。

（3）老年患者或有严重器质性疾病不能耐受手术者。

七、护理评估

（一）一般评估

1.健康史

患者一般资料，如年龄、性别；询问患者是否曾患有结节性甲状腺肿或其他免疫系统的疾病；

有无甲状腺疾病的用药或手术史并了解患者发病的过程及治疗经过;有无甲亢疾病的家族史。

2.生命体征(T、P、R、BP)

患者心悸、脉快有力,脉率常在100次/分钟以上,休息及睡眠时仍快,脉压增大。

3.患者主诉

睡眠状况,有无疲倦、乏力、咳嗽与心慌气短等症状。

4.相关记录

甲状腺肿大的情况;体重;饮食、皮肤、情绪等记录结果。

(二)身体评估

1.术前评估

(1)患者有无自觉乏力、多食、消瘦、怕热、多汗、急躁易怒及排便次数增多等异常改变。

(2)甲状腺多呈弥漫性肿大,可有震颤或血管杂音。

(3)伴有眼征者眼球可向前突出。

(4)病情严重变化时可出现甲亢危象。

2.术后评估

了解麻醉和手术方法、手术经过是否顺利、术中出血情况;了解术后生命体征、切口及引流情况等;观察是否出现甲状腺危象、呼吸困难和窒息、喉返神经损伤、喉上神经损伤和手足抽搐等并发症。

(三)心理-社会评估

患者主要表现为敏感、急躁易怒、焦虑,处理日常生活事件能力下降,家庭人际关系紧张。患者也可因甲亢所致突眼、甲状腺肿大等外形改变,产生自卑心理。部分老年患者可表现为抑郁、淡漠,重者可有自杀行为。

(四)辅助检查阳性结果评估

辅助检查结果包括基础代谢率测定、甲状腺摄^{131}I率测定及血清中T_3和T_4含量测定的结果,以助判断病情。

(五)治疗效果的评估

1.非手术治疗评估要点

评估患者服药治疗后的效果,如心率、基础代谢率的变化等。

2.手术治疗评估要点

监测患者生命体征、切口、引流等,观察是否出现甲状腺危象、呼吸困难和窒息、喉返神经损伤、喉上神经损伤和手足抽搐等并发症。根据病情、手术情况及术后病理检查结果,评估预后状况。

八、主要护理诊断(问题)

(一)营养失调,低于机体需要量

营养失调,低于机体需要量与基础代谢率增高有关。

(二)有受伤危险

有受伤危险与突眼造成眼角不能闭合、有潜在的角膜溃疡、感染而致失明的可能有关。

（三）潜在并发症

1.窒息与呼吸困难

窒息与呼吸困难与全麻未醒、手术刺激分泌物增多误入气管,术后出血压迫气管有关。

2.甲状腺危象

甲状腺危象与术前准备不充分、甲亢症状未能很好控制及手术应激有关。

3.手足抽搐

手足抽搐与术中误切甲状旁腺,术后出现低血钙有关。

4.神经损伤

神经损伤与手术操作误伤神经有关。

九、主要护理措施

（一）术前护理

1.完善各项术前检查

对甲亢或甲状腺巨大肿块患者应行颈部透视或摄片、心脏检查、喉镜检查和基础代谢率测定等,了解气管受压或移位情况及心血管、声带功能和甲亢的程度。

2.提供安静舒适的环境

保持环境安静、舒适,减少活动,避免体力消耗,尽可能限制会客,避免过多外来刺激,对精神紧张或失眠者遵医嘱给予镇静剂,保证患者充足的睡眠。

3.加强营养,满足机体代谢需要

给予高热量、高蛋白、富含维生素的食物;鼓励多饮水以补充出汗等丢失的水分。忌用对中枢神经有兴奋作用的咖啡、浓茶等刺激性饮料。每周测体重1次。

4.术前药物准备的护理

通过药物降低基础代谢率,以满足手术的必备条件,是甲亢患者术前准备的重要环节。常用的方法如下。

（1）碘剂:术前准备开始即可服用,碘剂能抑制甲状腺素的释放,使腺体充血减少而缩小变硬,有利于手术。常用复方碘化钾溶液,每天3次,口服,第1天每次3滴,第2天每次4滴,以后每天逐次增加1滴至每次16滴,然后维持此剂量至手术。

（2）抗甲状腺药物:先用硫脲类药物,通过抑制甲状腺素的合成,以控制甲亢症状;待甲亢症状基本控制后,再改服碘剂1～2周,然后行手术治疗。少数患者服用碘剂2周后症状改善不明显,可同时服用硫脲类药物,待甲亢症状基本控制后,再继续单独服用碘剂经1～2周手术。

（3）普萘洛尔（心得安）:为缩短术前准备时间,可单独使用或与碘剂合用,每6h口服1次,每次20～60mg,连服4～7d脉率降至正常水平时,即可施行手术。最后一次服用应在术前1～2h,术后继续口服4～7d。此外,术前禁用阿托品,以免引起心动过速。

术前准备成功的标准:患者情绪稳定,睡眠好转,体重增加,脉率稳定在每分钟90次以下,脉压恢复正常,基础代谢率在＋20%以下,腺体缩小变硬。

5.突眼护理

对于原发性甲亢突眼患者要注意保护眼睛,卧床时头部垫高,减轻眼部肿胀;眼睑闭合不全者,可戴眼罩,睡眠前用抗生素眼膏涂眼,防止角膜干燥、溃疡。

6.颈部术前常规准备

术前戒烟,教会患者深呼吸、有效咳嗽及咳痰方法;对患者进行颈过伸体位训练,以适应手术时体位改变;术前 12 h 禁食,4 h 禁水。床旁备引流装置、无菌手套、拆线包及气管切开包等急救物品。

(二)术后护理

1.体位

取平卧位,血压平稳后给予半卧位。

2.饮食

麻醉清醒病情平稳后,协助患者主动饮少量温水,若无不适,鼓励其进食流质,但不可过热,逐步过渡为半流质及软食。

3.病情观察

(1)术后密切监测患者的生命体征,尤其是呼吸、脉搏变化。

(2)观察患者有无声音嘶哑、误吸、呛咳等症状。

(3)妥善固定颈部引流管,保持引流通畅,观察并记录引流液的量、颜色及性状。

(4)保持创面敷料清洁干燥,注意渗液流向肩背部,及时通知医师并配合处理。

4.用药护理

继续服用碘剂,每天 3 次,每次 10 滴,共 1 周左右;或由每天 3 次,每次 16 滴开始,逐天每次减少 1 滴,至每次 3～5 滴为止。年轻患者术后常规口服甲状腺素,每天 30～60 mg,连服 6～12 个月,预防复发。

5.颈部活动指导

术后床上变换体位时注意保护颈部;术后第 2 天床上坐起,或弯曲颈部时,将手放于颈后支撑头部重量,并保持头颈部于舒适位置,减少因震动而引起的疼痛;手术 2～4 d 后,进行点头、仰头、伸展和左右旋转等颈部活动,防止切口挛缩。逐渐增加活动范围和活动量。

(三)术后并发症的观察及护理

(1)呼吸困难和窒息:同甲状腺肿瘤护理方法。

(2)喉返神经损伤:同甲状腺肿瘤护理方法。

(3)喉上神经损伤:同甲状腺肿瘤护理方法。

(4)手足抽搐:同甲状腺肿瘤护理方法。

(5)甲状腺危象:甲状腺危象是甲亢的严重并发症,死亡率为 20%～30%。其发生可能与术前准备不充分、甲亢症状未能很好控制及手术应激有关。主要表现为术后 12～36 h 内高热(>39 ℃)、脉搏细速(>120 次/分钟)、大汗、烦躁不安、谵妄甚至昏迷,常伴有呕吐、腹泻。若处理不及时或不当可迅速发展为昏迷、虚脱、休克甚至死亡。甲亢患者基础代谢率降至正常范围再实施手术,是预防甲状腺危象的关键。

护理措施如下。①碘剂:口服复方碘化钾溶液 3～5 mL,紧急时将 10% 碘化钠 5～10 mL 加入 10% 葡萄糖溶液 500 mL 中静脉滴注,以降低血液中甲状腺素水平。②激素治疗:给予氢化可的松每天 200～400 mg,分次静脉滴注,以拮抗过量甲状腺素的反应。③镇静剂:常用苯巴比妥钠 100 mg 或冬眠Ⅱ号半量,6～8 h 肌内注射一次。④肾上腺素能阻滞剂:可用利血平 1～2 mg 肌内注射或胍乙啶 10～20 mg 口服,还可用普萘洛尔 5 mg 加入 5%～10% 葡萄糖溶液100 mL 中静脉滴注,以降低周围组织对肾上腺素的反应。⑤降温:物理或药物降温,使患者体温维持在

37 ℃左右。⑥静脉滴注大量葡萄糖溶液补充能量。⑦吸氧:以减轻组织缺氧。⑧心力衰竭者,遵医嘱应用洋地黄类制剂。⑨保持病室安静,避免刺激。

(四)心理护理

有针对性与患者沟通,了解其心理状态,满足患者需要,消除其顾虑和恐惧心理,避免情绪激动。

(五)健康教育

(1)鼓励患者早期下床活动,但注意保护头颈部。拆线后教会患者做颈部活动,促进功能恢复,防止瘢痕挛缩;声音嘶哑者,指导患者做发音训练。讲解有关甲状腺术后并发症的临床表现和预防措施。

(2)用药指导:讲解甲亢术后继续服药的重要性并督促执行。如将碘剂滴在饼干、面包等固体食物上同服,既能保证剂量准确,又能避免口腔黏膜损伤。

(3)出院康复指导:注意休息,保持心情愉快;加强颈部活动,防止瘢痕粘连;定期门诊复查,术后第 3、6、12 个月复诊,以后每年 1 次,共 3 年;若出现心悸、手足震颤、抽搐等情况及时就诊。

十、护理效果评估

(1)患者是否出现甲状腺危象,或已发生的危象能否得到及时发现和处理。

(2)患者营养需要是否得到满足。

(3)患者术后能否有效咳嗽,保持呼吸道通畅。

(4)患者术后生命体征是否平稳,是否出现各种并发症;一旦发生,能否及时发现和处理。

(刘蓓蓓)

第四节　甲状腺肿瘤

一、概念

甲状腺肿瘤主要包括甲状腺腺瘤和甲状腺癌。甲状腺腺瘤是最常见的甲状腺良性肿瘤,多见于 40 岁以下的女性。按形态学可分为滤泡状和乳头状囊性腺瘤两种。滤泡状甲状腺腺瘤较常见,腺瘤有完整的包膜。甲状腺癌是最常见的甲状腺恶性肿瘤,约占全身恶性肿瘤的 1%。

二、相关病理生理

甲状腺是人体最大的内分泌腺体,位于甲状软骨下方、气管两旁,分左、右两叶,中央为峡部。甲状腺由两层被膜包裹:内层被膜叫甲状腺固有被膜,很薄,紧贴腺体并形成纤维束伸入到腺实质内;外层包绕并固定于气管和环状软骨上,可随吞咽动作上、下移动。两层被膜之间有疏松的结缔组织,甲状腺动、静脉,淋巴,神经和甲状旁腺。

甲状腺的血液供应十分丰富,主要来自两侧的甲状腺上、下动脉。甲状腺上、下动脉的分支之间,及其分支与咽喉部、气管和食管动脉的分支间,都有广泛的吻合、沟通,故手术结扎两侧甲状腺上、下动脉后,残留的腺体及甲状旁腺仍有足够的血液供应。甲状腺有三条主要的静脉,即甲状腺上、中、下静脉。甲状腺上、中静脉流入颈内静脉,甲状腺下静脉流入无名静脉。甲状腺的淋巴液汇入颈深部淋巴结。支配甲状腺的神经来自迷走神经,主要有喉返神经和喉上神经。喉返神经位于甲状腺背侧的气管食管沟内,支配声带运动;喉上神经的内支(感觉支)分布于喉黏膜上,外支(运动支)支配环甲肌,使声带紧张。

甲状腺的主要功能是合成、贮存和分泌甲状腺素。甲状腺素的主要作用是参与人体的物质和能量代谢,促进蛋白质、脂肪和碳水化合物的分解,促进人体生长发育和组织分化等。甲状腺功能的调节主要依靠丘脑-垂体-甲状腺轴控制系统和甲状腺自身进行调节。

甲状腺癌除髓样癌来源于滤泡旁降钙素分泌细胞外,其他均起源于滤泡上皮细胞。按肿瘤的病理类型可分为以下几种。①乳头状腺癌:约占成人甲状腺癌的70%和儿童甲状腺癌的全部,30~45岁女性多见,属低度恶性,可较早出现颈部淋巴结转移,但预后较好。②滤泡状腺癌:约占甲状腺癌的15%,50岁左右中年人多见,属中度恶性,可经血运转移至肺和骨,预后不如乳头状腺癌。③未分化癌:占甲状腺癌的5%~10%,多见于70岁左右老年人,属高度恶性,可早期发生颈部淋巴结转移,或侵犯喉返神经、气管、食管,并常经血液转移至肺、骨等处,预后很差。④髓样癌:仅占甲状腺癌的7%,常有家族史,中度恶性,较早出现淋巴结转移,也可经血行转移至肺和骨,预后不如乳头状腺癌,但较未分化癌好。

三、病因与诱因

甲状腺肿瘤的病因与诱因尚不完全清楚,有研究表明,它与甲状腺的功能失调以及患者的情绪有关。

四、临床表现

(一)甲状腺腺瘤

大多数患者常在无意中或体检时发现颈部有圆形或椭圆形结节,多为单发。质稍硬,表面光滑,边界清楚,随吞咽可上下移动。腺瘤生长缓慢,当乳头状囊性腺瘤发生囊内出血时肿瘤可迅速增大,并伴有局部胀痛。

(二)甲状腺癌

腺体内出现单个、固定、表面凹凸不平、质硬的肿块是各型甲状腺癌的共同表现。随着肿物逐渐增大,肿块随吞咽上下移动度减少。晚期常压迫气管、食管或喉返神经而出现呼吸困难、吞咽困难和声音嘶哑;压迫颈交感神经节引起Horner综合征;颈丛浅支受侵时可有耳、枕、肩等部位的疼痛。髓样癌组织可产生激素样活性物质,如5-羟色胺和降钙素,患者可出现腹泻、心悸、颜面潮红和血钙降低等症状。局部转移常在颈部出现硬而固定的淋巴结,远处转移多见于扁骨(颅骨、胸骨、椎骨、骨盆)和肺。

五、辅助检查

(一)实验室检查

除常规生化和三大常规外,测定甲状腺功能和血清降钙素有助于髓样癌的诊断。

(二)放射性^{131}I或^{99m}Tc扫描

甲状腺腺瘤多为温结节,若伴有囊内出血时可为冷结节或凉结节,边缘一般较清晰。甲状腺癌为冷结节,边缘一般较模糊。

（三）细胞学检查

细针穿刺结节并抽吸、涂片行病理学检查,确诊率可高达80％。

（四）B超检查

B超可显示结节位置、大小、数量及与邻近组织的关系。

（五）X线检查

颈部正侧位片,可了解有无气管移位或狭窄、肿块钙化及上纵隔增宽等。胸部及骨骼摄片可了解有无肺及骨转移。

六、治疗原则

（一）非手术治疗

未分化癌一般采用放疗。

（二）手术治疗

(1)因甲状腺腺瘤有20％引起甲状腺功能亢进症和10％发生恶变的可能,故原则上应早期手术治疗,即包括腺瘤的患侧甲状腺大部或部分切除术,术中行快速冰冻切片病理检查。

(2)除未分化癌外,其他类型甲状腺癌均应行甲状腺癌根治术,手术范围包括患侧甲状腺及峡部全切除、对侧大部切除,有淋巴结转移时应行同侧颈淋巴结清扫,并辅以核素、甲状腺素和外放射等治疗。

七、护理评估

（一）一般评估

1.健康史

患者一般资料,如年龄、性别;询问患者是否曾患有结节性甲状腺肿或伴有其他免疫系统疾病;了解有无家族史及既往史等。

2.生命体征(T、P、R、BP)

一般体温、脉搏、血压正常。少数患者有呼吸困难。

3.患者主诉

包块有无疼痛,睡眠状况,有无疲倦、乏力、咳嗽与心慌气短等症状。

4.相关记录

甲状腺肿块的大小、形状、质地、活动度,颈部淋巴结的情况,体重,饮食,皮肤等记录结果。

（二）身体评估

1.术前评估

了解甲状腺肿块的大小、形状、质地、活动度;肿块生长速度;颈部有无肿大淋巴结;患者有无呼吸困难、声音嘶哑、吞咽困难、Horner综合征等;有无远处转移,如骨和肺的转移征象;腹泻、心悸、颜面潮红和血钙降低等症状。

2.术后评估

了解麻醉和手术方法、手术经过是否顺利、术中出血情况;了解术后生命体征、切口及引流情况等;观察是否出现呼吸困难和窒息、喉返神经损伤、喉上神经损伤和手足抽搐等并发症。

（三）心理-社会评估

(1)术前患者情绪是否稳定。

(2)患者是否了解甲状腺疾病的相关知识。

(3)患者能否掌握康复知识。

(4)了解患者的家庭经济承受能力等。

(四)辅助检查阳性结果评估

(1)了解放射性^{131}I或^{99m}Tc扫描结果,以判断温结节和冷结节。

(2)了解生化和三大常规、甲状腺功能和血清降钙素、B超、X线、心电图、细胞学等结果,判断是否有影响手术效果的因素存在。

(五)治疗效果的评估

1.非手术治疗评估要点

放疗后是否出现并发症,如放射性皮炎、骨髓抑制引起的白细胞减少等。

2.手术治疗评估要点

(1)术后患者的生命体征是否平稳;切口及引流情况;有无急性呼吸困难以及喉上神经或喉返神经损伤;有无甲状旁腺损伤等。

(2)根据病情、手术情况及术后病理检查结果,评估预后状况。

八、主要护理诊断(问题)

(一)焦虑

焦虑与担心肿瘤的性质、手术及预后有关。

(二)疼痛

疼痛与手术创伤、肿块压迫或肿块囊内出血有关。

(三)清理呼吸道无效

清理呼吸道无效与全麻未醒、手术刺激分泌物增多及切口疼痛有关。

(四)潜在并发症

1.窒息

窒息与全麻未醒、手术刺激分泌物增多误入气管有关。

2.呼吸困难

呼吸困难与术后出血压迫气管有关。

3.手足抽搐

手足抽搐与术中误切甲状旁腺,术后出现低血钙有关。

4.神经损伤

神经损伤与手术操作误伤神经有关。

九、主要护理措施

(一)术前护理

1.术前准备

(1)指导、督促患者练习手术时的体位:将软枕垫于肩部,保持头低位(过仰后伸位)。

(2)术前晚给予镇静类药物,保证患者充分休息和睡眠。

(3)若患者行颈部淋巴结清扫术,术前1天剃去其耳后毛发。

2.心理护理

让患者及家属了解所患肿瘤的性质,讲解有关知识,帮助患者以平和的心态接受手术。

3.床旁准备气管切开包

甲状腺手术,尤其行颈淋巴结清扫术者,床旁必须备气管切开包。肿块较大、长期压迫气管的患者,术后可能出现气管软化塌陷而引起窒息,或因术后出血引流不畅而淤积颈部,局部迅速肿胀,患者呼吸困难等都需立即配合医师行气管切开及床旁抢救或拆除切口缝线,清除血肿。

(二)术后护理

1.体位

取平卧位,血压平稳后给予半卧位。

2.饮食

麻醉清醒、病情平稳后,协助患者主动饮少量温水,若无不适,鼓励其进食流质,但不可过热,逐步过渡为半流质及软食。

3.病情观察

术后密切监测患者的生命体征,尤其是呼吸、脉搏变化;观察患者有无声音嘶哑、误吸、呛咳等症状;妥善固定颈部引流管,保持引流通畅,观察并记录引流液的量、颜色及性状;保持创面敷料清洁干燥,注意渗液流向肩背部,及时通知医师并配合处理。

(三)术后并发症的观察及护理

1.呼吸困难和窒息

多发生于术后 48 h 内,是术后最危急的并发症。表现为进行性呼吸困难、烦躁、发绀,甚至窒息;可有颈周肿胀、切口渗出鲜血等。常见原因和处理如下。

(1)切口内血肿压迫气管:立即拆线,敞开切口,清除血肿,如呼吸仍无改善则吸氧、气管切开,再急送手术室止血。

(2)喉头水肿:由于手术创伤、气管插管引起。先用激素静脉滴注,无效者行气管切开。

(3)痰液阻塞气道:有效吸痰。

(4)气管塌陷:气管壁长期受肿大的甲状腺压迫,气管软化所致。行气管切开术。

(5)双侧喉返神经损伤:气管切开。

2.喉返神经损伤

大多数是由于术中不慎将喉返神经切断、缝扎、钳夹或牵拉过度而致永久性或暂时性损伤;少数由于血肿或瘢痕组织压迫或牵拉而致。前者在术中立即出现症状,后者在术后数小时或数天才出现症状。切断、缝扎会引起永久性损伤,钳夹、牵拉过度、血肿压迫所引起的多数为暂时性,一般经 3~6 个月理疗可恢复或好转。单侧喉返神经损伤引起声音嘶哑,可由健侧声带过度地向患侧内收而代偿。双侧喉返神经损伤导致双侧声带麻痹,可引起失声、呼吸困难,甚至窒息,应立即行气管切开。

3.喉上神经损伤

喉上神经外支损伤可使环甲肌瘫痪,引起声带松弛、声调降低;内支损伤可使喉部黏膜感觉丧失,患者进食、特别是饮水时容易发生误咽、呛咳。应协助患者取坐位进半流质饮食,一般于术后数天可恢复正常。

4.手足抽搐

术中甲状旁腺被误切、挫伤或其血液供应受累可引起甲状旁腺功能低下,血钙降低,神经肌肉的应激性提高。症状一般出现在术后 1～2 d 内,轻者面部、口唇或手足部针刺感、麻木感或强直感,经 2～3 周症状消失。严重者面肌和手足持续性痉挛、疼痛,频繁发作,每次持续 10～20 min或更长,甚至可发生喉和膈肌痉挛,引起窒息死亡。

护理措施:①抽搐发作时,立即静脉注射 10% 葡萄糖酸钙或 5% 氯化钙 10～20 mL。②症状轻者,可口服葡萄糖酸钙或乳酸钙;症状重或长期不恢复者,加服维生素 D_3,以促进钙在肠道内的吸收。③每周测血钙和尿钙 1 次。④限制肉类、乳类和蛋类等高磷食品,多吃绿叶蔬菜、豆制品和海味等高钙低磷食物。

(四)健康教育

(1)指导患者头颈部活动练习,如头后仰及左右旋转运动,以促进颈部的功能恢复,防止切口瘢痕挛缩。颈淋巴结清扫术者,斜方肌可有不同程度损伤,切口愈合后还需进行肩关节的功能锻炼,持续至出院后 3 个月。

(2)指导患者遵医嘱服用甲状腺素片等药物替代治疗,以满足机体对甲状腺素的需要,抑制促甲状腺激素的分泌,预防肿瘤复发。

(3)出院后定期复诊,学会自行检查颈部。若出现颈部肿块或淋巴结肿大等,应及时就诊。

十、护理效果评估

(1)患者焦虑程度是否减轻,情绪是否稳定。

(2)患者疼痛是否得到有效控制。

(3)患者生命体征平稳,有无发生并发症,或已发生的并发症是否得到及时诊治。

(4)患者能否保持呼吸道通畅。

(刘蓓蓓)

第五节　急性乳腺炎

一、疾病概述

(一)概念

急性乳腺炎是乳腺的急性化脓性感染。多发生于产后 3～4 周的哺乳期妇女,以初产妇最常见。主要致病菌为金黄色葡萄球菌,少数为链球菌。

(二)相关病理生理

急性乳腺炎开始时局部出现炎性肿块,数天后可形成单房或多房性的脓肿。表浅脓肿可向外破溃或破入乳管自乳头流出;深部脓肿不仅可向外破溃,也可向深部穿至乳房与胸肌间的疏松组织中,形成乳房后脓肿。感染严重者,还可并发脓毒血症。

(三)病因与诱因

病因主要有以下几种。

1.乳汁淤积

乳汁是细菌繁殖的理想培养基,引起乳汁淤积的主要原因有:①乳头发育不良(过小或凹陷)

妨碍哺乳；②乳汁过多或婴儿吸乳过少导致乳汁不能完全排空；③乳管不通(脱落上皮或衣服纤维堵塞)，影响乳汁排出。

2.细菌入侵

当乳头破损时,细菌沿淋巴管入侵是感染的主要途径。细菌也可直接侵入乳管,上行至腺小叶而致感染。细菌主要来自婴儿口腔、母亲乳头或周围皮肤。多数发生于初产妇,因其缺乏哺乳经验；也可发生于断奶时,6个月后的婴儿已经长牙,易致乳头损伤。

(四)临床表现

1.局部表现

初期患侧乳房红、肿、胀、痛,可有压痛性肿块,随病情发展症状进行性加重,数天后可形成单房或多房性的脓肿。脓肿表浅时局部皮肤可有波动感和疼痛,脓肿向深部发展可穿至乳房与胸肌间的疏松组织中,形成乳房后脓肿和腋窝脓肿,并出现患侧腋窝淋巴结肿大、压痛。局部表现可有个体差异,应用抗生素治疗的患者,局部症状可被掩盖。

2.全身表现

感染严重者,可并发败血症,出现寒战、高热、脉快、食欲减退、全身不适、白细胞增多等症状。

(五)辅助检查

1.实验室检查

白细胞计数及中性粒细胞比例增多。

2.B超检查

确定有无脓肿及脓肿的大小和位置。

3.诊断性穿刺

在乳房肿块波动最明显处或压痛最明显的区域穿刺,抽出脓液可确诊脓肿已经形成。脓液应做细菌培养和药敏试验。

(六)治疗原则

主要原则为控制感染,排空乳汁。脓肿形成以前以抗菌药治疗为主,脓肿形成后,需及时切开引流。

1.非手术治疗

(1)一般处理：①患乳停止哺乳,定时排空乳汁,消除乳汁淤积。②局部外敷,用25％硫酸镁湿敷,或采用中药蒲公英外敷,也可用物理疗法促进炎症吸收。

(2)全身抗菌治疗：原则为早期、足量应用抗生素。针对革兰氏阳性球菌有效的药物,如青霉素、头孢菌素等。由于抗生素可被分泌至乳汁,故避免使用对婴儿有不良影响的抗菌药,如四环素、氨基苷类、磺胺类和甲硝唑。若治疗后病情无明显改善,则应重复穿刺以了解有无脓肿形成,或根据脓液的细菌培养和药敏试验结果选用抗生素。

(3)中止乳汁分泌：患者治疗期间一般不停止哺乳,因停止哺乳不仅影响婴儿的喂养,且提供了乳汁淤积的机会。但患侧乳房应停止哺乳,并以吸乳器或手法按摩排出乳汁,局部热敷。若感染严重或脓肿引流后并发乳瘘(切口常出现乳汁)需回乳,常用方法如下。①口服溴隐亭1.25 mg,每天2次,服用7～14 d；或口服己烯雌酚1～2 mg,每天3次,2～3 d。②肌内注射苯甲酸雌二醇,每次2 mg,每天1次,至乳汁分泌停止。③中药炒麦芽,每天60 mg,分2次煎服或芒硝外敷。

2.手术治疗

脓肿形成后切开引流。于压痛、波动最明显处先穿刺抽吸取得脓液后,于该处切开放置引流,脓液做细菌培养及药物敏感试验。脓肿切开引流时注意:①切口一般呈放射状,避免损伤乳管引起乳瘘;乳晕部脓肿沿乳晕边缘做弧形切口;乳房深部较大脓肿或乳房后脓肿,沿乳房下缘做弧形切口,经乳房后间隙引流。②分离多房脓肿的房间隔以利引流。③为保证引流通畅,引流条应放在脓腔最低部位,必要时另加切口作对口引流。

二、护理评估

(一)一般评估

1.生命体征

评估是否有体温升高,脉搏加快。急性乳腺炎患者通常有发热,可有低热或高热;发热时呼吸、脉搏加快。

2.患者主诉

询问患者是否为初产妇,有无乳腺炎、乳房肿块、乳头异常溢液等病史;询问有无乳头内陷;评估有无不良哺乳习惯,如婴儿含乳睡觉、乳头未每天清洁等;询问有无乳房胀痛,浑身发热、无力、寒战等症状。

3.相关记录

体温、脉搏、皮肤异常等记录结果。

(二)身体评估

1.视诊

乳房皮肤有无红、肿、破溃、流脓等异常情况;乳房皮肤红肿的开始时间、位置、范围、进展情况。

2.触诊

评估乳房乳汁淤积的位置、范围、程度及进展情况;乳房有无肿块,乳房皮下有无波动感,脓肿是否形成,脓肿形成的位置、大小。

(三)心理-社会评估

评估患者心理状况,是否担心婴儿喂养与发育、乳房功能及形态改变。

(四)辅助检查阳性结果评估

患者血常规检查示血白细胞计数及中性粒细胞比例升高提示有炎症的存在;根据 B 超检查的结果判断脓肿的大小及位置,诊断性穿刺后方可确诊脓肿形成;根据脓液的药物敏感试验选择抗生素。

(五)治疗效果的评估

1.非手术治疗评估要点

应用抗生素是否有效果,乳腺炎症是否得到控制,患者体温是否恢复正常;回乳措施是否起效,乳汁淤积情况有无改善,患者乳房肿胀疼痛有无减轻或加重;患者是否了解哺乳卫生和预防乳腺炎的知识,情绪是否稳定。

2.手术治疗评估要点

手术切开排脓是否彻底;伤口愈合情况是否良好。

三、主要护理诊断(问题)

(一)疼痛

疼痛与乳汁淤积、乳房急性炎症使乳房压力显著增加有关。

(二)体温过高

体温过高与乳腺急性化脓性感染有关。

(三)知识缺乏

知识缺乏与不了解乳房保健和正确哺乳知识有关。

(四)潜在并发症

乳瘘。

四、主要护理措施

(一)对症处理

定时测患者体温、脉搏、呼吸、血压,监测白细胞计数及分类变化,必要时做血培养及药物敏感试验。密切观察患者伤口敷料引流、渗液情况。

1.发热

高热者,给予冰袋、乙醇擦浴等物理降温措施,必要时遵医嘱应用解热镇痛药;脓肿切开引流后,保持引流通畅,定时更换切口敷料。

2.缓解疼痛

(1)患乳暂停哺乳,定时用吸乳器吸空乳汁。若乳房肿胀过大,不能使用吸乳器,应每天坚持用手揉挤乳房以排空乳汁,防止乳汁淤积。

(2)用乳罩托起肿大的乳房以减轻疼痛。

(3)疼痛严重时遵医嘱给予止痛药。

3.炎症

(1)消除乳汁淤积,用吸乳器吸出乳汁或用手顺乳管方向加压按摩,使乳管通畅。

(2)局部热敷,每次 20～30 min,促进血液循环,利于炎症消散。

(二)饮食与运动

给予高蛋白、高维生素、低脂肪食物,保证足量水分摄入。注意休息,适当运动,劳逸结合。

(三)用药护理

遵医嘱早期使用抗菌药,根据药物敏感试验选择合适的抗菌药,注意评估患者有无药物不良反应。

(四)心理护理

观察了解患者心理状况,给予必要的疾病有关的知识宣教,抚慰其紧张急躁情绪。

(五)健康教育

1.保持乳头和乳晕清洁

每次哺乳前后清洁乳头,保持局部干燥清洁。

2.纠正乳头内陷

妊娠期每天挤捏、提拉乳头。

3.养成良好的哺乳习惯

定时哺乳,每次哺乳时让婴儿吸净乳汁,如有淤积及时用吸乳器或手法按摩排出乳汁;培养婴儿不含乳头睡眠的习惯;注意婴儿口腔卫生,及时治疗婴儿口腔炎症。

4.及时处理乳头破损

乳晕破损或皲裂时暂停哺乳,用吸乳器吸出乳汁哺乳婴儿;局部用温水清洁后涂以抗菌药软膏,待愈合后再行哺乳;症状严重时及时诊治。

五、护理效果评估

(1)患者的乳汁淤积情况有无改善,是否学会正确排出淤积乳汁的方法,是否坚持每天挤出已经淤积的乳汁,回乳措施是否产生效果,乳房胀痛有无逐渐减轻。

(2)患者乳房皮肤的红肿情况有无好转,乳房皮肤有无溃烂,乳房肿块有无消失或增大。

(3)患者应用抗生素后体温有无恢复正常,炎症有无消退,炎症有无进一步发展为脓肿。

(4)患者脓肿有无及时切开引流,伤口愈合情况是否良好。

(5)患者是否了解哺乳卫生和预防乳腺炎的知识,焦虑情绪是否改善。

(刘蓓蓓)

第六节　乳腺增生症

乳腺增生症是女性最常见的乳房疾病,在专科门诊就诊的乳腺疾病患者中,乳腺增生症占80%以上,是明显影响女性健康的疾病。但是,目前关于乳腺增生症的诊断、治疗和护理还存在以下很多未解决的问题。①在我国该病的发病率如此之高,而病因尚不十分明确。与节育、生育、哺乳等的关系不清楚,相关女性激素变化情况缺乏大规模流行病学调查。②临床诊断标准不明确,临床表现为一组以乳房疼痛、乳腺张力增高、乳腺局限性增厚、结节等改变为主的综合征,但发病年龄跨度很大,不同年龄组的发病原因和发病特点有无区别不清楚。③相应的临床病理过程研究较少,在病理学上该病有多种相关的组织形态学改变,临床症状、体征与这些组织形态学改变的相对应关系不清楚。④缺少辅助检查的诊断标准,如 X 线、超声等常规检查的特征性表现及其临床意义尚未达到共识。⑤已有明确的资料表明乳腺增生症上皮不典型增生属癌前病变,与部分乳腺癌发生相关,对其发生癌变的特点和规律认识不清,缺少大规模的研究。目前临床上缺乏监测疾病进展的有效方法,可能造成患者的心理恐慌。⑥针对该病的治疗方法很多,没有明确的治疗指导方案和治愈标准,治疗方法及疗效判断缺乏共识。临床上同时存在重视不够和治疗过度情况。⑦2003 年世界卫生组织关于乳腺肿瘤组织学分类中对乳腺增生症的分类有明显的变化,如何用以指导临床诊断、治疗和监测尚无完善的方法。在我国综合医院中,乳腺疾病属于外科诊疗范围,但乳腺增生症绝大多数患者不需要外科手术治疗,面对如此大量的患者,哪些患者需要临床干预,哪些患者可能存在癌变风险需要密切随访等尚不明确,是造成该病诊疗无序的原因。有鉴于此,本病应该引起临床医师的高度重视,开展相应基础和临床研究,并适时制定出适合我国患者情况的相关标准和规范。

一、病因

正常妇女乳腺的发育及变化受性激素调节,其腺体和间质随女性周期(月经周期)的性激素变化而重复增生和复旧过程。在卵泡期,雌激素作用使乳腺腺体的末端导管和腺泡上皮细胞增生,DNA合成及有丝分裂增加,间质细胞增生、水分潴留;在黄体期,雌激素和孕激素共同作用,促进正常乳腺小叶中导管、腺泡结构生成,同时孕激素调节和拮抗部分雌激素的作用,抑制细胞的有丝分裂、减轻间质反应,通过抵消醛固酮在远端肾单位的作用,促进肾脏的水、盐排出;黄体期末,腺泡上皮细胞高度分化,在基础水平催乳素的作用下,腺小叶可生成和分泌小量液体;在月经期,由于下丘脑－垂体－卵巢轴的反馈抑制作用,性激素分泌降低,伴随着月经期开始,乳腺导管－腺泡结构由于失去激素支持而复旧。如此循环往复,维持着乳腺的正常结构和功能。

国外已有临床研究显示,在育龄妇女各种原因引起的卵巢分泌功能失调,导致在月经周期中雌激素占优势,孕激素绝对或相对不足,或黄体期缩短,乳腺组织长期处于雌激素优势的作用,使之过度增生和复旧过程不完全,造成乳腺正常结构紊乱即导致本病发生。患者可在卵泡期血浆雌二醇含量明显高于正常,在黄体期血浆孕酮浓度降低,雌激素正常或增高而黄体期孕酮浓度低于正常,可减低至正常的1/3或出现黄体期缩短。部分患者可伴有月经紊乱或既往曾患有卵巢、子宫疾病。第三军医大学西南医院单组样本临床研究亦证实本病症状明显时确有女性内分泌激素不平衡,雌激素优势明显、孕激素相对不足或黄体期缩短等,临床常见表现为月经紊乱、不规则或月经期缩短等。但尚缺乏大样本或随机对照研究证实。在绝经期后,卵巢分泌激素锐减,乳腺小叶腺泡结构萎缩,代之以脂肪和结缔组织,仅较大的导管保留。此时患者的雌激素可来源于脂肪组织、肝脏、肌肉和大量再生器官的组织,将卵巢和肾上腺上皮细胞生成的雄烯二醇转化为雌醇。另外绝经后应用雌激素替代治疗亦是导致本病的原因之一,而因缺乏孕激素的协调作用,易导致乳腺导管上皮细胞增生。

二、病理

乳腺增生症在疾病的不同时期其病变特征不同,使病理组织学改变形态多样。其基本病理过程如下。

(一)初期

首先引起上皮下基质反应,结缔组织水肿、成纤维细胞增生,在典型病例黄体末期乳房实质体积可增加15%,患者出现月经前期乳房胀痛。继之乳腺小叶内腺上皮细胞增生,导管分支增多,腺泡增生并可有分泌现象,有将此类形态学变化称为"乳腺小叶增生",如卵巢功能失调恢复,组织学改变可完全恢复正常。

(二)进展期

乳腺小叶增生进一步发展,小叶内导管和腺泡及纤维结缔组织呈中度或重度增生,腺小叶增大,甚至相互融合,致使小叶形态不规则、变形。部分腺小叶因纤维组织增生原有结构紊乱,部分区域导管增多、密集、受压,并有纤维组织增生,呈现腺瘤样改变,其间可有多少不等的淋巴细胞浸润。因此又称之为纤维性乳腺病、乳腺结构不良症或乳腺腺病伴腺瘤样结构形成等。

由于间质纤维化及导管上皮细胞增生,腺泡分泌物滞留导致末端导管、腺泡扩张,可形成大小不等的囊状改变,囊内液中含有蛋白质、葡萄糖、矿物质和胆固醇等。在囊肿形成过程中,可因无菌性炎症反应及囊内成分分解和降解导致囊肿内液体颜色变化,水分被逐渐吸收后内容物浓集成糜状,并有吞噬性细胞(巨噬细胞和吞噬脂类物质后形成的泡沫细胞)集聚,部分患者可见囊内容物钙化。称为囊性增生病或纤维囊性增生病。长期雌激素作用和分泌物滞留的刺激可致导管、腺泡上皮细胞增生、增生上皮细胞向管腔内生长呈乳头状、筛状或实性,部分可发生不典型增生或大汗腺样化生。

(三)慢性期

因纤维组织增生压迫血管,乳腺小叶呈退行性改变,导管—腺泡系统萎缩、硬化,间质透明变性,存留的导管或腺泡可扩张。常见纤维组织包绕的扩张导管内上皮细胞增生。

由于乳腺组织的增生和复旧过程失调,可在病灶中同时存在进行性和退行性变化,纤维组织增生、小叶增生、导管扩张、囊肿形成、上皮细胞增生和间质淋巴细胞浸润等可同时存在,呈现出组织学的多形性改变。

三、临床表现

患者多为育龄女性,以 30～40 岁发病率较高。初期病变可表现在一个乳房,仅乳房外上象限受累,但常发展成多灶性,半数以上为双侧同时发病。其自然病史较长,一般为数月至数年以上。主要表现为乳房疼痛、压痛、腺体局限性增厚或形成包块。40%～60%伴有月经不规则、经期提前、痛经、月经过多或有卵巢囊肿。

(一)乳房疼痛

乳房疼痛多为胀痛或针刺样痛,重者可向腋下及患侧上肢放射,影响工作和生活。早期乳房疼痛是由于结缔组织水肿和分泌物潴留,增加了末端导管和腺泡的压力,刺激神经所致。在进展期,因乳腺小叶增生、囊肿形成及纤维化和硬化性病变挤压神经,在纤维囊性变周围炎性细胞反应刺激神经可产生针刺样疼痛,或因肥大细胞释放组胺等引起疼痛。同时乳房的敏感性增强,触摸、压迫等均可加重疼痛。病变后期疼痛的规律性消失。有 10%～15%的患者,尽管临床和乳腺 X 线检查、B 型超声检查等证实有乳腺囊性增生病,但很少或无乳房疼痛,仅以乳房包块就诊,其原因尚不清楚。

(二)乳房包块

乳房包块可限于一侧或为双侧,常呈多发性。早期外上象限最常受累,主要表现为乳腺组织增厚,触诊乳腺腺体可呈条索状、斑片状、结节状或团块状等不同改变。部分患者乳房张力增加,整个或部分腺体呈大盘片状,腺体边缘清楚、表面呈细颗粒状或触之厚韧,压痛明显。在月经期后可伴随乳房疼痛的缓解而乳房包块缩小或消失。在进展期乳房可扪及边界不清的条索状或斑片状增厚腺体,部分呈弥散性结节状,大小不一,质韧可推动,与深部和皮肤无粘连。部分出现斑块状或囊性肿块,与乳腺组织无明显界线,而不易与乳腺癌或其他病理性肿块鉴别。

(三)乳头溢液

部分乳腺囊性增生者有乳头溢液,多为双侧多个乳腺导管溢液,溢液可为水样、黄色浆液样、乳样或呈浑浊状,需与乳腺癌或乳腺导管内乳头状瘤所致的乳头溢液鉴别。后两者多表现为一侧乳腺单个乳管溢液,可伴有乳房包块。乳管镜检查、选择性乳腺导管造影和溢液脱落细胞学检查有助于鉴别诊断。

绝经期后乳腺腺体萎缩,逐渐被脂肪组织所代替,多数患者的症状、体征缓解。但部分患者原有的乳腺导管扩张、囊肿和上皮增生等变化未能消失。临床上,40%～80%的绝经期后患者因乳腺导管扩张、囊肿、包块或疼痛就诊,此时乳腺导管内上皮细胞增生和不典型增生的比例增加。

四、诊断

乳腺增生症的临床诊断尚不统一,虽然国内不同的学术组织曾制定过各种诊断标准,但缺乏广泛认同性和可操作性。目前,临床上一般将女性有明显乳房疼痛、乳房团块样增厚或伴有多导管乳头溢液者诊断为乳腺增生症。辅助检查是进一步明确诊断的手段,乳腺影像学诊断方法均可用于乳腺增生症的诊断,常用的乳腺影像检查方法包括彩色超声检查、乳腺 X 线钼靶摄片和选择性乳腺导管造影 X 线检查,对有乳头溢液者还可进行纤维乳管镜检查。乳腺增生症影像学等辅助诊断的目的包括:①明确病灶部位、性质和数量,为进一步检查和治疗作指示或参照;②评价治疗效果;③排除乳腺癌。

乳腺超声检查通过显示增生病变区和其他部分的声像差异了解乳房内部变化,尤其对囊性病灶可清楚显示是其独特的优点。为了能够较好显示乳腺不同层次尤其是乳腺腺体内的细微变化,应使用超高频超声仪检查乳腺疾病。

乳腺 X 线钼靶摄片通过对比乳腺组织局部密度和形态改变进行诊断,尤其便于显示乳腺内的微小钙化,但对致密型乳腺 X 线钼靶摄片的对比性较差。对有乳头溢液者,选择性乳腺导管造影 X 线检查和乳管镜检查常可做出病因诊断。选择性乳腺导管造影 X 线检查可显示单个乳腺导管树状结构改变以及导管周围情况,而乳管镜检查可直观检测乳腺导管内的真实情况。既往多用于单个导管的乳头溢液者的检查,但对乳腺增生症有多个导管溢液者乳管造影和乳管镜检查亦有一定诊断价值。

其他乳腺辅助检查方法用于乳腺增生症的诊断意义尚不明确。因此,可以根据不同目的选择不同的辅助检查方法。通过不同诊断方法的联合检查综合分析,有利于明确病变的性质及程度,选择治疗和确定需要活检的患者。对乳腺增生症的病理形态学诊断仍然是临床诊断的金标准。鉴于目前对乳腺增生症临床表现、影像改变与病理形态学的联系缺乏足够的认识,推荐扩大活检范围,开展相关临床研究,进一步提高对本病的认识和诊断水平。

五、治疗

(一)药物治疗

基于前述认识,临床上应针对不同情况对乳腺增生症患者给予有针对性的积极治疗,并密切监测随访,以预防和早期发现乳腺癌。常用药物包括以下几类。

1.激素类药物

(1)他莫昔芬:具有雌激素样活性,作为雌二醇的竞争剂竞争靶细胞的雌激素受体,从而使雌激素对靶细胞失去作用,而不影响血浆雌激素水平。实验观察发现对乳腺不典型增生细胞生长有抑制作用。临床上应用他莫昔芬对缓解乳腺增生症的症状较其他药物更显著。但因其对子宫等有雌激素受体的器官、组织均有影响,可引起月经紊乱和阴道分泌物增多,应在医师的指导和观察下使用。常用剂量为 10 mg,每天 2 次。

(2)溴隐亭:半合成的麦角生物碱衍生物,有多巴胺活性。作用于下丘脑,增加催乳素抑制激素的分泌,抑制催乳素的合成和释放,并可直接作用于垂体前叶,解除催乳素对促性腺激素的作用而促使黄体生成激素的周期性释放等,故将其用于治疗乳腺增生症。但本药不良反应较大,常引起恶心、呕吐等胃肠道症状,严重者可发生直立性低血压。需用时应在专科医师指导下用药。不推荐作为一线治疗药物。

（3）雄性激素：既往有利用其对抗雌激素、抑制卵巢功能的作用治疗本病。口服有甲基睾酮，肌内注射有丙酸睾酮。但长期使用可引起女性内分泌紊乱、女性男性化和肝功能损害。因此不推荐该类药物用于治疗乳腺增生症。

2.中药类

用于治疗本病的中药成药包括功效为调节冲任、舒肝解郁、活血化瘀、软坚散结、疏经通络、散结止痛等作用的药物。根据患者具体情况选择使用可有一定疗效。

3.维生素类

维生素 A、维生素 B、维生素 C、维生素 E 能保护肝脏及改善肝功能，从而改善雌激素的代谢。另外维 A 酸是上皮细胞的生长和分化的诱导剂，试验研究证实对预防乳腺癌发生有一定作用。维生素 E 可防止重要细胞成分过氧化，防止毒性氧化产物生成，对维持上皮细胞的正常功能起重要作用。目前维生素类常用作乳腺增生症治疗的辅助药物。

4.其他药物

（1）天冬素片：原由鲜天冬中分析提取，后经人工合成，有效成分为天冬酰胺，临床验证对部分乳腺增生症有治疗作用。常用剂量为 0.25 g，每天 2 次。

（2）碘制剂类：其作用是刺激垂体前叶，产生黄体生成激素以促进卵巢滤泡囊黄体素化，调节和降低雌激素水平。常用药物为 10% 碘化钾 10 mL，每天 3 次，对乳房疼痛有较好疗效，但对口腔有刺激作用。

5.用药方法及应注意的问题

（1）联合用药：乳腺增生症的治疗一般首选中药，可根据病情特点选用单独用药或不同作用机制的药物联合治疗，辅以维生素类药物。应用他莫昔芬需掌握指征，一般用于雌激素水平过高，女性周期明显失调且其他药物治疗无效者，有严重乳腺增生症用其他药物治疗增生性病变无改善者，病情反复发作且增生性病变逐渐加重者。因已有资料证实他莫昔芬有预防乳腺癌的作用，因此对 40 岁以上发病患者、有乳腺癌家族史和其他高危因素、已活检证实有乳腺上皮细胞不典型增生者应首选他莫昔芬，辅以其他药物。

（2）长期用药：由于本病发生的基础是激素分泌功能紊乱，而女性每月一个性周期（月经周期）。所使用的各种中西药以调整机体的周期性激素平衡为主要目的之一，希望能同时收到改善症状和组织学变化的效果。最终达到机体自身内分泌的平衡，防止增生性病变的发展。因此用药时间一般应以 2～3 个月为 1 个疗程，连续用药，待症状完全缓解、乳腺增生症主要体征消失、辅助检查提示病变好转或消退方可停药。同时患者可因各种原因再度导致女性内分泌系统紊乱而疾病复发，因此所选治疗药物应具有疗效较好、不良反应较少，可较长期和反复安全使用者。

（二）手术治疗

目前根据治疗目的不同，有 3 种手术。

1.空芯针活检术

乳腺增生症的导管上皮经一般性增生、不典型增生癌变是乳腺癌发生的原因之一。虽然本病实际癌变率不高，但因临床上不能根据症状和体征确定不典型增生和早期癌变，为了进一步提高对本病的认识，提高乳腺不典型增生和早期癌变的诊断，应注重空芯针活检诊断。已有研究证实，乳腺增生症局限性增厚不随月经周期改变同时经系统药物治疗不能改善者，40 岁以上出现乳腺增生症症状者，有乳腺癌家族史等易感因素者，辅助检查发现可疑病灶者等情况均是乳腺不典型增生和癌变的高危因素。对这些患者应行影像检查引导下的空芯针活检。空芯针活检方便、快捷,在超声或 X 线引导下空芯针活检对微小病灶诊断的准确性可明显提高。

2.包块切除术

对乳腺增生症有一般药物治疗无效或经治疗其他增生性病变已改善而有孤立的乳腺肿块不消失者,合并有单个乳腺导管的乳头溢液不能除外其他疾病者,更年期以后又出现症状和体征的单个病灶,超声或 X 线检查有瘤样病灶或不能除外癌变者应予病变区手术切除。对孤立性病灶的手术切除和病理检查有助于简化治疗程序,减少对早期乳腺癌的漏诊和误诊。

3.乳房切除术

对活检证实有多灶性Ⅱ级以上不典型增生者,伴有乳腺导管内乳头状瘤病者和发病早、症状明显、药物治疗效果欠佳同时证实有乳腺癌易感基因突变者应行乳房切除术。目前,乳房切除术是预防此类高危癌前病变的有效方法。经腋窝入路行腔镜皮下乳腺切除加一期假体植入术可在切除病灶的同时恢复女性乳房完美形态,且胸部无切口。对于治疗乳腺癌前病变是一种较好选择。

(三)随访观察

对乳腺增生症患者,尤其是有高危因素的患者,在积极治疗的同时应注重长期随访、定期复查。观察研究疾病复发和病情进展的原因。制定实用有效的方法监测病情变化,警惕乳腺癌发生。

六、护理措施

(一)减轻疼痛

(1)解释疼痛发生的原因,消除患者的思想顾虑,保持心情舒畅。

(2)用宽松胸罩托起乳房。

(3)遵医嘱服用中药调理或其他对症治疗药物。

(二)定期复查

遵医嘱定期复查,以便及时发现恶性变。

(三)乳腺增生症的日常护理

为预防乳腺疾病,成年女性每月都要自检.月经正常的妇女,月经来潮后第 2～11 d 是检查的最佳时间.以下介绍几种自检的方法。

1.对镜向照法

面对镜子,将双臂高举过头,观察乳房的形状和轮廓有无变化,皮肤有无异常(主要是有无红肿、皮疹、浅静脉曲张、发肤皱褶、橘皮样改变等),观察乳头是含在同一水平线上,是否有抬高、回缩、凹陷等现象,用拇指和示指轻轻挤捏乳头,检查是否有异常分泌物从乳头溢出,乳晕颜色是否改变。

2.平卧触摸法

平卧,双手高举过头,并在右肩下垫一小枕头,使右侧乳房变平.左手四指并拢,用指端检查乳房各部位是否有肿块或其他变化。

3.淋浴检查法

淋浴时,因皮肤湿润更易发现问题,用一手指指端掌面慢慢滑动,仔细检查乳房的各个部位及腋窝处是否有肿块。

(刘蓓蓓)

第七节 乳腺纤维腺瘤

乳腺纤维腺瘤是由纤维组织和上皮组织异常增生所致的良性肿瘤,是青年女性中最常见的乳腺良性肿瘤,约占乳腺良性肿瘤的 3/4,多发生在卵巢处于功能活跃时期的 20～35 岁青年女性,绝经后女性少见。

一、病因及病理

乳腺纤维腺瘤的发生与机体雌激素水平过高及局部乳腺组织对内分泌激素(雌激素)反应过于敏感有关,故常伴有乳腺小叶的其他增生性变化。大体观察:肿瘤多呈圆形或椭圆形,有完整包膜。直径为 1～3 cm,也可大于 10 cm。表面光滑、结节状、中等硬度、质韧、与周围乳腺组织分界清楚。切面质地均匀,灰白或淡粉色,稍外突。当其上皮成分丰富时,切面呈淡粉红色,质地偏软;镜下观察,根据肿瘤中纤维组织和腺管结构之间的关系,一般将乳腺纤维腺瘤病理类型分为以下 5 型。

(1)向管型(管内型):主要为腺管上皮下结缔组织增生形成的肿瘤,上皮下平滑肌组织也参与肿瘤的形成,但无弹性纤维成分。

(2)围管型(管周型):病变主要为腺管周围弹力纤维层外的管周结缔组织增生,弹力纤维参与肿瘤形成,但无平滑肌成分,亦不成黏液变性。

(3)混合型:同时存在向管型及围管型两种病变者。

(4)囊性增生型:腺管上皮和上皮下或弹力层外结缔组织增生而形成。

(5)分叶型:基本结构似向管型纤维腺瘤,上皮下纤维组织从多点突入高度扩张的管腔,但不完全充满,因此无论用肉眼观察及镜下检查均呈明显分叶状。

二、临床表现

患者常无意中发现乳房肿块,无疼痛、压痛及乳头异常分泌物。肿块好发于乳腺外上象限。常为单发,亦有多发者。肿块多成圆形、卵圆形或扁形,表面光滑,质地坚韧,边界清楚,与表皮或胸肌无粘连,活动度大,触之有滑动感。腋下淋巴结无肿大。肿瘤增长速度很慢,数年或数十余年无变化。如果静止多年后肿瘤突然迅速增大,出现疼痛及腋窝淋巴结肿大,要高度怀疑恶变。根据肿瘤临床表现又可分为以下几种。

(一)普通型纤维腺瘤

此型最多见,瘤体小,生长缓慢,一般是在 3 cm 以下。可发生于乳腺各个部位,以外上象限为主。大多为单发,也可多发。

(二)巨纤维腺瘤

此型多见于青春期和 40 岁以上女性。特点是生长迅速,短时间可占据整个乳房。肿块直径一般超过 5 cm,最大可达 20 cm,边界清,表面光滑,活动度良好,与表皮无粘连。乳房皮肤紧张,发红。

(三)青春型纤维腺瘤

此型临床上较少见。发病于月经初潮前,在初潮后数月及 1～2 年瘤体迅速增大,病程约 1 年瘤体即可占满全乳房,肿块最大径为 1～13 cm。

由于瘤体快速膨胀生长,使乳房皮肤高度紧张,致使乳房表浅静脉曲张,此体征易被误诊为恶性肿瘤。

三、诊断

本病有典型的临床表现,并结合辅助检查即可做出诊断。辅助检查如下。

(一)乳腺彩超

瘤体多为圆形或卵圆形暗区,边界清晰,形态规则,包膜回声完整,呈均匀的中低回升。彩色多普勒表现为以周边性为主的血流信号,体积较大者,血流信号较丰富。频谱多普勒表现为 RI≤0.7 作为纤维腺瘤的诊断标准。

(二)乳腺钼靶 X 线摄影

X 线下肿块表现为等密度,边缘光滑,边界清楚的肿块,有时伴有良性钙化灶,但比较少见。

(三)针吸细胞学检测

针感介于韧与脆之间,针吸细胞量较多。涂片常见 3 种成分:导管上皮细胞片段、裸核细胞和间质细胞片段,诊断符合率达 90% 以上。

四、鉴别诊断

(一)乳腺囊性增生病

乳腺囊性增生病好发于 30～50 岁。表现为单侧或双侧乳腺腺体增厚,肿块以双侧多发者较为常见,可呈结节状、片块状或颗粒状。肿块常有明显压痛,双侧或单侧乳房疼痛,且与月经有明显关系。经前整个乳房常有胀感,经后可缓解。必要时可行有关辅助检查予以鉴别,如钼靶X线摄片等。病理检查可确诊。

(二)乳腺癌

乳癌肿块可呈圆形、卵圆形或不规则形,质地较硬,表面欠光滑,活动度差,易与皮肤及周围组织发生粘连,肿块生长迅速,同侧腋窝淋巴结常有肿大。乳癌肿块大小为 0.5～1.0 cm 时,临床酷似纤维腺瘤。如发现肿瘤与表皮或深部组织有部分粘连者,应首先考虑乳腺癌。必要时行针吸细胞学检查及病理检查可提供组织学证据进行鉴别。

(三)乳腺囊肿

乳腺囊肿多见于绝经前后的中老年女性。乳腺囊肿的肿块较纤维腺瘤有囊性感,活动度不似纤维腺瘤那样大。此外,可行肿块穿刺予以鉴别,腺瘤为实性肿块,无液体,而囊肿则可抽出乳汁样或浆液性的液体。

五、治疗

(一)药物治疗

药物治疗纤维腺瘤效果不好。因此临床主张"一旦确诊,均应手术"的治疗原则。未婚女性一旦发现此病,应在婚前,至少妊娠前切除肿瘤。孕后发现肿瘤,可在妊娠 3～4 月时切除肿瘤。乳腺纤维腺瘤虽属良性肿瘤,但少数也有恶变可能,因此术后均应将切除的组织标本送病理检查,以明确肿块性质。

(二)开放手术

开放手术多采用以乳头为中心的放射状切口,不致损伤乳管;切口应尽量小而美观,使愈合后的瘢痕能缩小到最小程度。当肿瘤位于乳晕旁时,可在乳晕边缘作一弧形切口。当肿瘤位置较深、较大或多发时,可在乳腺下方作弧形切口,经乳腺后间隙切除肿瘤。由于该病有时包膜不完整,应作包括肿瘤及其周围至少 0.5 cm 正常组织在内的局部切除术。

(三)超声引导下 Mammotome 微创旋切术

超声引导下 Mammotome 微创旋切术适用于小于 2.5 cm 的乳腺良性肿物以及病理性质不明、需要进行切除活检的乳房肿物。对可疑乳腺癌患者可进行活检,但应避免行肿块旋切手术。有出血倾向、血管瘤及糖尿病患者为手术的禁忌证。对于肿块较大且血流丰富以及肿块位于乳晕且直径大于 2.5 cm 者,仍然选择外科手术传统切除。与传统手术相比,超声引导下的 Mammotome 微创旋切技术的优点有:精确定位,准确切除病灶。传统手术方式为凭手感盲切,Mammotome 微创旋切术在高频 B 超精确定位下完整切除病灶,其过程为实时监控,因此其精确度较高。切口微小,美容效果好。传统开放手术,切口较多、术后瘢痕明显。Mammotome 微创旋切术手术切口只有 3～5 mm,无须缝合、不留瘢痕。而且同一侧乳房多个病灶,可以通过一个切口切除,避免了切开皮肤、皮下组织和正常腺体。组织损伤小,恢复快。

六、临床护理

(一)术前护理

常规术前准备,如疑有恶变的可能时,按乳癌手术范围备皮,同时与病理科联系术中做冰冻切片,以便根据病理性质决定手术方式。

(二)术后护理

良性病变在局麻下将肿块切除,创伤较小,不影响术后患者的饮食和活动。术后 3 d 换药,观察切口,如正常术后 7～8 d 可拆线。如有恶变,按乳癌术后护理。

(三)康复护理

乳房纤维瘤术后患者能很快康复出院,进行正常的工作和生活。因乳房肿瘤早期无任何不适,易被忽视。故患者出院时要向其宣传卫生知识,教会患者经常进行乳房的自我检查。其方法是四指并拢,用手指的掌面上下、左右轻轻按摩,以左手检查右侧乳房,以右手检查左侧乳房,发现异常及时去医院诊治。

(刘蓓蓓)

第八节 乳 腺 癌

一、疾病概述

(一)概念

乳腺癌是女性最常见的恶性肿瘤之一,占我国女性恶性肿瘤发病率的第一位。我国虽然是乳腺癌低发地区,但近年来年发病率呈 3% 的趋势上升且发病年龄逐渐年轻化,严重危害我国女性的身心健康。由于早期诊断和医疗方式的改进,乳腺癌的病死率有所下降。

（二）相关病理生理

1.病理分型

（1）非浸润性癌：又称原位癌，指癌细胞局限在导管壁基底膜内的肿瘤，包括导管内癌、小叶原位癌及不伴发浸润性癌的乳头湿疹样乳腺癌。

（2）早期浸润性癌：指癌组织突破导管壁基底膜，开始向间质浸润的阶段，包括早期浸润性导管癌、早期浸润性小叶癌。此型仍属早期，预后较好。

（3）浸润性特殊癌：指癌组织向间质内广泛浸润，包括乳头状癌、髓样癌（伴有大量淋巴细胞浸润）、小管癌（高分化癌）、腺样囊性癌、黏液腺癌、鳞状细胞癌等。此型一般分化高，预后尚好。

（4）浸润性非特殊癌：包括浸润性小叶癌、浸润性导管癌、硬癌、髓样癌（无大量淋巴细胞浸润者）、单纯癌、腺癌等。此型一般分化程度低，预后较上述类型差，是乳腺癌最常见的类型。

（5）其他罕见癌：如炎性乳腺癌和乳头湿疹样癌。

2.转移途径

（1）直接浸润：直接浸润皮肤、胸筋膜、胸肌等周围组织。癌细胞沿导管或筋膜间隙蔓延，继而侵及 Cooper 韧带和皮肤。

（2）淋巴转移的主要途径：①沿胸大肌外侧缘淋巴管侵入同侧腋窝淋巴结，进一步则侵入锁骨下淋巴结、锁骨上淋巴结，进入血液循环向远处转移。②向内则侵入胸骨旁淋巴结，继而达到锁骨上淋巴结，进入血液循环。癌细胞淋巴转移以第 1 种途径为主，但也可通过逆行途径转移到对侧腋窝或腹股沟淋巴结。

（3）血运转移：乳腺癌是一种全身性疾病，早期乳腺癌亦可发生血运转移，最常见远处转移部位依次为肺、骨、肝。

（三）病因与诱因

乳腺癌的病因至今尚不明确，但研究发现其发病与许多因素有关，主要危险因素包括以下几点。

1.年龄

乳腺癌是激素依赖型肿瘤，主要与体内雌酮和雌二醇的水平直接相关，随着年龄的增加乳腺癌的发病率逐渐上升。

2.月经史及婚育史

月经初潮早于 12 岁，月经周期短，绝经晚于 50 岁，未婚、未哺乳及初产年龄 35 岁以上发病率高。

3.遗传因素

一级亲属中有乳腺癌患病史者，其发病危险性是普通人群的 2～3 倍。若一级亲属在绝经前患双侧乳腺癌，其相对危险度便高达 9 倍。

4.地区因素

欧美国家多，亚洲国家少。北美、北欧地区乳腺癌的发病率是亚、非、拉美地区的 4 倍，而低发地区居民移居至高发地区后，第二、三代移民的乳腺癌发病率逐渐上升，提示地区环境因素及早期生活经历与乳腺癌的发病有一定的关系。

5.不良的饮食习惯

首先，营养过剩、肥胖、长期高能量高脂饮食可加强和延长雌激素对乳腺上皮细胞的刺激，从而增加发病机会；其次，服用含有激素的美容保健品，也可增加患病危险度；还有，每天饮酒 3 次以上的妇女患乳腺癌的危险度增加50%～70%。

6.乳腺疾病史

某些乳腺良性疾病,如乳腺炎、乳腺导管扩张、乳腺囊肿及乳腺纤维腺瘤等与乳腺癌的发病有一定的关系。

7.药物因素

停经后长时间(≥5年)采用激素替代疗法的女性患乳腺癌危险度增高。

8.社会-心理因素

社会-心理应激(如夫妻关系不和、离异、丧偶、重大事故)造成的长期精神压力大、精神创伤、长期抑郁均增加患病风险。

9.其他因素

未成年时经过胸部放疗的人群成年后乳腺癌发病风险增加,暴露于放射线的年龄越小则危险性越大;从事美容业、药物制造等职业的妇女乳腺癌的危险性升高。

(四)临床表现

1.肿块

绝大多数就诊的患者表现为无意中发现的无痛、单发的小肿块,多位于乳房外上象限,质硬、不光滑,与周围组织边界不易分清,不易推动。当癌肿侵入胸膜和胸肌时,固定于胸壁不易推动。

2.皮肤改变

乳腺癌可引起乳房皮肤的多种改变,常见的有"酒窝征""橘皮征""卫星结节""铠甲胸"。当癌肿侵入Cooper韧带后可使韧带收缩而失去弹性,导致皮肤凹陷,形成"酒窝征";癌细胞阻塞淋巴管可引起局部淋巴回流障碍,出现真皮水肿,呈现"橘皮征";晚期癌细胞浸润皮肤,皮肤表面出现多个坚硬小结,形成"卫星结节";乳腺癌晚期,癌细胞侵入背部、对侧胸壁,可限制呼吸,称"铠甲胸";晚期癌肿侵犯皮肤时,可出现菜花样有恶臭味的皮肤溃疡;快速生长的肿瘤压迫乳房表皮使皮肤变薄,可产生乳房浅表静脉曲张。

3.乳头改变

癌肿侵入乳管使之收缩将乳头牵向患侧,使乳头出现扁平、回缩、内陷。乳腺癌患者乳头的溢液可呈血性、浆液性或水样,以血性溢液多见,但并非出现乳头血性溢液就一定是乳腺癌。

4.区域淋巴结肿大

乳腺癌淋巴结转移最初多见于腋窝。患侧肿大淋巴结肿大最初为散在、少数、质硬、无痛、可活动的肿块,逐渐数量增多、粘连成团,甚至与皮肤粘连而固定,不易推动。大量癌细胞堵塞腋窝淋巴管可导致上肢淋巴水肿;胸骨旁淋巴结肿大,位置深,手术时才易被发现。晚期锁骨上淋巴结增大、变硬。少数出现对侧腋窝淋巴结转移。有少数乳腺癌患者仅表现为腋窝淋巴结肿大而摸不到乳腺肿块,称为隐匿性乳腺癌。

5.乳房疼痛

约1/3乳腺癌患者伴有乳房疼痛,除癌肿直接侵犯神经外其他原因不明了,而且疼痛的强度与分期及病理类型等无明显相关性。

6.全身改变

血运转移至肺、骨、肝时,出现相应症状。如肺转移可出现胸痛、气急,骨转移可出现局部疼痛,肝转移可出现肝大、黄疸。

7.特殊乳腺癌表现

（1）炎性乳腺癌：少见，多发生于妊娠和哺乳期的年轻女性，发展迅速，转移快，预后极差。表现为：乳房增大，局部皮肤红、肿、热、痛，似急性炎症，开始时比较局限，迅速扩展到乳房大部分皮肤，皮肤发红、水肿、增厚、粗糙、表面温度升高。触诊时整个乳房肿大、发硬，无明显局限性肿块。

（2）乳头湿疹样乳腺癌（Paget 病）：少见，恶性程度低，发展慢。发生在乳头区大乳管内，随病情进展发展到乳头。表现为：乳头刺痒、灼痛，湿疹样改变，慢慢出现乳头、乳晕脱屑、糜烂、瘙痒，进而形成溃疡，有时覆盖黄褐色鳞屑样痂皮，病变继续发展则乳头内陷、破损。淋巴转移晚，常被误诊为湿疹而延误治疗。

（五）辅助检查

（1）钼靶 X 线：早期诊断乳腺癌的影像学诊断方法。适宜于 35 岁以上女性，每年 1 次。

（2）B 超检查：主要用于鉴别肿块的性质是囊性或实性。

（3）MRI 检查：近年来兴起，敏感性高，但是费用昂贵及特异性较低。浸润癌表现为形状不规则的星芒状、蟹足样阴影，与周围组织间分界不清，边缘有毛刺。

（4）全身放射性核素扫描（ECT）：适用于骨转移可能性较大的乳腺癌患者。

（5）三大常规（血常规、尿常规、血生化）、肝肾功能、凝血功能、心电图等检查：是判断患者能否耐受术后及后续治疗的重要参考指标。

（6）乳腺肿瘤标志物的检测：有利于综合评价病情变化。

（7）乳腺病灶活组织检查术：确诊的重要依据，在完成超声、钼靶和磁共振检查后进行。最常见的方法是 B 超定位下空芯穿刺，具有简便、快捷、准确的优点。穿刺前行普鲁卡因皮试，皮试阴性者才能接受穿刺术。

（六）治疗原则

以手术为主，辅以化学药物、放射、内分泌、生物治疗等综合治疗。

1.手术治疗

手术治疗是最根本的治疗方法。适应证为 0、Ⅰ、Ⅱ期及部分Ⅲ期患者。已有远处转移、全身情况差、主要脏器有严重疾病不能耐受手术者属于手术禁忌。早年以局部切除及全乳房切除术治疗乳腺癌，但是治疗结果并不理想，随着手术方式不断演化，直至 Fisher 首次提出乳腺癌是 1 个全身性疾病，手术范围的扩大并不能降低死亡率，主张缩小手术范围，并加强术后综合辅助治疗。目前我国国内以改良根治术为主，国外推广保乳术，取得了良好效果，保乳术将成为未来我国乳腺癌手术发展的趋势。

（1）乳腺癌根治术：手术范围包括整个乳房、胸大肌、胸小肌、腋窝及锁骨下淋巴结。该术式可清除腋下组（胸小肌外侧）、腋中组（胸小肌深面）及腋上组（胸小肌内侧）3 组淋巴结，手术创伤较大，现在已很少应用。

（2）乳腺癌扩大根治术：即在清除腋下、腋中、腋上 3 组淋巴结的基础上，同时切除胸廓内动、静脉及其周围的淋巴结（即胸骨旁淋巴结）。

（3）乳腺癌改良根治术：有两种术式。一种是保留胸大肌，切除胸小肌；一种是保留胸大、小肌。前者淋巴结清楚范围与根治术相仿，后者不能清除腋上组淋巴结。大量临床观察研究发现，Ⅰ、Ⅱ期乳腺癌患者应用根治术与改良根治术的生存率无明显差异且后者保留了胸肌，更易被患者接受，目前已成为常用术式。

（4）全乳房切除术：切除整个乳腺，包括腋尾部及胸大肌筋膜。该术式适宜于原位癌、微小癌及年迈体弱不易做改良根治术者。

（5）保留乳房的乳腺癌切除术：手术包括完整切除肿块及腋淋巴结清扫。肿块切除时要求肿块周围包裹适量正常乳腺组织，确保切除标本的边缘无肿瘤细胞浸润。术后辅以放疗、化疗，全球范围内的大量临床随机对照试验证明，保乳术联合术后辅助治疗，与传统根治术或改良根治术相比，在总生存率上无统计学差异，现已被欧美国家广泛接受。

（6）前哨淋巴活检术：前哨淋巴是原发肿瘤发生淋巴结转移所必经的第 1 个淋巴结，通过前哨淋巴结活检，可以预测腋淋巴结是否转移的准确性已达 95%～98%。目前多采用注射染料和放射性核素作为前哨淋巴结活检的两种示踪剂。若活检为阴性，则可避免不必要的腋淋巴结清扫，进一步减少手术带来的并发症和上肢功能障碍。

（7）乳腺癌术后的乳房重建术：又称乳房再造术，指利用自身组织移植或乳房假体来重建因患乳房疾病行乳房切除术后的胸壁畸形和乳房缺损。乳房重建术根据重建的时间可分为一期重建和二期重建。一期重建术是指在实施乳腺癌根治术的同时进行乳房重建；二期重建是指患者乳腺癌切除术后 1～2 年，已完成术后放疗且无复发迹象者进行的乳房重建术。

关于手术方式的选择目前尚有分歧，但没有任何一种术式适用于所有情况的乳腺癌，手术方式选择还应根据病理分型、疾病分期、手术医师的习惯及辅助治疗的条件而定。总之，改良乳腺癌根治术是目前的应用较为广泛的术式，有胸骨旁淋巴结转移时行扩大根治术；晚期乳腺癌行乳腺癌姑息性切除。

2.化学药物治疗

（1）辅助化疗：乳腺癌是实体肿瘤中应用化疗最有效的肿瘤之一。化疗是必要的全身性辅助治疗方式，可降低术后复发率，提高生存率，一般在术后早期应用，采用联合化疗方式，治疗期以 6 个月左右为宜。常用方案有 CMF 方案（环磷酰胺、甲氨蝶呤、氟尿嘧啶）和 CEF 方案（环磷酰胺、表柔比星、氟尿嘧啶）。根据病情术后尽早用药，化疗前患者应无明显骨髓抑制，白细胞计数 $>4\times10^9/L$，血红蛋白 >80 g/L，血小板 $>50\times10^9/L$。化疗期间定期检查肝、肾功能，每次化疗前查白细胞计数，若白细胞计数 $<3\times10^9/L$，应延长用药间隔时间。表柔比星的心脏毒性和骨髓抑制作用较多柔比星低，因而其应用更为广泛。尽管如此，仍应定期心电图检查。其他效果好的有紫杉醇、多西紫杉醇、长春瑞滨和卡培他滨等。

（2）新辅助化疗：多用于由于肿物过大或已经转移导致不能手术的Ⅲ期患者，通过化疗使肿物缩小。化疗方案同辅助化疗，疗程根据个人疗效而定。

3.内分泌疗法

乳腺是雌激素靶器官，癌肿细胞中雌激素受体（ER）含量高者，称激素依赖性肿瘤，对内分泌治疗有效；ER 含量低者，称激素非依赖型肿瘤，对内分泌治疗效果差。因此，针对乳腺癌患者还应测定雌激素受体和孕激素受体，以选择辅助治疗方案及判断预后。

（1）他莫昔芬：又名三苯氧胺，是内分泌治疗常用药物，可降低乳腺癌术后复发及转移，同时可减少对侧乳腺癌的发生率；适用于雌激素受体（ER）阳性的绝经妇女。他莫昔芬的用量为每天 20 mg，服用 5 年。该药的主要不良反应有潮热、恶心、呕吐、静脉栓塞形成、眼部不良反应、阴道干燥或分泌物增多。他莫昔芬的第二代药物是托瑞米芬。

（2）芳香化酶抑制剂（AI、如来曲唑等）：新近发展的药物，能抑制肾上腺分泌的雄激素转变为雌激素过程中的芳香化环节，从而降低雌二醇，达到治疗乳腺癌的目的。适用于绝经后的患者，效果优于他莫昔芬，一般建议单独使用此类药物或他莫昔芬序贯芳香化酶抑制剂辅助治疗。

目前临床上 AI 已代替他莫昔芬成为绝经后乳腺癌患者的一线治疗药物。

（3）卵巢去势治疗：包括药物、手术或放射去势，目前临床少用。

4.放疗

放疗可在术前、术后采用，是乳腺癌局部治疗的手段之一。术前杀灭癌肿周围癌细胞，术后减少扩散及复发，提高 5 年生存率。一般在术后 2～3 周，在锁骨上、胸骨旁以及腋窝等区域进行照射。此外，骨转移灶及局部复发灶照射，可缓解症状。在保乳术后，放疗是重要组成部分；单纯乳房切除术后根据患者具体情况而定；根治术后一般不做常规放疗，但对于高危复发患者，放疗可降低局部复发率。

5.生物治疗

（1）曲妥珠单抗：近年来临床上推广应用的注射液，系通过转基因技术，对 *CerB-2* 过度表达的乳腺癌患者有一定效果。对于 *HER2* 基因扩增或过度表达的乳腺癌患者，曲妥珠单抗联合化疗的疗效明显优于单用化疗。

（2）拉帕替尼：是一种口服的小分子表皮生长因子酪氨酸激酶抑制剂，与曲妥珠单抗无交叉耐药，与其不同的是能够透过血-脑屏障，对乳腺癌脑转移有一定的治疗作用。

（3）贝伐单抗：是一种针对血管内皮生长因子的重组人源化单克隆抗体，联合其他化疗药物是晚期转移性乳腺癌的标准治疗方案之一。

二、护理评估

（一）一般评估

1.生命体征（T、P、R、BP）

乳腺癌患者乳房皮肤破溃有发炎感染者可有体温升高，癌肿深入浸润侵及肺部时可有呼吸加快。术后由于麻醉剂的作用或卧床太久没有活动，评估患者是否有短暂性的血压降低。术后 3 d 内患者可出现手术吸收热，一般不超过 38.5 ℃，高热时可有脉搏、呼吸加快。

2.患者主诉

（1）现病史：是否触及肿块，肿块发生时间、增长速度，随月经周期肿块大小有无变化，有无乳头溢液及乳头溢液的性质、治疗情况；有无疼痛，疼痛的位置、程度、性质、持续时间；有无高血压、糖尿病等其他系统的疾病。

（2）过去史：了解患者的月经及婚育情况：初潮年龄、初产年龄、绝经年龄、月经周期、怀孕及生育次数，是否哺乳；绝经后是否应用激素替代疗法，是否患子宫及甲状腺功能性疾病。

（3）家族史：家族中是否有恶性肿瘤尤其是乳腺癌的患者。

（4）心理-社会史：了解患者有无遇到社会心理应激（如夫妻关系不和、离异、丧偶、重大事故），是否长期心理压抑。

（5）日常生活习惯：有无高脂、高糖、高热量饮食习惯，有无长期饮酒，有无长期使用激素类美容化妆品或药物。

（6）有无过敏史。

3.相关记录

术后记录每天引流液的量、色、性质。心电监护患者的血压、脉搏、呼吸、血氧饱和度。

(二)身体评估

1.术前一般情况

有无高血压、糖尿病、脑血管史等其他系统疾病,近期有无服用阿司匹林等药物,入院后睡眠情况。

2.术前专科情况

(1)检查方法包括视诊和触诊。

1)视诊:面对镜子,两手叉腰,观察乳房的外形,然后将双臂高举过头,仔细观察:①两侧乳房的大小、形状、高低是否对称,如有差异,需询问是先天发育异常还是近期发生的或渐进性发生的。②乳房皮肤有无红肿、皮疹、皮肤褶皱、橘皮样改变、浅表静脉扩张等异常。③观察乳头是否在同一水平上,是否有抬高、回缩、凹陷,有无异常分泌物自乳头溢出,乳晕颜色是否有改变。

2)触诊。①触诊乳房:仰卧,先查健侧,再查患侧。检查侧的手臂高举过头,在检查侧肩下垫一小枕头,使乳房变平。然后将对侧手四指并拢,用指端掌面检查乳房各部位是否有肿块或其他变化。依次从乳房外上、外下、内下、内上象限及中央区做全面检查。上至锁骨,下到肋弓边缘,内侧到胸骨旁,外侧到腋中线。然后用同样方法检查对侧乳房,最后用拇指和示指轻轻挤捏乳头,观察有无乳头溢液。注意腋窝有无肿块,对较小或深部的病灶,可再用指尖进行触诊。②触诊腋窝淋巴结:患者取坐位,检查右侧腋下时,以右手托住患者右臂,使胸大肌松弛,用左手自胸壁外侧向腋顶部、胸肌外侧及肩胛下逐步触诊,如触及肿大淋巴结,注意其部位、大小、形状、数量、硬度、表面是否光滑、有无压痛、边界是否清楚以及活动度;与周围组织间及淋巴结间有无粘连。检查左侧腋下时,方法同前。检查锁骨上淋巴结时可站在患者背后,乳腺癌锁骨上淋巴结转移多发生于胸锁乳突肌锁骨头外侧缘处,检查时可沿锁骨上和胸锁乳突肌外缘向左右和上下触诊,如触及肿大淋巴结,记录其特点。

(2)检查的内容:①肿块的大小、部位、形状、数量、质地、表面光滑度、有无压痛、与周围组织是否粘连、边界是否清楚及活动度。②乳房外形有无改变,双侧是否对称,乳头有无抬高、内陷,皮肤有无橘皮样改变,有无破溃,血性分泌物是否恶臭。③是否有乳头溢液,分泌物性质、量、气味等。④是否有腋窝淋巴结肿大,淋巴结肿大早期为散在、质硬、无痛、可以推动结节,后期则互相粘连融合,甚至与皮肤或深部组织粘连。

3.术后身体评估

(1)术后评估患者生命体征、意识状态、精神状态,有无烦躁、面色苍白、皮肤湿冷、呼吸急促、脉快等异常表现。评估患者的早期下床活动能力,有无直立性低血压,四肢活动能力如何。评估患者疼痛的部位、性质、评分、持续时间、伴随症状。评估患者拔除尿管后有无尿潴留。

(2)评估患肢水肿的程度。根据水肿的范围和程度可分为三度。①Ⅰ度:上臂体积增加<10%,一般不明显,肉眼不易观察出,多发生在上臂近段内后区域;②Ⅱ度:上臂体积增加为10%～80%,肿胀明显,但一般不影响上肢活动;③Ⅲ度:上臂体积增加>80%,肿胀明显,累及范围广,可影响整个上肢,并有严重的上肢活动障碍。可对比健侧与患侧上肢是否相同,测量不同点的臂围,手指按压。

(三)心理-社会评估

入院后当患者被确诊为乳腺癌时,常表现为怀疑、不接受现实、焦虑,甚至恐惧。充分了解患者对疾病认识情况,是否接受手术。了解患者对疾病预后、拟采取手术方案及手术后康复知识的了解程度。了解患者家属的心理状态、家庭对手术的经济承受能力。术后评估患者对自身形象的接受度,是否有抑郁表现,能否良好适应自身的变化。

(四)辅助检查阳性结果评估

1.乳腺钼靶检查

临床上主要采用 BI-RADS 分期,世界上权威的钼靶检查报告分期标准为以下几点。

BI-RADS 0 级:需要结合其他检查。

BI-RADS 1 级:阴性。

BI-RADS 2 级:良性。

BI-RADS 3 级:良性可能,需短期随访。

BI-RADS 4 级:可疑恶性,建议活检。

4A:低度可疑。

4B:中度可疑。

4C:高度可疑但不确定。

BI-RADS 5 级:高度恶性。

BI-RADS 6 级:已经病理证实恶性。

2.三大常规

(1)血常规:白细胞和中性粒细胞是判断有无感染的基本指标;血红蛋白指数是贫血的诊断依据;血小板是判断凝血功能的重要因素。

(2)尿常规:判断有无泌尿系统感染。

(3)生化检查:检查肝肾功能是否正常。

(五)治疗效果的评估

1.非手术治疗评估要点

(1)评估接受新辅助化疗患者的乳房肿块有无缩小或变大。

(2)化疗患者的评估要点:有无肝肾功能不正常;有无出血性膀胱炎;有无贫血或白细胞计数过低;心电图检查有无异常;有无大量呕吐导致电解质紊乱,是否需要补液;有无化疗药变态反应的发生,如胸闷、呼吸急促。

(3)放疗患者的评估要点:患者有无贫血或白细胞计数过低;放疗区域皮肤有无发红、皮疹。

2.手术治疗评估要点

评估患者手术后患肢水肿的程度、切口愈合情况、有无患侧上肢活动障碍、有无自我形象紊乱。

三、主要护理诊断(问题)

(一)焦虑恐惧

焦虑恐惧与不适应住院环境,担心预后、手术影响女性形象及今后家庭、工作有关。

(二)有组织完整性受损的危险

组织完整性受损与留置引流管、患侧上肢淋巴引流不畅有关。

(三)知识缺乏

缺乏术前准备、术后注意事项、术后康复锻炼的知识。

(四)睡眠障碍

睡眠障碍与不适应环境改变及担心手术有关。

(五)皮肤完整性受损

皮肤完整性受损与手术有关。

(六)身体活动障碍

身体活动障碍与手术影响患者活动有关。

(七)自我形象紊乱

自我形象紊乱与乳房或邻近组织切除及瘢痕形成有关。

(八)潜在并发症

皮下积液、皮瓣坏死、上肢水肿。

四、主要护理措施

(一)正确对待手术引起的自我形象改变

1.做好患者的心理护理

向患者和家属耐心解释手术的必要性和重要性,鼓励患者表达自己的想法与感受,介绍相同经历的已重塑自我形象的病友与之交流。告知患者今后行乳房重建的可能,鼓励其战胜疾病的信心。

2.取得其配偶的理解和支持

对已婚患者,同时对其配偶进行心理辅导,鼓励夫妻双方坦诚交流,使配偶理解关心其术后身体状况,接受身体形象的改变。

(二)术前护理

1.心理护理

护理人员关注患者的心理状态,从入院起即做好宣教工作,减轻环境不适应带来的焦虑,随之给予各项检查及治疗的宣教及解释。认识乳腺癌患者确诊后的心理历程,针对性地给予心理疏导。允许并鼓励患者参与到自身基本治疗方式的选择,以符合患者的社会地位、经济情况、文化水平、家庭关系及个人隐私方面的需求,使患者达到心理平衡。可让术后恢复患者现身讲解,解除顾虑,使患者得到全方位的心理支持,树立战胜疾病的信心,提高应对技巧和生活质量。

2.完善术前准备

(1)做好术前检查的有关宣教,满足患者了解疾病相关知识的需求。

(2)术前做好皮肤准备,剃去腋毛,以便于术中淋巴结清扫。对手术范围大、需要植皮的患者,除常规备皮外,同时做好供皮区(如腹部或同侧大腿)的皮肤准备。

(3)乳房皮肤破溃者,术前每天换药至创面好转。

(4)乳头凹陷者,应提起乳头,以松节油擦干净,再以75%乙醇擦洗。

(5)术前教会患者腹式呼吸、咳痰、变换体位及床上大小便的具体方法,手术晨留置尿管。

(6)从术前8 h开始禁食、禁水,以防麻醉或手术过程中的呕吐而引起窒息或吸入性肺炎。

(7)手术晨全面检查术前准备情况,测量生命体征,若发现患者有体温、血压升高或女性患者月经来潮时,及时通知医师,必要时延期手术。

(8)乳腺肿瘤如继发感染、破溃或出血。应给予抗感染和消炎止血治疗,在局部炎症水肿消退、皮肤状况好转后再手术。

(9)对于哺乳期患者应采用药物断奶回乳,以免术后发生乳瘘。

（三）术后护理

1.体位及饮食的护理

全麻或硬膜外麻醉后术后 6 h 内去枕平卧位,禁食禁水,头偏一侧,注意防止直立性低血压、呕吐及误吸。6 h 后,若患者生命体征平稳,可取半卧位或平卧位,保持患肢自然内收。术后 6 h 后,先试饮少量水,无不适后,可进流质饮食,少量多餐,次日可进高热量、高蛋白的普食。

2.病情观察

术后连续 6 h,每 1 h 测 T、P、BP、R,并观察患者精神状态,心电监护患者需记录每小时血氧饱和度。注意观察呼吸,有胸闷、呼吸困难时,注意是否伴发气胸,必要时进行胸部 X 线检查。其他导致呼吸困难的因素有胸带过紧、体位。观察患者精神状态,有无烦躁、面色苍白、皮肤湿冷、呼吸急促、脉快等异常表现和由于出血而导致的休克和窒息。观察敷料是否固定完好及渗血情况。

3.疼痛护理

倾听患者疼痛的感受、部位、发生时间,判断疼痛的强度、阵发性还是持续性,有心血管疾病和心脏疾病的患者注意其伤口疼痛与心绞痛区分。严密观察患者的疼痛情况,判断产生的原因是心理作用、伤口导致、体位压迫还是其他疾病伴发。指导患者疼痛时避免下床活动,学会分散注意力,给予患者疾病相关的知识宣教,告知避免患肢长时间下垂,肩关节制动。按医嘱指导患者正确用药,观察药物疗效和不良反应。

4.加强伤口护理

（1）注意伤口敷料情况,用胸带加压包扎,使皮瓣与胸壁贴合紧密,注意松紧度以容纳一手指、能维持正常血运、不影响患者呼吸为宜。

（2）观察患侧上肢远端血运循环情况,若手指发麻、皮肤发绀、皮温下降、脉搏摸不清,提示腋窝部血管受压,应及时调整绷带松紧度。

（3）绷带加压包扎一般维持 7～10 d,包扎期间告知患者不能自行松紧绷带,瘙痒时不能将手指伸入敷料下抓挠。若绷带松脱,及时重新加压包扎。观察切口敷料渗血、渗液情况,并记录。

5.做好引流管的护理

（1）做好宣教:引流管贴明标识,告知患者及家属引流管放置的目的是及时引流皮瓣下的渗血、渗液和积气,使皮瓣紧贴创面,促进皮瓣愈合。翻身及下床活动时防止引流管扭曲、折叠和受压。告知患者不要急于想要拔掉引流管,引流管放置时间一般在 2 周左右,连续 3 d 每天引流量<10 mL,创面与皮肤紧贴,手指按压伤口周围皮肤无空虚感,即可考虑拔管。

（2）维持有效负压:注意负压引流管连接固定,负压维持在 26.6～53.2 kPa(200～400 mmHg),保持有效负压及引流管通畅。护士在更换引流瓶时发现局部积液、皮瓣不能紧贴胸壁且有波动感,报告医师及时处理。

（3）加强观察:注意引流液的量、色、性质并记录。术后 1～2 d,每天引流血性液 50～200 mL,以后逐渐颜色变淡、减少。若术后短时间内引流出大量鲜红色液体(>100 mL/h)或24 h引流量>500 mL,则为活动性出血,需及时通知医师,并遵医嘱处理。随时观察引流管是否通畅、固定,防止患者下床时引流管扭曲打折,保证有效引流。观察患者术后拔除尿管后能否顺利排尿,术后 6 h 仍未排尿者需判断有无尿潴留。观察患者术后能否顺利排便,术后 3～5 d 患者仍未排便,观察有无腹胀。

6.指导患者做上肢功能锻炼

(1)告知功能锻炼的目的:术后进行适时、适当地功能锻炼有利于术后上肢静脉回流,预防上肢水肿。同时又减少瘢痕挛缩的发生,促进患侧上肢功能恢复及自理能力的重建,增强患者恢复的信心,提高生活质量。

(2)功能锻炼的时机与方法:乳腺癌术后过早、过大范围进行患侧上肢和胸部活动,会影响切口愈合,并且会明显增加创面渗血量,容易出现皮瓣坏死和积液。但如果活动过晚、活动范围不够,又会影响上肢的运动功能,容易造成肌力下降和活动范围受限。妥善掌握活动的时机和限度,目前普遍推荐,术后早期肩部适当制动,外展、前伸和后伸动作范围都不应超过 40°,内旋和外旋动作不受限制。待伤口逐渐愈合,逐步增加活动的量和范围。术后手、腕部、前臂、肘部活动不受限制。依据患者所处的不同术后康复阶段,指导其相应的功能锻炼:术后 24 h 患肢内收、制动,只做手关节、腕关节、肘关节的屈曲、伸展运动,避免患肢外展、上举。术后 24 h 鼓励患者早期下床活动,渐进式床上坐起、床边坐位、床边站立各 30 s,无头晕不适后,可在床旁适当活动。引流管拔除后开始肩部活动,循序渐进地增加强度与频率来锻炼肩关节的前摆、后伸,逐步尝试用患肢刷牙、梳头、洗脸等。同时每天开始进行手指爬墙运动。待伤口愈合拆线后,患肢逐渐外展联系,鼓励患者结合之前的锻炼内容学习康复操,全方位活动锻炼患肢关节。

(3)注意事项:①正确进行功能锻炼,遵循循序渐进的原则,逐步活动手、腕、肘、肩部关节。②不可动作过大,也不可惧怕疼痛不敢运动,以不感到疼痛为宜。③早期下床活动时,不可用患肢撑床,防止家属用力扶患肢,以免造成腋窝皮瓣滑动影响愈合。④若出现腋下积液,应延迟肩关节活动时间,减少活动量,待伤口愈合,积液消失,再开始锻炼计划。

7.患肢水肿的护理

(1)原因:患侧上肢肿胀主要与患侧淋巴结切除后上肢淋巴回流不畅、上肢静脉回流不畅有关,此外局部积液或感染等也会导致患肢肿胀。淋巴回流不畅引起的水肿通常发生在 1~2 个月甚至数月后,静脉回流不畅则在术后短时间内出现。

(2)避免患肢肿胀的措施:①术后用一软枕垫高患肢,使之高于心脏 10~15 cm,直至伤口愈合拆线。②严禁在患侧测血压、静脉输液、注射、抽血、提重物等,以免回流障碍引起水肿。③术后 24 h 开始进行适当的功能锻炼。④向心性局部按摩:让患者抬高患肢,按摩者用双手扣成环形自腕部向肩部用一定压力推移,每次 15 min 以上,一天 3 次。⑤局部感染者,及时应用抗生素治疗。

(四)健康教育

(1)术后近期避免患肢提取重物,继续进行功能锻炼。

(2)术后 5 年内尽量避免妊娠,因为妊娠可加重患者及其家属的精神压力和经济上的双重负担。避孕不宜使用激素类避孕药,以免刺激癌细胞生长;可使用避孕套、上环等方法或请教妇科医师。

(3)放疗及化疗的自我护理:放疗期间注意保护皮肤,出现放射性皮炎时及时就诊。化疗期间应定期检查肝、肾功能,每次化疗前 1 天或当天查白细胞计数,化疗后 5~7 d 复查白细胞计数,若白细胞数 $<3\times10^9$/L,需及时就诊。放化疗期间应少去公共场所,以减少感染机会;加强营养,多食高蛋白、高维生素、低脂肪的食物,以增强机体抵抗力,饮食要均衡,不宜过多忌口。

(4)提供患者改善形象的方法:介绍假体的作用和应用;可通过佩戴合适的假发、义乳改善自我形象;根治术后 3 个月可行乳房再造术,但有肿瘤转移或乳腺炎者禁忌;避免衣着过度紧身。

(5)饮食指导:①术后一般不必忌口,但对某些含有雌激素成分的食品或保健品,如蜂乳、阿胶等应少食。②限制脂肪含量高,特别是动物性脂肪含量高的食物,尽量选择脱脂牛奶,避免油炸或其他脂肪含量高的食物。③选择富含各种蔬菜、水果和豆类的植物性膳食,并多食用粗加工的谷类。④建议不饮酒,尤其禁饮烈性酒类。⑤控制肉摄入量,特别是红肉,最好选择鱼、禽肉取代红肉(牛、羊、猪肉)。⑥限制腌制食物和食盐摄入量。⑦避免食用被真菌毒素污染而在室温长期储藏的食物。⑧少喝咖啡,因其含有较高的咖啡因,可促使乳腺增生。⑨注意均衡饮食,适当的体力活动,避免体重过重。

(6)告知患者乳房自检的正确方法和时间:乳房自检应经常进行,20 岁以上女性每月自检一次,一般在月经干净后 5~7 d。此时雌激素对乳腺的影响最小,乳腺处于相对静止状态,容易发现病变。对于已绝经妇女,检查时间可固定于每月的某一天。40 岁以上的妇女、乳腺癌术后的患者每年行钼靶 X 线摄片检查,以便早期发现乳腺癌或乳腺癌复发征象。

(7)正确面对术后性生活:性生活是人类最基本的生理和心理需求。特别是年轻的乳腺癌患者术后,由于手术瘢痕、脱发等对于性及生殖方面会产生一系列问题,甚至认为自己不再是 1 个完整的女性,对性表达失去信心,同时配偶因担心性生活会影响对方的康复,甚至担心可能因此使其病情恶化,也对性避而不谈。事实上,单纯从乳房的手术或者放疗的角度而言,并不会降低女性的性欲,也不会影响性生活时的身心反应。同时,正常的性生活也对预防疾病的复发有很大益处。

(8)患侧肢体的护理:教会患者患侧肢体功能锻炼的方法,强调锻炼的必要性及重要性,术后 1 年如上肢功能障碍不能恢复,以后就很难再恢复正常。锻炼要循序渐进,不能急于求成,贵在坚持。

五、肿瘤化疗患者的生理病理特点

(一)肿瘤化疗患者免疫系统功能特点

细胞毒药物以两种方式诱导免疫系统。一种是直接诱导特异的细胞免疫反应,导致肿瘤细胞死亡;另一种是诱导短暂的淋巴细胞削减,然后刺激免疫效应分子产生,解除受抑制的免疫反应。一些细胞毒药物直接或间接杀死免疫效应细胞,导致免疫系统功能低下或免疫无能。增加患者病毒和细菌感染的可能性。化疗药物可通过 3 种方式——本身性质(如烷化剂和糖皮质激素)、作用模式(如肿瘤细胞的死亡出现在细胞应激之前)或剂量/给药方式对免疫系统进行损害。

(二)肿瘤化疗患者器官功能特点

抗肿瘤药物不仅杀伤肿瘤细胞,而且会影响正常细胞,特别是对靶器官,如造血系统、肝、肾功能有很大的影响,可产生骨髓抑制、肝肾功能损害等毒性反应或不良反应。化疗患者造血系统、肝、肾功能的改变,决定着能否化疗或是否需要调整化疗药物的剂量,因此化疗前需要常规测定血常规、肝、肾功能等。化疗中监测各项指标的动态变化,确保化疗过程的安全性。

(三)肿瘤化疗患者营养状态特点

化疗过程和患者的营养状况是相互联系的。首先,化疗过程中的毒性,尤其是消化道反应中极为常见的恶心、呕吐、消化道黏膜炎症、破损、腹泻、便秘等症状,会严重削弱患者的食欲或影响进食过程。在肿瘤引起的代谢异常的基础上进一步加重营养不足。

其次,营养不足会降低患者对化疗的耐受程度,影响中性粒细胞的水平,致使患者无法完成化疗计划,化疗提前终止,从而影响患者的抗肿瘤治疗的效果。因此,要重视化疗给肿瘤患者带来的营养风险,积极评估,及早应对,维持患者的营养水平,为化疗提供良好的代谢环境。

六、肿瘤静脉化疗患者的护理特点

(一)肿瘤化疗患者静脉选择原则

理想的静脉注射应该是选择一条粗直的浅表静脉或者选择深静脉置管[如经外周深静脉置管(PICC)或静脉输液港]。避免瘀青、炎症的部位;避免在循环不良的肢体上注射,如乳腺癌切除术后的患肢,有淋巴水肿、血栓性静脉炎、创伤的肢体,以及有不可移动骨折的肢体等。上腔静脉阻塞的患者应从下肢静脉给药,当注射强刺激化疗药物时,外周静脉输液避免使用肘窝部位。

(二)肿瘤化疗患者穿刺工具的选择特点

(1)直接单次注射可使用留置针(视患者使用的化疗药性质来决定),留置针宜选用 24 号,因为导管越细,对静脉的伤害就越小,而且有较多的血流经过导管旁,还可以减少具有刺激性的药物在血管壁的停留时间,使化学性静脉炎发生率降低。

(2)连续多天静脉滴注且多疗程注射时最好应用 PICC 或静脉输液港,能更好地保护静脉,防止外渗。

(三)化疗期间肿瘤患者的健康教育

(1)输液前向患者讲解细胞毒药物渗出的临床表现,如果出现局部隆起、疼痛或输液不通畅,及时呼叫护士,尽量减少化疗药物的渗出量。一旦发生药物渗出,应及时报告护士处理,切勿自行热敷。

(2)向患者详细介绍 PICC 的优越性,连续静脉输注细胞毒药物时尽量说服患者采取 PICC 输液,并向患者说明 PICC 的用途,简单介绍操作流程。

(3)输注需慢滴的药物如伊立替康、紫杉醇等,应向患者说明输液速度的重要性,不可自行调节输液速度。

(4)鼓励患者进食,宜清淡易消化饮食,少量多餐。

(5)化疗期间注意口腔卫生,保持清洁和湿润,每天饭前后用生理盐水漱口,睡前和晨起用软毛牙刷清洁口腔,动作轻柔,避免损伤口腔黏膜和牙龈。

(6)化疗前和化疗期间嘱患者多饮水,使尿量维持在每天 2 000~3 000 mL 或以减轻肾脏毒性。教会患者观察尿液的性状,准确记录出入量,如出现任何不适,及时报告。

七、乳腺癌的辅助化疗的护理

(一)健康教育与心理护理

要获得较好的治疗效果,大部分乳腺癌患者要经过较长时间的化疗和连续治疗与护理,每个治疗阶段的反应都各有不同,要建立全程分期教育模式。从患者入院、化疗前、化疗中、化疗后和出院前 5 个阶段分别采用不同的方法给予指导,帮助患者顺利度过各阶段。

1.入院阶段

主要让化疗患者尽快熟悉医院环境,讲解有关疾病知识和医疗进展,介绍治疗成功的病例,以减轻其焦虑、悲观绝望的心理,唤起对化疗的信心,建立良好的遵医行为。

2.化疗前阶段

教育应重点向患者介绍治疗方案、给药途径、药物的作用和效果,可能出现的不良反应及对策,消除患者对化疗的紧张恐惧心理,建立治疗信心。化疗中应让患者掌握配合的方法、注意事项,明确配合治疗的意义,提高配合治疗的能力,减轻化疗不良反应和并发症。

3.化疗中、化疗后阶段

面对化疗期的严重反应,会出现心理障碍、悲观失望、焦虑、忧郁、失去生存的勇气,做出许多失常的举动,通过沟通思想、心理疏导方式,给予更多的鼓励与帮助,为患者提供如何应对和减轻化疗反应减少不适等信息和知识,并积极处理化疗反应。

4.出院阶段

给予全面的指导,如养成自觉的遵医行为、坚持化疗以及如何处理和应对化疗反应、定期复查、保持愉快的心情、合适的体力劳动及锻炼、合理的饮食、良好的生活习惯等。

(二)输液护理

乳腺癌的化疗是1个比较漫长的过程,每位患者在化疗期间要接受数十次甚至上百次的穿刺痛苦,由于乳腺癌术中患侧血管、淋巴管被结扎导致患侧不能输液,下肢静脉由于静脉瓣较多,化疗时更易发生静脉炎,通常只能在健侧上肢输液或化疗。同时,由于化疗药对血管的毒性作用很大,在浅静脉化疗时容易发生静脉炎、输液外渗时导致局部的炎症、坏死,发生后处理很困难,疗程长,有的甚至需要外科植皮,给患者造成很大的痛苦和额外的经济负担。因此,乳腺癌患者化疗时对血管的要求就很高,在血管的选择方面应注意尽量对患者产生最小的不良作用和痛苦,选用粗大直的血管,有条件的现在一般主张使用深静脉。使用中心静脉置管并发症多且风险大,而经外周深静脉置管(PICC)因其操作简便、痛苦小、留置时间长、并发症相对少等优点在临床广泛使用。

在使用外周浅静脉时,要注意化疗前根据药物的性质选择适当的注射部位,血管穿刺尽量由远端向近端,选择强度好、粗、直的静脉,避免同一部位同一条静脉反复穿刺。拔针时用无菌棉签轻轻压住,抬高穿刺侧肢体,以避免血液反流,防止针眼局部淤血影响下次穿刺。同时,还要严格执行无菌技术操作规程,熟练掌握静脉穿刺技术。

PICC置管的护理主要包括相关健康教育,如向患者和家属宣传介绍PICC的有关知识,讲解管道的优越性、置管方法、置管前后注意事项。还包括正确地进行管道护理:无菌管理、保持通畅、正确封管等。

为避免静脉炎的发生,护理人员需掌握化疗药物的性质和输液浓度,化疗前、后和输入不同化疗药物时,要用生理盐水 $50\sim100$ mL 冲洗静脉,以减少药物在血管内的停留,降低静脉炎的发生率。

(三)并发症的护理

1.胃肠道反应的护理

胃肠道黏膜上皮细胞增殖旺盛,对化学药物极为敏感,恶心、呕吐是化疗药物引起的最常见的毒性反应,可能使患者拒绝有效的化疗。所以需做好充分的准备工作,创造良好的治疗环境,消除房间异味。指导患者合理饮食,不在餐饮后或空腹时化疗,一般在饭后 $2\sim3$ h 应用化疗药物最佳;化疗期间不宜食过饱或过油腻的食物。化疗前应用止吐药物预防和减轻胃肠道反应。化疗中巡视病房,多与患者交谈,分散其注意力。加强营养,注意均衡饮食,尤其是优质蛋白质、牛奶的摄入,忌辛辣和刺激性食物。可少量多餐,多饮水,可减轻药物对消化道黏膜的刺激,并有利于毒物排出。多食水果、蔬菜,摄入足够纤维素,养成排便习惯,必要时给胃肠动力药或缓泻剂、灌肠。

2.骨髓抑制的护理

大多数化疗药物可致骨髓抑制,其特征为白细胞总数和中性粒细胞减少,继而血小板减少,严重者全血减少。因此患者需定时进行血象检查,当 Hb≤60 g/L、WBC≤2.0×10⁹/L、中性粒细胞≤1.0×10⁹/L,PLT≤50×10⁹/L 时应停止化疗,给予保护性隔离,并采取预防并发症的措施。为避免感染,可设立单人病室,减少探视,严格执行各种无菌技术操作规程,防止交叉感染。观察有无出血、感染,如牙龈、皮肤斑,静脉穿刺时慎用止血带,严防利器损伤患者皮肤。

3.变态反应的护理

植物类抗肿瘤药物,如紫杉醇可引起变态反应,在滴注过程中安置心电监护,详细记录,观察有无呼吸困难、胸闷等情况,一旦发生严重过敏,应立即停药抢救。预防性用药是预防过敏的最有效措施,使用紫杉醇前 12 h 口服地塞米松 3 mg,或地塞米松 5 mg 静脉滴注,也可用苯海拉明 20 mg 肌内注射。

4.心脏毒性反应的护理

蒽环类及紫杉醇类化疗药物的心脏毒性反应表现为心率(律)改变、无症状的短时间心动过缓、低血压,故化疗开始即予心电、血压、血氧饱和度持续监测,每 15 min 观察并记录 1 次。

5.口腔护理

化疗往往引起口腔黏膜损坏,破坏口腔组织和免疫机制,主要表现为口腔干燥、牙龈炎、口腔溃疡等。因此,做好患者的口腔护理,如嘱其多饮水,常用淡盐水漱口,一旦出现口腔溃疡,要用软毛牙刷刷牙,可采用茶多酚漱口液、呋喃西林液,过氧化氢溶液含漱冲洗,并结合用抗口炎甘油,疗效较好。

6.静脉炎的护理

化疗药物刺激性大,使用周围静脉输液时容易发生静脉炎,如药液渗出或局部疼痛时立即停止用药。对局部肿胀明显、皮肤发红者,在 24 h 内用 0.2%利多卡因加地塞米松加生理盐水做环形封闭,或用高渗溶液与维生素 B₁₂ 注射液混合后外敷局部,可降低化疗药物毒性,且具有止痛及对细胞修复的作用。如果药物外渗较少,药物刺激性较弱,可用 50%硫酸镁冷湿敷(禁用热敷),使局部血管收缩,减轻药物扩散。受损部位还可涂多磺酸黏多糖乳膏(喜疗妥软膏),促进肿胀消失和局部组织修复,减少炎症反应。

7.泌尿系统不良反应的护理

化疗药物所致泌尿系统损伤,表现为高尿酸血症、出血性膀胱炎及肾功能损害。应鼓励患者多饮水,保证每天入量≥4 000 mL,尿量≥3 000 mL,必要时给予利尿剂,并根据患者尿液 pH 的变化,增加碱性药物用量。对应用环磷酰胺的患者,应重点观察有无膀胱刺激征、排尿困难及血尿。

8.皮肤毒性的护理

化疗前告之患者可能出现皮炎、脱发、色素沉着等,发生皮炎的患者不可用手抓挠患处,可用温水轻轻擦洗,局部用醋酸氟轻松软膏涂擦。

9.脱发的护理

化疗前告知患者可能出现脱发,但化疗间歇期头发会重新生长。帮助患者准备假发或用头巾、帽子遮挡,改善患者自我形象,增加其自信。睡眠时戴发网或帽子,防止头发掉在床上,并注意在晨晚间护理时,扫净床上的脱发,减少对患者的不良心理刺激。另外,有报道表明,给药前 10 min 用冰帽,10 min 后头发温度降至 23 ℃～24 ℃,持续至停药后 30 min 止,有一定的预防作用。一旦发生脱发,注意头部防晒,避免用刺激性洗发液。

八、乳腺癌的局部辅助放疗的护理

(一)一般护理

1.心理护理

除常规心理护理以外,重点针对放疗进行教育,运用恰当的医学知识,向患者及其家属介绍放疗的目的、放射线的种类、放疗可能带来的问题,放疗中的注意事项,尤其应强调放疗的价值,帮助患者获取积极的认识和一定的放疗知识,以愉快的心情接受放疗。

2.生活护理

放疗期间,嘱患者穿宽松、便于穿脱的衣服,内衣以棉衣为宜。

3.饮食护理

保持足够和营养平衡的饮食,少食多餐。

4.定期检查血常规

每周进行血常规检查 1 次。当外周白细胞计数<4.0×10^9/L 时,应及时通知医师,同时预防性应用升高白细胞药物。

(二)并发症的护理

1.急性放射性皮炎

大剂量照射或照射易损部位可能会发生一定程度的皮肤反应,包括早期的局部红斑、干性脱屑、瘙痒、局部渗出、湿性脱屑、暂时或永久性腋毛脱失等放疗反应。后期反应可为早期反应的延续,如色素沉着、色斑、皮肤薄、花斑、毛细血管扩张、皮肤纤维化、淋巴回流障碍等。

早期的皮肤反应即放射性皮炎可进行治疗,晚期反应多为不可逆改变。一旦出现放射性皮炎,皮肤修复功能会明显下降,因此照射区皮肤护理格外重要。放疗前应洗澡,照射区切口痊愈后方可放疗。照射区皮肤保持清洁干燥,禁贴胶布,禁涂红汞、碘酊及化妆品等,清洗时勿用肥皂,标志线如有褪色及时补描。禁用刺激性软膏、乳膏、洗剂或粉剂等。避免照射区皮肤在阳光下暴晒和各种机械性刺激、冷热刺激。局部皮肤瘙痒时可轻拍或用薄荷止痒水,如有结痂,可待其自然脱落,不宜剥脱,防止破溃形成。

2.大面积皮损感染

出现湿性脱屑应停止放疗,对症处理,合并感染时需抗炎,保持创面清洁干燥,以利于愈合。

3.全身反应护理

在放疗中易引起乏力、头晕、失眠或嗜睡,以及食欲缺乏、恶心、呕吐等消化道反应。多与患者的身体状况、放疗前的治疗情况、个体差异、心理因素等有关。对患者进行饮食调解,合理休息后,多能耐受放疗。白细胞数降低至接近正常值时,一般不必中止治疗,可预防性应用升高白细胞药物以帮助患者增加耐受性。

4.急性放射性食管炎

行内乳区或锁骨上区放疗可出现不同程度的食管炎,表现为吞咽疼痛或不适,多数为一过性放射反应。应做好生活护理,尤其是饮食护理,给予稀软、温冷、清淡食物,多食新鲜蔬菜、水果,忌食辛辣刺激性食物。有报道对于症状较重的患者,餐前 15 min 含服 2%利多卡因 20 mL+地塞米松 5 mg+庆大霉素 32 万单位+生理盐水 100 mL,每次 10 mL,3 次/天,一般 5~7 d 会消失,期间保证充足睡眠,适当锻炼。进食困难者给予半流质或流质饮食,必要时可暂停放疗。

5.放射性肺炎或纵隔纤维化

保乳患者行切线放疗或全胸壁放疗可造成不同程度的肺部损伤,根治性乳房切除术后行内乳区及锁骨上区照射时,可造成肺尖及纵隔的损伤。早期表现为放射性肺炎,晚期为肺或纵隔纤维化。虽然在现代放射技术和设备的条件下放射性肺炎的发生率较低,但放射性肺纤维化多为不可逆损伤。因此,要正确评估患者的状况而准确地计划放射剂量,并在放疗过程中密切观察呼吸状况,发现症状及时处理。可减少放射剂量,症状明显者可对症处理,应用激素及抗生素治疗,必要时可暂停放疗。

6.上肢水肿

腋窝清扫术后可不同程度地出现上肢水肿、上臂内侧的疼痛麻木等。放疗可加重上述表现,照射期间适当的上肢功能锻炼可有效预防水肿的发生或加重。

7.肋骨骨折或肋骨炎

放疗所致的肋骨骨折及肋骨炎的发生率为 3%～7%,多无症状,一般无须处理。

8.乳房纤维化

保乳患者行全乳照射剂量>60 Gy 时,多有不同程度的乳房纤维化且无有效的补救措施,重在预防,现采用三维适形调强放疗技术多可避免其发生。

九、护理效果评估

(1)患者情绪稳定,有充足的睡眠时间,积极配合医疗护理工作。

(2)患者手术前满足营养需要,增强机体免疫力、耐受力。

(3)患者充分做好术前准备,使术后并发症的危险降到最低限度。

(4)患者未出现感染、窒息等并发症,或能够及时发现并发症,并积极地预防与处理。手术创面愈合良好、患侧上肢肿胀减轻或消失。

(5)患者能自主应对自我形象的变化。

(6)患者能表现出良好的生活适应能力,建立自理意识。

(7)患者能注意保护患侧手臂,并正确进行功能锻炼。

(8)患者能复述术后恢复期的注意事项,并能正确进行乳房自我检查。

(刘蓓蓓)

第九节　乳腺疾病腔镜手术

一、术前护理

(一)手术前与患者及家属沟通

在微创手术还没有普及的情况下,受患者的年龄、文化程度、职业、经济条件、医疗信息等影响,患者及家属尚不能完全接受或理解腔镜手术的意义及优势,担心手术不彻底或不成功,手术后乳房遗留瘢痕使乳房变丑而失去女性的魅力与尊严。因此,手术前有必要了解和评估患者的基本情况,重视与患者及家属的沟通。一方面介绍腔镜手术的美容效果及手术安全性,必要时请已做腔镜手术的患者进行现身说法或患者目睹腔镜手术切口和美容效果等;另一方面告知患者或家属,腔镜手术产生的费用比传统手术产生的费用高,并且有中转开放手术的可能,以取得患者和家属的理解、支持。

(二)手术前心理护理

术前患者均存在不同程度的焦虑、紧张、恐惧心理,特别是乳腺癌患者,其疾病本身引起的心理压力超过腔镜手术本身。年轻的职业女性突出表现在对手术预后的恐惧及术后胸部形态改变的担忧,担心影响家庭生活和社会交往,担心女性的自尊受到削弱。因此要多了解患者、多关心患者,加强心理疏导,尤其是加强患者丈夫的心理疏导,使其相信一侧乳房的切除不影响正常的家庭生活、学习、工作和社交,告之今后有行乳房重建的可能。男性乳腺发育患者大多为在校大中学生,表现为自卑、内向、胆怯,怕去公共洗澡间、游泳池,走路前倾、驼背。因此,遇事就变得非常敏感,这就要求医护人员注意保护其隐私,不在人多的地方谈论病情,检查乳房或术前标记时独自进行。向患者和家属讲解或观摩腔镜下经皮男性乳腺发育切除术的成功病例,增强患者自信心。总之,通过医护人员良好的言行使患者感到被支持、被理解、被尊重,增强正向情绪,以良好的心态接受手术。

(三)手术前准备

术前须有乳房、锁骨上下、腋窝淋巴结的彩超检查结果,必要时进行乳房 X 线摄片或钼钯摄片检查。完成必要的实验室相关检验及检查:血尿便常规、肝肾功能、出凝血时间、腹部 B 超、胸部 X 线摄片及心电图检查。皮肤准备:乳腺腔镜手术主要采取经腋窝入路手术,其次为经乳晕入路,故要保持腋窝、乳房周围皮肤清洁,无腋毛和汗毛;进行乳房切除二期假体植入需行皮瓣转移者,术前应做好供皮区(常选择腹部、大腿区域皮肤)皮肤准备。训练患者在床上大小便,以便适应术后长期卧床。训练患者进行腹式呼吸:女性通常为胸式呼吸,但手术部位在胸部,故需训练腹式呼吸,以减少胸式呼吸对手术的干扰,保证手术顺利完成。

(四)手术前饮食

鼓励患者多进高蛋白、高热量、高维生素和富含膳食纤维的饮食,为术后创面愈合创造有利条件并保持术后大便通畅。

二、术中护理

主要是有效配合手术,缩短手术时间,提高工作效率。

(一)静脉输液通道的建立

患者入手术室后即由巡回护士选择下肢静脉建立输液通道,以保证手术中的用药、输液。

(二)患者体位摆放

经腋窝入路者患侧肩关节向前,肘关节弯曲90°固定于前额上方的麻醉架上;经乳晕入路者,上肢平放于身体两侧,肩下垫枕,抬高患侧。安排好体位后,因体位改变会引起体表标记与肿块的相对位置发生改变,应由手术医师重新在患者体表做标记。

(三)准备好腔镜设备

将腔镜置于患者头部或左右两侧,正确连接并调试好腔镜、超声刀,使各器械功能处于正常备用状态,保证在手术中的有效使用。

(四)与患者交流

分散患者注意力,缓解其紧张、恐惧心理;采用语言与非语言形式与患者进行交流,体现人文关怀。

三、术后护理

(一)体位

局麻患者术后体位无要求,采取患者自认为较舒适的体位即可。全麻术后患者血压平稳后即可取半卧位,有利于呼吸和引流,但一般术后平卧经 6～8 h 再取半卧位。

(二)生命体征的观察

全麻术后患者均需持续低流量(1～2 L/min)吸氧,持续心电监护,监测血压、脉搏、氧饱和度(12～24 h)。保持呼吸道通畅,观察皮肤、口唇颜色。乳腺腔镜手术时间相对较长,全麻时间相应延长,麻醉剂大多为肌松剂,在发挥麻醉作用的同时,也扩张了外周血管,使部分患者术后血压低于正常水平。但患者无主观症状,尿量、心率也处于正常范围,这种情况则无需处理。随着药物作用的消失,血压就会逐渐恢复到正常范围,必要时再适量使用多巴胺。术后氧饱和度偶尔低于 95% 或 90% 主要是因患者舌后坠或氧饱和度插件接触不良引起,可以轻拍患者下颌、呼叫患者、鼓励患者做深呼吸,检查氧饱和度插件,使氧饱和度维持在 95% 以上。术后心率持续超过 100 次/分钟,但患者无心慌、口渴等主观症状,血压、尿量、氧饱和度也在正常范围,可暂时不处理。如果心率超过 120 次/分钟,则需抽血查电解质,检查皮下有无积血,适当加快输液速度80～100 滴/分,必要时使用 M 受体阻断剂如普萘洛尔等。

(三)饮食

局麻患者术后饮食不限制,全麻患者术后 6 h 后无恶心、呕吐等反应则可进流质饮食。但乳腺腔镜手术麻醉时间相对较长,由于麻醉药的后续作用,术后患者大多有恶心、呕吐的表现,一般在夜间和凌晨容易出现,可能与副交感神经兴奋性增高有关。部分患者因术后止血剂、镇痛泵不良反应也可出现恶心、呕吐。因此,主张乳腺全麻术后患者在次日晨先进食清淡流质饮食,再逐步过渡到普食。

(四)伤口护理

1.观察包扎伤口敷料有无渗血渗液

乳房是软组织,是体表器官,无论是局麻还是全麻,乳腺手术后均需在切口表面覆盖无菌纱布或棉垫,外层以绷带包扎或戴胸带,一方面压迫止血,另一方面使皮瓣紧贴胸壁,以减少皮下积血、积液的发生。由于乳腺手术是体表手术,在手术范围尚未涉及胸腔的情况下,出血以伤口敷料渗血、渗液为主要表现形式,应观察其颜色、性质、渗出范围,可画线标记渗出范围。对于小范围(直径为 5 cm)浆液性或淡血性渗出,可不做特殊处理。当渗出范围不断扩大,渗出液为鲜红色时,说明伤口有活动性出血,需打开敷料检查出血点,必要时再次手术清创止血。腔镜辅助下的乳腺手术,术中使用超声刀,术后出血的情况较少。

2.观察皮瓣血循环状态

局麻下的乳腺手术和全麻下的乳腺癌改良根治术,术后均需适当加压包扎整个乳房、腋窝。腔镜皮下乳房切除＋假体植入术、保留乳头乳晕的乳腺癌小切口手术术后包扎时,通常将乳头乳晕暴露在外,以便观察乳头乳晕皮肤颜色及血运情况,避免碰撞、压迫。如乳头部位皮肤出现发紫、肿胀,说明静脉回流障碍,需松解绷带。切除乳房皮下腺体,进行假体植入后,由于皮肤薄、血运差,乳房易发生缺血、坏死。应观察乳房皮肤有无水肿、颜色有无变化,并注意乳房皮肤保暖,避免局部受压,同时也要观察再造乳房的形态,避免假体上移、滑动,避免剧烈活动。行腋窝淋巴结清扫术,有可能损伤淋巴管而引起术后患侧上肢水肿。因此,术后需软枕垫高患侧上肢,有利于静脉血和淋巴液的回流。观察患侧上肢远端手指动度、脉搏搏动、皮肤颜色,若皮肤呈青紫色伴皮肤温度降低、脉搏不能扪及,提示腋部血管受压,应及时调整绷带或胸带的松紧度。若患者手指远端感觉稍迟钝、上臂包扎处疼痛难忍并出现了紫癜或张力性水疱,也说明包扎过紧,应适当松解绷带或胸带。若绷带或胸带松脱,应及时加压重新包扎。

3.伤口引流管护理

乳腺腔镜手术多放置有伤口引流管,以及时引流皮瓣下的渗液和积气,使皮瓣紧贴创面,避免皮下积血积液、皮瓣感染、坏死,促进伤口愈合。根据病情需要,患者术后置伤口引流管 1～4 根不等。术后引流管接收容器也不一样,如良性乳腺手术患者使用小管径硅胶引流管(内径 0.2 cm),后接一次性注射器;全麻腔镜乳腺手术患者,由于切口小、创伤小、出血少,术毕安置乳胶管,术后多接一次性负压引流袋;非腔镜乳腺手术患者术后大多接中心负压吸引。

术后应妥善固定引流管,在入睡、翻身、起床、活动时避免引流管牵拉、扭曲、折叠、脱落,保持引流管处于功能位置,并防止逆行感染。为保证有效的负压吸引,应经常挤压伤口引流管,根据引流量的情况及时更换注射器、引流袋或中心负压吸引瓶(或每 24 h 更换)。观察引流量及引流液的颜色、性质,一般术后 24 h 引流量在 100～200 mL,以后逐渐减少。当术后 5～7 d 引流量少于 10 mL,且皮瓣下无积液、创面紧贴皮肤时即可拔管。若拔管后仍有皮下积液,可在严格消毒后穿刺抽液并局部加压包扎或重新放置引流管。注意当引流袋或中心负压引流瓶引流液少于 100 mL 时无法准确读取量,须用注射器抽取以得到准确的数据,此过程要特别防止医源性感染和职业暴露。

4.并发症的观察与预防

乳腺癌术后的主要并发症有患侧上肢肿胀、皮下积液、皮瓣坏死、气胸等。

(1)患侧上肢肿胀:与患侧腋窝淋巴结切除后上肢淋巴回流不畅或头静脉被结扎、腋静脉栓塞、局部积液或感染等因素导致回流障碍有关。防治:抬高患侧上肢,目前多采用术后卧床时软枕垫高患侧上肢,下床活动时用健侧手托扶或吊带托扶患侧前臂;禁止在患侧上肢测血压、抽血、输液、注射;自下而上按摩患侧上肢或进行手部、肘部运动,肿胀严重者戴弹力袖,必要时抗生素治疗。腔镜辅助下的腋窝淋巴结清扫,借助腔镜显像系统的放大功能,使手术解剖清晰,可以确认和保留腋窝重要的血管神经结构,最大限度地避免对腋窝血管淋巴管和神经的损伤,因而术后出现患侧上肢肿胀和疼痛等并发症的概率减少。

(2)皮下积液:与患者体质或绷带包扎力度不够有关。防治:术后绷带包扎伤口的力度要适宜,不能过早活动肩关节,需他人搀扶时只能扶健侧,以免触及腋窝淋巴结;出现皮下积液时则需延长伤口引流时间,必要时严格消毒抽液后重新包扎或放置伤口引流管。

(3)皮瓣坏死:与手术方式及患者体质有关,如皮瓣厚薄不均;皮瓣太薄,损伤了皮下血管;乳房太大,中央区易缺血。防治:缩短手术时间,减少超声刀、电刀的长时间使用,绷带包扎伤口不宜过紧,一旦发现过紧征象则应立即松绑;清除坏死皮瓣,必要时植皮。

(4)气胸:乳腺癌扩大根治术、乳腺癌改良根治术＋内乳淋巴结切除均有损伤胸膜的可能,必要时术后行胸腔闭式引流,术后注意观察患者有无胸闷、呼吸困难,做好胸腔闭式引流护理。

5.康复训练

乳腺癌术后上肢功能障碍,主要表现为上肢淋巴水肿,肩关节运动幅度受限,肌力低下,运动后迅速出现疲劳及精细运动功能障碍,其程度取决于手术方式、放化疗的差异及功能锻炼等。通过术后康复训练,使机体的肌肉代偿,瘢痕组织延长,静脉和淋巴液回流加强,同时也可增强患者战胜疾病的信心,有利于促进患者身心康复。

通常将术后康复训练分为三个阶段。第一阶段,麻醉清醒至拔除引流管。此阶段主要指导患者进行呼吸放松运动、活动指间关节、腕关节、肘关节、肩关节,同时结合适当的辅助按摩等。注意此阶段上肢外展不应超过15°,可根据患者情况采取躺、坐、站等姿势。第二阶段,拔除引流管后2周内。此阶段主要是循序渐进锻炼患者术侧的肩关节功能和肌肉力量,提高全身耐力水平,促进患侧上肢功能康复。主要包括全身多关节运动,多组肌肉参与。第三阶段,拔除引流管2周以后。此阶段主要是逐渐加大患者运动量、运动幅度、运动范围,以达到或接近于正常人水平。简单的做法:指导患者术后1～2 d活动手指、腕部;术后3～6 d活动肘部,可练习端碗、刷牙、洗脸;术后7 d即可拔除伤口引流管并开始活动肩关节,可练习手指爬墙运动、手指高举、梳头、摸对侧耳朵等。

6.心理护理

乳腺癌术后应继续给予患者及家属心理上的支持。乳腺癌患者完成住院期间的全部治疗后,就应该从患者角色转换成社会人角色。在身体力行的情况下,可以从事一般家务劳动或感兴趣的工作、学习及其他活动,这样可以分散注意力、淡忘不良认知,有利于疾病康复。在工作、学习中加强自身修养,不断完善自我、找回自我尊严。外表可通过佩戴义乳、乳房重建、使用假发、戴帽子等方式弥补女性美的缺陷。佩戴义乳还可纠正斜肩、凹胸、预防颈椎倾斜、畸形等发生。鼓励夫妻双方坦诚相待,正确面对现状,家属尤其丈夫要了解患者的心态,理解患者。在生活上关心、体贴患者,在精神上鼓励、支持患者。社会各界应同情、接纳乳腺癌患者,特别关注高学历、高收入的职业女性,因其自我评价较高,对自我价值的实现及对事业成功的期望值较高,因而对自身形象看得较重。乳房切除后外观发生改变,若患者不能面对现实、调整心态,就会发生抑郁症。因此要帮助患者调整心态,采取积极的应对方式,鼓励患者积极参加社会活动,同他人建立良好的人际关系,增强自信心和自尊感。医护人员在诊疗护理过程中要注意保护患者隐私,避免过度暴露手术部位。

7.出院指导

术后半年内禁止患侧上肢提、抬、搬重物,禁止在患侧上肢抽血、输液、注射和测血压。5年内避免妊娠,以免促使乳腺癌复发。放疗和化疗期间注意保护皮肤和血管,3～5 d复查一次血常规,每次化疗前复查肝肾功能,一旦出现血白细胞总数<4×10^9/L时,应暂停放、化疗。定期复查,术后每月对健侧乳房自我检查一次,术后第1年每3个月复查1次,第2、第3年每6个月复查1次,第4、第5年每年复查1次。复查内容:局部行健侧乳腺X线摄片、近红外线扫描、乳腺彩超等检查,全身行血常规、心及肝、骨、胸膜等影像学检查。指导患者进行自我检查,即视诊与扪诊,每月1次。视诊时站立在镜前,两臂自然放松下垂,向前弯腰或双手高举枕于头后,观察乳房外形和大小、有无局限性隆起或凹陷、乳头有无移位、抬高或凹陷、糜烂、破溃和溢液,乳房皮肤有无红肿、溃疡及橘皮样变。扪诊在月经后5～7 d进行,这时乳房松弛,便于检查。取端坐或平卧位,被检查侧手高举枕于头后,将检查手指平放于乳房,按乳房外上→外下→内下→内上→中央→腋窝→锁骨下→锁骨上,最后挤压乳头的顺序进行。主要了解乳房有无触痛、肿块、腋窝淋巴结有无肿大等。

(缪世茜)

第八章　胃肠外科护理

第一节　胃十二指肠溃疡

一、胃溃疡和十二指肠溃疡

胃十二指肠溃疡是指发生于胃十二指肠黏膜的局限性圆形或椭圆形的全层黏膜缺损。因溃疡的形成与胃酸-蛋白酶的消化作用有关,故又称为消化性溃疡。纤维内镜技术的不断完善、新型制酸剂和抗幽门螺杆菌(Hp)药物的合理应用使得大部分患者经内科药物治疗可以痊愈,需要外科手术的溃疡患者显著减少。外科治疗主要用于溃疡穿孔、溃疡出血、瘢痕性幽门梗阻、药物治疗无效及恶变的患者。

(一)病因与发病机制

胃十二指肠溃疡病因复杂,是多种因素综合作用的结果。其中最为重要的是 Hp 感染、胃酸分泌异常和黏膜防御机制的破坏,某些药物的作用及其他因素也参与溃疡的发病。

1.Hp 感染

Hp 感染与消化性溃疡的发病密切相关。90%以上的十二指肠溃疡患者与近70%的胃溃疡患者中检出 Hp 感染,Hp 感染者发展为消化性溃疡的累计危险率为15%～20%;Hp 可分泌多种酶,部分 Hp 还可产生毒素,使细胞发生变性反应,损伤组织细胞。Hp 感染破坏胃黏膜细胞与胃黏膜屏障功能,损害胃酸分泌调节机制,引起胃酸分泌增加,最终导致胃十二指肠溃疡。Hp 被清除后,胃十二指肠溃疡易被治愈且复发率低。

2.胃酸分泌过多

溃疡只发生在经常与胃酸相接触的黏膜。胃酸过多的情况下,激活胃蛋白酶,可使胃十二指肠黏膜发生自身消化。十二指肠溃疡可能与迷走神经张力及兴奋性过度增高有关,也可能与壁细胞数量的增加及壁细胞对胃泌素、组胺、迷走神经刺激敏感性增高有关。

3.黏膜屏障损害

非甾体抗炎药、肾上腺皮质激素、胆汁酸盐、酒精等均可破坏胃黏膜屏障,造成 H^+ 逆流入黏膜上皮细胞,引起胃黏膜水肿、出血、糜烂,甚至溃疡。长期使用非甾体抗炎药者胃溃疡的发生率显著增加。

4.其他因素

其他因素包括遗传、吸烟、心理压力和咖啡因等。遗传因素在十二指肠溃疡的发病中起一定作用。O型血者患十二指肠溃疡的概率比其他血型者显著增高。

正常情况下,酸性胃液对胃黏膜的侵蚀作用和胃黏膜的防御机制处于相对平衡状态。如平衡受到破坏,侵害因子的作用增强、胃黏膜屏障等防御因子的作用削弱,胃酸、胃蛋白酶分泌增加,最终导致消化性溃疡的形成。

(二)临床表现

典型消化道溃疡的表现为节律性和周期性发作的腹痛,与进食有关且呈现慢性病程。

1.症状

(1)十二指肠溃疡:主要表现为上腹部或剑突下的疼痛,有明显的节律性,与进食密切相关,常表现为餐后延迟痛(餐后3~4 h发作),进食后腹痛能暂时缓解,服制酸药物能止痛。饥饿痛和夜间痛是十二指肠溃疡的特征性症状,与胃酸分泌过多有关,疼痛多为烧灼痛或钝痛,程度不一。腹痛具有周期性发作的特点,好发于秋冬季。十二指肠溃疡每次发作时,症状持续数周后缓解,间歇1~2个月再发。若间歇期缩短,发作期延长,腹痛程度加重,则提示溃疡病变加重。

(2)胃溃疡:腹痛是胃溃疡的主要症状,多于餐后0.5~1 h开始疼痛,持续1~2 h,进餐后疼痛不能缓解,有时反而加重,服用抗酸药物疗效不明显。疼痛部位在中上腹偏左,但腹痛的节律性不如十二指肠溃疡明显。胃溃疡经抗酸治疗后常容易复发,除易引起大出血、急性穿孔等严重并发症外,约有5%胃溃疡可发生恶变;其他症状有反酸、嗳气、恶心、呕吐、食欲缺失,病程迁延可致消瘦、贫血、失眠、心悸及头晕等。

2.体征

溃疡活动期剑突下或偏右有一固定的局限性压痛,十二指肠溃疡压痛点在脐部偏右上方,胃溃疡压痛点位于剑突与脐的正中线或略偏左。缓解期无明显体征。

(三)实验室及其他检查

1.内镜检查

胃镜检查是诊断胃十二指肠溃疡的首选检查方法,可明确溃疡部位,并可经活检做病理学检查及Hp检测。

2.X线钡餐检查

可在胃十二指肠部位显示一个周围光滑、整齐的龛影或见十二指肠壶腹部变形。上消化道大出血时不宜行钡餐检查。

(四)治疗要点

无严重并发症的胃十二指肠溃疡一般均采取内科治疗,外科手术治疗主要针对胃十二指肠溃疡的严重并发症进行治疗。

1.非手术治疗

(1)一般治疗:养成生活规律、定时进餐的良好习惯,避免过度劳累及精神紧张等。

(2)药物治疗:服用根除Hp、抑制胃酸分泌和保护胃黏膜的药物。

2.手术治疗

(1)适应证。

十二指肠溃疡外科治疗:外科手术治疗的主要适应证包括十二指肠溃疡急性穿孔、内科无法控制的急性大出血、瘢痕性幽门梗阻及经内科正规治疗无效的十二指肠溃疡,即顽固性溃疡。

胃溃疡的外科治疗:胃溃疡外科手术治疗的适应证如下。①抗 Hp 措施在内的严格内科治疗 8~12 周,溃疡不愈合或短期内复发者。②发生胃溃疡急性大出血、溃疡穿孔及溃疡穿透至胃壁外者。③溃疡巨大(直径>2.5 cm)或高位溃疡者。④胃十二指肠复合型溃疡者。⑤溃疡不能除外恶变或已经恶变者。

　　(2)手术方式。

　　胃大部切除术:这是治疗胃十二指肠溃疡的首选术式。胃大部切除术治疗溃疡的原理:①切除胃窦部,减少 G 细胞分泌的胃泌素所引起的体液性胃酸分泌。②切除大部分胃体,减少分泌胃酸、胃蛋白酶的壁细胞和主细胞数量。③切除溃疡本身及溃疡的好发部位。胃大部切除的范围是胃远侧 2/3~3/4,包括部分胃体、胃窦部、幽门和十二指肠壶腹部的近胃部。胃大部切除术后胃肠道重建的基本术式包括胃十二指肠吻合术或胃空肠吻合术。术式有以下几种。

　　毕Ⅰ式胃大部切除术:即在胃大部切除后将残胃与十二指肠吻合(见图 8-1),多适用于胃溃疡患者。其优点是重建后的胃肠道接近正常解剖生理状态,胆汁、胰液反流入残胃较少,术后因胃肠功能紊乱而引起的并发症亦较少;缺点是有时为避免残胃与十二指肠吻合口的张力过大致切除胃的范围不够,增加了术后溃疡的复发机会。

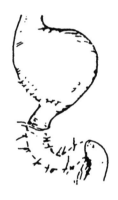

图 8-1　毕Ⅰ式胃大部切除术

　　毕Ⅱ式胃大部切除术:即切除远端胃后,缝合关闭十二指肠残端,将残胃与空肠行断端侧吻合(见图 8-2)。适用于各种胃及十二指肠溃疡患者,特别是十二指肠溃疡患者。十二指肠溃疡切除困难时,可行溃疡旷置。优点是即使胃切除较多,胃空肠吻合口张力也不致过大,术后溃疡复发率低;缺点是吻合方式改变了正常的解剖生理关系,术后发生胃肠道功能紊乱的可能性较毕Ⅰ式大。

　　胃大部切除后胃空肠 Roux-en-Y 吻合术:即胃大部切除后关闭十二指肠残端,在距十二指肠悬韧带 10~15 cm 处切断空肠,将残胃和远端空肠吻合,据此吻合口以下 45~60 cm 处将空肠与空肠近侧断端吻合。该法临床应用较少,但有防止术后胆汁、胰液进入残胃的优点。

　　胃迷走神经切断术:此手术方式临床已较少使用。迷走神经切断术治疗溃疡的原理是:①阻断迷走神经对壁细胞的刺激,消除神经性胃酸分泌。②阻断迷走神经引起的促胃泌素的分泌,减少体液性胃酸分泌。可分为 3 种类型:迷走神经干切断术、选择性迷走神经切断术、高选择性迷走神经切断术。

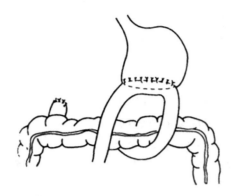

图 8-2　毕Ⅱ式胃大部切除术

(五)常见护理诊断/问题

1.焦虑、恐惧

焦虑、恐惧与对疾病缺乏了解、担心治疗效果及预后有关。

2.疼痛

疼痛与胃十二指肠黏膜受侵蚀及手术后创伤有关。

3.潜在并发症

出血、感染、十二指肠残端破裂、吻合口瘘、胃排空障碍、消化道梗阻、倾倒综合征等。

(六)护理措施

1.术前护理

(1)心理护理:关心、了解患者的心理和想法,告知有关疾病治疗和手术的知识、手术前和手术后的配合,耐心解答患者的各种疑问,消除患者的不良心理,使其能积极配合疾病的治疗和护理。

(2)饮食护理:一般择期手术患者饮食宜少食多餐,给予高蛋白、高热量、高维生素等易消化的食物,忌酸辣、生冷、油炸、浓茶、烟酒等刺激性食品。患者营养状况较差或不能进食者常伴有贫血、低蛋白血症,术前应给予静脉输液,补充足够的热量,必要时补充血浆或全血,以改善患者的营养状况,提高其对手术的耐受力。术前 1 天进流质饮食,术前 12 h 禁食、水。

(3)协助患者做好各种检查及手术前常规准备,做好健康教育,如教会患者深呼吸、有效咳嗽、床上翻身及肢体活动方法等。

(4)术日晨留置胃管,必要时遵医嘱留置胃肠营养管,并铺好麻醉床,备好吸氧装置、心电监护仪等。

2.术后护理

(1)病情观察:术后严密观察患者生命体征的变化,每 30 min 测量 1 次,直至血压平稳,如病情较重仍需每 1~2 h 测量 1 次,或根据医嘱给予心电监护。同时观察患者神志、体温、尿量、伤口渗血、渗液情况。并且注意有无内出血、腹膜刺激征、腹腔脓肿等迹象,发现异常及时通知医师给予处理。

(2)体位:麻醉患者去枕平卧,头后仰偏向一侧,麻醉清醒、血压平稳后改半卧位,以保持腹部松弛,减少切口缝合处张力,减轻疼痛和不适,以利腹腔引流,也有利于呼吸和循环。

（3）引流管护理：十二指肠溃疡术后患者常留有胃管、尿管及腹腔引流管等。护理时应注意：①妥善固定各种引流管，防止松动和脱出，并做好标识，一旦脱出后不可自行插回。②保持引流通畅、持续有效，防止引流管受压、扭曲及折叠等，可经常挤捏引流管以防堵塞。如若堵塞，可在医师指导下用生理盐水冲洗引流管。③密切观察并记录引流液的性质、颜色和量，发现异常及时通知医师，协助处理。留置胃管可减轻胃肠道张力，促进吻合口愈合。护理时还应注意：胃大部切除术后24 h内可由胃管内引流出少量血液或咖啡样液体，若引流液有较多鲜血，应警惕吻合口出血，需及时与医师联系并处理；术后胃肠减压量减少，腹胀减轻或消失，肠蠕动功能恢复，肛门排气后可拔除胃管。

（4）疼痛护理：术后切口疼痛的患者，可遵医嘱给予镇痛药物或应用自控止痛泵，应用自控止痛泵的患者，应注意预防并处理可能发生的并发症，如尿潴留、恶心、呕吐等。

（5）禁食及静脉补液：禁食期间应静脉补充液体。因胃肠减压期间，引流出大量含有各种电解质的胃肠液，加之患者禁食、水，易造成水、电解质及酸碱失调和营养缺乏。因此，术后需及时补充患者所需的各种营养物质，包括糖、脂肪、氨基酸、维生素及电解质等，必要时输血、血浆或清蛋白，以改善患者的营养状况，促进切口的愈合。同时详细记录24 h液体出入量，为合理补液提供依据。

（6）早期肠内营养支持的护理：术前或术中放置空肠喂养管的患者，术后早期（术后24 h）可经喂养管输注肠内营养制剂，对改善患者的全身营养状况、维持胃肠道屏障结构和功能、促进肠功能恢复等均有益处。护理时应注意：①妥善固定喂养管，避免过度牵拉，防止滑脱、移动、扭曲和受压；保持喂养管的通畅，每次输注前后及输注中间每隔4～6 h用温开水或温生理盐水冲洗管道，防止营养液残留堵塞管腔。②肠内营养支持早期，应遵循从少到多、由慢至快和由稀到浓的原则，使肠道能更好地适应。③营养液的温度以37 ℃左右为宜，温度偏低会刺激肠道引起肠痉挛，导致腹痛、腹泻；温度过高则可灼伤肠道黏膜，甚至可引起溃疡或出血。同时观察患者有无恶心、呕吐、腹痛、腹胀、腹泻和水、电解质紊乱等并发症的发生。

（7）饮食护理：功能恢复、肛门排气后可拔除胃管，拔除胃管后当天可给少量饮水或米汤；如无不适，第2天进半量流食，每次50～80 mL；第3天进全量流食，每次100～150 mL；进食后若无不适，第4天可进半流食，以温、软、易于消化的食物为宜；术后第10～14 d可进软食，忌生、冷、硬和刺激性食物。要少食多餐，开始时每天5～6餐，以后逐渐减少进餐次数并增加每餐进食量，逐步过渡到正常饮食。术后早期禁食牛奶及甜品，以免引起腹胀及胃酸。

（8）鼓励患者早期活动：卧床期间，鼓励并协助患者翻身，病情允许时，鼓励并协助患者早期下床活动。如无禁忌，术日可活动四肢，术后第1天床上翻身或坐起做轻微活动，第2～3天视情况协助患者床边活动，第4天可在室内活动。患者活动量应根据个体差异而定，以不感到劳累为宜。

（9）胃大部切除术后并发症的观察及护理。

1）术后出血：包括胃和腹腔内出血。胃大部切除术后24 h内可由胃管内引流出少量血液或咖啡样液体，一般24 h内不超过300 mL且逐渐减少，颜色逐渐变浅、变清，出血自行停止；若术后短期内从胃管不断引流出新鲜血液，24 h后仍未停止，则为术后出血。发生在术后24 h以内的出血，多属术中止血不确切；术后4～6 d发生的出血，常为吻合口黏膜坏死、脱落所致；术后10～20 d发生的出血，与吻合口缝线处感染或黏膜下脓肿腐蚀血管有关。术后要严密观察患者的生命体征变化，包括血压、脉搏、心率、呼吸、神志和体温的变化；加强对胃肠减压及腹腔引流的护理,观察和记录胃液及腹腔引流液的量、颜色和性质,若短期内从胃管引流出大量新鲜血液,持续不止,应警惕有术后胃出血;若术后持续从腹腔引流管引出大量新鲜血性液体,应怀疑腹腔内出血,须立即通知医师协助处理。遵医嘱采用静脉给予止血药物、输血等措施,或用冰生理盐水洗胃,一般可控制。若非手术疗法不能有效止血或出血量大于每小时 500 mL 时,需再次手术止血,应积极完善术前准备,并做好相应的术后护理。

2)十二指肠残端破裂:一般多发生在术后 24～48 h,是毕 Ⅱ 式胃大部切除术后早期的严重并发症,原因与十二指肠残端处理不当及胃空肠吻合口输入袢梗阻引起的十二指肠腔内压力升高有关。临床表现为突发性上腹部剧痛、发热、出现腹膜刺激征及白细胞计数增加,腹腔穿刺可有胆汁样液体。一旦确诊,应立即进行手术治疗。

3)胃肠吻合口破裂或吻合口瘘:是胃大部切除术后早期并发症,常发生在术后 1 周左右。原因与术中缝合技术不当、吻合口张力过大、组织供血不足有关,表现为高热、脉速等全身中毒症状,上腹部疼痛及腹膜炎的表现。如发生较晚,多形成局部脓肿或外瘘。临床工作中应注意观察患者生命体征和腹腔引流情况。一般情况下,患者术后体温逐渐趋于正常,腹腔引流液逐日减少和变清。若术后腹腔引流量仍不减、伴有黄绿色胆汁或呈脓性、带臭味,伴腹痛,体温再次升高,应警惕吻合口瘘的可能,须及时通知医师,协助处理。处理包括:①出现吻合口破裂伴有弥漫性腹膜炎的患者,须立即手术治疗,做好急症手术准备。②症状较轻无弥漫性腹膜炎的患者,可先行禁食、胃肠减压、充分引流,合理应用抗生素并给予肠外营养支持,纠正水、电解质紊乱和酸碱平衡失调。③保护瘘口周围皮肤,应及时清洁瘘口周围皮肤并保持干燥,局部可涂以氧化锌软膏或使用皮肤保护膜加以保护,以免皮肤破溃继发感染。经上述处理后多数患者吻合口瘘可在4～6 周自愈;若经久不愈,须再次手术。

4)胃排空障碍:也称胃瘫,常发生在术后 4～10 d,发病机制尚不完全明了。临床表现为拔除胃管后,患者出现上腹饱胀、钝痛和呕吐,呕吐物含食物和胆汁,消化道 X 线造影检查可见残胃扩张、无张力、蠕动波少而弱,且通过胃肠吻合口不畅。处理措施包括:①禁食、胃肠减压,减少胃肠道积气、积液,降低胃肠道张力,使胃肠道得到充分休息,并记录 24 h 出入量。②输液及肠外营养支持,纠正低蛋白血症,维持水、电解质和酸碱平衡。③应用胃动力促进剂,如甲氧氯普安、多潘立酮,促进胃肠功能恢复,也可用 3% 温盐水洗胃。一般经上述治疗均可痊愈。

5)术后梗阻:根据梗阻部位可分为输入袢梗阻、输出袢梗阻和吻合口梗阻。

输入袢梗阻:可分为急、慢性两类。①急性完全性输入袢梗阻:多发生于毕 Ⅱ 式结肠前输入段对胃小弯的吻合术式。临床表现为上腹部剧烈疼痛、频繁呕吐,呕吐量少,多不含胆汁,呕吐后症状不缓解,且上腹部有压痛性肿块。该梗阻为输出袢系膜悬吊过紧压迫输入袢,或是输入袢过长穿入输出袢与横结肠的间隙孔形成内疝所致,属闭袢性肠梗阻,易发生肠绞窄,应紧急手术治疗。②慢性不完全性输入袢梗阻:表现为进食后出现右上腹胀痛或绞痛,呈喷射状呕吐大量不含食物的胆汁,呕吐后症状缓解。多由于输入袢过长扭曲或输入袢过短在吻合口处形成锐角,使输入袢内胆汁、胰液和十二指肠液排空不畅而滞留。由于消化液潴留在输入袢内,进食后消化液分泌明显增加,输入袢内压力增高,刺激肠管发生强烈的收缩,引起喷射样呕吐,也称输入袢综合征。

输出袢梗阻:多因粘连、大网膜水肿或坏死、炎性肿块压迫所致。临床表现为上腹饱胀,呕吐食物和胆汁。如果非手术治疗无效,应手术解除梗阻。

吻合口梗阻:因吻合口过小或是吻合时胃肠壁组织内翻过多而引起,也可因术后吻合口炎性水肿出现暂时性梗阻。患者表现为进食后出现上腹部饱胀感和溢出性呕吐等,呕吐物含或不含胆汁。应即刻禁食,给予胃肠减压和静脉补液等保守治疗。若保守治疗无效,可手术解除梗阻。

6)倾倒综合征:由于胃大部切除术后,胃失去幽门窦、幽门括约肌、十二指肠壶腹部等结构对胃排空的控制,导致胃排空过速所产生的一系列综合征。可分为早期倾倒综合征和晚期倾倒综合征。

早期倾倒综合征:多发生在进食后半小时内,患者以循环系统症状和胃肠道症状为主要表现。患者可出现心悸、乏力、出汗、面色苍白等一过性血容量不足表现,并有恶心、呕吐、腹部绞痛、腹泻等消化道症状。处理:主要采用饮食调整,嘱患者少食多餐,饭后平卧 20~30 min,避免进食过甜食物、减少液体摄入量并降低食物渗透浓度,多数可在术后半年或 1 年内逐渐自愈。极少数症状严重而持久的患者需手术治疗。

晚期倾倒综合征:主要因进食后胃排空过快,高渗性食物迅速进入小肠被过快吸收而使血糖急剧升高,刺激胰岛素大量释放,而当血糖下降后,胰岛素并未相应减少,继而发生低血糖,故又称低血糖综合征。表现为餐后 2~4 h,患者出现心慌、无力、眩晕、出汗、手颤、嗜睡以致虚脱。消化道症状不明显,可有饥饿感,出现症状时稍进饮食即可缓解。饮食中减少糖类含量,增加蛋白质比例,少食多餐可防止其发生。

(七)健康指导

(1)向患者及家属讲解有关胃十二指肠溃疡的知识,使之能更好地配合治疗和护理。

(2)指导患者学会自我情绪调整,保持乐观进取的精神风貌,注意劳逸结合,减少溃疡发生的客观因素。

(3)指导患者饮食应定时定量、少食多餐、营养丰富,以后可逐步过渡至正常人饮食。少食腌、熏食品,避免进食过冷、过烫、过辣及油煎炸食物,切勿酗酒、吸烟。

(4)告知患者及家属有关手术后期可能出现的并发症的表现和预防措施。

(5)定期随访,如有不适及时就诊。

二、胃十二指肠溃疡急性穿孔

胃十二指肠溃疡急性穿孔是胃十二指肠溃疡的严重并发症,为常见的外科急腹症。起病急、变化快、病情严重,需要紧急处理,若诊治不当可危及生命。其发生率呈逐年上升趋势,发病年龄逐渐趋于老龄化。十二指肠溃疡穿孔男性患者较多,胃溃疡穿孔则多见于老年妇女。

(一)病因及发病机制

溃疡穿孔是活动期胃十二指肠溃疡向深部侵蚀、穿破浆膜的结果。胃溃疡穿孔 60% 发生在近幽门的胃小弯侧,而 90% 的十二指肠溃疡穿孔发生在壶腹部前壁偏小弯侧。急性穿孔后,具有强烈刺激性的胃酸、胆汁、胰液等消化液和食物进入腹腔,引起化学性腹膜炎和腹腔内大量液体渗出,经 6~8 h 细菌开始繁殖并逐渐转变为化脓性腹膜炎。病原菌以大肠埃希菌、链球菌多见。因剧烈的腹痛、强烈的化学刺激、细胞外液的丢失及细菌毒素吸收等因素,患者可出现休克。

(二)临床表现

1.症状

穿孔多突然发生于夜间空腹或饱食后,主要表现为突发性上腹部刀割样剧痛,很快波及全腹,但仍以上腹部为重。患者疼痛难忍,常伴恶心、呕吐、面色苍白、出冷汗、脉搏细速、血压下降、四肢厥冷等表现。其后由于大量腹腔渗出液的稀释,腹痛略有减轻,继发细菌感染后,腹痛可再次加重;当胃内容物沿右结肠旁沟向下流注时,可出现右下腹痛。溃疡穿孔后病情的严重程度与患者的年龄、全身情况、穿孔部位、穿孔大小和时间、是否空腹穿孔密切相关。

2.体征

体检时患者呈急性病容,表情痛苦,蜷屈位、不愿移动;腹式呼吸减弱或消失;全腹有明显的压痛、反跳痛,腹肌紧张呈"木板样"强直,以右上腹部最为明显,肝浊音界缩小或消失,可有移动性浊音,肠鸣音减弱或消失。

(三)实验室及其他检查

1.实验室检查

提示血白细胞计数及中性粒细胞比例增高。

2.X线检查

大约80%的患者行站立位腹部X线检查时,可见膈下新月形游离气体影。

3.诊断性腹腔穿刺检查

临床表现不典型的患者可行诊断性腹腔穿刺,穿刺抽出液可含胆汁或食物残渣。

(四)治疗要点

根据病情选用非手术或手术治疗。

1.非手术治疗

(1)适应证:一般情况良好,症状及体征较轻的空腹状态下穿孔者;穿孔超过24 h,腹膜炎症已局限者;胃十二指肠造影证实穿孔已封闭者;无出血、幽门梗阻及恶变等并发症者。

(2)治疗措施:①禁食、持续胃肠减压,减少胃肠内容物继续外漏,以利于穿孔的闭合和腹膜炎症消退。②输液和营养支持治疗,以维持机体水、电解质平衡及营养需求。③全身应用抗生素,以控制感染。④应用抑酸药物,如给予H_2受体拮抗剂或质子泵抑制剂等制酸药物。

2.手术治疗

(1)适应证:①上述非手术治疗措施6~8 h,症状无减轻,而且逐渐加重者要改手术治疗。②饱食后穿孔、顽固性溃疡穿孔和伴有幽门梗阻、大出血、恶变等并发症者,应及早进行手术治疗。

(2)手术方式:①单纯缝合修补术,即缝合穿孔处并加大网膜覆盖。此方法操作简单,手术时间短,安全性高。适用于穿孔时间超过8 h,腹腔内感染及炎症水肿严重者;以往无溃疡病史或有溃疡病史但未经内科正规治疗,无出血、梗阻并发症者;有其他系统器质性疾病不能耐受急诊彻底性溃疡切除手术者。②彻底的溃疡切除手术(连同溃疡一起切除的胃大部切除术),手术方式包括胃大部切除术,十二指肠溃疡穿孔行迷走神经切断加胃窦切除术,或缝合穿孔后行迷走神经切断加胃空肠吻合术,或行高选择性迷走神经切断术。

(五)常见护理诊断/问题

1.疼痛

疼痛与胃十二指肠溃疡穿孔后消化液对腹膜的强烈刺激及手术后切口有关。

2.体液不足

体液不足与溃疡穿孔后消化液的大量丢失有关。

(六)护理措施

1.术前护理/非手术治疗的护理

(1)禁食、胃肠减压:溃疡穿孔患者要禁食、禁水,行有效地胃肠减压,以减少胃肠内容物继续流入腹腔。做好引流期间的护理,保持引流通畅和有效负压,注意观察和记录胃液的颜色、性质和量。

(2)体位:休克者取休克体位(头和躯干抬高 20°～30°角,下肢抬高 15°～20°角),以增加回心血量;无休克者或休克改善后取半卧位,以利于漏出的消化液积聚于盆腔最低位和便于引流,减少毒素的吸收,同时也可降低腹壁张力和减轻疼痛。

(3)静脉输液,维持体液平衡:①观察和记录 24 h 出入量,为合理补液提供依据。②给予静脉输液,根据出入量和医嘱,合理安排输液的种类和速度,以维持水、电解质及酸碱平衡;同时给予营养支持和相应护理。

(4)预防和控制感染:遵医嘱合理应用抗菌药。

(5)做好病情观察:密切观察患者生命体征、腹痛、腹膜刺激征及肠鸣音变化等。若经非手术治疗6～8 h病情不见好转,症状、体征反而加重者,应积极做好急诊手术准备。

2.术后护理

加强术后护理,促进患者早日康复。

三、胃十二指肠溃疡大出血

胃十二指肠溃疡出血是上消化道大出血中最常见的原因,占 50％以上。其中 5％～10％需要手术治疗。

(一)病因与病理

因溃疡基底的血管壁被侵蚀而导致破裂出血,患者过去多有典型溃疡病史,近期可有服用非甾体抗炎药、疲劳、饮食不规律等诱因。胃溃疡大出血多发生在胃小弯,出血源自胃左、右动脉及其分支或肝胃韧带内较大的血管。十二指肠溃疡大出血通常位于壶腹部后壁,出血多来自胃十二指肠动脉或胰十二指肠上动脉及其分支;溃疡基底部的血管侧壁破裂出血不易自行停止,可引发致命的动脉性出血。大出血后,因血容量减少、血压下降、血流变慢,可在血管破裂处形成血凝块而暂时止血。由于胃酸、胃肠蠕动和胃十二指肠内容物与溃疡病灶的接触,部分患者可发生再次出血。

(二)临床表现

1.症状

患者的主要表现是呕血和黑便,多数患者只有黑便而无呕血,迅猛的出血则表现为大量呕血和排紫黑色血便。呕血前患者常有恶心,便血前多突然有便意,呕血或便血前后患者常有心悸、目眩、无力甚至昏厥。如出血速度缓慢,则血压、脉搏改变不明显。如果短期内失血量超过400 mL时,患者可出现面色苍白、口渴、脉搏快速有力,血压正常或略偏高的循环系统代偿表现;当失血量超过 800 mL 时,可出现休克症状,表现为患者烦躁不安、出冷汗、脉搏细速、血压下降、呼吸急促、四肢厥冷等。

2.体征

腹稍胀,上腹部可有轻度压痛,肠鸣音亢进。

(三)实验室及其他检查

1.内镜检查

胃十二指肠纤维镜检查可明确出血原因和部位,出血 24 h 内阳性率可达 70％～80％,超过24 h 则阳性率下降。

2.血管造影

选择性腹腔动脉或肠系膜上动脉造影可明确病因与出血部位,并可采取栓塞治疗或动脉注射垂体升压素等介入性止血措施。

3.实验室检查

大量出血早期,由于血液浓缩,血常规变化不大;以后红细胞计数、血红蛋白、血细胞比容均呈进行性下降。

(四)治疗要点

胃十二指肠溃疡出血的治疗原则:补充血容量,防止失血性休克,尽快明确出血部位并采取有效止血措施。

1.非手术治疗

(1)补充血容量:迅速建立静脉通路,快速静脉输液、输血。失血量达全身总血量的20%时,应输注右旋糖酐、羟乙基淀粉或其他血浆代用品,出血量较大时可输注浓缩红细胞,必要时可输全血,保持血细胞比容不低于30%。

(2)禁食、留置胃管:用生理盐水冲洗胃腔,清除血凝块,直至胃液变清。还可经胃管注入200 mL含8 mg去甲肾上腺素的生理盐水溶液,每4~6小时1次。

(3)应用止血、制酸等药物:经静脉或肌内注射巴曲酶等止血药物;静脉给予H_2受体拮抗剂(西咪替丁等)、质子泵抑制剂(奥美拉唑)或生长抑素等。

(4)胃镜下止血:急诊胃镜检查明确出血部位后同时实施电凝、激光灼凝、注射或喷洒药物、钛夹夹闭血管等局部止血措施。

2.手术治疗

(1)适应证:①重大出血,短期内出现休克,或短时间内(6~8 h)需输入大量血液(>800 mL)方能维持血压和血细胞比容者。②正在进行药物治疗的胃十二指肠溃疡患者发生大出血,说明溃疡侵蚀性大,非手术治疗难以止血,或暂时止血后又复发。③60岁以上伴血管硬化者自行止血机会较小,应及早手术。④近期发生过类似的大出血或合并溃疡穿孔或幽门梗阻者。⑤胃镜检查发现动脉搏动性出血或溃疡底部血管显露、再出血危险性大者。

(2)手术方式:①胃大部切除术,适用于大多数溃疡出血的患者。②贯穿缝扎术,病情危急、不能耐受胃大部切除手术时,可采用单纯贯穿缝扎止血法。③在贯穿缝扎处理溃疡出血后,可行迷走神经干切断加胃窦切除或幽门成形术。

(五)常见护理诊断/问题

1.焦虑、恐惧

焦虑、恐惧与突发胃十二指肠溃疡大出血及担心预后有关。

2.体液不足

体液不足与胃十二指肠溃疡出血致血容量不足有关。

(六)护理措施

1.非手术治疗的护理(包括术前护理)

(1)缓解焦虑和恐惧:关心和安慰患者,给予心理支持,减轻患者的焦虑和恐惧。及时为患者清理呕吐物。情绪紧张者可遵医嘱适当给予镇静药。

(2)体位:取平卧位,卧床休息。有呕血者,头偏向一侧。

(3)补充血容量:迅速建立多条畅通的静脉通路,快速输液、输血,必要时可行深静脉穿刺输液。开始输液时速度宜快,待休克纠正后减慢滴速。

（4）采取止血措施:遵医嘱应用止血药物或冰盐水洗胃,以控制出血。

（5）做好病情观察:严密观察患者生命体征的变化,判断、观察和记录呕血、便血情况,观察患者有无口渴、肢端湿冷、尿量减少等循环血量不足的表现。必要时测量中心静脉压并做好记录。观察有无鲜红色血性胃液从胃管流出,以判断有无活动性出血和止血效果。若出血仍在继续,短时间内(6～8 h)需大量输血(＞800 mL)才能维持血压和血细胞比容,或停止输液、输血后,病情又恶化者,应及时报告医师,并配合做好急症手术的准备。

（6）饮食:出血时暂禁食,出血停止后,可进流质或无渣半流质饮食。

2.术后护理

加强术后护理,促进患者早日康复。

四、胃十二指肠溃疡瘢痕性幽门梗阻

胃十二指肠溃疡患者因幽门管、幽门溃疡或十二指肠壶腹部溃疡反复发作形成瘢痕狭窄、幽门痉挛水肿而造成幽门梗阻。

（一）病因与病理

瘢痕性幽门梗阻常见于十二指肠壶腹部溃疡和位于幽门的胃溃疡。溃疡引起幽门梗阻的机制有幽门痉挛、炎性水肿和瘢痕三种,前两种情况是暂时的和可逆的,在炎症消退、痉挛缓解后梗阻解除,无须外科手术;而瘢痕性幽门梗阻属于永久性,需要手术方能解除梗阻。梗阻初期,为克服幽门狭窄,胃蠕动增强,胃壁肌肉代偿性增厚。后期,胃代偿功能减退,失去张力,胃高度扩大,蠕动减弱甚至消失。由于胃内容物潴留引起呕吐而致水、电解质的丢失,导致脱水、低钾低氯性碱中毒;长期慢性不完全性幽门梗阻者由于摄入减少,消化吸收不良,患者可出现贫血与营养障碍。

（二）临床表现

1.症状

患者表现为进食后上腹饱胀不适并出现阵发性胃痉挛性疼痛,伴恶心、嗳气与呕吐。呕吐多发生在下午或晚间,呕吐量大,1 次达 1 000～2 000 mL,呕吐物内含大量宿食,有腐败酸臭味,但不含胆汁。呕吐后自觉胃部舒适,故患者常自行诱发呕吐以缓解症状。常有少尿、便秘、贫血等慢性消耗表现。体检时可见患者常有消瘦、皮肤干燥、皮肤弹性消失等营养不良的表现。

2.体征

上腹部可见胃型和胃蠕动波,用手轻拍上腹部可闻及振水声。

（三）实验室及其他检查

1.内镜检查

可见胃内有大量潴留的胃液和食物残渣。

2.X 线钡餐检查

可见胃高度扩张,24 h 后仍有钡剂存留(正常 24 h 排空)。已明确幽门梗阻者避免做此检查。

（四）治疗要点

瘢痕性幽门梗阻以手术治疗为主。最常用的术式是胃大部切除术,但年龄较大、身体状况极差或合并其他严重内科疾病者,可行胃空肠吻合加迷走神经切断术。

（五）常见护理诊断/问题

1.体液不足

体液不足与大量呕吐、胃肠减压引起水、电解质的丢失有关。

2.营养失调

低于机体需要量与幽门梗阻致摄入不足、禁食和消耗、丢失体液有关。

（六）护理措施

1.术前护理

（1）静脉输液：根据医嘱和电解质检测结果合理安排输液种类和速度，以纠正脱水及低钾、低氯性碱中毒。密切观察及准确记录 24 h 出入量，为静脉补液提供依据。

（2）饮食与营养支持：非完全梗阻者可给予无渣半流质饮食，完全梗阻者术前应禁食水，以减少胃内容物潴留。根据医嘱于手术前给予肠外营养，必要时输血或输注其他血液制品，以纠正营养不良、贫血和低蛋白血症，提高患者对手术的耐受力。

（3）采取有效措施以减轻疼痛、增进舒适。①禁食，胃肠减压：完全性幽门梗阻患者，给予禁食，保持有效胃肠减压，减少胃内积气、积液，减轻胃内张力。必要时遵医嘱给予解痉药物，以减轻疼痛，增加患者的舒适度。②体位：取半卧位，卧床休息。呕吐时，头偏向一侧。呕吐后及时为患者清理呕吐物。情绪紧张者，可遵医嘱给予镇静药。

（4）洗胃：完全性幽门梗阻者，除持续胃肠减压排空胃内潴留物外，须做术前胃的准备，即术前 3 d 每晚用 300～500 mL 温盐水洗胃，以减轻胃黏膜水肿和炎症，有利于术后吻合口愈合。

2.术后护理

加强术后护理，促进患者早日康复。

（张冬冬）

第二节　胃十二指肠损伤

一、概述

由于有肋弓保护且活动度较大，柔韧性较好，壁厚，钝挫伤时胃很少受累，只有胃膨胀时偶有发生胃损伤。上腹或下胸部的穿透伤常导致胃损伤，多伴有肝、脾、横膈及胰等损伤。胃镜检查及吞入锐利异物或吞入酸、碱等腐蚀性毒物也可引起穿孔，但很少见。十二指肠损伤是由于上中腹部受到间接暴力或锐器的直接刺伤而引起的，缺乏典型的腹膜炎症状和体征，术前诊断困难，漏诊率高，多伴有腹部脏器合并伤，死亡率高，术后并发症多，肠瘘发生率高。

二、护理评估

（一）健康史

详细询问患者、现场目击者或陪同人员，以了解受伤的时间地点、环境，受伤的原因，外力的特点、大小和作用方向，坠跌高度；了解受伤前后饮食及排便情况，受伤时的体位，有无防御，伤后意识状态、症状、急救措施、运送方式、既往疾病及手术史。

（二）临床表现

（1）胃损伤若未波及胃壁全层,可无明显症状。若全层破裂,由于胃酸有很强的化学刺激性,可立即出现剧痛及腹膜刺激征。当破裂口接近贲门或食管时,可因空气进入纵隔而呈胸壁下气肿。较大的穿透性胃损伤时,可自腹壁流出食物残渣、胆汁和气体。

（2）十二指肠破裂后,因有胃液、胆汁及胰液进入腹腔,早期即可发生急性弥漫性腹膜炎,有剧烈的刀割样持续性腹痛伴恶心、呕吐,腹部检查可见有板状腹、腹膜刺激征症状。

（三）辅助检查

（1）疑有胃损伤者,应留置胃管;若自胃内吸出血性液体或血性物,可确诊。

（2）腹腔穿刺术和腹腔灌洗术:腹腔穿刺抽出不凝血液、胆汁,灌洗吸出 10 mL 以上肉眼可辨的血性液体,即为阳性结果。

（3）X 线检查:腹部 X 线片可显示腹膜后组织积气、肾脏轮廓清晰、腰大肌阴影模糊不清等有助于腹膜后十二指肠损伤的诊断。

（4）CT 检查:可显示少量的腹膜后积气和渗至肠外的造影剂。

（四）治疗原则

抗休克和及时、正确的手术处理是治疗的关键。

（五）心理、社会因素

胃十二指肠外伤性损伤多数在意外情况下发生,患者出现突发外伤后易出现紧张、痛苦、悲哀、恐惧等心理变化,担心手术成功及疾病预后。

三、护理问题

（一）疼痛

疼痛与胃肠破裂、腹腔内积液、腹膜刺激征有关。

（二）组织灌注量不足

这与大量失血、失液,严重创伤,有效循环血量减少有关。

（三）焦虑或恐惧

这种情绪与经历意外及担心预后有关。

（四）潜在并发症

出血、感染、肠瘘、失血性休克。

四、护理目标

（1）患者疼痛减轻。

（2）患者血容量得以维持,各器官血供正常、功能完整。

（3）患者焦虑或恐惧减轻或消失。

（4）护士密切观察病情变化,如发现异常,及时报告医师,并配合处理。

五、护理措施

（一）一般护理

1.预防失血性休克

吸氧、保暖、建立静脉通道,遵医嘱输入温热生理盐水或乳酸钠林格液,抽血查全血细胞计数、血型和交叉配血。

2.密切观察病情变化

每15～30 min应评估患者情况。评估内容包括意识状态、生命体征、肠鸣音、尿量、血氧饱和度，以及有无呕吐、肌紧张和反跳痛等。观察胃管内引流物颜色、性质及量，若引流出血性液体，提示有胃十二指肠破裂的可能。

3.术前准备

胃十二指肠破裂大多需要手术处理，故患者入院后，在抢救休克的同时，尽快完成术前准备工作，如备皮、备血、插胃管及留置尿管、做好抗生素皮试等，一旦需要，可立即实施手术。

（二）心理护理

评估患者对损伤的情绪反应，鼓励他们说出自己内心的感受，帮助建立积极有效的应对措施。向患者介绍有关病情、损伤程度、手术方式及疾病预后，鼓励患者，告诉患者良好的心态、积极的配合有利于疾病早日康复。

（三）术后护理

1.体位

患者意识清楚、病情平稳，给予半坐卧位，有利于引流及呼吸。

2.禁食、胃肠减压

观察胃管内引流液颜色、性质及量，若引流出血性液体，提示有胃十二指肠再出血的可能。十二指肠创口缝合后，胃肠减压管于十二指肠腔内，使胃液、肠液、胰液得到充分引流，一定要妥善固定，避免脱出。一旦脱出，要在医师的指导下重新置管。

3.严密监测生命体征

术后15～30 min监测生命体征直至患者病情平稳。注意肾功能的改变，胃十二指肠损伤后，特别有出血性休克时，肾脏会受到一定的损害，尤其是严重腹部外伤伴有重度休克者，有发生急性肾功能障碍的危险，所以，术后应密切注意尿量，争取保持每小时尿量在50 mL以上。

4.补液和营养支持

根据医嘱，合理补充水、电解质和维生素，必要时输新鲜血、血浆，维持水、电解质、酸碱平衡。给予肠内、肠外营养支持，促进合成代谢，提高机体防御能力。继续应用有效抗生素，控制腹腔内感染。

5.术后并发症的观察和护理

（1）出血：如胃管内24 h内引流出新鲜血液＞300 mL，提示吻合口出血，要立即配合医师给予胃管内注入凝血酶粉、冰盐水洗胃等止血措施。

（2）肠瘘：患者术后持续低热或高热不退，腹腔引流管中引流出黄绿色或褐色渣样物，有恶臭或引流出大量气体，提示肠瘘发生，要配合医师进行腹腔双套管冲洗，并做好相应护理。

（四）健康教育

（1）讲解术后饮食注意事项，当患者胃肠功能恢复，一般3～5 d开始恢复饮食，由流质饮食逐步恢复至半流质饮食、普食，进食高蛋白、高能量、易消化饮食，增强抵抗力，促进愈合。

（2）行全胃切除或胃大部分切除术的患者，因胃肠吸收功能下降，要及时补充微量元素和维生素等营养素，预防贫血、腹泻等并发症。

（3）避免工作过于劳累，注意劳逸结合。讲明饮酒、抽烟对胃十二指肠疾病的危害性。

（4）避免长期大量服用非甾体抗炎药，如布洛芬等，以免引起胃肠道黏膜损伤。

（张冬冬）

第三节　小肠破裂

一、概述

小肠是消化管中最长的一段肌性管道,也是消化与吸收营养物质的重要场所。人类小肠全长为3～9 m,平均为5～7 m,个体差异很大。其分为十二指肠、空肠和回肠三部分,十二指肠属上消化道,空肠及其以下肠段属下消化道。

各种外力的作用所致的小肠穿孔称为小肠破裂。小肠破裂较常见,多见于交通事故、工矿事故、生活事故,如坠落、挤压、刀伤和火器伤。小肠可因穿透性与闭合性损伤造成肠管破裂或肠系膜撕裂。小肠占满整个腹部,又无骨骼保护,因此易受到损伤。由于小肠壁厚,血运丰富,故无论是穿孔修补或肠段切除吻合术,其成功率均较高,发生肠瘘的机会少。

二、护理评估

(一)健康史

了解患者腹部损伤的时间、地点及致伤源、伤情、就诊前的急救措施、受伤至就诊之间的病情变化,如果患者神志不清,应询问目击人员。

(二)临床表现

小肠破裂后在早期即产生明显的腹膜炎的体征,这是因为肠管破裂使肠内容物溢出至腹腔所致。症状以腹痛为主,程度轻重不同,可伴有恶心、呕吐,腹部检查肠鸣音消失,腹膜刺激征明显。

小肠损伤初期一般均有轻重不等的休克症状,休克的深度除与损伤程度有关外,主要取决于内出血的多少,表现为面色苍白、烦躁不安、脉搏细速、血压下降、皮肤发冷等。若为多发性小肠损伤或肠系膜撕裂大出血,可迅速发生休克并进行性恶化。

(三)辅助检查

1.实验室检查

白细胞计数升高说明腹腔炎症;血红蛋白含量取决于内出血的程度,内出血少时变化不大。

2.X线检查

行X线透视或摄片检查有无气腹与肠麻痹的征象,因为一般情况下小肠内气体很少且损伤后伤口很快被封闭,不但膈下游离气体少见且一部分患者早期症状隐匿。因此,阳性气腹有诊断价值,但阴性结果也不能排除小肠破裂。

3.腹部B超检查

对小肠及肠系膜血肿、腹水均有重要的诊断价值。

4.CT或磁共振检查

对小肠损伤有一定诊断价值,而且可对其他脏器进行检查,有时可能发现一些未曾预料的损伤,有助于减少漏诊。

5.腹腔穿刺

有混浊的液体或胆汁色的液体说明有肠破裂,穿刺液中白细胞计数、淀粉酶含量均升高。

(四)治疗原则

小肠破裂一旦确诊,应立即进行手术治疗。手术方式以简单修补为主。肠管损伤严重时,则应做部分小肠切除吻合术。

(五)心理、社会因素

小肠损伤大多在意外情况下突然发生,加之伤口、出血及内脏脱出的视觉刺激和对预后的担忧,患者多表现为紧张、焦虑、恐惧。应了解其患病后的心理反应,对本病的认知程度和心理承受能力,家属及亲友对其支持情况、经济承受能力等。

三、护理问题

(一)有体液不足的危险

这与创伤致腹腔内出血、体液过量丢失、渗出及呕吐有关。

(二)焦虑、恐惧

这与意外创伤的刺激、疼痛、出血、内脏脱出的视觉刺激及担心疾病的预后等有关。

(三)体温过高

这与腹腔内感染毒素吸收和伤口感染等因素有关。

(四)疼痛

这与小肠破裂或手术有关。

(五)潜在并发症

腹腔感染、肠瘘、失血性休克。

(六)营养失调,低于机体需要量

这与消化道的吸收面积减少有关。

四、护理目标

(1)患者体液平衡得到维持,生命体征稳定。

(2)患者情绪稳定,焦虑或恐惧减轻,主动配合医护工作。

(3)患者体温维持正常。

(4)患者主诉疼痛有所缓解。

(5)护士密切观察病情变化,如发现异常,及时报告医师,并配合处理。

(6)患者体重不下降。

五、护理措施

(一)一般护理

1.伤口处理

开放性腹部损伤者,应妥善处理伤口,及时止血和包扎固定。若有肠管脱出,可用消毒或清洁器皿覆盖保护后再包扎,以免肠管受压、缺血而坏死。

2.病情观察

密切观察生命体征的变化,每15 min测定脉搏、呼吸、血压1次。重视患者的主诉,若主诉心慌、脉快、出冷汗等,及时报告医师。不注射止痛药(诊断明确者除外),以免掩盖伤情。不随意搬动伤者,以免加重病情。

3.腹部检查

每 30 min 检查 1 次腹部体征,注意腹膜刺激征的程度和范围变化。

4.禁食和灌肠

禁食和灌肠可避免肠内容物进一步溢出,造成腹腔感染或加重病情。

5.补充液体和营养

注意纠正水、电解质及酸碱平衡失调,保证输液通畅。对伴有休克或重症腹膜炎的患者可进行中心静脉补液,这不仅可以保证及时大量的液体输入,而且有利于中心静脉压的监测。根据患者具体情况,适量补给全血、血浆或人血清蛋白,尽可能补给足够的热量、蛋白质、氨基酸及维生素等。

(二)心理护理

关心患者,加强交流,讲解相关病情、治疗方式及预后,使患者了解自己的病情,消除患者的焦虑和恐惧,保持良好的心理状态,并与其一起制定合适的应对机制,鼓励患者,增加治疗的信心。

(三)术后护理

1.妥善安置患者

麻醉清醒后取半卧位,有利于腹腔炎症的局限,改善呼吸状态。了解手术的过程,查看手术的部位,对引流管、输液管、胃管及氧气管等进行妥善固定,做好护理记录。

2.监测病情

观察患者血压、脉搏、呼吸、体温的变化。注意腹部体征的变化。适当应用止痛药,减轻患者的不适。若切口疼痛明显,应检查切口,排除感染。

3.引流管的护理

腹腔引流管保持通畅,准确记录引流液的性状及量。腹腔引流液应为少量血性液,若为绿色或褐色渣样物,应警惕腹腔内感染或肠瘘的发生。

4.饮食

继续禁食、胃肠减压,待肠功能逐渐恢复、肛门排气后,方可拔除胃肠减压管。拔除胃管当天可进清流质饮食,第 2 天进流质饮食,第 3 天进半流质饮食,逐渐过渡到普食。

5.营养支持

维持水、电解质和酸碱平衡,增加营养。维生素主要是在小肠被吸收,小肠部分切除后,要及时补充维生素 C、维生素 D、维生素 K 和复合维生素 B 等维生素,以及钙、镁等微量元素,可经静脉注射、肌内注射或口服进行补充,预防贫血,促进伤口愈合。

(四)健康教育

(1)注意饮食卫生,避免暴饮暴食,进食易消化食物,少食刺激性食物,避免腹部受凉和饭后剧烈活动,保持排便通畅。

(2)注意适当休息,加强锻炼,增加营养,特别是回肠切除的患者,要长期、定时补充维生素 B_{12} 等营养素。

(3)定期门诊随访。若有腹痛、腹胀、停止排便及伤口红、肿、热、痛等不适,应及时就诊。

(4)加强社会宣传,增进劳动保护、安全生产、安全行车、遵守交通规则等知识,避免损伤等意外的发生。

(5)普及各种急救知识,在发生意外损伤时,能进行简单的自救或急救。

(6)无论腹部损伤的轻重,都应经专业医务人员检查,以免贻误诊治。

(张冬冬)

第四节　急性肠梗阻

一、概述

肠梗阻指肠内容物在肠道中通过受阻,为常见急腹症,可因多种因素引起。起病初梗阻肠段先有解剖和功能性改变,继而发生体液和电解质的丢失、肠壁循环障碍坏死和继发感染,最后可致毒血症休克死亡。若能及时诊断、积极治疗,大多能逆转病情的发展以至于治愈。

二、病因

(一)机械性肠梗阻

1.肠外原因

(1)粘连与粘连带压迫:粘连可引起肠折叠扭转而造成梗阻。先天性粘连带较多见于小儿;腹部手术或腹内炎症产生的粘连是成人肠梗阻最常见的原因,但少数患者可无腹部手术及炎症史。

(2)嵌顿性外疝或内疝。

(3)肠扭转常由于粘连所致。

(4)肠外肿瘤或腹块压迫。

2.肠管本身原因

(1)先天性狭窄和闭孔畸形。

(2)炎症肿瘤吻合手术及其他因素所致的狭窄。如炎症性肠病、肠结核、放射性损伤、肠肿瘤(尤其是结肠瘤)等。

(3)肠套叠在成人中较少见,多因息肉或其他肠管病变引起。

3.肠腔内原因

由于成团蛔虫异物或粪块等引起肠梗阻已不常见。巨大胆石通过胆囊或胆总管-肠瘘管进入肠腔,产生胆石性肠梗阻的病例时有报道。

(二)动力性肠梗阻

1.麻痹性

腹部大手术后腹膜炎、腹部外伤、腹膜后出血、某些药物肺炎、脓胸、脓毒血症、低钾血症或其他全身性代谢紊乱均可并发麻痹性肠梗阻。

2.痉挛性

肠道炎症及神经系统功能紊乱均可引起肠管暂时性痉挛。

（三）血管性肠梗阻

肠系膜动脉栓塞或血栓形成和肠系膜静脉血栓形成为主要病因。各种病因引起肠梗阻的频率随年代、地区、民族医疗卫生条件等不同而有所不同。例如,20 世纪 50～60 年代,前嵌顿疝所致的机械性肠梗阻的发生率较高,随着医疗水平的提高、预防性疝修补术得到普及,现已明显减少。而粘连所致的肠梗阻的发生率明显上升。

三、病理改变

单纯性完全机械性肠梗阻发生后,梗阻部位以上的肠腔扩张,肠壁变薄,黏膜易有糜烂和溃疡发生,浆膜可被撕裂,整个肠壁可因血供障碍而坏死穿孔,梗阻以下部分肠管多呈空虚坍陷。

麻痹性肠梗阻时肠管扩张肠壁变薄。

在绞窄性肠梗阻的早期,由于静脉回流受阻,小静脉和毛细血管可发生淤血、通透性增加,甚至破裂而渗出血浆或血液,此时肠管内因充血和水肿而呈紫色,继而出现动脉血流受阻、血栓形成,肠壁因缺血而坏死,肠内细菌和毒素可通过损伤的肠壁进入腹腔,坏死的肠管呈紫黑色,最后可自行破裂。

四、病理生理

肠梗阻的主要病理生理改变为膨胀体液和电解质的丢失,以及感染和毒血症。这些改变的严重程度视梗阻部位的高低、梗阻时间的长短及肠壁有无血液供应障碍而不同。

（一）肠膨胀

机械性肠梗阻时,梗阻以上的肠腔因积液、积气而膨胀,肠段对梗阻的最先反应是增强蠕动,而强烈的蠕动引起肠绞痛。此时食管上端括约肌发生反射性松弛,患者在吸气时不自觉地将大量空气吞入胃肠,因此,肠腔积气的 70% 是咽下的空气,其中大部分是氮气,不易被胃肠吸收,其余 30% 的积气是肠内酸碱中和与细菌发酵作用产生的,或自备注弥散至肠腔的 CO_2、H_2、CH_4 等气体。正常成人每天消化道分泌的唾液、胃液、胆液、胰液和肠液的总量约为 8 L,绝大部分被小肠黏膜吸收,以保持体液平衡。肠梗阻时大量液体和气体聚积在梗阻近端引起肠膨胀,而膨胀能抑制肠壁黏膜吸收水分,以后又刺激其增加分泌,如此肠腔内液体越积越多,使肠膨胀进行性加重。单纯性肠梗阻时,肠管内压力一般较低,常低于 0.78 kPa（8 cmH_2O)。但随着梗阻时间的延长,肠管内压力甚至可达到 1.76 kPa（18 cmH_2O)。结肠梗阻止肠腔内压力平均为 2.45 kPa（25 cmH_2O)。结肠梗阻时肠腔内压力平均在 2.45 kPa（25 cmH_2O)以上,甚至高达 5.10 kPa（52 cmH_2O)。肠管内压力的增高可使肠壁静脉回流障碍,引起肠壁充血水肿,通透性增加。肠管内压力继续增高可使肠壁血流阻断,使单纯性肠梗阻变为绞窄性肠梗阻。严重的肠膨胀甚至可使横膈抬高,影响患者的呼吸和循环功能。

（二）体液和电解质的丢失

肠梗阻时肠膨胀可引起反射性呕吐。高位小肠梗阻时呕吐频繁,大量水分和电解质被排出体外。如梗阻位于幽门或十二指肠上段,呕出过多胃酸,则易产生脱水和低氯低钾性碱中毒。如梗阻位于十二指肠下段或空肠上段,则碳酸氢盐的丢失严重。低位肠梗阻,呕吐虽远不如高位者少见,但因肠黏膜吸收功能降低而分泌液量增多,梗阻以上肠腔中积留大量液体,有时多达 5～10 L,内含大量碳酸氢钠。这些液体虽未被排出体外,但封闭在肠腔内不能进入血液,等于体液的丢失。此外,过度的肠膨胀影响静脉回流,导致肠壁水肿和血浆外渗,绞窄性肠梗阻时,血和血浆的丢失尤其严重。因此,患者多发生脱水伴少尿、氮质血症和酸中毒。若脱水持续,血液进一步浓缩,则导致低血压和失血性休克。失钾和不进饮食所致的血钾过低可引起肠麻痹,进而加重肠梗阻的发展。

(三)感染和毒血症

正常人的肠蠕动使肠内容物经常向前流动和更新,因此小肠内是无菌的,或只有极少数细菌。单纯性机械性小肠梗阻时,肠内纵有细菌和毒素,也不能通过正常的肠黏膜屏障,因而危害不大。若梗阻转变为绞窄性,开始时,静脉血流被阻断,受累的肠壁渗出大量血液和血浆,使血容量进一步减少,继而动脉血流被阻断而加速肠壁的缺血性坏死。绞窄段肠腔中的液体含大量细菌(如梭状芽孢杆菌、链球菌、大肠埃希菌等)、血液和坏死组织,细菌的毒素及血液、坏死组织的分解产物均具有极强的毒性。这种液体通过破损或穿孔的肠壁进入腹腔后,可引起强烈的腹膜刺激和感染,被腹膜吸收后,则引起脓毒血症。严重的腹膜炎和毒血症是导致肠梗阻患者死亡的主要原因。

除上述三项主要的病理生理改变之外,如发生绞窄性肠梗阻,往往还伴有肠壁、腹腔和肠腔内的渗血,绞窄的肠襻越长,失血量越大,亦是导致肠梗阻患者死亡的原因之一。

五、临床表现

症状和体征典型的肠梗阻是不难诊断的,但缺乏典型表现者诊断较困难。X线腹部透视或摄片检查对证实临床诊断、确定肠梗阻的部位很有帮助。正常人腹部X线平片上只能在胃和结肠内见到少量气体。如小肠内有气体和液平面,表明肠内容物通过障碍,提示肠梗阻的存在。急性小肠梗阻通常要经过6 h肠内才会积聚足够的液体和气体,形成明显的液平面经过12 h,肠扩张的程度肯定达到诊断水平。结肠梗阻发展到X线征象出现的时间就更长。充气的小肠特别是空肠可从横绕肠管的环状襞加以辨认,并可与具有结肠袋影的结肠相区别。此外,典型的小肠肠型多在腹中央部分,而结肠影在腹周围或在盆腔。根据患者体力情况可采用立式或卧式,从正位或侧位摄片,必要时进行系列摄片。

肠梗阻的诊断确定后,应进一步鉴别梗阻的类型。由于治疗及预后方面差异很大,如机械性肠梗阻多需手术解除,动力性肠梗阻则可用保守疗法治愈,绞窄性肠梗阻应尽早进行手术,而单纯性机械性肠梗阻可先试行保守治疗。因此,应进行以下鉴别诊断。

(一)鉴别机械性肠梗阻和动力性肠梗阻

首先要从病史上分析有无机械梗阻因素。动力性肠梗阻包括常见的麻痹性和少见的痉挛性肠梗阻。机械性肠梗阻的特征是阵发性肠绞痛、肠鸣音亢进和非对称性腹胀;而麻痹性肠梗阻的特征为无绞痛、肠鸣音消失和全腹均匀膨胀;痉挛性肠梗阻可有剧烈腹痛突然发作和消失,间歇期不规则,肠鸣音减弱而不消失,但无腹胀。X线腹部平片有助于两者的鉴别:机械性梗阻的肠胀气局限于梗阻部位以上的肠段;麻痹性梗阻时,全部胃、小肠和结肠均有胀气,程度大致相同;痉挛性梗阻时,肠无明显胀气和扩张。每隔几分钟拍摄正、侧位腹部平片以观察小肠有无运动,常可鉴别机械性与麻痹性肠梗阻。

(二)鉴别单纯性肠梗阻和绞窄性肠梗阻

绞窄性肠梗阻可发生于单纯性机械性肠梗阻的基础上,单纯性肠梗阻因治疗不善而转变为绞窄性肠梗阻的占15%~43%,一般认为出现下列征象应怀疑有绞窄性肠梗阻。

(1)急骤发生的剧烈腹痛持续不减,或由阵发性绞痛转变为持续性腹痛,疼痛的部位较为固定。若腹痛涉及背部,提示肠系膜受到牵拉,更提示为绞窄性肠梗阻。

(2)腹部有压痛、反跳痛和腹肌强直,腹胀与肠鸣音亢进则不明显。

(3)呕吐物、胃肠减压引流物、腹腔穿刺液含血液,亦可有便血。

(4)全身情况急剧恶化,毒血症表现明显,可出现休克。

(5)X线平片检查可见梗阻部位以上肠段扩张并充满液体,状若肿瘤或呈"C"形面,被称为"咖啡豆征",在扩张的肠管间常可见有腹水。

(三)鉴别小肠梗阻和结肠梗阻

高位小肠梗阻呕吐频繁而腹胀较轻,低位小肠梗阻则反之。结肠梗阻的临床表现与低位小肠梗阻相似。但X线腹部平片检查则可区别。小肠梗阻是充气的肠襻遍及全腹,液平面较多见,而结肠则不显示。若为结肠梗阻,则在腹部周围可见扩张的结肠和袋形,小肠内积气则不明显。

(四)鉴别完全性肠梗阻和不完全性肠梗阻

完全性肠梗阻多为急性发作而且症状明显,不完全性肠梗阻则多为慢性梗阻,症状不明显,往往为间歇性发作。X线平片检查完全性肠梗阻者肠襻充气扩张明显,不完全性肠梗阻则反之。

(五)肠梗阻病因的鉴别诊断

判断病因可从年龄、病史、体检、X线检查等方面的分析着手。例如以往有过腹部手术、创伤、感染的病史,应考虑肠粘连或粘连带所致的梗阻;如患者有肺结核,应想到肠结核或腹膜结核引起肠梗阻的可能。遇风湿性心瓣膜病伴心房颤动、动脉粥样硬化或闭塞性动脉内膜炎的患者,应考虑肠系膜动脉栓塞;而门静脉高压和门静脉炎可致门静脉栓塞。这些动静脉血流受阻是血管性肠梗阻的常见原因。在儿童中,蛔虫引起肠堵塞偶可见到;3岁以下婴幼儿中原发性肠套叠多见;青、中年患者的常见病因是肠粘连、嵌顿性外疝和肠扭转;老年人的常见病因是结肠癌、乙状结肠扭转和粪块堵塞,而结肠梗阻中90%为癌性梗阻。成人中肠套叠少见,多继发于Meckel憩室、肠息肉和肿瘤。在腹部检查时,要特别注意腹部手术切口瘢痕和隐蔽的外疝。

腹痛、呕吐、腹胀、便秘和停止排气是肠梗阻的典型症状,但在各类肠梗阻中轻重并不一致。

1.腹痛

肠梗阻的患者大多有腹痛。在急性完全性机械性小肠梗阻患者中,腹痛表现为阵发性绞痛。是由梗阻部位以上的肠管强烈蠕动所引起,多位于腹中部,常突然发作,逐步加剧至高峰,持续数分钟后缓解。间隙期可以完全无痛,但过段时间后可以再发,绞痛的程度和间隙期的长短则视梗阻部位的高低和病情的缓急而异。一般而言,十二指肠、上段空肠梗阻时呕吐可起减压作用,患者绞痛较轻。而低位回肠梗阻则可因肠胀气抑制肠蠕动,故绞痛亦轻。唯有急性空肠梗阻时绞痛较剧烈,一般每2~5 min即发作1次。不完全性肠梗阻腹痛较轻,在一阵肠鸣或排气后可见缓解。慢性肠梗阻亦然,且间隙期较长。急性机械性结肠梗阻时腹痛多在下腹部。一般较小肠梗阻为轻。结肠梗阻时若回盲瓣功能正常,结肠内容物不能逆流到小肠,肠腔因而逐渐扩大,压力增高,除阵发性绞痛外可有持续性钝痛。此种情况的出现应注意有闭袢性肠梗阻的可能性。发作间隙期的持续性钝痛亦是绞窄性肠梗阻的早期表现。如若肠壁已发生缺血坏死,则呈持续性剧烈腹痛。至于麻痹性肠梗阻,由于肠肌已无蠕动能力,故无肠绞痛发作,可由高度肠管膨胀而引起腹部持续性胀痛。

2.呕吐

肠梗阻患者几乎都有呕吐,早期为反射性呕吐,吐出物多为胃内容物。后期则为反流性呕吐,因梗阻部位高低而不同,部位越高,呕吐越频越剧烈。低位小肠梗阻时呕吐较轻亦较疏。结肠梗阻时,由于回盲瓣可以阻止反流,故早期可无呕吐,但后期回盲瓣因肠腔过度充盈而关闭不全时亦有较剧烈的呕吐,吐出物可含粪汁。

3.腹胀

腹胀是较迟出现的症状,其程度与梗阻部位有关。高位小肠梗阻由于频繁呕吐多无明显腹胀;低位小肠梗阻或结肠梗阻的晚期常有显著的全腹膨胀。闭袢性梗阻的肠段膨胀很突出,常呈不对称的局部膨胀。麻痹性肠梗阻时,全部肠管均膨胀扩大,故腹胀显著。

4.便秘和停止排气

完全性肠梗阻时,患者排便和排气现象消失。但在高位小肠梗阻的最初2～3 d,如梗阻以下肠腔内积存了粪便和气体,则仍有排便和排气现象,不能因此否定完全性梗阻的存在。同样,绞窄性肠梗阻如肠扭转、肠套叠及结肠癌所致的肠梗阻等都可有血便或脓血便排出。

5.全身症状

单纯性肠梗阻患者一般无明显的全身症状,但呕吐频繁和腹胀严重者必有脱水,血钾过低者有疲软、嗜睡、乏力和心律失常等症状。绞窄性肠梗阻患者的全身症状最显著,早期即有虚脱,很快进入休克状态。伴有腹腔感染者,腹痛持续并扩散至全腹,同时有畏寒、发热、白细胞计数增多等感染和毒血症表现。

六、治疗措施

肠梗阻的治疗方法取决于梗阻的原因、性质、部位、病情和患者的全身情况。但不论采取何种治疗方法,纠正肠梗阻所引起的水、电解质和酸碱平衡的失调,做胃肠减压以改善梗阻部位以上肠段的血液循环及控制感染等皆属必要。

(一)纠正脱水、电解质丢失和酸碱平衡失调

脱水、电解质的丢失与病情、病类有关。应根据临床经验与血化验结果予以估计。一般成人症状较轻的约需补液 1 500 mL,有明显呕吐的则需补 3 000 mL,而伴周围循环虚脱和低血压时则需补液 4 000 mL 以上。若病情一时不能缓解,则尚需补给从胃肠减压及尿中排泄的量,以及正常的每天需要量。当尿量排泄正常时,尚需补给钾盐。低位肠梗阻多因碱性肠液丢失易有酸中毒,而高位肠梗阻则因胃液和钾的丢失易发生碱中毒,皆应予以相应的纠正。在绞窄性肠梗阻和机械性肠梗阻的晚期,可有血浆和全血的丢失,产生血液浓缩或血容量的不足,故尚应补给全血或血浆、清蛋白等方能有效纠正循环障碍。

在制订或修改此项计划时,必须根据患者的呕吐情况、脱水体征,每小时尿量和尿比重,血钠离子、钾离子、氯离子、二氧化碳结合力、血肌酐,以及血细胞比容、中心静脉压的测定结果加以调整。由于酸中毒、血浓缩、钾离子从细胞内逸出,血钾测定有时不能真实地反映细胞缺钾情况,而应进行心电图检查作为补充。补充体液和电解质、纠正酸碱平衡失调的目的在于维持机体内环境的相对稳定,保持机体的抗病能力,使患者在肠梗阻解除之前渡过难关,能在有利的条件下经受外科手术治疗。

(二)胃肠减压

通过胃肠插管减压可引出吞入的气体和滞留的液体,解除肠膨胀,避免吸入性肺炎,减轻呕吐,改善由于腹胀引起的循环和呼吸窘迫症状,在一定程度上能改善梗阻以上肠管的淤血、水肿和血液循环。少数轻型单纯性肠梗阻经有效的减压后肠腔可恢复通畅。胃肠减压可减少手术操

作困难,增加手术的安全性。

减压管一般有两种:较短的一种(Levin 管)可放置在胃或十二指肠内,操作方便,对高位小肠梗阻减压有效;另一种减压管长数米(Miller-Abbott 管),适用于较低位小肠梗阻和麻痹性肠梗阻的减压,但操作费时,放置时需要 X 线透视以确定管端的位置。结肠梗阻发生肠膨胀时,插管减压无效,常需手术减压。

(三)控制感染和毒血症

肠梗阻时间过长或发生绞窄时,肠壁和腹膜常有多种细菌感染(如大肠埃希菌、梭形芽孢杆菌、链球菌等),积极地采用以抗革兰氏阴性杆菌为重点的广谱抗生素静脉滴注治疗十分重要,动物试验和临床实践都证实应用抗生素可以显著降低肠梗阻的死亡率。

(四)解除梗阻恢复肠道功能

对单纯性机械性肠梗阻,尤其是早期不完全性肠梗阻,如由蛔虫、粪块堵塞或炎症粘连所致的肠梗阻等可做非手术治疗。早期肠套叠、肠扭转引起的肠梗阻亦可在严密的观察下先行非手术治疗。动力性肠梗阻除非伴有外科情况,不需手术治疗。

非手术治疗除前述各项治疗外尚可加用下列措施。

(1)油类:可用液体石蜡、生豆油或菜油 200~300 mL 分次口服或由胃肠减压管注入。适用于病情较重、体质较弱者。

(2)麻痹性肠梗阻如无外科情况可用新斯的明注射、腹部芒硝热敷等治疗。

(3)针刺足三里、中脘、天枢、内关、合谷、内庭等穴位可作为辅助治疗。

绝大多数机械性肠梗阻需做外科手术治疗,缺血性肠梗阻和绞窄性肠梗阻更宜及时手术处理。

外科手术的主要内容为:①松解粘连或嵌顿性疝,整复扭转或套叠的肠管等,以消除梗阻的局部原因。②切除坏死的或有肿瘤的肠段、引流脓肿等,以清除局部病变。③肠造瘘术可解除肠膨胀,以利于肠段切除,肠吻合术可绕过病变肠段,恢复肠道的通畅。

七、急救护理

急性肠梗阻护理要点是围绕矫正因肠梗阻引起的全身性生理紊乱和解除梗阻而采取的相应措施,即胃肠减压,纠正水、电解质紊乱和酸碱失衡,防治感染和中毒。采用非手术疗法过程中,需严密观察病情变化。如病情不见好转或继续恶化,应及时为医师提供信息,修改治疗方案。有适应证者积极完善术前准备,尽早手术解除梗阻,加强围术期护理。

(一)护理目标

(1)严密观察病情变化,使患者迅速进入诊断、治疗程序。

(2)维持有效的胃肠减压。

(3)减轻症状:如疼痛、腹胀、呼吸困难等。

(4)加强基础护理,增加患者的舒适感。

(5)做好水、电解质管理。

(6)预防各种并发症,提高救治成功率。

(7)加强心理护理,增强患者战胜疾病的信心。

(8)帮助患者及家属掌握自护知识,为患者回归正常生活做准备。

(二)护理措施

1.密切观察病情变化

(1)意识表情变化能够反映中枢神经系统血液灌注情况。意识由清醒变模糊或昏迷提示病情加重。

(2)监测患者血压、脉搏、呼吸、体温,每15~30 min 1次,记录尿量,观察腹痛、腹胀、呕吐、肛门排气排便情况。如果患者有口渴、尿量减少、脉率增快、脉压缩小、烦躁不安、面色苍白等表现,为早期休克征象,应加快输液速度,配合医师进行抢救。早期单纯性肠梗阻患者,全身情况无明显变化,后因呕吐和水、电解质紊乱,可出现脉搏细速、血压下降、面色苍白、眼球凹陷、皮肤弹性减退、四肢发凉等中毒性休克征象,尤以绞窄性肠梗阻更为严重。

(3)注意有无突发的剧烈腹痛、腹胀明显加重等异常情况。若出现持续剧烈的腹痛、频繁的呕吐、非手术治疗疗效不明显、有明显的腹膜炎表现,以及呕血、便血等症状,为绞窄性肠梗阻表现,应尽早配合医师行手术治疗。

(4)术后密切观察患者术后一般情况,应30~60 min测血压、脉搏1次,平稳后可根据医嘱延长测定时间。对重症患者进行心电监护,预防中毒性休克。如发现异常情况,要及时通知医师,做好抢救工作。

(5)保持各引流管通畅,妥善固定,防止挤压扭曲,同时密切观察引流液的性状,如量、颜色、气味等。

2.胃肠减压的护理

(1)肠梗阻的急性期须禁食,并保持有效的胃肠减压。胃肠减压可吸出肠道内气体和液体,减轻腹胀,降低肠腔内压力,改善肠壁血液循环,有利于改善局部病变及全身情况。关心、安慰患者,讲解胃肠减压的作用及重要性,使患者重视胃肠减压的作用。

(2)妥善固定胃管,每2 h抽吸1次,避免折曲或脱出,保持引流通畅,若引流不畅时可用等渗盐水冲洗胃管,观察引出物的色、质、量并记录。

(3)避免胃内存留大量的液体和气体影响药物的保存和吸收。注药操作时,动作要轻柔,避免牵拉胃管引起患者不适,注射完毕,一定要夹紧胃管2~3 h,以利于药物吸收及进入肠道。

(4)动态观察胃肠吸出物的颜色及量。若吸出物减少及变清,肠鸣音恢复,表示梗阻正在缓解;若吸出物的量较多,有粪臭味或呈血性,表示肠梗阻未解除,促使细菌繁殖或者引起肠管血液循环障碍,应及早通知医师,采取合理手术治疗。

(5)术后应加强胃肠减压的护理。每天记录胃液量,便于医师参考补液治疗。注意胃液性质,发现有大量血性液体引出时,应及时报告医师处理。

3.体位和活动的护理

(1)非手术患者卧床休息。在血压稳定的情况下,可采取半卧位,以减轻腹痛、腹胀,并有利于呼吸。

(2)术后待生命体征平稳后采用半卧位,以利于腹腔内渗出液流向盆腔而利于吸收(盆腔内腹膜吸收能力较强),使感染局限化,减少膈下感染,减轻腹部张力,减轻切口疼痛,有利于切口愈合。有造瘘口者应向造瘘口侧侧卧,以防肠内大便或肠液流出污染腹部切口或从造瘘口基底部刀口流入肠腔而致感染。护理人员应经常协助患者维持好半卧位。

(3)指导和协助患者活动。术后6 h血压平稳后可在床上翻身,动作宜小且轻缓,术后第一天可协助坐起并拍背促进排痰。同时鼓励患者早期下床活动,有利于肠蠕动恢复,防止肠粘连,促进生理功能和体力的恢复,防止肺不张。

(4)被动、主动活动双下肢,防止下肢静脉血栓形成。瘦、弱、年老的患者同时要特别注意骶尾部的皮肤护理,防止因受压过久发生压疮。

4.腹痛的护理

(1)患者主诉疼痛时应立即采取相应的处理措施,如给予舒适的体位、同情安慰患者、让患者做深呼吸。但在明确诊断前禁用强镇痛药物。

(2)禁食,保持有效的胃肠减压。

(3)观察腹痛的部位、性质、程度、进展情况。单纯性机械性肠梗阻一般为阵发性剧烈绞痛;绞窄性肠梗阻腹痛往往为持续性腹痛伴有阵发性加重,疼痛也较剧烈;麻痹性肠梗阻腹痛往往不明显,阵发性绞痛尤为少见;结肠梗阻一般为胀痛。要观察生命体征变化,判断有无绞窄性肠梗阻及休克的发生,为治疗时机选择提供依据。

5.呕吐的观察及护理

(1)呕吐时协助患者坐起或使其头侧向一边,及时清理呕吐物,防止窒息和引起吸入性肺炎。

(2)呕吐后用温开水漱口,保持口腔清洁,清洁颜面部,并观察记录呕吐时间、次数、性质、量等。维持口腔清洁卫生,口腔护理每天 2 次,防止口腔感染。

(3)若留置胃肠减压后仍出现呕吐,应考虑是否存在引流不畅,检查胃管的深度是否移位或脱出,管道是否打折、扭曲,管腔是否堵塞,应及时给予相应的处理。

6.腹部体征的观察及护理

(1)评估、记录腹胀的程度,观察病情变化。观察腹部外形,每小时听诊肠鸣音 1 次,腹胀伴有阵发性腹绞痛,肠鸣音亢进,甚至有气过水声或金属音,应严密观察。麻痹性肠梗阻时全腹膨胀显著,但不伴有肠型;闭袢性肠梗阻可以出现局部膨胀;结肠梗阻因回盲瓣关闭可以显示腹部高度膨胀,而且往往不对称。

(2)动态观察是否有肛门排气、排便。

(3)减轻腹胀的措施有胃管引流,保持有效负压吸引。热敷或按摩腹部。如无绞窄性肠梗阻,可从胃管注入液体石蜡,每次 20～30 mL,促进排气、排便。

7.加强水、电解质管理

(1)准确记录 24 h 出入量、每小时尿量,作为调整输液量的参考指标。

(2)遵医嘱尽快补充水和电解质。护士应科学、合理地安排补液顺序。危及生命的电解质紊乱,如低钾,要优先补给。

(3)维持有效的静脉通道,必要时建立中心静脉通道。加强局部护理。

8.预防感染的护理

(1)为患者执行各项治疗、操作时严格遵守无菌技术原则。接触患者前后均用流水洗手,防止交叉感染。

(2)有引流管者,应每天更换引流袋,保持引流通畅。

(3)禁食和胃肠减压期间应用生理盐水或漱口液口腔护理,每天 3 次,防止口腔炎的发生。

(4)留置导尿管者应用 0.1％苯扎溴铵消毒尿道口或抹洗外阴,每天 3 次。

(5)加强皮肤护理,及时擦干汗液、清理呕吐物、更换衣被。每 2 h 变换体位 1 次,按摩骨突部位,防止压疮的发生。

9.引流管的护理

(1)术后因病情需要放置腹腔引流管,护士应明确引流管的放置位置及作用,注意引流管是否固定牢固,有无扭曲、阻塞等。

(2)术后每30 min挤压1次引流管,以避免管腔被血块堵塞,保持引流管通畅。

(3)注意观察引流液的量及性质,及时准确地向医师报告病情。

(4)在操作过程中注意无菌操作,防止逆行感染。

10.饮食护理

待胃肠功能恢复、肛门排气后给患者少量流质饮食。肠切除者,应在肛门排气后1～2 d才能开始进食流质饮食。进食后如无不适,逐渐过渡至半流、软质、普通饮食。给予无刺激、易消化、营养丰富及富含纤维素的食物。有造瘘口者避免进食产气、产酸和刺激性食物,如蛋、洋葱、芹菜、蒜或含糖高的食物,以免产生臭气。随着病情恢复,造瘘口功能的健全,2周左右可进食容易消化的少渣普食及含纤维素高的食物,不但可使粪便成形,便于护理,而且起到扩张造瘘口的作用。

11.心理护理

肠梗阻发病急,疼痛剧烈,患者一般有紧张、恐惧、焦虑等不良情绪,入院后急于想得到治疗,缓解疼痛。护士耐心安慰解释,与家属做好沟通工作,共同鼓励、关心患者。

(1)介绍环境及负责医师、护士,协助患者适应新环境。为患者提供安静、整洁、舒适的环境,避免不良刺激。

(2)治疗操作前简单解释,操作轻柔,尽量减少引起患者恐惧的医源性因素。

(3)用浅显的语言向患者解释疾病的原因、治疗措施、手术需要的配合。

(4)对患者的感受表示理解,耐心倾听,鼓励其说出自己心中的感受,给予帮助。

(5)避免在与医师、家属充分沟通前,直接同患者谈论病情的严重性。

(三)健康教育

(1)养成良好的生活习惯,如生活起居要有规律,每天定时排便,排便时精力集中,即使无便意,也要做排便动作,保持大便通畅。

(2)饱餐后不宜剧烈运动和劳动,防止发生肠扭转。

(3)定期复诊。有腹胀、腹痛等不适时,及时到医院检查。及早发现引起肠梗阻的因素,早诊断、早治疗。

(张冬冬)

第五节　急性阑尾炎

急性阑尾炎是腹部外科最常见的疾病之一,是外科急腹症中最常见的疾病,其发病率约为1:1 000。各年龄段(不满1岁至90岁,甚至90岁以上)的人及妊娠期妇女均可发病,但以青年最为多见。阑尾切除术也是外科最常施行的一种手术。急性阑尾炎临床表现变化较多,需要与许多腹腔内外疾病相鉴别。早期明确诊断、及时治疗,可使患者在短期内恢复健康。若延误诊治,则可能出现严重后果。因此,对本病的处理须予以重视。

一、病因

阑尾管腔较细且系膜短,常使阑尾扭曲,内容物排出不畅,阑尾管腔内本来就有许多微生物,远侧又是盲端,很容易发生感染。一般认为急性阑尾炎是由下列几种因素综合而发生的。

(一)梗阻

梗阻为急性阑尾炎发病最常见的基本因素,常见的梗阻原因如下。①粪石和粪块等。②寄生虫,如蛔虫堵塞。③阑尾系膜过短,造成阑尾扭曲,引起部分梗阻。④阑尾壁的改变,以往发生过急性阑尾炎后,肠壁可以纤维化,使阑尾腔变小,亦可减弱阑尾的蠕动功能。

(二)细菌感染

阑尾炎的发生也可能是细菌直接感染的结果。细菌可通过直接侵入、经由血运或邻接感染等方式侵入阑尾壁,从而形成阑尾的感染和炎症。

(三)其他

与急性阑尾炎发病有关的因素还有饮食习惯、遗传因素和胃肠道功能障碍等。阑尾先天性畸形,如阑尾过长、过度扭曲、管腔细小、血供不佳等都是易于发生急性炎症的条件。胃肠道功能障碍(如腹泻、便秘等)引起内脏神经反射,导致阑尾肌肉和血管痉挛,当超过正常强度时,可致阑尾管腔狭窄、血供障碍、黏膜受损,细菌入侵而致急性炎症。

二、病理

根据急性阑尾炎的临床过程和病理解剖学变化,可将其分为4种病理类型,这些不同类型可以是急性阑尾炎在其病变发展过程中不同阶段的表现,也可能是不同的病因和病理所产生的直接结果。

(一)急性单纯性阑尾炎

阑尾轻度肿胀,浆膜表面充血。阑尾壁各层组织间均有炎性细胞浸润,以黏膜和黏膜下层最为显著;黏膜上可能出现小的溃疡和出血点,阑尾腔内可能有少量渗出液,临床症状和全身反应也较轻,如能及时处理,其感染可以消退,炎症完全吸收,阑尾也可恢复正常。

(二)急性化脓性阑尾炎

阑尾明显肿胀,壁内有大量炎性细胞浸润,可形成大量大小不一的微小脓肿;浆膜高度充血并有较多脓性渗出物,作为肌体炎症防御、局限化的一种表现,常有大网膜下移,包绕部分或全部阑尾。此类阑尾炎的阑尾已有不同程度的组织破坏,即使经保守治疗恢复,阑尾壁仍可留有瘢痕挛缩,致阑尾腔狭窄,因此,日后炎症可反复发作。

(三)坏疽性及穿孔性阑尾炎

坏疽性及穿孔性阑尾炎是一种重型的阑尾炎。根据阑尾血运阻断的部位,坏死范围可仅限于阑尾的一部分或累及整个阑尾。阑尾管壁坏死或部分坏死,呈暗紫色或黑色。阑尾腔内积脓,且压力升高,阑尾壁血液循环障碍。穿孔部位多存阑尾根部和尖端。穿孔如未被包裹,感染继续扩散,则可引起急性弥漫性腹膜炎。

(四)阑尾周围脓肿

急性阑尾炎化脓坏疽或穿孔,如果此过程进展较慢,大网膜可移至右下腹部,将阑尾包裹并形成粘连,形成炎性肿块或阑尾周围脓肿。

阑尾穿孔并发弥漫性腹膜炎最为严重,常见于坏疽穿孔性阑尾炎,婴幼儿大网膜过短、妊娠期的子宫妨碍大网膜下移,故易在阑尾穿孔后出现弥漫性腹膜炎。由于阑尾炎症严重,进展迅速,局部大网膜或肠襻粘连尚不足以局限炎症发展,故一旦穿孔,感染很快蔓及全腹腔。患者有全身性感染、中毒和脱水等现象,有全腹性的腹壁强直和触痛,并有肠麻痹的腹胀、呕吐等症状。如不经适当治疗,死亡率很高;即使经过积极治疗后全身性感染获得控制,也常因发生盆腔脓肿、膈下脓肿或多发性腹腔脓肿等并发症而需多次手术引流,甚至遗留下腹腔窦道、肠瘘、粘连性肠梗阻等并发症而使病情复杂、病期迁延。

三、临床表现

急性阑尾炎不论其病因如何,亦不论其病理变化为单纯性、化脓性或坏疽性,在阑尾未穿孔、坏死或并有局部脓肿以前,临床表现大致相似。多数急性阑尾炎都有较典型的症状和体征。

(一)症状

一般表现为以下 3 个方面。

1.腹痛不适

腹痛不适是急性阑尾炎最常见的症状,约有 98% 急性阑尾炎患者以此为首发症状。典型的急性阑尾炎腹痛开始时多在上腹部或脐周围,有时为阵发性,并常有轻度恶心或呕吐;一般持续6~36 h(通常约12 h)。当阑尾炎症涉及壁腹膜时,腹痛变为持续性并转移至右下腹部,疼痛加剧,不少患者伴有呕吐、发热等全身症状。此种转移性右下腹痛是急性阑尾炎的典型症状,70%以上的患者具有此症状。该症状在临床诊断上有重要意义。但也应该指出,不少患者其腹痛可能开始时即在右下腹,不一定有转移性腹痛,这可能与阑尾炎病理过程不同有关。没有明显管腔梗阻而直接发生的阑尾感染,腹痛可能一开始就是右下腹炎性持续性疼痛。异位阑尾炎在临床上虽同样也可有初期梗阻性、后期炎症性腹痛,但其最后腹痛所在部位因阑尾部位不同而异。

腹痛的轻重程度与阑尾炎的严重性之间并无直接关系。虽然腹痛的突然减轻一般显示阑尾腔的梗阻已解除或炎症在消退,但有时因阑尾腔内压过大或组织缺血坏死,神经末梢失去感受和传导能力,腹痛也可减轻;有时阑尾穿孔以后,由于腔内压随之减低,自觉的腹痛也可突然消失。故腹痛减轻,必须伴有体征消失,方可视为病情好转的证据。

2.胃肠道症状

恶心、呕吐、便秘、腹泻等胃肠道症状是急性阑尾炎患者常有的症状。呕吐是急性阑尾炎常见的症状,当阑尾管腔梗阻及炎症程度较重时更为突出。呕吐与发病前有无进食有关。阑尾炎发生于空腹时,往往仅有恶心;饱食后发生者多有呕吐;偶然于病程晚期亦见有恶心、呕吐者,则多由腹膜炎所致。食欲缺乏、不思饮食,则更为患者常见的现象。

当阑尾感染扩散至全腹时,恶心、呕吐可加重。其他胃肠道症状如食欲缺乏、便秘、腹泻等也偶可出现,腹泻多由于阑尾炎症扩散至盆腔内形成脓肿,刺激直肠而引起肠功能亢进,此时患者常有排便不畅、便次增多、里急后重及便中带黏液等症状。

3.全身反应

急性阑尾炎患者的全身症状一般并不显著。当阑尾化脓坏疽并有扩散性腹腔内感染时,可以出现明显的全身症状,如寒战、高热、反应迟钝或烦躁不安;当弥漫性腹膜炎严重时,可同时出现血容量不足与脓毒血症表现,甚至有心、肺、肝、肾等器官功能障碍。

(二)体征

急性阑尾炎的体征在诊断上较自觉症状更具有重要性。它的表现决定于阑尾的部位、位置的深浅和炎症的程度,常见的体征有下列几类。

1.患者体位

不少患者来诊时常见弯腰行走,且往往以双手按在右下腹部。在床上平卧时其右髋关节常呈屈曲位。

2.压痛和反跳痛

最主要和典型的是右下腹压痛,其存在是诊断阑尾炎的重要依据,典型的压痛较局限,位于麦氏点(阑尾点)或其附近。无并发症的阑尾炎其压痛点比较局限,有时可以用一个手指在腹壁找到最明显压痛点;待出现腹膜炎时,压痛范围可变大,甚至全腹压痛,但压痛最剧烈的点仍在阑尾部位。压痛点具有重大诊断价值,即使患者自觉腹痛尚在上腹部或脐周围,体检时往往已能发现在右下腹有明显的压痛点,常借此可获得早期诊断。

年老体弱、反应差的患者有炎症时即使很重,但压痛可能比较轻微,或必须深压才痛。压痛表明阑尾炎症的存在和其所在的部位,较转移性腹痛更具有诊断意义。

反跳痛具有重要的诊断意义,体检时将压在局部的手突然松开,患者感到剧烈疼痛,更重于压痛。这是腹膜受到刺激的反应,可以更肯定局部炎症的存在。阑尾部位压痛与反跳痛的同时存在对诊断阑尾炎比单个存在更有价值。

3.右下腹肌紧张和强直

肌紧张是腹壁对炎症刺激的反应性痉挛,强直则是一种持续性不由自主地保护性腹肌收缩,都见于阑尾炎症已超出浆膜并侵及周围脏器或组织时。检查腹肌有无紧张和强直时要求动作轻柔,患者情绪平静,以避免引起腹肌过度反应或痉挛,导致不正确结论。

4.疼痛试验

有些急性阑尾炎患者以下几种疼痛试验可能呈阳性,其主要原理是处于深部但有炎症的阑尾黏附于腰大肌或闭孔肌,在行以下各种试验时,局部受到明显刺激而出现疼痛。①结肠充气试验(Rovsing征):深压患者左下腹部降结肠处,患者感到阑尾部位疼痛。②腰大肌试验:患者左侧卧位,右腿伸直并过度后伸时阑尾部位出现疼痛。③闭孔内肌试验:患者屈右髋、右膝并内旋时感到阑尾部位疼痛。④直肠内触痛:直肠指检时按压右前壁患者有疼痛感。

(三)化验

急性阑尾炎患者的血常规、尿常规检查有一定重要性。90％的患者常有白细胞计数增多,是临床诊断的重要依据,一般为$(10\sim15)\times10^9/L$。随着炎症加重,白细胞可以增加,甚至可在$20\times10^9/L$以上。但年老体弱或免疫功能受抑制的患者,白细胞不一定增多,甚至反而下降。白细胞数增多常伴有核左移。急性阑尾炎患者的尿液检查一般无特殊改变,但对排除类似阑尾炎症状的泌尿系统疾病,如输尿管结石,常规检查尿液仍有必要。

四、诊断

多数急性阑尾炎的诊断以转移性右下腹痛或右下腹痛、阑尾部位压痛和白细胞升高三者为决定性依据。典型的急性阑尾炎(约占80％)均有上述症状、体征,易于依据此做出诊断。对于临床表现不典型的患者,尚需考虑借助其他一些诊断手段,以作出进一步肯定。

五、鉴别诊断

典型的急性阑尾炎一般诊断并不困难,但部分患者由于临床表现并不典型,诊断相当困难,有时甚至诊断错误,以致采用错误的治疗方法或延误治疗,产生严重并发症,甚至死亡。要与急性阑尾炎相鉴别的疾病很多,常见的为以下三类。

(一)内科疾病

临床上,不少内科疾病具有急腹症的临床表现,常被误诊为急性阑尾炎而施行不必要的手术探查,将无病变的阑尾切除,甚至危及患者生命,故诊断时必须慎重。常见的需要与急性阑尾炎鉴别的内科疾病有以下几种。

1.急性胃肠炎

一般急性胃肠炎患者发病前常有饮食不慎或食物不洁史。症状虽亦以腹痛、呕吐、腹泻三者为主,但通常以呕吐或腹泻较为突出,有时在腹痛之前即已有吐泻。急性阑尾炎患者即使有吐泻,一般也不严重,且多发生在腹痛以后。

急性胃肠炎的腹痛有时虽很剧烈,但其范围较广,部位较不固定,更无转移至右下腹的特点。

2.急性肠系膜淋巴结炎

本病多见于儿童,往往发生于上呼吸道感染之后。患者过去大多有同样腹痛史,且常在上呼吸道感染后发作。起病初期于腹痛开始前后往往即有高热,此与一般急性阑尾炎不同;腹痛初起时即位于右下腹,而无急性阑尾炎典型腹痛转移史。其腹部触痛的范围亦较急性阑尾炎为广,部位亦较阑尾的位置高,并较靠近内侧。腹壁强直不甚明显,反跳痛亦不显著。Rovsing征和肛门指检都是阴性。

3.Meckel憩室炎

Meckel憩室炎往往无转移性腹痛,局部压痛点也在阑尾点的内侧,多见于儿童,由于1/3 Meckel憩室中有胃黏膜存在,患者可有黑便史。Meckel憩室炎穿孔时为外科疾病。临床上如诊断为急性阑尾炎而手术中发现阑尾正常者,应立即检查末段回肠至少100 cm,以明确有无Meckel憩室炎,免致遗漏而造成严重后果。

4.局限性回肠炎

典型局限性回肠炎不难与急性阑尾炎相区别。但不典型急性发作时,右下腹痛、压痛及白细胞计数升高与急性阑尾炎相似,必须通过细致地临床观察,发现局限性回肠炎所致的部分肠梗阻的症状与体征(如阵发绞痛和可触及条状肿胀肠襻),方能鉴别。

5.心胸疾病

如右侧胸膜炎、右下肺炎和心包炎等均可有反射性右侧腹痛,甚至右侧腹肌反射性紧张等,但这些疾病以呼吸、循环系统功能改变为主,一般没有典型急性阑尾炎的转移性右下腹痛和压痛。

6.其他

如过敏性紫癜、铅中毒等,均可有腹痛,但腹软无压痛。详细的病史、体检和辅助检查可予以鉴别。

(二)外科疾病

1.胃十二指肠溃疡急性穿孔

本病为常见急腹症,发病突然,临床表现可与急性阑尾炎相似。溃疡穿孔患者多数有慢性溃疡史,穿孔大多发生在溃疡的急性发作期。溃疡穿孔所引起的腹痛,虽亦起于上腹部并可累及右下腹,但一般均迅速累及全腹,不像急性阑尾炎有局限于右下腹的趋势。腹痛发作极为突然,程度也颇为剧烈,常可导致患者休克。体检时右下腹虽也有明显压痛,但上腹部溃疡穿孔部位一般仍为压痛最显著地方;腹肌的强直现象也特别显著,常呈"板样"强直。腹内因有游离气体存在,肝浊音界多有缩小或消失现象;X线透视如能确定膈下有积气,有助于诊断。

2.急性胆囊炎

总体上急性胆囊炎的症状与体征均以右上腹为主,常可扪及肿大和有压痛的胆囊,Murphy征阳性,辅以B超不难鉴别。

3.右侧输尿管结石

本病有时表现与阑尾炎相似。但输尿管结石以腰部酸痛或绞痛为主,可有向会阴部放射痛,右肾区叩击痛(+),肉眼或镜检尿液有大量红细胞,B超检查和肾、输尿管、膀胱X线检查可确诊。

(三)妇科疾病

1.右侧异位妊娠破裂

这是育龄妇女最易与急性阑尾炎相混淆的疾病,尤其是未婚怀孕女性,诊断时更要细致。异位妊娠患者常有月经过期或近期不规则史,在腹痛发生以前,可有阴道不规则出血史。其腹痛发作极为突然,开始即在下腹部,并常伴有会阴部坠痛感觉。全身无炎症反应,但有不同程度的出血性休克症状。妇科检查常能发现阴道内有血液,子宫颈柔软而有明显触痛,一侧附件有肿大且有压痛;如阴道后穹隆或腹腔穿刺抽出新鲜不凝固血液,同时妊娠试验阳性可以确诊。

2.右侧卵巢囊肿扭转

本病可突然出现右下腹痛,囊肿绞窄坏死可刺激腹膜而致局部压痛,与急性阑尾炎相似。但急性扭转时疼痛剧烈而突然,坏死囊肿引起的局部压痛位置偏低,有时可扪到肿大的囊肿,都与阑尾炎不同,妇科双合诊或B超检查等可明确诊断。

3.其他

如急性盆腔炎、右侧附件炎、右侧卵巢滤泡或黄体破裂等,可通过病史、月经史、妇科检查、B超检查、后穹隆或腹腔穿刺等作出正确诊断。

六、治疗

手术切除是治疗急性阑尾炎的主要方法,但阑尾炎症的病理变化比较复杂,非手术治疗仍有其价值。

(一)非手术治疗

1.适应证

(1)患者一般情况差或因客观条件不允许,如合并严重心、肺功能障碍时,也可先行非手术治疗,但应密切观察病情变化。

(2)急性单纯性阑尾炎早期,药物治疗多有效,其炎症可吸收消退,阑尾能恢复正常,也可不再复发。

(3)当急性阑尾炎已被延误诊断超过48 h,病变局限,已形成炎性肿块,也应采用非手术治疗,待炎症消退、肿块吸收后,再考虑择期切除阑尾。当炎性肿块转成脓肿时,应先行脓肿切开引流,以后再进行择期阑尾切除术。

(4)急性阑尾炎诊断尚未明确,临床观察期间可采用非手术治疗。

2.方法

非手术治疗的内容和方法有卧床、禁食、静脉补充水、电解质和热量,同时应用有效抗生素及对症处理(如镇静、止痛、止吐等)。

(二)手术治疗

绝大多数急性阑尾炎诊断明确后均应采用手术治疗,以去除病灶、促进患者迅速恢复。但是急性阑尾炎的病理变化和患者条件常有不同,因此也要根据具体情况,对不同时期、不同阶段的患者采用不同的手术方式分别处理。

七、急救护理

(一)护理目标

(1)患者焦虑情绪明显好转,配合治疗及护理。

(2)患者主诉疼痛明显缓解或消失。

(3)术后未发生相关并发症或并发症发生后能得到及时治疗与处理。

(二)护理措施

1.非手术治疗护理

(1)体位:取半卧位休息,以减轻疼痛。

(2)饮食:轻者可进流质饮食,重症患者应禁食以减少肠蠕动,利于炎症局限。

(3)加强病情观察:定时测量生命体征,密切观察患者的腹部症状和体征,尤其注意腹痛的变化;观察期间禁用镇静止痛剂,如吗啡等,以免掩盖病情。

(4)避免增加肠内压力:禁服泻药及灌肠,以免肠蠕动加快,增高肠内压力,导致阑尾穿孔或炎症扩散。

(5)使用有效的抗生素控制感染。

(6)心理护理:耐心做好患者及家属的解释工作,减轻其焦虑和紧张情绪;向患者和家属介绍疾病相关知识,使之积极配合治疗和护理。

2.术后护理

(1)体位:患者全麻术后清醒或硬膜外麻醉平卧 6 h 后血压平稳,采用半卧位,以减少腹壁张力,减轻切口疼痛,有利于呼吸和引流。

(2)饮食护理:患者术后禁食,禁食期间给予静脉补液。待肛门排气、肠蠕动恢复后,进流质饮食,逐渐向半流质饮食和普食过渡。

(3)合理使用抗生素:术后遵医嘱及时正确使用抗生素,控制感染,防止并发症发生。

(4)早期活动:鼓励患者术后在床上活动,待麻醉反应消失后可起床活动,以促进肠蠕动恢复,防止肠粘连,增进血液循环,促进伤口愈合。

(5)切口的护理:①及时更换污染敷料,保持切口清洁、干燥。②密切观察切口愈合情况,及时发现出血及感染征象。

(6)引流管的护理:①妥善固定引流管和引流袋,防止引流管折叠、受压或牵拉而脱出,并减少牵拉引起的疼痛。②保持引流通畅,经常从近端至远端挤压引流管,防止血块或脓液堵塞。如发现引流液突然减少,应检查引流管有无脱落和堵塞。③观察并记录引流液的颜色、性状及量,准确记录 24 h 的引流量。当引流液量逐渐减少,颜色逐渐变淡至浆液性,患者体温及血常规正常,可考虑拔管。④每周更换引流袋 2~3 次。更换引流袋和敷料时,严格执行无菌操作,防止污染和避免引起逆行感染。

(7)术后并发症的观察及护理。①切口感染:是阑尾切除术后最常见的并发症,多见于化脓性或穿孔性阑尾炎。切口感染可通过术中有效保护切口、彻底止血、消灭无效腔等措施得到预防。一般临床表现为术后 2～3 d 体温升高,切口处出现红、肿、痛。治疗原则:先试穿刺抽脓液,一经确诊立即充分敞开引流。排出脓液,放置引流,定期换药,短期内可愈合。②粘连性肠梗阻:与局部炎性渗出、手术损伤和术后长期卧床等因素有关。早期手术、术后早期下床活动可以有效预防该并发症,完全性肠梗阻者应手术治疗。③腹腔内出血:常发生在术后 24～48 h,多因阑尾系膜结扎线松脱或止血不彻底而引起。临床表现为腹痛、腹胀和失血性休克等。一旦发生出血,应立即输血、补液,紧急手术止血。④腹腔感染或脓肿:多发生于化脓性或坏疽性阑尾炎术后,尤其阑尾穿孔伴腹膜炎的患者。患者表现为体温升高、腹痛、腹胀、腹部压痛及全身中毒症状。按腹膜炎治疗和护理原则处理。⑤阑尾残株炎:阑尾残端保留超过 1 cm 时,术后残株易复发炎症,仍表现为阑尾炎的症状。X 线钡剂检查可明确诊断。症状较重者,应手术切除阑尾残株。⑥粪瘘:很少见。残端结扎线脱落、盲肠原有结核或肿瘤等病变、手术时误伤盲肠等因素均是发生粪瘘的原因。临床表现类似阑尾周围脓肿,经非手术治疗后,粪瘘多可自行闭合。少数需手术治疗。

(三)健康教育

(1)术前向患者解释禁食的目的和意义,指导患者采取正确的卧位。

(2)指导患者术后早期下床活动,促进肠蠕动恢复,避免肠粘连。

(3)术后鼓励患者进食营养丰富的食物,以利于伤口愈合。

(4)出院指导:若出现腹痛、腹胀等症状,应及时就诊。

(张冬冬)

第九章　肝胆外科护理

第一节　肝　脓　肿

一、细菌性肝脓肿

当全身性细菌感染,特别是腹腔内感染时,细菌侵入肝脏,如果患者抵抗力弱,可发生细菌性肝脓肿。细菌可以从下列途径进入肝脏。①胆道:细菌沿着胆管上行,是引起细菌性肝脓肿的主要原因。包括胆石、胆囊炎、胆道蛔虫、其他原因所致胆管狭窄与阻塞等。②肝动脉:体内任何部位的化脓性病变,细菌可经肝动脉进入肝脏。如败血症、化脓性骨髓炎、痈、疖等。③门静脉:已较少见,如坏疽性阑尾炎、细菌性痢疾等,细菌可经门静脉入肝。④肝开放性损伤:细菌可直接经伤口进入肝,引起感染而形成脓肿。细菌性肝脓肿的致病菌多为大肠埃希菌、金黄色葡萄球菌、厌氧链球菌等。肝脓肿可以是单个脓肿,也可以是多个小脓肿,数个小脓肿可以融合成为一个大脓肿。

(一)护理评估

1.健康史

注意询问有无胆道感染和胆道疾病、全身其他部位的化脓性感染特别是肠道的化脓性感染、肝脏外伤病史。是否有肝脓肿病史,是否进行过系统治疗。

2.身体状况

通常继发于某种感染性先驱疾病,起病急,主要症状为骤起寒战、高热、肝区疼痛和肝大。体温可高达 39 ℃～40 ℃,多表现为弛张热,伴有大汗、恶心、呕吐、食欲缺乏。肝区疼痛多为持续性钝痛或胀痛,有时可伴有右肩牵涉痛,右下胸及肝区叩击痛,增大的肝有压痛。肝前下缘比较表浅的脓肿,可有右上腹肌紧张和局部明显触痛。巨大的肝脓肿可使右季肋区呈饱满状态,甚至可见局限性隆起,局部皮肤可出现凹陷性水肿。严重时或并发胆道梗阻者,可出现黄疸。

3.心理-社会状况

细菌性肝脓肿起病急剧,症状重,如果治疗不彻底容易反复发作转为慢性,并且细菌性肝脓肿极易引起严重的全身性感染,导致感染性休克,患者产生焦虑。

4.辅助检查

(1)血液检查:化验检查白细胞计数及中性粒细胞增多,有时出现贫血。肝功能检查可出现不同程度的损害和低蛋白血症。

（2）X线胸腹部检查：右叶脓肿可见右膈肌升高，运动受限；肝影增大或局限性隆起；有时伴有反应性胸膜炎或胸腔积液。

（3）B超：在肝内可显示液平段，可明确其部位和大小，阳性诊断率在96％以上，为首选的检查方法。必要时可作CT检查。

（4）诊断性穿刺：抽出脓液即可证实本病。

（5）细菌培养：脓液细菌培养有助于明确致病菌，选择敏感的抗生素，并与阿米巴性肝脓肿相鉴别。

5.治疗要点

（1）全身支持疗法：给予充分营养，纠正水和电解质及酸碱平衡失调，必要时少量多次输血和血浆以纠正低蛋白血症，增强机体抵抗力。

（2）抗生素治疗：应使用大剂量抗生素。由于肝脓肿的致病菌以大肠埃希菌、金黄色葡萄球菌和厌氧性细菌最为常见，在未确定病原菌之前，可首选对此类细菌有效的抗生素，然后根据细菌培养和抗生素敏感试验结果选用有效的抗生素。

（3）经皮肝穿刺脓肿置管引流术：适用于单个较大的脓肿。在B型超声引导下进行穿刺。

（4）手术治疗：对于较大的单个脓肿，估计有穿破可能，或已经穿破胸腹腔；胆源性肝脓肿；位于肝左外叶脓肿，穿刺易污染腹腔；慢性肝脓肿，应施行经腹切开引流。病程长的慢性局限性厚壁脓肿，也可行肝叶切除或部分肝切除术。多发性小脓肿不宜行手术治疗，但对其中较大的脓肿，也可行切开引流。

（二）护理诊断及合作性问题

1.营养失调

低于机体需要量，与高代谢消耗或慢性消耗病程有关。

2.体温过高

其与感染有关。

3.急性疼痛

其与感染及脓肿内压力过高有关。

4.潜在并发症

急性腹膜炎、上消化道出血、感染性休克。

（三）护理目标

患者能维持适当营养，维持体温正常，疼痛减轻；无急性腹膜炎休克等并发症发生。

（四）护理措施

1.术前护理

（1）病情观察，配合抢救中毒性休克。

（2）高热护理：保持病室空气新鲜、通风、温湿度合适，物理降温。衣着适量，及时更换汗湿衣。

（3）维持适当营养：对于非手术治疗和术前的患者，给予高蛋白、高热量饮食，纠正水、电解质平衡失调和低蛋白血症。

（4）遵医嘱正确应用抗生素。

2.术后护理

(1)经皮肝穿刺脓肿置管引流术术后护理:术前做术区皮肤准备,协助医师进行穿刺部位的准确定位。术后向医师询问术中情况及术后有无特殊观察和护理要求。患者返回病房后,观察引流管固定是否牢固,引流液性状,引流管道是否密闭。术后第二天或数天开始进行脓腔冲洗,冲洗液选用等渗盐水(或遵医嘱加用抗生素)。冲洗时速度缓慢,压力不宜过高,估算注入液与引出液的量。每次冲洗结束后,可遵医嘱向脓腔内注入抗生素。待到引流出或冲洗出的液体变清澈,B型超声检查脓腔直径小于 2 cm 即可拔管。

(2)切开引流术术后护理:切开引流术术后护理遵循腹部手术术后护理的一般要求。除此之外,每天用生理盐水冲洗脓腔,记录引流液量,少于 10 mL 或脓腔容积小于 15 mL,即考虑拔除引流管,改凡士林纱布引流,致脓腔闭合。

3.健康指导

为了预防肝脓肿疾病的发生,应教育人们积极预防和治疗胆道疾病,及时处理身体其他部位的化脓性感染。告知患者应用抗生素和放置引流管的目的和注意事项,取得患者的信任和配合。术后患者应加强营养和提高抵抗力,定期复查。

(五)护理评价

患者是否能维持适当营养,体温是否正常;疼痛是否减轻,有无急性腹膜炎、上消化道出血、感染性休克等并发症发生。

二、阿米巴性肝脓肿

阿米巴性肝脓肿是阿米巴肠病的并发症,阿米巴原虫从结肠溃疡处经门静脉血液或淋巴管侵入肝内并发脓肿。常见于肝右叶顶部,多数为单发性。原虫产生溶组织酶,导致肝细胞坏死、液化组织和血液、渗液组成脓肿。

(一)护理评估

1.健康史

注意询问有无阿米巴痢疾病史。

2.身体状况

阿米巴性肝脓肿有着跟细菌性肝脓肿相似的表现,两者的区别详见表 9-1。

表 9-1　细菌性肝脓肿与阿米巴性肝脓肿的鉴别

鉴别要点	细菌性肝脓肿	阿米巴性肝脓肿
病史	继发于胆道感染或其他化脓性疾病	继发于阿米巴痢疾后
症状	病情急骤严重,全身中毒症状明显,有寒战、高热	起病较缓慢,病程较长,可有高热,或不规则发热、盗汗
血液化验	白细胞计数及中性粒细胞可明显增加。血液细菌培养可阳性	白细胞计数可增加,如无继发细菌感染液细菌培养阴性。血清学阿米巴抗体检查阳性
粪便检查	无特殊表现	部分患者可找到阿米巴滋养体或结肠溃疡面(乙状结肠镜检)黏液或刮取涂片可找阿米巴滋养体或包囊
脓液	多为黄白色脓液,涂片和培养可发现细菌	大多为棕褐色脓液,无臭味,镜检有时可到阿米巴滋养体。若无混合感染,涂片和培养无细菌
诊断性治疗	抗阿米巴药物治疗无效	抗阿米巴药物治疗有好转
脓肿	较小,常为多发性	较大,多为单发,多见于肝右叶

3.心理-社会状况

由于病程长,忍受较重的痛苦,担忧预后或经济拮据等原因,患者常有焦虑、悲伤或恐惧反应。

4.辅助检查

基本同细菌性肝脓肿。

5.治疗要点

阿米巴性肝脓肿以非手术治疗为主。应用抗阿米巴药物,加强支持疗法纠正低蛋白、贫血等,无效者穿刺置管闭式引流或手术切开引流,多可获得良好的疗效。

(二)护理诊断及合作性问题

(1)营养失调:低于机体需要量,与高代谢消耗或慢性消耗病程有关。

(2)急性疼痛:与脓肿内压力过高有关。

(3)潜在并发症:合并细菌感染。

(三)护理措施

1.非手术疗法和术前护理

(1)加强支持疗法:给予高蛋白、高热量和高维生素饮食必要时少量多次输新鲜血、补充丙种球蛋白,增强抵抗力。

(2)正确使用抗阿米巴药物,注意观察药物的不良反应。

2.术后护理

除继续做好非手术疗法护理外,重点做好引流的护理。宜用无菌水封瓶闭式引流,每天更换消毒瓶,接口处保持无菌,防止继发细菌感染。如继发细菌感染需使用抗生素。

(赵秀玲)

第二节 肝血管瘤

肝血管瘤是肝脏的良性肿瘤,以肝海绵状血管瘤最常见。尸检阳性率为 0.4%～7.3%,中年女性多见,可能与内分泌和使用避孕药有关。海绵状血管瘤一般单发,多发生在肝右叶,10%左右为多发,可分布在肝一叶或双侧。肿瘤大小不一,小者仅在显微镜下才能确诊,大者重达 10 余千克。

一、病因及分类

(一)病因

目前肝脏血管瘤一般认为是先天性疾病,确切发病原因不明。具有代表性的观点认为:肝血管瘤属血管畸形病变,其增长是由于血窦在血流作用下扩张,造成胶原纤维填充血窦腔,内皮细胞不同程度肿胀脱落,红细胞可大量渗出至间质中。还有学说认为类固醇激素和女性激素在新血管组织的形成中具有重要作用。

(二)肝血管瘤病理分类

1.海绵状血管瘤

其切面呈蜂窝状、充满血液、镜下显示大小不等囊状血窦,其内充满红细胞,可有血栓形成,血窦之间有纤维间隔,纤维隔内见有小血管及小胆管,偶见被压缩之肝细胞索。纤维隔及血窦内的血栓可见钙化或静脉石。

2.肝毛细血管瘤

血管腔窄,纤维间隔组织较多。

3.血管内皮细胞瘤

血管内皮细胞增殖活跃,易导致恶变。

4.硬化性血管瘤

其血管腔闭合,纤维间隔组织较多呈退行性改变。

二、临床表现

肝小血管瘤多无症状及体征,较大血管瘤可有肝区胀痛、食欲缺乏、消化不良等症状,右上腹可触及包块。肝血管瘤内可有机化血栓及纤维组织,可因反复血栓形成造成肿瘤肿胀、牵拉肝包膜引起胀痛。

三、影像学检查

(一)X 线检查

X 线平片检查多无意义,巨大肝血管瘤可出现右膈肌抬高,消化道受压改变。

(二)超声检查

B 超检查简单易行,无创伤性,属首选影像学方法。B 型超声可检出直径>2 cm 的肝血管瘤。典型表现为边界清晰的低回声占位伴有后方不明显的回声增强效应;但大多数小血管瘤为强回声,瘤体直径多<5 cm,较大的血管瘤(>5 cm)则表现为内部高低混杂回声,边界不整,形状不一,此为瘤内有纤维性变、血栓形成或坏死所致。当瘤体较大时,其边界可呈清楚的花瓣状或分叶状,内部有时可见散在的点状低回声和少许纤维束光带。因瘤体回声较肝组织强,内部结构易于辨认,因此,诊断符合率高。有时肝癌也可有类似图像,因此需做其他影像学检查加以鉴别。

(三)CT 检查

CT 平扫下肝血管瘤表现为圆形或卵圆形低密度灶,可多发或单发。绝大多数密度均匀,边界清楚,脂肪肝内血管瘤密度较高。瘤内机化较多时呈星状或裂隙状低密度,有时瘤内可显示不定型钙化。肝血管瘤的 CT 增强特征表现如下:早期病灶边缘呈高密度强化与同层之腹主动脉一致;增强区域呈进行性向心性扩展;延迟(>5 min)扫描病灶呈等密度充填,再延迟 1 h 后病灶又恢复到平扫时的低密度。有学者把这种征象简称为肝血管瘤特有的对比剂“快进慢出”表现。肝转移瘤则多发于中老年患者,有原发病史。在 CT 增强早期,其边缘或整个病灶出现明显强化。但在肝门静脉期对比剂基本排出,有的可有“牛眼”征,延迟扫描病灶呈低密度,很少出现等密度充填,可与肝血管瘤相鉴别。肝癌的 CT 增强表现为“快进快出”的特有 CT 征象,即为早期(动脉期)整个病灶达到均匀或不均匀之高密度,随后迅速下降与密度上升的肝实质密度接近,2~3 min 肝实质 CT 值开始下降与继续下降的病灶密度接近,从而出现两次等密度交叉征,然后对比剂迅速排出,恢复到平扫时的低密度影。

(四)MRI检查

MRI对本病具有特殊的诊断意义,不会遗漏较小的病灶。T_1弱信号,T_2高强度信号,是鉴别肝癌的重要指征。T_2WI表现为特征性的"灯泡征"样高信号,如静脉注射钆螯合物增强扫描可查及直径<1.5 mm的血管瘤,并能提高其诊断正确率。时间的延长是成人肝血管瘤的特征,对儿童则提示血管瘤内无血栓形成。应注意的是,源于胃癌、肉瘤、类癌的肝内转移灶可呈均匀高信号,即所谓"灯泡征",与肝血管瘤极为相似,此时需结合临床病史、肝动脉造影、肝血池显像和肝细针穿刺活检等加以确诊。

(五)选择性血管造影检查

肝血管瘤动脉造影是肝血管瘤最可靠的诊断方法之一。因为海绵状血管系由扩大的肝血管窦构成,对比剂进入肝血管窦后密度呈很高的染色,形似大小不等的"小棉球"或"爆米花",瘤体巨大的则出现"树上挂果"征。动脉期很早出现,持续时间长,可达20 s甚至更长,即"早出晚归"征,非常具有特征性,与肝癌典型的"快进快出"区别明显。巨型血管瘤同时还显示被推移的肝动脉。当用数字减影进行造影(IA-DSA)时,上述的"早出晚归"征更为清晰。

(六)核素显像检查

同位素标记红细胞肝扫描对诊断血管瘤具有高度特异性,单光子发射计算机体层扫描(SPECT)肝血流血池显像方法对肝血管瘤的诊断有高度的特异性和敏感性,是诊断本病的最佳方法。SPECT的检查不但能显示病变的形态,而且能反映病变的生理功能。肝血管瘤胶体显像表现为放射性缺损区。静脉注入^{99m}Tc-RBC经过一定时间与原有血液混均匀,可显示放射性明显高于周围正常肝组织的血管瘤影像,这种过度填充的特点,即为肝血管瘤的特异指征,其他任何占位性病变均无此特点。

四、并发症

(一)肝血管瘤破裂

肝血管瘤破裂可引起急腹症症状,婴幼儿自发性破裂较多见。

(二)肝脏肿大和肝功能异常

血管瘤长大时会引起肝脏肿大和肝功能异常。

(三)血小板减少症和低纤维蛋白原血症

少数患者常因凝血机制障碍而引起此症。

(四)肝囊肿

约有10%的患者可并发肝囊肿。

五、诊断

与原发性肝癌相比,肝血管瘤患者一般病程较长,全身状况良好,肝功能绝大多数均在正常范围内,很少伴有肝炎及肝硬化病史,血AFP均为阴性。总之,肝血管瘤经上述两项以上影像学检查有典型表现者即可诊断,无须再做进一步检查。影像学诊断首选B型超声,次选MRI、多期螺旋CT或同位素标记红细胞扫描,大部分病例均能得到确诊。肝血管造影不列为常规检查项目,可作为对一些诊断不明的病例的补充。个别诊断疑难者,可考虑肝细针穿刺或腹腔镜直视下穿刺活检。

六、治疗

肝血管瘤如果瘤体直径<5 cm,无临床症状,且动态观察其静止不发展,一般不会破裂出血,定期复查即可。如果瘤体过大,尤其靠近肝表面,理论上可因外力因素导致破裂和腹腔内大出血,危及生命。但事实上,肝血管瘤自发性破裂很少见,迄今全球报道仅几十例,而肝脏手术的危险性远高于前者。尤其靠近肝门及下腔静脉的巨大肝血管瘤,手术切除风险不低于肝癌的切除术。因此,治疗指征应依患者年龄,瘤体大小、部位、症状程度、增长速度,医师手术水平和经验,综合分析决定,避免过度干预。一般认为,肝血管瘤外科手术指征具体包括:①明确的症状(排除其他可能引起类似症状的疾病)。②瘤体破裂或伴有大流量动静脉瘘及凝血功能障碍(Kasabach-Merrit综合征)。③不能排除其他肝肿瘤。④血管瘤体直径>10 cm,但当瘤体直径为5~10 cm,生长迅速也予以考虑。肝血管瘤发展缓慢,多数是通过瘤体本身的不断扩张的血管腔而增大,肝血管瘤周围界限清楚,一般肝血管瘤瘤体本身不发生癌变且预后良好。⑤年龄小于60岁,器官功能及健康状况良好。

七、护理与康复

(一)术前护理

(1)病情观察:观察患者的生命体征、腹部体征等。

(2)饮食:术前宜清淡普食,如馒头、米饭等,禁食辣椒等刺激性食物。

(3)并发症的预防及护理:有吸烟史的指导其戒烟;术前呼吸功能训练。

(4)用药:术前30 min遵医嘱使用抗生素静脉滴注。

(5)术前准备:配合医师完成各项化验检查及准备。

(6)术晨备皮,松节油清理肚脐,须开腹手术者需备会阴部皮肤。

(7)心理护理:根据不同患者提供相应的心理护理。

(二)术后护理

1.病情观察

观察生命体征变化,观察胃肠功能恢复情况。

2.饮食

术后当天禁食水,根据胃肠道恢复情况(肠鸣音恢复、排气、排便),逐渐由流食(持续24 h)、半流食(持续24 h)恢复至正常饮食。

3.体位

患者平卧6 h,全麻清醒血压平稳后,给予30°半坐卧位,鼓励患者早期下床活动。

4.伤口及引流管的护理

密切观察伤口有无渗血,保持敷料清洁干燥;术后放置引流管,应妥善固定并做好标志,胃管保持有效的胃肠减压,密切观察并记录引流液的颜色和量。

5.用药

根据医嘱酌情使用抗生素及抑酸药物,根据患者的进食情况遵医嘱酌情补液治疗。

6.功能锻炼

指导患者进行呼吸功能锻炼,防止肺部并发症的发生。

7.疼痛

评估患者术后切开疼痛的程度,根据评估结果遵医嘱给予相应的止疼药,并观察患者止疼效果。

8.心理护理

了解患者的心理状况,为患者提供相应的心理护理。

(三)家庭护理

1.复查

术后6周复查肝胆超声,复查当天早晨禁食水。

2.饮食指导

宜低脂饮食,减少烹调用油,禁油炸油煎食物;进食高蛋白饮食如鸡蛋、瘦肉等;适当进食粗纤维食物如水果、蔬菜等。

3.伤口护理

注意保持伤口局部清洁干燥,如果出现红肿、疼痛、渗出及时就诊。

（赵秀玲）

第三节　肝　囊　肿

一、病因

肝囊肿是一种较常见的肝脏良性疾病,可分为寄生虫性、非寄生虫性。绝大多数的肝囊肿都是先天性的良性疾病。非寄生虫性肝囊肿按病因可分为炎症性囊肿、创伤性囊肿、先天性囊肿、潴留性囊肿、肿瘤性囊肿(囊腺瘤、囊腺癌形成的囊肿)。本病可为单发性或多发性。多发性肝囊肿常伴有肾、胰腺、卵巢、肺等脏器的囊性病变。

二、病理

(一)单发性肝囊肿

单发性肝囊肿以女性多见、大小不等,直径由数毫米至20 mm,可占据整个肝叶。囊肿呈圆形、椭圆形,多为单房,亦有多房或带蒂囊肿。包膜完整,表面乳白色或呈灰色,囊壁厚度为0.5～5 mm,囊内液体透明,有出血或胆汁时呈咖啡色,含少量红细胞、清蛋白、黏蛋白、胆固醇、胆红素等。

(二)多囊肝

大多数患者合并多囊肾,多见于40～60岁女性。囊肿大小不一,最大容量可达1 000 mL以上,小者如芝麻、绿豆大小,囊肿散布全肝或某一肝叶,以右叶多见。大体切面呈蜂窝状,囊腔内含澄清透明液体,不含胆汁。

肝囊肿甚大时可压迫肝细胞,致萎缩性变,可引起胆管狭窄,致胆囊炎,可引起肝功能损害,最后出现腹水、黄疸,甚至食管静脉曲张。

三、临床表现

小囊肿可无任何症状,较难做出诊断,仅在 B 超或尸检时发现。当囊肿增大到一定程度时压迫邻近器官,可出现恶心、呕吐、右上腹不适、隐痛、餐后饱胀感等症状。肝脏肿大和右上腹肿块,触之呈囊性感,无明显压痛。多发性肝囊肿的肝表面可触及散在的囊性结节。如囊内出血,合并感染或带蒂囊肿扭转时,可有急腹症表现。

四、实验室检查

肝功能多无损害。

五、影像学检查

(一)X 线

X 线可因囊肿所在部位不同而有不同的表现,常可显示肝影增大,膈肌升高和胃肠道受压移位等征象。

(二)超声

超声是首选的检查方法,可确定囊肿大小、部位及数目。

(三)CT

CT 对肝囊肿的诊断帮助很大,可以发现 0.5～5 cm 的肝囊肿,还应注意有无肾囊肿,CT 有助于诊断和鉴别诊断。

(四)核素扫描

核素扫描多用于与其他肝占位性病变的鉴别,肝区可显示占位性病变(囊肿直径＞2 cm 者)。

六、治疗

(一)保守治疗

(1)囊肿直径＜5 cm 且无症状者,一般不行手术治疗,定期行 B 型超声复查,观察其变化。

(2)单发性囊肿直径为 5～10 cm 者或多发性肝囊肿,有 2 个直径＞5 cm 者,可考虑手术治疗。

(3)年迈体差或重要脏器功能明显异常者,决定手术治疗时要慎重。合并多囊肾而肾功能严重损害者,一般不宜手术。

(4)有腹部包块、疼痛或压迫症状明显,或有并发症时,应考虑手术治疗。

(二)手术方法

1.囊肿穿刺抽液术

囊肿穿刺抽液术适用于表浅肝囊肿,对不能耐受手术的巨大囊肿也能起到缓解症状的作用。在 B 超监控引导下经皮囊肿穿刺,抽尽囊液,并注射硬化剂。此法操作简单,可重复穿刺或穿刺后置管。穿刺前须除外肝包虫囊肿后方可实施。应严格无菌技术,避免囊内出血及脓肿形成。

2.囊肿开窗术

囊肿开窗术适用于囊肿表浅且无感染或胆瘘情况,尤适用于单纯性大囊肿。在开放或者腔镜下切除部分囊肿顶壁(即"开窗"),吸净囊液,使囊腔向腹腔内开放。

3.囊肿摘除术

囊肿摘除术适用于容易剥离的单发性囊肿,治疗较彻底。

4.囊肿内引流术

囊肿内引流术用于囊腔内有溢漏胆汁又不易找出胆管开口或囊壁较坚厚及感染严重的囊肿,如囊肿空肠 Y 型吻合术。

5.囊肿外引流术

囊肿感染而又不易耐受其他较复杂手术时,可行暂时性外引流术,但易形成长期不愈的外瘘,往往需二期手术。

6.肝部分切除术

弥漫性肝囊肿某一叶囊肿密集、压迫致使该叶肝实质明显萎缩,可行肝部分切除术,而其余肝囊肿并用"开窗"术,如肝左外叶巨大囊肿可行肝叶或肝段切除术。

七、护理与康复

(一)术前护理

(1)病情观察:肝囊肿合并感染时,常出现发热等症状,及时通知医师给予处理。

(2)饮食:术前应清淡普食,如馒头、米饭等,禁食辣椒等刺激性食物。

(3)并发症的预防及护理:有吸烟史的指导其戒烟;术前呼吸功能训练。

(4)用药:肝囊肿合并感染时遵医嘱合理应用抗生素。

(5)术前准备:配合医师完成各项化验检查及准备。

(6)术晨(急症即刻)备皮,松节油清理肚脐,备皮范围不包括会阴部。

(7)心理护理:据不同患者提供相应的心理护理。

(二)术后护理

(1)病情观察:观察生命体征变化。观察胃肠功能恢复情况。

(2)饮食:术后当天禁食水,第二天根据胃肠道恢复情况,逐渐由流食(持续 24 h)、半流食(持续 24 h)恢复至正常饮食。

(3)体位:患者平卧 6 h,全麻清醒血压平稳后,给予 30°半坐卧位持续 24 h,后为自主体位。

(4)伤口及引流管的护理:密切观察伤口有无渗血,保持敷料清洁干燥;术后患者放置引流管应妥善固定,并保持通畅,观察并记录引流液的颜色、性质、量。

(5)术后 4 h 指导患者排尿,防止尿潴留。

(6)用药:根据医嘱酌情使用抗生素及抑酸药物,根据患者的进食情况遵医嘱酌情补液治疗。

(7)功能锻炼:指导患者进行呼吸功能锻炼,防止肺部并发症的发生。

(8)疼痛:评估患者术后切口疼痛的程度,根据评估结果遵医嘱给予相应的止疼药,并观察患者止疼效果。

(9)心理护理:了解患者的心理状况,为患者提供相应的心理护理。

(三)家庭护理

1.复查

术后遵医嘱按时复查肝胆超声,复查当天早晨禁食水,如术后再次出现肝区疼痛不适及时就诊。

2.饮食指导

宜低脂饮食,减少烹调用油,禁油炸油煎食物;进食高蛋白饮食如鸡蛋、瘦肉等;适当进食粗纤维食物如水果、蔬菜等。

3.伤口护理

注意保持伤口局部清洁干燥,如果出现红肿、疼痛、渗出及时就诊。

(赵秀玲)

第四节 胆 囊 炎

一、疾病概述

(一)概念

胆囊炎是指发生在胆囊的细菌性和/或化学性炎症。根据发病的缓急和病程的长短分为急性胆囊炎、慢性胆囊炎和慢性胆囊炎急性发作 3 类。约有 95% 的急性胆囊炎患者合并胆囊结石,称为急性胆石性胆囊炎;未合并胆囊结石者,称为急性非结石性胆囊炎。胆囊炎的发病率很高,仅次于阑尾炎。年龄多见于 35 岁以后,以 40～60 岁为高峰。女性发病率约为男性的 4 倍,肥胖者多于其他体型者。

(二)病因

1.急性胆囊炎

急性胆囊炎是外科常见急腹症,其发病率居于炎性急腹症的第二位,仅次于急性阑尾炎,女性居多。急性胆囊炎的病因复杂,胆囊结石和细菌感染是引发急性胆囊炎的两大重要因素,主要包括以下几点。

(1)胆道阻塞:由于结石阻塞或嵌顿于胆囊管或胆囊颈,导致胆汁排出受阻,胆汁潴留,其中水分吸收而胆汁浓缩,胆汁中的胆汁酸刺激胆囊黏膜而引起水肿、炎症,甚至坏死。90%～95% 的急性胆囊炎与胆石有关,在少数情况下,胰液从胰管和胆总管共同的腔道中反流,也可进入胆囊产生化学性刺激。结石亦可直接损伤受压部位的胆囊黏膜引起炎症。此外,胆囊颈或胆囊管腔的狭窄,或受到管外肿块的压迫也可以导致阻塞。胆管和胆囊颈结石嵌塞是引起急性胆囊炎重要的诱因。

(2)细菌入侵:急性胆囊炎时胆囊胆汁的细菌培养阳性率可高达 80%～90%,包括需氧菌与厌氧菌感染,其中大肠埃希菌最为常见。细菌多来源于胃肠道,致病菌通过胆道逆行、直接蔓延或经血液循环和淋巴途径入侵胆囊。结石压迫局部囊壁的静脉,使静脉回流受阻而淤血、出血,以至坏死而引起炎症。

(3)化学性刺激:胆汁酸、逆流的胰液和溶血卵磷脂,对细胞膜有毒性作用和损伤作用。

(4)病毒感染:乙肝病毒可以侵犯许多组织和器官,可以在胆管上皮中复制,对胆道系统有直接的侵害作用。

(5)胆囊的血流灌注量不足:如休克和动脉硬化等,可引起胆囊黏膜的局灶性坏死。

(6)其他:严重创伤、烧伤后,严重过敏、长期禁食或与胆囊无关的大手术等导致内脏神经功能紊乱时发生急性胆囊炎。

2.慢性胆囊炎

慢性胆囊炎大多继发于急性胆囊炎,是急性胆囊炎反复发作的结果。有较多的病例直接由化学刺激引起。胆囊结石或有阻塞常伴有慢性胆囊炎,这些原因不去除,浓缩胆汁长期刺激可造成慢性炎症。结石和慢性胆囊炎的关系尤为密切,约95％的慢性胆囊炎有胆石存在和反复急性发作的病史。

(三)病理生理

1.急性胆囊炎

(1)急性结石性胆囊炎:当结石致胆囊管梗阻时,胆汁淤积,胆囊内压力升高,胆囊肿大、黏膜充血、水肿,渗出增多;镜下可见血管扩张和炎性细胞浸润,称为急性单纯性胆囊炎。若梗阻未解除或炎症未控制,病情继续发展,病变可累及胆囊壁的全层,胆囊壁充血、水肿加重,出现瘀斑或脓苔,部分黏膜坏死脱落,甚至浆膜面有纤维素和脓性渗出物;镜下可见组织中有广泛的中性粒细胞浸润,黏膜上皮脱落,即为急性化脓性胆囊炎;还可引起胆囊积脓。若梗阻仍未解除,胆囊内压力继续升高,胆囊壁张力增高,导致血液循环障碍时,胆囊组织除上述炎性改变外,整个胆囊呈片状缺血坏死;镜下见胆囊黏膜结构消失,血管内外充满红细胞,即为急性坏疽性胆囊炎。若胆囊炎症继续加重,积脓增多,胆囊内压力增高,在胆囊壁的缺血、坏死或溃疡处极易造成穿孔,会引起胆汁性腹膜炎,穿孔部位常在颈部和底部,如胆囊坏疽穿孔发生过程较慢,周围粘连包裹,则形成胆囊周围脓肿。

(2)急性非结石性胆囊炎:病理过程与急性结石性胆囊炎基本相同,但急性非结石性胆囊炎更容易发生胆囊坏疽和穿孔,约75％的患者发生胆囊坏疽,15％的患者出现胆囊穿孔。

2.慢性胆囊炎

慢性胆囊炎是胆囊炎症和结石的反复刺激,胆囊壁炎性细胞浸润和纤维组织增生,胆囊壁增厚,可与周围组织粘连,甚至出现胆囊萎缩,失去收缩和浓缩胆汁的功能。可分为慢性结石性胆囊炎和慢性非结石性胆囊炎两大类,前者占本病的70％～80％,后者占20％～30％。

(四)临床表现

1.急性胆囊炎

(1)症状:①腹痛。多数患者有上腹部疼痛史,表现为右上腹阵发性绞痛,常在饱餐、进食油腻食物后或夜间发作,疼痛可放射至右肩及右肩胛下。②消化道症状。患者腹痛发作时常伴恶心、呕吐、厌食等消化道症状。③发热或中毒症状。根据胆囊炎症反应程度的不同,患者可出现不同程度的体温升高和脉搏加速。

(2)体征:①腹部压痛。早期可有右上腹压痛或叩痛。胆囊化脓坏疽时可扪及肿大的胆囊,可有不同程度和不同范围的右上腹压痛,或右季肋部叩痛,墨菲征常为阳性,伴有不同程度的肌紧张,如胆囊张力大时更加明显。腹式呼吸可因疼痛而减弱,常显吸气性抑制。②黄疸。10％～25％的患者可出现轻度黄疸,多见于胆囊炎症反复发作合并 Mirizzi 综合征的患者。

2.慢性胆囊炎

临床症状常不典型,主要表现为上腹部饱胀不适、厌食油腻和嗳气等消化不良的症状以及右上腹和肩背部隐痛。多数患者曾有典型的胆绞痛病史。体检可发现右上腹胆囊区压痛或不适感,墨菲征可呈弱阳性,如胆囊肿大,右上腹肋下可触及光滑圆性肿块。在并发胆道急性感染时可有寒战、发热等。

(五)辅助检查

1.急性胆囊炎

(1)实验室检查：血常规检查可见血白细胞计数和中性粒细胞比例升高；部分患者可有血清胆红素、转氨酶、碱性磷酸酶(AKP)和淀粉酶升高。

(2)影像学检查：B超检查可显示胆囊肿大，胆囊壁增厚，大部分患者可见胆囊内有结石光团。^{99m}Tc-EHIDA检查，急性胆囊炎时胆囊常不显影，但不作为常规检查。

2.慢性胆囊炎

B超检查是慢性胆囊炎首选的辅助检查方法，可显示胆囊增大，胆囊壁增厚，胆囊腔缩小或萎缩，排空功能减退或消失，并可探知有无结石。此外，CT、MRI、口服胆囊造影、腹部X线平片等也是重要的检查手段。

(六)主要处理原则

主要为手术治疗，手术时机和手术方式取决于患者的病情。

1.非手术治疗

(1)适应证：诊断明确、病情较轻的急性胆囊炎患者；老年人或伴有严重心血管疾病不能耐受手术的患者。在非手术治疗的基础上积极治疗各种并发症，待患者一般情况好转后再考虑择期手术治疗。作为手术前准备的一部分。

(2)常用的非手术治疗措施：主要包括禁饮食(和)或胃肠减压、纠正水电解质和酸碱平衡紊乱、控制感染、使用消炎利胆及解痉止痛药物、全身支持、对症处理，还可以使用中药、针刺疗法等。在非手术治疗期间，若病情加重或出现胆囊坏疽、穿孔等并发症应及时进行手术治疗。

2.手术治疗

(1)急诊手术适应证：①发病在48～72 h间者。②经非手术治疗无效且病情加重者。③合并胆囊穿孔、弥漫性腹膜炎、急性梗阻性化脓性胆管炎、急性坏死性胰腺炎等严重并发症者。④其余患者可根据具体情况择期手术。

(2)手术方式。①胆囊切除术：根据病情选择开腹或腹腔镜行胆囊切除术。手术过程中遇到下列情况应同时作胆总管切开探查加T管引流术。患者有黄疸史；胆总管内扪及结石或术前B超提示肝总管、胆总管结石；胆总管扩张，直径>1 cm者；胆总管内抽出脓性胆汁或有胆色素沉淀者；患者合并有慢性复发性胰腺炎者。②胆囊造口术：目的是减压和引流胆汁。主要用于年老体弱，合并严重心、肺、肾等内脏器官功能障碍不能耐受手术的患者，或局部炎症水肿、粘连严重导致局部解剖不清者。待病情稳定、局部炎症消退后再根据患者情况决定是否行择期手术治疗。

二、护理评估

(一)术前评估

1.健康史及相关因素

(1)一般情况：患者的年龄、性别、职业、居住地及饮食习惯等。

(2)发病的病因和诱因：腹痛的病因和诱因，腹痛发生的时间，是否与饱餐、进食油腻食物及夜间睡眠改变体位有关。

(3)腹痛的性质：是否为突发性腹痛，疼痛的性质是绞痛、隐痛、阵发性或持续性疼痛，有无放射至右肩背部或右肩胛下等。

（4）既往史：有无胆石症、胆囊炎、胆道蛔虫病史；有无胆道手术史；有无消化性溃疡及类似疼痛发作史；有无用药史、过敏史及腹部手术史。

2.身体评估

（1）全身：患者有无寒战、发热、恶心、呕吐；有无面色苍白等贫血现象；有无黏膜和皮肤黄染等；有无体重减轻；有无意识及神经系统的其他改变等。

（2）局部：腹痛的部位是位于右上腹还是剑突下，有无全腹疼痛；有无压痛、肌紧张及反跳痛；能否触及胆囊及胆囊肿大的程度，墨菲征是否阳性等。

（3）辅助检查：血常规检查中白细胞计数及中性粒细胞比例是否升高；血清胆红素、转氨酶、AKP 及淀粉酶有无升高；B 超是否观察到胆囊增大或结石影；^{99m}Tc-EHIDA 检查胆囊是否显影；心、肺、肾等器官功能有无异常。

3.心理-社会评估

了解患者及其家属在疾病治疗过程中的心理反应与需求，家庭及社会支持情况，心理承受程度及对治疗的期望等，引导患者正确配合疾病的治疗与护理。

（二）术后评估

1.手术中情况

了解手术的方式和手术范围，如是胆囊切除还是胆囊造口术，是开腹还是腹腔镜；术中有无行胆总管探查，术中出血量及输血、补液情况；有无留置引流管及其位置和目的。

2.术后病情

术后生命体征及手术切口愈合情况；T 管及其他引流管引流情况，包括引流液的量、颜色、性质等；对老年患者尤其要评估其呼吸及循环功能等状况。

3.心理-社会评估

患者及其家属对术后和术后康复的认知和期望。

三、主要护理诊断（问题）

（1）疼痛：与胆囊结石突然嵌顿、胆汁排空受阻致胆囊强烈收缩或继发胆囊感染、术后伤口疼痛有关。

（2）有体液不足的危险：与恶心、呕吐、不能进食和手术前后需要禁食有关。

（3）潜在并发症：胆囊穿孔、感染等。

四、护理措施

（一）减轻或控制疼痛

根据疼痛的程度，采取非药物或药物方法止痛。

1.卧床休息

协助患者采取舒适体位，指导其有节律的深呼吸，达到放松和减轻疼痛的效果。

2.合理饮食

病情较轻且决定采取非手术治疗的急性胆囊炎患者，指导其清淡饮食，忌食油腻食物；病情严重需急诊手术的患者予以禁食和胃肠减压，以减轻腹胀和腹痛。

3.药物止痛

对诊断明确的剧烈疼痛者，可遵医嘱通过口服、注射等方式给予消炎利胆、解痉或止痛药，以缓解疼痛。

4.控制感染

遵医嘱及时合理应用抗生素。通过控制胆囊炎症,减轻胆囊肿胀和胆囊压力达到减轻疼痛的效果。

(二)维持体液平衡

对于禁食患者,根据医嘱经静脉补充足够的热量、氨基酸、维生素、水、电解质等,以维持水、电解质及酸碱平衡。对能进食、进食量不足者,指导和鼓励其进食高蛋白、高碳水化合物、高维生素和低脂饮食,以保持良好的营养状态。

(三)并发症的预防和护理

1.加强观察

严密观察患者的生命体征变化,了解腹痛的程度、性质、发作的时间、诱因及缓解的相关因素和腹部体征的变化。若腹痛进行性加重,且范围扩大,出现压痛、反跳痛、肌紧张等,同时伴有寒战、高热的症状,提示胆囊穿孔或病情加重。

2.减轻胆囊内压力

遵医嘱应用敏感抗菌药,以有效控制感染,减轻炎性渗出,达到减少胆囊内压力、预防胆囊穿孔的目的。

3.及时处理胆囊穿孔

一旦发生胆囊穿孔,应及时报告医师,并配合做好紧急手术的准备。

五、护理评价

(1)患者腹痛得到缓解,能叙述自我缓解疼痛的方法。

(2)患者在禁食期间得到相应的体液补充。

(3)患者没有发生胆囊穿孔或能及时发现和处理已发生的胆囊穿孔。

(4)疾病愈合良好,无并发症发生。

(5)患者对疾病的心理压力得到及时的调适与干预。依从性较好,并对疾病的治疗和预防有一定的了解。

(赵秀玲)

第五节 胆 石 症

一、疾病概述

(一)概念

胆石症是指胆管系统任何部位发生的结石,包括发生在胆囊和胆管内的结石,是胆管系统的最普遍疾病。其发病率随年龄增长而增高。在我国,胆石症已由以胆管的胆色素结石为主转变为胆囊的胆固醇结石为主,胆石症的患病率为 0.9%~10.1%,平均为 5.6%;男、女比例为 1∶2.57。近20 年来,随着影像学(B 型超声、CT 及 MRI 等)检查的普及,在自然人群中,胆石症的发病率达

10%左右,国内尸检结果报告,胆石症的发生率为7%。随着生活水平的提高及饮食习惯的改变,胆石症的发生率有逐年增高的趋势。

(二)相关病理生理

多年来的研究已证明,胆石是在多种因素影响下,经过一系列病理生理过程而形成的。这些因素包括胆汁成分的改变、过饱和胆汁或胆固醇呈过饱和状态、胆汁囊泡及胆固醇单水晶体的沉淀、促成核因子与抗成核因子的失调、胆囊功能异常、氧自由基的参与及胆管细菌、寄生虫感染等。部分胆管结石并不引起后果。一般胆石引起胆囊炎、结石嵌顿或阻塞胆管是重要和常见的后果。小的胆囊结石可移动到胆囊管、胆总管而使其发生堵塞,还可到达十二指肠内胆总管的末端。

(三)胆石的成因

胆石的成因非常复杂,迄今仍未完全明确,可能是多种因素综合作用的结果。有大量的研究探讨并从不同的侧面阐述了胆石的成因,提出了诸如胆固醇过饱和学说、β-葡萄糖醛酸苷酶学说、胆红素钙沉淀-溶解平衡学说等。随着生物医学的不断发展,人们对胆石形成诱因的认识也在不断深入。主要归纳为以下几个方面。

1.胆管感染

各种原因所致胆汁滞留,细菌或寄生虫侵入胆管而致感染。细菌产生的β-葡萄糖醛酸酶和磷脂酶能水解胆汁中的脂质,使可溶性的结合胆红素水解为游离胆红素,后者与钙结合形成胆红素钙,促使胆色素结石形成。

2.胆管异物

胆汁中的脱落上皮、炎症细胞、寄生虫残体和虫卵可构成胆红素钙结石的核心。胆管手术后的手术线结或奥迪括约肌功能紊乱时,食物残渣随肠内容物反流入胆管成为结石形成的核心。

3.胆管梗阻

胆管梗阻引起胆汁淤滞,胆汁排出受阻,为胆红素钙的析出、沉淀、成核、聚积成石做了时间上的准备。其中的胆色素在细菌的作用下分解为非结合性胆红素,形成胆色素结石。

4.代谢因素

胆汁内的主要成分为胆盐、磷脂酰胆碱和胆固醇。正常情况下,保持相对高的浓度而又成溶解状态,3种成分按一定比例组成。胆固醇一旦代谢失调,如回肠切除术后,胆盐的肝肠循环被破坏,3种成分聚合点落在 ABC 曲线范围外,即可使胆固醇呈过饱和状态并析出、沉淀、结晶,从而形成胆固醇结石。此外,胆汁中的某些成核因子(如糖蛋白、黏蛋白和 Ca^{2+} 等)有明显的促成核作用,缩短了成核时间,促进结石的生长。

5.胆囊功能异常

胆囊排空障碍,淤胆是胆囊结石形成的动力学机制,为结石生长提供了充足的时间和空间。

6.其他

雌激素会影响肝内葡萄糖醛酸胆红素的形成,使非结合胆红素增高,而雌激素又影响胆囊排空,引起胆汁淤滞,促发结石形成。绝经后用雌激素者,胆结石发病率明显增高;遗传因素与胆结石的成因有关。

(四)胆石的分类

从胆石含有的化学成分的种类来看,所有的胆石都大致相同,有胆固醇、胆红素、糖蛋白、脂肪酸、胆汁酸、磷脂等有机物,碳酸盐、磷酸盐等无机盐,以及钙、镁、铜、铁等十余种金属元素。但不同的结石中,各种化学成分的含量却差别甚大。

(1)根据结石的主要成分将常见的结石分为三大类:胆固醇结石、胆色素结石和混合性结石。其中以胆固醇结石最为多见。其他少见的结石有以脂肪酸盐为主要成分的脂肪酸盐结石、以蛋白质为主要成分的蛋白结石。①胆固醇结石:主要成分是胆固醇。成石诱因为脂类代谢紊乱。结石质坚,色白或浅黄。80%胆固醇结石位于胆囊内。小结石可通过胆囊管降入胆总管成为继发性胆总管结石;肝内胆管结石中虽然也有胆固醇结石,但极罕见。②胆色素结石:分为棕色胆色素结石和黑色胆色素结石两个亚类,主要成分都是胆红素的化合物,包括胆红素酸与钙等金属离子形成的盐和螯合型高分子聚合物。③混合型结石。

(2)根据胆石在胆管中的位置分类:①胆囊结石,指位于胆囊内的结石,其中70%以上是胆固醇结石;②肝外胆管结石;③肝内胆管结石。其中胆囊结石约占结石总数的50%。

(五)胆囊结石

1.概念

胆囊结石是指发生在胆囊内的结石,常与急性胆囊炎并存,是胆管系统的常见病、多发病。在我国,其患病率为7%～10%,其中70%～80%的胆囊结石为胆固醇结石,约25%为胆色素结石。多见于女性,男女比例为1:(2～3)。40岁以后发病率随着年龄增长呈增高的趋势,随着年龄增长性别差异逐渐缩小,老年男女发病比例基本相等。

2.病因

对胆囊结石,尤其是胆固醇结石成因的研究一度成为胆管外科的热点。研究表明,胆囊结石的形成不仅有多种生物学因素的影响,遗传因素和环境因素也是不可忽视的条件。胆囊结石是综合性因素作用的结果,主要与胆汁中胆固醇过饱和、胆固醇成核过程异常及胆囊功能异常有关。这些因素引起胆汁的成分和理化性质发生变化,使胆汁中的胆固醇呈过饱和状态,沉淀析出、结晶而形成结石。胆囊结石有明显的"4F征",即女性(female)、40岁(forty)、肥胖(fat)、多产次(fertile)。此外,相关疾病也与胆石症的发生有关,如肝硬化患者的胆石症患病率高于非肝硬化患者;糖尿病患者的胆石症患病率也明显增高;多数胆囊结石含有胆固醇部分,而胆固醇饱和指数与血脂有关,故胆囊结石与血清总胆固醇水平呈正相关;胃切除术后,患者容易并发胆石症。

3.病理生理

饱餐、进食油腻食物后胆囊收缩,或睡眠时体位改变致结石移位并嵌顿于胆囊颈部,导致胆汁排出受阻,胆囊强烈收缩而发生胆绞痛。结石长时间持续嵌顿和压迫胆囊颈部,或排入并嵌顿于胆总管,临床可出现胆囊炎、胆管炎或梗阻性黄疸,称为Mirizzi综合征。较小的结石可经过胆囊管排入胆总管,形成继发性胆管结石。进入胆总管的结石在通过胆总管下端时可损伤奥迪括约肌或嵌顿于壶腹部引起胆源性胰腺炎;较大结石可经胆囊十二指肠瘘进入小肠引起个别患者发生胆石性肠梗阻。此外,结石及炎症反复刺激胆囊黏膜可诱发胆囊癌。若胆囊结石长期嵌顿而未合并感染时,积聚于胆囊胆汁中的胆色素被胆囊膜吸收,加上胆囊分泌的黏性物质而形成胆囊积液,积液呈无色透明,称为白色胆汁。

4.临床表现

部分单发或多发的胆囊结石,在胆囊内自由存在,不易发生嵌顿,很少产生症状,被称为无症状胆囊结石。约30%的胆囊结石患者可终身无临床症状。仅于体检或手术时发现的结石称为静止性结石。单纯性胆囊结石,未合并梗阻或感染时,在早期常无临床症状,大多数是在常规体检、手术或尸体解剖中偶然发现,或仅有轻微的消化系统症状被误认为是胃病而没有及时就诊。当结石嵌顿时,则可出现明显症状和体征。

(1)症状:①胆绞痛为典型的首发症状,表现为突发的右上腹、阵发性剧烈绞痛。临床症状也可在几小时后自行缓解。常发生于饱餐、进食油腻食物后或睡眠时,是由于油腻饮食后胆囊素大量分泌,胆囊平滑肌痉挛,收缩功能增强,引起胆囊内压力增高;加之胆汁酸刺激胆囊黏膜,胆囊壁充血、水肿、炎性物质渗出,导致急性胆囊炎发生;或由于睡眠时体位改变,导致结石移位并嵌顿于胆囊颈部,胆汁不能通过胆囊颈和胆囊管排出,导致胆囊内压力增高,胆囊强烈收缩所致。有部分患者可以在几小时后临床症状自行缓解。如果胆囊结石嵌顿持续不缓解,胆囊继续增大、积液,甚至合并感染,从而进展为急性胆囊炎。如果治疗不及时,少部分患者可以进展为急性化脓性胆囊炎或胆囊坏疽,严重时可发生胆囊穿孔,临床后果严重。多数患者有右肩部、肩胛部或背部放射性疼痛,常伴有恶心、呕吐、厌油、腹胀等消化不良症状。②消化道症状主要表现为上腹部或右上腹部闷胀不适、饱胀、嗳气、恶心、呕吐、厌食、呃逆等非特异性的消化道症状。大多数患者仅在进食后,特别是进食油腻食物后,胃肠道症状更明显,服用治"胃病"药物多可缓解,易被误诊。

(2)体征:①腹部体征有时可在右上腹部触及肿大的胆囊。可有右上腹胆囊区压痛,若继发感染,右上腹部可有明显压痛、肌紧张或反跳痛。检查者将左手平放于患者右肋部,拇指置于右腹直肌外缘于肋弓交界处,嘱患者缓慢深吸气,使肝脏下移,若患者因拇指触及肿大的胆囊引起疼痛而突然屏气,称为 Murphy 征阳性。②胆囊结石形成 Mirizzi 综合征时黄疸明显。黄疸时常有尿色变深、粪色变浅。

5.辅助检查

(1)腹部超声是胆囊结石病首选的诊断方法,特异性高、诊断准确率高达96%以上。

(2)口服胆囊造影:胆囊显影率很高,可达80%以上,故可发现胆囊内,甚至肝外胆管内有无结石存在。但由于显影受到较多因素的影响,故诊断胆囊结石的准确率仅为50%～60%。

(3)CT 或 MRI 检查:经 B 型超声波检查未能发现病变时,可进一步作 CT 或 MRI 检查。CT 扫描对含钙的结石敏感性很高,常可显示直径为 2 mm 的小结石,CT 扫描诊断胆石的准确率可达80%～90%。平扫即可显示肝内胆管总肝管、胆总管及胆囊内的含钙量高的结石;经口服或静脉注射造影剂后,CT 可显示胆色素性结石和混合性结石,亦能显示胆囊内的泥沙样结石。CT 扫描对单纯胆固醇性结石有时易发生漏诊。近年来 MRI 诊断技术已逐渐应用于临床,其对胆石的诊断正确率也很高。由于 CT 或 MRI 检查的费用较昂贵,所以一般不作为首选的检查方法。

6.主要处理原则

胆囊结石治疗的历史较长、方法较多,但仍以外科手术治疗为主。胆石症的治疗目的在于缓解症状、消除结石、减少复发、避免并发症的发生。急性发作期宜先行非手术治疗,待症状控制后,进一步检查,明确诊断;如病情严重,非手术治疗无效,应在初步诊断的基础上及时进行手术治疗。

(1)非手术治疗:①适应证,初次发作的青年患者;经非手术治疗症状迅速缓解者;临床症状不典型者;发病已逾3 d,无紧急手术指征且在非手术治疗下症状有消退者。合并严重心血管疾病不能耐受手术的老年患者。②常用的非手术疗法主要包括卧床休息、禁饮食、低脂饮食或胃肠减压、输液、纠正水电解质和酸碱平衡紊乱、合理使用抗生素、解痉止痛和支持对症处理。有休克应加强抗休克的治疗,如吸氧、维持血容量、及时使用升压药物等。还可采用溶石疗法、排石疗法、体外冲击波碎石治疗等。

(2)手术治疗:①适应证,胆囊造影时胆囊不显影;结石直径超过 2 cm;胆囊萎缩或瓷样胆囊;B 超提示胆囊局限性增厚;病程超过 5 年,年龄在 50 岁以上的女性患者;结石嵌顿于颈部或胆囊管;慢性胆囊炎,结石反复发作引起临床症状;无症状,但结石已充满整个胆囊。②胆囊切除术是胆囊结石治疗的首选方法。但对无症状的胆囊结石,一般无须立即手术切除胆囊,只需观察和随诊。根据病情选择经腹或腹腔镜作胆囊切除术。继发胆管感染的患者,最好是待控制急性感染发作和缓解症状后再择期手术治疗。

(六)胆管结石

1.概念

胆管结石为发生在肝内、外胆管的结石。又分为原发性和继发性胆管结石。原发于胆囊的结石迁徙到肝外胆管,称继发性胆管结石;不是来自胆囊,而是直接在肝外胆管生成的结石,称原发性胆管结石。因此,凡是不伴有胆囊结石者可确认为原发性胆管结石。但伴有胆囊结石的胆管结石是原发性还是继发性,要具体分析。肝内胆管结石无论是否合并胆囊结石,均为原发性胆管结石。

2.病因

胆管结石的主要原因包括胆汁淤滞、细菌感染和脂类代谢异常。肝外胆管结石的形成除上述原因外,胆管内异物,如虫卵和蛔虫的尸体亦可成为结石的核心;胆囊内结石或肝内胆管结石在某些因素作用下进入肝外胆管(左右肝管汇合部以下)引起肝外胆管结石。

3.病理生理

胆管结石所致的病理生理改变与结石的部位、大小及病史的长短有关。胆管结石可引起胆管不同程度的梗阻,梗阻可使近端胆管呈现不同程度的扩张、管壁增厚、胆汁滞留在胆管内;胆管壁的充血、水肿进一步加重梗阻,使之从不完全梗阻变为完全性梗阻而出现梗阻性黄疸。胆管的完全性梗阻可激发化脓性感染,引起急性梗阻性化脓性胆管炎;脓液在胆管内积聚,使胆管内压力继续升高,当胆管内压力超过 2.0 kPa(20 cmH$_2$O)时,细菌和毒素可随胆汁逆流入血,引起脓毒血症;当感染致胆管壁坏死、破溃,甚至形成胆管与肝动脉或门静脉瘘时,可并发胆管大出血。胆管的梗阻和化脓性感染可造成肝细胞损害,甚至肝细胞坏死或形成肝源性肝脓肿;长期梗阻和/或反复发作可引起胆汁性肝硬化和门脉高压症。当结石嵌顿于胆总管壶腹部时,可造成胰液排出受阻甚至发生逆流而引起胆源性急、慢性胰腺炎。

肝内胆管结石可局限于一叶或一段肝内,也可弥漫分布于所有肝内胆管,临床以左叶及右叶肝内胆管结石多见。其基本病理生理改变为结石导致的肝内胆管狭窄或扩张、胆管炎及肝纤维组织增生、肝硬化、萎缩,甚至癌变。

4.分类

根据胆管结石发病的病因,胆管结石可分为原发性胆管结石和继发性胆管结石。在胆管内形成的结石称为原发性胆管结石,以胆色素结石和混合性结石多见。胆管内结石来自胆囊结石者,称为继发性胆管结石,以胆固醇结石多见。根据结石所在的部位,胆管结石可分为肝外胆管结石和肝内胆管结石。肝管分叉部以下的胆管结石为肝外胆管结石,肝管分叉部以上的胆管结石为肝内胆管结石。

5.临床表现

取决于胆管有无梗阻、感染及其程度。当结石阻塞胆管并继发感染时,典型的表现是反复发作的腹痛、寒战高热和黄疸,称为查科三联征。

(1)肝外胆管结石:①腹痛多为剑突下或右上腹部阵发性绞痛,或持续性疼痛、阵发性加剧,呈阵发性刀割样,疼痛常向右肩背部放射。这是由于结石下移嵌顿于胆总管下端或壶腹部,刺激胆管平滑肌,引起奥迪括约肌痉挛收缩和胆管高压所致。②寒战、高热是结石阻塞胆管并继发感染后引起的全身性中毒症状。由于胆管梗阻,胆管内压升高,感染随胆管逆行扩散,细菌和毒素通过肝窦入肝静脉进入体循环,引起菌血症或毒血症。多发生于剧烈腹痛后,体温可高达 39 ℃～40 ℃,呈弛张热热型,伴有寒战。③黄疸是胆管梗阻后胆红素逆流入血所致。胆管结石嵌于 Vater 壶腹部不缓解,经 1～2 d 即可出现黄疸。患者首先表现为尿黄,接着出现巩膜黄染,然后出现皮肤黄染伴瘙痒。黄疸的程度取决于梗阻的程度及是否继发感染,若梗阻不完全或结石有松动,则黄疸程度轻,且呈波动性;若为完全性梗阻,则黄疸呈进行性加深。若梗阻性黄疸长期未得到解决,将会导致严重的肝功能损害。部分患者结石嵌顿不重,阻塞的胆管近端扩张,胆石可漂移上浮,或小结石通过壶腹部排入十二指肠,使上述症状缓解。间歇性黄疸是肝外胆管结石的特点。④消化道症状多数患者有恶心、腹胀、嗳气、厌食油腻食物等。

(2)肝内胆管结石:常与肝外胆管结石并存,其临床表现与肝外胆管结石相似。一般没有肝外胆管结石那样典型和严重。位于周围胆管的小结石平时可无症状。当胆管梗阻和感染仅发生在部分肝叶、段胆管时,患者可无症状或仅有轻微的肝区和患侧背部胀痛。位于Ⅱ、Ⅲ级胆管的结石平时只有肝区不适或轻微疼痛。结石位于Ⅰ、Ⅱ级胆管或整个肝内胆管充满结石,患者会有肝区胀痛,常无胆绞痛,一般无黄疸。若一侧肝内胆管结石合并感染而未能及时治疗,并发展为叶、段胆管积脓或肝脓肿时,则出现寒战、高热、轻度黄疸,甚至休克,称为急性梗阻性化脓性胆管炎(acute obstructive suppurative cholangitis,AOSC)。1983 年,我国胆管外科学组建议将原"AOSC"改称为急性重症胆管炎(acute cholangitis of sever type,ACST),因为,胆管梗阻引起的急性化脓性胆管炎并非全部表现为 AOSC,还有一部分表现为没有休克的轻型急性化脓性胆管炎,而且后者为多数。因此,目前在我国,AOST 一词已逐渐被废弃,被更能反映实际病因、病例特点的 ACST 替代。患者可由于长时间发热、消耗而出现消瘦、体弱等表现。部分患者可有肝大、肝区压痛和叩痛等体征。

6.辅助检查

(1)实验室检查:血常规检查可见血白细胞计数和中性粒细胞比例明显升高;血清胆红素、转氨酶和碱性磷酸酶升高。尿液检查示尿胆红素升高,尿胆原降低甚至消失,粪便检查示粪中尿胆原减少。高热时血细菌培养阳性,以大肠埃希菌最多见,厌氧菌感染也属常见。

(2)影像学检查:B超诊断肝内胆管结石的准确率可达 100%。检查可显示胆管内结石影,提示胆石存在的部位、胆管有无扩张、有无肝萎缩。同时可提供是否合并肝硬化、脾大、门脉高压及肝外胆管结石等信息。PTC、ERCP 或 MRCP 等检查可显示梗阻部位、程度、结石大小和数量等。

7.处理原则

以手术治疗为主。原则为解除胆管梗阻或狭窄,取净结石,去除感染灶。肝内胆管结石的治疗难度明显高于肝外胆管结石。胆管术后常放置 T 引流管。主要目的如下。①引流胆汁和减压,防止因胆汁排出受阻导致胆总管内压力增高、胆汁外漏而引起胆汁性腹膜炎。②引流残余结石,使胆管内残余结石,尤其是泥沙样结石通过 T 管排出体外。③支撑胆管,防止胆总管切口瘢痕狭窄、管腔变小、粘连狭窄等。④经 T 管溶石或造影等。

此外,术后注意调整水、电解质及酸碱失衡,合理应用抗生素,注意保护肝功能。

二、护理评估

(一)一般评估

1.生命体征(T、P、R、Bp)

胆石症如与细菌感染并存,患者可出现体温偏高,疼痛刺激可能会导致心率加快、呼吸频率加快、血压上升,应监测生命体征的变化。还要注意评估患者的神志、皮肤色泽、肢端循环、尿量等,以判断有无休克的发生。

2.患者主诉

腹痛、腹胀、恶心等不适症状,发病及诊治经过等。

3.相关记录

体重、体位、饮食、面容与表情、皮肤、出入量等。

(二)身体评估

1.视诊

面部表情、皮肤黏膜颜色(黄疸、贫血)、体态、体位、腹部外形等。

2.触诊

(1)腹部触诊:腹壁紧张度、压痛与反跳痛、腹腔内包块。

(2)胆囊触诊:胆囊肿大、Murphy 征等。

3.叩诊

胆囊叩击痛(胆囊炎的重要体征)。

4.听诊

一般无特殊。

(三)心理-社会评估

患者在疾病治疗过程中的心理反应与需求,家庭及社会支持情况,引导患者正确配合疾病的治疗与护理。

(四)辅助检查阳性结果评估

1.实验室检查

胆管结石血常规检查可见血白细胞计数和中性粒细胞比例明显升高;血清胆红素、转氨酶和碱性磷酸酶升高,凝血酶原时间延长。尿液检查示尿胆红素升高,尿胆原降低甚至消失,粪便检查示粪中尿胆原减少。

2.影像学检查

胆囊结石 B 超检查可显示胆囊内结石影;胆管结石可显示胆管内结石影,近端胆管扩张。PTC、ERCP 或 MRCP 等检查可显示梗阻部位、程度、结石大小和数量等。

(五)治疗效果的评估

1.非手术治疗评估要点

生命体征平稳、疼痛缓解。

2.手术治疗评估要点

(1)患者自觉症状:有无腹痛、恶心、呕吐的情况。

(2)生命体征稳定,无腹部疼痛(术后伤口疼痛除外)。

(3)腹部及全身体征:腹部无阳性体征、肠鸣音恢复正常、皮肤无黄染及瘙痒等不适。

(4)伤口愈合情况:一期愈合。

(5)T管引流的评估:引流液色泽正常、引流量逐渐减少。

(6)结合辅助检查:如胆管造影无结石残留或结合 B 超检查判断。

三、主要护理诊断(问题)

(一)疼痛

疼痛与胆囊结石突然嵌顿、胆汁排空受阻致胆囊强烈收缩及手术后伤口疼痛有关。

(二)体温过高

体温过高与细菌感染致急性胆囊炎或胆管结石梗阻导致急性胆管炎有关。

(三)知识缺乏

知识缺乏与缺乏胆石症和腹腔镜手术相关知识、引流管及饮食保健知识有关。

(四)有体液不足的危险

体液不足与恶心、呕吐及感染性休克有关。

(五)营养失调

营养低于机体需要量与胆汁流动途径受阻有关。

(六)焦虑

焦虑与手术及不适有关。

(七)潜在并发症

(1)术后出血:与术中结扎血管线脱落、肝断面渗血及凝血功能障碍有关。

(2)胆瘘:与胆管损伤、胆总管下端梗阻、T 管引流不畅等有关。

(3)胆管感染:与腹部切口及多种置管(引流管、尿管、输液管)有关。

(4)胆管梗阻:与手术及引流不畅有关。

(5)水、电解质平衡紊乱:与患者恶心、呕吐、体液补充不足有关。

(6)皮肤受损:与胆管梗阻、胆盐沉积致皮肤黄疸、瘙痒及术后胆汁渗漏有关。

四、主要护理措施

(一)减轻或控制疼痛

根据疼痛的程度,采取非药物或药物方法止痛。

1.加强观察

观察疼痛的程度、性质;发作的时间、诱因及缓解的相关因素;与饮食、体位、睡眠的关系;腹膜刺激征及 Murphy 征是否阳性等,为进一步治疗和护理提供依据。

2.卧床休息

协助患者采取舒适体位,指导其有节律的深呼吸,达到放松和减轻疼痛的效果。

3.合理饮食

根据病情指导患者进食清淡饮食,忌食油腻食物;病情严重者予以禁食、胃肠减压,以减轻腹胀和腹痛。

4.药物止痛

对诊断明确的剧烈疼痛者,可遵医嘱通过口服、注射等方式给予消炎利胆、解痉或止痛药,以缓解疼痛。

(二)降低体温

根据患者的体温情况,采取物理降温和/或药物降温的方法尽快降低患者的体温。遵医嘱应用足量有效的抗菌药,以有效控制感染,恢复患者正常体温。

(三)营养支持

对于梗阻未解除的禁食患者,通过胃肠外途径补充足够的热量、氨基酸、维生素、水、电解质等,以维持良好的营养状态。对梗阻已解除、进食量不足者,指导和鼓励患者进食高蛋白、高碳水化合物、高维生素和低脂饮食。

(四)皮肤护理

1.提供相关知识

胆管结石患者常因胆管梗阻致胆汁淤滞、胆盐沉积而引起皮肤瘙痒等,应告知患者相关知识,不可用手抓挠,防止抓破皮肤。

2.保持皮肤清洁

可用温水擦洗皮肤,减轻瘙痒。瘙痒剧烈者,遵医嘱使用外用药物和/或其他药物治疗。

3.注意引流管周围皮肤的护理

若术后放置引流管,应注意其周围皮肤的护理。若引流管周围见胆汁样渗出物,应及时更换被胆汁浸湿的敷料,局部皮肤涂氧化锌软膏,防止胆汁刺激和损伤皮肤。

(五)心理护理

关心体贴患者,使患者保持良好情绪,减轻焦虑,安心接受治疗与护理。

(六)并发症的预防与护理

1.出血的预防和护理

术后早期出血多由于术中结扎血管线脱落、肝断面渗血及凝血功能障碍所致,应加强预防和观察。

(1)卧床休息:对于肝部分切除术后的患者,术后应卧床3~5 d,以防过早活动致肝断面出血。

(2)改善和纠正凝血功能:遵医嘱予以维生素 K 110 mg 肌内注射,每天 2 次,以纠正凝血机制障碍。

(3)加强观察:术后早期若患者腹腔引流管内引流出血性液体增多,每小时 100 mL,持续 3 h 以上,或患者出现腹胀、腹围增大,伴面色苍白、脉搏细速、血压下降等表现时,提示患者可能有腹腔内出血,应立即报告医师,并配合医师进行相应的急救和护理。治疗上如经积极的保守治疗效果不佳,则应及时采用介入治疗或手术探查止血。

2.胆瘘的预防和护理

胆管损伤、胆总管下端梗阻、T 管引流不畅等均可引起胆瘘。

(1)加强观察:术后患者若出现发热、腹胀、腹痛等腹膜炎的表现,或患者腹腔引流液呈黄绿色胆汁样,常提示患者发生胆瘘。应及时与医师联系,并配合进行相应处理。

(2)妥善固定引流管:无论是腹腔引流管还是 T 管,均应用缝线或胶布将其妥善固定于腹壁,避免将管道固定在床上,以防患者在翻身或活动时被牵拉而脱出,T 管引流袋挂于床旁应低于引流口平面。对躁动及不合作的患者,应采取相应的防护措施,防止脱出。

（3）保持引流通畅：避免腹腔引流管或 T 管扭曲、折叠及受压，定期从引流管的近端向远端挤捏，以保持引流通畅，术后 5～7 d 间，禁止加压冲洗引流管。

（4）观察引流情况：定期观察并记录引流管引出胆汁的量、颜色及性质。正常成人每天分泌胆汁的量为 800～1 200 mL，呈黄绿色、清亮、无沉渣、有一定黏性。术后 24 h 内引流量为300～500 mL，恢复进食后，每天可有 600～700 mL，以后逐渐减少至每天 200 mL 左右。术后1～2 d 胆汁的颜色可呈淡黄色、混浊状，以后逐渐加深、清亮。若胆汁突然减少甚至无胆汁引出，提示引流管阻塞、受压、扭曲、折叠或脱出，应及时查找原因和处理；若引出胆汁量较多，常提示胆管下端梗阻，应进一步检查，并采取相应的处理措施。

3.感染的预防和护理

（1）采取合适体位：病情允许时应采取半坐或斜坡卧位，以利于引流和防止腹腔内渗液积聚于膈下而发生感染；平卧时引流管的远端不可高于腋中线，坐位、站立或行走时不可高于腹部手术切口，以防止引流液和/或胆汁逆流而引起感染。

（2）加强皮肤护理：每天清洁、消毒腹壁引流管口周围皮肤，并覆盖无菌纱布，保持局部干燥，防止胆汁浸润皮肤而引起炎症反应。

（3）加强引流管护理：定期更换引流袋，并严格执行无菌技术操作。

（4）保持引流通畅：避免腹腔引流管或 T 管扭曲、折叠和滑脱，以免胆汁引流不畅、胆管内压力升高而致胆汁渗漏和腹腔内感染。

（七）T 管拔管的护理

若 T 管引流出的胆汁色泽正常，且引流量逐渐减少，可在术后 10 d 左右，试行夹管 1～2 d，夹管期间应注意观察病情，患者若无发热、腹痛、黄疸等症状，可经 T 管做胆管造影，如造影无异常发现，在持续开放 T 管 24 h 充分引流造影剂后，再次夹管 2～3 d，患者仍无不适时即可拔管。拔管后残留窦道可用凡士林纱布填塞，经 1～2 d 可自行闭合。若胆管造影发现有结石残留，则需保留 T 管 6 周以上，再做取石或其他处理。

五、护理效果评估

（1）患者自觉症状好转（腹痛等不适消失），食欲增加。

（2）疾病愈合良好，无并发症发生。

（3）患者对疾病的心理压力得到及时的调适与干预。

（4）患者依从性较好，并对疾病的治疗和预防有一定的了解。

（赵秀玲）

第六节 胆 道 肿 瘤

一、疾病概述

（一）概念

胆道肿瘤包括胆囊和胆管的肿瘤。胆管良性肿瘤不常见。胆管癌发病率存在地区、性别和人群差异。在世界上大部分地区,胆管癌的发病率是比较低的。

1.胆囊息肉样病变

胆囊息肉样病变是指来源于胆囊壁,并向胆囊腔内突出或隆起的局限性息肉样病变的总称。良性多见。形态多样,有球形或半球形,带蒂或基底较宽。

2.胆囊癌

胆囊癌是指发生在胆囊的癌性病变,以胆囊体和底部多见。发病率不高。但在胆管系统恶性肿瘤中却是较常见的一种,约占肝外胆管癌的25%。发病年龄在50岁以上者占82%,其中女性发病率为男性的3～4倍。胆囊癌是为数很少的女性发病率高于男性的一种恶性肿瘤。我国胆囊癌的发生率在消化系统肿瘤中占第6位。

3.胆管癌

胆管癌包括肝内胆管细胞癌、肝门胆管癌和胆总管癌三种。肝门胆管癌和胆总管癌属肝外胆管癌,男女发病率无差异,50岁以上多见。肝外胆管癌发病率低于胆囊癌。我国是胆管癌发病率低的国家。由于胆管癌的预后甚差,故是一个值得重视的问题。女性胆管癌发病率增长速度在所有恶性肿瘤中名列前茅,而男性的增长速度仅次于前列腺癌和肾癌,位居第三。

(二)相关病理生理

1.胆囊息肉样病变

胆囊息肉样病变在病理上分为肿瘤性息肉和非肿瘤性息肉。肿瘤性息肉包括:腺瘤、腺癌、血管瘤、脂肪瘤、平滑肌瘤、神经纤维瘤等;非肿瘤性息肉包括:胆固醇息肉、炎性息肉、腺肌性增生等。由于术前难以确诊病变性质,故统称为胆囊息肉样病变。

2.胆囊癌

约有40%的胆囊癌患者合并有胆囊结石,同时胆囊结石患者中有1.5%～6.3%发生胆囊癌。多发生在胆囊体部和底部。癌细胞浸润可使胆囊壁呈弥漫性增厚,乳头状癌突出于囊腔可阻塞胆囊颈和胆囊管而引起胆囊积液。以腺癌多见,约占胆囊癌的85%,其次是未分化癌、鳞状细胞癌、腺鳞癌等。病理上分为肿块型和浸润型,前者表现为胆囊腔内大小不等的息肉样病变,后者表现为胆囊壁增厚与肝牢固粘连。转移方式主要为直接浸润肝实质及邻近组织器官,如十二指肠、胰腺、肝总管和肝门胆管。也可通过淋巴结转移,通常先累及胆囊周围和门静脉及胆总管淋巴结,然后转移至胰头部、肠系膜上动脉、肝动脉周围淋巴结以及腹主动脉旁淋巴结。血行转移少见。

3.胆管癌

胆管癌较少见。国外资料报道尸检发现率为0.012%～0.85%,在胆管手术中的发现率为0.03%～1.8%。男性略多于女性(男：女=1.3：1),发病年龄为17～90岁,平均发病年龄约为60岁。大多数胆管癌为腺癌,约占95%,分化好;少数为低分化癌、未分化癌、乳头状癌或鳞癌。胆管癌生长缓慢,主要沿胆管壁向上、下浸润生长。肿瘤多为小病灶,呈扁平纤维样硬化、同心圆生长,引起胆管梗阻,并直接浸润相邻组织。沿肝内、外胆管及其淋巴分布和流向转移,并沿肝十二指肠韧带内神经鞘浸润是其转移的特点。亦可经腹腔种植或血行转移。

(三)危险因素

胆道肿瘤的病因尚不十分明确,但与下列因素密切相关。

1.胆石

胆石是迄今所知与胆管癌尤其是胆囊癌关系最密切的危险因素。在胆囊未切除的胆石症患者随访的队列研究中发现,随访20年后胆囊癌的累计发病率约为1%;与非胆石症者比较,胆石症者胆囊癌的相对危险度为3,有20年以上胆囊症状者的相对危险度更高达6倍。约85%的胆囊癌患者合并有胆囊结石,可能与胆囊黏膜受结石长期物理性刺激、慢性炎症及细菌代谢产物中的致癌物质等因素的作用而导致细胞异常增生有关。

2.炎症与感染

胆管癌患者常有慢性胆囊炎病史,尤其是萎缩性胆囊炎患者患癌的危险性很高。手术史、先天畸形,如胰管和胆管的异常联合与胆囊癌和肝外胆管癌有关,患癌的危险性增高20倍。

3.遗传因素

研究中发现,一级亲属中有胆石症史者不仅胆石症危险性增高,胆囊癌和肝外胆管癌的危险性也升高。

4.其他危险因素

测定肥胖程度的身体质量指数(BMI)与胆囊癌危险性之间有紧密的联系性,尤其是女性胆囊癌。肥胖也与男、女性肝外胆管癌危险性升高有关。有些研究发现,妊娠次数与胆石症及胆囊癌间有正相关,也曾报道月经生育史与胆管癌有联系。吸烟、饮酒与胆管癌的关系尚不明确,有待进一步研究。

近年的流行病学调查显示胆囊癌发病与萎缩性胆囊炎、胆囊息肉样病变有一定的关系,胆囊空肠吻合术后、完全钙化的瓷化胆囊和溃疡性结肠炎等亦可能成为致癌因素。胆管癌与胆管结石、原发性硬化性胆管炎、先天性胆管扩张症、慢性炎性肠病、胆管空肠吻合术后及肝吸虫等有关。近年的研究提示,胆管癌的发生还与乙型肝炎、丙型肝炎病毒感染有关。

(四)临床表现

1.胆囊息肉样病变

胆囊息肉样病变常无特殊临床表现,部分患者有右上腹部疼痛或不适,偶尔有恶心呕吐、食欲减退、消化不良等轻微的症状。体格检查可有右上腹部深压痛。若胆囊管梗阻,可扪及肿大的胆囊。

2.胆囊癌

胆囊癌发病隐匿,早期无特异性症状,但并非无规律可循。按出现频率由高至低临床表现依次为腹痛、恶心呕吐、黄疸和体重减轻等。部分患者可因胆囊结石切除时意外发现。合并胆囊结石或慢性胆囊炎者,早期表现类似胆囊结石或胆囊炎的症状,如上腹部持续性隐痛、食欲减退、恶心、呕吐等。当肿瘤侵犯浆膜层或胆囊床时,出现右上腹痛,可放射至肩背部,胆囊管梗阻时可触及肿大的胆囊。胆囊癌晚期,可在右上腹触及肿块,并出现腹胀、体重减轻或消瘦、贫血、黄疸、腹水及全身衰竭等。少数肿瘤可穿透浆膜,导致胆囊急性穿孔、急性腹膜炎、胆管出血等。

3.胆管癌

(1)症状:①腹痛,少数无黄疸者有上腹部隐痛、胀痛或绞痛,可向腰背部放射。②寒战、高热,合并胆管炎时,体温呈持续升高达39 ℃～40 ℃或更高,呈弛张热热型。③消化道症状,许多患者在黄疸出现之前,感上腹部不适、饱胀、食欲下降、厌油、易乏等症状。但这些并非特异性症状,常常被患者忽视。

(2)体征:①黄疸,临床上,90%的患者出现无痛性黄疸。包括巩膜黄染、尿色深黄、无胆汁大便(呈灰白色或陶土样)、皮肤黄染及全身皮肤瘙痒等;肝外胆管癌常常在相对早期时出现梗阻性黄疸,其程度可迅速进展或起伏。黄疸常在肿瘤相对小、未广泛转移时出现。②胆囊肿大,肿瘤发生在胆囊以下胆管时,常可触及肿大的胆囊,Murphy征可呈阴性;当肿瘤发生在胆囊以上胆管和肝门部胆管时,如发生在近端胆管癌(左右肝管、肝总管),患者的肝内胆管常常扩张,胆囊不能触及,胆总管常常萎陷。③肝大,部分患者出现肝大、质硬,有触痛或叩痛;晚期可在上腹部触及肿块,可伴有腹水和下肢水肿。

(五)辅助检查

1.实验室检查

(1)胆囊癌:患者的血清癌胚抗原(CEA)或肿瘤标记物、CA125 等均可升高,但无特异性。

(2)胆管癌:患者的血清总胆红素、直接胆红素、AKP、ALP 显著升高,肿瘤标记物 CA19-9 也可能升高。

2.影像学检查

(1)胆囊息肉样病变:B 超是诊断本病的首选方法,但很难分辨其良、恶性;CT 增强扫描、常规 B 超加彩色多普勒超声、内镜超声及超声引导下经皮细针穿刺活检等可帮助明确诊断。

(2)胆囊癌:B 超、CT 检查可见胆囊壁呈不同程度增厚或显示胆囊内新生物,亦可发现肝转移或淋巴结肿大;增强 CT 或 MRI 可显示肿瘤的血供情况;B 超引导下细针穿刺抽吸活检,可帮助明确诊断。经皮肝穿刺胆管造影(percutaneous transhepatic cholangiography,PTC)在肝外胆管梗阻时操作容易,诊断价值高,对早期胆囊癌诊断帮助不大。

(3)胆管癌:B 超可见肝内、外胆管扩张或查见胆道肿瘤,作为首选检查,其诊断胆管癌的定位和定性准确性分别为 96% 和 60%～80%。CT 扫描对胆管癌的诊断负荷率优于 B 超,其定位和定性准确性分别约为 72% 和 60%。磁共振胰胆管成像(MRCP)目前已成为了解胆系解剖和病理情况的一种理想的检查方法,其总体诊断精度已达 97% 以上,能清楚显示肝内、外胆管的影像,显示病变的部位效果优于 B 超、PTC、CT 和 MRI。

(六)主要治疗原则

1.胆囊息肉样病变

有明显症状者,排除精神因素、胃十二指肠和其他胆管疾病后,宜行手术治疗。无症状者,有以下情况需考虑手术治疗:胆囊多发息肉样变;单发息肉,直径超过 1 cm;胆囊颈部息肉;胆囊息肉伴胆囊结石;年龄超过 50 岁者,短期内病变迅速增大者,若发生恶变,则按胆囊癌处理。暂不手术的患者,应每 6 个月 B 超复查一次。

2.胆囊癌

首选手术治疗。化疗及放疗效果均不理想。手术方法有单纯胆囊切除术、胆囊癌根治性切除术或扩大的胆囊切除术、姑息性手术。

3.胆管癌

手术切除是本病的主要治疗手段。化疗和放疗效果均不肯定。手术方法:肝门胆管癌可行肝门胆管癌根治切除术;中、上段胆管癌在切除肿瘤后行胆总管-空肠吻合术;下段胆管癌多需行十二指肠切除术。肿瘤晚期无法手术切除者,为解除梗阻,可选择胆总管-空肠吻合术、U 形管引流术、PTBD 或放置支架引流等。

二、护理评估

(一)术前评估

1.健康史及相关因素

(1)病因与发病:发病与饮食、活动的关系,有无明显诱因,有无肝内、外胆管结石或胆囊炎反复发作史,有无类似疼痛史等,以及发病的特点、病情及其程度。

(2)既往史:有无胆管手术史、有无用药史、过敏史及腹部手术史。

2.身体状况

(1)全身:生命体征(T、P、R、BP),患者在发病过程中体温变化情况。有无伴呼吸急促、出冷汗、脉搏细速及血压升高或下降等,有无神志改变,有无巩膜及皮肤黄染及黄染的程度等。

(2)局部:腹痛的部位、性质、程度及有无放射痛等;肝区有无压痛、叩击痛;腹膜刺激征是否为阳性;腹部有无不对称性肿大等。

(3)辅助检查:①实验室检查,检测患者的血清癌胚抗原(CEA)或肿瘤标记物、CA125,血清总胆红素、直接胆红素、AKP、ALP,肿瘤标记物 CA19-9 水平。②影像学检查,B 超检查是胆囊息肉样病变首选的检查方法,胆囊癌患者 B 超、CT 检查可见胆囊壁呈不同程度增厚或显示胆囊内新生物,亦可发现肝转移或淋巴结肿大;增强 CT 或 MRI 可显示肿瘤的血供情况;B 超引导下细针穿刺抽吸活检,可帮助明确诊断。胆管癌患者 B 超可见肝内、外胆管扩张或查见胆道肿瘤,作为首选检查。MRCP 能清楚显示肝内、外胆管的影像,显示病变的部位效果优于 B 超、PTC、CT 和 MRI。

3.心理和社会支持状况

了解患者和家属对疾病的认知、家庭经济状况、心理承受程度及对治疗的期望。

(二)术后评估

1.手术中情况

了解手术方案、术中探查、减压及引流情况;术中生命体征是否平稳;肿瘤清除及引流情况;各种引流管放置位置和目的等。

2.术后病情

术后生命体征及手术切口愈合情况;T 管及其他引流管引流情况等。

3.心理-社会评估

患者及其家属对术后康复的认知和期望程度。

三、护理诊断/问题

(一)焦虑

焦虑与担心肿瘤预后及病后家庭、社会地位改变有关。

(二)疼痛

疼痛与肿瘤浸润、局部压迫及手术创伤有关。

(三)营养失调

低于机体需要量与肿瘤所致的高代谢状态、摄入减少及吸收障碍有关。

四、护理措施

(一)减轻焦虑

根据患者的心理特点及心理承受能力提供相应的护理措施和心理支持。

(1)积极主动关心患者,鼓励患者表达内心的感受,让患者产生信赖感。

(2)说明手术的意义、重要性及手术方案,使患者积极配合检查、手术和护理。

(3)及时为患者提供有利于治疗和康复的信息,增强战胜疾病的信心。

（二）缓解疼痛

根据疼痛的程度，采取非药物和药物法止痛。

（三）营养支持

营造良好的进食环境，提供清淡饮食；对于因疼痛、恶心、呕吐而影响食欲者，餐前可适当用药控制症状，鼓励患者尽可能经口进食；不能经口进食或摄入不足者，根据其营养状况，给予肠内、外营养支持，以改善患者的营养状况，提高对手术及其他治疗的耐受性，促进康复。

五、护理效果评估

（1）患者对疾病的心理压力得到及时的调适与干预。依从性较好，并对疾病的诊治有一定的了解。

（2）患者自觉症状好转，腹痛得到有效缓解，能叙述自我缓解疼痛的方法。

（3）患者的营养状况保持良好。

（4）有效预防、处理并发症的发生。

（赵秀玲）

第十章　重症医学科护理

第一节　高血压急症

高血压急症是指短时间内(数小时或数天)血压明显升高,舒张压>16.0 kPa(120 mmHg)和/或收缩压>24.0 kPa(180 mmHg),伴有重要器官组织,如心脏、脑、肾、眼底、大动脉的严重功能障碍或不可逆性损害。高血压急症可以发生在高血压患者,表现为高血压危象或高血压脑病;也可发生在其他许多疾病过程中,主要在心、脑血管病急性阶段,如脑出血、蛛网膜下腔出血、缺血性脑卒中、急性左心衰竭伴肺水肿、不稳定型心绞痛、急性主动脉夹层和急、慢性肾衰竭等情况时。

单纯的血压升高并不构成高血压急症,血压的高低也不代表患者的危重程度;是否出现靶器官损害及哪个靶器官受累不仅是高血压急症诊断的关键,也直接决定治疗方案的选择。及时正确处理高血压急症,可在短时间内使病情缓解,预防进行性或不可逆性靶器官损害,降低死亡率。根据降压治疗的紧迫程度,高血压急症可分为紧急和次急两类。前者需要采用静脉途径给药,在几分钟到1 h内迅速降低血压;后者需要在几小时到24 h内降低血压,可使用快速起效的口服降压药。

一、发病机制

长期高血压及伴随的危险因素引起小动脉中层平滑肌细胞增生和纤维化,中动脉、大动脉粥样硬化,管壁增厚和管腔狭窄,导致重要靶器官,如心、脑、肾缺血。在此基础上或在其他许多疾病过程中,因紧张、疲劳、情绪激动、突然停服降压药、嗜铬细胞瘤阵发性高血压发作等诱因,小动脉发生强烈痉挛,血压急剧上升,使重要靶器官缺血加重而产生严重功能障碍或不可逆性损害;或由于过高的血压突破了脑血流自动调节范围,脑组织血流灌注过多引起脑水肿、脑功能障碍。

妊娠时子宫胎盘血流灌注减少,使前列腺素在子宫合成减少,从而促使肾素分泌增加,通过血管紧张素系统使血压升高。

二、临床表现

(一)高血压脑病

高血压脑病常见于急性肾小球肾炎,亦可见于其他原因高血压,但醛固酮增多症和嗜铬细胞

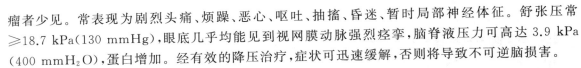

瘤者少见。常表现为剧烈头痛、烦躁、恶心、呕吐、抽搐、昏迷、暂时局部神经体征。舒张压常≥18.7 kPa(130 mmHg),眼底几乎均能见到视网膜动脉强烈痉挛,脑脊液压力可高达 3.9 kPa(400 mmH₂O),蛋白增加。经有效的降压治疗,症状可迅速缓解,否则将导致不可逆脑损害。

(二)急进性或恶性高血压

此类多见于中青年,血压显著升高,舒张压持续≥18.7 kPa(130 mmHg),并有头痛、视力减退、眼底出血、渗出和视盘水肿;肾损害突出,持续蛋白尿、血尿与管型尿;若不积极降压治疗,预后很差,常死于肾衰竭、脑卒中、心力衰竭。病理上以肾小球纤维样坏死为特征。

(三)急性脑血管病

急性脑血管病包括脑出血、脑血栓形成和蛛网膜下腔出血。

(四)慢性肾疾病合并严重高血压

原发性高血压可以导致肾小球硬化、肾功能损害,在各种原发性或继发性肾实质疾病中,包括各种肾小球肾炎、糖尿病肾病、红斑狼疮肾炎、梗阻性肾病等,出现肾性高血压者可达80%～90%,是继发性高血压的主要原因。随着肾功能损害加重,高血压的出现率、严重程度和难治程度也加重。

(五)急性左心衰竭

高血压是急性心力衰竭最常见的原因之一。

(六)急性冠脉综合征

血压升高引起内膜受损而诱发血栓形成致急性冠脉综合征。

(七)主动脉夹层

主动脉内的血液经内膜撕裂口流入囊样变性的中层,形成血肿,随血流压力的驱动,逐渐在主动脉中层内扩展。临床特点为急性起病,突发剧烈胸、背部疼痛,休克和血肿压迫相应的主动脉分支血管时出现的脏器缺血症状。多见于中老年患者,约 3/4 的患者有高血压。超高速 CT和 MRI 能明确诊断,必要时行主动脉造影。一旦诊断明确,立即进行解除疼痛、降低血压、减慢心率的治疗。

(八)子痫

先兆子痫是指以下三项中有两项者:血压＞21.3/14.7 kPa(160/110 mmHg);尿蛋白≥3 g/24 h;伴水肿、头痛、头晕、视物不清、恶心、呕吐等自觉症状。子痫指妊娠高血压综合征的孕产妇发生抽搐。辅助检查:血液浓缩、血黏度升高、重者肌酐升高、凝血机制异常,眼底可见视网膜痉挛、水肿、出血。

(九)嗜铬细胞瘤

嗜铬细胞瘤可产生和释放大量去甲肾上腺素和肾上腺素,常见的肿瘤部位在肾上腺髓质,也可在其他具有嗜铬组织的部位,如主动脉分叉处、胸腹部交感神经节等。临床表现为血压急剧升高,伴心动过速、头痛、苍白、大汗、麻木、手足发冷。发作持续数分钟至数小时。通过发作时尿儿茶酚胺代谢产物香草基杏仁酸和血儿茶酚胺的测定可以确诊。

高血压次急症也称为高血压紧迫状态,指血压急剧升高而尚无靶器官损害。允许在数小时内将血压降低,不一定需要静脉用药。包括急进性或恶性高血压无心、肾和眼底损害,以及先兆子痫、围术期高血压等。

三、诊断与评估

（一）诊断依据

（1）原发性高血压病史。

（2）血压突然急剧升高。

（3）伴有心功能不全、高血压脑病、肾功能不全、视盘水肿、渗出、出血等靶器官严重损害。

（二）评估

发生高血压急症的患者基础条件不同，临床表现形式各异，要决定合适的治疗方案，有必要早期对患者进行评估，作出危险分层，针对患者的具体情况制订个体化的血压控制目标和用药方案。

在病情诊断及评估中，简洁但完整的病史收集有助于了解高血压的持续时间和严重性、并发症情况及药物使用情况；需要明确患者是否有心血管、肾、神经系统疾病病史，检查是否有靶器官损害的相关征象；进行必要的辅助检查，如血电解质、尿常规、心电图、检眼镜等。根据早期评估选择适当的急诊检查，如X线胸部平片、脑CT等。一旦发现患者有靶器官急性受损的迹象，就应该进行紧急治疗，绝不能一味等待检查结果。

四、治疗原则

（一）迅速降低血压

选择适宜有效的降压药物静脉滴注，在监测下将血压迅速降至安全水平，以预防进行性或不可逆性靶器官损害，避免使血压下降过快或过低，导致局部或全身灌注不足。

（二）降压目标

高血压急症降压治疗的第一个目标是在 30～60 min 将血压降到一个安全水平。由于患者基础血压水平各异，合并的靶器官损害不一，这一安全水平必须根据患者的具体情况决定。指南建议：①1 h 内使平均动脉血压迅速下降但不超过 25%。一般掌握在近期血压升高值的 2/3 左右。但注意对于临床的一些特殊情况，如主动脉夹层和急性脑血管病患者等，血压控制另有要求。②在达到第一个目标后，应放慢降压速度，加用口服降压药，逐步减慢静脉给药的速度，逐渐将血压降低到第二个目标。在以后的 2～6 h 将血压降至 21.3/（13.3～14.7 kPa）[160/（100～110）mmHg]，根据患者的具体病情适当调整。③如果这样的血压水平可耐受和临床情况稳定，在以后 24～48 h 逐步降低血压达到正常水平，即高血压急症血压控制的第三步。

五、常见高血压急症的急诊处理

（一）高血压脑病

高血压脑病临床处理的关键一方面要考虑将血压降低到目标范围内，另一方面要保证脑血流灌注，尽量减少颅内压的波动。脑动脉阻力在一定范围内直接随血压变化而变化，慢性高血压时，该设定点也相应升高，迅速、过度降低血压可能降低脑血流量，造成不利影响。因而降压治疗以静脉给药为主，1 h 内将收缩压降低 20%～25%，血压下降幅度不可超过 50%，舒张压一般不低于 14.7 kPa（110 mmHg）。在治疗时要同时兼顾减轻脑水肿、降颅压，避免使用降低脑血流量的药物。迅速降压过去首选硝普钠，起始量为 20 μg/min，视血压和病情可逐渐增至 200～300 μg/min。但硝普钠可能引起颅内压增高并影响脑血流灌注，以及可能产生蓄积中毒，在用药时需对患者进行密切监护。现多用尼卡地平、拉贝洛尔等。其中尼卡地平不仅能够安全平稳地控制血压,同时还能较好的保证脑部、心脏、肾等重要脏器的血供。尼卡地平急诊应用于高血压急症时,以静脉泵入为主,剂量为每分钟 0.5～6 μg/kg,起始量为每分钟 0.5 μg/kg,达到目标血压后,根据血压调节滴注速度。拉贝洛尔 50 mg 缓慢静脉注射,以后每隔 15 min 重复注射,总剂量不超过 300 mg,或给初始量后以 0.5～2 mg/min 的速度静脉滴注。合并有冠心病、心功能不全者,可选用硝酸甘油。颅压明显升高者应加用甘露醇、利尿药。一般禁用单纯受体阻滞剂、可乐定和甲基多巴等。二氮嗪可反射性地使心率增快,并可增加每搏输出量和升高血糖,故有冠心病、心绞痛、糖尿病者慎用。

(二)急性脑血管病

高血压患者在出现急性脑血管病时,脑部血流的调节机制进一步紊乱,特别是急性缺血性脑卒中患者,几乎完全依靠平均动脉血压的增高来维持脑组织的血液灌注。因而在严重高血压合并急性脑血管病的治疗中,需首先把握的一个原则就是"无害原则",避免血流灌注不足。急性卒中期间迅速降低血压的风险和好处并不清楚,因此,一般不主张对急性脑卒中患者采用积极的降压治疗,在病情尚未稳定或改善的情况下,宜将血压控制在中等水平[约 21.3/13.3 kPa(160/100 mmHg)],血压下降不要超过 20%。治疗时避免使用减少脑血流灌注的药物,可选用尼卡地平、拉贝洛尔、卡托普利等。联合使用血管紧张素转化酶抑制剂和噻嗪类利尿药有利于减少卒中发生率。

1.脑梗死

许多脑梗死患者在发病早期,其血压均有不同程度的升高,且其升高的程度与脑梗死病灶大小及是否患有高血压有关。脑梗死早期的高血压处理取决于血压升高的程度及患者的整体情况和基础血压。若收缩压在 24.0～29.3 kPa(180～220 mmHg)或舒张压在 14.7～16.0 kPa(110～120 mmHg),一般不急于降压治疗,但应严密观察血压变化;若血压≥29.3/16.0 kPa(220/120 mmHg),或伴有心肌缺血、心力衰竭、肾功能不全及主动脉夹层等,或考虑溶栓治疗的患者,则应给予降压治疗。根据患者的具体情况选择合适的药物及合适剂量。如尼卡地平 5 mg/h 作为起始量静脉滴注,每 5 min 增加 2.5 mg/h 至满意效果,最大 15 mg/h。拉贝洛尔 50 mg 缓慢静脉注射,以后每隔 15 min 重复注射,总剂量不超过 300 mg,或给初始量后以 0.5～2 mg/min 的速度静脉滴注。效果不满意者可谨慎使用硝普钠。β受体阻滞剂可使脑血流量降低,急性期不宜用。

2.脑出血

脑出血时血压升高是颅内压增高情况下保持正常脑血流的脑血管自动调节机制,脑出血患者合并严重高血压的治疗方案目前仍有争论,降压可能影响脑血流量,导致低灌注或脑梗死,但持续高血压可使脑水肿恶化。一般认为,在保持呼吸道通畅、纠正缺氧、降低颅内压后,如血压≥26.7/14.7 kPa(200/110 mmHg)时,才考虑在严密血压监测下使用经静脉降压药物进行治疗,使血压维持在略高于发病前水平或 24.0/14.0 kPa(180/105 mmHg)左右;收缩压为 22.7～26.7 kPa(170～200 mmHg)或舒张压为 13.3～14.7 kPa(100～110 mmHg),暂不必使用降压药,先脱水降颅压,并严密观察血压情况,必要时再用降压药。可选择血管紧张素转化酶抑制剂、利尿药、拉贝洛尔等。钙通道阻滞剂能扩张脑血管、增加脑血流,但可能增高颅内压,应慎重使用。α受体阻滞剂往往出现明显的降压作用及明显的直立性低血压,应避免使用。在调整血压的同时,防止继续出血,保护脑组织,防治并发症,需要时采取手术治疗。

(三)急性冠脉综合征

急性冠脉综合征包括不稳定型心绞痛和心肌梗死,其治疗目标在于降低血压、减少心肌耗氧量,但不可影响到冠脉灌注压,从而减少冠脉血流量。血压控制的目标是使其收缩压下降10%～15%。治疗时首选硝酸酯类药物,如硝酸甘油,开始时以5～10 μg/min速率静脉滴注,逐渐增加剂量,每5～10 min增加5～10 μg/min。早期联合使用其他降血压药物治疗,如β受体阻滞剂、血管紧张素转化酶抑制剂、α1受体阻滞剂,必要时还可配合使用利尿药和钙通道阻滞剂。另外,配合使用镇痛、镇静药等。特别是尼卡地平能增加冠状动脉血流、保护缺血心肌,静脉滴注能发挥降压和保护心脏的双重效果。拉贝洛尔能同时阻断α1和β受体,在降压的同时能减少心肌耗氧量,也可选用。心肌梗死后的患者可选用血管紧张素转化酶抑制剂、β受体阻滞剂和醛固酮拮抗剂。此外,原发病的治疗如溶栓、抗凝、血管再通等也非常重要,对ST段抬高的患者溶栓前应将血压控制在20.0/12.0 kPa(150/90 mmHg)以下。

(四)急性左心衰竭

急性左心衰竭主要是由收缩期高血压和缺血性心脏病导致的。严重高血压伴急性左心衰竭治疗的主要手段是通过静脉用药,迅速降低心脏的前、后负荷。在应用血管扩张药迅速降低血压的同时,配合使用强效利尿药,尽快缓解患者的缺氧和高度呼吸困难。就心脏功能而言,应力求将血压降到正常水平。血压被控制的同时,心力衰竭亦常得到控制。血管扩张药可选用硝普钠、硝酸甘油、酚妥拉明等,广泛心肌缺血引起的急性左心衰竭,首选硝酸甘油。在降压的同时以吗啡3～5 mg静脉缓注,必要时每隔15 min重复1次,共2～3次,老年患者酌减剂量或改为肌内注射;呋塞米20～40 mg静脉注射,2 min内推完,4 h后可重复1次;并给予吸氧、氨茶碱等。洋地黄仅在心脏扩大或心房颤动伴快速心室率时应用。

(五)急性主动脉夹层

3/4的主动脉夹层患者有高血压,血压增高是病情进展的重要诱因。治疗目标为通过扩张血管、减缓心动过速、抑制心脏收缩、降低血压及左心室射血速度、降低血流对动脉的剪切力,从而阻止夹层血肿的扩展。主动脉夹层在升主动脉及有并发症者尽快手术治疗;主动脉夹层病变局限在降主动脉者应积极内科治疗。患者应绝对卧床休息,严密监测生命体征和血管受累征象,给予有效止痛、迅速降压、镇静和吸氧,忌用抗凝或溶栓治疗。疼痛剧烈患者立即静脉使用较大剂量的吗啡或哌替啶。不论患者有无收缩期高血压,都应首先静脉应用β受体阻滞剂来减弱心肌收缩力、减慢心率、降低左心室射血速度。如普萘洛尔0.5 mg静脉注射,随后每3～5 min注射1～2 mg,直至心率降至60～70次/分钟。心率控制后,如血压仍然很高,应加用血管扩张药。降压的原则是在保证脏器足够灌注的前提下,迅速将血压降低并维持在尽可能低的水平。一般要求在30 min内将收缩压降至13.3 kPa(100 mmHg)左右。如果患者不能耐受或有心、脑、肾缺血情况,也应尽量将血压维持在16.0/10.7 kPa(120/80 mmHg)以下。治疗首选硝普钠或尼卡地平静脉滴注。其他常用药物有乌拉地尔、艾司洛尔、拉贝洛尔等。必要时加用血管紧张素Ⅱ受体阻滞剂、血管紧张素转化酶抑制剂或小剂量利尿药,但要注意血管紧张素转化酶抑制剂可引起刺激性咳嗽,可能加重病情。肼苯达嗪和二氮嗪因有反射性增快心率、增加心排血量作用,不宜应用。主动脉大分支阻塞患者,因降压后使缺血加重,不宜采用降压治疗。

(六)子痫和先兆子痫

妊娠急诊患者的处理需非常小心,因为要同时顾及母亲和胎儿的安全。在加强母儿监测的同时,治疗时需把握三项原则:镇静防抽搐、止抽搐;积极降压;终止妊娠。

(1)镇静防抽搐、止抽搐:常用药物为硫酸镁,肌内注射或静脉给药,用药时监测患者血压、尿量、腱反射、呼吸,避免发生中毒反应。镇静药可选用冬眠1号或地西泮。

(2)积极降压:当血压升高>22.7/14.7 kPa(170/110 mmHg)时,宜静脉给予降压药物,控制血压,以防脑卒中及子痫发生。究竟血压应降至多少合适,目前尚无一致意见。注意避免血压下降过快、幅度过大,影响胎儿血供。保证分娩前舒张压在 12.0 kPa(90 mmHg)以上,否则会增加胎儿死亡风险。紧急降压时可静脉滴注尼卡地平、拉贝洛尔或肼苯达嗪。尼卡地平是欧洲妊娠血压综合征治疗的首选药,它的胎盘转移率低,长时间使用对胎儿也无不良影响,能在有效降压的同时,延长妊娠,有利于改善胎儿结局,尤其适用于先兆子痫患者使用。另外,尼卡地平有针剂和口服制剂两种剂型,适合孕产妇灵活应用。但应注意其可能抑制子宫收缩而影响分娩,在与硫酸镁合用时应小心产生协同作用。肼苯达嗪常用剂量为 40 mg 加于 5%葡萄糖溶液 500 mL 静脉滴注,0.5~10 mg/h。血压稳定后改为口服药物维持。血管紧张素转化酶抑制剂、血管紧张素Ⅱ受体阻滞剂可能对胎儿产生不利影响,禁用;利尿药可进一步减少血容量,加重胎儿缺氧,除非存在少尿情况,否则不宜使用利尿药;硝普钠可致胎儿氰化物中毒,亦为禁忌。

(3)结合患者病情和产科情况,适时终止妊娠。

(七)特殊人群高血压急症的处理

1.老年性高血压急症

老年人患高血压比例较高,容易出现靶器官损害,甚至是多个靶器官损害,高血压急症的发展速度较快,危险度更高。降压治疗可减少老年患者的心脑血管病的发生率及死亡率。但是老年高血压患者血压波动大,控制效果差。另外,老年患者多有危险因素和复杂的基础疾病,因而在遵循一般处理原则的同时,需格外注意以下几点:①降压不要太快,尤其是对于体质较弱者。②脏器的低灌注对老年患者的危害更大,建议血压控制目标为收缩压降至 20.0 kPa(150 mmHg),如能耐受可进一步降低。舒张压若<9.3 kPa(70 mmHg)可能产生不利影响。③大多数患者的药物初始剂量宜降低,注意药物不良反应。④常需要两种或更多药物控制血压。由于尼卡地平具有脏器保护功能的优势,对于老年人高血压急症,建议优先使用。⑤注意原有的和药物治疗后出现的直立性低血压。

2.肾功能不全患者

治疗原则为在强效控制血压的同时,避免对肾功能的进一步损害,通常需要联合用药,根据患者的具体情况选择合适的降压药物。血压一般以降至 20.0~21.3/12.0~13.3 kPa(150~160/90~100 mmHg)为宜,第 1 h 使平均动脉压下降 10%,第 2 h 下降 10%~15%,在 12 h 内使平均动脉压下降约 25%。选用增加或不减少肾血流量的降压药,首选血管紧张素转化酶抑制剂和血管紧张素Ⅱ受体阻滞剂,常与钙通道阻滞剂、小剂量利尿药、β受体阻滞剂联合应用;避免使用有肾毒性的药物;经肾排泄或代谢的降压药,剂量应控制在常规用量的 1/3~1/2。病情稳定后建议长期联合使用降压药,将血压控制在<17.3/10.7 kPa(130/80 mmHg)。

六、常用于高血压急症的药物评价

高血压急症的降压治疗除了选择起效迅速、作用持续时间短、停药后作用消失较快、不良反应小的静脉用药外,为增强降压作用、减少不良反应、保护重要脏器血流,以及出于特殊人群的需要,常需联合使用口服降压药,并且在血压控制后逐步减少静脉用药,转而用口服降压药物长期维持治疗。选择药物时应充分权衡血压与组织灌注、心脏负荷、血管损害、出血、凝血等的关系,合理控制降压的幅度与速度,考虑各种降压药物的作用和不良反应。

临床上用于降低血压的药物主要分为钙通道阻滞剂、血管紧张素转化酶抑制剂、血管紧张素Ⅱ受体阻滞剂、α受体阻滞剂、β受体阻滞剂、利尿药及其他降压药7类。其中,常用于高血压急症的静脉注射药物为硝普钠、尼卡地平、乌拉地尔、二氮嗪、肼苯达嗪、拉贝洛尔、艾司洛尔、酚妥拉明等。其他药物则根据患者的具体情况酌情配合使用,如紧急处理时可选用硝酸甘油、卡托普利等舌下含服;血管紧张素转化酶抑制剂、血管紧张素Ⅱ受体阻滞剂对肾功能不全的患者有很好的肾保护作用;α受体阻滞剂可用于前列腺增生的患者;在预防卒中和改善左心室肥厚方面,血管紧张素Ⅱ受体阻滞剂优于β受体阻滞剂;心力衰竭时需采用利尿药联合使用血管紧张素转化酶抑制剂、β受体阻滞剂、血管紧张素Ⅱ受体阻滞剂等药物。

部分常用药物比较如下。

(一)硝普钠

硝普钠能直接扩张动脉和静脉,降压作用迅速,停药后效果持续时间短,可用于各种高血压急症。但是由于快速降低血压的同时也带来一系列不良反应,从而使硝普钠在临床的应用具有一定的局限性。如其控制血压呈剂量依赖性,同时还可以降低脑血流量,增加颅内压;对心肌供血的影响可引起冠脉缺血,增加急性心肌梗死早期的死亡率。静脉滴注时需密切观察血压,以免过度降压,造成器官组织血流灌注不足。长期或大剂量应用时可导致血中氰化物蓄积中毒,引起急性精神病和甲状腺功能低下等。小儿、冠状动脉或脑血管供血不足、肝和肾或甲状腺功能不全者禁用;代偿性高血压、动静脉并联、主动脉狭窄者和孕妇禁用。高血压急症伴急性冠状动脉综合征、高血压脑病、急性脑血管病或严重肾功能不全者使用时应谨慎。

(二)尼卡地平

尼卡地平为二氢吡啶类钙通道阻滞剂,是世界上第一个取得抗高血压适应证的钙通道阻滞剂。尼卡地平主要扩张动脉,降低心脏后负荷,对椎动脉、冠状动脉、肾动脉和末梢小动脉的选择性远高于心肌,在降低血压的同时,能改善脑、心脏、肾的血流量,并对缺血心肌具有保护作用。另外,它还具有利尿作用,也不影响肺部的气体交换。基于以上机制,尼卡地平在治疗高血压急症时具有以下特点:降压作用起效迅速、效果显著、血压控制过程平稳、血压波动性小;能有效保护靶器官;不易引起血压的过度降低,用量调节简单、方便;不良反应少且症状轻微,停药后不易出现反跳,长期用药也不会产生耐药性,安全性很好。与硝普钠相比降压效果上近似,而其安全性及对靶器官的保护作用明显优于硝普钠,因而尼卡地平不仅是治疗高血压的一线药物,也是急诊科在处理大多数高血压急症的理想选择。

(三)乌拉地尔

乌拉地尔为选择性 α_1 受体阻滞剂,具有外周和中枢双重降压作用,起效快,效果显著,不影响心率,无反跳现象,对嗜铬细胞瘤引起的高血压危象有特效。暂不提倡与血管紧张素转化酶抑制剂合用;主动脉峡部狭窄者、哺乳期妇女禁用;妊娠妇女仅在绝对必要的情况下方可使用;老年患者需慎用,初始剂量宜小,在脏器供血维持方面欠佳。

(四)拉贝洛尔

拉贝洛尔对 α_1 和β受体均有阻断作用,能减慢心率,减少心排血量,减小外周血管阻力。其降压作用温和,效果持续时间较长。特别适用于妊娠高血压患者。充血性心力衰竭、房室传导阻滞、心率过缓或心源性休克、肺气肿、支气管哮喘、脑出血患者禁用;肝、肾功能不全及甲状腺功能低下等患者慎用。

(五)艾司洛尔

艾司洛尔为选择性 β_1 受体阻滞剂,起效快,作用时间短。能减慢心率、减少心排血量、降低血压,特别是收缩压。支气管哮喘、严重慢性阻塞性肺病、窦性心动过缓、二度至三度房室传导阻滞、难治性心功能不全、心源性休克及对本品过敏者禁用。

七、急救护理

(一)保持安静

绝对卧床休息,半卧位。减少患者搬动,教会患者缓慢改变体位。避免一切不良刺激和不必要的活动。消除紧张恐惧心理、稳定情绪,必要时按医嘱使用镇静药。

(二)保持呼吸道通畅

吸氧4~5 L/min,如呼吸道分泌物较多,患者呼吸功能较差,应用吸引器吸出。呕吐时头偏向一侧,防止误吸导致窒息。

(三)建立有效静脉通路

立即建立静脉通路,迅速按医嘱使用降压药及时降低血压。降低血管阻力,解除血管的痉挛状态。一般首选硝普钠,应避光静脉注射,以微量泵控制注入速度,缓慢降压。4~6 h更换1次,持续静脉注射一般不超过72 h,以免发生硫氰酸盐中毒,严重肝、肾疾病患者应慎用。

(四)密切监测病情变化

严密观察血压变化,尤其在更换药物或改变给药速度时;降压不宜过快或过低,应在短时间内把血压降至安全范围,并不要将血压降至完全正常水平,以免造成脑供血不足和肾血流量下降,如出现出汗、不安、头痛、心悸、胸骨后疼痛等血管过度扩张现象,应立即停止用药。也可选用硝酸甘油、硝苯地平舌下含服;制止抽搐用地西泮肌内注射或静脉注射;降低颅内压、减轻脑水肿用呋塞米或甘露醇快速静脉滴注。

严密观察脉搏、呼吸、心率、血压、神志、瞳孔、尿量变化,如发现异常,随时与医师联系。准确记录24 h出入量。

(五)提供保护性护理

患者意识不清时应加床栏以防止坠床;发生抽搐时用牙垫置于上、下磨牙间防止唇舌咬伤;避免屏气用力呼气或用力排便;保持周围安静,减少噪声的刺激。

(六)饮食护理

合理饮食,给予低盐、低脂、低胆固醇、清淡饮食,少量多餐,避免过饱及食用刺激性食物。适当控制总热量,多食含维生素和蛋白质食物,增加蔬菜、水果、高膳食纤维食物的摄入,限烟酒,达到减轻心脏负荷、防止水钠潴留、预防便秘、降低血压的效果。

(七)心理护理

长期的抑郁或情绪激动、急剧而强烈的精神创伤可使交感-肾上腺素活性增强、血压升高,因此,保持良好的心理状态非常重要。可通过了解患者性格特征及有关心理社会因素进行心理疏导,说明本病需长期甚至终身治疗,取得患者的充分理解和配合,教会患者训练自我控制能力,消除紧张恐惧心理、安定情绪,保持最佳的心理状态。

(八)康复护理

指导并鼓励患者坚持非药物治疗,如给予低盐、低脂、低胆固醇和富含维生素食物,少量多餐,适当控制总热量;减肥、控制体重;合理安排休息和活动,保证充足的睡眠,参加适当的体育锻炼和劳动,避免重体力劳动、精神过度紧张和情绪激动等诱发因素。帮助患者建立长期治疗的思想准备,按时遵医嘱服药。定期门诊随访,教会患者及家属测量血压,病情变化时随时就医。

(崔衍明)

第二节　心源性猝死

一、疾病概述

（一）概念和特点

心源性猝死是指由心脏原因引起的急性症状发作后以意识突然丧失为特征的自然死亡。世界卫生组织将发病后立即或 24 h 以内的死亡定为猝死，2007 年美国心脏病学会会议上将发病 1 h 内死亡定为猝死。

据统计，全世界每年有数百万人因心源性猝死丧生，占死亡人数的 15%～20%。美国每年有约 30 万人发生心源性猝死，占全部心血管病死亡人数的 50% 以上，而且是 20～60 岁男性的首位死因。在我国，心源性猝死也居死亡原因的首位，虽然没有大规模的临床流行病学资料报道，但心源性猝死比例在逐年增高，且随年龄增加发病率也逐渐增高，老年人心源性猝死的概率高达 80%～90%。

心源性猝死的发病率男性较女性高，美国 Framingham 20 年随访冠心病猝死发病率男性为女性的 3.8 倍；北京市的流行病学资料显示，心源性猝死的男性年平均发病率为 10.5/10 万，女性为 3.6/10 万。

（二）相关病理生理

冠状动脉粥样硬化是最常见的病理表现。病理研究显示，心源性猝死患者急性冠状动脉内血栓形成的发生率为 15%～64%。陈旧性心梗也是心源性猝死的病理表现，这类患者也可见心肌肥厚、冠状动脉痉挛、心电不稳与传导障碍等病理改变。

心律失常是导致心源性猝死的重要原因，通常包括致命性快速心律失常、严重缓慢性心律失常和心室停顿。致命性快速心律失常导致冠状动脉血管事件、心肌损伤、心肌代谢异常和/或自主神经张力改变等因素相互作用，从而引起的一系列病理生理变化，引发心源性猝死，但其最终作用机制仍无定论。严重缓慢性心律失常和心室停顿的电生理机制是当窦房结和/或房室结功能异常时，次级自律细胞不能承担起心脏的起搏功能，常见于病变弥漫累及心内膜下浦肯野纤维的严重心脏疾病。

非心律失常导致的心源性猝死较少，常由心脏破裂、心脏流入和流出道的急性阻塞、急性心脏压塞等原因导致。心肌电机械分离是指心肌细胞有电兴奋的节律活动，而无心肌细胞的机械收缩，是心源性猝死较少见的原因之一。

（三）病因与危险因素

1.基本病因

绝大多数心源性猝死发生在有器质性心脏病的患者。Braunward 认为心源性猝死的病因有 10 类：①冠状动脉疾病；②心肌肥厚；③心肌病和心力衰竭；④心肌炎症、浸润、肿瘤及退行性变；⑤瓣膜疾病；⑥先天性心脏病；⑦心电生理异常；⑧中枢神经及神经体液影响的心电不稳；⑨婴儿猝死及儿童猝死；⑩其他。

（1）冠状动脉疾病：主要包括冠心病及其引起的冠状动脉栓塞或痉挛等。而另一些较少见的病因,如先天性冠状动脉异常、冠状动脉栓塞、冠状动脉炎、冠状动脉机械性阻塞等都是引起心源性猝死的原因。

(2)心肌问题和心力衰竭:心肌的问题引起的心源性猝死常在剧烈运动时发生,其机制认为是心肌电生理异常的作用。慢性心力衰竭患者由于其射血分数较低常常引发猝死。

(3)瓣膜疾病:在瓣膜病中最易引发猝死的是主动脉瓣狭窄,瓣膜狭窄引起心肌突发性、大面积的缺血而导致猝死。梅毒性主动脉炎、主动脉扩张引起主动脉瓣关闭不全时引起的猝死也不少见。

(4)电生理异常及传导系统的障碍:心传导系统异常、Q-T间期延长、不明或未确定原因的心室颤动等都是引起心源性猝死的病因。

2.主要危险因素

(1)年龄:从年龄关系而言,心源性猝死有两个高峰期,即出生后至6个月内及45～75岁人群。成年人心源性猝死的发病率随着年龄增长而增长,而老年人是成年人心源性猝死的主要人群。随着年龄的增长,高血压、高血脂、心律失常、糖尿病、冠心病和肥胖的发生率增加,这些危险因素促进了心源性猝死的发生率。

(2)冠心病和高血压:在西方国家,心源性猝死约80%是由冠心病及其并发症引起。冠心病患者发生心肌梗死后,左心室射血分数降低是心源性猝死的主要因素。高血压是冠心病的主要危险因素且在临床上两种疾病常常并存。高血压患者左心室肥厚,维持血压应激能力受损,交感神经控制能力下降易出现快速心律失常而导致猝死。

(3)急性心功能不全和心律失常:急性心功能不全患者心脏机械功能恶化时,可出现心肌电活动紊乱,引发心力衰竭患者发生猝死。临床上多种心脏病理类型几乎都是由心律失常恶化引发心源性猝死的。

(4)抑郁:其机制可能是抑郁患者交感或副交感神经调节失衡,导致心脏的电调节失调所致。

(5)时间:美国 Framingham 38 年随访资料显示,猝死发生以 7:00～10:00 和 16:00～20:00 为两个高峰期,这可能与此时生活、工作紧张,交感神经兴奋,诱发冠状动脉痉挛,导致心律失常有关。

(四)临床表现

心源性猝死可分为四个临床时期:前驱期、终末事件期、心脏骤停期与生物学死亡期。

1.前驱期

前驱症状表现形式多样,具有突发性和不可测性,如在猝死前数天或数月,有些患者可出现胸痛、气促、疲乏、心悸等非特异性症状,但也可无任何前驱症状,瞬间发生心脏骤停。

2.终末事件期

终末事件期是指心血管状态出现急剧变化到心搏骤停发生前的一段时间,时间从瞬间到 1 h 不等。心源性猝死所定义时间多指该时期持续的时间。其典型表现包括严重胸痛、急性呼吸困难、突发心悸或眩晕等。在猝死前常有心电活动改变,其中以致命性快速心律失常和室性异位搏动为主因心室颤动猝死者,常先有室性心动过速,少部分以循环衰竭为死亡原因。

3.心脏骤停期

心搏骤停后脑血流急剧减少,患者出现意识丧失,伴有局部或全身的抽搐。心搏骤停刚发生时可出现叹息样或短促痉挛性呼吸,随后呼吸停止,皮肤苍白或发绀,瞳孔散大,脉搏消失,大小便失禁。

4.生物学死亡期

从心搏骤停至生物学死亡的时间长短取决于原发病的性质和复苏开始时间。心搏骤停后4～6 min脑部出现不可逆性损害,随后经数分钟发展至生物学死亡。心搏骤停后立即实施心肺复苏和除颤是避免发生生物学死亡的关键。

(五)急救方法

1.识别心搏骤停

在最短时间内判断患者是否发生心搏骤停。

2.呼救

在不影响实施救治的同时,设法通知急救医疗系统。

3.初级心肺复苏

初级心肺复苏即基础生命活动支持,包括人工胸外按压、开放气道和人工呼吸。如果具备自动电除颤仪,应联合应用心肺复苏和电除颤。

4.高级心肺复苏

高级心肺复苏即高级生命支持,是在基础生命支持的基础上,应用辅助设备、特殊技术等建立更为有效的通气和血运循环,主要措施包括气管插管、电除颤转复心律、建立静脉通道并给药维护循环等。在这一救治阶段应给予心电、血压、血氧饱和度及呼气末二氧化碳分压监测,必要时还需进行有创血流动力学监测,如动脉血气分析、动脉压、中心动脉压、肺动脉压、肺动脉楔压等。早期电除颤对于救治心搏骤停至关重要,如有条件越早进行越好。心肺复苏的首选药物是肾上腺素,每3～5 min重复静脉推注1 mg,可逐渐增加剂量到5 mg。低血压时可使用去甲肾上腺素、多巴胺、多巴酚丁胺等,抗心律失常药物常用胺碘酮、利多卡因、β受体阻滞剂等。

5.复苏后处理

处理原则是维护有效循环和呼吸功能,特别是维持脑灌注,预防再次发生心搏骤停,维护水、电解质和酸碱平衡,防治脑水肿、急性肾衰竭和继发感染等,其中重点是脑复苏提高营养补充。

(六)预防

1.识别高危人群、采用相应预防措施

对高危人群,针对其心脏基础疾病采用相应的预防措施能减少心源性猝死的发生率,如对冠心病患者采用减轻心肌缺血、预防心梗或缩小梗死范围等措施;对急性心梗、心梗后充血性心力衰竭的患者应用β受体阻滞剂;对充血性心力衰竭患者应用血管紧张素转化酶抑制剂。

2.抗心律失常

胺碘酮在心源性猝死的二级预防中优于传统的Ⅰ类抗心律失常药物。抗心律失常的外科手术治疗对部分药物治疗效果欠佳的患者有一定的预防心源性猝死的作用。近年来研究证明,埋藏式心脏复律除颤器能改善一些高危患者的预后。

3.健康知识和心肺复苏技能的普及

高危人群尽量避免独居,对其及家属进行相关健康知识和心肺复苏技能普及。

二、护理评估

(一)一般评估

(1)识别心搏骤停:当发现无反应或突然倒地的患者时,首先观察其对刺激的反应,并判断有无呼吸和大动脉搏动。判断心搏骤停的指标:意识突然丧失或伴有短阵抽搐;呼吸断续,喘息,随后呼吸停止;皮肤苍白或明显发绀,瞳孔散大,大小便失禁;颈、股动脉搏动消失;心音消失。

(2)患者主诉:胸痛、气促、疲乏、心悸等前驱症状。

(3)相关记录:记录心搏骤停和复苏成功的时间。

(4)复苏过程中须持续监测血压、血氧饱和度,必要时进行有创血流动力学监测。

(二)身体评估

1.头颈部

轻拍肩部呼叫,观察患者反应、瞳孔变化情况,气道内是否有异物。手指于胸锁乳突肌内侧沟中检测颈总动脉搏动(耗时不超过 10 s)。

2.胸部

视诊患者胸廓起伏,感受呼吸情况,听诊呼吸音判断自主呼吸恢复情况。

3.其他

观察全身皮肤颜色及肢体活动情况,触诊全身皮肤温湿度等。

(三)心理-社会评估

复苏后应评估患者的心理反应与需求,家庭及社会支持情况,引导患者正确配合疾病的治疗与护理。

(四)辅助检查结果评估

(1)心电图:显示心室颤动或心电停止。

(2)各项生化检查情况和动脉血气分析结果。

(五)常用药物治疗效果的评估

1.血管升压药的评估要点

(1)用药剂量和速度、用药的方法(静脉滴注、注射泵/输液泵泵入)的评估与记录。

(2)血压的评估:患者意识是否恢复,血压是否上升到目标值,尿量、肤色和肢端温度的改变等。

2.抗心律失常药的评估要点

(1)持续监测心电,观察心律和心率的变化,评估药物疗效。

(2)不良反应的评估:应观察用药后不良反应是否发生,如使用胺碘酮可能引起窦性心动过缓、低血压等现象,使用利多卡因可能引起感觉异常、窦房结抑制、房室传导阻滞等。

三、主要护理诊断/问题

(一)循环障碍

与心脏收缩障碍有关。

(二)清理呼吸道无效

与微循环障碍、缺氧和呼吸形态改变有关。

(三)潜在并发症

脑水肿、感染、胸骨骨折等。

四、护理措施

(一)快速识别心搏骤停,正确及时进行心肺复苏和除颤

心源性猝死抢救成功的关键是快速识别心搏骤停和启动急救系统,尽早进行心肺复苏和复律治疗。快速识别是进行心肺复苏的基础,而及时行心肺复苏和尽早除颤是避免发生生物学死亡的关键。

(二)合理饮食

多摄入水果、蔬菜和黑鱼等易消化的清淡食物,可通过改善心律变异性预防心源性猝死。

(三)用药护理

应严格按医嘱用药,并注意观察常用药的疗效和毒副作用,发现问题及时处理等。

(四)心理护理

复苏后部分患者会对曾发生的猝死产生明显的恐惧和焦虑心情,应帮助患者正确评估所面对情况,鼓励患者积极参与治疗和护理计划的制订,使之了解心源性猝死的高危因素和救治方法。帮助患者建立良好有效的社会支持系统,帮助患者克服恐惧和焦虑的情绪。

(五)健康教育

1.高危人群

对高危人群,如冠心病患者应教会患者及其家属了解心源性猝死早期出现的症状和体征,做到早发现、早诊断、早干预。教会家属基本救治方法和技能,患者外出时随身携带急救物品和救助电话,以方便得到及时救助。

2.用药原则

按时、正确服用相关药物,让患者了解常用药物不良反应及自我观察要点。

五、急救效果的评估

(1)患者意识清醒。

(2)患者恢复自主呼吸和心跳。

(3)患者瞳孔缩小。

(4)患者大动脉搏动恢复。

(崔衍明)

第三节　急性心肌梗死

急性心肌梗死是急性心肌缺血性坏死。它是在冠状动脉病变的基础上,发生冠状动脉血供急剧减少或中断,使相应的心肌严重而持久的急性缺血所致。原因通常是在冠状动脉样硬化病变的基础上继发血栓形成所致。非动脉粥样硬化所导致的心肌梗死可由感染性心内膜炎、血栓脱落、主动脉夹层形成、动脉炎等引起。

本病在欧美常见。20 世纪 50 年代美国本病死亡率＞300/10 万,20 世纪 70 年代以后降到＜200/10 万。美国 35～84 岁人群中年发病率男性为 71‰,女性为 22‰;每年约有 80 万人发生心肌梗死,45 万人再梗死。在我国,本病远不如欧美多见。20 世纪 70 年代和 80 年代,北京、河北、哈尔滨、黑龙江、上海、广州等省市年发病率仅为 0.2‰～0.6‰,其中以华北地区最高。

一、病因和发病机制

急性心肌梗死绝大多数(90%以上)是由于冠状动脉粥样硬化所致。由于冠状动脉有弥漫而广泛的粥样硬化病变,使管腔有>75%的狭窄。侧支循环尚未充分建立。一旦由于管腔内血栓形成、劳力、情绪激动、休克、外科手术或血压剧升等诱因而导致血供进一步急剧减少或中断,使心肌严重而持久急性缺血达1 h以上,即可发生心肌梗死。

冠状动脉闭塞后约半小时,心肌开始坏死,1 h后心肌凝固性坏死,心肌间质充血、水肿、炎性细胞浸润。以后坏死心肌逐渐溶解,形成肌溶灶,随后逐渐有肉芽组织形成,坏死组织在1~2周开始吸收,逐渐纤维化,在6~8周形成瘢痕而愈合,即为陈旧性心肌梗死。坏死心肌波及心包可引起心包炎。心肌全层坏死可产生心室壁破裂、游离壁破裂或室间隔穿孔,也可引起乳头肌断裂。若仅有心内膜下心肌坏死,在心室腔压力的冲击下,外膜下层向外膨出,形成室壁膨胀瘤,造成室壁运动障碍甚至矛盾运动,严重影响左心室射血功能。冠状动脉可有1支或几支闭塞而引起所供血区部位的梗死。

急性心肌梗死时,心脏收缩力减弱、顺应性减低、心肌收缩不协调、心排血量下降,严重时发生泵衰竭、心源性休克及各种心律失常,死亡率高。

二、病理生理

主要出现左心室舒张和收缩功能障碍的一些血流动力学变化,其严重度和持续时间取决于梗死的部位、程度和范围。心脏收缩力减弱、顺应性减低、心肌收缩不协调,左心室压力曲线最大上升速度减低,左心室舒张末期压增高、舒张和收缩末期容量增多。射血分数减低,每搏输出量和心排血量下降,心率增快或有心律失常,血压下降,静脉血氧含量降低。心室重构出现心壁厚度改变、心脏扩大和心力衰竭(先左心衰竭然后全心衰竭),可发生心源性休克。右心室梗死在心肌梗死患者中少见,其主要病理生理改变是右心衰竭的血流动力学变化,右心房压力增高,高于左心室舒张末期压,心排血量减低,血压下降。

急性心肌梗死引起的心力衰竭称为泵衰竭,按Killip分级法可分为:Ⅰ级,尚无明显心力衰竭;Ⅱ级,有左心衰竭;Ⅲ级,有急性肺水肿;Ⅳ级,有心源性休克等不同程度或阶段的血流动力学变化。心源性休克是泵衰竭的严重阶段。但如兼有肺水肿和心源性休克则情况最严重。

三、临床表现

(一)病史

发病前常有明显诱因,如精神紧张、情绪激动、过度体力活动、饱餐、高脂饮食、糖尿病未控制、感染、手术、大出血、休克等。少数在睡眠中发病。有半数以上的患者过去有高血压及心绞痛史。部分患者则无明确病史及先兆表现,首次发展即是急性心肌梗死。

(二)症状

1.先兆症状

急性心肌梗死多突然发病,少数患者起病症状轻微。1/2~2/3的患者起病前1~2 d至1~2周或更长时间有先兆症状。其中,最常见的是稳定型心绞痛转变为不稳定型;或既往无心绞痛,突然出现心绞痛且发作频繁,程度较重,用硝酸甘油难以缓解,持续时间较长。伴恶心、呕吐、血压剧烈波动。心电图显示ST段一时性明显上升或降低,T波倒置或增高。这些先兆症状如诊断及时,治疗得当,半数以上患者可免于发生心肌梗死;即使发生,症状也较轻,预后较好。

2.胸痛

胸痛为最早出现而突出的症状。其性质和部位多与心绞痛相似,但程度更为剧烈,呈难以忍受的压榨、窒息,甚至濒死感,伴有大汗淋漓及烦躁不安。持续时间可长达 1～2 h 甚至10 h 以上,或时重时轻达数天之久。用硝酸甘油无效,需用麻醉性镇痛药才能减轻。疼痛部位多在胸骨后,但范围较为广泛,常波及整个心前区,约 10% 的病例波及剑突下及上腹部或颈、背部,偶尔到下颌、咽部及牙齿处。约 25% 病例无明显的疼痛,多见于老年、糖尿病(由于感觉迟钝)或神志不清患者,或有急性循环衰竭者,疼痛被其他严重症状所掩盖。15%～20% 病例在急性期无症状。

3.心律失常

心律失常见于 75%～95% 的患者,多发生于起病后 1～2 周间,而以 24 h 间最多见。经心电图观察可出现各种心律失常,可伴乏力、头晕、晕厥等症状,且为急性期引起死亡的主要原因之一。其中最严重的心律失常是室性异位心律(包括频发性期前收缩、阵发性心动过速和心室颤动)。频发(>5 次/分钟)、多源、成对出现,或 R 波落在 T 波上的室性期前收缩可能为心室颤动的先兆。房室传导阻滞和束支传导阻滞也较多见,严重者可出现完全性房室传导阻滞。室上性心律失常则较少见,多发生于心力衰竭患者。前壁心肌梗死易发生室性心律失常。下壁梗死易发生房室传导阻滞。

4.心力衰竭

主要是急性左心衰竭,为心肌梗死后收缩力减弱或不协调所致,可出现呼吸困难、咳嗽、烦躁及发绀等症状。严重时两肺满布湿啰音,形成肺水肿,进一步则导致右心衰竭。右心室心肌梗死者可一开始就出现右心衰竭。

5.低血压和休克

仅于疼痛剧烈时血压下降,未必是休克。但如疼痛缓解而收缩压仍低于 10.7 kPa(80 mmHg),伴有烦躁不安、大汗淋漓、脉搏细快、尿量减少(<20 mL/h)、神志恍惚甚至晕厥时,则为休克,主要为心源性,由于心肌广泛坏死、心排血量急剧下降所致。而神经反射引起的血管扩张尚属次要,有些患者还有血容量不足的因素参与。

6.胃肠道症状

疼痛剧烈时,伴有频繁的恶心、呕吐、上腹胀痛、肠胀气等,与迷走神经张力增高有关。

7.坏死物质吸收引起的症状

主要是发热,一般在发病后 1～3 d 出现,体温 38 ℃左右,持续约 1 周。

(三)体征

(1)约半数患者心浊音界轻度至中度增大,有心力衰竭时较显著。

(2)心率多增快,少数可减慢。

(3)心尖区第一心音减弱,有时伴有奔马律。

(4)10%～20% 的患者在病后 2～3 d 出现心包摩擦音,多数在几天内又消失,是坏死波及心包面引起的反应性纤维蛋白性心包炎所致。

(5)心尖区可出现粗糙的收缩期杂音或收缩中晚期喀喇音,为二尖瓣乳头肌功能失调或断裂所致。

(6)可听到各种心律失常的心音改变。

(7)常见到血压下降到正常以下(病前高血压者血压可降至正常),且可能不再恢复到起病前水平。

(8)还可有休克、心力衰竭的相应体征。

(四)并发症

心肌梗死除可并发心力衰竭及心律失常外,还可有下列并发症。

1.动脉栓塞

主要为左心室壁血栓脱落所引起。根据栓塞的部位,可能产生脑部或其他部位的相应症状,常在起病后1~2周发生。

2.心室膨胀瘤

梗死部位在心脏内压的作用下,显著膨出。心电图常示持久的ST段抬高。

3.心肌破裂

少见。可在发病1周内出现,患者常突然休克甚至造成死亡。

4.乳头肌功能不全

乳头肌功能不全的病变可分为坏死性与纤维性2种,在发生心肌梗死后,心尖区突然出现响亮的全收缩期杂音,第一心音减低。

5.心肌梗死后综合征

心肌梗死后综合征发生率约为10%,于心肌梗死后数周至数月内出现,可反复发生,表现为发热、胸痛、心包炎、胸膜炎或肺炎等症状、体征,可能为机体对坏死物质的变态反应。

四、诊断要点

(一)诊断标准

诊断急性心肌梗死必须至少具备以下标准中的两条。

(1)缺血性胸痛的临床病史,疼痛常持续30 min以上。

(2)心电图的特征性改变和动态演变。

(3)心肌坏死的血清心肌标志物浓度升高和动态变化。

(二)诊断步骤

对怀疑为急性心肌梗死的患者,应争取在10 min内完成。

(1)临床检查(问清缺血性胸痛病史,如疼痛性质、部位、持续时间、缓解方式、伴随症状;查明心、肺、血管等的体征)。

(2)描记18导联心电图(常规12导联加$V_7 \sim V_9$,$V_{3R} \sim V_{5R}$),并立即进行分析、判断。

(3)迅速进行简明的临床鉴别诊断后作出初步诊断(老年人突发原因不明的休克、心力衰竭、上腹部疼痛伴胃肠道症状、严重心律失常或较重而持续性胸痛或胸闷,应慎重考虑有无本病的可能)。

(4)对病情作出基本评价并确定即刻处理方案。

(5)继之尽快进行相关的诊断性检查和监测,如血清心肌标志物浓度的检测,结合缺血性胸痛的临床病史、心电图的特征性改变,作出急性心肌梗死的最终诊断。此外,尚应进行血常规、血脂、血糖、凝血时间、电解质等检测,以及二维超声心动图检查、床旁心电监护等。

(三)危险性评估

(1)伴下列任一项者,如高龄(>70岁)、既往有心肌梗死史、心房颤动、前壁心肌梗死、心源性休克、急性肺水肿或持续低血压等可确定为高危患者。

(2)死亡率随心电图ST段抬高的导联数的增加而增加。

(3)血清心肌标志物浓度与心肌损害范围呈正相关,可帮助估计梗死面积和患者预后。

五、鉴别诊断

（一）不稳定型心绞痛

疼痛的性质、部位与心肌梗死相似,但发作持续时间短、次数频繁、含服硝酸甘油有效。心电图的改变及酶学检查是与心肌梗死鉴别的主要依据。

（二）急性肺动脉栓塞

大块的栓塞可引起胸痛、呼吸困难、咯血、休克,但多出现右心负荷急剧增加的表现,如右心室增大、P_2 亢进和分裂、有心力衰竭体征。无心肌梗死时的典型心电图改变和血清心肌酶的变化。

（三）主动脉夹层

该病也具有剧烈的胸痛,有时出现休克,其疼痛常为撕裂样,一开始即达高峰,多放射至背部、腹部、腰部及下肢。两上肢的血压和脉搏常不一致是本病的重要体征。可出现主动脉瓣关闭不全的体征,心电图和血清心肌酶学检查无急性心肌梗死时的变化。X 线和超声检查可出现主动脉明显增宽。

（四）急腹症

急性胆囊炎、胆石症、急性坏死性胰腺炎、溃疡穿孔等常出现上腹痛及休克的表现,但应有相应的腹部体征,心电图及酶学检查有助于鉴别。

（五）急性心包炎

急性心包炎尤其是非特异性急性心包炎,也可出现严重胸痛、心电图 ST 段抬高,但该病发病前常有上呼吸道感染,呼吸和咳嗽时疼痛加重,早期即有心包摩擦音。无心电图的演变及酶学异常。

六、处理

（一）治疗原则

改善冠状动脉血液供给,减少心肌耗氧,保护心脏功能,挽救因缺血而濒死的心肌,防止梗死面积扩大,缩小心肌缺血范围,及时发现、处理、防治严重心律失常、泵衰竭和各种并发症,防止猝死。

（二）院前急救

流行病学调查发现,50%的患者发病后 1 h 在院外猝死,死因主要是可救治的心律失常。因此,院前急救的重点是尽可能缩短患者就诊延误的时间和院前检查、处理、转运所用的时间;尽量帮助患者安全、迅速地转送到医院;尽可能及时给予相关急救措施,如嘱患者停止任何主动性活动和运动、舌下含化硝酸甘油、高流量吸氧、镇静止痛(吗啡或哌替啶),必要时静脉注射或滴注利多卡因,或给予除颤治疗和心肺复苏;缓慢性心律失常给予阿托品肌内注射或静脉注射;及时将患者情况通知急救中心或医院,在严密观察、治疗下迅速将患者送至医院。

（三）住院治疗

急诊室医师应力争在 10～20 min 内完成病史、临床检数记录 18 导联心电图,尽快明确诊断。对 ST 段抬高者应在 30 min 内收住冠心病监护病房并开始溶栓,或在 90 min 内开始行经皮冠状动脉腔内成形术。

1.休息

患者应卧床休息,保持环境安静,减少探视,防止不良刺激。

2.监测

在冠心病监护室进行心电图、血压和呼吸的监测,需 5～7 d,必要时进行床旁血流动力学监测,以便于观察病情和指导治疗。

3.护理

第 1 周完全卧床,加强护理,患者进食、漱洗、大小便、翻身等,都需要别人帮助。第 2 周可从床上坐起,第 3～4 周可逐步离床和室内缓步走动。但病重或有并发症者,卧床时间宜适当延长。食物以易消化的流质或半流质饮食为主,病情稳定后逐渐改为软食。便秘 3 d 者可服轻泻剂或用甘油栓等,必须防止用力大便造成病情突变。焦虑、不安患者可用地西泮等镇静药。禁止吸烟。

4.吸氧

在急性心肌梗死早期,即便未合并有左心衰竭或肺疾病,也常有不同程度的动脉低氧血症。其原因可能由于细支气管周围水肿,使小气道狭窄,增加小气道阻力,气流量降低,局部换气量减少,特别是两肺底部最为明显。有些患者虽未测出动脉低氧血症,由于增加肺间质液体,肺顺应性一过性降低,而有气短症状。因此,应给予吸氧,通常在发病早期用鼻塞给氧 24～48 h,3～5 L/min。有利于氧气运送到心肌,可能减轻气短、疼痛或焦虑症状。在严重左心衰竭、肺水肿和并有机械并发症的患者,多伴有严重低氧血症,需面罩加压给氧或气管插管并机械通气。

5.补充血容量

心肌梗死患者,由于发病后出汗,呕吐或进食少,以及应用利尿药等因素,引起血容量不足和血液浓缩,从而加重缺血和血栓形成,有导致心肌梗死面积扩大的危险。因此,如每天摄入量不足,应适当补液,以保持出入量的平衡。一般可用极化液。

6.缓解疼痛

急性心肌梗死时,剧烈胸痛使患者交感神经过度兴奋,产生心动过速、血压升高和心肌收缩力增强,从而增加心肌耗氧量。并易诱发快速性室性心律失常,应迅速给予有效镇痛药。本病早期疼痛是难以区分坏死心肌疼痛和可逆性心肌缺血疼痛,二者常混杂在一起。先予以含服硝酸甘油,随后静脉滴注硝酸甘油,如疼痛不能迅速缓解,应立即用强的镇痛药,吗啡和派替啶最为常用。吗啡是解除急性心肌梗死后疼痛最有效的药物。其作用于中枢阿片受体而发挥镇痛作用,并阻滞中枢交感神经冲动的传出,导致外周动、静脉扩张,从而降低心脏前后负荷及心肌耗氧量。通过镇痛,减轻疼痛引起的应激反应,使心率减慢。1 次给药后 10～20 min 发挥镇痛作用,1～2 h 作用最强,持续 4～6 h。通常静脉注射吗啡 3 mg,必要时每 5 min 重复 1 次,总量不宜超过 15 mg。吗啡治疗剂量时即可发生不良反应,随剂量增加,发生率增加。不良反应有恶心、呕吐、低血压和呼吸抑制。其他不良反应有眩晕、嗜睡、表情淡漠、注意力分散等。一旦出现呼吸抑制,可每隔 3 min 静脉注射纳洛酮有拮抗吗啡的作用,剂量为 0.4 mg,总量不超过 1.2 mg。一般用药后呼吸抑制症状可很快消除,必要时采用人工辅助呼吸。哌替啶有消除迷走神经作用和镇痛作用,其血流动力学作用与吗啡相似,75 mg 哌替啶相当于 10 mg 吗啡,不良反应有致心动过速和呕吐作用,但较吗啡轻。可用阿托品 0.5 mg 对抗。临床上可肌内注射 25～75 mg,必要时 2～3 h 重复,过量出现麻醉作用和呼吸抑制,当引起呼吸抑制时,也可应用纳洛酮治疗。对重度烦躁者可应用冬眠疗法,经肌内注射哌替啶 25 mg、异丙嗪(非那根)12.5 mg,必要时 4～6 h 重复 1 次。

中药可用复方丹参滴丸,麝香保心丸口服,或复方丹参注射液 16 mL 加入 5% 葡萄糖液 250~500 mL 中静脉滴注。

(四)再灌注心肌

起病 3~6 h 间,使闭塞的冠状动脉再通,心肌得到再灌注,濒临坏死的心肌可能得以存活或使坏死范围缩小,预后改善,是一种积极的治疗措施。

1.急诊溶栓治疗

溶栓治疗是 20 世纪 80 年代初兴起的一项新技术,其治疗原理是针对急性心肌梗死发病的基础,即大部分穿壁性心肌梗死是由于冠状动脉血栓性闭塞引起的。血栓是由于凝血酶原在异常刺激下被激活,形成凝血酶,使纤维蛋白原转化为纤维蛋白,然后与其他有形成分如红细胞、血小板一起形成的。机体内存在一个纤维蛋白溶解系统,它是由纤维蛋白溶解原和内源性或外源性激活物组成的。在激活物的作用下,纤维蛋白溶酶原被激活,形成纤维蛋白溶酶,它可以溶解稳定的纤维蛋白血栓,还可以降解纤维蛋白原,促使纤维蛋白裂解、使血栓溶解。但是纤维蛋白溶酶的半衰期很短,要想获得持续的溶栓效果,只有依靠连续输入外源性补给激活物的办法。现在临床常用的纤溶激活物有两大类,一类为非选择性纤溶剂,如链激酶、尿激酶。它们除了激活与血栓相关的纤维蛋白溶酶原外,还激活循环中的纤溶酶原,导致全身的纤溶状态,因此可以引起出血并发症。另一类为选择性纤溶剂,有重组组织型纤溶酶原激活剂、单链尿激酶型纤溶酶原激活剂及乙酰化纤溶酶原-链激酶激活剂复合物。它们选择性的激活与血栓有关的纤溶酶原,而对循环中的纤溶酶原仅有中等度的作用。这样可以避免或减少出血并发症的发生。

(1)溶栓疗法的适应证:①持续性胸痛超过半小时,含服硝酸甘油片后症状不能缓解者。②相邻两个或更多导联 ST 段抬高>0.2 mV 者。③发病 6 h 内,或虽超过 6 h,患者仍有严重胸痛,并且 ST 段抬高的导联有 R 波者,也可考虑溶栓治疗。

(2)溶栓治疗的禁忌证:①近 10 d 内施行过外科手术者,包括活检、胸腔或腹腔穿刺和心脏体外按压术等。②10 d 内进行过动脉穿刺术者。③颅内病变者,包括出血、梗死或肿瘤等。④有明显出血或潜在的出血性病变者,如溃疡性结肠炎、胃十二指肠溃疡或有空洞形成的肺部病变。⑤有出血性或脑栓死倾向的疾病者,如各种出血性疾病、肝肾疾病、心房颤动、感染性心内膜炎、收缩压>24.0 kPa(180 mmHg),舒张压>14.7 kPa(110 mmHg)等。⑥妊娠期和分娩后头 10 d 的妇女。⑦在半年至 1 年内进行过链激酶治疗者。⑧年龄>65 岁者,因为高龄患者溶栓疗法引起颅内出血者多,而且冠脉再通率低于中年。

链激酶:链激酶是 C 类乙型链球菌产生的酶,在体内将前活化素转变为活化素,后者将纤溶酶原转变为纤溶酶。有抗原性,用前需做皮肤过敏试验。静脉滴注常用量为 500 000~1 000 000 U 加入 5% 葡萄糖液 100 mL 内,30~60 min 滴完,后每小时给予 100 000 U,滴注 24 h。治疗前半小时肌内注射异丙嗪 25 mg,加少量(2.5~5 mg)地塞米松同时滴注可减少变态反应的发生。用药前后进行凝血方面的化验检查,用量大时尤其应注意出血倾向。冠脉内注射时先做冠脉造影,经导管向闭塞的冠状动脉内注入硝酸甘油 0.2~0.5 mg,后注入链激酶 20 000 U,继之每分钟 2 000~4 000 U,共 30~90 min,至再通后继用每分钟 2 000 U,共 30~60 min。患者胸痛突然消失,ST 段恢复正常,心肌酶峰值提前出现为再通征象,可每分钟注入 1 次造影剂观察是否再通。

尿激酶:作用于纤溶酶原使之转变为纤溶酶。本品无抗原性,作用较链激酶弱。500 000~1 000 000 U 静脉滴注,60 min 滴完。冠状动脉内应用时每分钟 6 000 U 持续 1 h 以上至溶栓后再维持 0.5~1 h。

重组组织型纤溶酶原激活剂:本品对血凝块有选择性,故疗效高于链激酶。冠脉内滴注 0.375 mg/kg,持续 45 min。静脉滴注用量为 0.75 mg/kg,持续 90 min。

其他制剂还有单链尿激酶型纤溶酶原激活剂、乙酰化纤溶酶原-链激酶激活剂复合物等。

(3)以上溶栓剂的选择:文献资料显示,用药 2~3 h 的开通率重组组织型纤溶酶原激活剂为 65%~80%,链激酶 65%~75%,尿激酶为 50%~68%,乙酰化纤溶酶原-链激酶激活剂复合物为 68%~70%。究竟选用哪一种溶栓剂,不能根据以上的数据武断的选择,而应根据患者的病变范围、部位、年龄、起病时间的长短及经济情况等因素选择。比较而言,如患者年轻(年龄小于 45 岁)、大面积前壁急性心肌梗死、到达医院时间较早(2 h 内)、无高血压,应首选重组组织型纤溶酶原激活剂。如果年龄较大(大于 70 岁)、下壁急性心肌梗死、有高血压,应选链激酶或尿激酶。由于乙酰化纤溶酶原-链激酶激活剂复合物的半衰期最长(70~120 min),因此它可在患者家中或救护车上一次性快速静脉注射;重组组织型纤溶酶原激活剂的半衰期最短(3~4 min),需静脉持续滴注 90~180 min;链激酶的半衰期为 18 min,给药持续时间为 60 min;尿激酶半衰期为 40 min,给药时间为 30 min。链激酶与乙酰化纤溶酶原-链激酶激活剂复合物可引起低血压和变态反应,尿激酶与重组组织型纤溶酶原激活剂无这些不良反应。重组组织型纤溶酶原激活剂需要联合使用肝素,链激酶、尿激酶、乙酰化纤溶酶原-链激酶激活剂复合物除具有纤溶作用外,还有明显的抗凝作用,不需要积极使用静脉肝素。另外,重组组织型纤溶酶原激活剂价格较贵,链激酶、尿激酶较低廉。以上这些因素在临床选用溶栓剂时应予以考虑。

(4)溶栓治疗的并发症。

1)出血:①轻度出血。皮肤、黏膜、肉眼及显微镜下血尿,或少量咯血、呕血等(穿刺或注射部位少量瘀斑不作为并发症)。②重度出血。大量咯血或消化道大出血,腹膜后出血等引起失血性休克或低血压,需要输血者。③危及生命部位的出血。颅内、蛛网膜下腔、纵隔内或心包出血。

2)再灌注心律失常,注意其对血流动力学的影响。

3)一过性低血压及其他的变态反应。

溶栓治疗急性心梗的价值是肯定的。加速血管再通,减少和避免冠脉早期血栓性再堵塞,可望进一步增加疗效。已证实有效的抗凝治疗可加速血管再通和有助于保持血管通畅。今后研究应着重于改进治疗方法或使用特异性溶栓剂,以减少纤维蛋白分解,防止促凝血活动和纤溶酶原偷窃;研制合理的联合使用的药物和方法。如此,可使现已明显降低的急性心梗死亡率进一步下降。

2.经皮冠状动脉腔内成形术

(1)直接经皮冠状动脉腔内成形术:急性心肌梗死发病后直接做经皮冠状动脉腔内成形术。指征:静脉溶栓治疗有禁忌证者;合并心源性休克者(急诊经皮冠状动脉腔内成形术挽救生命是作为首选治疗);诊断不明患者,如急性心肌梗死病史不典型或左束支传导阻滞者,可从直接冠状动脉造影和经皮冠状动脉腔内成形术中受益;有条件在发病后数小时内行经皮冠状动脉腔内成形术者。

(2)补救性经皮冠状动脉腔内成形术:在发病 24 h 内,静脉溶栓治疗失败,患者胸痛症状不缓解时,行急诊经皮冠状动脉腔内成形术,以挽救存活的心肌,限制梗死面积进一步扩大。

(3)半择期经皮冠状动脉腔内成形术:溶栓成功患者在梗死后 7~10 d 间,有心肌缺血指征或冠脉再闭塞者。

(4)择期经皮冠状动脉腔内成形术:在急性心肌梗死后 4～6 周,用于再发心绞痛或有心肌缺血客观指征,如运动试验、动态心电图、^{201}Tl 运动心肌断层显像等证实有心肌缺血。

(5)冠状动脉旁路移植术:适用于溶栓疗法及经皮冠状动脉腔内成形术无效,而仍有持续性心肌缺血;急性心肌梗死合并有左房室瓣关闭不全或室间隔穿孔等机械性障碍需要手术矫正和修补,同时进行冠状动脉旁路移植术;多支冠状动脉狭窄或左冠状动脉主干狭窄。

(五)缩小梗死面积

急性心肌梗死是心肌氧供/氧需的严重失衡,纠正这种失衡,就能挽救濒死的心肌,限制梗死的扩大,有效地减少并发症和改善患者的预后。控制心律失常,适当补充血容量和治疗心力衰竭,均有利于减少梗死区。目前多主张采用以下几种药物。

1.扩血管药物

扩血管药物必须应用于梗死初期的发展阶段,即起病后 4～6 h 间。一般首选硝酸甘油静脉滴注或异山梨酯舌下含化,也可在皮肤上用硝酸甘油贴片或软膏。使用时应注意:静脉给药时,最好有血流动力学监测,当肺动脉楔嵌压小于 2.4 kPa(18 mmHg),动脉压正常或增高时,其疗效较好,反之,则可使病情恶化;应从小剂量开始,在应用过程中保持肺动脉楔嵌压不低于 2.0 kPa(15 mmHg),且动脉压不低于正常低限,以保证必需的冠状动脉灌注。

2.β 受体阻滞剂

大量临床资料表明,在急性心肌梗死发生后的 4～12 h 间,给普萘洛尔或美托洛尔、阿普洛尔、阿替洛尔等药治疗(最好是早期静脉内给药),常能达到明显降低患者的最高血清酶水平,提示有限制梗死范围扩大的作用。但因这些药的负性肌力、负性频率作用,临床应用时,当心率低于每分钟 60 次,收缩压≤14.6 kPa,有心力衰竭及下壁心梗者应慎用。

3.低分子右旋糖酐及复方丹参等活血化瘀药物

一般可选用低分子右旋糖酐每天静脉滴注 250～500 mL,7～14 d 为 1 个疗程。在低分子右旋糖酐内加入活血化瘀药物如血栓通 4～6 mL、川芎嗪 80～160 mg 或复方丹参注射液 12～30 mL,疗效更佳。心功能不全者低分子右旋糖酐者慎用。

4.极化液

可减少心肌坏死,加速缺血心肌的恢复。但近几年因其效果不显著,已趋向不用,仅用于急性心肌梗死伴有低血容量者。其他改善心肌代谢的药物有维生素 C(3～4 g)、辅酶 A(50～100 U)、肌苷(0.2～0.6 g)、维生素 B$_6$(50～100 mg),每天 1 次静脉滴注。

5.其他

有人提出用大量激素(氢化可的松 150 mg/kg)或透明质酸酶(每次 500 U/kg,每 6 h 1 次,天4 次),或用钙通道阻滞剂(硝苯地平 20 mg,每 4 h 1 次)治疗急性心肌梗死,但对此分歧较大,尚无统一结论。

(六)严密观察,及时处理并发症

1.左心功能不全

急性心肌梗死时左心功能不全因病理生理改变的程度不同,可表现轻度肺淤血、急性左心衰竭(肺水肿)、心源性休克。

(1)急性左心衰竭(肺水肿)的治疗:可选用吗啡、利尿药(呋塞米等)、硝酸甘油(静脉滴注),尽早口服血管紧张素转化酶抑制剂(以短效制剂为宜)。肺水肿合并严重高血压时应静脉滴注硝普钠,由小剂量(10 μg/min)开始,据血压调整剂量。伴严重低氧血症者可行人工机械通气治疗。

洋地黄制剂在急性心肌梗死发病 24 h 内不主张使用。

(2)心源性休克:在严重低血压时应静脉滴注多巴胺 5~15 μg/(kg·min),一旦血压升至 12.0 kPa(90 mmHg)以上,则可同时静脉滴注多巴酚丁胺 3~10 μg/(kg·min),以减少多巴胺用量。如血压不升应使用大剂量多巴胺[≥15 μg/(kg·min)]。大剂量多巴胺无效时,可静脉滴注去甲肾上腺素 2~8 μg/min。轻度低血压时,可用多巴胺或与多巴酚丁胺合用。药物治疗无效者,应使用主动脉内球囊反搏。急性心肌梗死合并心源性休克提倡经皮冠状动脉腔内成形术再灌注治疗。中药可酌情选用独参汤、参附汤、生脉散等。

2.抗心律失常

急性心肌梗死有 90%以上出现心律失常,绝大多数发生在梗死后 72 h 内,不论是快速性或缓慢性心律失常,对急性心肌梗死患者均可引起严重后果。因此,及早发现心律失常,特别是严重的心律失常前驱症状,并给予积极的治疗。

(1)对出现室性期前收缩的急性心肌梗死患者,应严密心电监护及处理。频发的室性期前收缩或室速,应以利多卡因 50~100 mg 静脉注射,无效时 5~10 min 可重复,控制后以每分钟 1~3 mg 静脉滴注维持,情况稳定后可改为药物口服;美西律 150~200 mg,普鲁卡因胺 250~500 mg,溴苄胺 100~200 mg 等,6 h 1 次维持。

(2)对已发生心室颤动者,应立即行心肺复苏术,在进行心脏按压和人工呼吸的同时争取尽快实行电除颤,一般首次即采取较大能量(200~300 J),争取 1 次成功。

(3)对窦性心动过缓,如心率小于每分钟 50 次,或心率在每分钟 50~60 次但合并低血压或室性心律失常者,可以阿托品每次 0.3~0.5 mg 静脉注射,无效时 5~10 min 重复,但总量不超过 2 mg。也可以氨茶碱 0.25 g 或异丙基肾上腺素 1 mg 分别加入 300~500 mL 液体中静脉滴注,但这些药物有可能增加心肌氧耗或诱发室性心律失常,故均应慎用。以上治疗无效症状严重时可采用临时起搏措施。

(4)对房室传导阻滞一度和二度量型者,可应用肾上腺皮质激素、阿托品、异丙肾上腺素治疗,但应注意其不良反应。对三度及二度Ⅱ型者宜行临时心脏起搏。

(5)对室上性快速心律失常者可选用 β 受体阻滞剂、洋地黄类(24 h 内尽量不用)、维拉帕米、胺碘酮、奎尼丁、普鲁卡因胺等治疗,对阵发性室上性、心房颤动及心房扑动药物治疗无效可考虑直流同步电转复或人工心脏起搏器复律。

3.机械性并发症的处理

(1)心室游离壁破裂:可引起急性心包填塞致突然死亡,临床表现为电-机械分离或心脏停搏,常因难以即时救治而死亡。亚急性心脏破裂应积极争取冠状动脉造影后行手术修补及血管重建术。

(2)室间隔穿孔:伴血流动力学失代偿者,提倡在血管扩张剂和利尿药治疗及主动脉内球囊反搏支持下,早期或急诊手术治疗。如穿孔较小,无充血性心力衰竭,血流动力学稳定,可保守治疗,6 周后择期手术。

(3)急性二尖瓣关闭不全:急性乳头肌断裂时突发左心衰竭和/或低血压,主张用血管扩张剂、利尿药及主动脉内球囊反搏治疗,在血流动力学稳定的情况下急诊手术。因左心室扩大或乳头肌功能不全者,应积极应用药物治疗心力衰竭,改善心肌缺血并行血管重建术。

(七)恢复期处理

住院 3~4 周后,如病情稳定,体力增进,可考虑出院。近年来主张出院前做症状限制性运动负荷心电图、放射性核素和/或超声显像检查,如显示心肌缺血或心功能较差,宜行冠状动脉造影检查考虑进一步处理。心室晚电位检查有助于预测发生严重室性心律失常的可能性。

七、护理

(一)护理评估

1.病史

发病前常有明显诱因,如精神紧张、情绪激动、过度体力活动、饱餐、高脂饮食、糖尿病未控制、感染、手术、大出血、休克等。少数在睡眠中发病。有半数以上的患者过去有高血压及心绞痛史。部分患者则无明确病史及先兆表现,首次发展即是急性心肌梗死。

2.身体状况

(1)先兆:半数以上患者在梗死前数天至数周,有乏力、胸部不适、活动时心悸、气急、心绞痛等,最突出为心绞痛发作频繁,持续时间较长,疼痛较剧烈,甚至伴恶心、呕吐、大汗、心动过缓,硝酸甘油疗效差等,特称为梗前先兆。应警惕近期内发生心肌梗死的可能,要及时住院治疗。

(2)症状:急性心肌梗死的临床表现与梗死的大小、部位、发展速度及原来心脏的功能情况等有关。①疼痛:是最常见的起始症状。典型的疼痛部位和性质与心绞痛相似,但疼痛更剧烈,诱因多不明显,持续时间较长,多在 30 min 以上,也可达数小时或更长,休息和含服硝酸甘油多不能缓解。患者常烦躁不安、出汗、恐惧,或有濒死感。老年人、糖尿病患者,以及脱水、休克患者常无疼痛。少数患者以休克、急性心力衰竭、突然晕厥为始发症状。部分患者疼痛位于上腹部,或者疼痛放射至下颌、颈部、背部上方,易被误诊,应与相关疾病鉴别。②全身症状:有发热和心动过速等。发热由坏死物质吸收所引起,一般在疼痛后 24～48 h 出现,体温一般在 38 ℃ 左右,持续约 1 周。③胃肠道症状:常伴有恶心、呕吐、肠胀气和消化不良,特别是下后壁梗死者。重症者可发生呃逆。④心律失常:见于 75%～95% 的患者,以发病 24 h 内最多见,可伴心悸、乏力、头晕、晕厥等症状。其中以室性心律失常居多,可出现室性期前收缩、室性心动过速、心室颤动或加速性心室自主心律。如出现频发的、成对的、多源的和 R 落在 T 的室性期前收缩,或室性心动过速,常为心室颤动的先兆。心室颤动是急性心肌梗死早期主要的死因。室上性心律失常则较少,多发生在心力衰竭者中。缓慢型心律失常中以房室传导阻滞最为常见,束支传导阻滞和窦性心动过缓也较多见。⑤低血压和休克:见于 20%～30% 的患者。疼痛期的血压下降未必是休克。如疼痛缓解后收缩压仍低于 10.7 kPa(80 mmHg),伴有烦躁不安、面色苍白、皮肤湿冷、大汗淋漓、脉细而快、少尿、精神迟钝甚至昏迷,则为休克表现。休克多在起病后数小时至 1 周内发生,主要是心源性,为心肌收缩力减弱、心排血量急剧下降所致,尚有血容量不足、严重心律失常、周围血管舒缩功能障碍和酸中毒等因素参与。⑥心力衰竭:主要为急性左心衰竭。可在发病最初的几天内发生,或在疼痛、休克好转阶段出现。这是因为心肌梗死后心脏收缩力显著减弱或不协调所致。患者可突然出现呼吸困难、咳泡沫痰、发绀等,严重时可发生急性肺水肿,也可继而出现全心衰竭。

(3)体征。①一般情况:患者常呈焦虑不安或恐惧,手抚胸部,面色苍白,皮肤潮湿,呼吸增快;如左心功能不全时呼吸困难,常采用半卧位或咳粉红色泡沫痰;发生休克时四肢厥冷,皮肤有蓝色斑纹。多数患者于发病第2天体温升高,一般在 38 ℃ 左右,1 周内退至正常。②心脏:心脏浊音界可轻至中度增大;心率增快或减慢;可有各种心律失常;心尖部第一心音常减弱,可出现第三或第四音奔马律;一般听不到心脏杂音,二尖瓣乳头肌功能不全或腱索断裂时心尖部可听到明显的收缩期杂音;室间隔穿孔时,胸骨左缘可闻及响亮的全收缩期杂音;发生严重的左心衰竭时,心尖部也可闻及收缩期杂音;1%～20%的患者可在发病1～3 d内出现心包摩擦音,持续数天,少数可持续1周以上。③肺部:发病早期肺底可闻及少数湿啰音,常在1～2 d内消失,啰音持续存在或增多常提示左心衰竭。

3.实验室及其他检查

(1)心电图:可起到定性、定位、定期的作用。透壁性心肌梗死典型改变是出现异常、持久的Q波或QS波。损伤型ST段的抬高,弓背向上与T波融合形成单向曲线,起病数小时之后出现,数天至数周回到基线。T波改变:起病数小时内异常增高,数天至2周左右变为平坦,继而倒置。但有5%～15%病例心电图表现不典型,其原因为小灶梗死、多处或对应性梗死、再发梗死、心内膜下梗死及伴室内传导阻滞、心室肥厚或预激综合征等。以上情况可不出现坏死性Q波,只表现为QRS波群高度、ST段、T波的动态改变。另外,右侧心肌梗死、真后壁和局限性高侧壁心肌梗死,常规导联中不显示梗死图形,应加做特殊导联以明确诊断。

(2)心向量图:当心电图不能肯定诊断为心肌梗死时,往往可通过心向量图得到证实。

(3)超声心动:超声心动图并不用来诊断急性心肌梗死,但对探查心肌梗死的各种并发症极有价值,尤其是室间隔穿孔破裂,乳头肌或腱索断裂或功能不全造成的二尖瓣关闭不全、脱垂、室壁瘤和心包积液。

(4)放射性核素检查:放射性核素心肌显影、心室造影^{99m}锝及^{131}碘等形成热点成像或^{201}铊^{42}钾等冷点成像可判断梗死的部位和范围。用门电路控制γ闪烁照相法进行放射性核素血池显像,可观察壁动作及测定心室功能。

(5)心室晚电位:心肌梗死时心室晚电位阳性率28%～58%,其出现不似陈旧性心梗稳定,但与室速与心室颤动有关,阳性者应进行心电监护及予以有效治疗。

(6)磁共振成像(MRI):易获得清晰的空间隔像,故对发现间隔段运动障碍、间隔心肌梗死并发症较其他方法优越。

(7)血常规:白细胞计数上升,达10～20×10^9/L,中性粒细胞增至75%～90%。

(8)红细胞沉降率:增快,可持续1～3周。

(9)血清酶学检查:心肌细胞内含有大量的酶,受损时这些酶进入血液,测定血中心肌酶谱对诊断及估计心肌损害程度有十分重要的价值。常用的有:①血清肌酸激酶:发病4～6 h在血中出现,24 h达峰值,后很快下降,2～3 d消失。②乳酸脱氢酶在起病经8～10 h升高,达到高峰时间在2～3 d,持续1～2周恢复正常。其中肌酸激酶的同工酶和乳酸脱氢酶的同工酶诊断的特异性最高,其增高程度还能准确地反映梗死的范围。

(10)肌红蛋白测定:血清肌红蛋白升高出现时间比肌酸激酶略早,在4 h左右,多数24 h即恢复正常;尿肌红蛋白在发病后5～40 h开始排泄,持续时间平均达83 h。

(二)护理目标

(1)患者疼痛减轻。

(2)患者能遵医嘱服药,说出治疗的重要性。

(3)患者的活动量增加、心率正常。

(4)生命体征维持在正常范围。

(5)患者看起来放松。

(三)护理措施

1.一般护理

(1)安置患者于冠心病监护病房,连续监测心电图、血压、呼吸5～7 d,对行漂浮导管检查者做好相应护理,询问患者有无心悸、胸闷、胸痛、气短、乏力、头晕等不适。

(2)病室保持安静、舒适、限制探视,有计划地护理患者,减少对患者的干扰,保证患者充足的休息和睡眠时间,防止任何不良刺激。据病情安置患者于半卧位或平卧位。第1～3天绝对卧床休息,翻身、进食、洗漱、排便等均由护理人员帮助料理;第4～6天可在床上活动肢体,无并发症者可在床上坐起,逐渐过渡到坐在床边或椅子上,每次20 min,每天3～5次,鼓励患者深呼吸;第1～2周开始在室内走动,逐步过渡到室外行走;第3～4周可试着上下楼梯或出院。病情严重或有并发症者应适当延长卧床时间。

(3)介绍本病知识和监护室的环境。关心、尊重、鼓励、安慰患者,以和善的态度回答患者提出的问题,帮助其树立战胜疾病的信心。

(4)给予低钠、低脂、低胆固醇、无刺激、易消化的饮食,少量多餐,避免进食过饱。

(5)心肌梗死患者由于卧床休息、消化功能减退、哌替啶或吗啡等止痛药物的应用,使胃肠功能和膀胱收缩无力抑制,易发生便秘和尿潴留。应予以足够的重视,酌情给予轻泻剂,嘱患者排便时勿屏气,避免增加心脏负担和导致附壁血栓脱落。排便不畅时宜加用开塞露,对5 d无大便者可保留灌肠或给低压盐水灌肠。对排尿不畅者,可采用物理或诱导法,协助排尿,必要时行导尿。

(6)吸氧:氧治疗可提高改善低氧血症,有利于心肌梗死的康复。急性期给患者高流量吸氧,持续48 h。氧流量在每分钟3～5 L,病情变化可延长吸氧时间。待疼痛减轻,休克解除,可减低氧流量。注意鼻导管的通畅,24 h更换1次。如果合并急性左心衰竭,出现重度低氧血症时。死亡率较高,可采用加压吸氧或乙醇除泡沫吸氧。

(7)防止血栓性静脉炎或深部静脉血栓形成:血栓性静脉炎表现为受累静脉局部红、肿、痛,可延伸呈条索状,多因反复静脉穿刺输液和多种药物输注所致。所以,行静脉穿刺时应严格无菌操作,患者感觉输液局部皮肤疼痛或红肿,应及时更换穿刺部位,并予以热敷或理疗。下肢静脉血栓形成一般在血栓较大引起阻塞时才出现患肢肤色改变,皮肤温度升高和可凹性水肿。应注意每天协助患者做被动下肢活动2～3次,注意下肢皮肤温度和颜色的变化避免选用下肢静脉输液。

2.病情观察与护理

急性心肌梗死为危重疾病,应早期发现危及患者生命的先兆表现,如能得到及时处理,可使病情转危为安。故需严密观察以下情况。

(1)血压:始发病时应0.5～1 h测量1次血压,随血压恢复情况逐步减少测量次数为每天4～6次,基本稳定后每天1～2次。若收缩压在12.0 kPa(90 mmHg)以下,脉压减小,且音调低落,要注意患者的神志状态、脉搏、面色、皮肤色泽及尿量等,是否有心源性休克的发生。此时,在通知医师的同时,对休克者采取抗休克措施,如补充血容量,应用升压药、血管扩张剂,以及纠正酸中毒,避免脑缺氧,保护肾功能等。有条件者应准备好中心静脉压测定装置或漂浮导管测定肺微血管楔嵌压设备,以正确应用输液量及调节液体滴速。

(2)心率、心律:在冠心病监护病房进行连续的心电、呼吸监测,在心电监测示波屏上,应注意观察心率及心律变化。及时检出可能作为恶性心动过速先兆的任何室性期前收缩,以及心室颤动或完全性房室传导阻滞、严重的窦性心动过缓、房性心律失常等,如发现室性期前收缩为:①每分钟 5 次以上;②呈二、三联律;③多源性期前收缩;④室性期前收缩的 R 波落在前一次主搏的 T 波之上,均为转变阵发性室性心动过速及心室颤动的先兆,易造成心搏骤停。遇有上述情况,在立即通知医师的同时,需应用相应的抗心律失常药物,并准备好除颤器和人工心脏起搏器,协同医师抢救处理。

(3)胸痛:急性心肌梗死患者常伴有持续剧烈的胸痛,因此,应注意观察患者的胸痛程度,因剧烈胸痛可导致低血压,加重心肌缺氧,扩大梗死面积,引起心力衰竭、休克及心律失常。常用的止痛剂有罂粟碱肌内注射或静脉滴注,硝酸甘油 0.6 mg 含服,疼痛较重者可用哌替啶或吗啡。在护理中应注意可能出现的药物不良反应,同时注意观察血压、尿量、呼吸及一般状态,确保用药的安全。

(4)呼吸急促:注意观察患者的呼吸状态,对有呼吸急促的患者应注意观察血压、皮肤黏膜的血循环情况、肺部体征的变化及血流动力学和尿量的变化。发现患者有呼吸急促、不能平卧、烦躁不安、咳嗽、咳泡沫样血痰时,立即取半坐位,给予吸氧,准备好快速强心、利尿药,配合医师按急性心力衰竭处理。

(5)体温:急性心肌梗死患者可有低热,体温为 37 ℃～38.5 ℃,多持续 3 d 左右。如体温持续升高,1 周后仍不下降,应怀疑有继发肺部或其他部位感染,及时向医师报告。

(6)意识变化:如发现患者意识恍惚,烦躁不安,应注意观察血流动力学及尿量的变化。警惕心源性休克的发生。

(7)器官栓塞:在急性心肌梗死第 1、第 2 周内,注意观察组织或脏器有无发生栓塞现象。因左心室内附壁血栓可脱落,而引起脑、肾、四肢、肠系膜等动脉栓塞,应及时向医师报告。

(8)心室膨胀瘤:在心肌梗死恢复过程中,心电图表现虽有好转,但患者仍有顽固性心力衰竭或心绞痛发作,应疑有心室膨胀瘤的发生。这是由于在心肌梗死区愈合过程中,心肌被结缔组织所替代,成为无收缩力的薄弱纤维瘢痕区。该区内受心腔内的压力而向外呈囊状膨出,造成心室膨胀瘤。应配合医师进行 X 线检查以确诊。

(9)心肌梗死后综合征:需注意在急性心肌梗死后 2 周、数月甚至 2 年内,可并发心肌梗死后综合征。表现为肺炎、胸膜炎和心包炎征象,同时也有发热、胸痛、血沉和白细胞升高现象,酷似急性心肌梗死的再发。这是由于坏死心肌引起机体自身免疫变态反应所致。如心肌梗死的特征性心电图变化有好转现象又有上述表现时,应做好 X 线检查的准备,配合医师作出鉴别诊断。因本病应用激素治疗效果良好,若因误诊而用抗凝药物,可导致心腔内出血而发生急性心包填塞。故应严密观察病情,在确诊为本病后,应向患者及家属做好解释工作,解除顾虑,必要时给患者应用镇痛及镇静药;做好休息、饮食等生活护理。

(四)健康教育

(1)注意劳逸结合,根据心功能进行适当的康复锻炼。

(2)避免紧张、劳累、情绪激动、饱餐、便秘等诱发因素。

(3)节制饮食,禁忌烟酒、咖啡、酸辣刺激性食物,多吃蔬菜、蛋白质类食物,少食动物脂肪、胆固醇含量较高的食物。

(4)按医嘱服药,随身常备硝酸甘油等扩张冠状动脉药物,定期复查。

(5)指导患者及家属,病情突变时,采取简易应急措施。

(崔衍明)

第四节　急性肝衰竭

一、定义

急性肝衰竭是原来无肝病者肝脏受损后短时间内发生的严重临床综合征,死亡率高,最常见的病因是病毒性肝炎。

二、病因及发病机制

(一)病因

在中国引起肝衰竭的主要病因是肝炎病毒(主要是乙肝病毒),其次是药物及肝毒性物质(如乙醇、化学制剂等)。在欧美国家,药物是引起急性、亚急性肝衰竭的主要原因。

(二)发病机制

1.内毒素与肝损伤

内毒素使肝脏能量代谢发生障碍。还可诱导中性粒细胞向肝内聚集,并激活中性粒细胞,参与导致大块肝细胞坏死的炎症过程。内毒素作用于肝窦内皮细胞及微血管,引起肝微循环障碍,导致缺氧缺血性损伤。

2.细胞因子与肝损伤

细胞因子不仅是肝坏死过程的主要因素,还与肝衰竭时肝细胞再生抑制状态有关。

3.细胞凋亡

肝细胞凋亡在肝衰竭病理形成过程中也起着重要的作用。

4.多器官功能衰竭与肝衰竭

肝衰竭是多器官功能衰竭的主要起因,而多器官功能衰竭又可加重肝衰竭。

三、临床表现

(一)神经、精神症状

早期以性格和行为改变为主,如情绪激动、精神错乱、行为荒诞等,少数患者可被误诊为精神病。晚期出现肝性脑病、肝臭,各种反射迟钝或消失,肌张力改变,踝阵挛阳性。

(二)黄疸

典型病例先是尿色加深,2~3 d皮肤巩膜出现黄疸,迅速加深,少数患者的黄疸可出现在神经、精神症状前,但较轻微,以后随病情恶化而加深。

(三)出血

因肝脏内凝血因子合成障碍,导致弥散性血管内凝血、血小板减少。

(四)肝脏缩小

多数急性肝衰竭肝脏呈进行性缩小,此为诊断本病的重要体征。

(五)腹水

多数患者迅速出现腹水,大多属于漏出液,少数为渗出液或血性。

(六)脑水肿、脑疝综合征

发生率为 24%～82%，单纯脑水肿表现为呕吐、头痛、烦躁、血压轻度上升。合并脑疝则出现去大脑强直、抽搐、瞳孔对光反应减弱或消失、呼吸节律不齐、呼吸骤停等。

(七)肝肾综合征

表现为少尿或无尿、氮质血症、稀释性低血钠、低尿钠，尿中可无蛋白质及管型。

四、实验室及其他检查

肝炎病毒学检查：肝功能检查转氨酶升高或发生胆-酶分离现象；血生化检查凝血酶原时间延长。

五、紧急救护

(一)去除诱因

针对引起急性肝衰竭的不同诱因，给予治疗和护理。

(二)保肝治疗

(1)应用细胞活性药物，如 ATP、辅酶 A、肌苷、1,6-二磷酸果糖等。

(2)胰岛素-胰高血糖素疗法。

(3)促肝细胞生长素促使肝细胞再生。

(4)前列腺素 E 可扩张血管、改善肝微循环、稳定肝细胞膜、防止肝细胞坏死。

(5)适量补充新鲜血、新鲜血浆及清蛋白，有利于提高胶体渗透压，促进肝细胞的再生和补充凝血因子。

(三)对症处理

1.肝性脑病

避免使用麻醉、镇痛、催眠等中枢抑制药物，及时控制感染和上消化道出血，注意纠正水、电解质和酸碱平衡紊乱，降低血氨。可通过下列方法降低血氨。

(1)禁止经口摄入蛋白质，尤其动物蛋白，以减少氨的形成。

(2)抑制肠道产氨细菌生长，可口服或鼻饲新霉素 1～2 g/d，甲硝唑 0.2 g，每天 4 次。

(3)清除肠道积食、积血或其他含氮物质，应用乳果糖或拉克替醇，口服或高位灌肠，可酸化肠道，促进氨的排出，减少肠源性毒素吸收。

(4)视患者的电解质和酸碱平衡情况酌情选择谷氨酸钠、谷氨酸钾、精氨酸等降氨药。

(5)使用支链氨基酸或支链氨基酸与精氨酸混合制剂，以纠正氨基酸失衡。

2.出血

(1)预防胃应激性溃疡出血，可用 H_2 受体拮抗剂或质子泵抑制剂。

(2)凝血功能障碍者注射维生素 K，可促进凝血因子的合成。血小板减少或功能异常者可输注血小板悬液。

(3)胃肠道出血者可用冰盐水加血管收缩药物局部灌注止血。

(4)活动性出血或需接受损伤性操作者，应补充凝血因子，以输新鲜血浆为宜。

(5)一旦出现弥散性血管内凝血、颅内出血，须积极配合抢救。

（四）急性并发症的处理

1.肝肾综合征

（1）及时去除诱因,如避免强烈利尿及大量放腹水,不使用损害肾功能的药物。

（2）在改善肝功能的前提下,适当输注右旋糖酐40、清蛋白等胶体溶液,以提高循环血容量。

（3）补充血容量的同时给予利尿药,常用20％甘露醇,无效时可用呋塞米,可消除组织水肿、腹水,减轻心脏负荷,清除有害代谢产物。

（4）应用血管活性药,可选用多巴胺、酚妥拉明等药物,以扩张肾血管,增加肾血流量。

（5）经上述治疗无效时,宜尽早进行血液透析,清除血内有害物质,减轻氮质血症,纠正高钾血症和酸中毒。

2.感染

一旦出现感染,可单用或联合应用抗生素,但不应使用有肝、肾毒性的药物。

3.脑水肿

颅内压增高者给予高渗性脱水药。

（五）血液净化疗法

可清除因肝功能严重障碍而产生的各种有害物质,使血液得以净化,帮助患者度过危险期。血浆置换是较为成熟的血液净化方法,可以去除与血浆蛋白结合的毒物,补充血浆蛋白、凝血因子等人体所需物质,从而减轻急性肝衰竭患者的症状。

（六）肝替代治疗

（1）人工肝支持治疗:人工肝是指通过体外的机械、物理化学或生物装置,清除各种有害物质,补充必需物质,改善内环境,暂时替代衰竭肝的部分功能的治疗方法,能为肝细胞再生及肝功能恢复创造条件或等待机会进行肝移植。

（2）肝移植。

六、观察要点

（1）判断神志是否清醒,性格和行为有无异常,以便及时发现肝性脑病的先兆。

（2）密切观察生命体征变化,注意每天测量腹围、体重。

（3）黄疸:了解黄疸的程度,有无逐渐加重。

（4）出血:注意皮肤、黏膜及消化道等部位有无出血,抽血及穿刺后要长时间压迫穿刺点,防止渗血。

（5）监测中心静脉压、血气分析变化。

（6）监测肝功能、凝血功能变化。

（7）对接受谷胰高血糖素、胰岛素疗法的患者,用药期间随时监测血糖水平,以便随时调整药物的用量。

（8）应用谷氨酸钾时须监测钾、钠、氯含量,保持电解质平衡。

七、护理

（一）充分休息与心理护理

患者应绝对卧床休息,腹水患者采取半卧位。鼓励患者保持乐观情绪,以最佳心理状态配合治疗。

(二)饮食护理

给予低脂、低盐、高热量、清淡、易消化的食物。戒烟酒,忌辛辣刺激性食物,少量多餐可进食流质或半流质,以保证营养充分吸收,促进肝细胞再生和修复。有腹水者控制钠盐摄入,肝性脑病者忌食蛋白。

(三)口腔护理

饭前饭后可用 5% 碳酸氢钠漱口。

(四)皮肤护理

保持皮肤清洁干燥,黄疸较深、瘙痒严重者可给予抗组胺药物。

(五)并发症的护理

1.肝肾综合征

严格控制液体入量,避免使用损害肝、肾功能的药物。注意观察尿量的变化及尿的颜色和性质,准确记录每天出入液量。

2.感染

加强支持疗法,调整免疫功能。

3.大量腹水

(1)安置半卧位,限制钠盐和每天入水量。

(2)遵医嘱应用利尿药,避免快速和大量利尿,用药后注意监测血电解质。

(3)每天称体重、测腹围、记录尿量,密切观察腹水增长及消退情况。④腹腔穿刺放腹水 1 次量不能超过 3 000 mL,防止水、电解质紊乱和酸碱失衡。

4.脑水肿

密切观察患者有无头痛、呕吐、眼底视盘水肿及意识障碍等表现。一旦发生,应协助患者取平卧位,抬高床头 15°~30°,以利颅内静脉回流,减轻脑水肿。使用脱水药、利尿药后易出现电解质紊乱,应定时监测。

(六)安全防护

对于昏迷患者加护床挡,烦躁患者慎用镇静药,必要时可用水合氯醛灌肠。

(七)肠道护理

灌肠可清除肠内积血,使肠内保持酸性环境,减少氨的产生和吸收,协助患者采取左侧卧位,用 37 ℃~38 ℃温水 100 mL 加食醋 50 mL 灌肠 1~2 次/天,或乳果糖 500 mL 加温水 500 mL 保留灌肠,使血氨降低。肝性脑病者禁用肥皂水灌肠。

(崔衍明)

第五节　急性呼吸衰竭

呼吸衰竭是指由于各种原因引起的肺通气和/或换气功能严重障碍,以致不能进行有效的气体交换,导致缺氧和/或二氧化碳潴留,从而引起一系列生理功能和代谢功能紊乱的临床综合征。一般认为在海平面、标准大气压、休息状态、呼吸空气条件下(FiO$_2$ = 21%),动脉血氧分压(PaO$_2$)<8.0 kPa(60 mmHg)和/或血二氧化碳分压(PaCO$_2$)>6.7 kPa(50 mmHg)时,作为呼吸衰竭的血气诊断标准。根据血气变化,将呼吸衰竭分为两型:Ⅰ型(换气性)指 PaO_2 下降而 $PaCO_2$ 正常或降低,多为急性呼吸衰竭的表现;Ⅱ型(通气性)指 PaO_2 下降伴有 $PaCO_2$ 升高,多为慢性呼吸衰竭或兼有急性发作的表现。急性呼吸衰竭是指由于某些突发的致病因素,使肺通气和/或换气功能迅速出现严重障碍,在短时间内引起呼吸衰竭。因机体不能很快代偿,若不及时抢救,会危及患者生命。

一、病因与发病机制

(一)病因

1.呼吸道及肺疾病

严重支气管哮喘、原发性或继发性肺炎、急性肺损伤、ARDS、肺水肿、上呼吸道异物堵塞、喉头水肿、慢性支气管炎急性发作及肺气肿等。

2.中枢神经及传导系统疾病

急性脑炎、颅脑外伤、脑出血、脑梗死、脑肿瘤、安眠药中毒及吸入有害气体等。

3.周围神经传导系统及呼吸肌疾病

脊髓灰质炎、重症肌无力、颈椎外伤、有机磷农药中毒等。

4.胸部病变

胸廓狭窄、胸外伤、自发性气胸、手术损伤、急剧增加的胸腔积液等。

5.肺血管性疾病

急性肺栓塞、肺血管炎、多发性肺微血管栓塞等。

(二)发病机制

急性呼吸衰竭的发生主要有肺泡通气不足、通气/血流比例(V/Q)失调、气体弥散障碍、肺内分流四种机制。

1.肺泡通气不足

肺泡通气不足其结果引起低氧和高碳酸血症。机制主要有以下几点。

(1)呼吸驱动不足:如中枢神经系统病变或中枢神经抑制药过量抑制呼吸中枢,使呼吸驱动力减弱,导致肺容量减少和肺泡通气不足。

(2)呼吸负荷过重:胸廓或横膈机械性运动能力下降,致肺泡通气下降及气道阻力增加,胸肺顺应性下降。

(3)呼吸泵功能障碍:由于呼吸肌本身的病变导致呼吸运动受限,如呼吸肌疾病、有机磷农药中毒等。

2.通气/血流比例(V/Q)失调

正常人肺泡通气量(V)约为 4 L/min,流经肺泡的血流(Q)约为 5 L/min,V/Q 约为 0.8。有效的气体交换主要取决于 V/Q 保持在 0.8 水平。当 V/Q 低于 0.8 时,肺泡通气不足、血流过剩,肺动脉内混合静脉血未经充分氧合即进入肺静脉,引起低氧血症。当 V/Q 大于 0.8 时,肺泡过度通气,肺泡内气体不能与血液进行充分的气体交换而成为无效通气,结果也导致低氧血症。严重的通气/血流比例失调亦可导致二氧化碳潴留。

3.气体弥散障碍

氧和二氧化碳可自由通过肺泡毛细血管膜进行气体交换,氧的弥散能力约为二氧化碳的 1/20。当肺不张、肺水肿、肺气肿、肺纤维化导致气体弥散面积减少、弥散距离加大时,往往影响氧的弥散,从而引起低氧血症。

4.肺内分流

肺动脉内的静脉血未经氧合直接流入肺静脉,引起低氧血症,是通气/血流比例失调的特例。常见于肺动脉-静脉瘘。

二、病情评估

(一)临床表现

急性呼吸衰竭患者除原发病表现外,还表现为低氧血症、高碳酸血症或两者兼有,可使机体各组织器官发生不同程度的功能改变。

1.呼吸系统改变

呼吸困难是临床最早出现的症状,表现为呼吸频率加快、呼吸费力、辅助呼吸肌活动增强、胸闷、发绀等。严重时表现为呼吸节律改变,如潮式呼吸、叹息样呼吸、陈-施呼吸。呼吸系统病变所致者,肺部有喘鸣音、湿啰音或呼吸音降低等原发病体征。

2.循环系统改变

早期心率加快,血压正常或轻度升高,严重时心率减慢、心律失常、血压下降。晚期由于严重缺氧和二氧化碳潴留可引起心肌损害,发生心力衰竭、休克、心搏骤停。

3.神经系统改变

大脑皮质对缺氧最敏感。轻度缺氧时出现头晕、注意力下降。明显缺氧时出现焦虑不安、躁动、定向力障碍和精神错乱。明显高碳酸血症时出现中枢神经系统抑制症状,如嗜睡、昏睡,严重缺氧和高碳酸血症均可导致昏迷。

4.其他系统改变

急性缺氧可造成凝血功能障碍、造血功能衰竭、弥散性血管内凝血。急性缺氧和二氧化碳潴留可致胃肠黏膜充血、水肿、糜烂而引起胃肠道出血。也可引起肾血管收缩、肾血流量减少、肾小球滤过率下降而致肾功能不全。

(二)辅助检查

1.实验室检查

尽早抽动脉血进行血气分析,PaO_2、$PaCO_2$和pH是最重要的血气参数。定时检查有助于判断呼吸衰竭的程度、类型、代偿情况及酸碱平衡紊乱程度和类型。

2.胸部X线检查

有助于明确病因、病变范围和程度。根据X线检查能了解心脏及血管的状态,分析气胸和血胸的存在及有无肺栓塞、肺炎、肺水肿等。

3.心电图检查

急性呼吸衰竭者可出现心动过速和其他各种心律失常。急性大块肺栓塞者,心电图检查可表现为心动过速,并有电轴右偏、完全性右束支传导阻滞和肺型P波。

三、急救护理

(一)紧急处理

1.保持气道通畅

患者缺氧与二氧化碳潴留,主要是由于通气功能障碍所致,而通气功能障碍主要原因是气道阻塞。因此及时清除气道分泌物,保持气道通畅,维持气道完整性,是纠正缺氧与二氧化碳潴留的前提。护理措施包括胸部物理治疗、气道吸引、必要时建立人工气道。

(1)胸部物理治疗:包括指导患者有效咳嗽、协助翻身、体位引流、背部叩击和振动,以促进痰液排出,有助于改善通气和血流灌注,促进某些肺段的痰液引流。

(2)气道吸引:吸引导管可经鼻或经口通过咽部到达呼吸道进行分泌物和痰液抽吸。吸痰时会造成短暂的缺氧,应注意心率、心律、血氧饱和度的变化。

(3)建立人工气道:对昏迷舌根后坠的患者,采用口咽通气管或鼻咽通气管支撑舌体,使其离开咽后壁,从而在短期内保持气道通畅。对需机械通气的患者,采用经鼻或经口气管内插管。经鼻气管插管易于固定,清醒患者易于耐受,用于需气管内插管时间较长者;经口气管插管操作简便,常用于紧急情况,但不易固定,易引起牙齿脱落与口腔黏膜破损。对需长期机械通气者,应行气管造口。气管造口包括气管切开术与经皮扩张气管导管留置术,均需严格无菌操作。

2.氧疗

缺氧是引起呼吸衰竭的直接原因,氧疗是急性呼吸衰竭的重要治疗措施。氧疗要根据缺氧原因和程度调整氧流量与氧浓度,严格掌握适应证,防止不良反应发生。Ⅰ型呼吸衰竭,原则上是按需给氧,根据血气分析结果及时调整氧浓度,一般为50%～60%。Ⅱ型呼吸衰竭,应采用控制性氧疗,持续性低流量吸氧。一般氧流量为1～3 L/min,浓度为25%～30%。氧疗途径采用鼻塞法、面罩法等,对危重患者常规氧疗无效时,及早考虑机械通气给氧。

3.机械通气

机械通气是治疗急性呼吸衰竭重要而有效的措施。但因引起急性呼吸衰竭的病因各异,所造成的病理生理改变不同,故应根据具体病情特点来选择不同的通气模式。机械通气护理:保持呼吸机正常运行;保持各连接口紧密;了解通气量是否合适;及时解除报警原因;积极防治机械通气并发症;防止感染与交叉感染。

4.病因治疗

原发病治疗至关重要。有些病例在去除病因后可逆转呼吸衰竭,如急性上呼吸道阻塞时,治疗关键是建立人工气道;严重肺部感染或全身感染所致者,应尽早给予有效抗生素治疗;心源性肺水肿所致者,可给予硝酸甘油、利尿药或正性肌力药治疗;气胸或大量胸腔积液所致者,应行胸膜腔穿刺或置导管引流。

(二)用药观察

1.呼吸兴奋剂

(1)尼可刹米:用于各种原因引起的中枢性呼吸抑制,特别是肺性脑病时常用。能兴奋脑干呼吸中枢或刺激颈动脉体的化学感受器,反射性兴奋呼吸中枢,提高呼吸中枢对二氧化碳的敏感性。静脉注射给药,每次0.375 g,必要时每1～2 h重复1次,也可用1.875～3.75 g静脉微量注射泵维持。

(2)纳洛酮:主要用于解除外源性阿片(吗啡和美沙酮等)对中枢神经系统的抑制,对麻醉、镇静催眠药过量和酒精中毒也有效。能与脑干特异性阿片受体竞争性结合,阻断内源性和外源性阿片的呼吸抑制作用。推荐剂量为0.4～0.8 mg,静脉注射,作用维持时间短。对长效呼吸抑制药如美沙酮过量者,首次静脉注射后,继续以0.4～2.0 mg/h速度静脉滴注,持续12～24 h。

应用呼吸兴奋剂时注意:①保持气道通畅。②有心功能不全或ARDS时不宜使用。③观察不良反应,如尼可刹米可致心动过速、血压升高、肌肉震颤或僵直、咳嗽、呕吐、出汗等症状。

2.糖皮质激素

严重支气管哮喘患者对支气管扩张药无效时,给予糖皮质激素治疗。氢化可的松 2 mg/kg,静脉注射,继而 0.5 mg/(kg·h),静脉滴注;或甲泼尼龙 40～125 mg 静脉注射,每 6 h 1 次。吸入性糖皮质激素对严重支气管哮喘无效。ARDS 患者发病后 7～10 d 应用糖皮质激素可减少肺纤维化。

应用糖皮质激素时注意:①用糖皮质激素期间应经常检测血糖,以便及时发现类固醇性糖尿病。②防止各种感染的发生,特别是防止多重感染的发生。③为减少对胃肠道的刺激,加用胃黏膜保护药物。

3.镇静药

预防呼吸衰竭患者的氧输送与氧消耗比例失常。

(1)丙泊酚:用于维持镇静,为短效静脉全身麻醉药,起效迅速,无明显蓄积,停药后苏醒快而完全。根据患者病情及所需镇静深度,可在静脉注射 0.2～0.7 mg/kg 负荷量后,以 0.3～4.0 mg/(kg·h)持续静脉微量注射泵输入,保持患者镇静,可使患者耐受机械通气。小儿禁用丙泊酚镇静。

(2)咪达唑仑:咪达唑仑为最新的苯二氮䓬类药物,起效和消除迅速。咪达唑仑 1～2 mg 静脉注射,根据病情需要也可持续静脉微量注射泵输入。

应用镇静药时注意:①必须建立人工气道和机械通气。②定时评估患者精神状态,防止镇静过深。③丙泊酚可致血压下降需动态观察血压变化。

4.肌肉松弛药

应用于人机对抗时,消除自主呼吸;减少心肺功能不全者的氧消耗。常选用非去极化性肌肉松弛药。常用药物有潘库溴铵、阿曲库铵和维库溴铵。应用肌肉松弛药时注意:①必须在机械通气下使用。②必须先镇静后肌松。

5.祛痰药

呼吸系统感染常产生黏稠痰液。祛痰药能降低气道分泌物的黏滞性,有利于气道分泌物的清除。常用药物为氨溴索,可静脉注射,也可雾化吸入。应用祛痰药时注意与胸部物理治疗相结合。

(三)病情观察

1.观察生命体征

(1)呼吸:观察呼吸节律、频率、幅度。正常人呼吸频率为 16～20 次/分钟,新生儿为 30～40 次/分钟,呼吸幅度均匀,节律规则。成人自主呼吸频率超过 20 次/分钟,提示呼吸功能不全。超过 30 次/分钟,常需要机械辅助通气。呼吸节律改变提示脑干呼吸中枢病变或脑水肿。听诊两肺呼吸音是否对称,听诊顺序:肺尖—前胸—侧胸—背部,左右对比,有无痰鸣音、哮鸣音、湿啰音,是否伴咳嗽、咳痰,注意患者对治疗的反应。

(2)心率:观察心率、心律变化。缺氧早期心脏发生代偿作用,导致心率增快。严重缺氧可出现各种类型的心律失常如窦性心动过缓、期前收缩、心室颤动等。如进一步加重,可发展为周围循环衰竭甚至心搏停止。气道吸引时可引起短暂缺氧会诱发各种心律失常,需及时发现和纠正。

(3)体温:建立人工气道及应用机械通气期间,患者鼻、咽、喉自然防御屏障功能丧失、咳嗽咳痰能力减弱或丧失、气道吸引及全身抵抗力下降等增加感染机会,体温波动较大。观察体温变化,有助于判断感染控制情况。当体温升高超过 38.5 ℃时,积极做好降温处理,遵医嘱留取细菌培养标本。

（4）意识：意识反映脑血流灌注和脑组织氧供情况。氧供正常时，患者意识清楚，定向力、计算力良好，能配合治疗。轻度缺氧时，患者兴奋、焦虑和烦躁不安。严重缺氧时出现意识模糊、嗜睡甚至昏迷。当患者出现意识异常时，注意安全防护，适当约束肢体，防止坠床与意外拔管。

2.血氧饱和度

原理：通过红外光传感器来测量毛细血管内氧合血红蛋白的含量。通过氧饱和度估计氧分压，氧饱和度小于 95%，氧分压小于 10.7 kPa（80 mmHg），显示轻度缺氧；氧饱和度小于 90%，氧分压小于 8.0 kPa（60 mmHg），显示中度缺氧；氧饱和度小于 75%，氧分压小于 5.3 kPa（40 mmHg），显示重度缺氧。影响脉搏血氧饱和度测定结果的有末梢循环不良如低血压、血管收缩药、低温、动脉压迫等；指甲条件如灰指甲、涂抹指甲油等。对水肿或末梢循环较差的患者，应经常检查、更换检测部位。注意氧饱和度高低不能真正反映组织供氧情况，只能作为参考。

3.血气指标

动态测定血气指标有助于判断血液氧合及酸碱平衡状态，可作为诊断呼吸衰竭、指导机械通气参数调节、纠正酸碱失衡的重要依据。PaO_2 反映机体氧合情况，对诊断缺氧和判断缺氧程度有重要价值。$PaCO_2$ 是判断肺通气功能的重要参数。机械通气开始前及治疗后 30 min 常规测定血气指标，以了解治疗效果。根据血气数据调整呼吸机参数。

（崔衍明）

第六节　急性肺栓塞

一、定义

急性肺栓塞是指内源性或外源性栓子堵塞肺动脉或其分支引起肺循环障碍的病理综合征。如发生肺出血或坏死则称为肺梗死。急性肺栓塞是世界上误诊率和死亡率较高的疾病之一，对人类的健康造成了严重的威胁。

二、临床表现

(一)症状

临床症状多种多样，但缺乏特异性。常见症状有：①不明原因的呼吸困难及气促，尤以活动后明显，为肺栓塞最多见的症状。②胸痛，包括胸膜炎性胸痛或心绞痛样胸痛。③晕厥，可为肺栓塞的唯一或首发症状。④烦躁不安、惊恐甚至濒死感。⑤咯血，常为小量咯血，大咯血少见。⑥咳嗽、心悸等。各病例可出现以上症状的不同组合。临床上有时出现所谓"三联征"，即同时出现呼吸困难、胸痛及咯血，但仅见于约 20% 的患者。

(二)体征

1.呼吸系统

呼吸急促最常见，发绀，肺部有时可闻及哮鸣音和/或细湿啰音，肺野偶可闻及血管杂音，合并肺不张或胸腔积液时出现相应的体征。

2.循环系统

心动过速;血压变化,严重者可出现血压下降,甚至休克;颈静脉充盈或异常搏动;肺动脉瓣区第二心音亢进或分裂,三尖瓣区收缩期杂音。

3.其他

可伴发热,多为低热,少数患者体温达 38 ℃以上。

三、病因及发病机制

(一)病因

临床上常见的栓子包括深静脉血栓、感染性病灶、右心房或右心室附壁血栓、空气栓、羊水栓等。引起肺栓塞的基础疾病及诱因有深静脉血栓形成、创伤、肿瘤、制动、妊娠和分娩、口服避孕药、肥胖等。

(二)发病机制

急性肺栓塞所致病理生理改变及其严重程度受多种因素影响,包括栓子的大小和数量、多次栓塞的时间间隔、是否同时存在其他心肺疾病、个体反应的差异及血栓溶解的快慢等。其病理生理改变主要包括血流动力学改变、右心功能不全、心室间相互作用及呼吸生理变化等。轻者可无任何异常改变,重者肺循环阻力突然升高,肺动脉压突然升高,心排血量急骤下降,患者出现休克,甚至死亡。

四、辅助检查

(一)动脉血气分析

动脉血气分析显示低氧血症、低碳酸血症,肺泡-动脉血氧分压差增大。

(二)实验室检查

急性肺栓塞时,血浆 D-二聚体升高,但多种病因可导致其升高,故在临床中对肺栓塞有较大的排除价值,若其含量低于 500 μg/L,则可基本排除肺栓塞。

(三)影像学检查

肺动脉造影为过去诊断急性肺栓塞的"金标准",但属于有创检查。近年来,CT、MRI 的发展使急性肺栓塞的诊断率明显提高。

(四)心电图检查

心电图缺乏特异性表现,但若发现心电图动态性变化多较单一固定性异常,对肺栓塞有更大的临床意义。

(五)深静脉血栓的检查

静脉超声检查和静脉造影可辅助诊断深静脉血栓,后者是深静脉血栓诊断的"金标准"。

五、诊断要点

肺栓塞的临床表现多样,有时隐匿,缺乏特异性,确诊需特殊检查。检出肺栓塞的关键是提高诊断意识,对有疑似表现、特别是高危人群中出现疑似表现者,应及时安排相应检查。诊断程序一般包括疑诊、确诊、求因 3 个步骤。

(一)疑诊

如患者出现上述临床症状、体征,特别是存在前述危险因素的病例出现不明原因的呼吸困难、胸痛、晕厥、休克,或伴有单侧或双侧不对称性下肢肿胀、疼痛等,应进行如下检查:动脉血气分析、心电图、X线胸片、超声心动图和血浆 D-二聚体检查。

(二)确诊

在临床表现和初步检查提示肺栓塞的情况下,应安排肺栓塞的确诊检查:放射性核素肺通气/灌注扫描、螺旋 CT 和电子束 CT、磁共振成像和肺动脉造影。

(三)求因

对怀疑肺栓塞的病例,无论其是否有深静脉血栓性成症状,均应进行体检,并行静脉超声、放射性核素或 X 线静脉造影、CT 静脉造影、MRI 静脉造影、肢体阻抗容积图等检查,以帮助明确是否存在深静脉血栓性成及栓子的来源。

六、治疗要点

(一)一般处理

对患者进行严密监护,监测呼吸、心率、血压、静脉压、心电图及动脉血气的变化;卧床休息,保持大便通畅,避免用力,以防血栓脱落;可适当使用镇静、止痛、镇咳等相应的对症治疗。

(二)呼吸循环支持治疗

纠正低氧血症。出现心功能不全但血压正常者,可使用多巴酚丁胺和多巴胺;若出现血压下降,可增大剂量或使用其他血管加压药物,如去甲肾上腺素等。

(三)抗凝治疗

可防止血栓的发展和再发。主要抗凝剂有肝素、华法林。

(四)溶栓治疗

可迅速溶解血栓、恢复肺组织的血液灌注,降低肺动脉压、改善右心室功能。常用的溶栓药物有尿激酶、链激酶和阿替普酶。

七、护理问题

(一)气体交换受损

其与肺通气、换气功能障碍有关。

(二)疼痛

其与肺栓塞有关。

(三)低效型呼吸形态

其与肺的顺应性降低、气道阻力增加不能维持自主呼吸有关。

(四)焦虑/恐惧

其与担心疾病预后有关。

(五)睡眠形态紊乱

其与呼吸困难、咳嗽、咯血等有关。

(六)活动无耐力

其与日常活动供氧不足、疲乏有关。

(七)体液不足

其与痰液排出、出汗增加、摄入减少有关。

(八)营养失调

低于机体需要量与食欲下降、摄入不足、消耗增加有关。

(九)有皮肤完整性受损的危险

其与长期卧床有关。

八、护理措施

(一)病情观察

评估患者的呼吸频率、节律和深度,呼吸困难程度,呼吸音的变化,患者意识状态、瞳孔、皮肤温度及颜色,询问患者胸闷、憋气、胸部疼痛等症状有无改善。严密监测患者的呼吸、血压、心率、血氧饱和度、心律失常的变化情况,如有异常,及时通知医师。昏迷患者应评估瞳孔、肌张力、腱反射及病理反射。观察痰液的量、颜色及性状,及时了解尿常规、血电解质检查结果。准确记录24 h出入量。

(二)抢救配合

急性肺栓塞属临床急症,抢救不及时可危及患者生命。应加强患者病情的观察和血流动力学的监测,严密观察心率、心律、血氧饱和度、血压、呼吸的变化,备好抢救物品和药品,如发现患者出现剧烈胸痛、呼吸困难、咯血、面色苍白、血压下降等,立即通知医师并协助抢救。

(三)一般护理

1.环境

提供安静、舒适、整洁的休息环境,限制探视,减少交叉感染。保持室温在20 ℃～22 ℃和相对湿度60%～70%;没有层流装置的病室,应注意经常通风换气,每天通风3次。装有层流装置的病室,应保持层流装置的有效。

2.体位

急性肺栓塞患者应绝对卧床休息、肢体制动。若肺栓塞的位置已经确定,应取健侧卧位。床上活动时应避免突然坐起、转身及改变体位,禁止搬动患者,防止栓子的脱落。下肢静脉血栓者应抬高患肢,并高于肺平面20～30 cm,密切观察患肢的皮肤有无发绀、肿胀、发冷、麻木等感觉障碍,发现异常及时通知医师给予处理,严禁挤压、热敷、按摩患肢,防止血栓脱落。

3.饮食护理

指导患者进食富含维生素、高蛋白、粗纤维、易消化的饮食,多饮水,保持大便通畅,避免便秘、咳嗽等,以免增加腹腔压力,影响下肢静脉血液回流。做好口腔护理,以增进食欲。

4.吸氧

及早给予氧气吸入,遵医嘱合理氧疗。采用鼻导管或鼻塞给氧,必要时面罩吸氧。氧流量控制在4～6 L/min。注意及时根据血氧饱和度指数或血气分析结果来调整氧流量。必要时行机械通气。

5.疼痛护理

教会患者自我放松的技巧,如缓慢深呼吸、全身肌肉放松、听音乐、看书报等,以分散注意力,减轻疼痛。剧烈疼痛时,遵医嘱给予药物止痛,如吗啡、哌替啶、可待因等,及时评价止痛效果并观察可能出现的不良反应。

6.心理护理

胸闷、胸痛、呼吸困难,易给患者带来紧张、恐惧的情绪,甚至造成濒死感。尽量帮助患者适应环境,向患者讲解治疗的目的、要求、方法,减少其焦虑和恐惧心理。采取心理暗示和现身说教,帮助患者树立信心,使其积极配合治疗。情绪过于激动可诱发栓子脱落,应指导患者保持情绪稳定。启动家庭支持系统,帮助患者树立治疗的信心。

(四)溶栓及抗凝的护理

(1)使用抗凝剂时,应严格掌握药物的剂量、用法及速度,认真核对,严密观察用药后的反应,发现异常及时通知医师,调整剂量。

(2)进行溶栓、抗凝治疗期间,最主要的并发症是出血,因此应严密观察患者有无出血倾向。注意观察患者皮肤、黏膜、牙龈及穿刺部位有无出血,有无咯血、呕血、便血等现象。观察患者的意识状态、神志的变化,发现患者出现头痛、呕吐症状,要及时报告医师并给予处理,谨防颅内出血的发生。溶栓治疗期间应准备好各种抢救物品。

(3)用药期间应监测凝血时间及凝血酶原时间,避免各种侵入性的操作。指导患者预防出血的方法,如选用质软的牙刷,防止碰伤、抓伤,勿挖鼻、用力咳嗽、排便等。

(崔衍明)

第七节　急性呼吸窘迫综合征

急性呼吸窘迫综合征(acute respiratory distress syndrome,ARDS)是指严重感染、创伤、休克等非心源性疾病过程中,肺毛细血管内皮细胞和肺泡上皮细胞损伤造成弥漫性肺间质及肺泡水肿,导致的急性低氧性呼吸功能不全或衰竭,属于急性肺损伤(acute lung injury,ALI)的严重阶段。以肺容积减少、肺顺应性降低、严重的通气/血流比例失调为病理生理特征。临床上表现为进行性低氧血症和呼吸窘迫,肺部影像学表现为非均一性的渗出性病变。本病起病急、进展快、死亡率高。

ALI 和 ARDS 是同一疾病过程中的两个不同阶段,ALI 代表早期和病情相对较轻的阶段,而 ARDS 代表后期病情较为严重的阶段。发生 ARDS 时患者必然经历过 ALI,但并非所有的ALI 都会发展为 ARDS。引起 ALI 和 ARDS 的原因和危险因素很多,根据肺部直接和间接损伤对危险因素进行分类,可分为肺内因素和肺外因素。肺内因素是指致病因素对肺的直接损伤,包括:①化学性因素,如吸入毒气和烟尘、胃内容物及氧中毒等。②物理性因素,如肺挫伤、放射性损伤等。③生物性因素,如重症肺炎。肺外因素是指致病因素通过神经体液因素间接引起肺损伤,包括严重休克、感染中毒症、严重非胸部创伤、大面积烧伤、大量输血、急性胰腺炎、药物或麻醉品中毒等。ALI 和 ARDS 的发生机制非常复杂,目前尚不完全清楚。多数学者认为,ALI 和ARDS 是由多种炎性细胞、细胞因子和炎性介质共同参与引起的广泛肺毛细血管急性炎症性损伤过程。

一、临床特点

ARDS 的临床表现可以有很大差别,取决于潜在疾病和受累器官的数目和类型。

(一)症状、体征

(1)发病迅速:ARDS 多发病迅速,通常在发病因素攻击(如严重创伤、休克、败血症、误吸)后

12～48 h 发病,偶尔有长达 5 d 者。

(2)呼吸窘迫:是 ARDS 最常见的症状,主要表现为气急和呼吸频率增快,呼吸频率大多为 25～50 次/分钟。其严重程度与基础呼吸频率和肺损伤的严重程度有关。

(3)咳嗽、咳痰、烦躁和神志变化:ARDS 可有不同程度的咳嗽、咳痰,可咳出典型的血水样痰,可出现烦躁、神志恍惚。

(4)发绀:是未经治疗 ARDS 的常见体征。

(5)ARDS 患者也常出现呼吸类型的改变,主要为呼吸浅快或潮气量的变化。病变越严重,这一改变越明显,甚至伴有吸气时鼻翼翕动及三凹征。在早期自主呼吸能力强时,常表现为深快呼吸,当呼吸肌疲劳后,则表现为浅快呼吸。

(6)早期可无异常体征,或仅有少许湿啰音;后期多有水泡音,亦可出现管状呼吸音。

(二)影像学表现

1.X 线胸片检查

早期病变以间质性为主,胸部 X 线片常无明显异常或仅见血管纹理增多,边缘模糊,双肺散在分布的小斑片状阴影。随着病情进展,上述的斑片状阴影进一步扩展,融合成大片状,或两肺均匀一致增加的毛玻璃样改变,伴有支气管充气征,心脏边缘不清或消失,称为"白肺"。

2.胸部 CT 检查

与 X 线胸片检查相比,胸部 CT 检查尤其是高分辨 CT 检查可更为清晰地显示出肺部病变分布、范围和形态,为早期诊断提供帮助。由于肺毛细血管膜通透性一致性增高,引起血管内液体渗出,两肺斑片状阴影呈现重力依赖性现象,还可出现变换体位后的重力依赖性变化。在 CT 中上表现为病变分布不均匀。①非重力依赖区(仰卧时主要在前胸部)正常或接近正常。②前部和中间区域呈毛玻璃样阴影。③重力依赖区呈现实变影。这些均提示肺实质的实变出现在受重力影响最明显的区域。无肺泡毛细血管膜损伤时,两肺斑片状阴影均匀分布,既不出现重力依赖现象,也无变换体位后的重力依赖性变化。这一特点有助于与感染性疾病鉴别。

(三)实验室检查

1.动脉血气分析

$PaO_2 < 8.0$ kPa(60 mmHg),有进行性下降趋势,在早期 $PaCO_2$ 多不升高,甚至可因过度通气而低于正常;早期多为单纯呼吸性碱中毒;随病情进展可合并代谢性酸中毒,晚期可出现呼吸性酸中毒。氧合指数较动脉氧分压更能反映吸氧时呼吸功能的障碍,而且与肺内分流量有良好的相关性,计算简便。氧合指数参照范围为 53.2～66.5 kPa(400～500 mmHg),在 ALI 时 ≤40.0 kPa(300 mmHg),ARDS 时≤26.7 kPa(200 mmHg)。

2.血流动力学监测

通过漂浮导管,可同时测定并计算肺动脉压、肺动脉楔压等,不仅对诊断、鉴别诊断有价值,而且对机械通气治疗亦为重要的监测指标。肺动脉楔压一般<1.6 kPa(12 mmHg),若 >2.4 kPa(18 mmHg),则支持左心衰竭的诊断。

3.肺功能检查

ARDS 发生后呼吸力学发生明显改变,包括肺顺应性降低和气道阻力增高,肺无效腔/潮气量是不断增加的,肺无效腔/潮气量增加是早期 ARDS 的一种特征。

二、诊断及鉴别诊断

1999 年,中华医学会呼吸病学分会制订的诊断标准如下。

（1）有 ALI 和/或 ARDS 的高危因素。

（2）急性起病、呼吸频数和/或呼吸窘迫。

（3）低氧血症：ALI 时氧合指数≤40.0 kPa（300 mmHg）；ARDS 时氧合指数≤26.7 kPa（200 mmHg）。

（4）胸部 X 线检查显示两肺浸润阴影。

（5）肺动脉楔压≤2.4 kPa（18 mmHg）或临床上能除外心源性肺水肿。

符合以上 5 项条件者，可以诊断 ALI 或 ARDS。必须指出，ARDS 的诊断标准并不具有特异性，诊断时必须排除大片肺不张、自发性气胸、重症肺炎、急性肺栓塞和心源性肺水肿（表 10-1）。

表 10-1　ARDS 与心源性肺水肿的鉴别

类别	ARDS	心源性肺水肿
特点	高渗透性	高静水压
病史	创伤、感染等	心脏疾病
双肺浸润阴影	＋	＋
重力依赖性分布现象	＋	＋
发热	＋	可能
白细胞增多	＋	可能
胸腔积液	－	＋
吸纯氧后分流	较高	可较高
肺动脉楔压	正常	高
肺泡液体蛋白	高	低

三、急诊处理

ARDS 是呼吸系统的一个急症，必须在严密监护下进行合理治疗。治疗目标是改善肺的氧合功能、纠正缺氧、维护脏器功能和防治并发症。治疗措施如下。

（一）氧疗

应采取一切有效措施尽快提高 PaO_2，纠正缺氧。可给高浓度吸氧，使 PaO_2≥8.0 kPa（60 mmHg）或 SaO_2≥90%。轻症患者可使用面罩给氧，但多数患者需采用机械通气。

（二）去除病因

病因治疗在 ARDS 的防治中占有重要地位，主要是针对涉及的基础疾病。感染是 ALI 和 ARDS 常见原因，也是首位高危因素，而 ALI 和 ARDS 又易并发感染。如果 ARDS 的基础疾病是脓毒症，除了清除感染灶外，还应选择敏感抗生素，同时收集痰液或血液标本分离培养病原菌和进行药敏试验，指导下一步抗生素的选择。一旦建立人工气道并进行机械通气，即应给予广谱抗生素，以预防呼吸道感染。

（三）机械通气

机械通气是最重要的支持手段。如果没有机械通气，许多 ARDS 患者会因呼吸衰竭在数小时至数天内死亡。机械通气的指征目前尚无统一标准，多数学者认为一旦诊断为 ARDS，就应进行机械通气。在 ALI 阶段可试用无创正压通气，使用无创机械通气治疗时应严密监测患者的生命体征及治疗反应。神志不清、休克、气道自洁能力障碍的 ALI 和 ARDS 患者不宜应用无创机械通气。如无创机械通气治疗无效或病情继续加重,应尽快建立人工气道,行有创机械通气。

为了防止肺泡萎陷,保持肺泡开放,改善氧合功能,避免机械通气所致的肺损伤,目前常采用肺保护性通气策略,主要措施包括以下两方面。

1.呼气末正压

适当加用呼气末正压可使呼气末肺泡内压增大,肺泡保持开放状态,从而达到防止肺泡萎陷,减轻肺泡水肿,改善氧合功能和提高肺顺应性的目的。应用呼气末正压应首先保证有效循环血容量足够,以免因胸内正压增加而降低心排血量,而减少实际的组织氧运输;呼气末正压先从低水平 0.3~0.5 kPa(3~5 cmH$_2$O)开始,逐渐增加,直到 PaO$_2$>8.0 kPa(60 mmHg)、SaO$_2$>90%时的呼气末正压水平,一般呼气末正压水平为 0.49~1.76 kPa(5~18 cmH$_2$O)。

2.小潮气量通气和允许性高碳酸血症

ARDS 患者采用小潮气量(6~8 mL/kg)通气,使吸气平台压控制在 4.0~34.3 kPa(30~35 cmH$_2$O)以下,可有效防止因肺泡过度充气而引起的肺损伤。为保证小潮气量通气的进行,可允许一定程度的 CO$_2$ 潴留[PaCO$_2$ 一般不宜高于 13.3 kPa(100 mmHg)]和呼吸性酸中毒(pH7.25~7.30)。

(四)控制液体入量

在维持血压稳定的前提下,适当限制液体入量,配合利尿药,使出入量保持轻度负平衡(每天 500 mL 左右),使肺脏处于相对"干燥"状态,有利于肺水肿的消除。液体管理的目标是在最低(0.7~1.1 kPa 或 5~8 mmHg)的肺动脉楔压下维持足够的心排血量及氧运输量。在早期可给予高渗晶体液,一般不推荐使用胶体液。存在低蛋白血症的 ARDS 患者,可通过补充清蛋白等胶体溶液和应用利尿药,有助于实现液体负平衡,并改善氧合。若限液后血压偏低,可使用多巴胺和多巴酚丁胺等血管活性药物。

(五)加强营养支持

营养支持的目的在于不但纠正现有的患者的营养不良,还应预防患者营养不良的恶化。营养支持可经胃肠道或胃肠外途径实施。如有可能应尽早经胃肠补充部分营养,不但可以减少补液量,而且可获得经胃肠营养的有益效果。

(六)加强护理、防治并发症

有条件时应在重症监护病房中动态监测患者的呼吸、心律、血压、尿量及动脉血气分析等,及时纠正酸碱失衡和电解质紊乱。注意预防呼吸机相关性肺炎的发生,尽量缩短病程和机械通气时间,加强物理治疗,包括体位、翻身、拍背、排痰和气道湿化等。积极防治应激性溃疡和多器官功能障碍综合征。

(七)其他治疗

糖皮质激素、肺泡表面活性物质替代治疗、吸入一氧化氮在 ALI 和 ARDS 的治疗中可能有一定价值,但疗效尚不肯定。不推荐常规应用糖皮质激素预防和治疗 ARDS。糖皮质激素既不能预防 ARDS 的发生,对早期 ARDS 也没有治疗作用。ARDS 发病>14 d 应用糖皮质激素会明显增加死亡率。感染性休克并发 ARDS 的患者,如合并肾上腺皮质功能不全,可考虑应用替代剂量的糖皮质激素。肺表面活性物质有助于改善氧合,但是还不能将其作为 ARDS 的常规治疗手段。

四、急救护理

在救治 ARDS 过程中,精心护理是抢救成功的重要环节。护士应做到及早发现病情,迅速协助医师采取有力的抢救措施。密切观察患者生命体征,做好各项记录,准确完成各种治疗,备齐抢救器械和药品,防止机械通气和气管切开的并发症。

(一)护理目标

(1)及早发现 ARDS 的迹象,及早有效地协助抢救。维持生命体征稳定,挽救患者生命。

(2)做好人工气道的管理,维持患者最佳气体交换,改善低氧血症,减少机械通气并发症。

(3)采取俯卧位通气护理,缓解肺部压迫,改善心脏的灌注。

(4)积极预防感染等各种并发症,提高救治成功率。

(5)加强基础护理,增加患者舒适感。

(6)减轻患者心理不适,使其合作、平静。

(二)护理措施

(1)及早发现病情变化,ARDS 通常在疾病或严重损伤的最初 24～48 h 后发生。首先出现呼吸困难,通常呼吸浅快。吸气时可存在肋间隙和胸骨上窝凹陷。皮肤可出现发绀和斑纹,吸氧不能使之改善。

护士发现上述情况要高度警惕,及时报告医师,进行动脉血气和胸部 X 线等相关检查。一旦诊断考虑 ARDS,立即积极治疗。若没有机械通气的相应措施,应尽早转至有条件的医院。患者转运过程中应有专职医师和护士陪同,并准备必要的抢救设备,氧气必不可少。若有指征行机械通气治疗,可以先行气管插管后转运。

(2)迅速连接监测仪,密切监护心率、心律、血压等生命体征,尤其是呼吸的频率、节律、深度及血氧饱和度等。观察患者意识、发绀情况、末梢温度等。注意有无呕血、黑便等消化道出血的表现。

(3)氧疗和机械通气的护理:治疗 ARDS 最紧迫问题在于纠正顽固性低氧、改善呼吸困难,为治疗基础疾病赢得时间。需要对患者实施氧疗甚至机械通气。

严密监测患者呼吸情况及缺氧症状。若单纯面罩吸氧不能维持满意的血氧饱和度,应予以辅助通气。首先可尝试采用经面罩持续气道正压吸氧等无创通气,但大多需要机械通气吸入氧气。遵医嘱给予高浓度氧气吸入或使用呼气末正压通气(positive end expiratory pressure,PEEP)并根据动脉血气分析值的变化调节氧浓度。

使用 PEEP 时应严密观察,防止患者出现气压伤。PEEP 是在呼气终末时给予气道以一恒定正压使之不能回复到大气压的水平。可以增加肺泡内压和功能残气量改善氧合,防止呼气使肺泡萎陷,增加气体分布和交换,减少肺内分流,从而提高 PaO_2。由于 PEEP 使胸腔内压升高,静脉回流受阻,致心搏减少、血压下降,严重者可引起循环衰竭,另外正压过高,肺泡过度膨胀、破裂有导致气胸的危险。所以在监护过程中,注意 PEEP 观察有无心率增快、突然胸痛、呼吸困难加重等相关症状,发现异常立即调节 PEEP 压力并报告医师处理。

帮助患者采取有利于呼吸的体位,如端坐位或高枕卧位。

人工气道的管理有以下几方面。①妥善固定气管插管,观察气道是否通畅,定时对比听诊双肺呼吸音。经口插管者要固定好牙垫,防止阻塞气道。每班检查并记录导管刻度,观察有无脱出或误入一侧主支气管。套管固定松紧适宜,以能放入一指为准。②气囊充气适量。充气过少易产生漏气,充气过多可压迫气管黏膜导致气管食管瘘,可以采用最小漏气技术,用来减少并发症发生。方法:用 10 mL 注射器将气体缓慢注入,直至在喉及气管部位听不到漏气声,每次向外抽出气体 0.25～0.5 mL,至吸气压力到达峰值时出现少量漏气为止,再注入 0.25～0.5 mL 气体,此时气囊容积为最小封闭容积,气囊压力为最小封闭压力,记录注气量。观察呼吸机上气道峰压是否下降及患者能否发音说话,长期机械通气患者要观察气囊有无破损、漏气现象。③保持气道通畅。严格无菌操作,按需适时吸痰。过多反复抽吸会刺激黏膜,使分泌物增加。先吸气道再吸口、鼻腔,吸痰前给予充分气道湿化、翻身叩背、吸纯氧 3 min,吸痰管最大外径不超过气管导管内径的 1/2,迅速插吸痰管至气管插管,感到阻力后撤回吸痰管 1~2 cm,打开负压边后退边旋转吸痰管,吸痰时间不应超过 15 s。吸痰后密切观察痰液的颜色、性状、量及患者心率、心律、血压和血氧饱和度的变化,一旦出现心律失常和呼吸窘迫,立即停止吸痰,给予吸氧。④用加温湿化器对吸入气体进行湿化,根据病情需要加入盐酸氨溴索、异丙托溴铵等,每天 3 次雾化吸入。湿化满意标准为痰液稀薄、无泡沫、不附壁能顺利吸出。

呼吸机使用过程中注意电源插头要牢固,不要与其他仪器共用一个插座;机器外部要保持清洁,上端不可放置液体;开机使用期间定时倒掉管道及集水瓶内的积水,集水瓶安装要牢固;定时检查管道是否漏气、有无打折、压缩机工作是否正常。

(4)维持有效循环,维持出入液量轻度负平衡。循环支持治疗的目的是恢复和提供充分的全身灌注,保证组织的灌流和氧供,促进受损组织的恢复。在能保持酸碱平衡和肾功能前提下达到最低水平的血管内容量。①护士应迅速帮助完成该治疗目标。选择大血管,建立 2 个以上的静脉通道,正确补液,改善循环血容量不足。②严格记录出入量、每小时尿量。出入量管理的目标是在保证血容量、血压稳定前提下,24 h 出量大于入量 500~1 000 mL,利于肺内水肿液的消退。充分补充血容量后,护士遵医嘱给予利尿药,消除肺水肿。观察患者对治疗的反应。

(5)俯卧位通气护理:由仰卧位改变为俯卧位,可使 75%ARDS 患者的氧合改善。可能与血流重新分布,改善背侧肺泡的通气,使部分萎陷肺泡再膨胀达到"开放肺"的效果有关。随着通气/血流比例的改善进而改善了氧合。但存在血流动力学不稳定、颅内压增高、脊柱外伤、急性出血、骨科手术、近期腹部手术、妊娠等禁忌实施俯卧位。①患者发病经 24~36 h 取俯卧位,翻身前给予纯氧吸入 3 min。预留足够的管路长度,注意防止气管插管过度牵拉致脱出。②为减少特殊体位给患者带来的不适,用软枕垫高头部 15°~30°,嘱患者双手放在枕上,并在髋、膝、踝部放软枕,每 1~2 h 更换 1 次软枕的位置,每 4 h 更换 1 次体位,同时考虑患者的耐受程度。③注意血压变化,因俯卧位时支撑物放置不当,可使腹压增加,下腔静脉回流受阻而引起低血压,必要时在翻身前提高吸氧浓度。④注意安全、防坠床。

(6)预防感染的护理:①注意严格无菌操作,每天更换气管插管切口敷料,保持局部清洁干燥,预防或消除继发感染。②加强口腔及皮肤护理,以防护理不当而加重呼吸道感染及发生压疮。③密切观察体温变化,注意呼吸道分泌物的情况。

(7)心理护理,减轻恐惧,增加心理舒适度:①评估患者的焦虑程度,指导患者学会自我调整心理状态,调控不良情绪。主动向患者介绍环境,解释治疗原则,解释机械通气、监测及呼吸机的报警系统,尽量消除患者的紧张感。②耐心向患者解释病情,对患者提出的问题要给予明确、有效和积极的信息,消除心理紧张和顾虑。③护理患者时保持冷静和耐心,表现出自信和镇静。④如果患者由于呼吸困难或人工通气不能讲话,可提供纸笔或以手势与患者交流。⑤加强巡视,了解患者的需要,帮助患者解决问题。⑥帮助并指导患者及家属应用松弛疗法、按摩等。

(8)营养护理:ARDS 患者处于高代谢状态,应及时补充热量和高蛋白、高脂肪营养物质。能量的摄取既应满足代谢的需要,又应避免糖类的摄取过多,蛋白摄取量一般为每天 1.2~1.5 g/kg。

尽早采用肠内营养,协助患者取半卧位,充盈气囊,证实胃管在胃内后,用加温器和输液泵匀速泵入营养液。若有肠鸣音消失或胃潴留,暂停鼻饲,给予胃肠减压。一般留置5～7 d拔除,更换到对侧鼻孔,以减少鼻窦炎的发生。

(三)健康指导

在疾病的不同阶段,根据患者的文化程度做好有关知识的宣传和教育,让患者了解病情的变化过程。

(1)提供舒适安静的环境以利于患者休息,指导患者正确卧位休息,讲解由仰卧位改变为俯卧位的意义,尽可能减少特殊体位给患者带来的不适。

(2)向患者解释咳嗽、咳痰的重要性,指导患者掌握有效咳痰的方法,鼓励并协助患者咳嗽、排痰。

(3)指导患者自己观察病情变化,如有不适,及时通知医护人员。

(4)嘱患者严格按医嘱用药,按时服药,不要随意增减药物剂量及种类。服药过程中,需密切观察患者用药后反应,以指导用药剂量。

(5)出院指导指导患者出院后仍以休息为主,活动量要循序渐进,注意劳逸结合。此外,患者病后生活方式的改变需要家人的积极配合和支持,应指导患者家属给患者创造一个良好的身心休养环境。出院后1个月内来院复查1～2次,出现情况随时来院复查。

(崔衍明)

第八节　急　性　中　毒

一、急性中毒的诊断

急性中毒的诊断主要根据中毒病史和临床表现及实验室检查。

(一)中毒病史

采集中毒病史是诊断的首要环节。生产性中毒者重点询问工种、操作过程、接触的毒物种类和数量、接触途径、同伴发病情况。非生产性中毒者,了解患者的精神状态、本人或家人经常服用的药物,收集患者可能盛放毒物的容器、纸袋和剩余毒物。仔细询问发病过程、症状、治疗药物与剂量及治疗反应等。

(二)临床表现

急性中毒常有其特征性临床表现,现将具有这些特征的常见毒物举例如下。

1.呼气、呕吐物和体表的气味

(1)蒜臭味:有机磷农药,磷。

(2)酒味:乙醇及其他醇类化合物。

(3)苦杏仁味:氰化物及含氰苷果仁。

(4)尿味:氨水,硝酸铵。

(5)其他有特殊气味的毒物:汽油,煤油,苯,硝基苯。

2.皮肤黏膜

(1)樱桃红:氰化物,一氧化碳。

(2)潮红:乙醇,抗胆碱药(含曼陀罗类)。

(3)发绀:亚硝酸盐,苯的氨基与硝基化合物。

(4)多汗:有机磷毒物,毒蘑菇,解热镇痛药。

(5)无汗:抗胆碱药。

(6)牙痕:毒蛇和毒虫咬蜇中毒。

3.眼

(1)瞳孔缩小:有机磷毒物,阿片类。

(2)瞳孔扩大:抗胆碱药,苯丙胺类,可卡因。

(3)视力障碍:有机磷毒物,甲醇,肉毒毒素。

4.口腔

(1)流涎:有机磷毒物,毒蘑菇。

(2)口干:抗胆碱药,苯丙胺类。

5.神经系统

(1)嗜睡、昏迷:镇静催眠药,抗组胺类,抗抑郁药,醇类,阿片类,有机磷毒物,有机溶剂等。

(2)抽搐惊厥:毒鼠强,氟乙酰胺,有机磷毒物,氯化烃类,氰化物,肼类(如异烟肼),士的宁。

(3)肌肉颤动:有机磷毒物,毒扁豆碱。

(4)谵妄:抗胆碱药。

(5)瘫痪:肉毒毒素,可溶性钡盐。

6.消化系统

(1)呕吐:有机磷毒物,毒蘑菇。

(2)腹绞痛:有机磷毒物,毒蘑菇,巴豆,砷、汞化合物,腐蚀性毒物。

(3)腹泻:毒蘑菇,砷、汞化合物,巴豆,蓖麻子。

7.循环系统

(1)心动过速:抗胆碱药,拟肾上腺素药,醇类。

(2)心动过缓:有机磷毒物,毒蘑菇,乌头,可溶性钡盐,洋地黄类,β受体阻滞剂,钙通道阻滞剂。

(3)血压升高:苯丙胺类,拟肾上腺素药。

(4)血压下降:亚硝酸盐类,各种降压药。

8.呼吸系统

(1)呼吸减慢:阿片类,镇静安眠药。

(2)哮喘:刺激性气体,有机磷毒物。

(3)肺水肿:刺激性气体,有机磷农药。

急性中毒常侵犯多种器官,不同的毒物中毒侵犯的器官亦异,各种急性中毒引起的不同系统中毒的表现和相关的中毒毒物及可能的中毒机制见表10-2。

表 10-2 急性中毒的临床表现、相关毒物和中毒机制

中毒表现	相关毒物和中毒机制
皮肤黏膜	
1.灼伤	直接腐蚀作用:强酸、强碱、甲醛、苯酚、甲酚皂溶液(来苏儿)
2.发绀	(1)肺水肿:有机磷杀虫剂、刺激性气体、安妥
	(2)高铁血红蛋白血症:亚硝酸盐、苯胺、硝基苯等
3.黄疸	(1)肝损害:四氯化碳、抗结核药、雄激素、毒蕈等
	(2)溶血性贫血:苯胺、硝基苯、有毒动植物(毒蛇、毒蕈)
眼睛	
1.瞳孔扩大	抗胆碱能作用:阿托品和莨菪碱类
2.瞳孔缩小	胆碱能作用:有机磷杀虫剂、氨基甲酸酯类杀虫剂
3.视神经损害	致代谢障碍:甲醇
呼吸系统	
1.呼吸气味	乙醇(酒味);氰化物(苦杏仁味);有机磷杀虫剂、黄磷、铊(蒜味);硫化氢(臭蛋味);氯化氢胆碱(鱼腥样臭味)
2.呼吸加快	酸中毒:水杨酸类、甲醇
3.呼吸减慢或无力	(1)窒息性毒物:一氧化碳、硫化氢、氰化物
	(2)中枢神经抑制:麻醉药、镇静安眠药、抗精神失常药
	(3)神经肌肉接头麻醉:箭毒、肉毒、蛇毒、河豚
4.呼吸困难	肺水肿:同发绀
循环系统	
1.心律失常	(1)强心苷:洋地黄、夹竹桃、蟾蜍
	(2)兴奋迷走神经:乌头、附子
	(3)兴奋交感神经拟肾上腺素药、三环类抑郁药
	(4)心肌损害:依米丁、砷剂、锑剂、磷化氢
2.心脏骤停	(1)毒物直接作用于心肌:洋地黄、奎尼丁、氨茶碱、依米丁
	(2)缺氧:窒息性毒物
	(3)低钾血症:可溶性钡盐、棉酚、排钾性利尿药
3.低血压、休克	(1)窒息性毒物
	(2)中枢神经抑制:麻醉药、镇静安眠药、抗精神失常药
	(3)降血压药
	(4)剧烈吐泻:三氧化二砷、二氧化汞、硫酸铜
	(5)有毒动物:毒蛇、毒蜘蛛、河豚
消化系统	
急性胃肠炎症状	(1)直接刺激:三氧化二砷等金属
	(2)胆碱能作用:有机磷杀虫剂、毒蕈等
泌尿系统	
急性肾衰竭	(1)肾小管中毒:升汞、四氯化碳、氨基糖苷类抗生素、噻嗪类利尿药、有毒动植物(毒蕈、鱼胆、斑蝥)
	(2)肾缺血:上述引起低血压、休克的毒物
	(3)肾小管堵塞:磺胺药的磺胺结晶、砷化氢引起的血红蛋白尿

中毒表现	相关毒物和中毒机制
血液系统	
1.溶血性贫血	红细胞破坏增多:苯胺、硝基苯、有毒的动植物(毒蛇、毒蕈)
2.再生障碍性贫血或白细胞减少	骨髓造血抑制:抗肿瘤药、放射病
3.出血	(1)血小板减少:见上述骨髓造血抑制 (2)血小板功能异常:阿司匹林 (3)凝血功能异常:肝素、香豆素类、敌鼠钠盐等
神经系统	
1.昏迷	(1)中枢神经抑制:麻醉药、镇静安眠药、抗精神失常药 (2)抑制呼吸中枢:有机溶剂 (3)缺氧:窒息样毒物、亚硝酸盐、有机磷杀虫剂等
2.惊厥	(1)窒息性毒物 (2)中枢神经兴奋剂、抗抑郁药 (3)其他:异烟肼、有机氯杀虫剂

(三)实验室检查

毒物的实验室过筛对确定诊断和判定毒物类型有帮助,急性口服中毒者,检验呕吐物和胃抽吸物或尿液,其阳性率大于血液,对中毒的靶器官可进行相应的功能和器械检查。对于慢性中毒,检查环境中及病尿和血液中的毒物,可帮助确诊或排除诊断。

1.毒物分析

从可疑物质、食物和水检查毒物,也可从中毒患者呕吐物、洗胃液、血、尿检查毒物或其分解产物。

2.特异性化验检查

如有机磷中毒血液胆碱酯酶活性减低,一氧化碳中毒血中可测出碳氧血红蛋白,亚硝酸盐中毒血中可检出高铁血红蛋白。

3.非特异性化验检查

根据病情进行检查:血常规、血气分析、血清电解质、血糖、肌酐、血尿素氮、肝功能、心电图、X线检查、CT检查等,从而了解各脏器的功能及并发症。

(四)急性中毒的诊断

若突然出现昏迷、惊厥、呼吸困难、发绀、呕吐等危重症状和体征,又有明确的毒物接触史,平素健康者,诊断急性中毒不难,解毒药试验治疗有效和相应毒物的实验室鉴定可帮助确诊,尤其是对毒物接触史不明确者更有意义,还要进行相应的鉴别诊断(图10-1)。

二、急性中毒的救治

急性中毒的救治原则是阻止毒物继续作用于人体和维持生命,包括清除未被吸收的毒物、促进已吸收进入血液毒物的排除、特异性抗毒治疗及对症支持疗法。

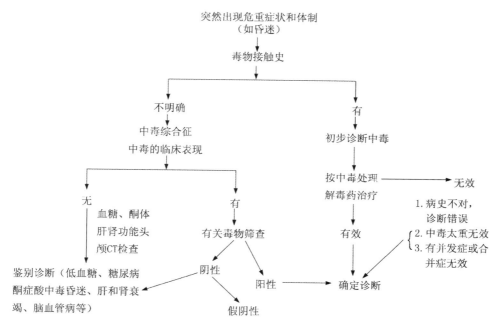

图 10-1 急性中毒的诊断思路

急救:危重患者先检查生命体征如呼吸、血压、心率和意识状态,立即采取有效急救措施,保证有效循环和呼吸功能。

(一)清除未被吸收的毒物

1.呼吸道染毒

脱离染毒环境,撤至上风或侧风方向,以 3% 硼酸、2% 碳酸氢钠拭洗鼻咽腔及含漱。

2.皮肤染毒

脱去染毒衣服,用棉花、卫生纸吸去肉眼可见的液态毒物,用镊子夹去毒物颗粒,对染毒的皮肤用 5% 碳酸氢钠液或肥皂水清洗。

3.眼睛染毒

毒物液滴或微粒溅入眼内或接触有毒气体时,用 3% 硼酸、2% 碳酸氢钠或大量清水冲洗。

4.经口中毒

(1)催吐:对神志清醒胃内尚存留有毒物者,立即催吐。常用催吐方法:用压舌板探触咽腭弓或咽后壁催吐,吐前可令其先喝适量温水或温盐水 200～300 mL,或口服 1/2 000 高锰酸钾 200～300 mL;口服吐根糖浆 15～20 mL,以少量水送服;皮下注射阿扑吗啡 3～5 mg(只用于成人)。腐蚀性毒物中毒、惊厥、昏迷、肺水肿,严重心血管疾病及肝病禁催吐,孕妇慎用。

(2)洗胃:经口中毒者,胃内毒物尚未完全排空,可用洗胃法清除毒物。一般是在摄入 4～6 h 间效果最好,饱腹、中毒量大或减慢胃排空的毒物,超过 6 h 仍要洗胃。腐蚀性毒物中毒禁洗胃,昏迷者要防止误吸。常用洗胃液为 1:5 000 高锰酸钾,2%～4% 碳酸氢钠,紧急情况下用一般清水。腐蚀性毒物中毒早期用蛋清或牛奶灌入后吸出 1～2 次。若已知毒物种类,可选用含相应成分的洗胃液(表 10-3),以利于解毒,特别是活性炭作为强有力的吸附剂,能有效地吸收毒物促进排泄,近年来受到重视。

表 10-3　已知毒物对洗胃液的选择

洗胃液的种类	适用的毒物	禁用(无效)的毒物
保护剂		
5%牛奶或蛋清	一般腐蚀性毒物、硫酸铜、氯酸盐、铬酸盐	
溶解剂		
液状石蜡	脂溶性毒物:汽油、煤油等	
吸附剂		无效的毒物:汞、铁、锂、溴化物、碳酸氢
10%活性炭悬液	大多数毒物,除外右侧无效的毒物	物、无机酸和碱、乙醇
氧化解毒剂	催眠药、镇静药、阿片类、烟碱、生物碱、氰化物、	
1:5 000 高锰酸钾	砷化物、无机磷、士的宁	禁用:硫代磷酸酯如对硫磷等
中和剂		
0.3%氧化镁	硫酸、阿司匹林、草酸	
10%面糊和淀粉	碘、碘化物	
沉淀剂	有机磷杀虫剂、氨基甲酸酯类、拟菊酯类、苯、铊、	禁用:敌百虫和强酸(硫酸、硝酸、盐酸、
2%碳酸氢钠	汞、硫、铬、硫酸亚铁、磷	碳酸)
保护剂		
1%~3%鞣酸	吗啡类、辛可芬、洋地黄、阿托品、草酸、乌头、黎芦、发芽马铃薯、毒蕈	
5%硫酸钠	氯化钡、碳酸钡	
5%氯化钙	氟化物	

洗胃宜用较粗的胃管,以防食物堵塞。洗胃时应先吸出胃内容物留做毒物鉴定,然后再灌入洗胃液,每次灌入 300～500 mL,反复灌洗,洗胃液总量根据情况而定,一般洗至无毒物气味或高锰酸钾溶液不变色为止,一般成人常需 2～5 L,个别可达 10 L;在拔出胃管时,应将胃管前部夹住,以免残留在管内的液体流入气管而引起吸入性肺炎和窒息。洗胃的禁忌证与催吐的相同,但昏迷患者可气管插管后洗胃,以防误吸。

(3)吸附:洗胃后从胃管灌入药用活性炭 50～100 g 的悬浮液 1～2 次。

(4)导泻:用以清除肠道内尚未吸收的毒物。灌入吸附剂后,再注入泻药如 50%硫酸镁 50 mL、20%甘露醇 50～100 mL。肾功能不全者和昏迷患者不宜使用硫酸镁,以免抑制中枢神经系统。一般不用油类泻药,以免促进脂溶性毒物吸收。近年来提出有效的导泻剂是山梨醇1～2 g/kg。

(5)洗肠:经导泻处理如无下泻,可用盐水、温水高位灌肠数次。灌肠适用于毒物已摄入 6 h 以上,而导泻尚未发生作用者,对抑制肠蠕动的毒物(如巴比妥类、阿托品类和阿片类等)和重金属所致中毒等尤其适用,而腐蚀剂中毒时禁用。一般用 1%温肥皂水 500～1 000 mL 做高位连续灌洗,若加入活性炭会促使毒物吸附后排出。

(二)排除已吸收进入血液的毒物

1.加强利尿

大量输液加利尿药,清除大部分分布于细胞外液、与蛋白质结合少的主要经肾由尿排除的毒物或代谢产物。利尿药与控制尿 pH 相结合可增加毒物的离子化,减少肾小管的再吸收,加速毒物排出。碱性利尿(5％碳酸氢钠静脉滴注使尿 pH 达到 7.5～9.0)对下列毒物排泄效果好:苯巴比妥、阿司匹林、磺胺。酸性利尿(维生素 C 静脉滴注使尿 pH 达到 4.5～6.0)对苯丙胺类、奎宁、奎尼丁有效。

加强利尿时应注意水、电解质、酸碱平衡,禁忌证为心、肾功能不全及低钾等。

2.血液置换

放出中毒者含有毒物的血液,输入健康供血者的血液作置换以排除已吸收的毒物。特别适用于溶血性毒物(如砷化氢)、形成高铁血红蛋白的毒物(如苯胺)及水杨酸类中毒。因大量输血易产生输血反应及其他并发症,目前此法已少用,但在无特效抗毒药及其他有效排除血中毒物方法的情况下,仍可采用。

3.血液透析

血液透析适用于相对分子质量在 350 以下、水溶性、不与蛋白质结合、在体内分布比较均匀的毒物中毒,毒物可经透析液排出体外。急性中毒血液透析的适应证:摄入大量可透析的毒物;血药浓度高已达致死量;临床症状重,一般治疗无效;有肝、肾功能损害;已发生严重并发症。

血液透析可清除的毒物有巴比妥类、副醛、水合氯醛、苯海拉明、苯妥英钠、苯丙胺类、乙醇、甲醇、异丙醇、乙二醇、柳酸盐、非那西丁、各种抗生素、卤素化合物、硫氰酸盐、氯酸钠(钾)、重铬酸钾、地高辛、甲氨蝶呤、奎宁等。

4.血液灌流

血液灌流适用于分子量大、非水溶性、与蛋白质结合的毒物,比血液透析效果好。适应证与血液透析同。

适用于血液灌流清除的药物有短效巴比妥类、甲硅酮、格鲁米特、地西泮类、甲丙氨酯、吩噻嗪类、阿米替林、去郁敏、丙咪嗪、地高辛、普鲁卡因胺、毒蕈毒素、有机氯农药、百草枯、有机磷农药等。

5.血浆置换

理论上对存在血浆中的任何毒物均可清除,但实际应用于与血浆蛋白结合牢固,不能以血液透析或血液灌流清除的毒物中毒。用血液分离机可以在短时间内连续从患者体内去除含有毒物的血浆,输入等量的置换液,方法简便安全。

(三)特效解毒治疗

急性中毒诊断明确后,应及时针对不同中毒毒物使用特效解毒剂治疗,常用特效解毒剂见表 10-4。

表 10-4　常用特效解毒剂

特效解毒剂	适应证
纳洛酮	阿片类麻醉性镇痛药中毒
氯解磷定、碘解磷定、双复磷	有机磷化合物中毒
盐酸戊乙奎醚、阿托品、东莨菪碱	有机磷化合物中毒
二巯丁二钠、二巯丙磺钠	砷、汞、锑等中毒
依地酸钙钠、喷替酸钙钠	铅、铜、镉、钴等中毒
普鲁士蓝(亚铁氰化铁)	铊中毒

续表

特效解毒剂	适应证
去铁胺	急性铁剂过量中毒
亚甲蓝(美蓝)	亚硝酸钠、苯胺等中毒
维生素 K_1	抗凝血类杀鼠剂中毒
氟马西尼	苯二氮䓬类药物中毒
维生素 B_6	肼类(含异烟肼)中毒
亚硝酸钠、亚硝酸异戊酯	氰化物中毒
硫代硫酸钠	氰化物中毒
乙醇	甲醇中毒
毒扁豆碱、催醒宁	莨菪类药物中毒
乙酰半胱氨酸(痰易净)	对乙酰氨基酚(扑热息痛)中毒
乙酰胺(解氟灵)	有机氟农药中毒
氧、高压氧	一氧化碳中毒
特异性地高辛抗体片段	地高辛类药物中毒
各种抗毒血清	肉毒、蛇毒、蜘蛛毒等中毒

特异的解毒药应用后会获得显著疗效,宜尽早使用。常用解毒药的种类、作用机制和用法详见表 10-5。

表 10-5　常用解毒药的种类、作用机制和用法

解毒药	拮抗毒物	作用机制	用法
依地酸钙钠	铅	形成螯合物	1 g/d 静脉滴注,3 d 为 1 个疗程,休息 3～4 d 可重复
二巯丙醇	砷、汞	同上	2～3 mg/kg 肌内注射,第 1～2 天每 4～6 h 1 次,第 3～10 d 每天 2 次
二巯丙磺钠	砷、汞、铜、锑	同上	5%溶液 5 mL/d 肌内注射,3 d 为 1 个疗程,休息 4 d 后可重复
二巯丁二钠	锑、铅、汞、砷、铜	同上	1～2 g/d 静脉注射或肌内注射,连用 3 d 为 1 个疗程,休息 4 d 可重复
去铁胺	铁	同上	肌内注射:开始 1 g,以后每 4 h 1 次,每次 0.5 g,注射 2 d 后,每 4～12 h 1 次,1 d 总量<6 g;静脉注射:剂量同肌内注射,速度保持 15 mg/(kg·h)
亚甲蓝(美蓝)	亚硝酸盐、苯胺、硝基苯	还原高铁血红蛋白	1～2 mg/kg 稀释后缓慢静脉注射,必要时 30～60 min 后重复 1 次
亚硝酸钠	氰化物	形成氰化高铁血红蛋白	3%溶液 10 mL 缓慢静脉注射(速度 2 mL/min)
硫代硫酸钠	氰化物	形成毒性低的硫氰酸盐	25%溶液 50 mL 缓慢静脉注射,紧接在亚硝酸钠后用
盐酸戊乙奎醚	有机磷杀虫剂	抗胆碱能作用	见有机磷中毒部分

续表

解毒药	拮抗毒物	作用机制	用法
阿托品	有机磷杀虫剂、氨基甲酸酯类	抗胆碱能作用	见有机磷中毒部分
氯解磷定	有机磷杀虫剂	复活胆碱酯酶	见有机磷中毒部分
纳洛酮	阿片类	拮抗阿片受体	肌内注射或静脉注射:每次 0.4~0.8 mg,根据病情重复
氟马西尼	苯二氮䓬类	拮抗苯二氮䓬受体	开始静脉注射 0.3 mg,60 s 内未达到要求可重复,连续总量达 20 mg

(四)对症支持疗法

急性中毒不论有无特效解毒药物,应及时给予一般内科对症支持治疗,如给氧、输液、维持电解质酸碱平衡、抗感染、抗休克等。

三、急性中毒的预防

除自杀或他杀性蓄意中毒较难预防外,一般中毒都可通过各种预防措施而收到良好的效果。

(一)加强防毒宣传

为防止中毒发生,应针对各种中毒的不同特点做好宣传教育,如冬天农村或部分城镇居民多用煤火炉取暖,应宣传如何预防一氧化碳中毒等。

(二)加强环境保护及药品和毒物管理

(1)加强环境保护措施,预防大气和水资源污染,改善生产环境条件,做到有毒车间的化学毒物不发生跑、冒、滴、漏,并进行卫生监督,以预防职业中毒和地方病的发生。

(2)加强药物的管理:医院和家庭用药一定要严格管理,特别是麻醉药品、精神病药品及其他毒物药品,以免误服(特别是小儿)或过量使用中毒。

(3)加强毒物管理:对所有毒物,不管是贮存、运输或使用等过程均应严格按规定管理,以确保安全。

(三)预防日常生活中毒

除常见的药物中毒外,主要是预防食用有毒或变质的动植物如各种毒蕈或河豚中毒等。

四、急性中毒的护理

(一)护理目标

(1)挽救患者生命。

(2)终止毒物的继续接触和吸收。

(3)减轻身体、心理痛苦。

(4)健康教育,避免再发生。

(二)护理措施

(1)接诊及护理:①护士要按事先分工有序地开始接诊和施救。首先判断意识、触摸大动脉搏动,对生命功能作出初步评估。如果判断为心脏、呼吸停止,呼叫医师并立即开始心肺复苏。除上述情况之外,测量血压、呼吸、体温,进一步评价。若发现有生命征不稳定,则首先开放和保护气道,建立静脉通道,维持血压,纠正心律失常,在生命征稳定后方能执行其他治疗措施。②接诊昏迷或意识状态改变的患者,一定要将中毒作为可能原因之一,向护送其入院的亲属、同事、医师等询问情况。常见的情况,如找不到原因的昏迷人、从火场救出的伤者、不明原因的代谢性酸中毒者,年轻人发生不明原因可能危及生命的心律失常、小儿发生无法解释的疲倦及意识不清、不明原因的急性多发性器官受损症状、群体出现类似的症状、体征等都应考虑到中毒的可能性。怀疑中毒存在时,注意询问毒物接触史、既往史、用药史、生活习惯、生活和工作环境、性格变化等。多数情况能确定中毒原因、背景、时间和初始症状。③护士应时刻保持敏锐的观察力和应变能力,如果预感到有突发特大公共卫生事件发生时,应迅速报告行政部和护理部,迅速启动紧急预案,启动以急诊科为中心的护理救治网络。对大规模患者快速分类,将患者分为重、中、轻、死亡 4 类并标识。在分类的同时,迅速简洁地分流患者。重症患者原则上在急诊科就地抢救;中度患者在进行一些必要的处理后转运至病房继续治疗;轻度患者在救治人员不足的情况下可暂缓处理或直接在门诊及病房观察。批量患者救治的应急状态工作要流程化,如准备床单位、准备抢救设施、输液等批量工作分别由 3 名(组)护士执行,可节约时间。建简易病历,固定在床尾,随做随记,便于医师、护士查阅,同时保证患者个人资料的完整性。

(2)清除毒物:①皮肤、黏膜和眼内污染毒物时或者呕吐物沾染患者皮肤时,护士要迅速去除患者衣物,用大量流水或生理盐水冲洗。②指导和帮助患者催吐。机械催吐法,先让患者 1 次饮入大杯清水(约 500 mL),再用手指或汤匙等餐具刺激咽后壁,引起呕吐,排出毒物,反复进行直到吐出物为清水为止,此过程护士予以协助,防止患者呛咳、虚脱或病情变化。催吐禁用于昏迷、惊厥、主动脉瘤、食管静脉曲张、近期发生过心肌梗死的患者及孕妇、服汽油煤油及腐蚀性毒物者。③胃肠排空后的患者才可给服活性炭吸附毒性物质,若经 4～6 h 大便中没有出现活性炭,可再给予半量。但观察到患者有肠胀气、肠阻塞为禁忌。服用泻剂时注意观察患者大便次数、量、性状。

(3)密切观察病情:持续监测心电、血压、呼吸等生命体征,注意瞳孔、意识的变化,通过疼痛刺激、呼唤姓名、对话等方法判断意识状态。发现任何异常变化,及时报告医师处理。

护士应该熟悉常见毒物中毒的特殊综合征。例如,有机磷中毒的特征性表现是呼吸大蒜味、流涎、多汗、肌颤、瞳孔缩小、肺水肿;急性酒精中毒表现为颜面潮红或苍白,呼气带酒味,情绪激动、兴奋多语,自控力丧失,有时粗鲁无礼。重度中毒表现为躁动不安、昏睡或昏迷、呼吸浅慢;甲醇中毒出现视力模糊,呼吸深大;洋地黄、奎宁类、毒蕈等中毒时心动过缓;巴比妥、地西泮类药物、严重一氧化碳中毒时肌力减弱;巴比妥、阿片类、氰化物中毒时呼吸骤停或屏气。各种刺激性毒物,如有机磷、强酸强碱经口服者或毒蕈、食物中毒时剧烈腹痛、腹泻伴恶心呕吐;有机磷、吗啡类、毒蕈、巴比妥类中毒瞳孔缩小;阿托品、乙醇、莨菪碱类、麻黄碱类瞳孔散大;亚硝酸盐类、氰化物、苯胺、麻醉药等皮肤黏膜发绀,而一氧化碳中毒呈樱桃红色;亚硝酸盐中毒时氧疗下仍显著发绀;蛇毒、阿司匹林、肝素等中毒时出血等。

(4)保持呼吸道通畅,有效给氧:对昏迷或意识障碍者立即使其平卧,头后仰、偏向一侧,及时清除口、鼻腔分泌物和呕吐物,防止误吸导致窒息,保持呼吸道畅通。观察患者面色、口唇、指(趾)甲有无发绀,监测血氧饱和度来判断缺氧情况和了解是否改善。在气道通畅的基础上,根据病情采取鼻导管、面罩等不同方法吸氧,重症患者行气管插管、气管切开术后机械通气给氧,做好相应的护理。

(5)在治疗和处置开始前留取血、尿、呕吐物、衣物等标本,注明标本收集时间,由医师、护士双签名封存,以备毒物鉴定时用和作为法律依据。

（6）迅速建立2～3条静脉通道，选肘正中等粗大静脉，大号留置针输液，固定良好，防止因患者烦躁脱落。根据患者血压、心率、中心静脉压、尿量等综合情况调整输液速度，根据治疗需要的急缓，合理安排用药顺序。

（7）留置导尿，观察尿量、颜色、性质，准确记录出入量。尿量是反应组织灌注和有效循环血流量的指标，是临床治疗的重要依据。

（8）意识不清、兴奋、躁动者做好安全防护，经常巡视、防止意外发生。使用床栏，必要时约束肢体，以防坠床。按时翻身，防止压疮。

（9）心理护理和健康指导：急性中毒中，自杀性中毒占首位，这类患者多有巨大的心理问题，诱因可能是负性生活事件、精神抑郁、对未来失去信心等，了解自杀原因和患者心理，是心理护理的关键。自杀性中毒者常有情绪性自我贬低，存在悔恨、羞耻情绪，心理脆弱，缺乏自我调节和控制能力，不愿交流也不愿亲友探视，有时不配合抢救，甚至再次自杀。护士要加强与患者及其家庭的沟通，鼓励患者找到倾诉对象，通过沟通减轻自杀者心理冲突所致的负性情绪，引导其正确地对待失败和各种心理压力，树立宽容、积极的人生观。要尊重自杀者的人格、感情、志向，不伤害其自尊，消除其自杀未遂的羞耻感，能理智地面对现实、接受治疗。对有强烈自杀倾向的患者，必须设专人陪护，密切观察，与其家人沟通配合，防范再发生类似事件，渡过危机期。

食入不洁食物、含过量亚硝酸盐食物、未煮熟的四季豆、误食毒蕈等食物中毒常群体发病，应就有关常识指导患者。农药中毒死亡率高，要宣传农药安全使用和保管方法，降低危害。对酗酒和滥用药物者劝诫，说明危害。

（崔衍明）

第十一章　手术室护理

第一节　安排手术与人员

手术室护士长应合理安排择期手术与急诊手术,并保证手术室护士的配置满足手术需要。同时手术室护士每天应对第二天行手术的患者进行术前访视。

一、手术预约与安排

(一)择期手术预约

1.手术预约

所有择期手术由手术科室医师提前向手术室预约,一般是在手术前一天上午,按规定时间通过电脑预约程序完成。择期手术预约的具体内容包括:①手术患者姓名、病区、床号、住院号、性别、年龄、术前诊断、拟定手术名称、手术切口类型;②手术者,包括主刀、第一助手、第二助手、第三助手、第四助手、参观人员;③麻醉方式、手术特殊体位和用品等。

2.手术房间安排

手术室护士长根据不同类型的手术,安排不同级别的手术间。安排原则为无菌手术与污染手术分室进行;若无条件时,应先进行无菌手术,后进行污染手术。安排手术时应注意以下事项:①护士长应在手术日前一天的规定时间内完成次日择期手术安排,并电脑确认提交后向全院公布信息,相关手术科室医师可由医院内网查询;②临时增加或更改择期手术顺序,手术科室医师需与手术室护士长和麻醉师协商后,决定手术时间,并及时更换手术通知单;③手术因故取消,手术科室医师应填写停刀通知单,及时与手术室护士长和麻醉师沟通。

(二)急诊手术安排

急诊手术由急诊值班医师将急诊手术通知单填写完整(内容同择期手术),送至手术室,由手术室护士长或手术室值班护士根据急诊手术患者病情的轻重缓急、手术的切口分类,与麻醉科进行沟通后予以及时安排。如遇紧急抢救,急诊值班医师可先电话通知手术室,同时填写急诊手术通知单;手术室负责人员接电话后,应优先予以安排并与麻醉科沟通,5 min内答复急诊手术患者入室时间,做好一切准备工作,以争取抢救时间。

二、手术人员安排与术前访视

(一)手术室护士的配置和调配

为保证医疗活动的正常进行,需根据各医院的实际工作量合理进行人员配置,一般综合性医院手术室护士与手术台比例为(2.5~3.5)∶1,同时需遵循以下原则,结合动态调配,将每个人的能力发挥到极致,达到人尽其用,物尽其用。

1.年龄结构配备

年龄结构合理,老、中、青相结合,根据各年龄的不同特点合理安排,建议采用1∶2∶1的比例。

2.职称配备

各级职称结构合理,形成一个不同层次的合理梯队。

3.专业能力配备

专业能力结构合理,根据从事本专业的年限和实际工作能力分高(10年以上)、中(5~10年)、低层次(5年以下)。

(二)日间人员安排

手术前一天,在完成手术间安排后,麻醉科、手术室分别进行人员安排,按常规每台手术配备洗手护士和巡回护士各1名,特大手术如心脏手术、移植手术、特殊感染手术等,根据实际情况分别配备洗手护士和巡回护士各2名。根据不同的麻醉方式配备麻醉师1~2名。

(三)夜间及节假日人员安排

除正常值班护士外,另设有备班,由第一值班护士根据手术需要进行人员统一调度安排;遇突发紧急事件时,向护士长汇报统一调配。

(四)手术前访视

1.访视目的

通过术前访视,对手术患者进行第一次身份核对和手术核对,同时对手术患者进行术前宣教和整体评估,了解手术患者心理需要,缓解其紧张和恐惧心理。

2.访视方法及内容

手术前一天,由第二天负责相关手术的巡回护士进行术前访视。手术室护士进入病房查看患者病史,核对术前知情同意书和手术医嘱,核对相关诊断报告和影像学资料,仔细查阅手术患者的一般生命体征、疾病史、手术史、过敏史、特殊化验指标(如乙肝、丙肝、梅毒、艾滋病等)与输血相关的表单是否齐全等。与病房护士进行交流,了解手术患者的一般情况后,与手术患者进行身份核对和术前宣教。与手术患者进行核对,包括:①开放式地询问手术患者姓名、年龄等基本信息,询问手术患者手术部位和手术方式,与病历核对;②核对身份识别腕带;③核对手术标识。

为手术患者进行手术前宣教,内容包括:①手术室及手术流程简介;②禁食、禁水情况;③手术当天清晨注意事项,包括病服反穿,不能穿内衣裤,去除饰物、义齿、隐形眼镜等,小便排空,如有体温异常、经期情况及时向手术医师说明;④入手术室后须知,包括防止坠床的事宜、麻醉配合、可能遇到的护理问题及配合方法指导等;⑤询问手术患者有无特殊需求。最后按术前访视单内容对手术患者进行评估,并正确填写。

(五)手术资料汇总

每天实施的所有手术,应以手术科室为单位按手术类别(急诊、择期、日间手术)进行分类详细登记,每月汇总完成月报表交予医务处,同时保存原始资料。　　　　　　　　(张国英)

第二节　转运和交接

一、转运者及转运车要求

根据手术通知单,手术室工勤人员通过手术推车或平车的方式,前往病房接手术患者,外出接送手术患者时,必须严格按要求穿外出衣、换外出鞋,检查患者推车的完好性,并保持棉被清洁、整齐无破损。

二、交接内容

到达病房后,先核对手术患者的姓名、床号、住院号;准确无误后,协助手术患者移动至患者推车上。病区护士应携带病历和手术所需物品护送手术患者至手术室,并与巡回护士在手术室门口半限制区进行交接,具体内容如下:①根据病历内手术知情同意书和身份识别带核对手术患者姓名、病床号、住院号、拟手术名称、药物过敏史和血型;②检查手术标识是否准确无误;③确认禁食情况、肠道准备等术前准备均已完成,检查手术患者手术衣是否穿戴正确,是否已取下义齿、饰物等;④评估手术患者神志情况、皮肤情况、导管情况;⑤核对带入手术室的药物、影像学资料、腹带等特殊物品。交接核对无误后,病区护士与巡回护士一同填写《手术患者转运交接记录单》并签名。

此外,在转运途中,手术室护士应注意保证手术患者安全,推车者需站于手术患者头部,病历由参与护送的手术室护士或手术医师保管,他人不得随意翻阅,手术团队成员应保护手术患者的隐私。

三、转运注意事项

(1)由病房进入手术室的手术患者须戴好手术帽进入限制区,当天步行进入手术室的手术患者,需在指定区域内更换衣、裤、鞋。

(2)工勤人员和巡回护士共同护送手术患者至指定手术间,分别站于手术室两侧,协助手术患者从患者推车缓慢转移至手术床上,呈仰卧位,垫枕。

(3)予手术患者膝盖处适当的约束保护,防止意外坠床。

(4)注意给予手术患者保暖措施,冬天可以使用保温毯。

(张国英)

第三节　核对手术患者

为了防止发生手术患者错误、手术部位错误或操作/手术错误,手术团队必须对每一位进行手术的患者,按照规范要求进行术前核对。

一、手术前确认程序

(一)身份核对

手术前采用两种以上手术患者信息进行核对,确保手术患者正确及其有效身份,如姓名、住院号、身份证号、生日和家庭地址,尤其需要注意,手术间号和床位号不能用作确认手术患者身份的信息来源。

确认手术患者身份时,要求有手术患者亲自参与,由手术患者自己说出自己的真实身份。对于可能服用镇静剂、听力障碍、身份无法确认的昏迷手术患者,可以通过核对其身份识别腕带上的姓名、住院号进行身份核对。

(二)手术部位标识

手术患者进入手术室之前,手术部位的标识必须已做好。同一家医院须使用统一标识,以方便所有医务人员都能理解并达成共识。通常在手术患者清醒和有意识的状态下,由操作/手术医师亲自在手术患者身体相应手术部位用记号笔标注。

手术标识的方法目前没有统一规定,根据各医院的习惯而定;常用方法包括画箭头、画钩、画圆圈、画线等。其中以画箭头的形式为大多数医院采用,内容为手术医师姓氏拼音第一个字母大写,并以箭头指向划刀的部位。通常不建议使用画叉作为手术标识的方法,防止产生异议。

对有左右侧之分、多重结构(如手指、脚趾、病灶部位)、多平面部位(如脊柱)的手术部位做标识时,只在切口位置或附近做个标记,不要标识非手术部位,以防错误。当手术患者不能言语、昏迷或是儿童时,手术标识的标注需得到授权,派遣对手术患者情况熟悉、能够起到核对作用的家属,共同参与手术部位的核对和标识工作。

二、"Time-out"核对程序的步骤

Time-out 意为"暂停",是在即将开始操作/手术前,在操作/手术的地方(手术室、治疗室),由整个手术团队全体人员参加的手术核对必需步骤。具体方法如下:当主持的医师宣布"Time-out"开始时,手术团队中所有成员应停止自己手头的工作,仔细倾听核对,核对完毕,团队每位成员必须分别口头回答"核对正确",当主持的医师宣布"Time-out"结束,方可进行下面的工作。无论手术室工作多么繁忙、环境多么嘈杂,"Time-out"都应执行得清楚、简单和彻底,不受任何其他事情的干扰,从而澄清事实,避免错误。"Time-out"核对程序具体包括以下几个步骤。

(一)麻醉实施前"Time-out"

麻醉开始前,通常可由麻醉师或巡回护士主持,手术医师等所有手术团队成员共同完成并记录,具体内容如下。

1.确认手术患者身份及病情

核对手术患者的姓名、住院号、身份证号、生日(两种信息以上);手术知情同意书等各种手术相关文书、影像学资料正确并齐全;拟手术部位和手术方式、手术标记正确无误;完成术野皮肤准备确认及全身皮肤评估;手术需要的假体、体内植入物备齐。

2.确认麻醉相关情况

确认麻醉知情同意书及麻醉相关文书正确并齐全;确认麻醉设备安全检查完成;确认静脉通道建立完成;确认手术患者是否有过敏史,查看皮试结果,确认术前备血状况等。

（二）手术实施前"Time-out"

手术划皮前,通常可由巡回护士主持,手术医师、麻醉师等所有手术团队成员共同完成并记录,具体内容如下。

1.再次确认手术患者的身份及病情

核对手术患者的姓名、住院号、身份证号、生日(两种信息以上);核对拟手术部位和手术方式、手术标记、手术体位正确无误。

2.手术团队沟通

手术医师告知手术关键步骤及注意事项,预计手术时间、失血量及是否需要特殊器械、仪器设备等;麻醉师告知手术患者的并存疾病,可能增加的危险性、麻醉关注点等;巡回护士告知灭菌物品检查确认,仪器设备、植入物准备就绪;术前及术中特殊用药情况以及手术医师是否需要相关影像资料等。

（三）手术患者离开手术室前实施"Time-out"

巡回护士主持,手术医师、麻醉师共同完成手术后确认并记录,具体内容如下。

1.第三次确认手术患者身份

核对手术患者的姓名、住院号、身份证号、生日(两种信息以上)。

2.手术确认

确认实际手术方式、手术中物品清点、手术用药、输血的核查正确,对皮肤状况重新进行评估,检查并确认各类管路固定牢固、衔接正确并保持通畅。明确手术患者去向(病房或监护室等)。

（张国英）

第四节　摆放手术体位

手术体位的正确放置,能在充分暴露手术野的同时,保证手术患者维持正常的呼吸、循环功能,有效缩短手术时间,防止和减少各种相关并发症的发生,是手术成功的基本保障之一,也是手术室护士必须正确掌握的最基本的操作技能之一。

一、手术体位管理原则

(1)根据手术部位的不同,放置最佳的手术体位,使手术野充分暴露,便于医师的操作。

(2)应确保患者的呼吸、循环功能不受干扰,有利于麻醉师术中观察以及静脉给药。

(3)避免肢体的神经血管受压、肌肉拉伤、皮肤受损等,保证手术患者安全。

(4)在确认手术患者被充分固定和支撑的同时,应尽可能地保持符合手术患者生理功能的舒适体位。

(5)应注意保护患者隐私,避免身体过分暴露。体位放置时,各种物品(各类防护垫、固定带、护臂套、护脸胶布等)应准备充分。

二、常见手术体位的应用范围和摆放方法

根据手术部位以及手术入路的需要分为 5 种常见手术体位,分别为仰卧位、侧卧位、俯卧位、膀胱截石位和坐位。

(一)仰卧位

仰卧位适用于头、面、胸、四肢、腹部及下腹部手术,是外科手术中最常用的手术体位。

1.摆放方法

摆放方法如下:①放置搁手板,将患者双臂放于搁手板上,外展<90°,防止臂丛神经受损,手心朝上,远端关节高于近端关节;亦可根据手术需要,使双臂自然放于身体两侧,用事先横放于手术患者背部的小单卷裹固定双手。遇神经外科额、颞、顶及颅前窝等手术,可用小单将身体包裹,并用约束带固定,松紧适宜。②根据手术患者腰前凸深度,放置厚薄合适的软垫,维持腰部正常生理曲线。③膝关节腘窝部垫一软垫,使双腿自然弯曲,以达到放松腹部肌肉,增加手术患者舒适度的目的。④双下肢伸直,使头、颈、躯干、下肢呈一直线摆放,用约束带固定于膝关节上 2 cm左右,松紧以平插入一掌为宜。⑤双足跟部放置脚圈,减少局部受压。

2.注意事项

注意事项如下:①注意麻醉头架和器械托盘摆放的位置,避免影响手术患者呼吸、循环功能和麻醉师的观察。②肝、脾手术,如脾切除术、肝右叶切除术等,可根据手术需要在术侧垫一软垫,抬高并暴露术野。③胸部前切口手术,如乳腺癌根治术,将患侧上肢外展置于托手器械台上,外展<90°,调整托手器械台高度与手术床高度一致,并于术侧垫一软垫,充分暴露术野。④前列腺及膀胱手术,可根据手术需要,在手术患者骶尾部垫一软垫,既有利于暴露术野又分散了骶尾部的压力。⑤颅脑手术时,头部必须略高于躯体 3~5 cm,有利于静脉回流,避免脑充血导致颅内压增高。

(二)侧卧位

侧卧位主要分为 90°侧卧位和半侧卧位,90°侧卧位适用于胸外科(如肺、食管)、泌尿外科(肾脏、输尿管等)和脑外科(颞部肿瘤、桥小脑角区肿瘤)手术;半侧卧位适用于胸腹联合切口及前胸部手术。

1.90°侧卧位摆放方法

摆放方法如下:①待麻醉师进行麻醉后,将手术患者身体呈一直线从仰卧位转成 90°侧位,患侧朝上。②放置头圈于手术患者头下,使眼睛和耳朵处于头圈的空隙中。③90°侧卧位搁手架分为上下两层,患侧上肢放置于上层,健侧上肢放置于下层,并分别予以固定,手指稍露,便于观察末梢血液循环。④于健侧腋下(即胸部下方第 4、第 5 肋处)放置胸枕,其厚度以手术患者健侧臂丛神经及血管不受压为宜。⑤下腹部和臀部分别用一个髂托固定。⑥根据手术方式调整双腿伸直弯曲与否,并用约束带固定髋关节或膝关节。⑦双腿间和踝部分别夹一软枕,避免骨隆突处受压。

2.半侧卧位摆放方法

半侧卧位是指使手术患者侧转呈 30°~40°体位。首先将手术患者健侧上肢放置于搁手板上,外展<90°。患侧上肢用护臂套保护后屈曲固定于麻醉头架上,高度适宜,避免外展及牵拉过度。患侧肩、胸、腰背部放置适当的软垫或半侧卧位专用斜坡式软垫。健侧腋下平乳头处和/或髂前上棘处用 1~2 个髂托固定。双下肢用约束带固定,腘窝部垫一软垫。双足跟部放置脚圈,

减少局部受压。

3.注意事项

注意事项如下：①将手术患者从仰卧位翻转成侧卧位的过程中，必须保持手术患者头、颈、躯干呈一直线，呈"滚筒式"翻转；②上肢搁手架应可调节高度和角度，使双上肢外展均不超过90°，并呈抱球状；③开颅手术放置侧卧位时，应使手术患者背侧尽量靠近床的边缘，并向前俯，必须注意身体的背部和四脚固定架之间要加衬垫，防止压伤；④手术患者导尿管及深静脉穿刺管应从空隙中穿出，保证引流通畅；⑤电极板应粘贴于患侧下肢的大腿、小腿或臀部。

(三)俯卧位

俯卧位适用于后颅窝、颈椎后路、脊柱后入路、腰背部等手术。

1.摆放方法

摆放方法如下：①待手术患者麻醉后，将手术患者呈一直线从仰卧位缓慢转换为俯卧位，转换体位时使双臂紧贴于身体两侧，避免肩肘关节意外扭曲受伤。②将手术患者头部移出手术床，直接放置于头托上或固定于头架上，调整头托或头架位置及高度，保证手术部位突出显露的同时呼吸通畅。③双上肢平放于身体两侧，中单固定，约束带加固，或将双上肢自然弯曲置于头两侧搁手架上。④胸部垫一大软垫，尽量靠上，于髂嵴两侧各垫一小方垫；或将两个中圆枕呈外八字形斜垫于两锁骨至肋下，将一中圆枕横垫于耻骨联合和髂嵴下，呈三角形，使胸腹部呈悬空状，保持呼吸运动不受限和静脉回流通畅。⑤双侧膝盖下各垫一小软圈，两小腿胫前横置一软枕，使手术患者小腿呈自然微曲，增加舒适度。双足背下垫一小方软枕，避免足背过伸引起足背神经损伤。双腿用约束带固定。

2.注意事项

注意事项如下：①头部需妥善固定于头托或头架上，使用头托者必须注意前额、眼睛、耳朵、下颚、颧骨等处的保护，可选择凝胶头托或在放置体位前在前额、颧骨等易受压处给予防压疮透明敷贴，防止压疮发生；②放置俯卧位时应使用适当体位垫，使胸腹部悬空，避免受压，保持呼吸通畅和静脉回流；③男性手术患者注意避免阴茎和阴囊受压，女性手术患者注意避免乳房受压；④肥胖的手术患者，应注意两侧手臂的固定和保护，避免术中手臂意外滑落或由于固定约束过紧造成压伤。

(四)膀胱截石位

膀胱截石位适用于会阴部及经腹会阴直肠手术。

1.摆放方法

摆放方法如下：①将搁脚架分别置于手术床的两侧，根据手术患者大腿的长度及手术方式调节搁脚架的高度和方向；②手术患者呈仰卧位，待麻醉后，脱去长裤，套上棉质裤套，下移手术患者身体，直至其尾骨略超过手术床背板下沿；③将手术患者屈髋屈膝，大腿外展呈60°～90°，分别缓慢置于搁脚架上，根据不同手术方式调节大腿间的角度及前屈角度，并用约束带固定双脚；④卸下或摇下手术床尾部1/3部分，根据手术需要，可于臀部下方置一软垫，减轻局部压迫，便于操作；⑤将一侧上肢置于身体旁，用小单包裹固定，另一侧上肢置于搁手板上，外展<90°。

2.注意事项

注意事项如下：①大腿前屈的角度应根据手术需要调整，经腹会阴手术，搁脚架与手术台呈70°左右，单纯会阴部手术呈105°左右，腹腔镜下左半结肠癌、乙状结肠癌和直肠癌根治术，双腿不要过度分开，股髋关节、膝关节屈曲呈150°～170°。②两侧搁脚架必须处于同一水平高度。

③放置截石位必须注意保护双侧腘窝,在腘窝下应置平整的薄软垫,并且避免其外侧面受硬物挤压,防止腓总神经损伤。④手术结束恢复体位时,应缓慢地将一条腿先从搁脚架上放下,避免血流动力学短时间内发生变化,引起直立性低血压。⑤对于有骨盆、股骨颈骨折史的手术患者,可通过抬高骶尾部使盆腔尽可能得到伸展。在放置和恢复体位时,均应小心操作,尽量使髋关节和膝关节同时运动,避免髋关节旋转,尤其是外旋外展。⑥放置截石位过程中,应注意手术患者的保暖,并且注意保护手术患者的隐私。⑦需进行肠道灌洗的直肠手术,应在手术患者臀下铺置防水巾,防止冲洗液浸湿床单,引起压疮发生。

(五)坐位

坐位适用于后颅手术。

1.摆放方法

摆放方法如下:①双腿选择合适的防栓袜或缠弹力绷带,避免栓塞的形成,防止深静脉血栓,甚至肺栓塞的发生。②双膝下垫一长圆枕,使两腿稍有弯曲,防止下肢过伸。③静脉通路通常建立于手术患者的左上肢,妥善固定,同时需保持静脉通路的通畅,外接延长管,方便于术中加药。④两臂套上护臂套,以防电刀灼伤。让双手指稍露,有利于在术中观察末梢循环。双手下分别放置长圆枕上并予以固定。⑤卸下手术床头板,双手抱住手术患者头部,床背慢慢抬起,直至床背呈 90°。⑥儿童或坐高较低者,臀下垫软方枕若干,使手术切口及消毒范围高于床背。⑦安置头架,并固定于手术床,调整手术床位置。⑧手术患者前胸与头架之间垫大方枕予以保护,并用约束带固定于床背。

2.注意事项

注意事项如下:①穿防栓袜前,评估手术患者腿的长度和小腿最粗段的周长,选择合适的防栓袜。穿防栓袜前应先抬高双下肢,然后再穿。②为防止直立性低血压,床背抬高速度尽量放慢,在整个过程中,需密切监测各项指标,如有血压下降或心率减慢等,应立即停止体位变动。③体位安放完毕后,再次仔细检查头架的各个关节是否拧紧,检查手术患者身体的各部位是否已妥善固定;检查导尿管和深静脉穿刺管是否通畅,集尿袋可挂于手术患者左侧床边,以便观察术中的尿量。④手术结束后手术患者仍须保持坐位姿势送回病房,为保证安全,须将手术患者头部固定在床头。

(张国英)

参 考 文 献

[1] 段东奎.现代心胸外科治疗学[M].开封:河南大学出版社,2021.

[2] 李勇.实用骨与脊柱外科治疗方法[M].北京:科学技术文献出版社,2021.

[3] 牛刚.普外科疾病诊治与治疗策略[M].开封:河南大学出版社,2021.

[4] 张发展,刘明,潘志强.外科常见疾病的中西医结合治疗[M].兰州:甘肃科学技术出版社,2021.

[5] 陈宁恒,周剑,牛文洋,等.临床普通外科疾病诊断与治疗[M].开封:河南大学出版社,2021.

[6] 徐冬,肖建伟,李坤,等.实用临床外科疾病综合诊疗学[M].青岛:中国海洋大学出版社,2021.

[7] 平晓春,李孝光,邢文通.临床外科与诊疗实践[M].汕头:汕头大学出版社,2021.

[8] 张虎.普外科手术要点与并发症防治[M].开封:河南大学出版社,2021.

[9] 林雁,邢文通,李孝光.常见外科疾病诊疗与手术学[M].汕头:汕头大学出版社,2021.

[10] 李文光.临床泌尿外科疾病新进展[M].开封:河南大学出版社,2021.

[11] 高贵云.实用临床外科诊疗新进展[M].济南:山东大学出版社,2021.

[12] 张祁,吴科敏.普外科常见病临床诊疗方案与护理技术[M].北京:中国纺织出版社,2021.

[13] 王庆华,张瑞星.护理研究[M].北京:人民卫生出版社,2020.

[14] 张晓霞,于丽丽.外科护理[M].济南:山东人民出版社,2021.

[15] 张世叶.临床护理与护理管理[M].哈尔滨:黑龙江科学技术出版社,2020.

[16] 杨玉梅,余虹.基础护理[M].北京:北京出版社,2020.

[17] 丁明星,彭兰,姚水洪.基础医学与护理[M].北京:高等教育出版社,2021.

[18] 李丽,石国凤,肖政华.实用护理综合技能实践[M].北京:中国中医药出版社,2020.

[19] 刘金枝.临床实用护理技术[M].天津:天津科学技术出版社,2020.

[20] 刘楠楠.内科护理[M].北京:人民卫生出版社,2021.

[21] 王岩.护理基础与临床实践[M].北京:化学工业出版社,2021.

[22] 王雪梅.临床护理知识与应用[M].西安:西安交通大学出版社,2020.

[23] 陈素清.现代实用护理技术[M].青岛:中国海洋大学出版社,2021.

[24] 魏凌.临床护理实践[M].北京:化学工业出版社,2020.

[25] 刘峥.临床专科疾病护理要点[M].开封:河南大学出版社,2021.

[26] 于俊伟.临床护理规范诊疗[M].长春:吉林科学技术出版社,2020.

[27] 关再凤,孙永梅.常见疾病护理技术[M].合肥:中国科学技术大学出版社,2021

[28] 田永明,朱红,吴琳娜.临床常见管道护理指南[M].成都:四川科学技术出版社,2021.

[29] 吴旭友,王奋红,武烈.临床护理实践指引[M].济南:山东科学技术出版社,2021.

[30] 任潇勤.临床实用护理技术与常见病护理[M].昆明:云南科技出版社,2020.

[31] 高正春.护理综合技术[M].武汉:华中科学技术大学出版社,2021.

[32] 姜雪.基础护理技术操作[M].西安:西北大学出版社,2021.

[33] 蔡姣芝.肿瘤内科护理[M].广州:广东科学技术出版社,2021.

[34] 董玲.综合护理实践[M].北京:人民卫生出版社,2020.

[35] 刘丽梅,王春艳,丁兰,等.普外科临床中急性阑尾炎手术的优质护理措施及效果[J].中华养生保健,2021,39(2):100-101.

[36] 丁东冉,景建超,陈洋,等,王世成.MRI 诊断脊柱损伤的影像学表现及临床应用价值[J].临床医学研究与实践,2021,6(3):116-117.

[37] 顾琼,任燕,陈晓琴,等.B 超引导下经皮肝穿刺治疗肝脓肿的护理[J].当代护士:中旬刊,2011(3):35-36.

[38] 王淑霞.早期急性乳腺炎患者个体化护理干预效果分析[J].黑龙江科学,2021,12(6):88-89.

[39] 杨君.快速康复外科理念在胆石症患者手术护理中的应用效果观察[J].重庆医学,2021,50(501):351-353.

[40] 孙莹,史秀青,刘桂连,等.26 例心源性猝死的诱因分析及预防护理[J].齐鲁护理杂志,2002,8(8):598-599.